東京アカデミー｜編

2025年版 オープンセサミシリーズ

管理栄養士

国家試験対策完全合格教本

上巻

人体・疾病／基礎栄養学
応用栄養学／臨床栄養学

東京アカデミー七賢出版

はじめに

「食」は、人間にとってかかせないものです。健康を維持するため、健康に育つため、楽しみのため、等々、食事の目的はさまざまですが、質のよい食事が健康に元気に生きるためには必要です。その手助けをするのが「管理栄養士」です。食に興味があり、人とコミュニケーションを取るのが好きで、人を元気にさせたい人にはピッタリの職であるといえるでしょう。

各発達段階において、また、妊娠期・授乳期、高齢者、さらに病気の症状に合わせた食事を提案したり、栄養指導をしたり、と、求められる仕事の内容は多岐に渡っています。「健康増進法」が制定され、活躍の場もさらに増えました。管理栄養士を置かなければならない施設も増え、また、生活習慣病予防のための特定保健指導も行うことができます。

国家資格である管理栄養士は名称独占資格であり、国家試験に合格し、免許を取得している人しか名乗ることができません。その試験は、科目数が多く難関ですが、試験の傾向をしっかりと把握し、効率のよい学習を進めれば、必ず合格を獲得できます。

本書は、管理栄養士国家試験を知り尽くした東京アカデミー講師陣の監修により、合格に必要な知識を余すことなく掲載しております。

本書を最大限に活用していただくことで、みなさまが、管理栄養士国家試験合格を手にされますことを、心よりお祈り申し上げます。

2024年４月吉日

東京アカデミー編者一同

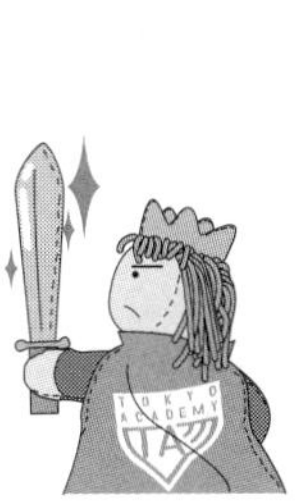

上巻　Contents

part Ⅰ：人体の構造と機能及び疾病の成り立ち

（「基礎栄養学」「臨床栄養学」の一部を含む）

part Ⅱ：基礎栄養学

（「人体の構造と機能及び疾病の成り立ち」との重複部分を除く）

part Ⅲ : 応用栄養学

part Ⅳ : 臨床栄養学

（「人体の構造と機能及び疾病の成り立ち」「応用栄養学」との重複部分を除く）

巻末資料

テキストに関する正誤情報等は、右の二次元コード、または下記のURLからご確認いただけます。なお、正誤情報等は随時更新いたします。
https://www.tanetwork.info/ta/seigo/eiy2024.html

本書の特長

効果的かつ効率的に実力アップ！

管理栄養士国家試験対策には膨大な範囲の学習が求められており、仕事や学校で忙しい受験生の方においては、少しでも学習を効果的かつ効率的に進めたいと考えておられることと思います。そこで本書は、過去の国家試験問題を徹底分析し、その内容を余す所なくかつコンパクトにまとめ、初学者にもわかりやすい文章と図表で丁寧に説明しています。読み進めるうちに、自ずと基礎から実践へとレベルアップしていきます。

また、上巻では、多くの方が苦手とする「人体の構造と機能及び疾病の成り立ち」「基礎栄養学」「臨床栄養学」の学習を効率よく進めるため、またその知識を確実に定着させるために、この３つの分野を並行して学習することを重視した単元構成としています。３分野間の“ツナガリ＝関係性”に気付くことなく、ただやみくもに学習を進めることは、時間の無駄であるばかりでなく、理解度も悪くなってしまいます。そこで、暗記するだけではなく、栄養学、生化学、解剖学、生理学、病理学、組織学、臨床医学における“ツナガリ”をしっかりと捉えて理解することで、合格への近道となることを願っています。

精選した過去問題で実践力強化！

各単元の最後にある練習問題を解くことにより、その単元で学習した内容の復習及び理解度の確認ができるようにしています。練習問題は、過去の国家試験問題ないしはその類題で、上巻でおよそ150問、下巻でおよそ120問の良問を精選して掲載しています。

国試対策に必須の各種資料を充実掲載！

「日本人の食事摂取基準(2020年版)」「国民健康・栄養調査」「大量調理施設衛生管理マニュアル」をはじめとする、国家試験対策に必須の資料や関連法規等を、多々、本文中及び巻末に掲載しています。他の資料等を必要としないので、本書で学習が完結できます。

おことわり
本書は、2024(令和６)年３月末現在の法制度等に則って編集しております(一部、2024(令和６)年４月施行のものもあります)。

本書の使い方

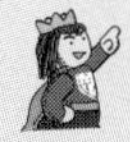

文字情報のみで理解しにくい内容に関しては、図表やグラフ、イラストを用いて解説しています。視覚的にイメージをつかんで、円滑な知識の定着と理解度アップを図りましょう。

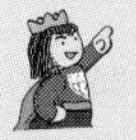

初学者にもわかりやすい文章で、丁寧かつ簡潔に説明しています。また、重要な用語や内容は太字にしてあります。太字の部分に特に注意を払いながら、何度も何度も繰り返して読み込んでいきましょう。

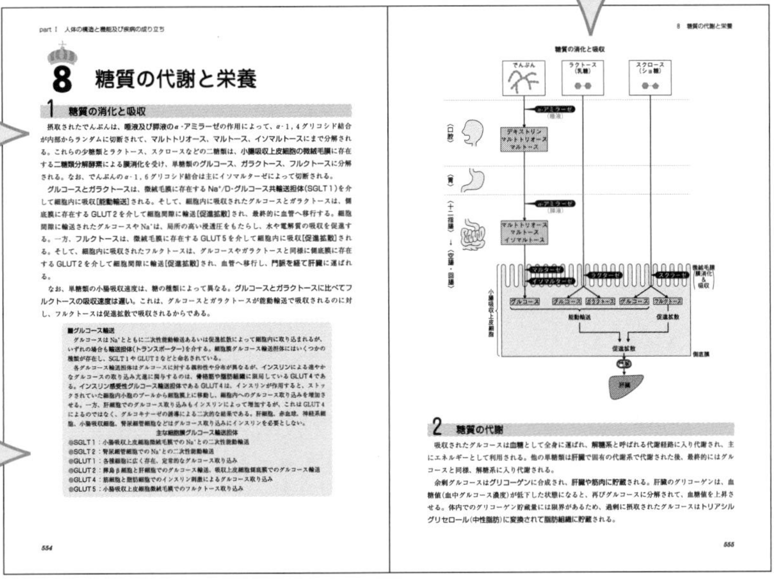

part Ⅰ 人体の構造と機能及び疾病の成り立ち

8 糖質の代謝と栄養

1 糖質の消化と吸収

摂取されたでんぷんは、唾液及び膵液のα-アミラーゼの作用によって、α-1，4グリコシド結合が内部からランダムに切断されて、マルトトリオース、マルトース、イソマルトースにまで分解される。これらの少糖類とラクトース、スクロースなどの二糖類は、小腸吸収上皮細胞の微絨毛膜に存在する二糖類分解酵素による膜消化を受け、単糖類のグルコース、ガラクトース、フルクトースに分解される。なお、でんぷんのα-1，6グリコシド結合は主にイソマルターゼによって切断される。

グルコースとガラクトースは、微絨毛膜に存在する Na^+/D-グルコース共輸送担体(SGLT 1)を介して細胞内に吸収[能動輸送]される。そして、細胞内に吸収されたグルコースとガラクトースは、側底膜に存在する GLUT 2 を介して細胞間隙に輸送[促進拡散]され、最終的に血管へ移行する。細胞間隙に輸送されたグルコースや Na^+は、局所の高い浸透圧をもたらし、水や電解質の吸収を促進する。一方、フルクトースは、微絨毛膜に存在する GLUT 5 を介して細胞内に吸収[促進拡散]される。そして、細胞内に吸収されたフルクトースは、グルコースやガラクトースと同様に側底膜に存在する GLUT 2 を介して細胞間隙に輸送[促進拡散]され、血管へ移行し、門脈を経て肝臓に運ばれる。

なお、単糖類の小腸吸収速度は、糖の種類によって異なる。グルコースとガラクトースに比べてフルクトースの吸収速度は遅い。これは、グルコースとガラクトースが能動輸送で吸収されるのに対し、フルクトースは促進拡散で吸収されるからである。

■グルコース輸送

グルコースは Na^+とともに二次性能動輸送あるいは促進拡散によって細胞内に取り込まれるが、いずれの場合も輸送担体(トランスポーター)を介する。細胞膜グルコース輸送担体にはいくつかの種類が存在し、SGLT 1 や GLUT 2 などと命名されている。

各グルコース輸送担体はグルコースに対する親和性や分布が異なるが、インスリンによる速やかなグルコースの取り込み亢進に関与するのは、骨格筋や脂肪組織に限局している GLUT 4 である。インスリン感受性グルコース輸送担体である GLUT 4 は、インスリンが作用すると、ストックされていた細胞内小胞のプールから細胞膜上に移動し、細胞内へのグルコース取り込みを増加させる。一方、肝細胞でのグルコース取り込みもインスリンによって増加するが、これは GLUT 4 によるのではなく、グルコキナーゼの誘導による二次的な結果である。肝細胞、赤血球、神経系細胞、小腸吸収細胞、腎尿細管細胞などはグルコース取り込みにインスリンを必要としない。

主な細胞膜グルコース輸送担体

●SGLT 1：小腸吸収上皮細胞微絨毛膜での Na^+との二次性能動輸送
●SGLT 2：腎尿細管細胞での Na^+との二次性能動輸送
●GLUT 1：各種細胞に広く存在、定常的なグルコース取り込み
●GLUT 2：膵島β細胞と肝細胞でのグルコース輸送、吸収上皮細胞側底膜でのグルコース輸送
●GLUT 4：筋細胞と脂肪細胞でのインスリン刺激によるグルコース取り込み
●GLUT 5：小腸吸収上皮細胞微絨毛膜でのフルクトース取り込み

554

8 糖質の代謝と栄養

2 糖質の代謝

吸収されたグルコースは血糖として全身に運ばれ、解糖系と呼ばれる代謝経路に入り代謝され、主にエネルギーとして利用される。他の単糖類は肝臓で固有の代謝系で代謝された後、最終的にはグルコースと同様、解糖系に入り代謝される。

余剰グルコースはグリコーゲンに合成され、肝臓や筋肉に貯蔵される。肝臓のグリコーゲンは、血糖値(血中グルコース濃度)が低下した状態になると、再びグルコースに分解されて、血糖値を上昇させる。体内でのグリコーゲン貯蔵量には限界があるため、過剰に摂取されたグルコースはトリアシルグリセロール(中性脂肪)に変換されて脂肪組織に貯蔵される。

555

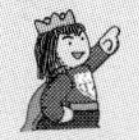

過去の国家試験で出題された“やや難解な事項”や補足説明を、コラム形式で独立させて掲載しています。「難し過ぎてお手上げ！」と感じた方は、初めはサラッと読み流す程度で構いません。「この頃少し力がついてきたかも」と思った時点で、戻ってじっくり読み返しましょう。

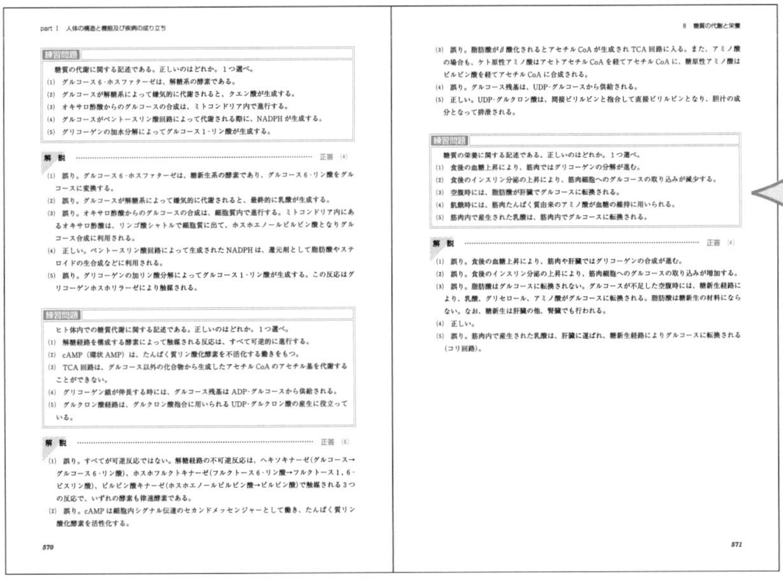

part Ⅰ 人体の構造と機能及び疾病の成り立ち

練習問題

糖質の代謝に関する記述である。正しいのはどれか。1つ選べ。

(1) グルコース 6-ホスファターゼは、解糖系の酵素である。
(2) グルコースが解糖系によって嫌気的に代謝されると、クエン酸が生成する。
(3) オキサロ酢酸からのグルコースの合成は、ミトコンドリア内で進行する。
(4) グルコースがペントースリン酸回路によって代謝される際に、NADPH が生成する。
(5) グリコーゲンの加水分解によってグルコース 1-リン酸が生成する。

解 説 ……………………………… 正答 (4)

(1) 誤り。グルコース 6-ホスファターゼは、糖新生系の酵素であり、グルコース 6-リン酸をグルコースに変換する。
(2) 誤り。グルコースが解糖系によって嫌気的に代謝されると、最終的に乳酸が生成する。
(3) 誤り。オキサロ酢酸からのグルコースの合成は、細胞質内で進行する。ミトコンドリア内にあるオキサロ酢酸は、リンゴ酸シャトルで細胞質に出て、ホスホエノールピルビン酸となりグルコース合成に利用される。
(4) 正しい。ペントースリン酸回路によって生成された NADPH は、還元剤として脂肪酸やステロイドの生合成などに利用される。
(5) 誤り。グリコーゲンの加リン酸分解によってグルコース 1-リン酸が生成する。この反応はグリコーゲンホスホリラーゼにより触媒される。

練習問題

ヒト体内での糖質代謝に関する記述である。正しいのはどれか。1つ選べ。

(1) 解糖経路を構成する酵素によって触媒される反応は、すべて可逆的に進行する。
(2) cAMP（環状 AMP）は、たんぱく質リン酸化酵素を不活化する働きをもつ。
(3) TCA 回路は、グルコース以外の化合物から生成したアセチル CoA のアセチル基を代謝することができない。
(4) グリコーゲン鎖が伸長する時には、グルコース残基は ADP-グルコースから供給される。
(5) グルクロン酸経路は、グルクロン酸抱合に用いられる UDP-グルクロン酸の産生に役立っている。

解 説 ……………………………… 正答 (5)

(1) 誤り。すべてが可逆反応ではない。解糖経路の不可逆反応は、ヘキソキナーゼ(グルコース→グルコース 6-リン酸)、ホスホフルクトキナーゼ(フルクトース 6-リン酸→フルクトース 1，6-ビスリン酸)、ピルビン酸キナーゼ(ホスホエノールピルビン酸→ピルビン酸)で触媒される 3 つの反応で、いずれの酵素も律速酵素である。
(2) 誤り。cAMP は細胞内シグナル伝達のセカンドメッセンジャーとして働き、たんぱく質リン酸化酵素を活性化する。

570

8 糖質の代謝と栄養

(3) 誤り。脂肪酸がβ酸化されるとアセチル CoA が生成され TCA 回路に入る。また、アミノ酸の場合も、ケト原性アミノ酸はアセトアセチル CoA を経てアセチル CoA に、糖原性アミノ酸はピルビン酸を経てアセチル CoA に合成される。
(4) 誤り。グルコース残基は、UDP-グルコースから供給される。
(5) 正しい。UDP-グルクロン酸は、間接ビリルビンと抱合して直接ビリルビンとなり、胆汁の成分となって排泄される。

練習問題

糖質の栄養に関する記述である。正しいのはどれか。1つ選べ。

(1) 食後の血糖上昇により、筋肉ではグリコーゲンの分解が進む。
(2) 食後のインスリン分泌の上昇により、筋肉細胞へのグルコースの取り込みが減少する。
(3) 空腹時には、脂肪酸が肝臓でグルコースに転換される。
(4) 飢餓時には、筋肉たんぱく質由来のアミノ酸が血糖の維持に用いられる。
(5) 筋肉内で産生された乳酸は、筋肉内でグルコースに転換される。

解 説 ……………………………… 正答 (4)

(1) 誤り。食後の血糖上昇により、筋肉や肝臓ではグリコーゲンの合成が進む。
(2) 誤り。食後のインスリン分泌の上昇により、筋肉細胞へのグルコースの取り込みが増加する。
(3) 誤り。脂肪酸はグルコースに転換されない。グルコースが不足した空腹時には、糖新生経路により、乳酸、グリセロール、アミノ酸がグルコースに転換される。脂肪酸は糖新生の材料にならない。なお、糖新生は肝臓の他、腎臓でも行われる。
(4) 正しい。
(5) 誤り。筋肉内で産生された乳酸は、肝臓に運ばれ、糖新生経路によりグルコースに転換される(コリ回路)。

571

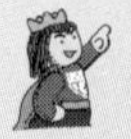

各単元の最後に練習問題を掲載しています。練習問題は過去の国家試験ないしはその類題です。正答を導くことができた場合も、あとにある解説をしっかり読んで、さらなる知識の定着を図りましょう。また、正答を導くことができなかった場合は、必ず前の説明に戻って、もう一度、一文字一文字しっかりと頭に刻みましょう。

管理栄養士国家試験の概要

1 受験資格

(1) 修業年限が２年である栄養士養成施設を卒業して栄養士の免許を受けた後、次のアからオまでに掲げる施設において３年以上栄養の指導に従事した者

ア 寄宿舎、学校、病院等の施設であって、特定多数人に対して継続的に食事を供給するもの

イ 食品の製造、加工、調理又は販売を業とする営業の施設

ウ 学校教育法(昭和22年法律第26号)第１条に規定する学校、同法第124条に規定する専修学校及び同法第134条第１項に規定する各種学校並びに就学前の子どもに関する教育、保育等の総合的な提供の推進に関する法律(平成18年法律第77号)第２条第７項に規定する幼保連携型認定こども園

エ 栄養に関する研究施設及び保健所その他の栄養に関する事務を所掌する行政機関

オ アからエまでに掲げる施設のほか、栄養に関する知識の普及向上その他の栄養の指導の業務が行われる施設

(2) 修業年限が３年である栄養士養成施設((5)に該当する養成施設を除く。)を卒業して栄養士の免許を受けた後、(1)のアからオまでに掲げる施設において２年以上栄養の指導に従事した者

(3) 修業年限が４年である栄養士養成施設を卒業して栄養士の免許を受けた後、(1)のアからオまでに掲げる施設において１年以上栄養の指導に従事した者

(4) 修業年限が４年である管理栄養士養成施設を卒業した者

(5) 修業年限が３年である栄養士養成施設であって、栄養士法及び栄養改善法の一部を改正する法律(昭和60年法律第73号)による改正前の栄養士法第５条の４第３号の指定を受けたものを卒業して栄養士の免許を受けた者

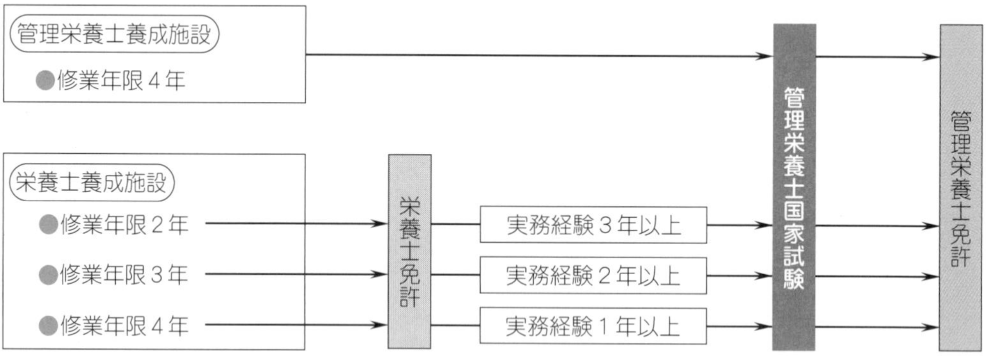

2 試験スケジュール

●試験日：２月下旬(あるいは３月上旬)の日曜日

●受験願書配布時期：９月中旬より

●受験願書受付時期：11月中旬～12月上旬

●合格発表：３月下旬

3 出題分野と出題数

（第38回の場合）

午前の部	社会・環境と健康	16問	計　97問（145分）
	人体の構造と機能及び疾病の成り立ち	26問	
	食べ物と健康	25問	
	基礎栄養学	14問	
	応用栄養学	16問	
午後の部	栄養教育論	13問	計　103問（160分）
	臨床栄養学	26問	
	公衆栄養学	16問	
	給食経営管理論	18問	
	応用力試験※	30問	
計　200問（305分）			

※応用力試験は状況設定問題です。

4 出題形式

5つの選択肢から1つないし2つの正解肢を問う形式と4つの選択肢から1つの正解肢を問う形式の混合（第26回国家試験より五肢択二式が、第30回国家試験より四肢択一式が導入されました。）

なお、第34回国家試験以降五肢択二式の出題はありません。

	第30回（H28年）	第31回（H29年）	第32回（H30年）	第33回（H31年）	第34回（R２年）	第35回（R３年）	第36回（R４年）	第37回（R５年）	第38回（R６年）
五肢択一式問題数	145問	143問	159問	166問	166問	167問	170問	170問	167問
五肢択二式問題数	33問	25問	14問	8問	0問	0問	0問	0問	0問
四肢択一式問題数	22問	32問	27問	26問	34問	33問	30問	30問	33問

5 合格基準

配点を1問1点として、正答率60％以上の者（200点満点中、総合点120点以上の者）

6 受験者数、合格者数、合格率の推移

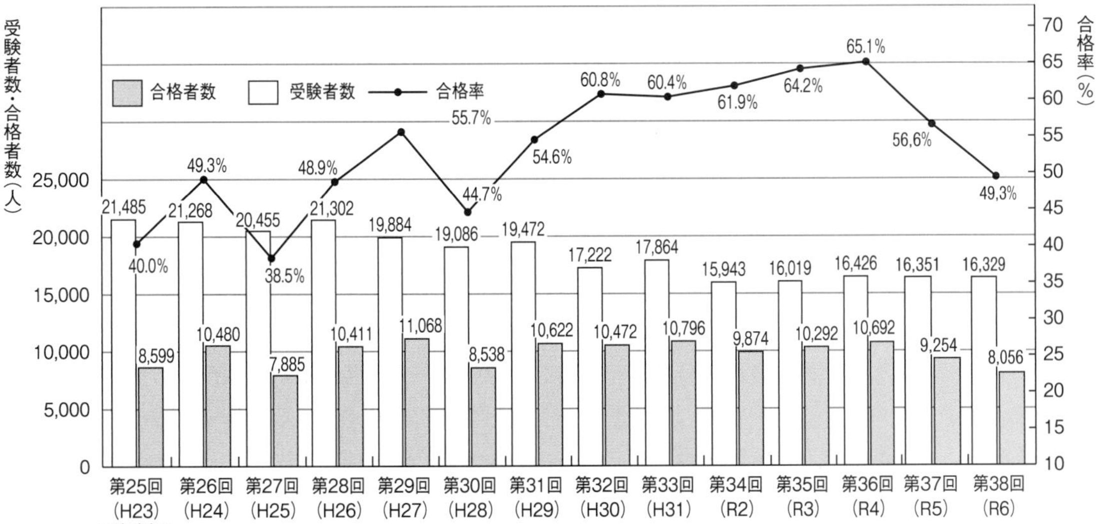

※追試含む

第39回国家試験の対策

社会・環境と健康

社会・環境の変化がどのように人々の健康に影響を与え、また、どのような対策が講じられているのかが問われます。

出題範囲が広い分野ではありますが、合計特殊出生率や年齢調整死亡率などの保健統計指標、医療保険制度・介護保険制度、保健所と市町村保健センターの役割など、ほぼ毎年出題される内容を重点的に学習することで、ある程度得点することが可能です。３～５年分の過去問を確認して、頻出内容を把握しましょう。

人々の健康状態とその決定要因を測定・評価する疫学は、「公衆栄養学」の栄養疫学を理解する上で基礎となる重要な単元です。代表的な疫学研究方法の特徴を理解しておきましょう。

法規・制度については、頻繁に細かな法改正等が行われるため、最新の情報を確認するとともに、実際の条文等に目を通して学習することをお勧めします。下巻の巻末に、国家試験で頻出の法規等を掲載していますので、こちらをご活用下さい。

人体の構造と機能及び疾病の成り立ち

人体の構造や機能についての系統的な理解と、主要疾患の成因・病態・診断及び治療についての基礎的知識が問われます。

他分野と比較して難問が出題されるイメージがあるかと思いますが、ここ数年は基本的事項からの出題が大半を占めており、易化傾向にあります。また、過去問題と類似あるいは同一の選択肢が出題される頻度も増加しています。

出題基準に準じてすべての大項目が満遍なく出題されますが、特にしっかり学習してほしいのは、たんぱく質・糖質・脂質の代謝、核酸、酵素、臨床検査、代謝疾患、消化器系、循環器系、腎・尿路系、内分泌系、呼吸器系、免疫系です。

対策としては、できるだけ早期から学習をスタートさせること、基本をしっかり身につけること、人体の構造・機能と疾患を結び付けて理解すること、そして、最後まで粘り強く学習をやり遂げることです。初めは難解だと感じたところも、学習を進めていくうちに“あっ、そういうことか！”と理解できる時が必ず訪れますのであきらめないでください。また、「基礎栄養学」と「臨床栄養学」との関連が非常に深い分野ですので、この３分野を横断的に学習することが効率性のよい学習方法です。

食べ物と健康

食品の特徴については、その成分内容にとどまらず、加工・調理・保存による食品成分の変化に関する理解も問われます。単に食品成分を暗記するだけでなく、アミノカルボニル反応や脂質の酸化など、食品成分の化学的な変化と関連づけた学習が必要となってきます。また、例年、食品の安全性、食品の表示といった単元から多数出題されています。法規等と関連づけて学習することで、知識の定着が期待できます。「食べ物と健康」は、他分野と比較して出題範囲が広範に及ぶため、早期から学習をスタートさせることをお勧めします。
頻出事項の理解とともに、日頃から食の安全や食料と環境問題、健康に関する話題に広く関心をもつよう心がけましょう。食品の規格基準や表示、食品の機能性・安全性を中心に法律や制度の最新情報をチェックすることも大切です。

基礎栄養学

栄養の概念、消化・吸収、エネルギー及び栄養素の代謝とその生理的意義についての基礎的な理解が問われます。
「人体の構造と機能及び疾病の成り立ち」の生化学分野と並行して、各栄養素の体内動態を確実に理解しましょう。特に、三大栄養素の食後・食間期の各組織での代謝については重要であるとともに頻出項目ですので、本書上巻 p.81と p.82の２つの図を参考にして、しっかり学習してください。
「基礎栄養学」は出題範囲が狭いので、２～３年周期で同じような選択肢が繰り返し出題されています。したがって、複数年の過去問題をしっかり復習することが最も効果的で確実な学習方法といえます。また、概ね基本的事項からの出題となっていますので、学習成果を早くから感じられる分野です。

応用栄養学

栄養管理の基本的な考え方、日本人の食事摂取基準、各ライフステージにおける栄養状態や心身機能の特徴に基づいた栄養管理についての基礎的な理解が問われます。
日本人の食事摂取基準からの出題は、ここ数年２～４題です。「公衆栄養学」「給食経営管理論」でも問われるところですので、詳細な内容までしっかりと読み込んでおくことをお勧めします。
各ライフステージの理解については、国家試験頻出ワードを本書上巻の p.471に掲載しましたので参考にしてください。中でも、妊娠期の生理的変化、母乳成分、離乳の進め方、思春期女子・更年期女性の生理的変化、加齢変化については頻出です。
「基礎栄養学」と同様、複数年の過去問題をしっかり復習すること、及び「臨床栄養学」と関連づけて学習することが最も効果的で確実な学習方法です。

栄養教育論

人の食行動を科学的にとらえ、栄養教育に適切に活かす能力が問われます。今日の管理栄養士に求められている栄養教育とは、科学的根拠（エビデンス）に基づき人の行動変容を図るとともに、社会環境の変容にもつながるものでもあり、国家試験では、これを踏まえて、実践的な場面を想定した出題となっています。このため、提示された場面や状況の解釈によっては解答の絞り込みが難しいものが数題みられますが、悩んでいても時間を浪費するだけですので、ファーストインプレッションを大切にして解いていくことをお勧めします。
管理栄養士として、アセスメント、計画、方法、実施、評価にいたる一連のプログラムを立てて実践できるようになるためには、行動科学理論・モデル、栄養カウンセリング技法、目標や評価の種類などについて理解を深めることが大切であり、それが国家試験対策にもつながります。
「栄養教育論」の問題を解くにあたっては、他分野の基礎的知識、及び国語的な文章理解力、常識的なものの考え方も必要です。ある程度、全般的な基礎的知識を身につけた上で過去問題にあたることをお勧めします。そして、出題の意図を汲み取りながら、筋道を立てて解答する力を養いましょう。

臨床栄養学

疾病の治療・増悪防止や栄養・食事支援を目的として、個別の疾患・病態や栄養状態、心身機能の特徴に応じた適切な栄養管理の方法についての基礎的な理解が問われます。

例年、疾患・病態別栄養管理からの出題が全体の約７割(17〜19題程度)を占めています。この大項目における頻出疾患は、肥満症、糖尿病、脂質異常症、胃食道逆流症、炎症性腸疾患、肝硬変、高血圧症、CKD(慢性腎臓病)、甲状腺疾患、COPD(慢性閉塞性肺疾患)、貧血、食物アレルギー、嚥下障害、先天性代謝異常症です。他に、透析患者やがん患者の栄養管理、消化器手術とその合併症についても毎年のように出題されています。

「人体の構造と機能及び疾病の成り立ち」における各疾患の成因・病態・診断・治療の概要を理解した上で、適切な栄養管理の方法をイメージした学習を進めることが肝要です。また、各学会が出している疾患の『診療ガイド』『治療ガイド』等に示されている診断基準、病期分類、栄養・食事療法基準は頻出ですので、具体的な数値を暗記してください。

残りの３割は、主に経腸栄養法、静脈栄養法、栄養アセスメント指標、診療・介護報酬、医薬品からの出題です。経腸・静脈栄養法と診療報酬についてはかなり詳細な内容まで問われますので、細部までしっかりと学習しましょう。

公衆栄養学

わが国や諸外国の健康・栄養問題に関する動向と、それらに対応した栄養政策についての理解、及び集団や地域を対象として食と健康の関連性を明らかにし、望ましい食生活の実践に向けた公衆栄養活動を推進するための基本的な知識が問われます。

わが国の健康・栄養問題の状況や栄養疫学は「社会・環境と健康」と、公衆栄養マネジメントは「応用栄養学」「栄養教育論」と関連づけて分野横断的に学習することをお勧めします。

この分野では法規に関連する問題が多数出題されるため、公衆栄養関連法規(健康増進法、食育基本法、栄養士法など)についてはその内容を原文で確認することをお勧めします。また、代表的な公衆栄養施策である「健康日本21」「食育」「特定健診・特定保健指導」、公衆栄養活動で用いるツールの「食生活指針」や「食事バランスガイド」などにも必ず目を通しておきましょう。

わが国の健康・栄養問題では、「国民健康・栄養調査」の結果が毎年必ず出題されています。過去問題を参考に頻出の調査結果項目を確認することで、要点を絞った効率的な学習が期待できます。

給食経営管理論

給食施設における利用者の身体の状況、栄養状態、生活習慣などに基づいた食事の提供に関わる栄養・食事管理や給食の運営方法とそのマネジメントの基礎的知識が問われます。全体として一見、平易な問題が多いものの、その中に出題の意図を十分に汲み取らないと正答を絞りにくいものが混在しているのがこの分野の特徴です。

過去問題を解くことによって国家試験的な問題解釈に慣れるとともに、キーワードの理解に努めましょう。栄養・食事管理における栄養アセスメントや給与栄養目標量の設定では、食事摂取基準の活用能力が求められ、「応用栄養学」「公衆栄養学」と関連づけた分野横断的な学習が必要です。また例年、各種給食施設を規定する法規と「大量調理施設衛生管理マニュアル」から数題出題されていますので、これら法規の整理と「大量調理施設衛生管理マニュアル」をしっかり読み込むことが不可欠です。なお、「大量調理施設衛生管理マニュアル」はHACCPの概念に基づき作成されており、本マニュアルを理解する上でHACCPの学習は欠かせません。

さらに、2021年4月改訂の「学校給食実施基準」についても、旧基準と比較し改訂内容を確認しておきましょう。

応用力試験

応用力試験では、提示された事例文の内容や臨床検査値、食事内容、乳幼児の発育成長曲線、各種統計値、調査結果表、作業工程表、見取り図、その他図表などからその個人や集団の健康・栄養状態、病態、食環境等を判断・把握して、その対象に対して、最適な食生活の支援、栄養管理、社会資源に応じた栄養課題の解決を図る計画や方法・評価等を検討するといった実践的な理解が問われます。

全分野の総合的かつ横断的な理解が求められるため、まず各分野での基礎力を確立し、その上で数多くの事例問題にあたり、実践的な思考力、判断力及び課題対応力を養いましょう。また、事例文中の臨床検査値の判読や図表の読解、選択肢の絞り込みに時間を要するため、本試験での時間配分も重要になってきます。

p a r t

I

人体の構造と機能及び疾病の成り立ち

（「基礎栄養学」「臨床栄養学」の一部を含む）

1 人体の構造

1 人体を構成する物質

1 人体を構成する元素

人体を構成する主な元素は、**水素**、**酸素**、**炭素**、**窒素**で、この4種類で96%以上を占める(重量比では酸素が最大で約65%を占める)。残りの元素(カルシウム、ナトリウム、カリウム、塩素、鉄、亜鉛など)は全部合わせても4%以下と微量であるが、人体にとって必要不可欠なものである。

2 人体を構成する成分

体重の約3分の2(約60%)は水である。その他には、たんぱく質約18%、脂質約15%となっている。

※過剰な糖質摂取により、体内脂質の割合は上昇する。

人体を構成する成分

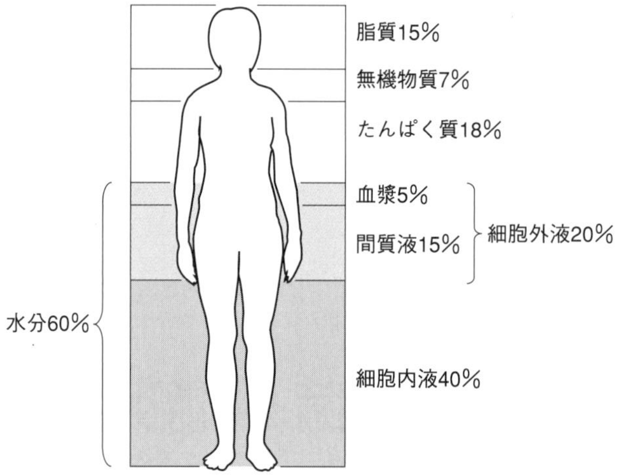

2 細胞の構造

人体は数十兆個の細胞から成る。細胞は人体を構成する最も基本的な単位で、外側を**細胞膜**という膜で覆われており、外界から隔てられている。

細胞内は、中央にある**核**とそれ以外の部分から成り、核以外の部分を**細胞質**という。細胞質には**細胞小器官**が発達し、細胞のもつさまざまな機能を分担している。

細胞小器官を除く細胞質の液性の部分を細胞質ゾル(サイトゾル)といい、水、糖質、脂質などが存在する他、解糖系や脂肪酸合成などに関与する代謝酵素なども含まれている。

細胞の構造

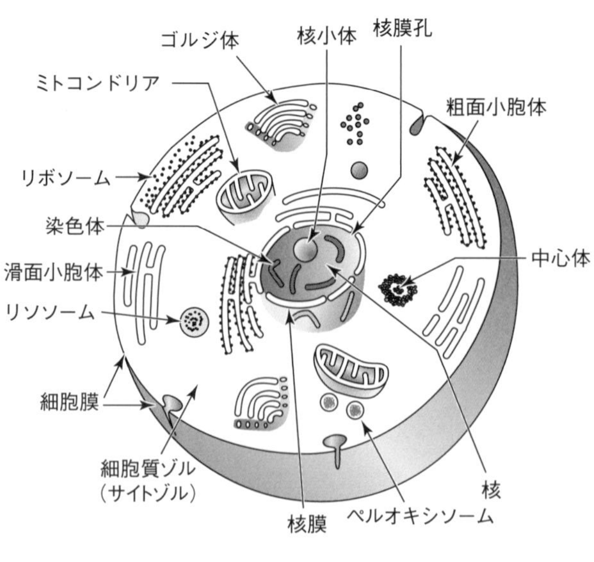

1 核

ほとんどの細胞は1つの**核**をもつが、核をもたない成熟赤血球や2つの核をもつ肝細胞、多くの核をもつ破骨細胞や骨格筋細胞などもある。核内には**染色質(クロマチン)**と**核小体**がみられる。染色質はDNA、RNA、核たんぱく質(**ヒストン**)などから成り、DNA部分は**遺伝情報**を保存し、形質を発現させる。核小体は**rRNA(リボソームRNA)を合成**する。内膜・外膜から成る核膜で覆われ、核と細胞質間の物質移動の連絡口である核膜孔をもつ。

2 細胞小器官

(1) ミトコンドリア

内膜と**外膜**をもち、内膜は**クリステ**というひだを作る。内部の**マトリックス**と呼ばれる部分には**クエン酸回路**や**脂肪酸の**β**酸化**系の各酵素が含まれ、内膜には**電子伝達系**や**酸化的リン酸化**に関与する諸因子が存在する。ミトコンドリアは細胞の活動エネルギーとなる**ATPを合成**する主要な場となっている。心臓や筋肉などエネルギー代謝が盛んな細胞に多く、細胞の生命維持に重要な関わりをもっている。

ミトコンドリアは核とは別に独自の**DNA**をもっており、分裂増殖する。ヒトのミトコンドリアは、ヒストンとは結合していない小型の環状二本鎖構造をしている。核DNAは父親(精子)と母親(卵子)の両者に由来するのに対し、ミトコンドリアDNAは母親(卵子)由来である。

ミトコンドリア

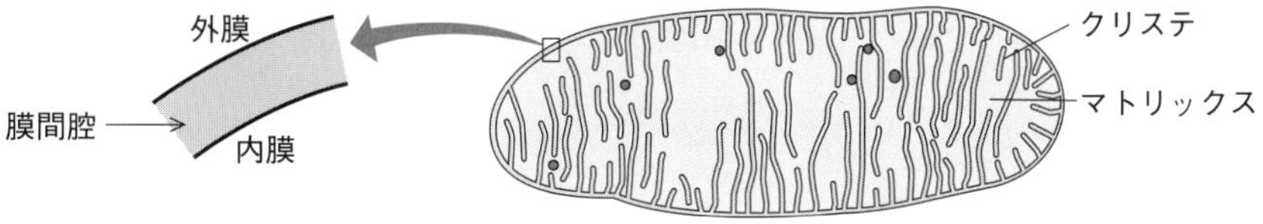

(2) リボソーム

rRNA(リボソームRNA)とたんぱく質から成り、遺伝情報に基づき**たんぱく質の合成**(mRNAの翻訳)を行う。

(3) 小胞体

① **粗面《そめん》小胞体**

リボソームが付着しており、**たんぱく質が合成**されている。

② **滑面《かつめん》小胞体**

リボソームは付着していない。脂肪酸の不飽和化、コレステロールの合成、グリコーゲン代謝・分泌、有害物質の不活化・無毒化(肝細胞)、カルシウムイオンの貯蔵・遊離(筋細胞)に関与している。

(4) ゴルジ体(ゴルジ装置)

核近くにみられる。粗面小胞体で生成されたたんぱく質に糖・脂質を加えて糖たんぱく質やリポたんぱく質を合成・分泌する。

(5) リソソーム

加水分解酵素を多く含み、不要になった細胞の構成成分、食作用で取り込んだ物質など、**異物や老廃物の分解処理・再利用**に貢献する。

※古くなった細胞小器官がリソソームで消化される過程を**オートファジー(自食作用)**という。

※オートファジーについては、PartⅠ-10-2 2 (2)「オートファジー系(リソソーム系)」を参照のこと。

(6) 中心体

2つの中心小体から成り、細胞分裂の際に染色体を細胞の両極に引き寄せる役目を果たす。

(7) ペルオキシソーム

酸化酵素(オキシダーゼ)とカタラーゼ(過酸化水素H_2O_2を水と酸素に分解する酵素)を含み、脂肪酸を酸化したり、代謝物やアルコールなどを酸化的分解（解毒）したりする。また、コレステロールを基質とした胆汁酸生成も行う。肝細胞と腎臓の尿細管の細胞に多くみられる。

(8) 細胞骨格

細胞質ゾルに張りめぐらされた網状組織で、細いアクチンフィラメント、中間径フィラメント、太い微小管(チューブリンにより構成)の3つに分けられる。細胞の形の維持、細胞小器官の固定、細胞の移動や運動などに関与する。

■ iPS 細胞(人工多能性幹細胞)
ヒトの皮膚細胞をはじめとする**体細胞**に遺伝子を導入してつくられたもので、神経・骨・内臓など様々な細胞や組織に分化する能力を有する万能細胞の一種である。成熟した細胞を、多能性をもつように初期化したものである。患者本人の細胞からつくることができることから、移植に伴う拒絶反応を避けた再生医療が実現すると期待されている。また、難病の原因解明、新薬及び新しい治療法の開発なども期待される。

■ES 細胞(胚性幹細胞)
受精卵の一部(初期胚の内部の細胞)を取り出し、それを特別な条件で培養することによってつくられる万能細胞の一種である。受精卵を破壊して作製するため、倫理的に問題視する声が少なくない。また、患者とは異なる別の細胞であるため、移植した場合、拒絶反応が起こる可能性がある。

3 細胞膜

生体膜*の1つで、外界と細胞を区切る境界。形質膜ともいう。主に脂質とたんぱく質から成る。

***生体膜**　細胞膜、核膜、ミトコンドリア膜、細胞小器官の膜などの総称で、基本構造は共通である。生体を維持するための重要な役割を担う。

細胞膜の構造

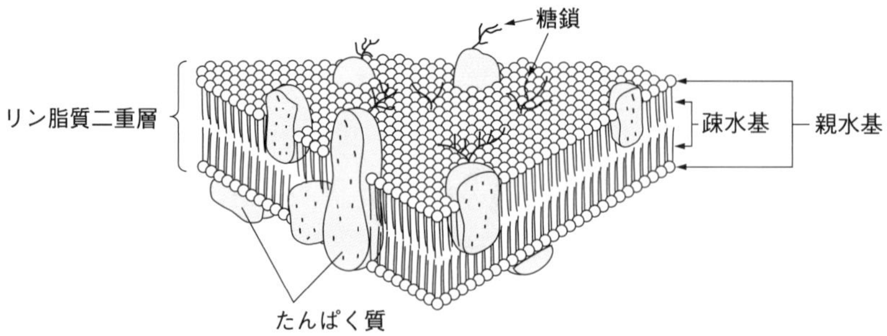

(1) 脂質

細胞膜は、主として**リン脂質**(**ホスファチジルコリン〔レシチン〕**、**スフィンゴミエリン**など)から成る脂質分子が、疎水性の部分を内側に、親水性の部分を外側にした二重層となっている(**リン脂質二重層**)。リン脂質を構成する脂肪酸には、細胞膜の適度な流動性や柔軟性を維持するために必要な、不飽和脂肪酸も含まれている。

リン脂質の他に、**コレステロール**や糖脂質などが含まれる。

※リン脂質のように親水性の部分と疎水性の部分の両方をもつものを**両親媒性分子**という。

(2) たんぱく質

細胞膜のリン脂質二重層にはたんぱく質が埋め込まれており、主に次の4つの役割をもつ。

① Na^{+}などのイオン透過を調節するイオンチャネルなどの輸送体

② ホルモンなどの生理活性物質の作用を受け、細胞内に情報を伝達する受容体(レセプター)

③ 化学反応を促進させる酵素

④ 細胞の構造的安定と形の保持

生体膜のたんぱく質

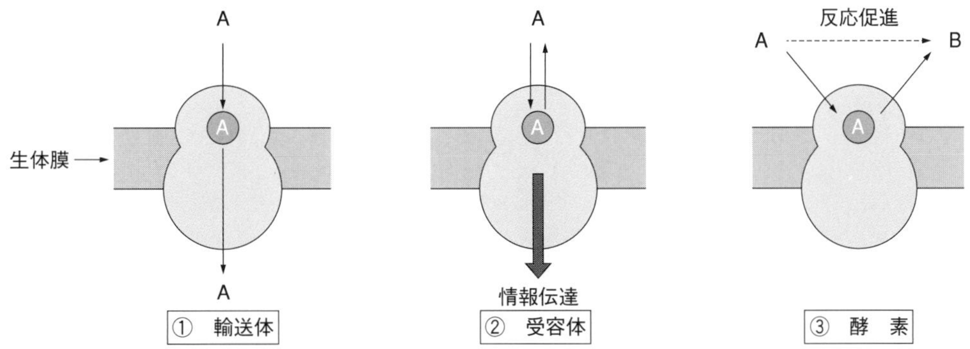

3 細胞膜の機能

1 選択的透過性

細胞膜のリン脂質二重層には、ある物質は自由に膜を通過できるが、ある物質は通過を妨げられるという、**選択的透過性**がある。酸素や二酸化炭素、脂溶性の物質は細胞膜を通過できるが、種々のイオンやグルコース、たんぱく質などの高分子化合物はほとんど通ることができない。

細胞膜のように、水や一部の溶質を透過させる膜を**半透膜**という。

2 情報の伝達

細胞は、ホルモンや化学伝達物質などによる細胞外からの刺激を感知し、その情報に基づいてさまざまな反応を示す。細胞にはこれらの刺激を感受するために**受容体(レセプター)**と呼ばれるたんぱく質が存在する。受容体は細胞内にあるものと、細胞膜にあるものに大別される。受容体に特異的に結合し、受容体の機能を発現させたり抑制する物質を**リガンド**という。

リガンドのうち、ステロイドホルモンやビタミンA・Dなどの**脂溶性物質**は細胞膜を通過し、**細胞内にある受容体**と結合する。一方、ペプチドホルモンに代表される**水溶性物質**は細胞膜を通過できず、**膜表面にある受容体**と特異的に結合することで細胞内に情報を伝達し、生理作用を示す。

受容体	結合する物質(リガンド)	
細胞内受容体	脂溶性物質	ステロイドホルモン(性ホルモン、副腎皮質ホルモン〈コルチゾール、アルドステロンなど〉)、甲状腺ホルモン、ビタミンA、ビタミンD
細胞膜受容体	水溶性物質	ペプチドホルモン(インスリン、グルカゴンなど)、カテコールアミン(ドーパミン、ノルアドレナリン、アドレナリン)

3　物質の輸送

細胞は、イオン、糖、アミノ酸など、多くの親水性物質を必要とするが、これらの物質はほとんど細胞膜の脂質二重層を通ることができない。そのため、細胞膜にはこれらの物質を輸送する仕組みが備わっている。

(1)　膜輸送たんぱく質

膜を介して物質を通過させるたんぱく質を、**膜輸送たんぱく質**という。膜輸送たんぱく質には、**チャネル**と**輸送担体**がある。

①　チャネル

膜に親水性の穴を形成して、物質を通過させるたんぱく質。主にナトリウム(Na^+)やカリウム(K^+)などの**イオンを通過**させる。

■アクアポリン(AQP)

細胞膜の水を通す**水チャネル**をアクアポリンといい、膜貫通たんぱく質の四量体である。イオンやプロトンは通過させず、水だけを選択的に通す。一般的に、微小な浸透圧濃度差でも水を通過させる必要がある場合や、大量の水を通過させる必要がある場合にアクアポリンの発現が重要となると考えられる。ヒトでは、赤血球膜や腎臓の集合管細胞など多くの細胞でアクアポリンの発現が確認されている。

②　輸送担体

特定の基質と結合して、それを膜の反対側に移動させるたんぱく質。

(2)　受動輸送と能動輸送

輸送の方法として、エネルギーを用いずに、細胞膜の内と外の濃度勾配に従って、濃度の高い方から低い方へ物質を輸送する仕組みを**受動輸送**という。受動輸送には、酸素(気体)などのようにリン脂質を介してそのまま拡散する**単純拡散**と、チャネルや輸送担体を介して特定の物質を透過させる**促進拡散**がある。

一方、エネルギー(ATPなど)を消費して、細胞膜の両側の濃度勾配にさからって濃度の低い方から高い方へと物質を輸送する仕組みを**能動輸送**という。ナトリウムポンプや輸送担体を利用したグルコースの能動輸送などがある。

※Part I-7-6 2「小腸での吸収機構」を参照のこと。

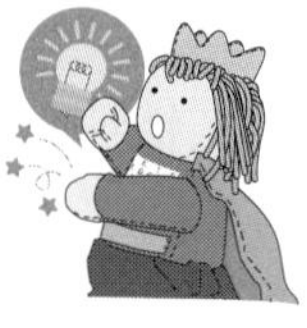

受動輸送と能動輸送

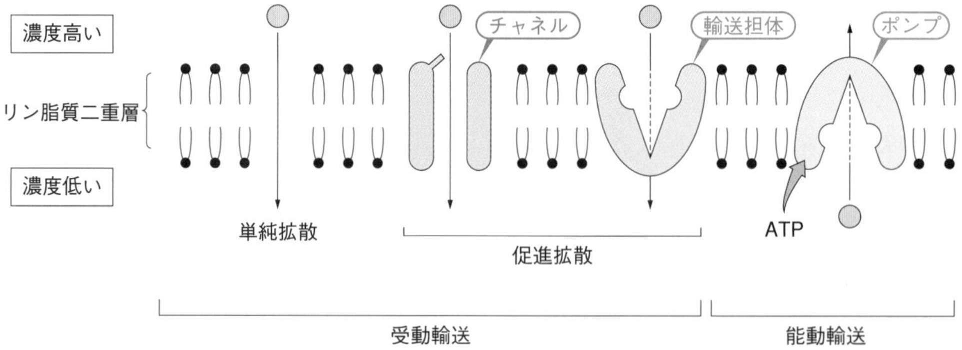

① **ナトリウムポンプ**

ヒトの細胞の内と外では、イオン組成に大きな違いがある。**細胞外**の主な陽イオンは**ナトリウムイオン(Na^+)**で、カリウムイオン(K^+)が少ない。逆に、**細胞内**の陽イオンでは**カリウムイオン(K^+)**が多く、ナトリウムイオン(Na^+)は少ない。このように細胞の内と外で異なるイオン濃度が維持されているのは、**ナトリウムポンプ**によってNa^+が細胞外に放出され、代わりにK^+が細胞内に取り込まれているためである。ナトリウムポンプの駆動力として、Na^+/K^+-ATPaseという酵素がATPを加水分解する際に放出されるエネルギーが用いられる。

② **グルコースの能動輸送**

小腸吸収上皮細胞における、消化管腔側からのグルコース吸収は、Na^+依存性グルコース輸送担体(SGLT)により能動的に行われる。これは、エネルギーとして直接ATPを消費するものではないが、ナトリウムイオン(Na^+)が濃度勾配に従って細胞内に移動するときのエネルギーを利用して、能動的に一緒に輸送される仕組みである。

小腸吸収上皮細胞におけるグルコース輸送

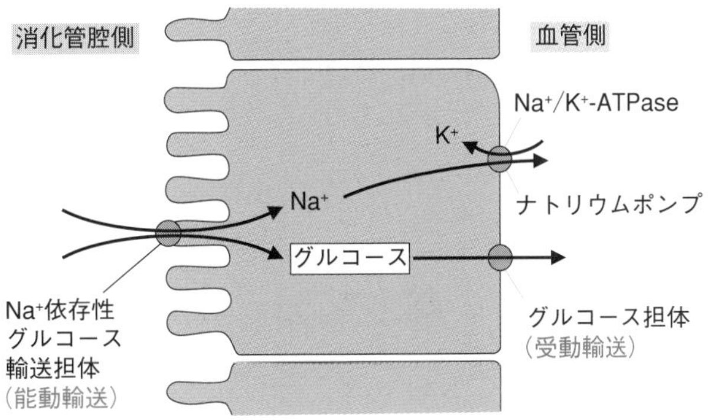

※小腸吸収上皮細胞から血管側へグルコースを輸送する際には、別のグルコース担体(GLUT)による受動輸送(促進拡散)が行われる。(**Part I-8-1「糖質の消化と吸収」**を参照のこと。)

4　サイトーシス(膜動輸送)

これまで述べてきた細胞膜を介した物質輸送は顕微鏡等で観察されないが、観察可能な膜の動きを伴う物質輸送もあり、これを**サイトーシス**といい、エネルギー(ATPなど)を必要とする。

細胞外から比較的大きな粒子や液体を細胞内に取り込むことを**エンドサイトーシス**という。細胞膜が陥入して膜小胞が形成され、その中に物質を包み込んで取り込む。エンドサイトーシスには、受容体介在性のものや、好中球やマクロファージによる細菌などの取り込み(食作用)、一般の細胞にみられる細胞外液の小滴の取り込み(飲作用)がある。

逆に、細胞内で合成された高分子物質を細胞外に放出することを**エキソサイトーシス**という。分泌小胞と呼ばれる膜で包まれた小胞が細胞内に形成され、細胞膜と融合し、細胞外へ分泌小胞内の物質(例ホルモン、消化酵素、神経伝達物質など)を放出する。

※エンドは「内部」、エキソは「外部」を意味する。

エンドサイトーシスとエキソサイトーシス

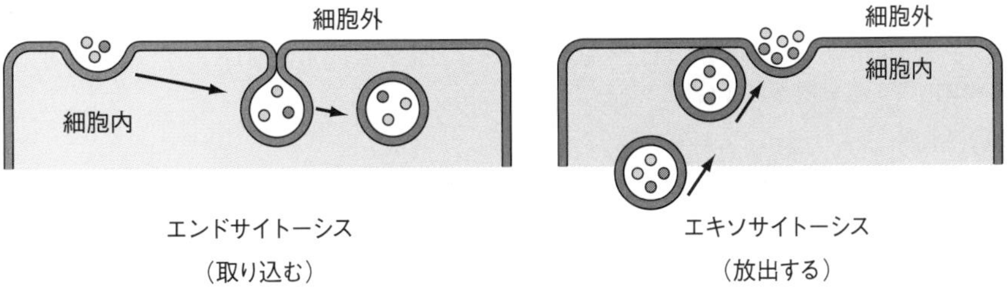

4　細胞の増殖

1　細胞分裂

(1)　体細胞分裂

身体を構成している細胞(体細胞)が行う細胞分裂で、1個の細胞(母細胞)から新しい2個の細胞(娘細胞)ができる。細胞分裂によって生じた2個の娘細胞は、分裂前の母細胞と**染色体数(ヒトでは46本)が変わらず**、母細胞と全く同じ遺伝情報をもつ。

(2)　減数分裂

精子や卵子のような合体して新個体をつくる細胞(生殖細胞)が行う細胞分裂で、第一分裂と第二分裂と呼ばれる2回の細胞分裂を経て、1個の細胞(母細胞)から新しい4個の細胞(娘細胞)ができる。娘細胞の**染色体数は半分(ヒトでは23本)になる**。

体細胞分裂と減数分裂

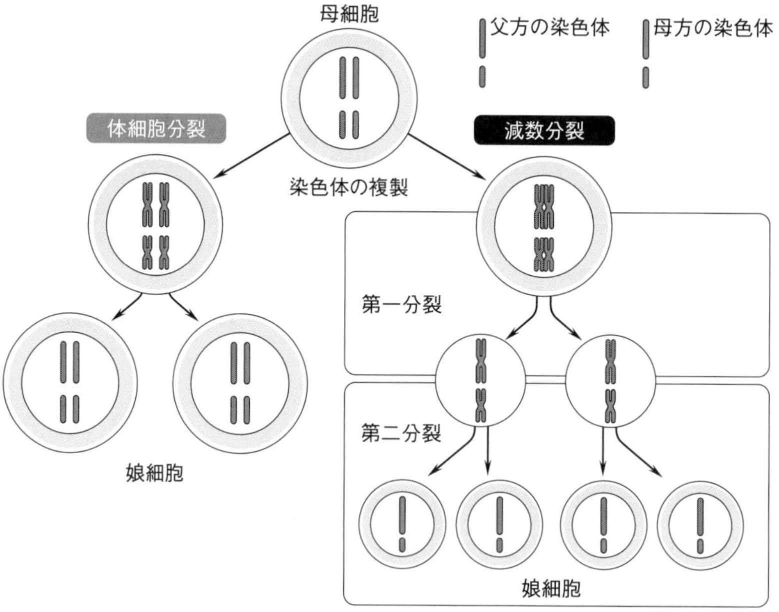

2　細胞周期

体細胞分裂を繰り返す細胞において、分裂が終わってから次の分裂が終わるまでを細胞周期といい、分裂の準備を行う間期と核分裂を行う分裂期(M期)に分けられる。

(1)　間期

G_1期：DNA複製(合成)の準備を行う。

S期：DNAを複製(合成)する。

G_2期：細胞分裂の準備を行う。

※細胞が細胞周期から外れた、または分裂を止めている状態をG_0期(静止期)という。ほとんど細胞分裂をしない神経細胞や心筋細胞などはG_0期に入っている。

(2)　分裂期(M期)

前期、中期、後期、終期からなる。複製(合成)されたDNAが凝集して染色体となり、染色体は縦に裂けて分配され、2つの娘細胞ができる。

体細胞分裂と細胞周期

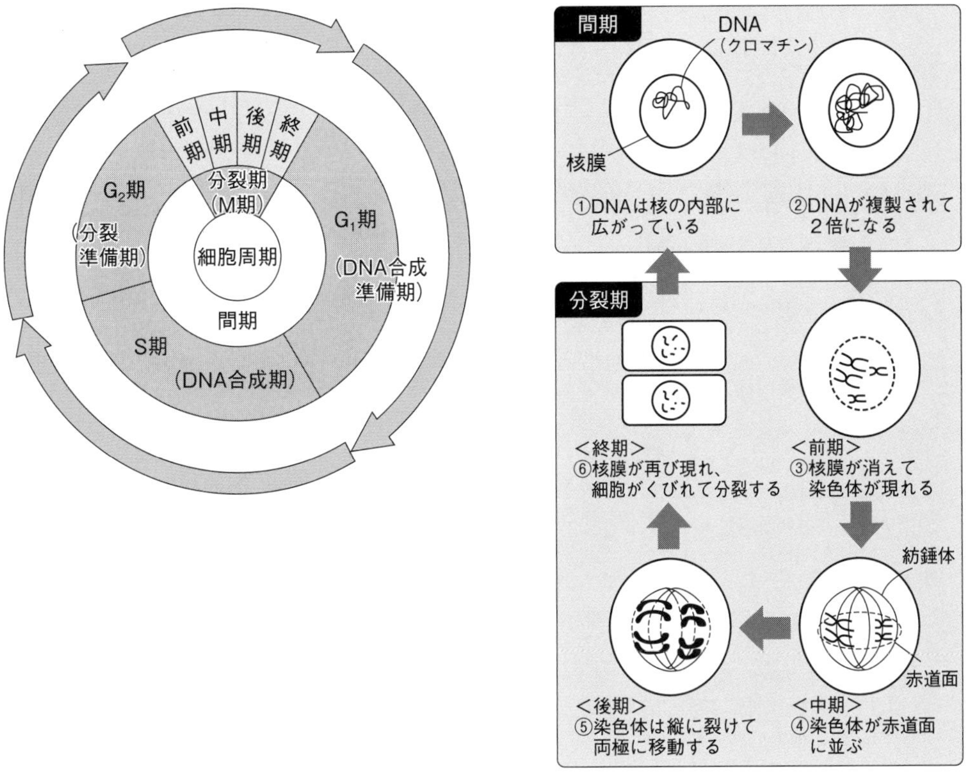

5　組織・器官系

1　器官系

生体を作る最小の単位である細胞が集まって**組織**が作られ、組織が有機的に結合して**器官**が作られる(例肝臓・腎臓・心臓)。さらに器官が共同で同一の目的のために働いているものを器官系という(例消化器系・循環器系)。

2　組織

器官の組織は何種類かの細胞群が集まって作られているが、この細胞群はその特徴により、**上皮組織**、**支持組織**、**筋組織**、**神経組織**の4種類の基本組織に分類される。

(1)　上皮組織

体表面、管腔(消化管、呼吸器の管系、泌尿生殖器の管系など)や体腔(心膜腔、胸膜腔、腹膜腔)などの内面を被う細胞層を上皮組織という。それぞれの器官によって上皮をつくる細胞の形や配列のしかたには特色があるが、いずれも細胞同士が密接し、細胞間質をほとんどもたない。一般に**上皮組織**の下には**結合組織**があり、両者の境には**基底膜**とよばれる薄い膜が存在する。上皮組織は、身体の表面の保護、栄養吸収、消化液分泌、感覚作用を営む。

①　上皮組織の分類

細胞の配列(単層・重層)と細胞の形状(扁平・立方・円柱)により、次のように分類される。なお、扁平上皮細胞は平らな形、立方上皮細胞はサイコロのような形、円柱上皮細胞は縦長の形をしている。また、多列上皮とは、単層であるが細胞の高さが異なるため、核の高さがバラバラに(重層のように)みえるものをいう。

細胞の配列	細胞の形状	特徴と例
単層上皮	単層扁平上皮	物質の交換。障壁をなす。血管やリンパ管(内皮[*1])、漿膜(中皮[*2])、肺胞など。
	単層立方上皮	物質の分泌または吸収。障壁や腺の導管をなす。腎臓の尿細管上皮、甲状腺の濾胞上皮など。
	単層円柱上皮	物質の分泌と吸収。胃・小腸・大腸の粘膜上皮など。単層円柱上皮の中には表面に線毛[*3]をもつ場合があり、特に**単層円柱線毛上皮**といい、子宮や卵管の上皮などがその例である。
多列上皮	多列線毛上皮	線毛は一定の方向に運動することで、表面の分泌物などを運ぶ。腺の導管をなす。気管・気管支・鼻腔・精管・精巣上体管の上皮など。
重層上皮	重層扁平上皮	機械的に強靭である。障壁をなす。器官の保護。皮膚(表皮)、口唇・口腔・食道・膣の粘膜上皮など。
	重層円柱上皮	障壁や腺の導管をなす。結膜の上皮など。
	移行上皮	器官の機能状態に応じて、上皮の形態が変化する。腎盂・腎杯・尿管・膀胱などの尿路系の粘膜上皮。

＊1 内皮　心臓、血管、リンパ管、くも膜下腔、内耳の外リンパ腔、前眼房などの内面を被う組織。
＊2 中皮　体腔(心膜腔、胸膜腔、腹膜腔)の内面を被う組織。
＊3 線毛　運動能力のある細長い毛のような突起。

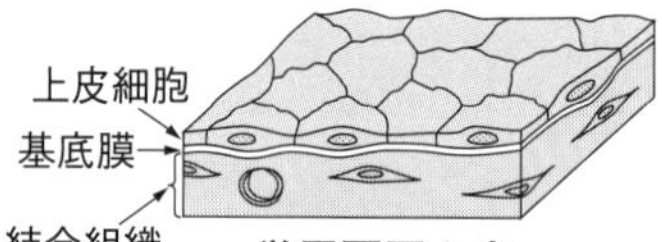

単層扁平上皮

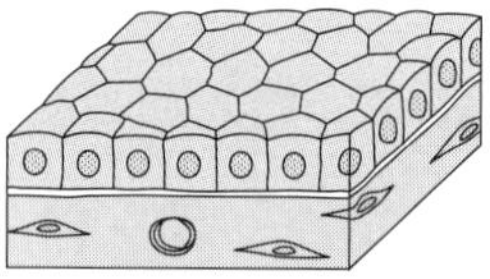
単層立方上皮

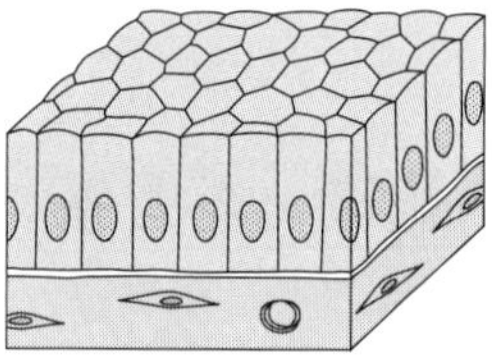
単層円柱上皮

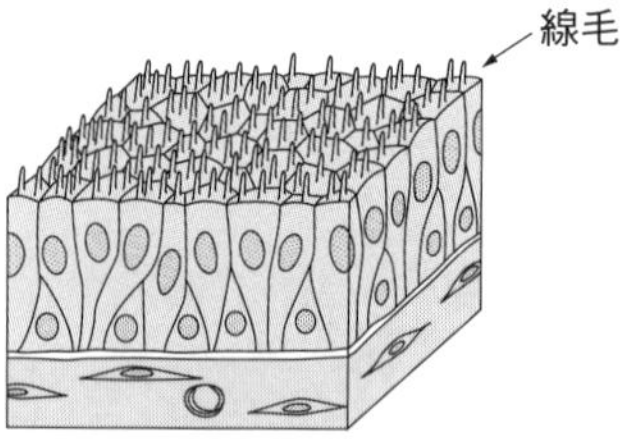

多列線毛上皮

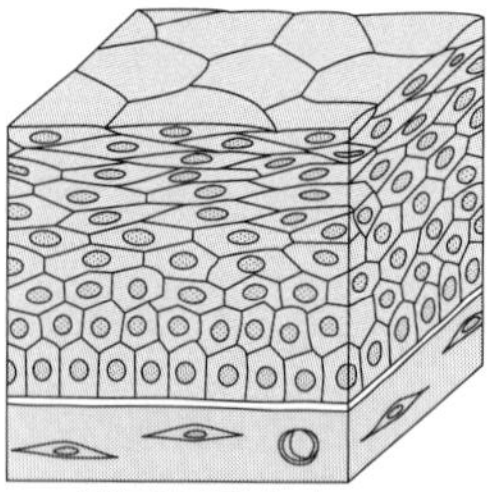
重層扁平上皮

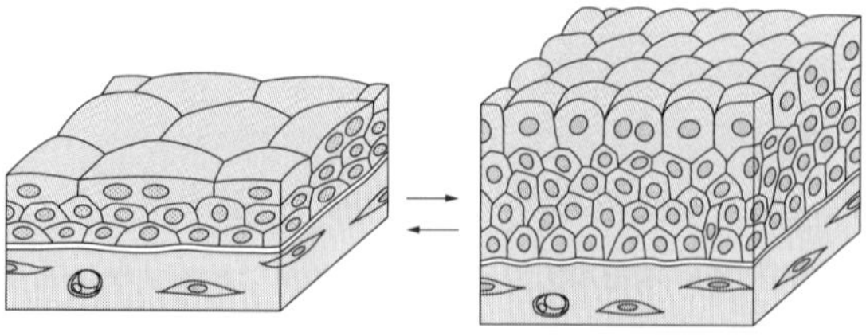
伸展時　　収縮時

移行上皮

②　腺上皮

上皮組織の特殊型で、特定の物質を産生・分泌する細胞が上皮構造を形成し、腺を作る。

●**外分泌腺**：分泌物を体表や粘膜面に排泄する導管をもつ(消化腺・乳腺・汗腺・涙腺など)。

●**内分泌腺**：特定の導管をもたず、ホルモンを血液や組織液に放出する。

(2)　支持組織

支持組織は身体を機械的に支持する組織で、結合組織、骨組織、軟骨組織に分けられる。細胞と細胞間質から成り、細胞は豊富な細胞間質に埋もれたように散在する。細胞間質は線維と基質から成る。

細胞間質の線維

膠原線維	**コラーゲン**といういうたんぱく質から成り、張力に抵抗を示し、引き伸ばされにくい。
弾性線維	**エラスチン**というたんぱく質から成り、ゴムのように伸び縮みする。

①　結合組織

主として他の組織同士を結合する働きをもつ。

結合組織に存在する代表的な細胞

線維芽細胞	扁平ないしは紡錘形をした細胞で、多くの結合組織に存在する。膠原線維や弾性線維の前駆物質を産生する。
脂肪細胞	脂肪を貯えるために特別に分化した大きな球形の細胞。細胞質のほとんどすべてが1個の脂肪滴で満たされている。組織の大部分が脂肪細胞で占められているものを脂肪組織という。
肥満細胞 (マスト細胞)	血管の周囲に多く存在する。細胞質は顆粒(ヒスタミン、ヘパリンなど)で満たされており、刺激により顆粒は細胞外へ放出される(脱顆粒)。細胞膜にはIgE受容体が組み込まれており、抗原が到来してIgEに結合すると、これが肥満細胞のIgE受容体と結合し、それらが引き金となって脱顆粒が促される。そして、ヒスタミンなどが過剰に放出されると、**Ⅰ型アレルギー反応**が引き起こされる。
白血球	正常な状態の結合組織にはそれほど多くは存在しないが、化膿性の炎症が起こると、**好中球**が局所の炎症部位に大量に出現する。
マクロファージ (大食細胞)	白血球の一種の**単球**から分化したもので、細菌や細胞くずを貪食作用によって飲み込む。
形質細胞	白血球の一種の**B細胞**から分化したもので、**抗体**を産生する。細胞質は粗面小胞体で満たされている。胃腸管の粘膜固有層に多くみられる。

結合組織の種類

種　類	特　徴	例
疎性結合組織	皮下や粘膜組織を作る。線維や細胞の間は隙間が多く、組織液を多く含む。	皮下組織、粘膜下組織、脈管外通液路
脂肪組織	疎性結合組織の中に大量の脂肪細胞が集まったもの。	皮下組織、眼窩の脂肪、腎周囲
細網組織	星状の細網細胞が突起で互いに連なった網膜状構造。	リンパ節、脾臓、骨髄
密線維性結合組織	膠原線維が主体となり、特に密集したものを強靭結合組織という。	筋膜、靭帯、腱、真皮
弾性組織	弾性線維を多く含み、ゴムのような弾力に富む。	大動脈壁、咽頭壁

②　骨組織

骨は、基質に膠原線維の他に、多量のリン酸カルシウムが沈着するため硬い。基質は常に代謝されており、骨基質は骨芽細胞によって作られ、破骨細胞によって溶かされる。骨はカルシウムの貯蔵庫でもあり、血中カルシウム濃度はホルモンにより調節される。

③　軟骨組織

軟骨細胞と基質から成る。基質には膠原線維の他、ムコ多糖類を含む。血管・神経は存在しない。基質の成分により、次のように分類される。

種類	特　徴	例
硝子軟骨	膠原線維は微細で、半透明で均質な基質。	肋軟骨、関節軟骨、気管・気管支
弾性軟骨	弾性線維を多く含み、不透明でやや黄色。	耳介軟骨、喉頭蓋軟骨
線維軟骨	多量の膠原線維を含み柔軟だが、圧迫・牽引に強い。	椎間円板、恥骨結合

⑶　筋組織

筋組織は、骨格を動かす**骨格筋**、心臓壁を作る**心筋**、他の内臓や血管の壁を作る**平滑筋**の３種類がある。骨格筋と心筋は、筋線維の中に横紋と呼ばれる縞模様が存在するため、**横紋筋**とまとめることができる。骨格筋は運動神経の支配を受け、意思によって収縮・弛緩をさせることができる(**随意筋**)。一方、心筋と平滑筋は、意思によって動かすことができない(**不随意筋**)。

種類	平滑筋	心　筋	骨格筋
横紋	**なし** 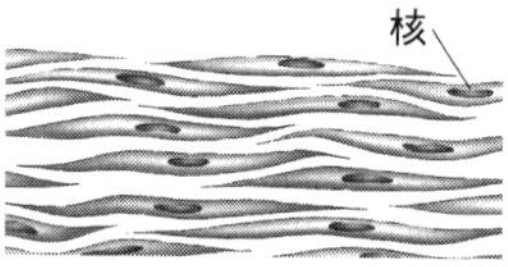	**あり** 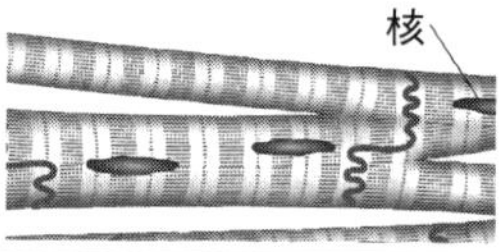	**あり** 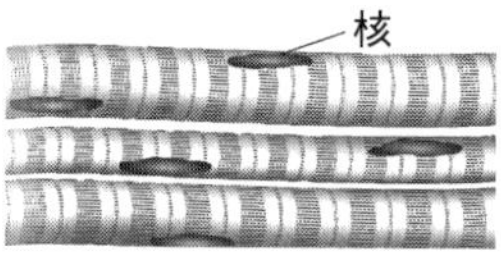
部位	内臓(心臓以外)や血管壁、腸管壁、子宮、膀胱など。	心臓壁	骨格に分布し、身体の支持・運動をつかさどる。
随意性	**不随意筋**(自動性あり)		**随意筋**
支配神経	**自律神経**		**体性神経(運動神経)**
疲労	疲労しにくい		疲労しやすい
収縮速度	遅い	中位	速い
再生能力	あり	限定される（※心筋は特定の状況下のみ）	

⑷　神経組織

脳と脊髄(中枢神経系)と、そこから末梢に伸び出した脳神経と脊髄神経(末梢神経系)を作る組織を神経組織という。神経組織は、信号を伝える神経細胞(ニューロン)と、それを支持する支持細胞(神経膠細胞、グリア細胞)から成る。支持細胞には、中枢神経系に存在する星状膠細胞、希突起膠細胞、小膠細胞など、末梢神経系に存在するシュワン細胞、外套細胞などがある。

練習問題

細胞小器官とそれらの機能の組合せである。正しいのはどれか。１つ選べ。

(1)　中心体――――――――細胞質内の異物を分解処理する。

(2)　ゴルジ体――――――細胞分裂の際に染色体を移動させる。

(3)　ミトコンドリア―――ATP を合成する。

(4)　粗面小胞体―――――細胞骨格を構成する。

(5)　リソソーム―――――たんぱく質合成の場となる。

解　説 ……………………………………………………………………… 正答 (3)

(1)　誤り。中心体は、細胞分裂の際に染色体を移動させる。

(2)　誤り。ゴルジ体は粗面小胞体と連絡しており、粗面小胞体から送られてきたたんぱく質に化学的修飾を行う。

(3)　正しい。

(4)　誤り。粗面小胞体は、小胞体の膜にリボソームが付着したものである。リボソームは、たんぱく質合成を行う。

(5)　誤り。リソソームは、細胞質内の異物を分解処理する。

練習問題

ヒトの細胞と組織に関する記述である。正しいのはどれか。１つ選べ。

(1)　基底膜は、脂質二重膜からなる。

(2)　膠原線維は、コラーゲンから構成される。

(3)　線維芽細胞は、上皮組織を形成する。

(4)　心筋は、平滑筋である。

(5)　食道は、単層円柱上皮に被われている。

解　説 ……………………………………………………………………… 正答 (2)

(1)　誤り。基底膜は脂質を含まず、コラーゲン、ラミニン、プロテオグリカンを主成分とする。基底膜は、上皮組織などと結合組織が接する面に存在する。脂質二重層構造をもつのは、生体膜である。

(2)　正しい。膠原線維は、結合組織を構成する線維の一つであり、引っ張りに強く、また、ほとんど伸びることもない。

(3)　誤り。線維芽細胞は、結合組織を形成する。線維芽細胞は、膠原線維や弾性線維の産生を行う。

(4)　誤り。心筋は心臓壁を作る筋で、平滑筋ではない。平滑筋は、心臓以外の内臓や血管壁などを作る筋である。

(5)　誤り。食道のように機械的刺激を受けやすい上皮は、刺激に強い重層扁平上皮で被われている。皮膚、口唇、口腔、咽頭も重層扁平上皮である。なお、胃や腸などは単層円柱上皮に被われている。

2 糖質の構造と機能

1 糖質とは

糖質は生体内において、エネルギー源や体の構成成分及び生理活性物質として利用されている。化学的には一般に炭素(C)、水素(H)、酸素(O)の３元素から成り、$C_n(H_2O)_m$ の式で表され、「炭素の水和物」の意味から**炭水化物**とも呼ばれる。糖質は、**単糖類**、**少糖類(オリゴ糖類)**及び**多糖類**に分類される。

2 単糖類

1 単糖類の種類

単糖は加水分解によって、それ以上簡単な糖類に分解することができない糖質の最小単位である。単糖類を構成している炭素の数によって、三炭糖(トリオース)、四炭糖(テトロース)、**五炭糖(ペントース)**、**六炭糖(ヘキソース)**、七炭糖(ヘプトース)などに分類される。栄養学的に重要な単糖類は三炭糖、五炭糖、六炭糖である。すべての単糖類の水溶液は、**還元性**をもつ。

また、単糖類は分子構造中に２個以上の水酸基(－OH)をもつとともに、アルデヒド基(－CHO)あるいはケトン基(＞C=O)をもつ。グルコースやガラクトースのようにアルデヒド基をもつものを**アルドース**、フルクトースのようにケトン基をもつものを**ケトース**という。生体では、ケトースとしてフルクトースとジヒドロキシアセトンが一般的であり、その他のほとんどはアルドースである。

※単糖類は、結晶では環状構造をとるが、結晶を水に溶かすと、その一部の環状構造が開いて鎖状構造となる。アルデヒド基は還元性を示すので、鎖状構造のアルドースは還元性をもつ。一方、ケトン基は還元性を示さないが、ケトン基に OH 基(ヒドロキシル基)が隣接した構造(ヒドロキシケトン基)になると還元性を示すようになる。ケトースであるフルクトースの鎖状構造にはヒドロキシケトン基が存在するため、フルクトースも還元性をもつ。

六炭糖のアルドースとケトースの例

【アルドースの例】(グルコース)　**【ケトースの例】(フルクトース)**

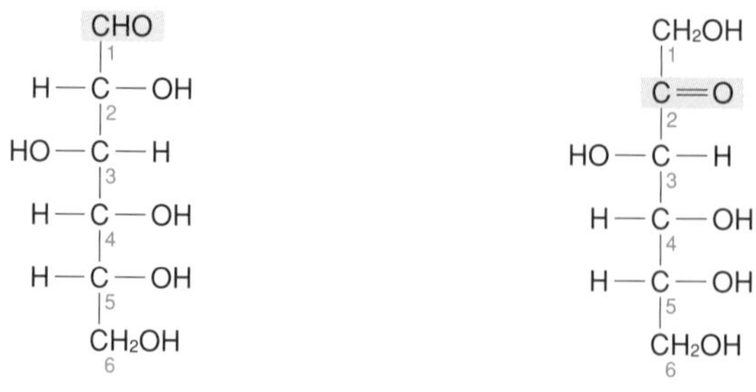

※炭素原子はアルデヒド基を１位炭素、あるいはケトン基を２位炭素として、炭素鎖の端から順に番号をつける。

主な単糖類の種類

分類	名　称	構　造	特　　徴
三炭糖（トリオース）	D-グリセルアルデヒド 化学式：$C_3H_6O_3$	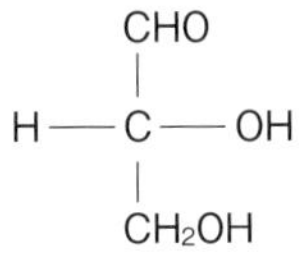	最小のアルドース。リン酸化合物は解糖系の中間代謝物。
	ジヒドロキシアセトン 化学式：$C_3H_6O_3$	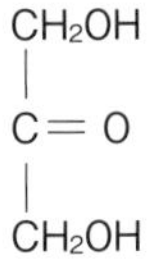	最小のケトース。リン酸化合物は解糖系の中間代謝物。
五炭糖（ペントース）	D-リボース 化学式：$C_5H_{10}O_5$	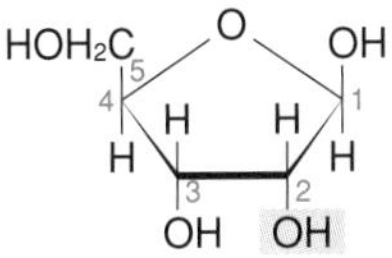	RNA、ATP、補酵素などの構成成分。
	D-デオキシリボース 化学式：$C_5H_{10}O_4$	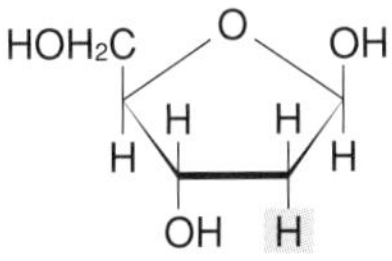	DNA の構成成分。
六炭糖（ヘキソース）	D-グルコース（ブドウ糖） 化学式：$C_6H_{12}O_6$	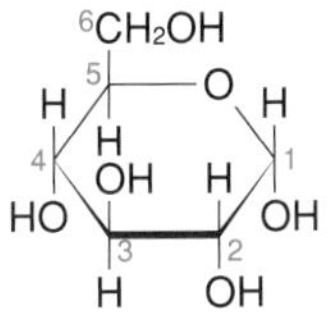	生体内での糖質代謝の基本となる物質で、エネルギー源として重要である。血液中に遊離した形で存在する。少糖類（オリゴ糖類）、多糖類の構成成分。ブドウをはじめとする果汁中に多く含まれる。
	D-ガラクトース 化学式：$C_6H_{12}O_6$	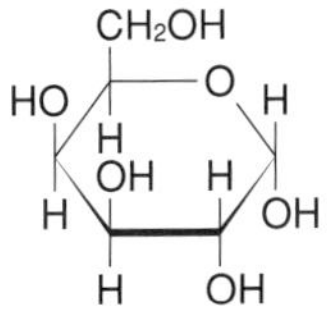	肝臓中でグルコースに変換されて代謝される。遊離状態での存在はまれである。ラクトース（乳糖）の構成成分。
	D-フルクトース（果糖） 化学式：$C_6H_{12}O_6$	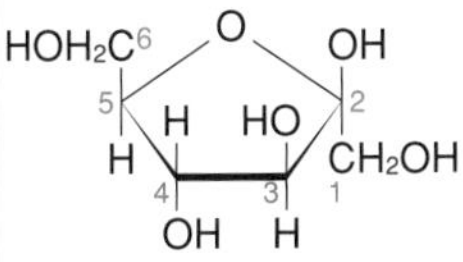	肝臓中でグルコースに変換されて代謝される。果汁やはちみつに遊離した形で存在する。スクロース（ショ糖）の構成成分。

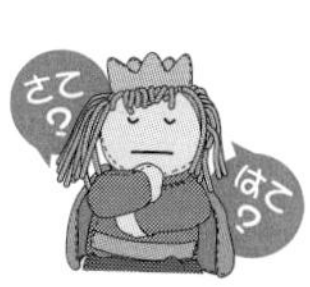

2　立体異性体

　同じ分子式をもつが、その構造が異なる化合物を異性体という。このうち、同じ構造式をもつが立体的構造の異なる化合物を**立体異性体(光学異性体)**という。立体異性体は**不斉炭素**によって生じる。不斉炭素とは、4個の異なった原子あるいは原子団がついた炭素のことで、これにより互いに鏡像の関係にあるD型、L型の立体異性体が生じる。D型とL型は生物学的には全く別種の糖であり、ヒトの生体内の糖質の大部分は**D型**である。

不斉炭素

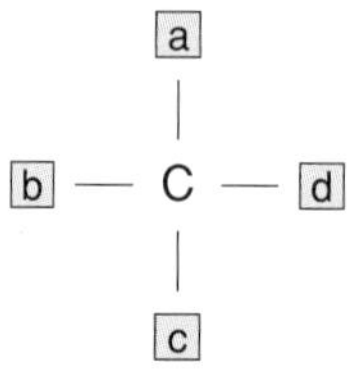

a～dがすべて異なる原子または原子団の場合、Cを不斉炭素という。

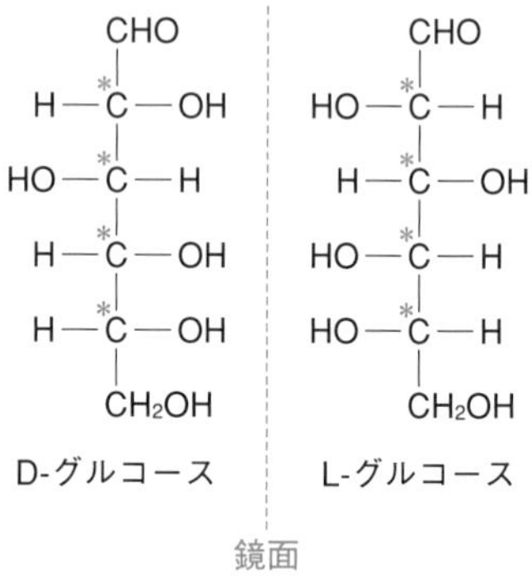

＊Cは不斉炭素原子

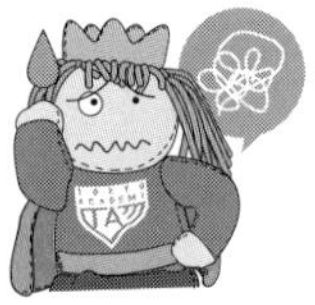

3　環状構造

　炭素数4個以上の単糖類は、一般に開鎖(鎖状)構造よりも**環状構造**を作っていることが多い。六員環(ピラン環)を含む糖をピラノース、五員環(フラン環)を含む糖をフラノースと呼ぶ。水溶液中のグルコースでは、ピラノース型の割合が99%を占める(残り1%はフラノース型と開鎖型)。また、水溶液中のフルクトースでは、ピラノース型、フラノース型、開鎖型が混ざり合っている。単糖類が環状構造を作ることにより、1位の炭素原子は不斉炭素原子となるので、新たな異性体が生じる。このようにしてできた異性体の一方を**α-アノマー**、もう一方を**β-アノマー**という。水溶液ではα型とβ型は開鎖構造を介して相互変換しており、平衡混合物となっている。

水溶液中のD-グルコースの平衡

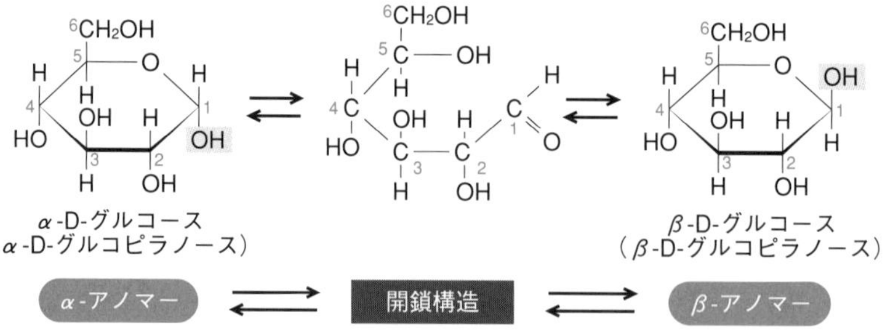

フルクトースの環状構造

〈ピラノース型〉

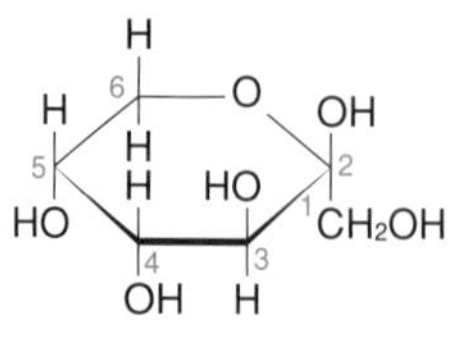

(β-D-フルクトピラノース)

〈フラノース型〉

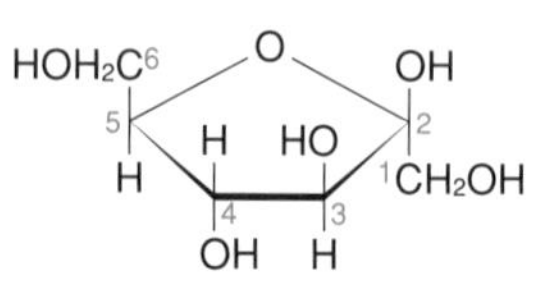

(β-D-フルクトフラノース)

4　単糖類の誘導体

単糖類はその分子内のアルデヒド基またはケトン基やアルコール性水酸基に化学変化を受け、新たな誘導体を生じる。

(1)　酸化

アルドースの1位の炭素のアルデヒド基が酸化されカルボキシル基($-COOH$)に変わった単糖を**アルドン酸**、6位の炭素のヒドロキシメチル基($-CH_2OH$)が酸化されカルボキシル基に変わった単糖を**ウロン酸**という。グルコースから産生されるアルドン酸は**グルコン酸**であり、同じくグルコースから産生されるウロン酸は**グルクロン酸**である。グルクロン酸の糖ヌクレオチドは生体内の解毒作用に関与している。

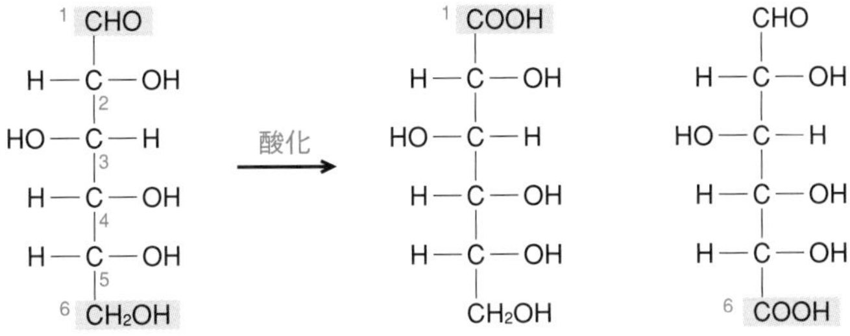

D-グルコース　　D-グルコン酸［アルドン酸］　　D-グルクロン酸［ウロン酸］

(2)　還元

アルドースの1位の炭素のアルデヒド基が還元されると**糖アルコール**になる。グルコースを還元すると**ソルビトール**が生成する。ソルビトールはガムなどの甘味料として用いられている。

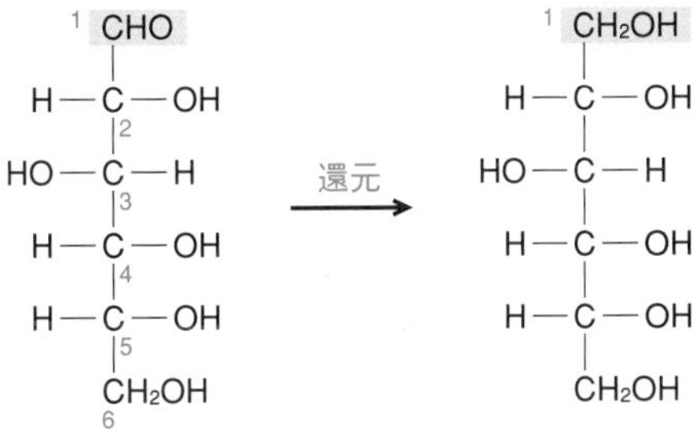

D-グルコース　　D-ソルビトール［糖アルコール］

(3)　アミノ糖

アルドースの2位の炭素の水酸基($-OH$)がアミノ基($-NH_2$)によって置換されたものを**アミノ糖**という。グルコースからは**グルコサミン**、ガラクトースからは**ガラクトサミン**が生成する。通常このアミノ基は**アセチル化**されて、N-アセチルグルコサミンとN-アセチルガラクトサミンとして生物学上重要な複合糖質の構成成分となっている。

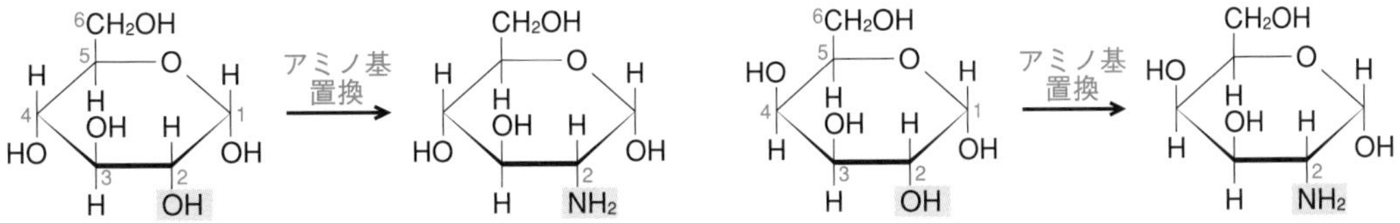

D-グルコース　　D-グルコサミン［アミノ糖］　　D-ガラクトース　　D-ガラクトサミン［アミノ糖］

3 少糖類

2～9個程度の単糖が**グリコシド結合**で結合したものを少糖類（オリゴ糖類）といい、単糖の重合度により二糖類、三糖類、……と分類される。天然に存在する少糖類の大部分は二糖類である。グリコシド結合とは、2個の単糖のそれぞれの水酸基（－OH）から水がはずれて両者が結びつくものである。構成糖の結合様式により、還元性を有するものと有しないものがある。

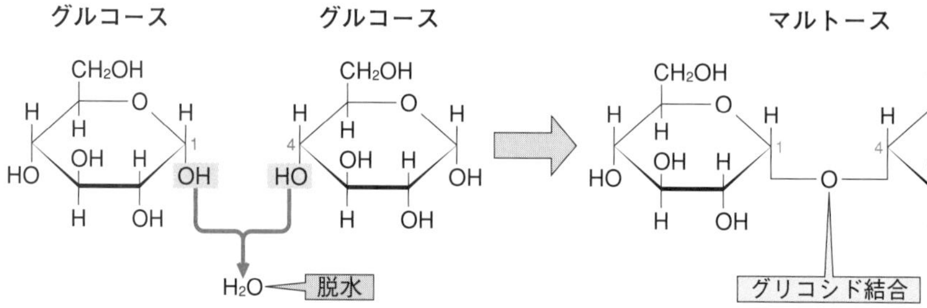

主な少糖類

分類	名称		構造	特徴
二糖類	非還元性	スクロース（ショ糖）	グルコース ＋ フルクトース（α-1、β-2グリコシド結合） 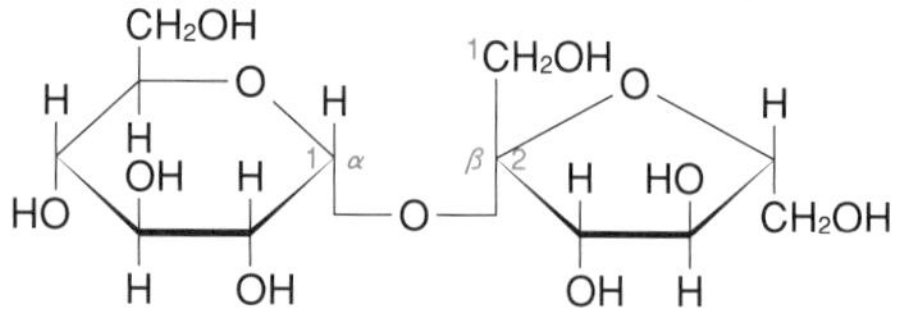	砂糖の主成分で果物にも多く含まれる。分解酵素はスクラーゼ。
二糖類	非還元性	トレハロース	グルコース ＋ グルコース（α-1，1グリコシド結合） 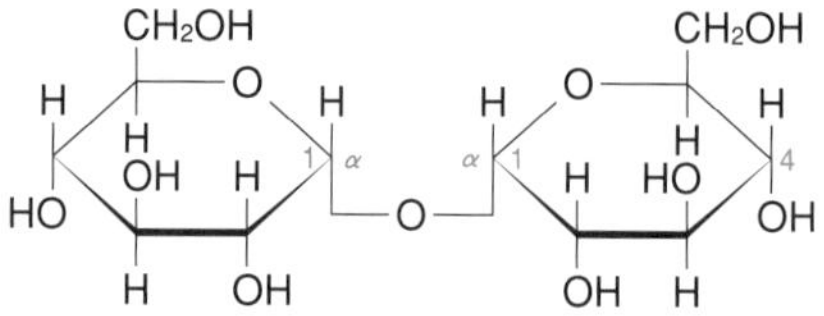	動植物・微生物など天然に多く分布している。分解酵素はトレハラーゼ。
二糖類	還元性	マルトース（麦芽糖）	グルコース ＋ グルコース（α-1，4グリコシド結合） 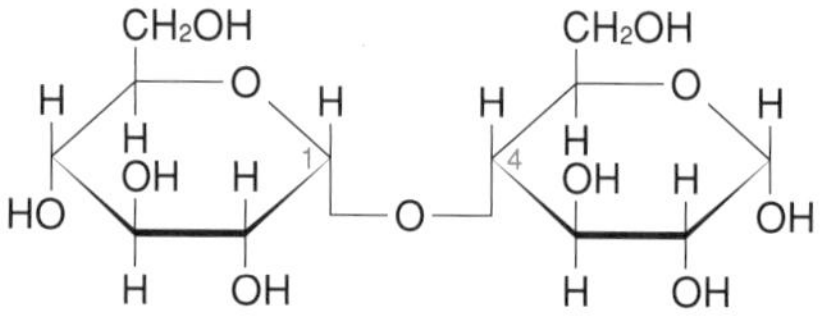	でんぷんやグリコーゲンの基本構成単位。麦芽に多く含まれる。分解酵素はマルターゼ。
二糖類	還元性	ラクトース（乳糖）	グルコース ＋ ガラクトース（β-1，4グリコシド結合） 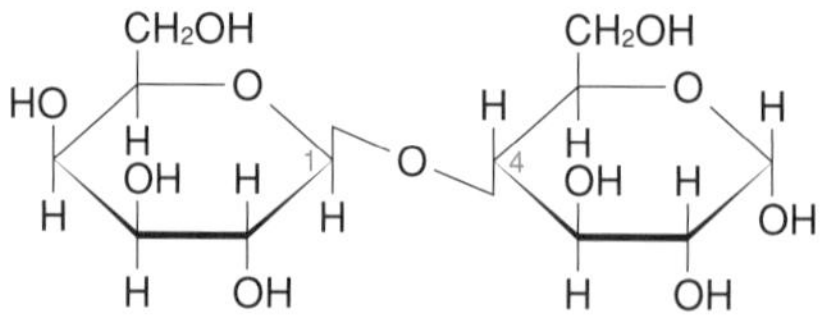	乳汁中に含まれる。分解酵素はラクターゼ。
三糖類	非還元性	ラフィノース	ガラクトース ＋ グルコース ＋ フルクトース 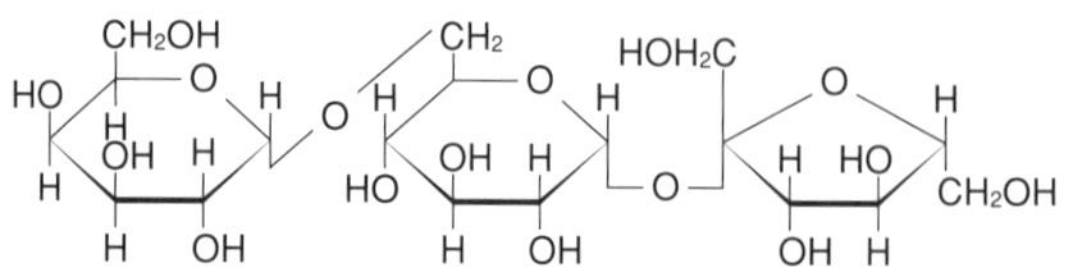	ショ糖に次いで天然に多く分布しており、大豆に多く含まれる。

4　多糖類

約10個以上の単糖がグリコシド結合で重合したものを多糖類という。１種類の単糖のみから構成されている**ホモ多糖（単純多糖）**と、２種類以上の単糖から構成されている**ヘテロ多糖（複合多糖）**とに分類される。

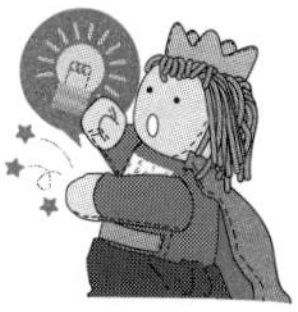

1　ホモ多糖

(1)　でんぷん

植物の貯蔵多糖で、**グルコース**のみから成る**アミロース**と**アミロペクチン**の混合物である。でんぷんを酸あるいは酵素によって、部分的に加水分解して得られる少糖類の混合物を**デキストリン**という。

①　アミロース

グルコースが **α-1，4グリコシド結合**により直鎖状に連なったもので、規則正しい右巻きヘリックス構造をとっている。アミラーゼによりマルトースなどに分解される。

アミロース

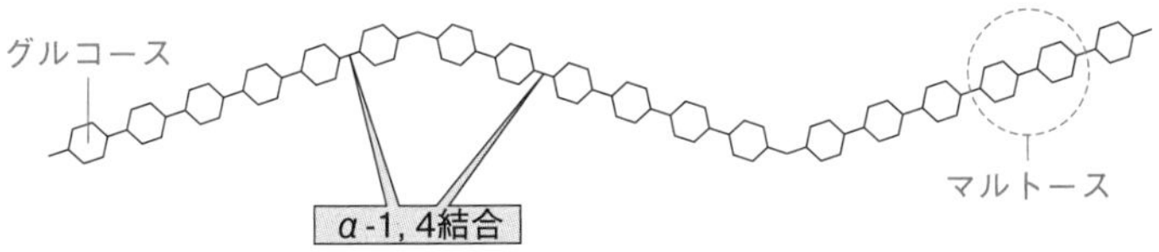

②　アミロペクチン

アミロースの直鎖のところどころに、**α-1，6グリコシド結合**による**枝分かれ**をもったもので、アミロース同様、アミラーゼによりマルトースなどに分解される。

アミロペクチン

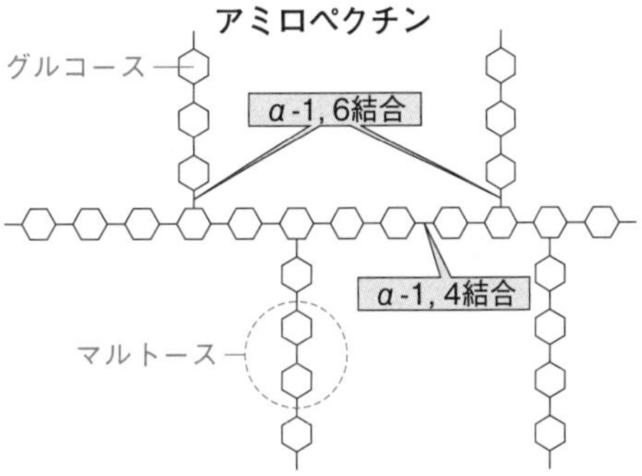

(2)　グリコーゲン

動物の貯蔵多糖で、肝臓や筋肉に多く存在する。**グルコース**のみから成り、**アミロペクチンと類似の構造**をしているが、枝分かれの度合いはグリコーゲンの方が多い。アミラーゼによりマルトースなどに分解される。

(3)　セルロース

植物の細胞壁の主成分であり、**グルコース**が **β-1，4グリコシド結合**により直鎖状に連なったもので、全体として安定な平面構造をとっている。ヒトはセルロースを消化する酵素をもたない。

セルロース

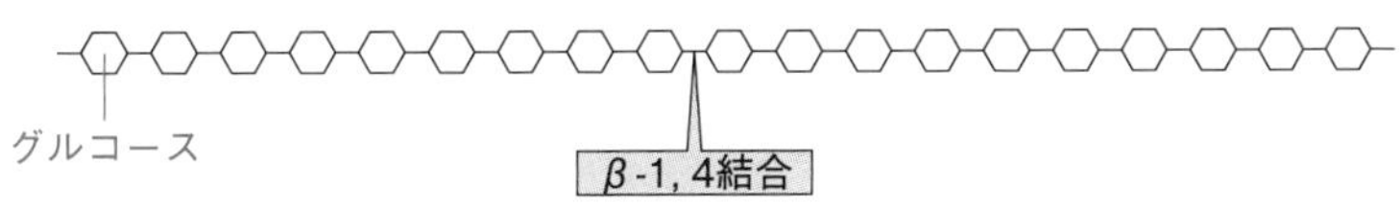

(4)　キチン

カニやエビなどの甲殻類の殻の主成分であり、グルコースの誘導体である**N-アセチルグルコサミン**がβ-1，4グリコシド結合で多数つながったものである。ヒトはキチンを消化する酵素をもたない。

2　ヘテロ多糖

(1)　グルコマンナン

こんにゃくいもの球茎に含まれる多糖で**マンノース**と**グルコース**を約３：２の割合で含み、それらがβ-1，4グリコシド結合により直鎖上に連なったものである。ヒトの小腸では消化吸収されない。

(2)　ペクチン

果実や野菜の細胞膜に含まれる酸性多糖で、主成分はガラクツロン酸がα-1，4グリコシド結合したペクチン酸である。

(3)　アルギン酸

こんぶやわかめなどに含まれる多糖で、マンヌロン酸とグルロン酸の２種類のウロン酸が重合したものである。

(4)　グリコサミノグリカン(ムコ多糖)

アミノ糖(あるいはその誘導体)とウロン酸(あるいはその誘導体)が交互に多数縮合した構造をもつ多糖で、**プロテオグリカン**の構成要素である。**グリコサミノグリカン**には、ヒアルロン酸やコンドロイチンなどがある。ヒアルロン酸はグルクロン酸と**N-アセチルグルコサミン**から成り、関節液や眼球の硝子《ガラス》体の成分である。コンドロイチンはグルクロン酸と**N-アセチルガラクトサミン**から成り、軟骨の成分として多く存在する。

5　複合糖質

体内のたんぱく質の大部分は**糖たんぱく質**であり、また、細胞の形質膜の表面には多くの**糖脂質**が存在している。糖たんぱく質や糖脂質の糖質部分はオリゴ糖で構成されており、**糖鎖**と呼ばれる。糖鎖は血液型や細胞の認識・識別に利用されている。

1　糖たんぱく質

たんぱく質にオリゴ糖鎖が共有結合したもので、細胞膜をはじめとして体内に広く分布し、広汎な機能をもつ。免疫グロブリンやムチン(潤滑液的役割を担う粘液)などは糖たんぱく質である。

また、たんぱく質と**グリコサミノグリカン**が共有結合したものを**プロテオグリカン**といい、皮膚、軟骨、血管壁、角膜などの**結合組織**に多く存在する。大量の水を含み、空間を占めるので、他の構造体のクッションまたは潤滑成分として働く。

2　糖脂質

PartⅠ-3-6「糖脂質」に記載。

練習問題

糖質に関する記述である。正しいのはどれか。1つ選べ。

(1)　ケトースは、アルデヒド基をもつ。

(2)　天然の糖質は、D型よりもL型の光学異性体が多い。

(3)　セルロースは、α-1，4グリコシド結合をもつ。

(4)　グルコースの分子量は、ガラクトースの分子量と異なる。

(5)　グリコサミノグリカンは、二糖の繰返し構造をもつ。

解　説 ………………………………………………………………… 正答　(5)

(1)　誤り。ケトースは、ケトン基(＞C＝O)をもつ。アルデヒド基(－CHO)をもつものはアルドースと呼ばれる。

(2)　誤り。天然の糖質は、D型の光学異性体が多い。生体内の糖質の大部分はD型である。

(3)　誤り。セルロースはβ-1，4グリコシド結合をもち、ヒトのα-アミラーゼによって加水分解されない。

(4)　誤り。グルコースとガラクトースの化学式は$C_6H_{12}O_6$であり、分子量は同じである。

(5)　正しい。グリコサミノグリカンは、アミノ糖(あるいはその誘導体)とウロン酸(あるいはその誘導体)が交互に多数縮合した構造をしている。

練習問題

糖質に関する記述である。正しいのはどれか。1つ選べ。

(1)　デオキシリボースは、6個の炭素原子をもつ。

(2)　ガラクトースは、六炭糖のアルドースである。

(3)　グルクロン酸は、グルコースの還元によって生じる。

(4)　ラクトースは、α-1，4グリコシド結合をもつ。

(5)　ヒアルロン酸は、硫酸基をもつ。

解　説 ………………………………………………………………… 正答　(2)

(1)　誤り。デオキシリボースは、五炭糖(ペントース)である(5個の炭素原子をもつ)。

(2)　正しい。グルコースとマンノースも六炭糖(ヘキソース)のアルドースである。なお、フルクトースは六炭糖のケトースである。

(3)　誤り。グルクロン酸は、グルコースの酸化によって生じる。グルコースの還元によって生じるのはソルビトールである。

(4)　誤り。ラクトースは、グルコースとガラクトースがβ-1，4グリコシド結合した二糖類である。

(5)　誤り。ヒアルロン酸は硫酸基をもたない。硫酸基をもつグリコサミノグリカンは、コンドロイチンなどである。

3　脂質の構造と機能

1　脂質とは

脂質は生体内において、糖質と同様にエネルギー源や体の構成成分及び生理活性物質として利用されている。脂質とは一般的に、クロロホルムやエーテル、ベンゼンなどの有機溶媒にはよく溶けるが、**水には溶けにくい化合物**の総称である。脂質は**単純脂質**、**複合脂質**及び**誘導脂質**に分類される。

2　脂質の分類

1　単純脂質

脂肪酸とアルコールのエステル*。

＊エステル　アルコール（－OH 基をもつ）と酸が脱水結合して生成する化合物のこと。

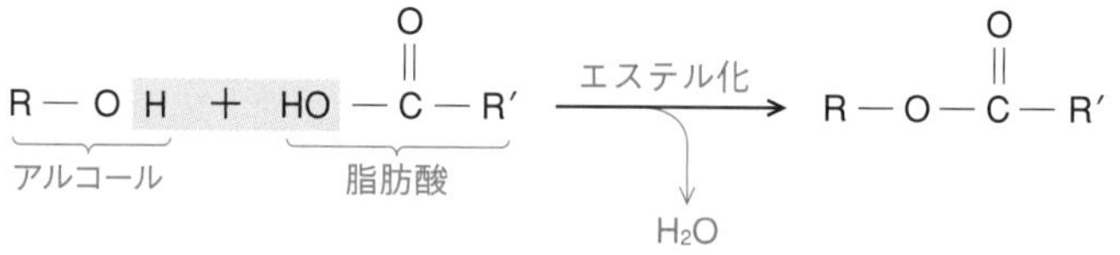

●**アシルグリセロール（中性脂肪、グリセリド）**：グリセロールと脂肪酸のエステル
●**ロウ（ワックス）**：高級アルコールと脂肪酸のエステル
●**ステロールエステル**：ステロールと脂肪酸のエステル

2　複合脂質

脂肪酸とアルコールの他に、リン酸、糖、硫酸、アミンなどの親水性の極性基をもつ化合物。1つの分子内に疎水性と親水性の両方の性質を併せもつ**両親媒性物質**である。
●**リン脂質**：グリセロリン脂質、スフィンゴリン脂質など
●**糖脂質**：グリセロ糖脂質、スフィンゴ糖脂質など

3　誘導脂質

単純脂質や複合脂質の加水分解によって生成する化合物のうちの脂溶性のもの。
●**脂肪酸**：パルミチン酸、オレイン酸、リノール酸など
●**ステロイド**：コレステロール、胆汁酸、ステロイドホルモンなど
●**脂溶性ビタミン**：ビタミン A、D、E、K など

3　脂肪酸

脂肪酸は脂質の構成成分として量的に最も多く、脂質の形態や性質に大きな影響を与える。多くはエステル結合型で存在し、遊離型は少ない。血清中の**遊離脂肪酸はアルブミンと結合**して溶存する。化学的には、炭化水素鎖の末端に１個の**カルボキシル基（−COOH）**をもつ構造をしている。脂肪酸は**２炭素鎖単位で合成**されるため、天然の脂肪酸の**炭素数はふつう偶数**である。脂肪酸は分子中に親水基（カルボキシル基）と疎水基（炭化水素基）が共存するので、強い**界面活性作用**がある。

1　飽和脂肪酸と不飽和脂肪酸

炭素鎖中に**二重結合（C＝C）**をもたないものを**飽和脂肪酸**、１つだけもつものを**一価不飽和脂肪酸**、２つ以上もつものを**多価不飽和脂肪酸**という。飽和脂肪酸は不飽和脂肪酸よりも**融点**が高い。したがって、常温では、飽和脂肪酸を多く含むもの（多くの動物性脂肪）は固体で、多価不飽和脂肪酸を多く含むもの（多くの植物油や魚油）は液体である。

※融点が高いとは、その固体が溶けるのに高い温度が必要であるということ。

脂肪酸の構造式

【飽和脂肪酸の例（パルミチン酸）】

〈炭素数：16、二重結合数：0〉

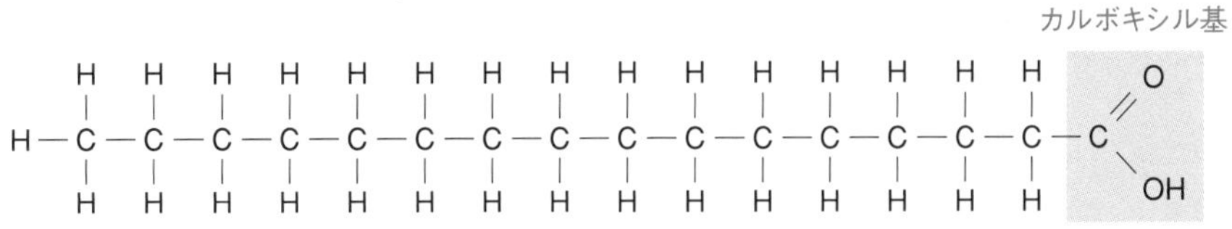

【不飽和脂肪酸の例（リノール酸）】

〈炭素数：18、二重結合数：2〉

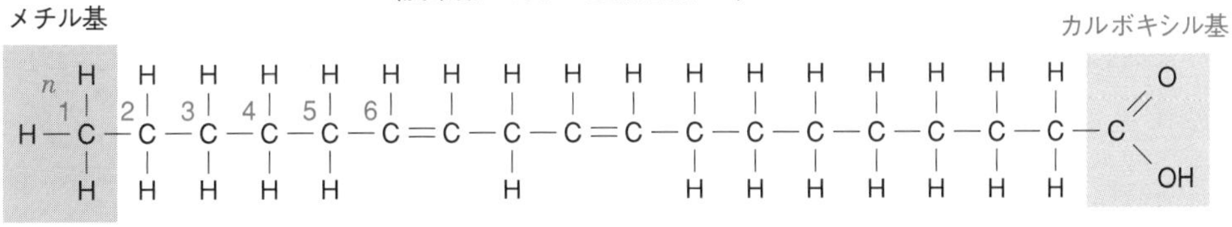

※リノール酸は最初の二重結合がメチル基（$-CH_3$）から数えて６番目の炭素にあるので ***n*− 6 系**に分類される。

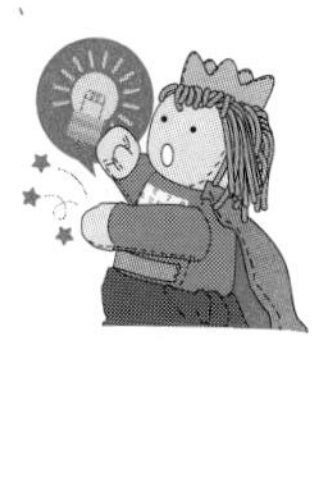

2　不飽和脂肪酸の特徴

不飽和脂肪酸は**二重結合の位置**から***n*－３系**、***n*－６系**、***n*－９系**などに分類される。*n*－３系とは、脂肪酸のメチル基（$-CH_3$）末端の炭素から数えて**最初の二重結合**が３番目の炭素にあるということを示す（前頁のリノール酸の構造式を参照のこと）。二重結合部の立位配置は天然のものは大部分が**シス型**である。シス型とは二重結合の両端に結合している水素が分子の**同じ側**にあることをいう。一方、二重結合の両端の水素が互いに分子の反対側にある場合を**トランス型**という。化学式が同じ場合、シス型よりトランス型の方が融点は高くなる。

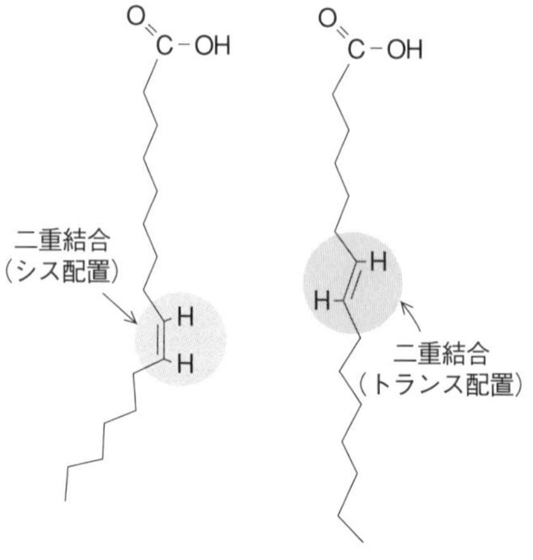

シス型脂肪酸　　**トランス型脂肪酸**

※ラテン語でシスは「こちら側」、トランスは「横断した」という意味。

多価不飽和脂肪酸のうち、**リノール酸**、**α-リノレン酸**は、生体には必須でありながら体内で合成することができないため、食物から摂取しなければならない。このため、この２つの脂肪酸を、**必須脂肪酸**と呼ぶ。（広義では、*n*－３系と*n*－６系の多価不飽和脂肪酸を必須脂肪酸という場合もある。）

また、不飽和脂肪酸は二重結合が多いほど空気や光で**酸化されやすい**。生体内で脂質の過酸化が進むと、がんや老化、動脈硬化などを促進する。

3　炭素鎖の長さによる分類

一般に、炭素鎖が６以下のものを**短鎖脂肪酸**、８～12のものを**中鎖脂肪酸**、14以上のものを**長鎖脂肪酸**という。鎖が長い脂肪酸ほど融点は高くなる。また、炭素数が同じ場合、二重結合数が多い脂肪酸ほど融点は低くなる。

主な脂肪酸

分類				名　称	炭素数	二重結合数	融　点	多く含む食品
飽和脂肪酸	短鎖			ブタン酸（酪酸）	4	0	０℃以下	バター
				ヘキサン酸（カプロン酸）	6	0		バター
	中鎖			オクタン酸（カプリル酸）	8	0	15～45℃	バター、やし油
				デカン酸（カプリン酸）	10	0		バター、やし油
				ラウリン酸	12	0		バター、やし油
	長鎖			ミリスチン酸	14	0	50～70℃	バター、やし油
				パルミチン酸*	16	0		動物油脂
				ステアリン酸*	18	0		動物油脂
不飽和脂肪酸	一価		長鎖	パルミトオレイン酸（*n*－7系）	16	1	－１～15℃	魚油
				オレイン酸（*n*－9系）	18	1		動植物油
	多価	*n*－6系	長鎖	リノール酸　必須脂肪酸	18	2	０℃以下	植物油
				γ-リノレン酸	18	3		植物油
				アラキドン酸	20	4		魚油、肝油
		n－3系	長鎖	α-リノレン酸　必須脂肪酸	18	3	０℃以下	植物油
				EPA（エイコサペンタエン酸）	20	5		魚油
				DHA（ドコサヘキサエン酸）	22	6		魚油

＊ **パルミチン酸**と**ステアリン酸**はヒトの体内に多く含まれている飽和脂肪酸である。

4　トリアシルグリセロール(トリグリセリド)

グリセロール(グリセリン)に脂肪酸がエステル結合しているものをアシルグリセロール(中性脂肪、グリセリド)といい、結合している脂肪酸の数により、モノアシルグリセロール(1個)、ジアシルグリセロール(2個)、**トリアシルグリセロール**(3個)の3種類に分けられる。天然油脂やエネルギー源としての生体脂質のほとんどは、脂肪酸が3個ついたトリアシルグリセロールで構成されている。トリアシルグリセロールは、親水性であるグリセロールの水酸基(－OH)と脂肪酸のカルボキシル基$\left(\begin{array}{c} \mathrm{O} \\ \| \\ -\mathrm{C}-\mathrm{OH} \end{array}\right)$の部分が結合に使われるため、**疎水性**を示す。また、トリアシルグリセロールは加水分解されてグリセロールと脂肪酸になる。

トリアシルグリセロールの構造

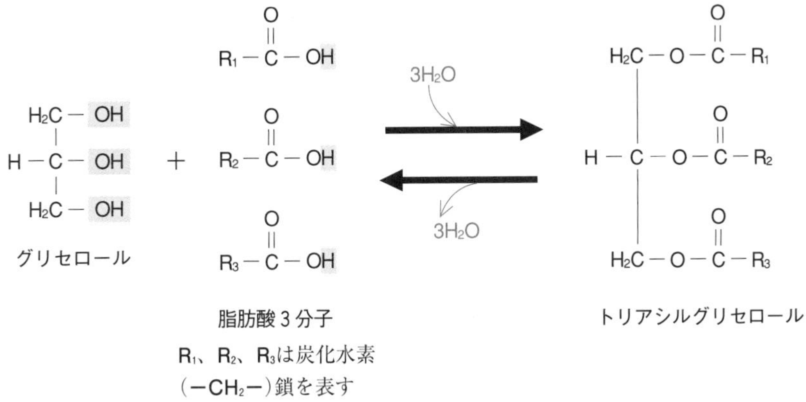

5　リン脂質

リン脂質は糖脂質やコレステロールとともに**生体膜の構成成分**であり、**脳神経系**にも多く存在している。**両親媒性**であるリン脂質は、水溶液中で安定な**脂質二重層**を形成する(Part I - 1 - 2 3「細胞膜」参照)。リン脂質に含まれるアラキドン酸やEPA(エイコサペンタエン酸)など炭素数20の多価不飽和脂肪酸からは、**エイコサノイド**と呼ばれる生理活性物質が作られる。リン脂質は**グリセロリン脂質**と**スフィンゴリン脂質**に大別される。

1　グリセロリン脂質

グリセロリン脂質はグリセロールを分子骨格とし、2個の脂肪酸、リン酸及び塩基などから成る。有機塩基である**コリン**のついたものを**ホスファチジルコリン(レシチン)**といい、グリセロリン脂質の中で最も多く存在する。また、セリンが結合した**ホスファチジルセリン**やイノシトールが結合した**ホスファチジルイノシトール**、エタノールアミンが結合したホスファチジルエタノールアミンなどがある。

> **■ホスファチジルコリン(レシチン)**
> ホスファチジルコリンは生体膜に最も豊富に含まれるリン脂質で、肺の発達や機能に必要なサーファクタントの重要な構成成分にもなっている。また、胆汁中にも含まれる。なお食品では、卵黄や大豆に多く含まれる。

2　スフィンゴリン脂質

スフィンゴリン脂質はスフィンゴシンを分子骨格とし、脂肪酸、リン酸及び塩基などから成る。**コリン**のついたものを**スフィンゴミエリン**といい、**神経線維のミエリン**の構成成分として**脳や神経組織**に多く存在する。また、スフィンゴシンと脂肪酸が結合したものを**セラミド**といい、糖脂質の前駆体にもなっている。

リン脂質の構造

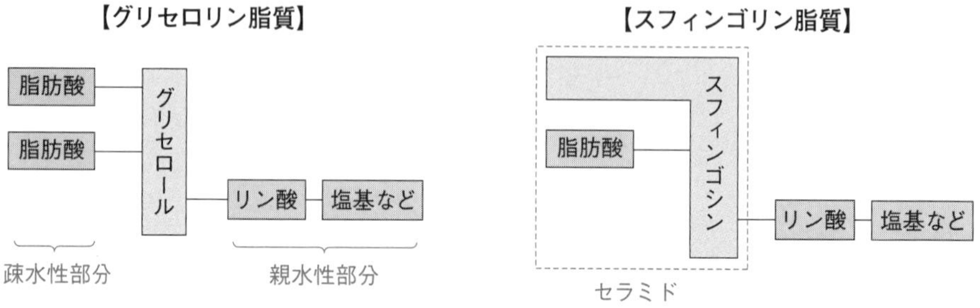

6　糖脂質

糖脂質も**生体膜の構成成分**であるが、特に**神経組織**に多く存在する。糖たんぱく質と並んで、血液型や細胞の識別に役立っている。**グリセロ糖脂質**と**スフィンゴ糖脂質**に大別される。

1　グリセロ糖脂質

グリセロ糖脂質はグリセロールを分子骨格とし、２個の脂肪酸と糖から成る。**植物や微生物**に多く存在する。

2　スフィンゴ糖脂質

スフィンゴ糖脂質はスフィンゴシンを分子骨格とし、脂肪酸と糖から成る。**動物**に多く存在する。セラミドにヘキソースが１分子ついたものを**セレブロシド**といい、**神経線維のミエリン**の構成成分として**大脳の白質**に多く含まれる。

糖脂質の構造

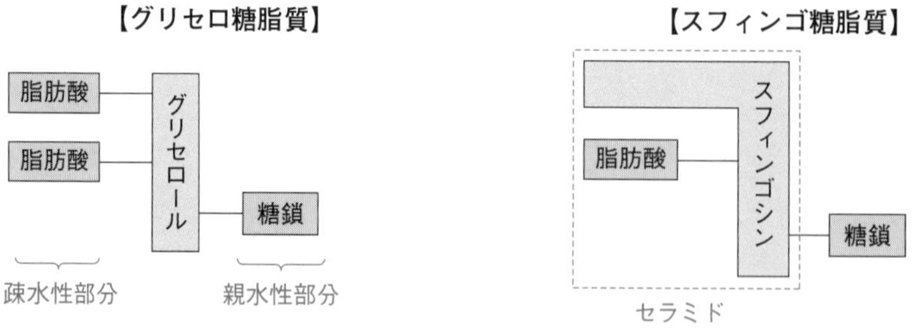

7　ステロイド

4個の環構造から成るステロイド骨格をもつ脂質を**ステロイド**という。側鎖や二重結合の違いにより、**コレステロール**、**胆汁酸**、**ステロイドホルモン(副腎皮質ホルモンや性ホルモン)**、**プロビタミンD**などに分類される。

1　コレステロール

ステロイド骨格の3位に水酸基(−OH)、17位に側鎖をもつステロイドを**ステロール**という。ステロールのうち、動物性組織に最も多く存在するのが**コレステロール**であり、リン脂質とともに**生体膜を構成**している。ヒトの血漿中では、主に脂肪酸とエステル結合した**コレステロールエステル**となって、**リポたんぱく質中に存在**する(Part I - 9 - 2 1「リポたんぱく質」参照)。コレステロールはわずかに親水性を示すが、コレステロールエステルは全く親水性を示さない。コレステロールは**胆汁酸**、**ステロイドホルモン**、**プロビタミンD_3**の前駆物質でもある。

ステロイド骨格

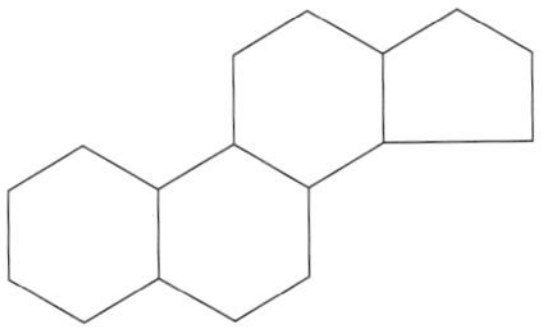

コレステロール($C_{27}H_{46}O$)の構造

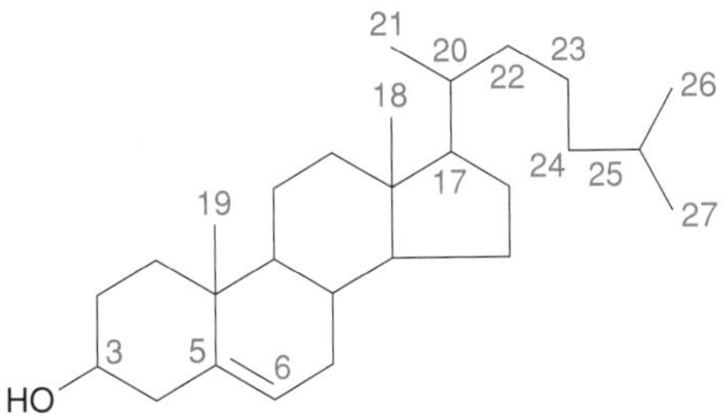

2　胆汁酸

胆汁酸は胆汁の主成分であり、**肝臓でコレステロールから合成**される。胆汁酸は**両親媒性物質**であるため強い**界面活性作用**をもっており、**脂質を乳化**し、**ミセル**を形成することによって、脂質や脂溶性ビタミンの**消化吸収を促進**する(Part I - 7 - 4 3(3)「胆汁」参照)。

8　エイコサノイド

アラキドン酸や**EPA(エイコサペンタエン酸)**のような**炭素数20の多価不飽和脂肪酸**が、体内で過酸化されてできる**生理活性脂質**を総称して**エイコサノイド**と呼ぶ。細胞にホルモンやサイトカイン*等の刺激が加わると、**ホスホリパーゼA_2**が活性化され、細胞膜を構成するリン脂質からアラキドン酸やEPAを切り離す。これらがさまざまな酵素の作用を受けてエイコサノイドとなる。エイコサノイドは極めて微量でありながら強力な生理活性を示す。ホルモンのように遠隔の部位に作用することはなく、局所で作用することから**局所ホルモン**ともいわれる。エイコサノイドには**プロスタグランジン**、**トロンボキサン**、**ロイコトリエン**などがある。

エイコサノイドは医薬品との関係も深く、非ステロイド性抗炎症薬(NSAIDs)であるアスピリンは、プロスタグランジンの生合成を抑制し抗炎症作用と解熱鎮痛作用を発揮する。

***サイトカイン**　リンパ球(T細胞、B細胞)やマクロファージなどから産生・放出され、細胞の増殖、分化、活性化、炎症に関与する液性因子の総称。インターロイキンやTNF(腫瘍壊死因子)など。

主なエイコサノイドと生理作用

名　　称	生　理　作　用
プロスタグランジン	血小板凝集抑制、血管拡張・収縮、子宮収縮、気管支拡張・収縮、胃粘膜防護など。
トロンボキサン	血小板凝集促進、血管収縮、気管支収縮など。主に血小板で合成される。
ロイコトリエン	気管支収縮、白血球活性化、炎症亢進（血管透過性亢進）など。肥満細胞や白血球などで合成される。

練習問題

脂質に関する記述である。正しいのはどれか。１つ選べ。

(1)　MCT を構成している脂肪酸は、長鎖脂肪酸である。

(2)　アラキドン酸は、$n-3$ 系脂肪酸である。

(3)　ジアシルグリセロールは、複合脂質である。

(4)　胆汁酸は、ステロイドである。

(5)　スフィンゴリン脂質は、グリセロールを含む。

解　説 ……………………………………………………………………… 正答 (4)

(1)　誤り。MCT(Medium Chain Triglyceride)を構成している脂肪酸は、炭素数が８～12の中鎖脂肪酸である。素早く消化吸収され、エネルギーになりやすいという特長をもつ。

(2)　誤り。アラキドン酸は、$n-6$ 系脂肪酸である。体内で、同じ $n-6$ 系脂肪酸のリノール酸から γ－リノレン酸を経て合成され、エイコサノイドの材料になる。

(3)　誤り。ジアシルグリセロールは、１分子のグリセロールに２分子の脂肪酸がエステル結合した単純脂質である。「ジ」はギリシャ語で「２」を意味する。

(4)　正しい。胆汁酸は、ステロイド骨格をもつステロイドであり、コレステロールから合成される。

(5)　誤り。スフィンゴリン脂質は、グリセロールを含まない。リン脂質は、分子骨格がグリセロールのものをグリセロリン脂質、スフィンゴシンのものをスフィンゴリン脂質という。

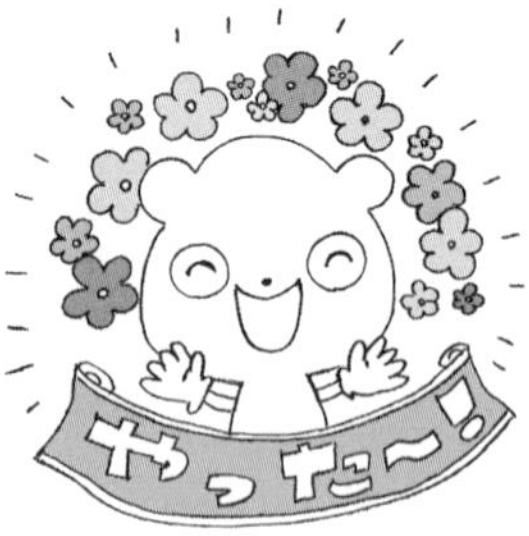

4　たんぱく質・アミノ酸の構造と機能

1　たんぱく質とは

たんぱく質は体の主な構成成分であるとともに、酵素や免疫物質として働き、あるいは酸素や栄養素の輸送・貯蔵を担うなどさまざまな生命活動に極めて重要な機能を果たしている。炭素(C)、水素(H)、酸素(O)の3元素から成る糖質や脂質との大きな違いは、この3元素の他に平均で**16%もの窒素(N)**を含むことである。この他に少量の硫黄(S)やリン(P)、鉄(Fe)を含むものもある。

たんぱく質は多数の**アミノ酸**が重合した高分子物質であり、構成アミノ酸の数や種類・配列によって、その性質や機能は大きく異なる。

2　アミノ酸

自然界には300種類以上のアミノ酸が存在するが、たんぱく質を構成するアミノ酸はこのうちの**20種類**(セレノシステインとピロリシンを加えて22種類とする場合もあり)に限られている。

1　アミノ酸の構造と種類

右図のように、アミノ酸は1つの分子内に塩基性の**アミノ基**(**−NH_2**)と酸性の**カルボキシル基**(**−COOH**)の両方をもつ化合物で、カルボキシル基が結合している炭素をα-炭素と呼び、α-炭素にアミノ基が結合したアミノ酸を**α-アミノ酸**という。たんぱく質を構成するアミノ酸はすべてα-アミノ酸である。図のRは**側鎖**《そくさ》と呼ばれ、Rの化学構造の違いによりアミノ酸の種類が決定する。

α-アミノ酸の一般式

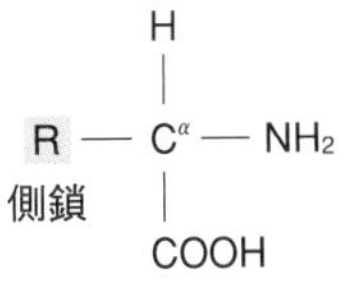

また、グリシン以外のアミノ酸では、α-炭素はそれに結合する4つの原子または原子団がすべて異なる(不斉炭素である)ので、D型とL型の2種の光学異性体が生じ、**光学活性**＊を示す。たんぱく質を構成するアミノ酸はすべて**L型**である。

＊**光学活性**　不斉炭素原子が原因で生じる立体異性体(光学異性体)に偏光を入射すると偏光面が回転する性質をいう。

アミノ酸の種類

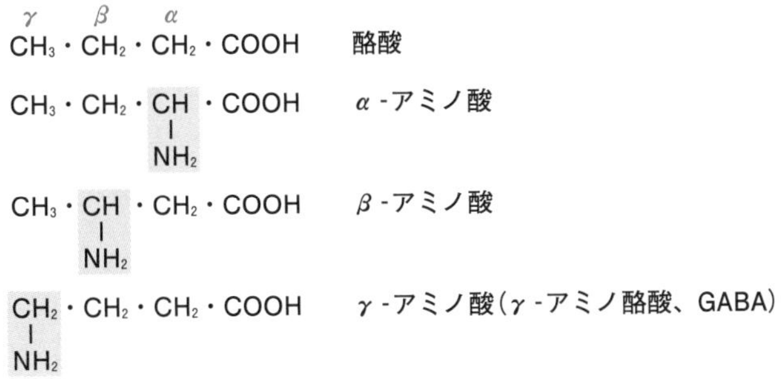

たんぱく質を構成する20種類のアミノ酸の分類と構造

分類			名称	側鎖Rの構造
中性アミノ酸	脂肪族アミノ酸		グリシン (Gly)	$H-$
			アラニン (Ala)	CH_3-
		分枝アミノ酸 (BCAA)	バリン (Val)	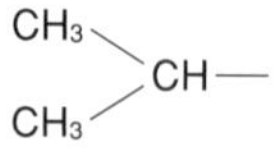
			ロイシン (Leu)	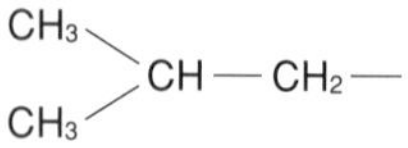
			イソロイシン (Ile)	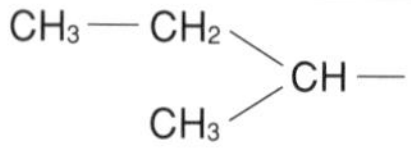
		ヒドロキシアミノ酸	セリン (Ser)	$HO-CH_2-$
			スレオニン (Thr)	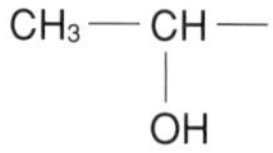
		含硫アミノ酸	システイン (Cys)	$HS-CH_2-$
			メチオニン (Met)	$CH_3-S-CH_2-CH_2-$
		酸アミドアミノ酸	アスパラギン (Asn)	$H_2N-CO-CH_2-$
			グルタミン (Gln)	$H_2N-CO-CH_2-CH_2-$
	イミノ酸		プロリン* (Pro)	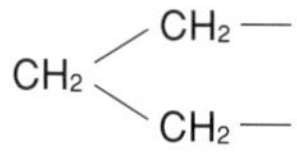
	芳香族アミノ酸 (AAA)		フェニルアラニン (Phe)	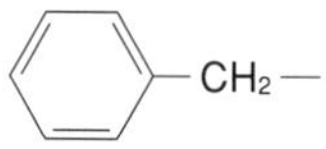
			チロシン (Tyr)	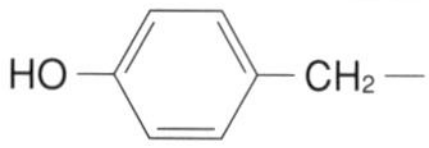
			トリプトファン (Trp)	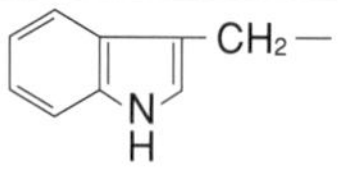
酸性アミノ酸			アスパラギン酸 (Asp)	$HOOC-CH_2-$
			グルタミン酸 (Glu)	$HOOC-CH_2-CH_2-$
塩基性アミノ酸			リシン (Lys)	$H_2N-CH_2-CH_2-CH_2-CH_2-$
			アルギニン (Arg)	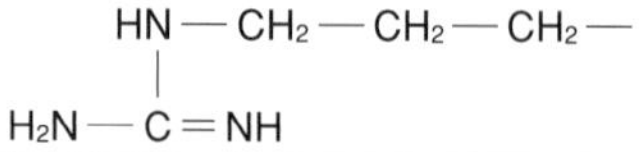
			ヒスチジン (His)	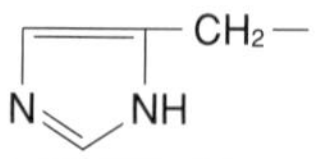

※色文字の9つのアミノ酸は**不可欠アミノ酸**。不可欠アミノ酸とは体内で合成されないか、合成できても必要量をまかなえないため、食物から摂取しなければならないアミノ酸のこと。不可欠アミノ酸の覚え方はPart I-10-3 4 **「アミノ酸の生合成」**を参照のこと。

***プロリン**　環状の第2級アミノ酸で特異な構造をしている。

2　アミノ酸の性質

アミノ酸は水に溶けるとその溶液の pH によって、アミノ基は陽イオン(＋イオン)に、カルボキシル基は陰イオン(−イオン)に解離する。このように同一分子内に陽イオンと陰イオンが共存する(酸にも塩基にもなる)物質を**両性電解質**という。アミノ酸水溶液の陽イオンと陰イオンの電荷が等しくなり、分子全体として± 0 の状態となるときの pH を**等電点**といい、側鎖 R の解離状態によって異なる。アミノ酸は**等電点で溶解度が最小となり沈殿しやすい**。

3　ペプチド

1　ペプチド結合

たんぱく質は**ペプチド結合**によってアミノ酸が直鎖状につながっている。ペプチド結合とは、1つのアミノ酸のカルボキシル基と他のアミノ酸のアミノ基との間で水が取れて結合(脱水縮合)したものである。2 個のアミノ酸が結合したものを**ジペプチド**、3 個を**トリペプチド**、10個までのものを**オリゴペプチド**、それ以上のものを**ポリペプチド**という。ポリペプチドのうち分子量が数千以上のものをたんぱく質と呼ぶ。

ペプチド結合

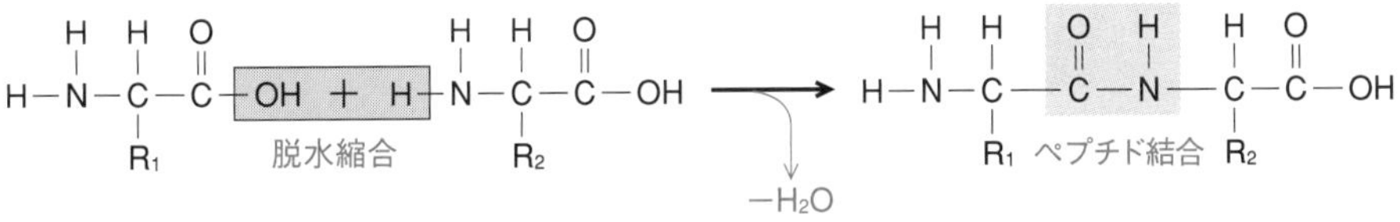

ペプチド結合でつながったポリペプチド鎖

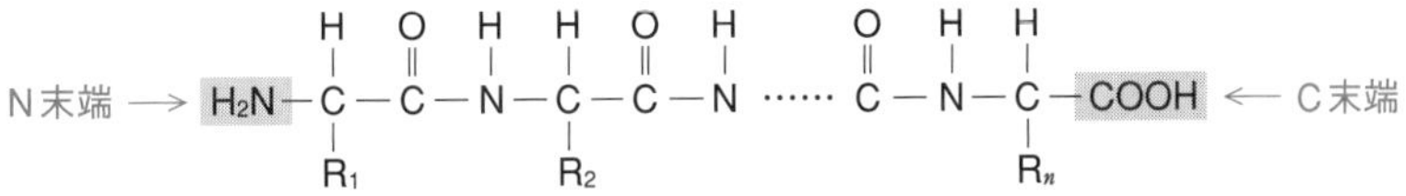

※両末端のアミノ酸には、それぞれペプチド結合していないアミノ基とカルボキシル基がある。
アミノ基側を**アミノ末端(N 末端)**、カルボキシル基側を**カルボキシル末端(C 末端)**と呼ぶ。

ポリペプチド鎖の各構成アミノ酸残基のもつ側鎖 R に対して、下図の部分を**主鎖**という。

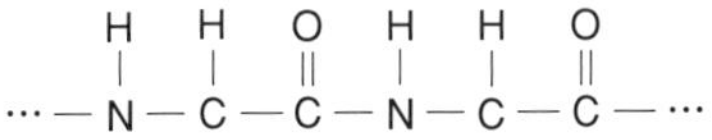

2　生理活性ペプチド

ホルモンの機能をもったペプチドを**生理活性ペプチド**という。

代表的な生理活性ペプチド

名　称	アミノ酸の数	生理作用	所　在
アンジオテンシンⅡ	8	血管収縮作用、アルドステロンの分泌促進	血液
バソプレシン	9	抗利尿作用	脳下垂体後葉
ブラジキニン	9	血圧降下作用、疼痛惹起	血液
オキシトシン	9	子宮収縮作用、射乳作用	脳下垂体後葉
ガストリン	17	胃酸及びペプシノーゲンの分泌促進	胃幽門部
セクレチン	27	胃酸分泌抑制、膵液中への HCO_3^- 分泌促進	十二指腸、空腸
グルカゴン	29	血糖上昇作用	膵島 α 細胞
インスリン	51	血糖低下作用	膵島 β 細胞

4　たんぱく質

1　たんぱく質の構造

たんぱく質は複雑で巨大な分子であるため、次の4つのレベルに分けてその構造を考える。二次、三次、四次構造をまとめて**高次構造**という。二次構造は水素結合、三次構造は水素結合、イオン結合、疎水性相互作用などの非共有結合、及び共有結合であるS−S結合(ジスルフィド結合)など、四次構造は水素結合や疎水性相互作用などの非共有結合によって安定に保たれている。

●**一次構造**……ペプチド結合によるアミノ酸配列。

●**二次構造**……ポリペプチド鎖の主鎖の部分部分の規則的な折れ曲がり方。ポリペプチド鎖同士は水素結合により主鎖間が結合。右巻きの一重らせん構造である**αヘリックス構造**と、ひだ状に折りたたまれた**βシート構造**の2種が主要なものである。

●**三次構造**……二次構造の立体的な組合せによるポリペプチド鎖全体の立体構造。

●**四次構造**……三次構造をもつ各ポリペプチド鎖(これを**サブユニット**という)の会合の仕方。サブユニット同士は非共有結合により結合。たとえば、ヘモグロビンAは、2個のα鎖と2個のβ鎖の合計4個のサブユニットからなるたんぱく質である。

たんぱく質構造の4つのレベル

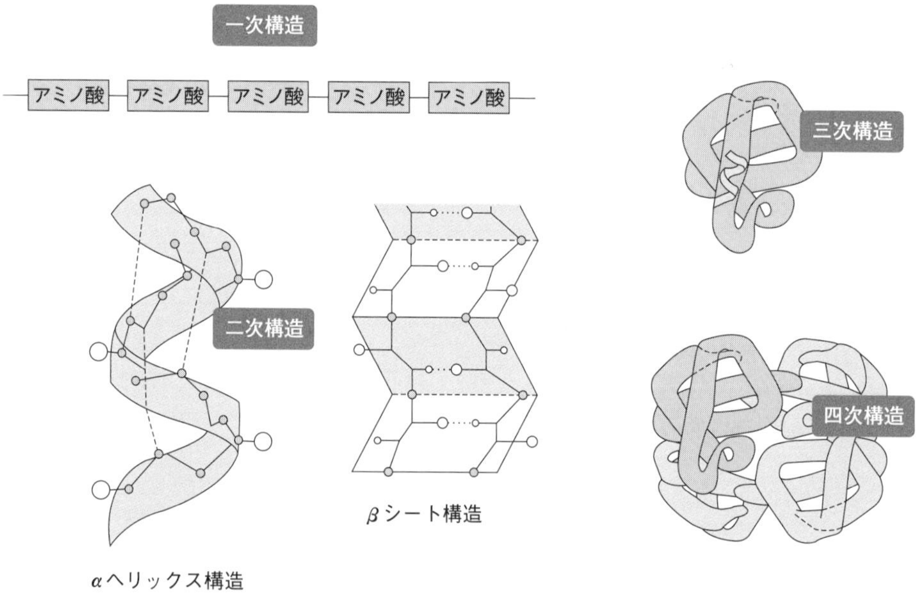

2　たんぱく質の分類

たんぱく質は組成、形状、生理的機能などに基づいて分類される。

(1)　組成に基づく分類

①　**単純たんぱく質**：アミノ酸のみから成るたんぱく質。アルブミン、グロブリンなど。

②　**複合たんぱく質**：アミノ酸以外に非たんぱく質成分が結合したもの。

③　**誘導たんぱく質**：①②のたんぱく質が作用を受けて二次的に生成したもので、コラーゲンの変性したゼラチンなどがその例である。

複合たんぱく質の種類

種　類	アミノ酸以外の物質	例
糖たんぱく質	糖及び糖誘導体	ムチン（唾液） オボムコイド（卵白）
リンたんぱく質	リン酸	カゼイン（乳汁）
核たんぱく質	核酸（RNA、DNA）	ヌクレオヒストン（胸腺、膵臓）
リポたんぱく質	脂質（トリアシルグリセロール、コレステロールなど）	カイロミクロン、LDL、HDL（血清） リポビテリン（卵黄）
色素たんぱく質	鉄、銅、色素	ヘモグロビン（赤血球） ミオグロビン（筋肉） ロドプシン（網膜）
金属たんぱく質	鉄や銅などの金属類	フェリチン：鉄（肝臓、脾臓） セルロプラスミン：銅（血漿）

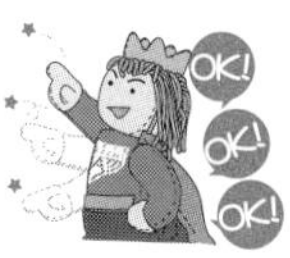

※リポたんぱく質の種類については、Part I-9-2 2「リポたんぱく質の分類」を参照のこと。

⑵　形状に基づく分類

①　球状たんぱく質

ポリペプチド鎖が球状に折りたたまれ、親水基が表面に出ているもので、**水に溶けやすい**。一般に、酵素たんぱく質や輸送たんぱく質などのように、種々の機能をもつたんぱく質は球状たんぱく質である。

②　繊維状たんぱく質

何本ものポリペプチド鎖が長く伸びて束状になっているもので、**水に溶けにくい**。コラーゲンやケラチンなどの**構造たんぱく質**が繊維状たんぱく質である。

⑶　生理的機能に基づく分類

分　類	例
酵素たんぱく質	トリプシン、アミラーゼ、ヘキソキナーゼ
輸送たんぱく質 （　　）内は運搬物質	ヘモグロビン（酸素）、血清アルブミン（遊離脂肪酸・ビリルビン）、リポたんぱく質（脂質）、セルロプラスミン（銅）、トランスフェリン（鉄）、レチノール結合たんぱく質（ビタミンA）、トランスコバラミン（ビタミンB_{12}）
収縮たんぱく質	アクチン、ミオシン
調節たんぱく質	生理活性ペプチド、ホルモン受容体、カルモジュリン
防御たんぱく質	免疫グロブリン、フィブリノーゲン、トロンビン、補体[*1]、インターフェロン[*2]
貯蔵たんぱく質	フェリチン〈鉄と結合、肝臓・脾臓に多く存在〉、卵白アルブミン、カゼイン、ミオグロビン〈酸素と結合〉、ヘモジデリン
構造たんぱく質 （　　）内は所在	コラーゲン（皮膚・結合組織）、ケラチン（毛髪・爪）、エラスチン（動脈・腱・皮膚）、ヒストン（DNAと結合して細胞核内）

＊1 **補体**　血清中に存在し、異物の侵入により活性化されて免疫機構を補完・強化する。
＊2 **インターフェロン**　リンパ球などが産生する抗ウイルス作用をもつサイトカイン

3　たんぱく質の性質

⑴　両性電解質

アミノ酸と同様に**両性電解質**の性質を示し、それぞれに固有な**等電点**をもち、**等電点での溶解度が最小**となる。また、生体液のpHを一定に保つための緩衝作用に関係している。

⑵　変性

たんぱく質が、熱、紫外線、酸、アルカリ、有機溶媒などの物理化学的な影響を受けて、その**高次構造が壊されてしまうことをたんぱく質の変性**という。この場合、一次構造は変化しない。変性により、溶解度が変化したり、生理活性が失われたりする。変性には可逆的なもの（元の状態に戻る）と不可逆的なもの（元の状態に戻らない）とがある。

4　ヒト主要たんぱく質の基本構造

たんぱく質	基本構造
コラーゲン	3本のポリペプチド鎖がロープのように巻きついた**三重らせん構造**をとる。グリシン、プロリン、ヒドロキシプロリンが豊富。**人体内で最も多いたんぱく質**。人体たんぱく質総量の25%以上を占める。
ミオグロビン	153個のアミノ酸からなる一本鎖ポリペプチド。1個のヘムを含み、1分子の酸素と結合できる。
成人ヘモグロビン (ヘモグロビンA)	**2本のα鎖と2本のβ鎖の計4本のポリペプチド鎖から成る**。α鎖、β鎖ともミオグロビンに類似している。各ポリペプチド鎖には、**ヘム**が1個ずつ結合している。それぞれのヘムの中心には1個の鉄イオン(Fe^{2+})があって1分子の酸素と結合したり解離したりできる。ヘモグロビン1分子に**4分子の酸素を結合できる**。
成熟アルブミン	585個のアミノ酸から成る一本鎖ポリペプチド。
免疫グロブリン	**2本のH鎖と2本のL鎖の計4本のポリペプチド鎖から成り、Y字型をしている**。 ※Part Ⅰ-26-1 4「抗体、免疫グロブリン」を参照のこと。
インスリン	**A鎖とB鎖の2本のポリペプチド鎖から成る**。プレプロインスリン→プロインスリン→**インスリン＋C-ペプチド**の過程で生成。 ※Part Ⅰ-20-1 2「ホルモンの作用機序」の「インスリンの構造と生成」を参照のこと。

練習問題

アミノ酸に関する記述である。正しいのはどれか。１つ選べ。

(1)　アルギニンは、分枝アミノ酸である。
(2)　チロシンは、側鎖に水酸基をもつ。
(3)　アラニンは、不可欠アミノ酸である。
(4)　グリシンは、光学活性を示す。
(5)　アミノ酸の溶解度は、等電点で最大となる。

解　説 ………………………………………………………………… 正答 (2)

(1)　誤り。アルギニンは、塩基性アミノ酸である。分枝アミノ酸に分類されるのは、バリン、ロイシン、イソロイシンである。
(2)　正しい。チロシンは、フェニルアラニン水酸化酵素の作用によりフェニルアラニンから合成される。
(3)　誤り。アラニンは体内で合成されるため、不可欠アミノ酸ではない。
(4)　誤り。グリシンは、不斉炭素を持たないため、光学活性を示さない。
(5)　誤り。アミノ酸の溶解度は、等電点で最小となる。

練習問題

たんぱく質の構造に関する記述である。正しいのはどれか。１つ選べ。

(1)　たんぱく質の変性では、一次構造が変化する。
(2)　βシートは、アミノ酸側鎖間の結合により形成される。
(3)　たんぱく質の四次構造は、複数のサブユニットで形成される。
(4)　コラーゲンは、二重らせん構造をもつ。
(5)　ヘモグロビンは、α鎖とβ鎖からなる２量体である。

解　説 ………………………………………………………………… 正答 (3)

(1)　誤り。たんぱく質の変性では、高次構造(二次構造、三次構造、四次構造)は変化するが、一次構造(アミノ酸配列)は変化しない。
(2)　誤り。βシートは、たんぱく質の二次構造の１つであり、アミノ酸主鎖間の結合により形成される。βシートは、２本ないし数本のペプチド鎖のC＝OとN－Hの間に生じる水素結合によって維持され、平面構造を形成している。
(3)　正しい。複数の三次構造を形成したポリペプチド鎖が集まり、１つの会合体をつくる構造をたんぱく質の四次構造という。会合体を形成している個々のポリペプチド鎖をサブユニットあるいは単量体という。
(4)　誤り。コラーゲンは、三重らせん構造をもつ。
(5)　誤り。ヘモグロビンは、α鎖２本とβ鎖２本からなる４量体である。

5　核酸の構造と機能

1　ヌクレオチド

ヌクレオチドは、**ヌクレオシド**(塩基に五炭糖が結合したもの)に**リン酸**(無機リン酸)が結合した化合物である。ヌクレオチドは、遺伝情報の保存と発現に関与する**核酸**(ヌクレオチドが多数脱水結合したポリヌクレオチド)の構成単位であり、核酸には**DNA(デオキシリボ核酸)**及び**RNA(リボ核酸)**の2種類がある。

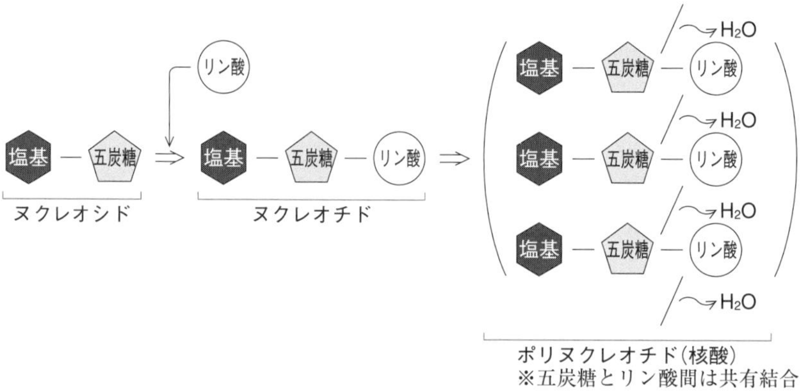

1　塩基

核酸に含まれる塩基には、プリン環構造をとる**プリン塩基**とピリミジン環構造をとる**ピリミジン塩基**がある。主要なプリン塩基としては**アデニン**(A)、**グアニン**(G)、ピリミジン塩基としては**シトシン**(C)、**チミン**(T)、**ウラシル**(U) がある。

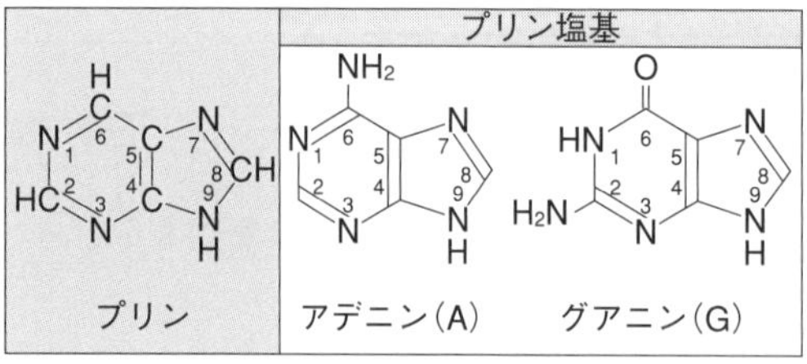

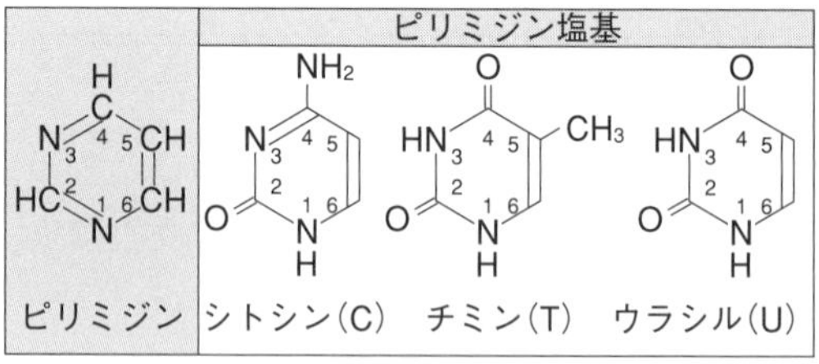

2　五炭糖(ペントース)

核酸を構成する五炭糖には**デオキシリボース**と**リボース**がある。核酸のうち、デオキシリボースを含むものをDNA(デオキシリボ核酸)、リボースを含むものをRNA(リボ核酸)という。

DNA 及び RNA の構成成分

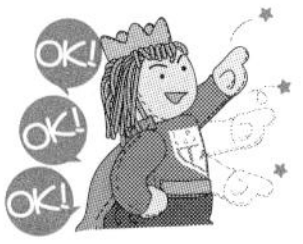

	DNA	RNA
プリン塩基	アデニン、グアニン	アデニン、グアニン
ピリミジン塩基	チミン、シトシン	ウラシル、シトシン
五炭糖(ペントース)	デオキシリボース	リボース

3　ヌクレオチド

ヌクレオチドは塩基、五炭糖、リン酸から成るが、五炭糖がデオキシリボースのものを**デオキシリボヌクレオチド**といい、また五炭糖がリボースのものを**リボヌクレオチド**という。ヌクレオチドは、核酸の構成単位としてのみならず、ヌクレオチド自身やその誘導体が生体内で重要な機能を有しており、**NAD**、**FAD**、**CoA(コエンザイム A)**などの補酵素類の構成成分でもある。例えば、高エネルギーリン酸化合物の**ATP(アデノシン三リン酸)**は生体反応のエネルギー発生物質であり、ATP から生合成される**cAMP**は、ホルモンの情報を細胞内に伝えるセカンドメッセンジャーとして機能している。

塩基、ヌクレオチドの関連

核酸	塩基	ヌクレオチド
RNA	アデニン	アデニル酸(アデノシン 5′-リン酸、AMP)
	グアニン	グアニル酸(グアノシン 5′-リン酸、GMP)
	シトシン	シチジル酸(シチジン 5′-リン酸、CMP)
	ウラシル	ウリジル酸(ウリジン 5′-リン酸、UMP)
DNA	アデニン	デオキシアデニル酸(デオキシアデノシン 5′-リン酸、dAMP)
	グアニン	デオキシグアニル酸(デオキシグアノシン 5′-リン酸、dGMP)
	シトシン	デオキシシチジル酸(デオキシシチジン 5′-リン酸、dCMP)
	チミン	デオキシチミジル酸(デオキシチミジン 5′-リン酸、dTMP)

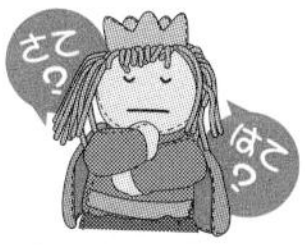

2　ヌクレオチドの代謝

1　ヌクレオチドの生合成

ヌクレオチドは、細胞により新規に**デノボ合成**されるか、核酸の分解産物を再利用(**サルベージ経路**)して合成される。プリンヌクレオチドとピリミジンヌクレオチドは異なる代謝系(合成経路)で合成される。

＊ラテン語でデノボは「新たに」という意味である。

(1)　デノボ合成によるプリンヌクレオチドの合成

5-ホスホリボシル-1-ピロリン酸(PRPP)により供給される、五炭糖及びリン酸部分に**アスパラギン酸**、**グリシン**、**グルタミン**、**テトラヒドロ葉酸**などを素材に合成されるプリン塩基が結合し、プリンヌクレオチドである**イノシン酸**(IMP)が合成される。このように合成されたIMPから**アデニル酸**(AMP)や**グアニル酸**(GMP)が合成される。

プリンヌクレオチドの合成

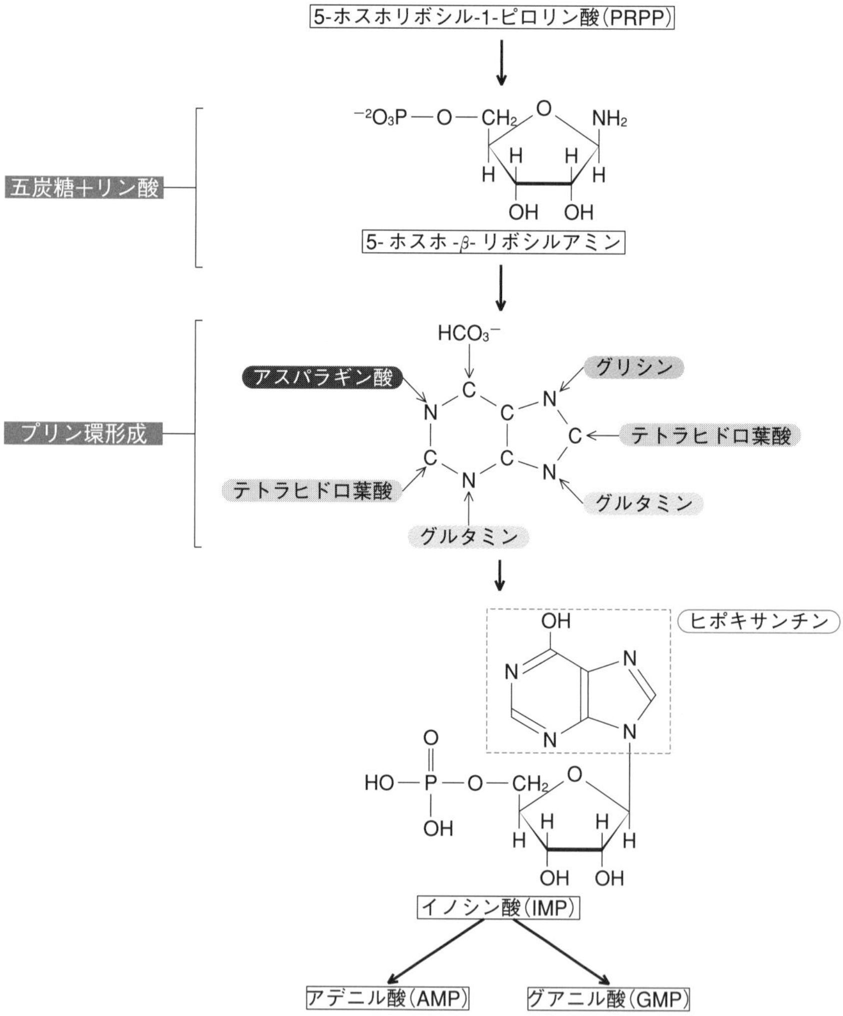

(2)　デノボ合成によるピリミジンヌクレオチドの合成

カルバモイルリン酸を出発物質として、これと**アスパラギン酸**とが反応し、いくつかの中間体を経たのち、ピリミジン骨格化合物である**オロト酸**が生成される。これが5-ホスホリボシル-1-ピロリン酸(PRPP)と反応してヌクレオチド構造をもつ**オロチジル酸**(OMP)が生成する。さらに、OMPより、ピリミジンヌクレオチドである**ウリジル酸**(UMP)が合成され、これが**シチジル酸**(CMP)になる。

ピリミジンヌクレオチドの合成

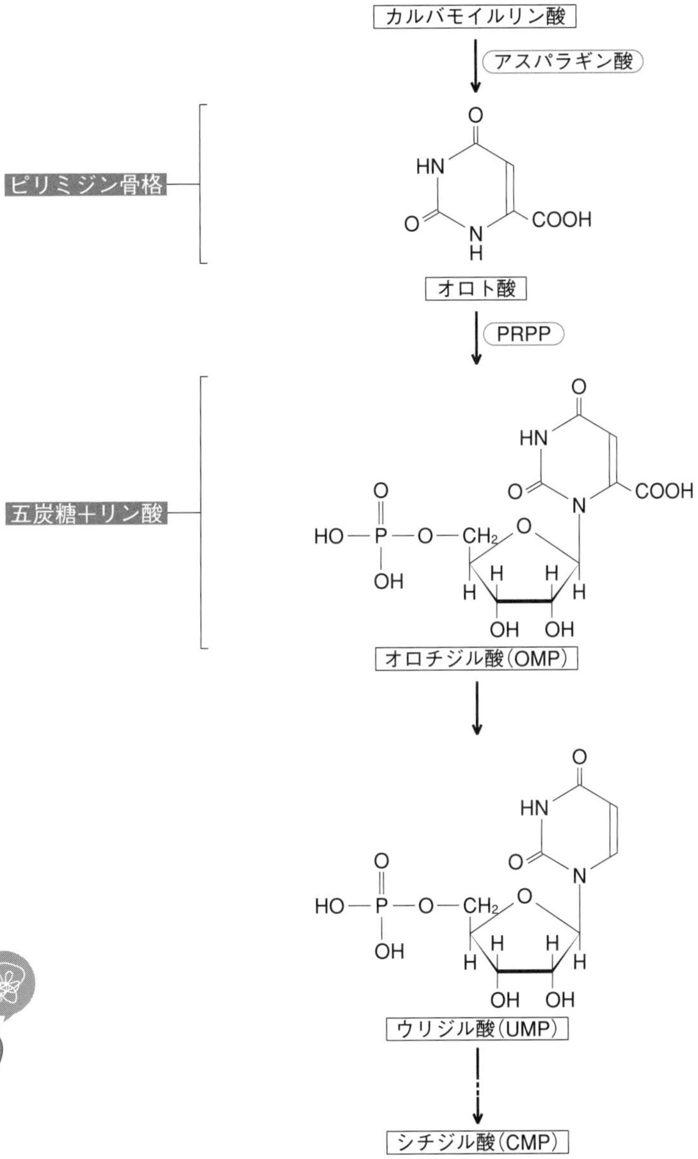

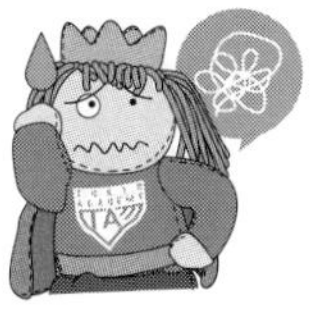

(3)　サルベージ経路によるヌクレオチドの合成

前記のようにデノボ合成は、新規にヌクレオチドを合成するものであった。これに対し核酸の分解生成物であるヌクレオシドや塩基などを利用し、ヌクレオチドを合成することを**サルベージ経路**(再利用経路)という。既存のプリン塩基はサルベージ経路によりプリンヌクレオチドの合成に使われるが、ピリミジン塩基がピリミジンヌクレオチドの合成に再利用されることは少ない。

2 ヌクレオチドの分解

(1) プリンヌクレオチドの分解

プリンヌクレオチドの分解で遊離されるグアニンやヒポキサンチン(アデニンの誘導体)は、**キサンチンオキシダーゼ**の作用でキサンチンを経て**尿酸**に代謝される。グアニル酸の分解で生じるグアニンの多くは、5-ホスホリボシル-1-ピロリン酸(PRPP)と反応し、再びヌクレオチドとなる(サルベージ経路)。また、アデニル酸の分解で生じるヒポキサンチンとPRPPからヌクレオチドが生じる再利用経路もある。

(2) ピリミジンヌクレオチドの分解

ピリミジンヌクレオチドの分解では、塩基としてウラシルやチミンが遊離され、多くがβ-アラニンと二酸化炭素、アンモニアにまで完全に分解される。ピリミジンヌクレオチドはプリンヌクレオチドとは異なり、分解生成物はヌクレオチド合成にほとんど再利用されない。

3 核酸・遺伝子

1 DNA

(1) DNAの構成単位

塩基とデオキシリボースとリン酸からなるヌクレオチドがDNAの構成単位であり、4種類のヌクレオチドからできている。

遺伝子の本体であるDNAは主に**核内**に存在し(**ミトコンドリアには小型で環状二本鎖のDNAが存在**)、**二重らせん構造**をとっている。DNAの二重らせん構造は塩基同士の**水素結合**により保たれている。この結合は特異的(**相補的塩基対**)であり、**Aは必ずTと、Gは必ずC**と塩基対を形成する。遺伝情報はDNAの**塩基配列**によって規定される。

DNAの二重らせん構造

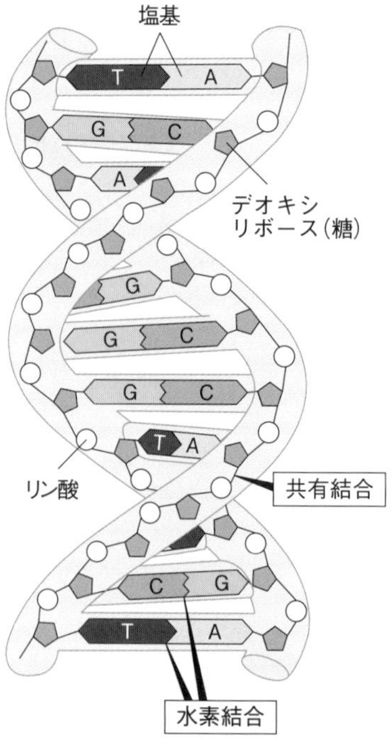

(2) 二重らせん構造

ヌクレオチド同士は、糖とリン酸のところで互いに**共有結合**し長い鎖のようになっている。互いに逆方向を向いたこの鎖(ヌクレオチド鎖)2本の間で塩基どうしが**水素結合**により結合し、らせんを巻いている構造を二重らせん構造という。

(3) DNAの複製

DNAは遺伝情報をもっており、細胞分裂に先立ち細胞周期のS期に2倍に複製される。細胞分裂にも限界があり、その原因とされているのは**テロメア**である。テロメアとは、ヒトの染色体の両端にある6個の連結した塩基配列(TTAGGG)を1単位とした1000以上の繰り返し構造のことである。このテロメアは細胞分裂のたびに少しずつ**短く**なるため、分裂回数には限りがある。テロメアは細胞の老化に関係するといわれている。

まず二本鎖DNAが開裂し、2つの鋳型鎖(親鎖)になる。そこへ**DNAポリメラーゼ**の働きで相補的なポリヌクレオチドが複製され、2つの二本鎖になる。

DNAの複製は、新しく生じる二本鎖が鋳型鎖と新しく合成された相補鎖とでできていることから、**半保存的複製**と呼ばれている。

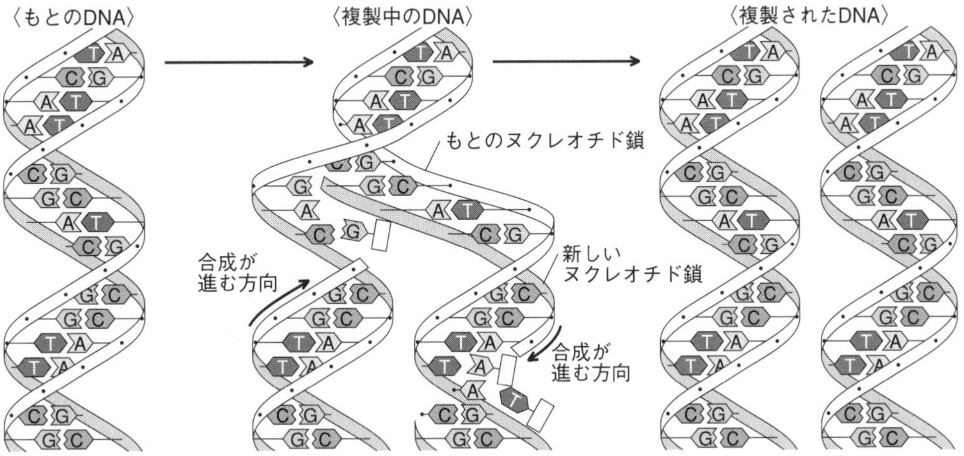

■レトロウイルス

以上のようなDNAの複製の他に、HIV(ヒト免疫不全ウイルス)などのレトロウイルスは、遺伝物質としてRNAをもちそれを鋳型として、それと相補的な**一本鎖DNA(cDNA)**を作り、さらにそれを鋳型に二本鎖DNAを合成する。それを**逆転写**といい、それに関与しているのが**逆転写酵素**(**RNA依存性DNAポリメラーゼ**)である。cDNAはエキソンのみで構成されている。

2 RNA

塩基とリボースとリン酸から成るヌクレオチドがRNAの構成単位である。RNAは核、細胞質に存在する。DNAと同様に4種類のヌクレオチドよりできている。

RNAは**1本鎖**の核酸であり、その機能と構造からmRNA(**伝令RNA**)、tRNA(**運搬RNA**)、rRNA(**リボソームRNA**)などに分けられる。

RNAの構造

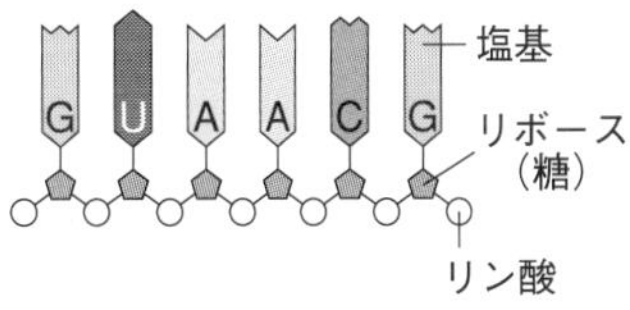

mRNA(伝令RNA)	DNAの塩基配列を写し取り、たんぱく質合成のアミノ酸配列の順序をコドンにより伝達する。含量は2～5%程度。
tRNA(運搬RNA)	分子内にアンチコドンをもち、mRNAのコドンに対応するアミノ酸を、たんぱく質合成の場であるリボソーム上へ運搬する。含量は10～15%程度。
rRNA(リボソームRNA)	リボソームとともにたんぱく質を合成する。含量は80%程度。

3 遺伝子

DNA中の遺伝情報を含む部分を**遺伝子**というが、遺伝子に相当する部分はDNA全体の数%でしかない。遺伝子はmRNAに転写されてたんぱく質に翻訳される部分やtRNAやrRNAに転写される部分(**構造遺伝子**)と、その前後の転写はされないが当該遺伝子の発現とその調節に必要な部分(調節領域)とから成っている。

4　ゲノム

ある生物がもっている遺伝子情報全体を総称して**ゲノム**という。ゲノムにより個人の遺伝形質が特徴づけられる。ヒトゲノムは約30億個の塩基対から成る**DNA**から構成され、それらは23対の染色体上に3～4万の**遺伝子**をコードしており、それぞれの遺伝子にはたんぱく質合成のための情報(遺伝情報)が書かれている。

5　染色体

DNAは**ヒストン***及びその他のたんぱく質と結合し、**染色質(クロマチン)**として細胞の核に存在する。細胞分裂に際しては、染色質が高度に凝集して、光学顕微鏡で観察のできる**染色体**となる。ヒトは、22対の常染色体と1対の性染色体(男性ではXY、女性ではXX)をもつ。

染色質の基本単位となっているのは**ヌクレオソーム**と呼ばれるもので、これは、8分子のヒストンから成る円盤状のコアにDNAが巻きついたものである。ヌクレオソームが規則的に折りたたまれて**クロマチン線維**となり、さらに凝集し、**ソレノイド構造**(高次のらせん構造)をとって染色体を形成する。

***ヒストン**　リシンやアルギニンを多く含む塩基性たんぱく質で、核内にDNAとほぼ同量存在する。

DNAの染色体への梱包

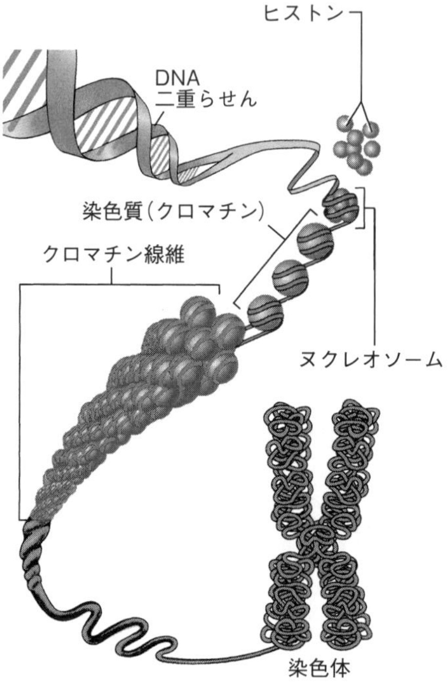

4　たんぱく質の生合成

細胞の生命現象を担っている本体は、20種類のアミノ酸から成るたんぱく質であるが、このたんぱく質のアミノ酸配列を決めているのはDNAの塩基である。

1　転写(mRNAの合成)

遺伝子DNAのもつたんぱく質の一次構造(アミノ酸配列順序)は、**RNAポリメラーゼ**の働きにより**mRNA**に写し取られる。この過程は**転写**と呼ばれ、**核内**で行われる。DNAの塩基の**アデニン(A)**には**ウラシル(U)**が対応し、**グアニン(G)**には**シトシン(C)**が、**C**には**G**が、**チミン(T)**には**A**がそれぞれ対応する。たとえばDNAの塩基配列のGAAはmRNAにはCUUと転写される。このようにしてできたmRNAは、核膜孔を通って細胞質中に移動し、リボソームに付着する。

●コドン

mRNAの3個の塩基の組合せ(ACC、CUUなど)は、個々のアミノ酸を指定する暗号となっている。これは遺伝暗号の基本単位で**コドン**と呼ばれる。RNAはU、C、A、Gの4種類の塩基からなるので、4^3=64種類のコドンができ、各コドンがどのアミノ酸に対応するかは、下表により示される。64コドンのうち、**61**がたんぱく質を構成する20種類のアミノ酸をコードしている。UAA、UAG、UGAの3つのコドンはアミノ酸をコードしない**終止コドン**であり、そこで転写が終了する。

1番目の塩基	2番目の塩基 U	C	A	G	3番目の塩基
U	UUU UUC ｝フェニルアラニン UUA UUG ｝ロイシン	UCU UCC UCA UCG ｝セリン	UAU UAC ｝チロシン **UAA** **UAG** ｝**(終止)**	UGU UGC ｝システイン **UGA　(終止)** UGG　トリプトファン	U C A G
C	CUU CUC CUA CUG ｝ロイシン	CCU CCC CCA CCG ｝プロリン	CAU CAC ｝ヒスチジン CAA CAG ｝グルタミン	CGU CGC CGA CGG ｝アルギニン	U C A G
A	AUU AUC AUA ｝イソロイシン **AUG　メチオニン(開始)**	ACU ACC ACA ACG ｝トレオニン	AAU AAC ｝アスパラギン AAA AAG ｝リシン	AGU AGC ｝セリン AGA AGG ｝アルギニン	U C A G
G	GUU GUC GUA GUG ｝バリン	GCU GCC GCA GCG ｝アラニン	GAU GAC ｝アスパラギン酸 GAA GAG ｝グルタミン酸	GGU GGC GGA GGG ｝グリシン	U C A G

2　翻訳

mRNAに転写された遺伝情報にしたがって、**リボソーム**上でアミノ酸が配列され、たんぱく質が合成されることを遺伝情報の**翻訳**という。遺伝情報の翻訳には、**tRNA**が働く。tRNAは**アンチコドン**と呼ばれる3個の塩基部分をもち、それに対応する特定のアミノ酸と結合して運搬する。アミノ酸のtRNAへの結合には、エネルギー源としてATPが用いられる。

3　たんぱく質合成の仕組み

① DNAの塩基間の水素結合がはずれ、二重らせんがほどける。

② ほどけたDNA鎖の一方の塩基配列に、RNAのヌクレオチドが相補的に結合し、**RNAポリメラーゼ**によりそのヌクレオチドがつながって、**mRNA**ができる(**遺伝情報の転写**)。

③ DNAの塩基配列を転写したmRNAは、核から細胞質へ出て、リボソームに付着する。

④ 細胞質中の**tRNA**は、それぞれ特定のアミノ酸と結合し、リボソームへと移動する。

⑤ リボソームがmRNA上を端から移動していくが、このとき、mRNAのコドンと相補的なアンチコドンをもったtRNAが、mRNAの端から順に結合しては離れてアミノ酸配列が決定する(**遺伝情報の翻訳**)。リボソームには**rRNA**が構成成分として含まれている。

⑥ アミノ酸同士がペプチド結合により連結され、たんぱく質が合成される。

たんぱく質合成の仕組み

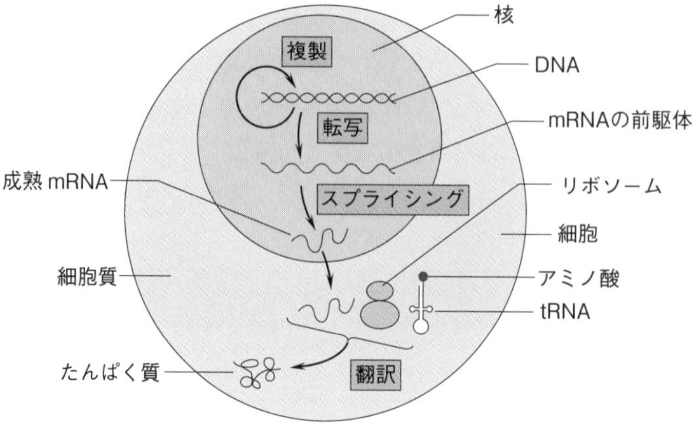

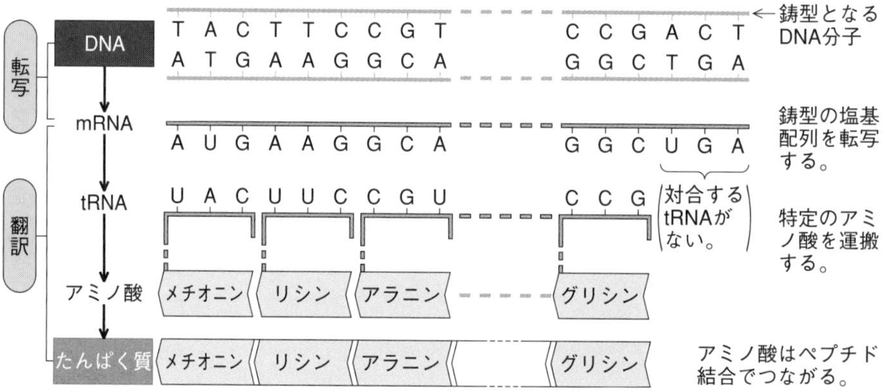

4　スプライシング

DNAはたんぱく質をコードしている領域である**エキソン（エクソン）**と、たんぱく質をコードしない領域である**イントロン**から成る。そのため、DNAがRNAに転写されてできるmRNAの前駆体にはイントロンも含まれる。mRNAの前駆体からイントロンを切断して除去し、残されたエキソン部分をつなぎ合わせることにより成熟mRNAが合成される。このような反応を**スプライシング**という。

スプライシング

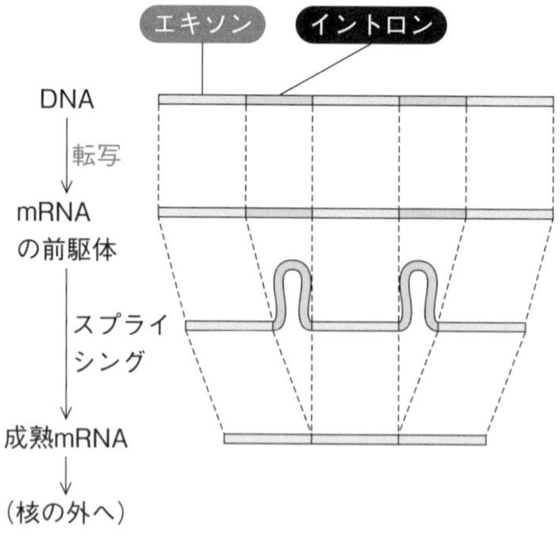

5　遺伝子発現の調節

遺伝子の情報発現は、転写時、翻訳時の両方で調節され、情報発現はホルモンやビタミン(A・D)などによっても制御を受ける。

1　転写時の調節

mRNA に転写される DNA 領域の前の部分には**プロモーター**と呼ばれる部分があり、そこに **RNA ポリメラーゼ**が結合し転写開始複合体を形成することにより転写が開始される。プロモーターは前後に分かれており、前には転写を促進するさまざまな因子が結合する。後ろにはまず基本転写因子という特殊なたんぱく質が結合をした後、RNA ポリメラーゼが結合し、転写が開始される。つまり、基本転写因子が結合しないと、転写は起こらない。

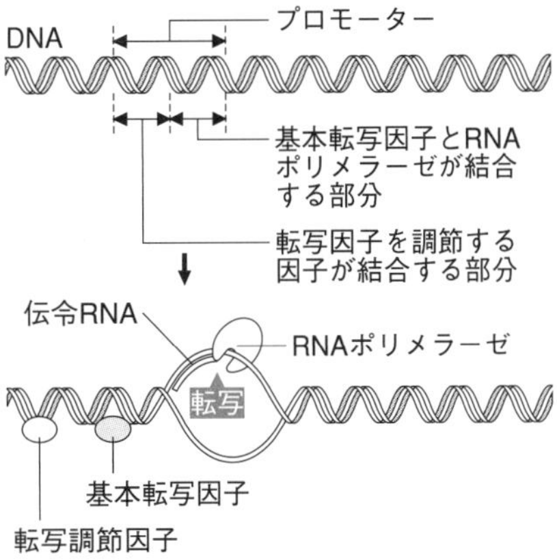

2　翻訳時の調節

mRNA からたんぱく質への翻訳時には mRNA の翻訳抑制因子が翻訳を制御する。

6　遺伝子操作(遺伝子組換え)

ある生物からとった DNA の断片を別の生物の DNA につなぎ、新しい組合せの遺伝子を発現させることができる。これを**遺伝子組換え**という。DNA は水中で撹拌すれば切断されるが、切断される場所はランダムとなる。そこで切断する場所を指定する酵素(**制限酵素**)を用いて切断する。また、DNA を連結する“のり”の役目の酵素が **DNA リガーゼ**である。遺伝子組換え技術によりインスリンや成長ホルモンなどのホルモン剤が生産されている。

■ポリメラーゼ連鎖反応(PCR)法

酵素反応により特定の遺伝子配列をもつ二本鎖 DNA を繰り返し複製し増幅する方法であり、この方法により微少な生体サンプルから特定の DNA 断片のコピーを大量に複製できる。加熱変性、プライマーと相補的配列との結合、**耐熱性 DNA ポリメラーゼ**によるプライマー伸長反応のサイクルを繰り返すことにより、決まった長さの DNA 断片を増幅することができる。

ポリメラーゼ連鎖反応(PCR)法は、感染性病原体の検出、出生前遺伝子診断、臓器移植における正確な組織適合型の決定など多方面に応用されている。

練習問題

核酸の構造と機能に関する記述である。正しいのはどれか。１つ選べ。

(1)　DNA から mRNA(伝令 RNA)が合成される過程を、複製と呼ぶ。

(2)　RNA は、主にミトコンドリアに存在する。

(3)　DNA 分子中のシトシンに対応する相補的塩基は、グアニンである。

(4)　イントロンは、たんぱく質に翻訳される。

(5)　アミノ酸を指定するコドンは、20種類である。

解　説 ………………………………………………………………………………… 正答 (3)

(1)　誤り。DNA から mRNA が合成される過程を転写と呼ぶ。複製とは、二本鎖 DNA を鋳型にして、それと同じ二本鎖 DNA が作られることをいう。

(2)　誤り。RNA は主にリボソームに存在する。ミトコンドリアに DNA は存在するが、RNA は存在しない。

(3)　正しい。DNA 分子の相補的塩基対は、グアニンとシトシン、アデニンとチミンである。

(4)　誤り。DNA 上の領域で、たんぱく質に翻訳される部分をエキソン、翻訳されない部分をイントロンという。

(5)　誤り。アミノ酸を指定するコドンは61種類である。mRNA の３個１組の塩基配列をコドンと呼び、たんぱく質を構成する20種類のアミノ酸と対応する。４種類の塩基が３個並ぶ場合の組合せとして64通りのコドンが存在することになるが、このうちの３つは翻訳を終わらせる終止コドンであり指定するアミノ酸がないため、アミノ酸を指定するコドンは61種類となる。

練習問題

核酸の構造と機能に関する記述である。正しいのはどれか。１つ選べ。

(1)　tRNA(転移 RNA)は、脂肪酸を運ぶ。

(2)　RNA は、チミンを含む。

(3)　DNA ポリメラーゼは、DNA を分解する。

(4)　ポリメラーゼ連鎖反応(PCR)法は、DNA を増幅する。

(5)　DNA リガーゼは、DNA 中の特定塩基配列を切断する。

解　説 ………………………………………………………………………………… 正答 (4)

(1)　誤り。tRNA(転移 RNA)は、mRNA(伝令 RNA)のコドンに対応するアミノ酸を運ぶ。

(2)　誤り。RNA はチミンを含まない。チミンを含むのは DNA である。

(3)　誤り。DNA ポリメラーゼは、DNA を合成する酵素である。

(4)　正しい。ポリメラーゼ連鎖反応(PCR；ポリメラーゼ・チェーン・リアクション)法は、DNA を繰り返し複製し増幅する方法で、微量のゲノムから目的の DNA を選択的に大量コピーできる。

(5)　誤り。DNA リガーゼは、DNA 分子を連結する「のり」の役割をする酵素である。DNA 中の特定塩基配列を切断する「はさみ」の役割をする酵素は制限酵素である。この２つの酵素は、遺伝子組換えにおいて不可欠である。

6 生体エネルギーと代謝

1 生体のエネルギー源と代謝

1 独立栄養と従属栄養

植物やある種の細菌のように、光合成などによって無機物だけを用いて自らが必要とする有機物を合成し、体外から有機物を取り込まずに生きることを**独立栄養**という。一方、ヒトや動物、菌類、多くの細菌のように、他の生物が合成した有機物に依存して生きることを**従属栄養**という。

2 同化と異化

外界から取り込んだ物質を変化させる過程を代謝といい、代謝には**同化**と**異化**の2つがある。同化とは、摂取した食物から必要な物質を合成・変換する過程をいい、異化とは不必要になったものを分解・排泄する過程をいう。

3 化学反応と自由エネルギー

代謝による体内での化学反応は、エネルギーの変化を伴う。異化はエネルギーを放出することで進行する変化(**発エルゴン反応**)であり、異化により発生するエネルギーは、生体がいつでも自由に利用しうるエネルギーとしてとらえられる(自由エネルギー)。一方、同化はエネルギーを吸収することで進行する変化(**吸エルゴン反応**)である。

通常、化学反応は自由エネルギーが減少する方向にのみ進行するため、吸エルゴン反応は単独では進行することができない。そこで、より大きな自由エネルギー変化をもつ発エルゴン反応を組み合わせること(共役)で、必要なエネルギーが供給される。

4 高エネルギーリン酸化合物

(1) 高エネルギーリン酸化合物とは

異化により発生したエネルギーは、一時的に**高エネルギーリン酸化合物**として貯蔵され、さまざまな吸エルゴン反応(体成分の合成、生体膜の能動輸送、筋肉の収縮など)に用いられる。高エネルギーリン酸化合物の代表が**ATP(アデノシン三リン酸)**である。

ATPを介したエネルギーの受け渡し

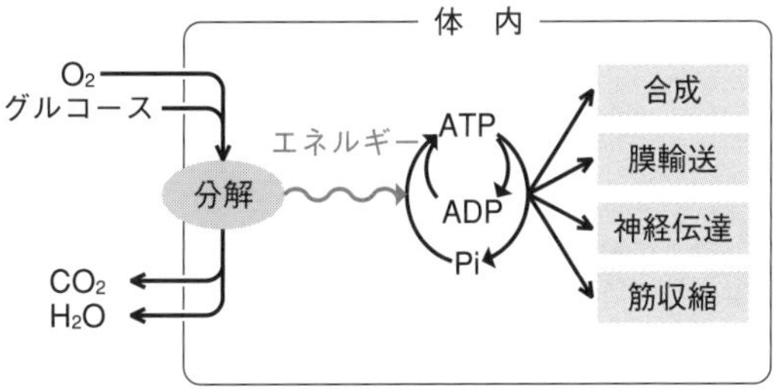

(2) ATPの構造

ATPは核酸の一種で、アデノシン(アデニン＋リボース)というヌクレオシドの仲間にリン酸が3個(α、β、γ)結合した化合物である。α-β間・β-γ間のリン酸同士の結合を、**高エネルギーリン酸結合**という。

ATPは発エルゴン反応による化学エネルギーの供給を受けてADP(アデノシン二リン酸)とリ

ン酸基が結合して作られる。ATP は、加水分解によりこのリン酸基(γ)を遊離するときに大きな化学エネルギーを放出し、このエネルギーが他の吸エルゴン反応に利用される。ATP のエネルギーは生合成、能動輸送、筋肉収縮など、あらゆる生命活動に用いられている。

ATP・ADP・AMP の構造

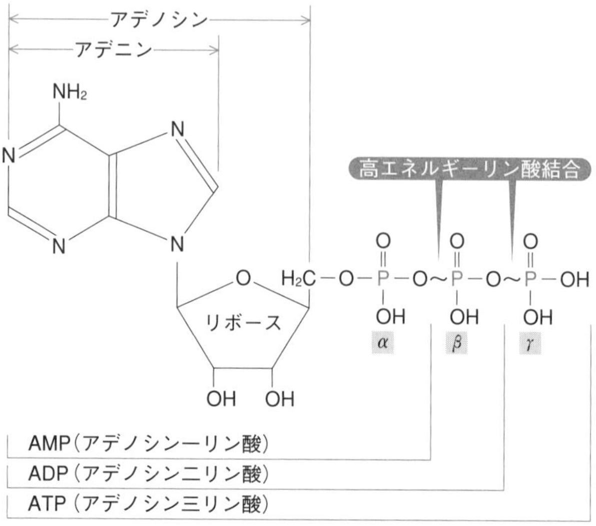

ATP の加水分解

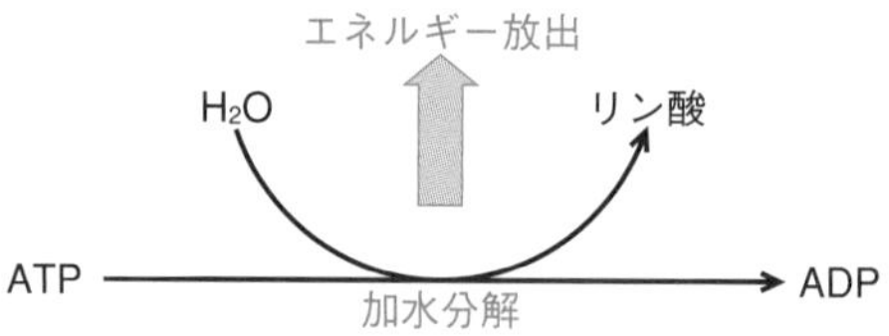

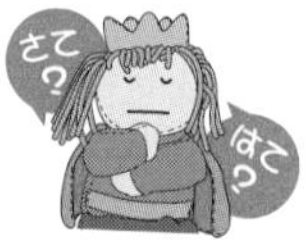

(3)　**その他の高エネルギーリン酸化合物**

エネルギーを受け渡す化合物としては ATP が最もよく利用されるが、その他のヌクレオシド三リン酸(CTP、GTP、UTP など)が用いられる反応もある。また、ヌクレオシド三リン酸以外の高エネルギーリン酸化合物として、筋肉収縮時の ATP の供給系として重要な働きをもつ**クレアチンリン酸**や、解糖系の中間代謝産物であるホスホエノールピルビン酸などがある。

2　電子伝達系と酸化的リン酸化

1　生体エネルギーの獲得

生体は、糖質・脂質・たんぱく質を取り入れ、体内で変化させることで、生命維持に必要なエネルギーを得ている。概略的には、食物中の有機分子の炭素 C、水素 H の電子を取り去り、**二酸化炭素 CO_2**と**水 H_2O** に分解する過程の反応を通じて、エネルギー(ATP)を生成している。

※生体内で産生されるエネルギー量は、糖質・たんぱく質 1 g からは各約 4 kcal、脂質 1 g からは約 9 kcal である。

生体エネルギーを得る反応

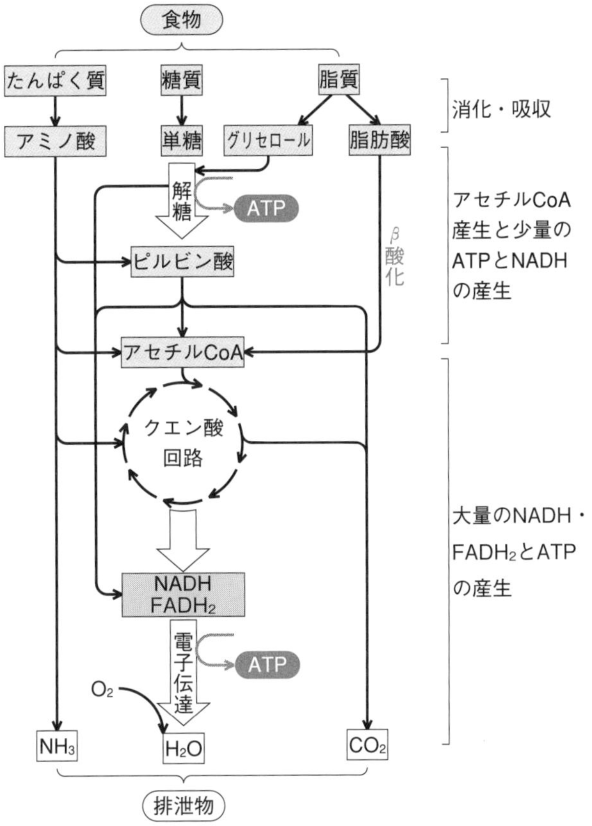

●解糖系

グルコースがピルビン酸に分解される糖代謝の過程で、細胞質で行われる。この過程で、グルコース1分子から2分子ずつのATPとNADHが生成される。さらにピルビン酸は、酸化的に脱炭酸されてアセチルCoAとなる。

※嫌気的条件下では、ピルビン酸は乳酸となる。

●β酸化

脂質が分解して生じた脂肪酸を、アセチルCoAに分解する過程で、ミトコンドリアのマトリックスで行われる。この過程で、NADHと$FADH_2$が1分子ずつ作られ、後に電子伝達系でのATP生成に用いられる。

●クエン酸回路(TCA回路)

解糖系・β酸化で生じたアセチルCoAから、最終的にCO_2と還元型補酵素(NADHと$FADH_2$)、高エネルギーリン酸化合物であるGTPが生成される過程で、ミトコンドリアのマトリックスで行われる。

2　電子伝達系(呼吸鎖)

(1)　酸化的リン酸化

クエン酸回路や脂肪酸のβ酸化により生じた**還元型補酵素(NADHや$FADH_2$)**は、**ミトコンドリア内膜**の**電子伝達系**に運ばれる。内膜にはたんぱく質複合体(Ⅰ～Ⅳ)が組み込まれており、NADHや$FADH_2$の酸化により生じた電子がこれらの複合体に連鎖的に渡される。最後に電子を引き受けるのは**酸素**で、**還元**により**水**が生じる。

また、たんぱく質複合体はポンプとしての働きをもち、電子伝達の間にH^+(プロトン)を内膜の外側に輸送する。これによりミトコンドリアの内膜と膜間腔に**水素イオン濃度の勾配**が生じる。このエネルギーを利用して、ミトコンドリア内膜に存在する**ATP合成酵素**が駆動し、ADPがリン酸化を受けATPが合成される。

このように、電子伝達系で生じるエネルギーを利用したATPの合成は、酸化で生じるエネルギーを利用してADPをリン酸化することから、**酸化的リン酸化**といわれる。

※電子伝達系は、酸素を用いる一連の反応のため、呼吸鎖とも呼ばれる。酸素の供給が止まれば、当然に電子伝達系の働きも止まる。

電子伝達系

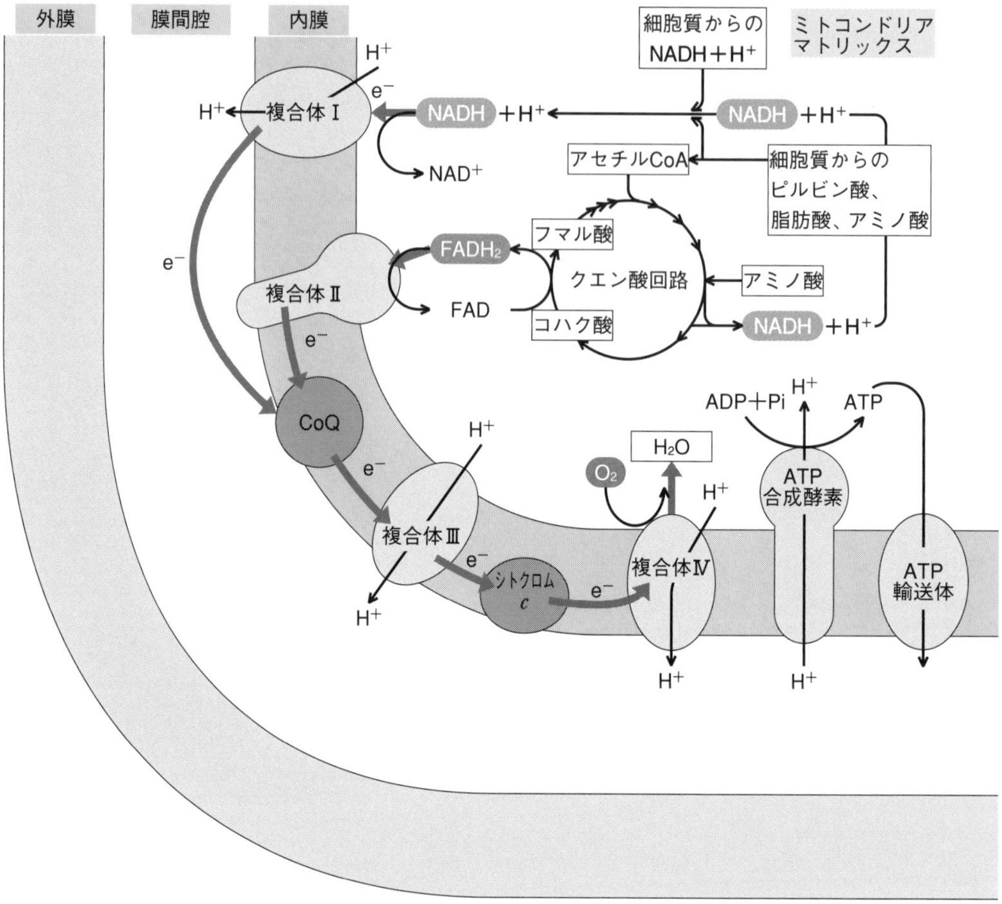

複合体Ⅰ：NADH 脱水素酵素複合体　　複合体Ⅱ：コハク酸脱水素酵素複合体
複合体Ⅲ：シトクロム b-c_1複合体　　複合体Ⅳ：シトクロム酸化酵素複合体
CoQ：補酵素 Q（ユビキノン）

■基質準位（基質レベル）のリン酸化

電子伝達系で起こる ATP の合成を酸化的リン酸化というのに対し、解糖系での ATP 合成や、クエン酸回路での GTP 合成を、**基質準位のリン酸化**という。生体内で合成される ATP の数は、酸化的リン酸化によるものの方が圧倒的に多い。

(2)　脱共役たんぱく質（UCP：Uncoupling Protein）

電子伝達系が働いても、共役して ATP 合成しないことを**脱共役**という。**脱共役たんぱく質**は**ミトコンドリア内膜**に存在し、H^+（プロトン）の漏れ口を作る。すなわち、脱共役たんぱく質が存在すると、エネルギーが ATP として捕捉されることなく H^+がミトコンドリアマトリックスに再び入るようになるため、**酸化的リン酸化による ATP 合成が阻害**される。ATP 合成に使われなかったエネルギーは熱として放出されるので、脱共役たんぱく質は褐色脂肪組織における**熱産生**に関与する。

脱共役たんぱく質のはたらき

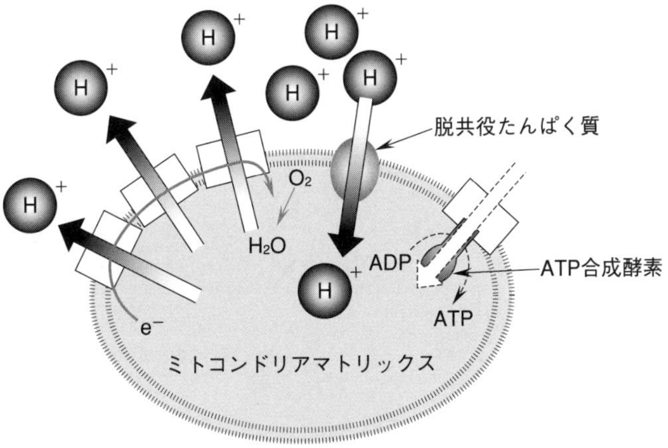

(3)　**活性酸素**

電子伝達系において酸素が電子を受け取る際に、スーパーオキシド($\cdot O_2^-$)などの**活性酸素**ができ、これが老化やがんの原因となりうる。活性酸素を除去する抗酸化作用をもつ物質として、ビタミンC、ビタミンE、カロテノイドが知られている。また、生体内では活性酸素分解酵素であるスーパーオキシドジスムターゼ(SOD)、カタラーゼ、グルタチオンペルオキシダーゼなどが合成されている。

※Part Ⅰ-12-1 1 (2)「老化と活性酸素」を参照のこと。

3　酵素

酵素は、生体において**化学反応を触媒**するたんぱく質である。触媒とは、それ自身は変化せず、化学反応の速度を速めるものである。酵素を含め触媒は、化学反応の**活性化エネルギーを低下**させることによって**反応速度を速める**。生体内の大部分の化学反応は酵素の触媒作用で起こっている。酵素が作用する物質を**基質**、反応により生じる物質を**生成物**(反応生成物)という。

※たんぱく質ではなく、RNA(核酸)を構成成分とする酵素も存在し、**リボザイム**と呼ばれる。

化学反応の活性化エネルギーに対する酵素の影響

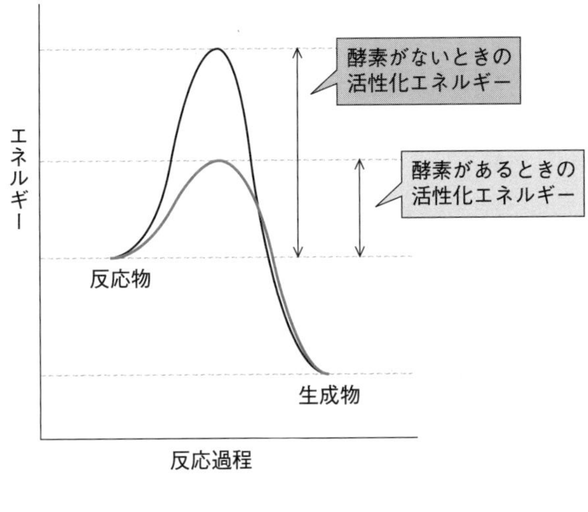

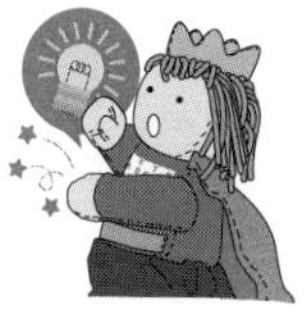

1　酵素の特徴

⑴　活性部位（活性中心）

酵素の分子中で、基質と直接結合する部位を基質結合部位といい、その中で反応に関与する部位を**活性部位（活性中心）**という。活性部位は酵素表面のくぼみや裂け目であり、酵素全体からみると比較的狭い領域であることが多い。

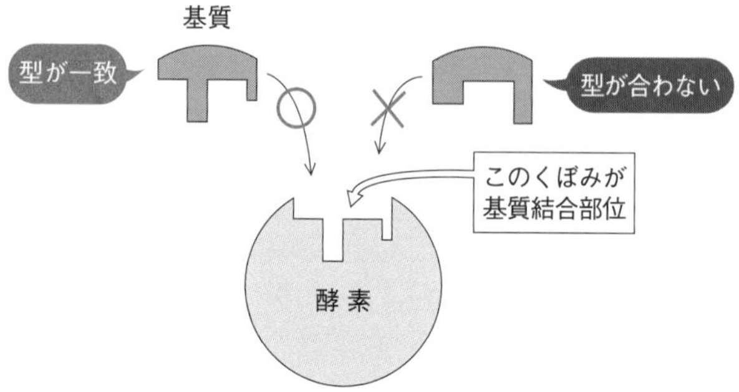

⑵　基質特異性

酵素は普通の触媒とは異なって非常に特異的であり、１つの酵素は原則として１種類の基質に作用し、１種類の化学反応を触媒する。前者を酵素の**基質特異性**、後者を酵素の反応特異性という。

※特定の受容体（レセプター）に特異的に結合する物質のことを**リガンド**という。

例　酵素と基質、受容体とホルモン

⑶　最適温度・最適 pH（至適温度・至適 pH）

反応速度は温度や pH によって変化する。その酵素が最大の活性を示す温度や pH をそれぞれ、**最適温度**、**最適 pH** という。酵素はたんぱく質であるため、高温や強酸性、強アルカリ性では**変性**し、**酵素活性を失う**。一般には37～40℃、pH７～８（中性）付近で最大の活性を示すが、たとえば好熱菌の酵素の最適温度は70～80℃、消化酵素ペプシンの最適 pH は強酸性の pH２付近であるように、特殊な条件下で最大活性を示す酵素もある。

⑷　補因子

酵素は、たんぱく質のみによって反応を行う場合と、反応に低分子の非たんぱく質成分の**補因子**を必要とする場合がある。**水溶性ビタミン**などの有機物や**金属イオン**などの無機物が補因子となるが、特に有機物を補因子とする場合、それを**補酵素**という。また、たんぱく質と強く結合している補因子のことを**補欠分子族**と呼ぶ。

補因子を必要とするタイプの酵素において、補因子と結合した活性のある完全な酵素を**ホロ酵素**、活性のないたんぱく質部分のみを**アポ酵素**という。

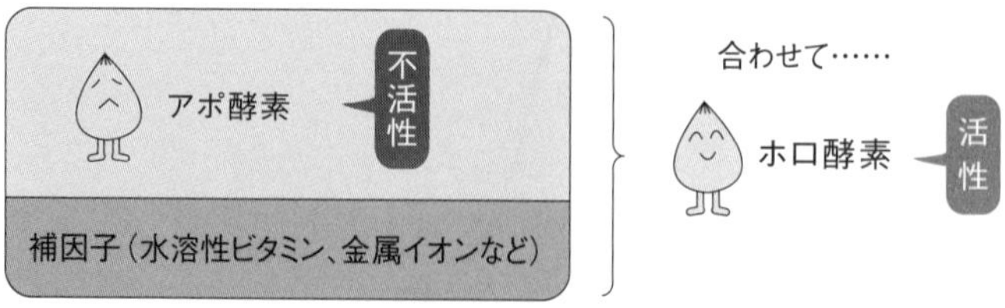

(5)　反応速度

①　**酵素濃度**：酵素濃度を高くすると、反応速度は酵素濃度に**比例**して増加するが、ある酵素濃度を超えると増加は少なくなる。

②　**基質濃度**：基質濃度を高くすると、反応速度は**双曲線状**に増加する。ある基質濃度以上では、反応速度は一定の値に近づく。

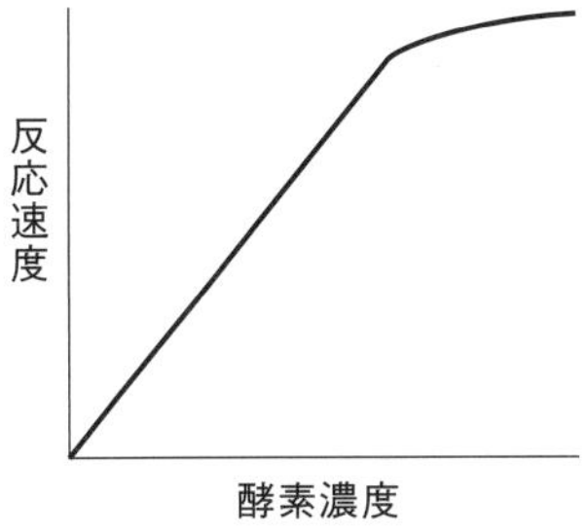

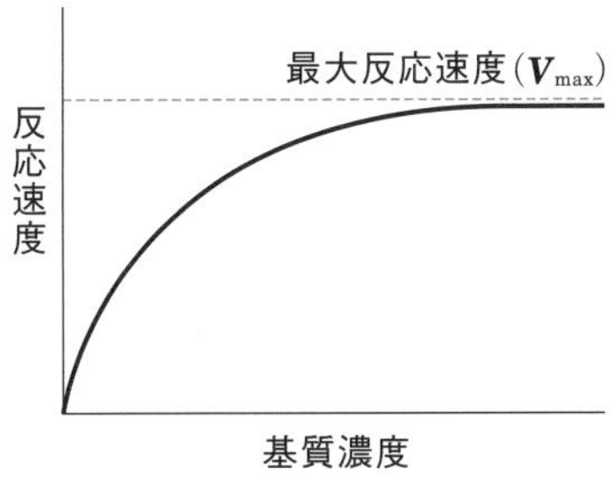

2　酵素の分類

酵素は触媒する反応により、次の6つに分類される。

酵　素　名	触媒する反応	例
酸化還元酵素 **(オキシドレダクターゼ)**	電子や水素の転移。**デヒドロゲナーゼ(脱水素酵素)**と**オキシダーゼ(酸化酵素)**に区分される。 🄰－H_2 ＋ Ⓑ ⟷ 🄰 ＋ Ⓑ－H_2	乳酸脱水素酵素、ペルオキシダーゼ
転移酵素 **(トランスフェラーゼ)**	官能基の転移 🄰－X ＋ Ⓑ ⟷ 🄰 ＋ Ⓑ－X	ヘキソキナーゼ、アスパラギン酸アミノトランスフェラーゼ(AST)
加水分解酵素 **(ヒドロラーゼ)**	加水分解 🄰－Ⓑ ＋ H_2O ⟶ 🄰－H ＋ Ⓑ－OH	アミラーゼ、リパーゼ、ペプチダーゼ、トリプシンなどの消化酵素
脱離酵素 **(リアーゼ、シンターゼ)** ※合成反応を重視する場合はシンターゼと呼ばれる。	加水分解なしに、基質から官能基を脱離させて二重結合を形成する、あるいは付加反応によって二重結合を単結合にする。 🄰－Ⓑ ⟷ 🄰 ＋ Ⓑ	ピルビン酸デカルボキシラーゼ
異性化酵素 **(イソメラーゼ)**	異性体の相互交換 🄰 ⟷ A′	グルコース6-リン酸イソメラーゼ
合成酵素 **(リガーゼ)**	ATPのエネルギーを利用して、2つの基質を結合させる。 🄰 ＋ Ⓑ ＋ ATP ⟶ 🄰－Ⓑ ＋ ADP ＋ P	アシルCoAシンテターゼ

3　酵素反応の阻害

酵素反応の速度(酵素活性)を低下させる物質を**阻害剤(インヒビター)**といい、抗生物質や抗がん剤などに広く利用されている。阻害剤が結合する部位の違いによって、**競合(拮抗)阻害**と**非競合(非拮抗)阻害**に大別される。

(1)　競合阻害(拮抗阻害)

阻害剤が**基質結合部位**に可逆的に結合し、基質が結合する部位をふさいでしまう場合を**競合阻害**という。競合阻害剤は、基質と類似した構造をしていることが多い。競合阻害剤は、酵素反応の最大反応速度(V_{max})には影響を与えないが、ミカエリス定数(K_m)を大きくさせる。

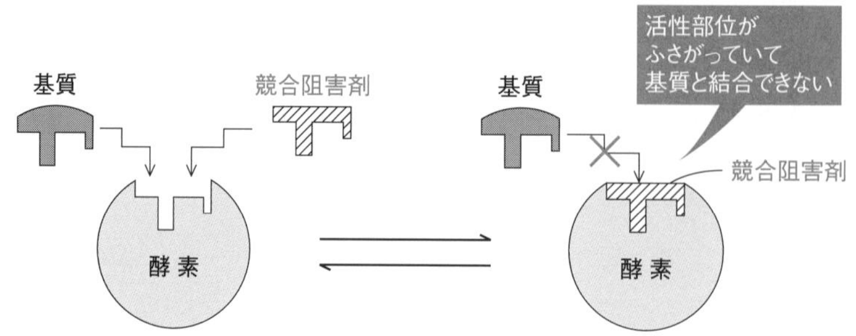

(2)　非競合阻害(非拮抗阻害)

阻害剤が**基質結合部位とは異なる部位**に可逆的に結合し、酵素の活性部位の構造に影響を与え、酵素反応を起こりにくくする場合を**非競合阻害**という。非競合阻害剤は、基質が結合した状態の酵素にも、結合していない状態の酵素にも結合して効果を発揮する。非競合阻害剤は、ミカエリス定数(K_m)には影響を与えないが、酵素反応の最大反応速度(V_{max})を低下させる。

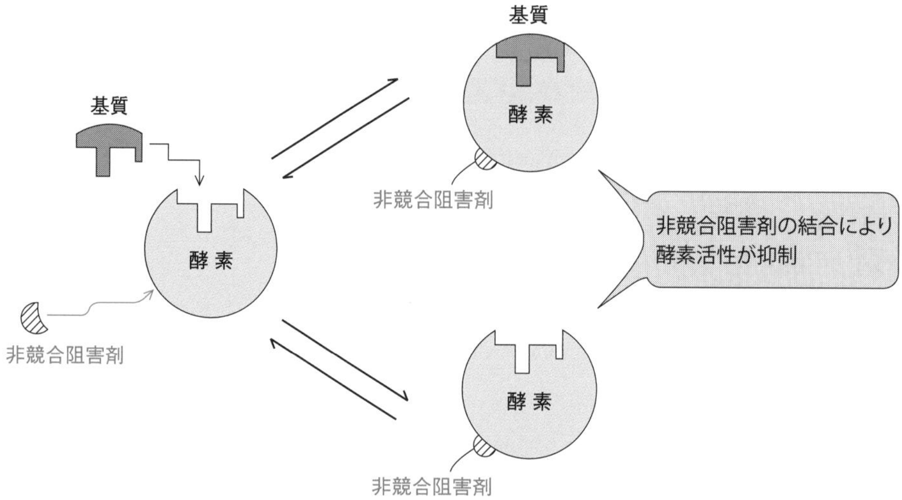

■ミカエリス定数(K_m)

ミカエリス定数(K_m)とは最大反応速度(V_{max})の半分を与える**基質濃度**のことであり、酵素の基質に対する**親和性**(基質との結合のしやすさ)を反映する。ミカエリス定数が**小さい**ということは、酵素の基質に対する親和性が**高い**ことを示し(⇒親和性が高いと、基質濃度が低くても反応速度が上がるためミカエリス定数は小さくなるから)、逆にミカエリス定数が**大きい**ということは、酵素の基質に対する親和性が**低い**ことを示す(⇒親和性が低いと、基質濃度を高くしないと反応速度が上がらないためミカエリス定数は大きくなるから)。なお、ミカエリス定数は酵素の濃度によって変化しない。

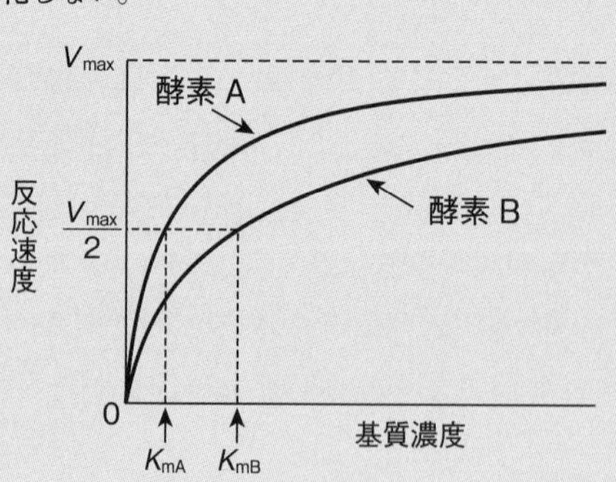

V_{max}：最大反応速度
K_{mA}：酵素 A のミカエリス定数
K_{mB}：酵素 B のミカエリス定数

酵素 A は、酵素 B より基質との親和性が高い(酵素 A の K_m は、酵素 B の K_m より小さい)。

4 酵素活性の調節

酵素活性は条件によって変動し、生命維持に都合がよい状態を作り出せるように調節されている。活性が調節される酵素を**調節酵素**といい、**アロステリック酵素**と、**共有結合で修飾**されて活性が変化する酵素がある。

(1) アロステリック酵素による調節

酵素の基質結合部位以外に**アロステリック*部位**または**調節部位**と呼ばれる部位をもち、そこに酵素活性を変化させる調節因子（アロステリックエフェクター）が可逆的に**非共有結合**することによって、酵素活性をコントロールする酵素を**アロステリック酵素**という。アロステリック酵素は通常の酵素より複雑な構造をしており、複数のサブユニットから構成されていることが多い。アロステリック酵素の基質濃度と反応速度の関係は、p.53にあるような通常の酵素のような曲線にはならず、**S字形（シグモイド）を描く**。

アロステリック酵素の活性を阻害する調節因子を**アロステリック阻害剤**といい、代謝経路の**最終産物**である場合が多い。代謝系のある段階の反応が、その系の最終産物により阻害されることを特に**フィードバック阻害**と呼び、代謝系のブレーキとして働く。

＊アロステリック　「別な場所」の意味。

(2) 共有結合修飾による調節

酵素たんぱく質のアミノ酸残基に特定の化合物が可逆的に**共有結合**することによって、酵素活性が調節されることがある。最も一般的なものは、セリン、スレオニン、チロシン残基の水酸基（－OH）への**リン酸基の付加あるいは除去**である。リン酸化酵素の方が非リン酸化酵素よりも活性が高い場合も低い場合もある。たとえば、グリコーゲンホスホリラーゼ（グリコーゲン分解酵素）のリン酸化は活性を高め、グリコーゲンシンターゼ（グリコーゲン合成酵素）のリン酸化は活性を低下させる。

※リン酸基を付加する酵素は「キナーゼ」、リン酸基を除去する酵素は「ホスファターゼ」と総称される。

(3) 分解による調節

不活性な酵素前駆体（チモーゲン）を部分的に分解することで、活性が発揮される酵素がある。たんぱく質の消化酵素などがその代表的なものである。ペプシノーゲンは**塩酸**で分解されることでペプシンとなり、トリプシノーゲンは**エンテロキナーゼ**で分解されることでトリプシンとなり、作用を発揮する。

5 アイソザイム

同一反応を触媒するが、たんぱく質の構造が異なる酵素を**アイソザイム**という。乳酸脱水素酵素（LDH、LD）には5種類のアイソザイムが存在する。乳酸脱水素酵素のアイソザイムにはそれぞれ臓器特異性があり、各臓器の障害に伴い、相応するアイソザイムの上昇をみるので、各疾患の診断に用いられている。たとえば、心筋梗塞や悪性貧血ではLDH_1（LD_1）・LDH_2（LD_2）が増加し、急性肝炎や肝細胞がんではLDH_5（LD_3）が増加する。

■アルデヒド脱水素酵素２型

エタノールから生じたアセトアルデヒドを酢酸にする酵素であるアルデヒド脱水素酵素には複数のアイソザイムが存在し、２型活性型をもつ人は、アセトアルデヒドをただちに代謝することができるので、アルコールを摂取しても気分が悪くならない。

白人、黒人、オーストラリア原住民などではほとんどの人が２型活性型をもつのに対し、日本人（モンゴロイド）では約半数の人しか２型活性型をもっておらず、日本人の約１割が非活性型で全くアルコールを受け付けない人、３～４割が低活性型でアルコールに弱い人とされている。

4　代謝経路

消化・吸収された栄養素が体内で種々の化学反応を受け、同化もしくは異化されていく過程を**中間代謝**という。三大栄養素である糖質、脂質、たんぱく質は体内でさまざまな代謝経路をもつが、いずれも**アセチル CoA** と呼ばれる中間代謝物を経て、最終的に**水**（H_2O）と**二酸化炭素**（CO_2）にまで分解される。

三大栄養素の異化は次のような経路で行われる。

三大栄養素の異化

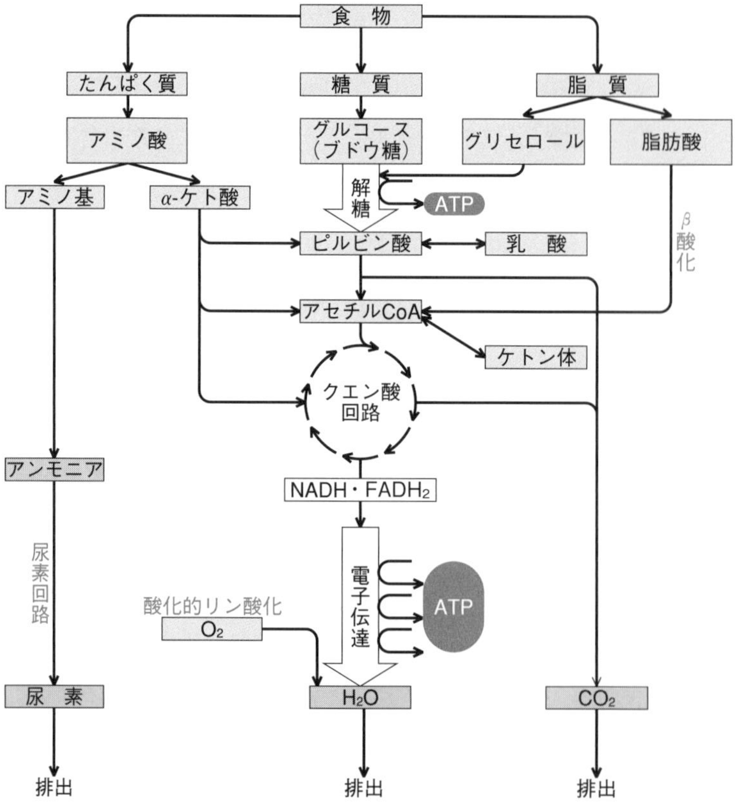

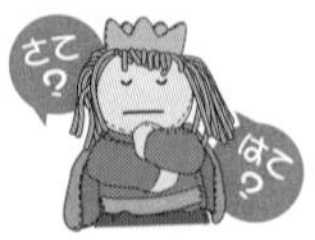

■ 糖質代謝のあらまし

糖質の主な構成単位である**グルコース**は、**解糖系**で**ピルビン酸**あるいは**乳酸**にまで分解される。ピルビン酸は、酸素が十分に存在する状況下では、**アセチル CoA** を経て**クエン酸回路**（TCA 回路）に入り、さらに**電子伝達系**での反応を受けて ATP を産生する。また、余剰分のグルコースは**グリコーゲン**に変換されてエネルギー源として貯蔵される。

2　脂質代謝のあらまし

脂質から得られた**脂肪酸**は、**β酸化**によって**アセチル CoA** となり、グルコースに由来するアセチル CoA と同様に**クエン酸回路**と**電子伝達系**で ATP を産生する。また、余剰分の脂肪酸は**トリアシルグリセロール（中性脂肪）**に合成されてエネルギー源として貯蔵される。一方、**グリセロール**は**解糖系**に入り、糖質代謝に組み込まれる。

3　たんぱく質代謝のあらまし

たんぱく質の構成成分である**アミノ酸**は、主にたんぱく質合成や体内の窒素化合物合成に使われるが、エネルギー源としても利用される。アミノ酸の一部はアミノ基を失って**α-ケト酸**となり、**ピルビン酸**、**アセチル CoA**、**クエン酸回路**の代謝中間体を経て、グルコースや脂肪酸と同じようにATPを産生する。一方、**アミノ基**の多くは**アンモニア**を経て**尿素**に変換され、尿中に排泄される。

5　代謝経路の調節

代謝経路には複数の**酵素反応**が関与しており、酵素によって種々の**代謝調節**が行われている。一般に１つの代謝系の代謝活性は、**酵素活性が最も低い**（反応が最も遅い）**段階**で制約され、この段階の活性の変動はただちに系全体に反映される。このような段階を**律速段階**といい、この段階を触媒する酵素を**律速酵素**という。

1　平衡反応、非平衡反応

基質と生成物の間のエネルギー差が小さい場合、生成物が蓄積すると反応が逆方向へ向かう。これを**平衡反応（可逆反応）**という。一方、基質と生成物の間のエネルギー差が大きい場合、反応は逆方向へは向かわず、基質から生成物への一方向のみに反応する。これを**非平衡反応（不可逆反応）**という。

2　アロステリック機構

アロステリック酵素にアロステリックエフェクターが結合することによって、酵素の高次構造が変化し、酵素活性が活性化されたり、阻害されたりする。このようにアロステリック酵素は代謝経路の調節を行うものであり、**律速酵素**として存在する。

3　ホルモン機構

ホルモンは内分泌腺で生合成された後に血中に分泌され、その標的臓器へと運ばれ、標的臓器に存在する**受容体**に結合して生理作用を発揮する。ホルモンに対する受容体は、細胞内にある受容体（細胞内受容体）と細胞膜にある受容体（細胞膜受容体）に大別される。ホルモンは、酵素合成を促進させたり、酵素を**リン酸化**し酵素活性を変化させたりすることによって、代謝経路を調節している。

練習問題

生体エネルギーと生体酸化に関する記述である。正しいのはどれか。1つ選べ。

(1)　グルタチオンは、活性酸素の産生に関与する。

(2)　AMPは、高エネルギーリン酸化合物である。

(3)　脱共役たんぱく質(UCP)は、ATP合成を促進する。

(4)　ATPの産生は、異化の過程で起こる。

(5)　電子伝達系の電子受容体は、水素分子である。

解　説 …………………………………………………………………… 正答　(4)

(1)　誤り。グルタチオンは、抗酸化作用をもつ物質であり、活性酸素の除去に関与する。

(2)　誤り。AMPは高エネルギーリン酸化合物ではなく、ATPが高エネルギーリン酸化合物である。

(3)　誤り。脱共役たんぱく質(UCP)は、ATP合成を抑制する。

(4)　正しい。ATPは、異化の化学エネルギーの供給を受けてADPとリン酸基が結合して作られる。

(5)　誤り。電子伝達系において、最後に電子を引き受ける電子受容体は酸素である。電子を受け取った酸素は、還元されて水となる。

練習問題

酵素に関する記述である。正しいのはどれか。1つ選べ。

(1)　アポ酵素は、単独で酵素活性をもつ。

(2)　基質との親和性が低いと、ミカエリス定数(K_m)は小さい。

(3)　酵素活性の調節機構として、酵素たんぱく質のリン酸化がある。

(4)　アロステリック部位は、酵素の基質結合部位である。

(5)　アイソザイムは、同じ一次構造をもつ。

解　説 …………………………………………………………………… 正答　(3)

(1)　誤り。アポ酵素は、単独で酵素活性をもたない。アポ酵素に補因子(水溶性ビタミンや金属イオンなど)が結合したホロ酵素は活性をもつ。

(2)　誤り。基質との親和性が低いと、ミカエリス定数(K_m)は大きくなる。

(3)　正しい。リン酸化により活性型になるものと、不活性型になるものの両方がある。リン酸基を付加する酵素は「キナーゼ」と総称される。

(4)　誤り。酵素の基質結合部位以外の結合場所をアロステリック部位という。アロステリックは「別の場所」という意味である。

(5)　誤り。アイソザイムとは、同じ反応を触媒するが、たんぱく質の構造が異なる2種類以上の酵素のことをいう。

7 消化・吸収と栄養素の体内動態

1 消化・吸収とは

多くの食物はそのままでは利用できない高分子の形で摂取されるため、これらを分解して消化管の粘膜を通過しやすい低分子にする過程が必要である。この分解過程を**消化**という。また、消化により分解された栄養素が、血液やリンパ液へ移送される過程を**吸収**といい、吸収の約90%は**小腸**で行われる。

2 消化器系

1 消化器系

食事をすると食物は、**口腔→咽頭→食道→胃→小腸(十二指腸、空腸、回腸)→大腸(盲腸、上行結腸、横行結腸、下行結腸、S状結腸、直腸)→肛門**を通り、糞便として体外へ排出される。**消化器系**は、口腔から肛門まで続く**消化管**と、分泌活動を行う**唾液腺、肝臓、胆嚢、膵臓の副器官**から成る。

消化器系

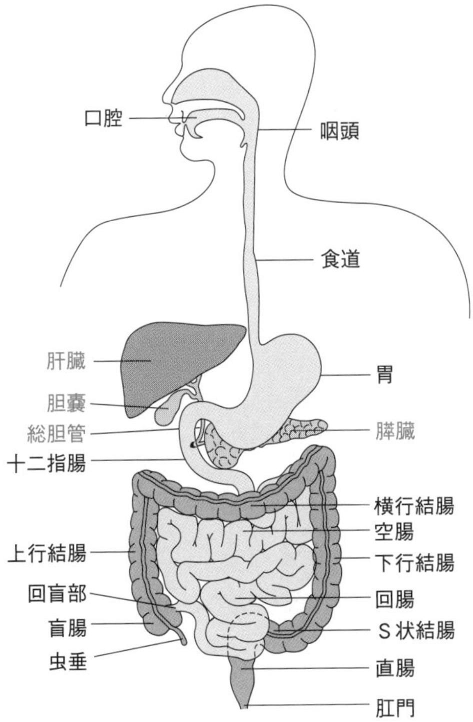

2　消化管壁の一般構造

消化管壁は、一般には**粘膜**、粘膜下層、輪状筋や縦走筋などの**平滑筋層**、**漿膜**《しょうまく》(食道は漿膜を欠く)から成っている。最内層の粘膜に消化液と粘液を分泌する腺が存在する。**小腸粘膜**には多数のひだと突起した**絨毛**《じゅうもう》があり、さらにその絨毛の表面に多数の**微絨毛**が存在し、栄養素の吸収表面積を増大させている。また、平滑筋層によって**蠕動**《ぜんどう》運動や分節運動が起こされる。

小腸粘膜の構造

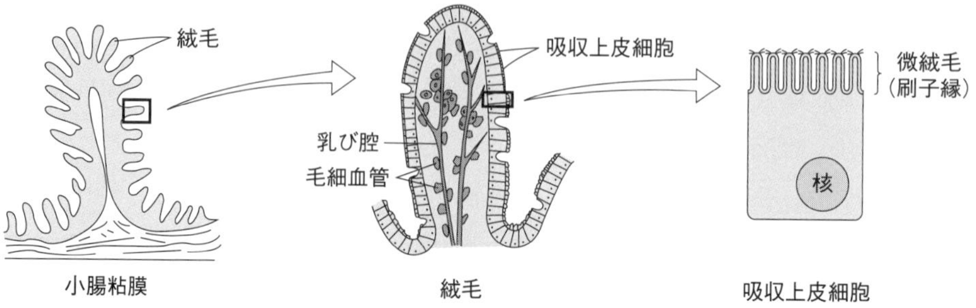

3　消化の種類

1　機械的消化(物理的消化)

口腔内での**咀嚼**《そしゃく》、胃や腸での**蠕動運動**や**分節運動**、振子運動などによる消化を指す。咀嚼によって食塊が細かく砕かれることにより、消化液の作用する表面を増加させる。また、蠕動運動や分節運動によって、食塊と消化液が混和・撹拌される。

2　化学的消化

消化液中の**消化酵素**による加水分解、**酸**による分解、**アルカリ**による中和、**胆汁**による乳化などの消化を指す。1日に7～8Lの消化液が分泌される。

化学的消化はさらに、**管腔内消化**と**膜消化**に分けられる。

⑴　**管腔内消化**

管腔内に分泌した唾液、胃液、膵液、胆汁、腸液などの消化液によって行われる**中間的な消化**のこと。

⑵　**膜消化**

小腸の粘膜細胞(吸収上皮細胞)の微絨毛膜表面に存在する消化酵素によって行われる**最終的な消化**のこと。

3　生物学的消化

大腸での**腸内細菌**による発酵を伴う消化で、大腸に到達するまでに消化されなかった物質が消化される。

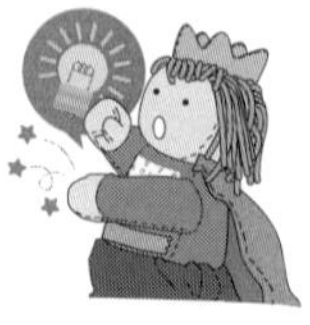

4　消化過程の概要

1　口腔での消化

(1)　食塊の移送

食物は口腔内で**咀嚼**され噛み砕かれ、咽頭、食道を経て胃へ**嚥下《えんげ》**される。

(2)　唾液

主な唾液腺には**耳下腺**、**舌下腺**、**顎下腺**の３つがあり、いずれも口腔内に開口する。

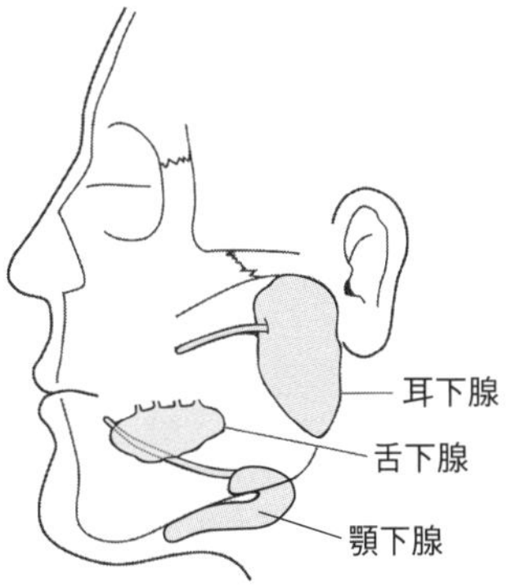

主な唾液腺

耳下腺	**漿液性**のさらさらした唾液を分泌する。水、電解質と **α-アミラーゼ**に富む。α-アミラーゼは、**でんぷん**の一部をデキストリンやマルトースに分解する。
舌下腺	**粘液性**の唾液を分泌する。**ムチン***に富む。
顎下腺	漿液性と粘液の混合した唾液を分泌する。

***ムチン**　粘液たんぱく質の総称

１日の唾液分泌量は１～1.5Ｌで、液性はほぼ**中性**(pH６～７)である。昼は持続的に分泌するが、睡眠中には分泌が止まる。唾液の99.5％は水分であり、この水分とムチンが食塊の嚥下を容易にしている。

2　胃での消化

(1)　胃の運動と食塊の移送

食道から送り込まれた食塊は、胃の**蠕動運動**によって**噴門**から**幽門**へ運ばれる。そして、胃液と混ざって半流動状の消化粥《じゅく》となった食塊は、少しずつ十二指腸に移送される。胃内滞留時間は一般に、糖質、たんぱく質、脂質の順に長くなる。

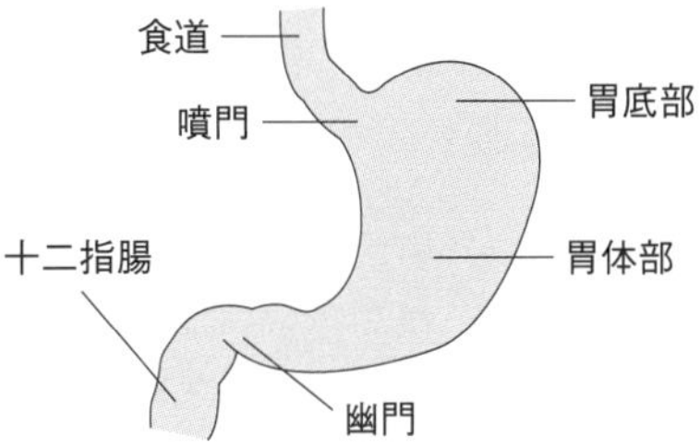

胃の形態

(2)　胃液

胃液は、胃底腺の**主細胞**、**壁細胞**、**副細胞**から分泌される。

主細胞	**ペプシノーゲン**を分泌する。ペプシノーゲンは**ペプシンの前駆体**で、塩酸によって活性のあるペプシンに変わる。ペプシンは**たんぱく質**の一部をポリペプチドに分解する。
壁細胞	**塩酸**(**胃酸**)を分泌する。胃酸には強い殺菌作用がある。また、**回腸でのビタミン B_{12} の吸収に必要な内因子**(**キャッスル因子**)も分泌する。
副細胞	**ムチン**を主成分とする粘液を分泌する。粘液は**胃粘膜を保護**して、ペプシンによる胃粘膜の消化を防止する。

１日の胃液分泌量は１～２Ｌで、液性は**強酸性**(pH１～２)である。胃液の分泌は、たんぱく質、適量のアルコール、カフェイン、慢性的ストレスなどで促進される一方、脂質で抑制される。

3　小腸での消化

(1)　小腸の運動と食塊の移送

十二指腸に移送された消化粥は、分節運動・振子運動・蠕動運動により、膵液、胆汁、腸液と混和・撹拌され、空腸を経て回腸へ運ばれる。食後約４時間を経過すると、回腸末端に強い蠕動運動が起こり、腸で消化されなかった内容物が少しずつ上行結腸に移送される。

(2)　膵液

膵液は膵臓で作られ、膵管を通り、総胆管を経て十二指腸に分泌される。１日の膵液分泌量は１～２Ｌで、液性は弱アルカリ性(pH７～８)である。膵液中の炭酸水素イオン(HCO_3^-)は、胃から移送される酸性の消化粥を中和し、消化酵素が作用しやすい条件を作る。膵液には糖質、脂質、たんぱく質を分解する種々の酵素が含まれており、管腔内消化の中心的な役割を担っている。なお、膵液に含まれるたんぱく質の消化酵素はすべて不活性型のプロ酵素として分泌される。膵管の内腔における自己消化を防ぐため、膵液中にはトリプシン阻害因子が含まれている。

(3)　胆汁

胆汁は肝臓で作られる。胆汁中には胆汁酸、コレステロール、リン脂質(特にホスファチジルコリン)、胆汁色素(ビリルビン)、無機塩類などが含まれる。胆汁は、食間期には濃縮されて胆嚢に貯えられ、消化に際して胆嚢が収縮して十二指腸に分泌される。１日の胆汁分泌量は0.5～１Ｌで、液性は弱アルカリ性(pH７～８)である。胆汁は消化酵素を含んでいないが、主成分である胆汁酸の強い界面活性作用によって脂質や脂溶性ビタミンを乳化し、膵液中の酵素による消化を助ける。また、胆汁は膵液と同様、胃から移送される酸性の消化粥を中和する。小腸内に分泌された胆汁酸の大部分は回腸で吸収され、門脈を経て再び肝臓に戻る。このことを腸肝循環と呼ぶ。

(4)　腸液

腸液は十二指腸腺(ブルンネル腺)及び腸腺(リーベルキューン腺)から分泌される。ブルンネル腺はムチンを主成分とするアルカリ性(pH８～９)の濃厚な粘液を分泌し、酸性の胃内容物を中和するとともに腸粘膜を保護する。小腸粘膜微絨毛膜には多くの消化酵素が存在するが、腸液には消化酵素は含まれていない。

(5)　膜消化

小腸粘膜微絨毛膜に固定して存在する膜消化酵素のマルターゼやアミノペプチダーゼなどにより、二糖類やオリゴペプチドが単糖類やアミノ酸、ジペプチド、トリペプチドに分解される。これを膜消化といい、栄養素は膜消化されると同時に吸収上皮細胞内に取り込まれ吸収される。なお、一般的に小腸微絨毛膜には脂質を消化する酵素は存在しないため、脂質は膜消化を受けない。

主な消化酵素

存在部位	酵　素	基　質	主な分解産物
唾　液	唾液α-アミラーゼ(プチアリン)	でんぷん	デキストリン マルトース(麦芽糖)
胃　液	ペプシン	たんぱく質	ポリペプチド
膵　液	トリプシン	たんぱく質 ポリペプチド	ポリペプチド オリゴペプチド
	キモトリプシン		
	カルボキシペプチダーゼ	ポリペプチドの遊離カルボキシル末端(C末端)部	オリゴペプチド アミノ酸
	膵液α-アミラーゼ	でんぷん	デキストリン マルトース(麦芽糖)
	膵液リパーゼ	トリアシルグリセロール	脂肪酸とモノアシルグリセロール
	コレステロールエステラーゼ	コレステロールエステル	コレステロールと脂肪酸
	ホスホリパーゼ A_2	リン脂質	脂肪酸とリゾリン脂質
小腸粘膜 微絨毛膜 **膜消化**	エンテロペプチダーゼ(エンテロキナーゼ)	トリプシノーゲン	トリプシン
	アミノペプチダーゼ	オリゴペプチドの遊離アミノ末端(N末端)部	トリペプチド、ジペプチド、アミノ酸
	ジペプチダーゼ	ジペプチド	アミノ酸
	マルターゼ(グルコアミラーゼ)	マルトース(麦芽糖)	グルコース(ブドウ糖)
	ラクターゼ	ラクトース(乳糖)	グルコース(ブドウ糖)とガラクトース
	スクラーゼ	スクロース(ショ糖)	グルコース(ブドウ糖)とフルクトース(果糖)
	イソマルターゼ	イソマルトース デキストリン	グルコース(ブドウ糖)

※たんぱく質の消化酵素前駆体については、Part Ⅰ-10-1 1「たんぱく質の消化」を参照のこと。

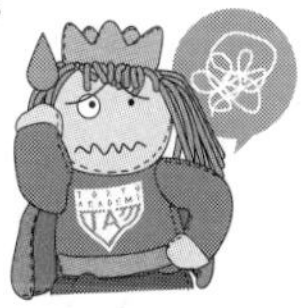

4　大腸での消化

(1)　大腸の運動と食塊の移送

上行結腸に移送された内容物は、分節運動と蠕動運動により撹拌され、横行結腸→下行結腸→S状結腸→直腸の順に運ばれる。直腸に内容物が移送されると排便反射が起こり、腸内細菌に利用されない未消化物が糞便として肛門から体外へ排泄される。なお、糞便の乾燥重量の3分の1から2分の1は腸内細菌である。

(2)　発酵

大腸に到達するまでに消化されなかった**難消化性糖質**(**食物繊維、難消化性オリゴ糖、糖アルコールなど**)は、**腸内細菌**によって**嫌気的発酵**を受け、**短鎖脂肪酸**(**酢酸、プロピオン酸、酪酸など**)を生成する。この短鎖脂肪酸は大腸で吸収され、エネルギーとして利用される。この場合のエネルギー量は約**2kcal/g**と考えられている。また、短鎖脂肪酸は、腸内環境を弱酸性に保ち**悪玉菌や病原菌の増殖を抑制**するとともに、**ミネラルの吸収を促進**する。難消化性糖質を腸内細菌の資化以上に大量摂取すると、大腸内の浸透圧が高くなって**下痢**を誘発する。

5　管腔内消化の調節

消化液の分泌と消化器の運動は**自律神経系**とペプチドホルモンである**消化管ホルモン**によりコントロールされる。

1　自律神経系による調節

消化管は一般に、**副交感神経**によって活動が**亢進**し、**交感神経**によって活動が**抑制**される。

2　消化管ホルモンによる調節

消化管ホルモンは、胃や小腸などの消化管粘膜内の内分泌細胞によって産生され、消化液の分泌や消化管運動を調節する。

主な消化管ホルモン

消化管ホルモン		分泌部位		主　な　作　用
ガストリン		胃幽門部	G 細胞	胃酸及びペプシノーゲン（ペプシンの前駆体）の分泌促進、胃の蠕動運動促進、下部食道括約筋の収縮・胃幽門括約筋の弛緩
コレシストキニン（CCK）		十二指腸 空腸	I 細胞、M 細胞	膵臓からの消化酵素の分泌促進、胆嚢収縮促進、胃の蠕動運動抑制、オッディ括約筋の弛緩、摂食抑制
セクレチン		十二指腸 空腸	S 細胞	膵臓からの炭酸水素イオン（HCO_3^-）の分泌促進、胃酸及びガストリンの分泌抑制、胃の蠕動運動抑制
インクレチン[*1]	GIP[*2]	十二指腸 空腸	K 細胞	インスリン分泌促進、胃の蠕動運動抑制、胃液分泌抑制、摂食抑制
	GLP－1[*3]	十二指腸 空腸	L 細胞	インスリン分泌促進、胃の蠕動運動抑制、摂食抑制
グレリン		胃、腸、膵臓、視床下部など		摂食促進、成長ホルモン分泌促進

＊1　インクレチン　食事摂取に伴って（消化管腔内のグルコースに反応して）インスリン分泌を促進する消化管ホルモンの総称。
＊2　GIP（glucose-dependent insulinotropic polypeptide）　グルコース依存性インスリン分泌刺激ポリペプチド
＊3　GLP－1（glucagon-like peptide-1）　グルカゴン様ペプチド－1

3　脳相・胃相・腸相

⑴　脳相

食物を見たり、匂いをかいだり、味わったりすると、**延髄**を介して**副交感神経（迷走神経）**が刺激を受け、**胃液の分泌を促す**。これを**脳相**といい、全体の胃液分泌における脳相の比重は45％と大きい。

⑵　胃相

胃に食塊が入ると、機械的刺激や食物中の化学的刺激によって消化管ホルモンである**ガストリン**が分泌され、**胃液の分泌を促す**。これを**胃相**という。

⑶　腸相

十二指腸に胃内容物が入ると、**コレシストキニン（CCK）**や**セクレチン**などの消化管ホルモンが分泌し、**膵液と胆汁の分泌を促す**。一方、セクレチンは**ネガティブフィードバック作用**をもっているので、**胃酸とガストリンの分泌を抑制する**。また、コレシストキニンは、胃内容物が十二指腸へ過度に送られないよう胃の運動を抑制する。これを**腸相**という。

6　膜消化・吸収

1　吸収部位

栄養素と水の吸収の約90％は**小腸**で行われ、残りの10％は胃と大腸で行われる。小腸での吸収は、小腸粘膜の吸収上皮細胞で**膜消化と同時に進行**する。小腸の中で吸収の最も盛んな部位は**空腸**である。胃の上皮細胞はほとんどの物質を透過させないので、胃で吸収される栄養素や水の量はほんのわずかであり、アルコールや単糖類などの一部を吸収する。また大腸は、水や電解質を吸収する重要な器官であり、この他、短鎖脂肪酸やアミノ酸、腸内細菌の合成するビタミン類なども吸収する。

2　小腸での吸収機構

消化された栄養素が血管やリンパ管を通じて全身に供給されるには、小腸上皮細胞を通過する必要がある。栄養素は微絨毛膜の透過、細胞内の移動、側底膜の透過の過程を経て血管やリンパ管に移行する。栄養素が微絨毛膜あるいは側底膜を透過する機構には、濃度勾配に従う**受動輸送**と、濃度勾配に逆らう**能動輸送**がある。受動輸送には、輸送担体を必要としない**単純拡散**と、輸送担体を必要とする**促進拡散**がある。

(1)　受動輸送

①　単純拡散

細胞膜を隔てた細胞内外の**濃度勾配に従って**物質が輸送される機構で、濃度の高い側から低い側に移行する。濃度勾配に比例して輸送速度が大きくなる。**エネルギーを必要としない**。

②　促進拡散

単純拡散と同様に、**濃度勾配に従って**濃度の高い側から低い側に物質が移行する機構であるが、**輸送担体を介して輸送する**点が異なる。単純拡散よりも輸送速度が速い。輸送担体を介するので輸送速度に飽和現象を示す。**エネルギーを必要としない**。

(2)　能動輸送

エネルギーを利用して、**濃度勾配に逆らって**物質が輸送される機構で、濃度の低い側から高い側に移行する。**輸送担体を介して輸送する**。

受動輸送と能動輸送

	基質濃度	エネルギー	輸送担体	
受動輸送 （拡散）	濃度勾配に従う 高い⇒低い	不要	単純拡散	不要
			促進拡散	必要
能動輸送	濃度勾配に逆らう 低い⇒高い	必要	必要	

7　栄養素の体内動態

小腸から吸収された栄養素が体内の各組織に運搬される経路は、栄養素が水溶性であるか脂溶性であるかによって異なる。

1　門脈系——水溶性栄養素

単糖類、アミノ酸、水溶性ビタミン、無機質、短鎖・中鎖脂肪酸、グリセロールなどの**水溶性栄養素**は、毛細血管→**門脈**→**肝臓**→心臓→全身へと運搬される。

2　リンパ系——脂溶性栄養素

モノアシルグリセロール、長鎖脂肪酸、コレステロール、脂溶性ビタミンなどの**脂溶性栄養素**は、**胆汁酸塩**とともに**ミセル**を形成し、小腸吸収上皮細胞に移行する。微絨毛膜の表面に達するとミセルは壊れ、ミセルに溶解していた脂溶性栄養素は細胞内に入る。そして、細胞内で**カイロミクロン(キロミクロン)**を合成し、乳び管→**リンパ管**→胸管→心臓→全身へと運搬される。

※カイロミクロン(キロミクロン)については、Part Ⅰ-9-2 2「リポたんぱく質の分類」を参照のこと。

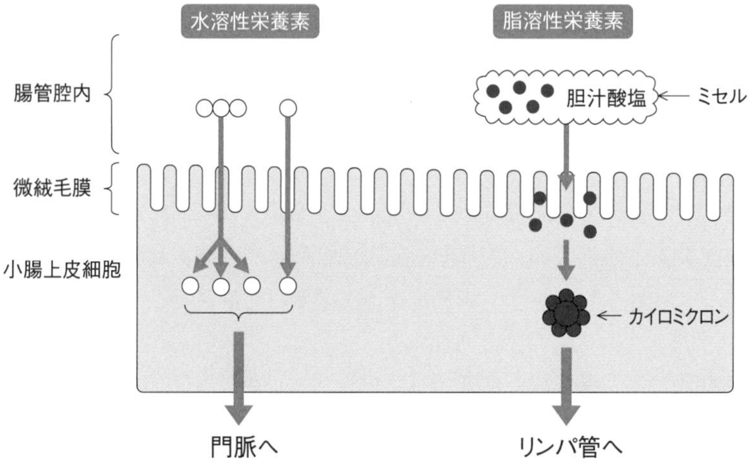

8　プレバイオティクスとプロバイオティクス

ヒトの腸管内には100種類以上の**腸内細菌**が生息しており、ビフィズス菌や乳酸菌のように生体に有用な菌(**善玉菌**)もあれば、ウェルシュ菌や大腸菌のように生体に有害な菌(**悪玉菌**)も存在する。腸内細菌の集まりのことを**腸内フローラ**(**腸内細菌叢《そう》**)といい、そのバランスは食生活、疾病、薬剤、ストレス、年齢などの要因によって変動する。腸内フローラの変動は老化や疾病に影響を与えるため、腸内フローラを至適状態に保つことが、老化防止や生活習慣病、がんの予防につながる。腸内フローラを至適状態に調節するのが、**プレバイオティクス**や**プロバイオティクス**である。

1 プレバイオティクス

腸内において有用な菌を増やし、腸内フローラの健常化を促進し、ヒトに有益な作用をもたらす難消化性食品成分を**プレバイオティクス**といい、**水溶性食物繊維**や**難消化性オリゴ糖**(ラクツロース、フルクトオリゴ糖など)、**レジスタントスターチ**などがこれにあたる。

2 プロバイオティクス

腸内フローラのバランスを改善することにより、ヒトに有益な作用をもたらす生きた微生物を**プロバイオティクス**といい、**ビフィズス菌**、**乳酸菌**、**納豆菌**などがこれにあたる。

■シンバイオティクス
プレバイオティクスとプロバイオティクスを組み合わせたものをシンバイオティクスといい、腸管免疫系の維持改善に有効であると考えられている。

9 消化吸収率

摂取した栄養素が消化吸収された割合を**消化吸収率**という。食品の消化吸収率は常に一定ではなく、食品の組み合わせ方や調理法、身体状態など種々の要因によって変動する。

消化吸収率には「**真の消化吸収率**」と「**見かけの消化吸収率**」の2つがあり、次の式で示すように、**糞中内因性損失量**を考慮した「真の消化吸収率」の方が「見かけの消化吸収率」よりも高くなる。糞中内因性損失量とは、糞中に排泄される消化液、消化管粘膜の剝離細胞、腸内細菌などの食事に由来しない成分のことをいう。

$$\text{真の消化吸収率(\%)}=\frac{\text{摂取食品中の栄養素量}-(\text{糞中排泄量}-\text{糞中内因性損失量})}{\text{摂取食品中の栄養素量}}\times 100$$

$$\text{見かけの消化吸収率(\%)}=\frac{\text{摂取食品中の栄養素量}-\text{糞中排泄量}}{\text{摂取食品中の栄養素量}}\times 100$$

一般に、糖質の消化吸収率が最も高くほぼ100％に近い。たんぱく質や脂肪の消化吸収率は約95～97％で、動物性たんぱく質、脂質、植物性たんぱく質の順に低くなる。

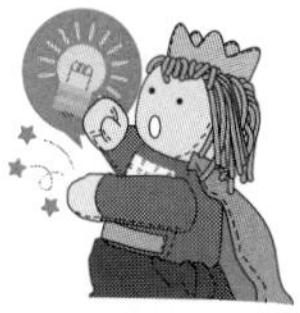

練習問題

栄養素の消化と吸収に関する記述である。正しいのはどれか。１つ選べ。

(1)　胃液分泌は、迷走神経が亢進すると促進される。

(2)　たんぱく質の消化は、小腸から始まる。

(3)　見かけの消化吸収率は、糞中内因性損失量を考慮している。

(4)　ジペプチドは、Na^+を利用して小腸上皮細胞内に取り込まれる。

(5)　小腸上皮細胞に吸収された中鎖脂肪酸は、リンパ管を経て全身に運ばれる。

解　説 ……………………………………………………………… 正答　(1)

(1)　正しい。迷走神経は胸腹部の臓器に広く分布する副交感神経で、胸腹部臓器の運動・分泌調節に関わる。副交感神経の興奮により、消化管運動は促進される。

(2)　誤り。たんぱく質の消化は、胃から始まる。

(3)　誤り。糞中内因性損失量を考慮しているのは、真の消化吸収率である。

(4)　誤り。ジペプチドは、H^+の濃度勾配を利用して小腸上皮細胞内に取り込まれる。一方、多くのアミノ酸は、Na^+を利用して小腸上皮細胞内に取り込まれる。

(5)　誤り。小腸上皮細胞に吸収された中鎖脂肪酸は、門脈を経て肝臓に送られ全身に運ばれる。

練習問題

消化管ホルモンとその作用の組合せである。正しいのはどれか。１つ選べ。

(1)　セクレチン――――――――胃酸分泌の促進

(2)　ガストリン――――――――胃酸分泌の抑制

(3)　GLP－１―――――――――インスリン分泌の促進

(4)　コレシストキニン―――――膵酵素分泌の抑制

(5)　グレリン―――――――――摂食抑制

解　説 ……………………………………………………………… 正答　(3)

(1)　誤り。セクレチンは、膵臓からのHCO_3^-の分泌を促進するとともに、胃酸及びガストリンの分泌を抑制する。

(2)　誤り。ガストリンは、胃酸及びペプシノーゲンの分泌を促進するとともに、胃の蠕動運動を促進する。

(3)　正しい。インクレチン(GLP－１、GIP)は、食事摂取に伴い消化管から分泌され、膵臓のランゲルハンス島β細胞に作用してインスリン分泌を促進する消化管ホルモンの総称である。

(4)　誤り。コレシストキニンは、膵酵素分泌を促進するとともに、胆嚢からの胆汁の分泌を促進する。コレシストは「胆嚢」、キニンは「収縮」を意味する。

(5)　誤り。グレリンは、摂食を促進し、エネルギー消費を抑制、体重を増加させる。また、成長ホルモンの分泌を強力に促進する。

8　糖質の代謝と栄養

1　糖質の消化と吸収

摂取されたでんぷんは、**唾液及び膵液のα-アミラーゼ**の作用によって、α-1，4グリコシド結合が内部からランダムに切断されて、**マルトトリオース**、**マルトース**、**α-限界デキストリン**にまで分解される。これらの少糖類とラクトース、スクロースなどの二糖類は、**小腸上皮細胞の微絨毛膜**に存在する**二糖類分解酵素**による**膜消化**を受け、単糖類の**グルコース**、**ガラクトース**、**フルクトース**に分解される。なお、でんぷんのα-1，6グリコシド結合は主にイソマルターゼによって切断される。

グルコースとガラクトースは、微絨毛膜に存在する Na^+/D-グルコース共輸送担体(SGLT 1)を介して細胞内に吸収[**能動輸送**]される。そして、細胞内に吸収されたグルコースとガラクトースは、側底膜に存在するGLUT 2を介して細胞間隙に輸送[**促進拡散**]され、最終的に血管へ移行する。細胞間隙に輸送されたグルコースや Na^+ は、局所の高い浸透圧をもたらし、水や電解質の吸収を促進する。一方、**フルクトース**は、微絨毛膜に存在するGLUT 5を介して細胞内に吸収[**促進拡散**]される。そして、細胞内に吸収されたフルクトースは、グルコースやガラクトースと同様に側底膜に存在するGLUT 2を介して細胞間隙に輸送[**促進拡散**]され、血管へ移行し、**門脈を経て肝臓**に運ばれる。

なお、単糖類の小腸吸収速度は、糖の種類によって異なる。**グルコースとガラクトースに比べてフルクトースの吸収速度は遅い**。これは、グルコースとガラクトースが能動輸送で吸収されるのに対し、フルクトースは促進拡散で吸収されるからである。

■グルコース輸送

グルコースは Na^+ とともに二次性能動輸送あるいは促進拡散によって細胞内に取り込まれるが、いずれの場合も**輸送担体(トランスポーター)**を介する。細胞膜グルコース輸送担体にはいくつかの種類が存在し、SGLT 1やGLUT 2などと命名されている。

各グルコース輸送担体はグルコースに対する親和性や分布が異なるが、**インスリン**による速やかなグルコースの取り込み亢進に関与するのは、**筋細胞**と**脂肪細胞**に限局しているGLUT 4である。**インスリン感受性グルコース輸送担体**であるGLUT 4は、インスリンが作用すると、ストックされていた細胞内小胞のプールから細胞膜上に移動し、細胞内へのグルコース取り込みを増加させる。一方、肝細胞でのグルコース取り込みもインスリンによって増加するが、これはGLUT 4によるのではなく、グルコキナーゼの誘導による二次的な結果である。肝細胞、赤血球、神経系細胞、小腸上皮細胞、腎尿細管細胞などはグルコース取り込みにインスリンを必要としない。

主な細胞膜グルコース輸送担体

- ●SGLT 1：小腸上皮細胞微絨毛膜での Na^+ との二次性能動輸送
- ●SGLT 2：腎尿細管細胞での Na^+ との二次性能動輸送
- ●GLUT 1：各種細胞に広く存在、定常的なグルコース取り込み
- ●GLUT 2：膵島β細胞と肝細胞でのグルコース輸送、小腸上皮細胞側底膜でのグルコース輸送
- ●GLUT 4：筋細胞と脂肪細胞でのインスリン刺激によるグルコース取り込み

糖質の消化と吸収

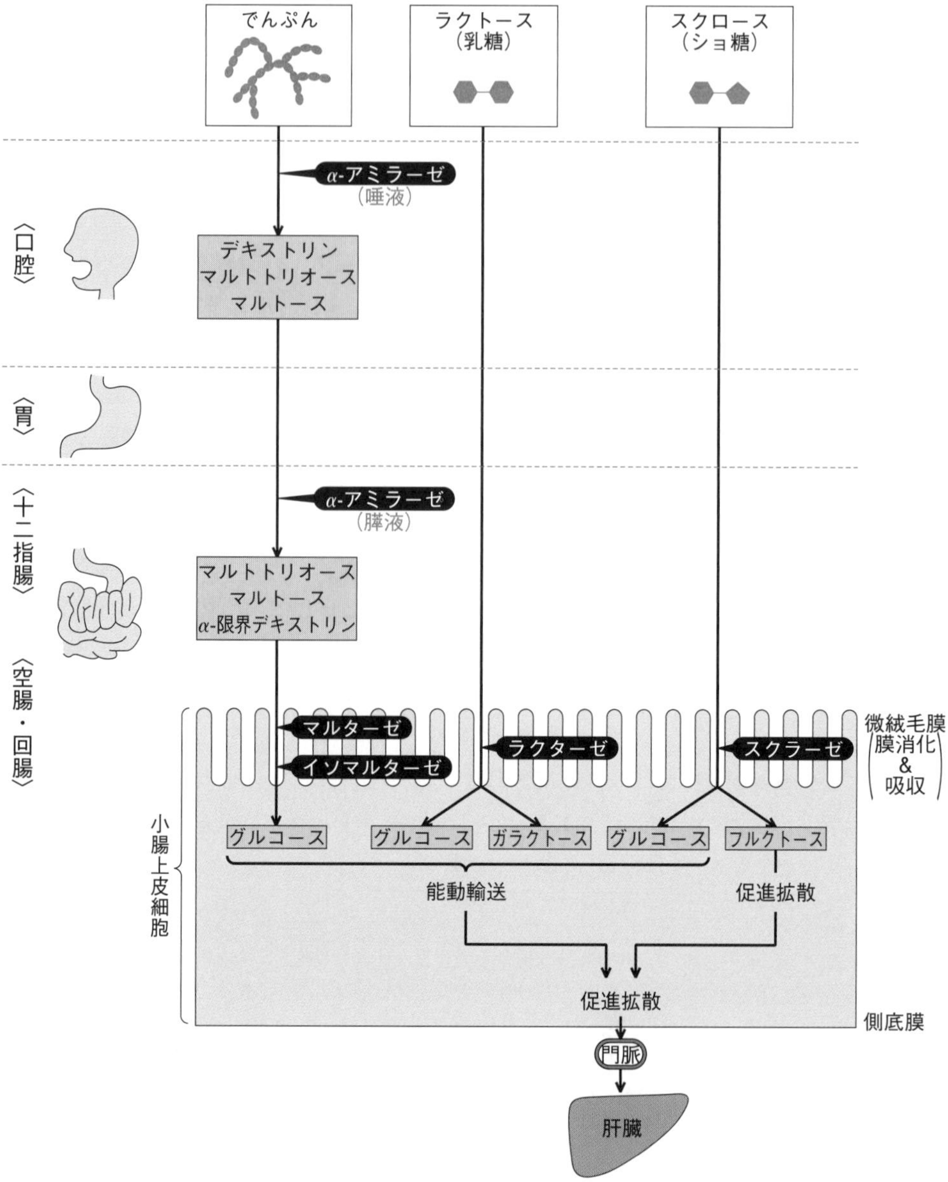

2　糖質の代謝

吸収されたグルコースは**血糖**として全身に運ばれ、細胞内へ取り込まれると**解糖系**と呼ばれる代謝経路に入り代謝され、主にエネルギーとして利用される。他の単糖類は**肝臓**で固有の代謝系で代謝された後、最終的にはグルコースと同様、解糖系に入り代謝される。

余剰グルコースは**グリコーゲン**に合成され、**肝臓や筋肉に貯蔵**される。肝臓のグリコーゲンは、血糖値（血中グルコース濃度）が低下した状態になると、再びグルコースに分解されて、血糖値を上昇させる。体内でのグリコーゲン貯蔵量には限界があるため、過剰に摂取されたグルコースは**トリアシルグリセロール（中性脂肪）に変換されて脂肪組織に貯蔵**される。

糖質代謝の概要

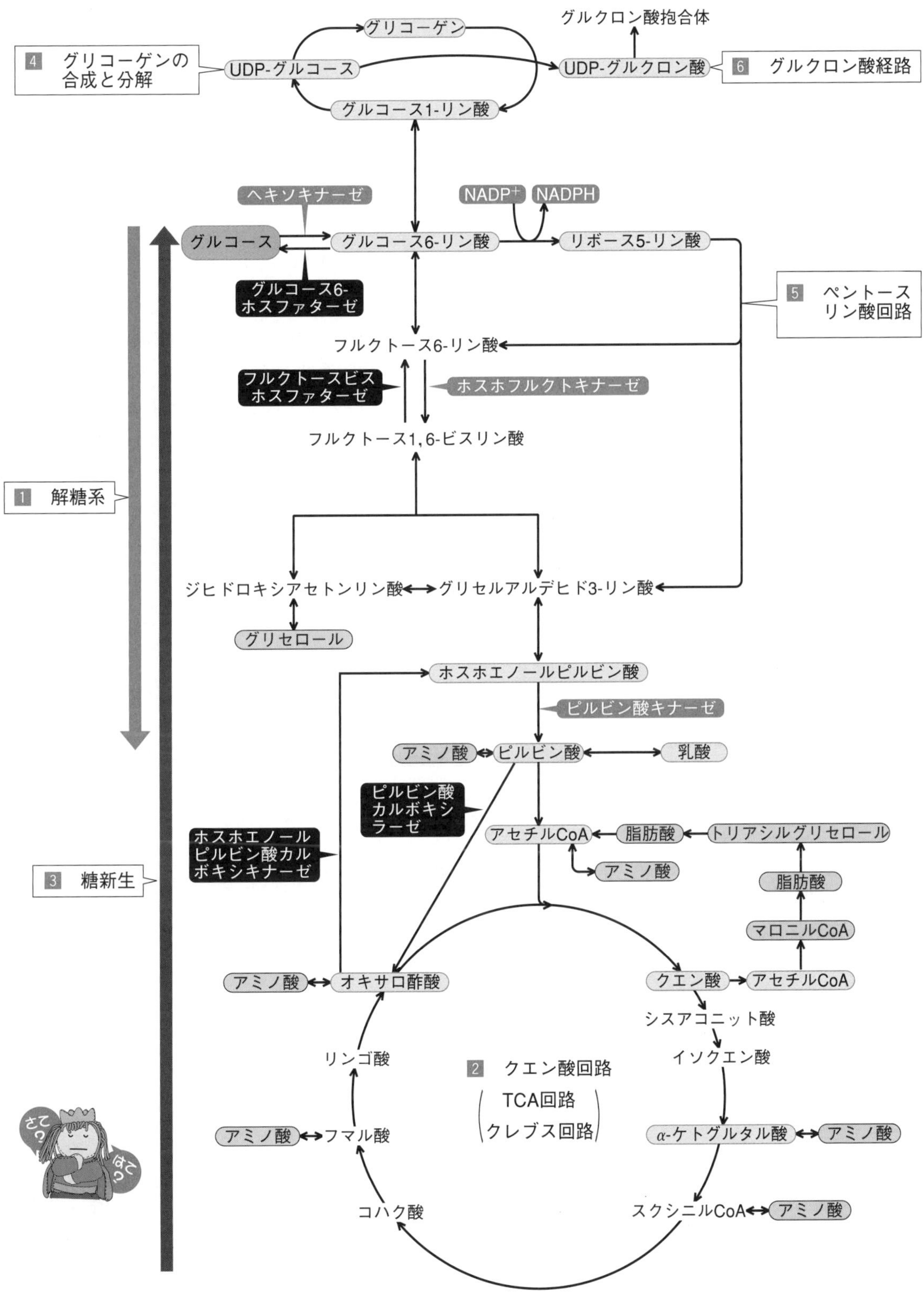

グリコーゲン
グルクロン酸抱合体
4　グリコーゲンの合成と分解
UDP-グルコース
UDP-グルクロン酸
6　グルクロン酸経路
グルコース1-リン酸
ヘキソキナーゼ
NADP+
NADPH
グルコース
グルコース6-リン酸
リボース5-リン酸
グルコース6-ホスファターゼ
5　ペントースリン酸回路
フルクトース6-リン酸
フルクトースビスホスファターゼ
ホスホフルクトキナーゼ
フルクトース1,6-ビスリン酸
1　解糖系
ジヒドロキシアセトンリン酸
グリセルアルデヒド3-リン酸
グリセロール
ホスホエノールピルビン酸
ピルビン酸キナーゼ
アミノ酸
ピルビン酸
乳酸
ピルビン酸カルボキシラーゼ
ホスホエノールピルビン酸カルボキシキナーゼ
アセチルCoA
脂肪酸
トリアシルグリセロール
アミノ酸
3　糖新生
脂肪酸
マロニルCoA
アミノ酸
オキサロ酢酸
クエン酸
アセチルCoA
シスアコニット酸
リンゴ酸
2　クエン酸回路
イソクエン酸
TCA回路
クレブス回路
さて?
はて?
アミノ酸
フマル酸
α-ケトグルタル酸
アミノ酸
コハク酸
スクシニルCoA
アミノ酸

1　解糖系

解糖系とは**グルコース**が**ピルビン酸**あるいは**乳酸**にまで分解される代謝経路で、**細胞質ゾル**で行われる。グルコースがリン酸化され**グルコース6-リン酸**を生成する反応から始まり、最終的には1分子のグルコースから**2分子のピルビン酸**あるいは**2分子の乳酸**が生じ、**2分子のATP**が生成される(実際には4分子のATPが生成され、2分子のATPが消費される)。この経路の**律速酵素**(**調節酵素**)は**ヘキソキナーゼ**、**ホスホフルクトキナーゼ**、**ピルビン酸キナーゼ**の3つであり、いずれの酵素による反応も不可逆反応で逆行しない。

- **ヘキソキナーゼ**(**肝グルコキナーゼ**)：グルコース → グルコース6-リン酸
- **ホスホフルクトキナーゼ**：フルクトース6-リン酸 → フルクトース1，6-ビスリン酸
- **ピルビン酸キナーゼ**：ホスホエノールピルビン酸 → ピルビン酸

解糖系では、酸素が不十分である条件(嫌気的条件)と酸素が十分にある条件(好気的条件)とでは最終産物が異なる。激しい運動で酸素が不足するなどの**嫌気的条件下**では、ピルビン酸が**乳酸脱水素酵素**(**LDH**、**LD**)により乳酸に変わり、**乳酸が最終産物**となる。生成された乳酸は細胞外に放出され**肝臓**に運ばれ、グルコースに再合成される。一方、**好気的条件下**での**最終産物はピルビン酸**で、ピルビン酸はさらにミトコンドリア内に入り、クエン酸回路で代謝される。

解糖系でのグルコースの変化

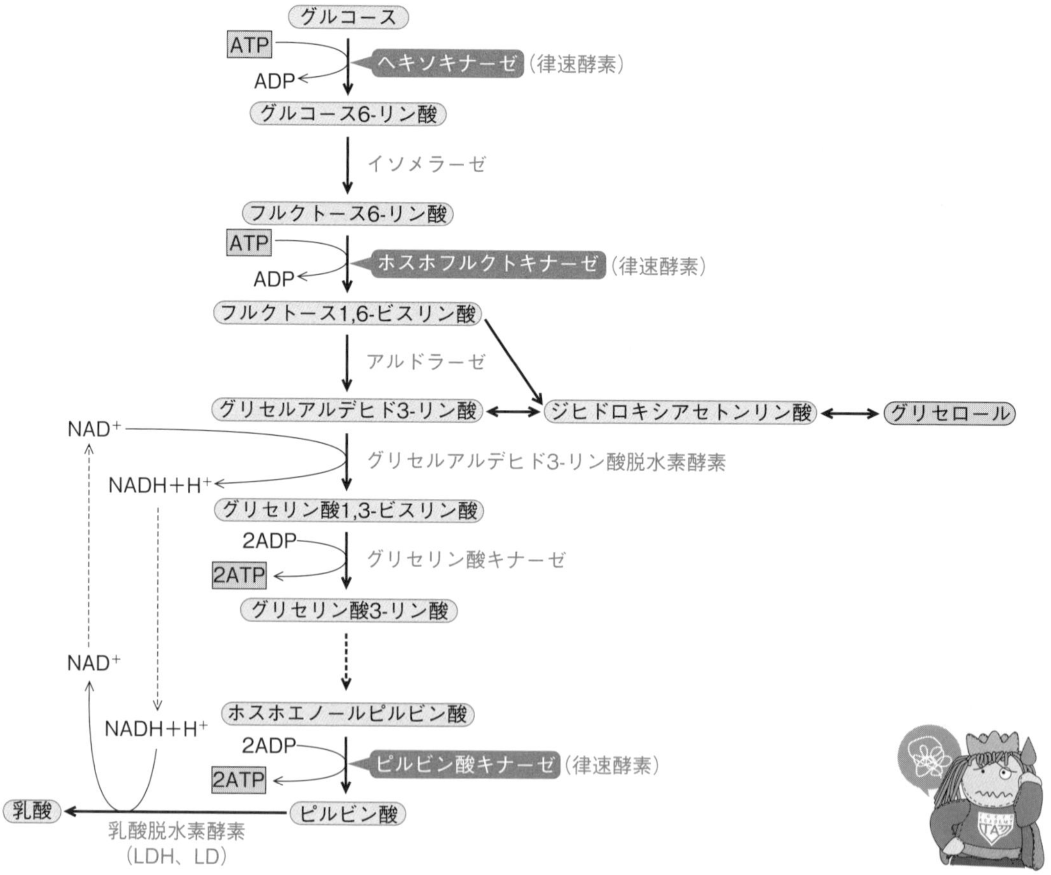

2 クエン酸回路(TCA 回路、クレブス回路)

クエン酸回路は糖質だけでなく、脂質やたんぱく質の代謝が合流する代謝経路であり、これらの栄養素の炭素骨格は最終的に**二酸化炭素**と**水**に酸化される。

好気的条件下での解糖系の最終産物である**ピルビン酸**は、**ミトコンドリアのマトリックス**内に入ると酸化的脱炭酸を受けて**アセチル CoA** となる。アセチル CoA は**オキサロ酢酸**と縮合して**クエン酸**を生じ、順次、脱水素、脱炭酸などの反応を経て、オキサロ酢酸に戻り、回路を一巡する。この回路をクエン酸回路といい、代謝中間体には**α-ケトグルタル酸**などがある。クエン酸回路の代謝中間体は**アミノ酸**の合成原料としても使われ、たとえばα-ケトグルタル酸からはグルタミン酸が、オキサロ酢酸からはアスパラギン酸が作られる。

クエン酸回路では脱水素反応によって、還元型補酵素の **NADH** と **$FADH_2$**が生成する。また、解糖系やピルビン酸がアセチル CoA になる際にも NADH が生成する。これらの**水素**(**電子**)は、**ミトコンドリア内膜**の**電子伝達系**(**呼吸鎖**)に受け渡され、**酸化的リン酸化によるATP 産生**に用いられる。グルコースの代謝では、解糖系の**基質準位**(**基質レベル**)**のリン酸化**によるものよりも、酸化的リン酸化によって得られる ATP の量がはるかに多い。解糖系から電子伝達系までの過程で、1分子のグルコースから**肝臓・心臓・腎臓では38分子**、**脳・筋肉では36分子**の ATP が生成される。

※電子伝達系については、Part I - 6 - 2 2「電子伝達系(呼吸鎖)」を参照のこと。

クエン酸回路

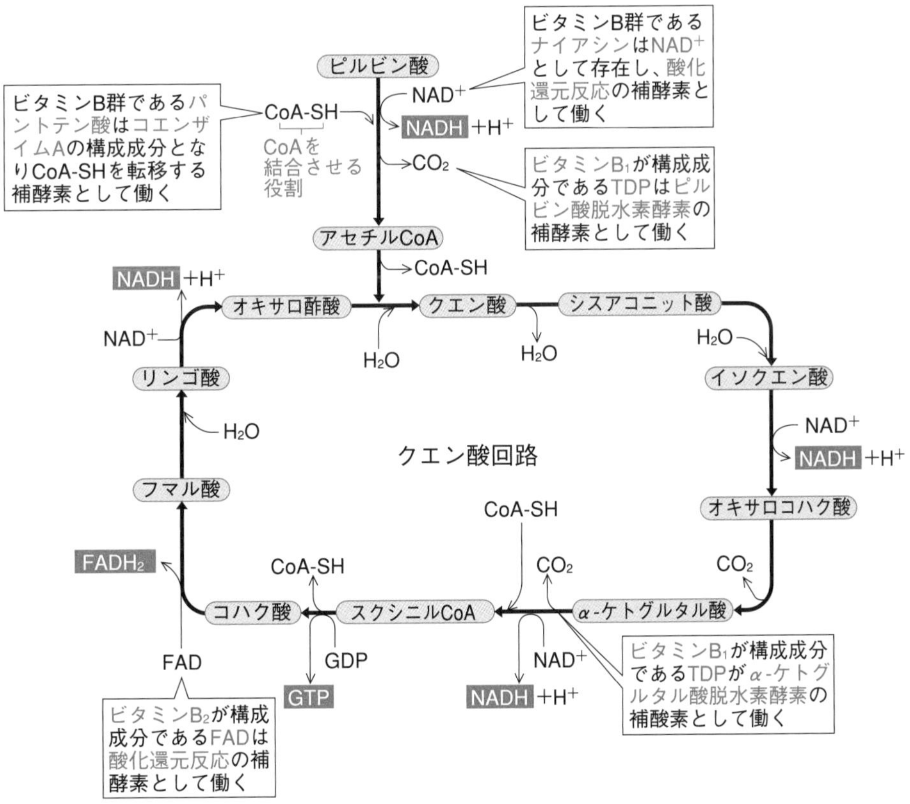

解糖系・クエン酸回路・電子伝達系の概要

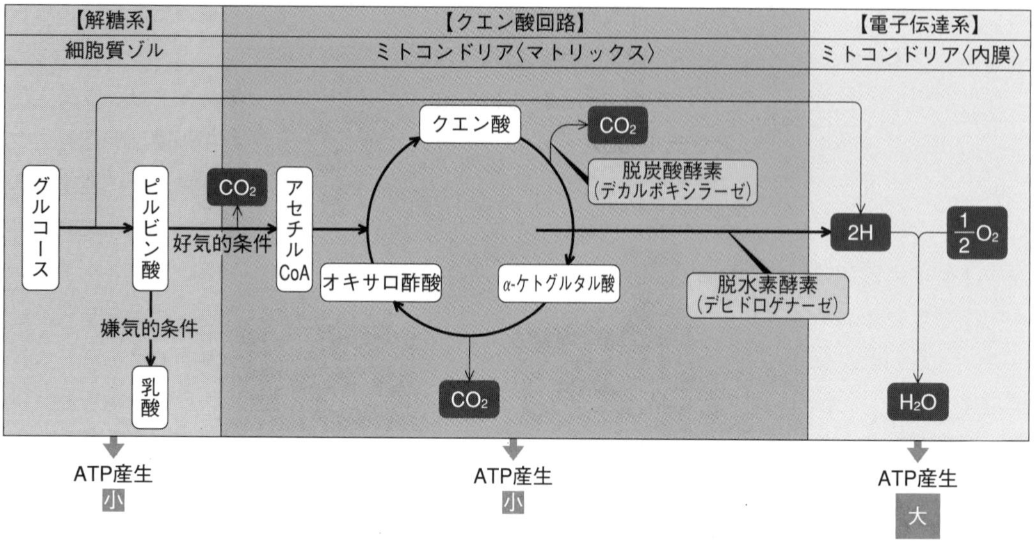

■ATPの産生のされ方

ATPの産生には次の2通りがある。

●**酸化的リン酸化**：ミトコンドリアの電子伝達系で生じるエネルギーを利用して産生

●**基質準位のリン酸化**：高エネルギー化合物の加水分解に伴って放出されるエネルギーを使ってADPをリン酸化して産生

3　糖新生

グルコースが不足したとき、血糖値が低下しないように、**乳酸**、**グリセロール**、**アミノ酸**（**糖原性アミノ酸**）などの**糖質以外の物質からグルコースを生成**する代謝経路を**糖新生**といい、グルコース6-ホスファターゼが存在する**肝臓**と**腎臓**で行われる。ただし、**脂肪酸**や純粋なケト原性アミノ酸の**ロイシン、リシンからグルコースは合成されない**。

糖新生はクエン酸回路の一部と解糖系の逆行によって行われるが、クエン酸回路と解糖系には不可逆な過程があるため、別の酵素反応で進んだり、迂回路を通ったりする。たとえば、解糖系におけるホスホエノールピルビン酸→ピルビン酸は不可逆であるため、乳酸やアミノ酸から生じるピルビン酸は、**オキサロ酢酸を経由してホスホエノールピルビン酸となり**、グルコースを生成する。

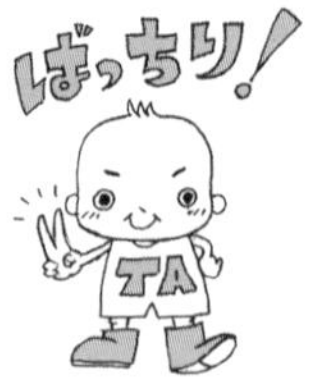

糖新生

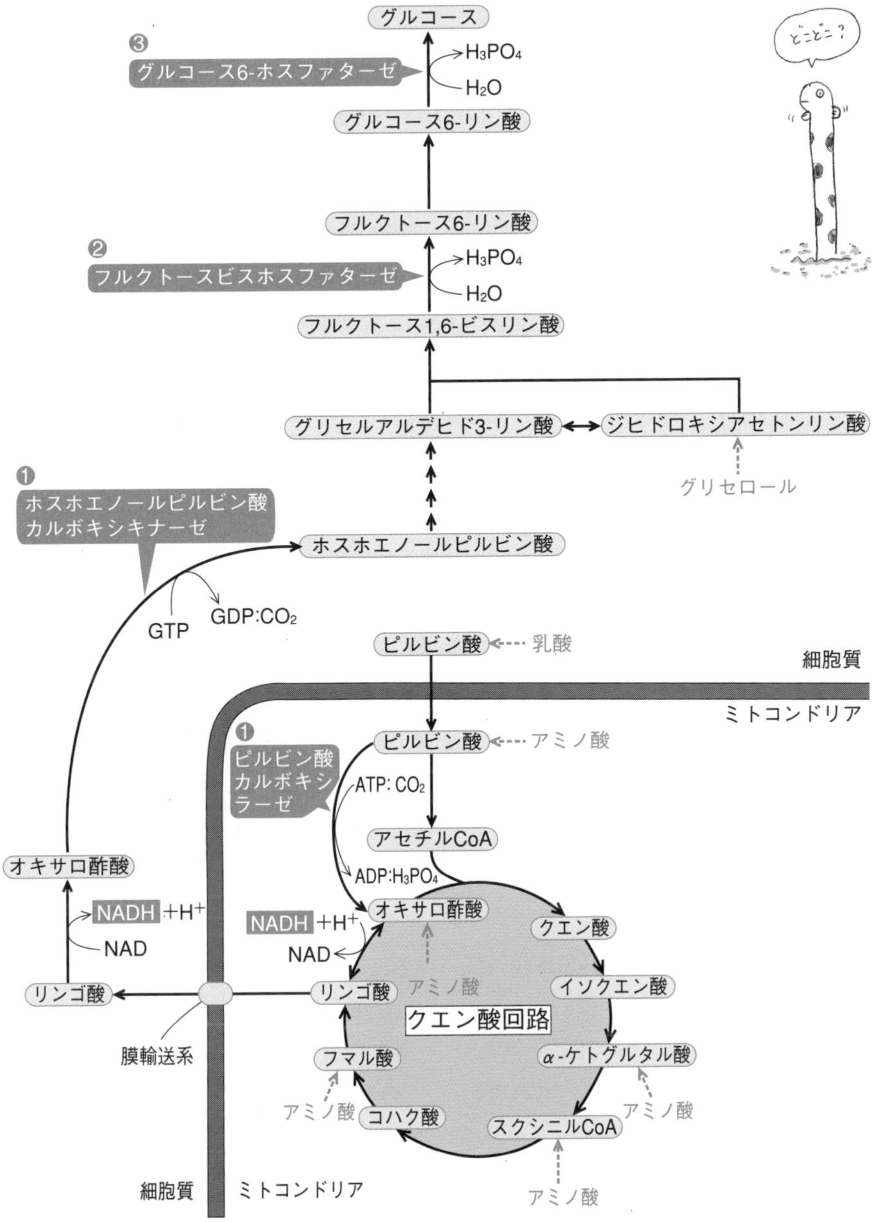

❶　ピルビン酸キナーゼの迂回路

ミトコンドリア内のピルビン酸は、**ピルビン酸カルボキシラーゼ**(補酵素；ビオチン)の作用で**オキサロ酢酸**となり次いで**リンゴ酸**となる。リンゴ酸は、ミトコンドリア膜の特別な膜輸送系を経てミトコンドリア外へ出て(オキサロ酢酸はミトコンドリア膜を通過できない)、オキサロ酢酸に戻り**ホスホエノールピルビン酸カルボキシキナーゼ**によってホスホエノールピルビン酸に転換する。

❷　ホスホフルクトキナーゼの迂回路

解糖を逆行し、フルクトース1, 6-ビスリン酸になると、**フルクトースビスホスファターゼ**の働きでフルクトース6-リン酸になる。

❸　ヘキソキナーゼの迂回路

逆行して生成されたグルコース6-リン酸は、**グルコース6-ホスファターゼ**によりグルコースとなり血糖として細胞外へ放出される。

●**コリ回路**：筋肉・赤血球・脳などが血中から取り込んだグルコースの一部分が解糖系を経て乳酸になるが、それが血中に出て**肝臓**(や腎臓)に取り込まれて、**糖新生系**により**グルコースに再合成**され、再び血中に放出されるという回路。放出されたグルコースは血液循環を通じて他の組織に運ばれ、そこで酸化反応に利用される。

●**グルコース・アラニン回路**：**筋肉**で生じた**アラニン**が、血中に出て**肝臓**に取り込まれ、そこでアミノ基が除かれてピルビン酸となり、**糖新生系**により**グルコースに転換**される回路。空腹状態において血糖を維持するための、筋グリコーゲンを利用する間接的な経路である。

コリ回路とグルコース・アラニン回路

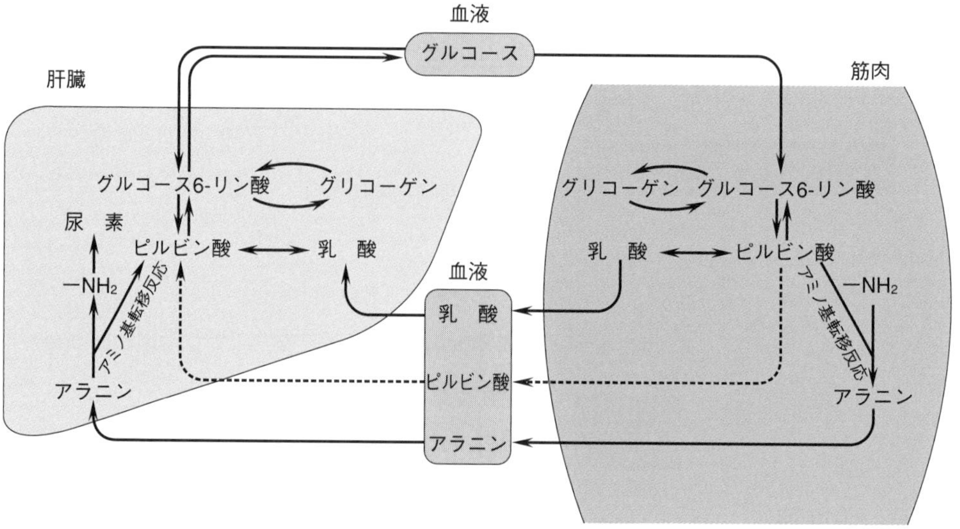

4　グリコーゲンの合成と分解

グリコーゲンの合成と分解は**別々の経路**で行われる。

⑴　グリコーゲンの合成

グルコースがリン酸化され**グルコース 6 -リン酸**を生成し、**グルコース 1 -リン酸**を経て **UDP-グルコース**となる。UDP-グルコースのグルコース部分が、すでにあるグリコーゲン鎖の末端に1つずつ結合していくことによってグリコーゲンが合成される。この反応にはグルコースをα-1，4結合でつなげていく**グリコーゲンシンターゼ**(**合成酵素**)と、α-1，6結合で枝分かれ構造を作っていく分岐酵素(ブランチングエンザイム)が働く。

⑵　グリコーゲンの分解

グリコーゲンは**グリコーゲンホスホリラーゼ**によりα-1，4結合が**加リン酸分解**され、**グルコース 1 -リン酸**となる。さらに、**グルコース 6 -リン酸**となり、筋肉ではそのまま解糖系に入る。肝臓ではグルコース6-リン酸が**グルコース 6 -ホスファターゼ**により加水分解されて**グルコース**となり、血糖としても利用される。つまり、肝臓ではグリコーゲンをグルコースに分解して血糖を維持することができるが、筋肉にはグルコース6-ホスファターゼが存在しないため、**筋グリコーゲンはグルコースに分解されず**(**血糖維持には利用されず**)、筋収縮のエネルギー源としてのみ利用される。なお、グリコーゲンのα-1，6結合の枝分かれを切断する酵素は脱分岐酵素(デブランチングエンザイム)である。

グリコーゲンの代謝【肝臓の細胞質内】

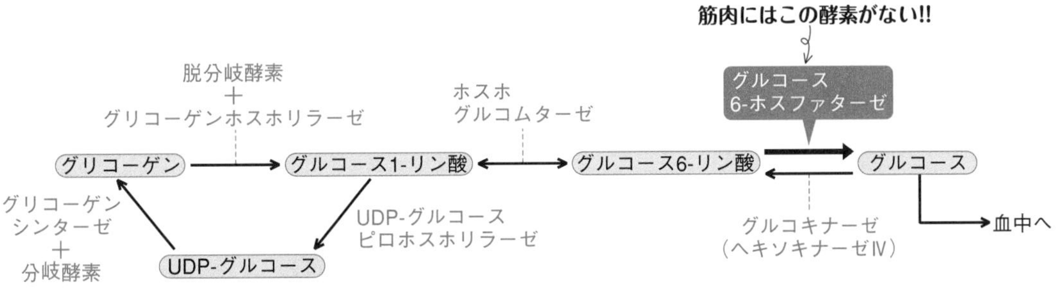

※血糖の調節は肝臓のグリコーゲンで行っている。

※グルコキナーゼは、他のアイソザイムとは異なり、グルコースに対して高いミカエリス定数(K_m)をもち、また、その生成物であるグルコース６-リン酸によるアロステリック阻害を受けない。このため、肝臓では大量のグルコースを取り込むことができ、グリコーゲンとして貯蔵することができる。

(3)　グリコーゲンの合成と分解の調節

グリコーゲンの合成及び分解の各調節酵素である**グリコーゲンシンターゼ**と**グリコーゲンホスホリラーゼ**には**活性型**と**不活型**があり、肝臓ではグルカゴンやアドレナリンの、筋肉ではアドレナリン(筋細胞にはグルカゴン受容体がない)の作用によって、グリコーゲンの合成と分解が同時に起きないようコントロールされている。グルカゴンやアドレナリンは細胞内の**cAMP**(**サイクリック AMP**)濃度を上昇させ、酵素の**リン酸化**反応を促進するが、これはグリコーゲンホスホリラーゼを活性化し、グリコーゲンシンターゼを不活化させる。逆に**プロテインホスファターゼ**による**脱リン酸化**反応は、グリコーゲンホスホリラーゼを不活化させ、グリコーゲンシンターゼを活性化させる。

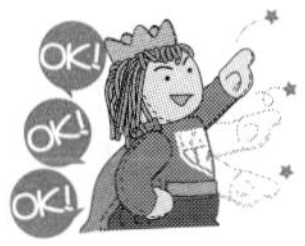

血糖の変化による肝細胞での糖代謝の変化

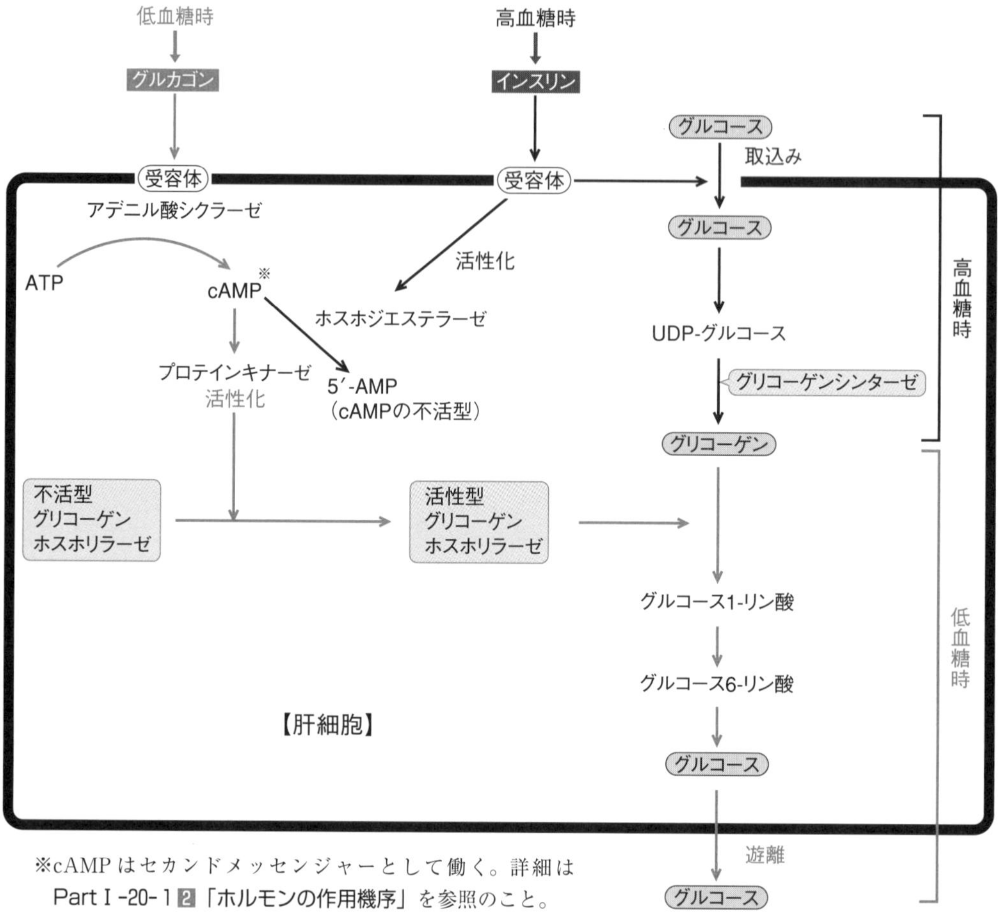

※cAMP はセカンドメッセンジャーとして働く。詳細は Part Ⅰ-20-1 **2**「ホルモンの作用機序」を参照のこと。

⑷　グリコーゲンの体内分布

貯蔵グリコーゲン濃度が最も高いのは肝臓（湿重量の約５～６％）で、次に高いのが筋肉（湿重量の約0.5～１％）であるが、身体に占める筋肉量は肝臓に比べて多いので、グリコーゲン量としては筋肉に最も多く貯蔵されている。体内には、約500g のグリコーゲンを貯蔵することができ、成人ではそのうちの約100～150g が肝臓に、残りのほとんどが筋肉に貯蔵される。

5　ペントースリン酸回路（五炭糖リン酸回路）

飽食状態では、解糖系の代謝中間体である**グルコース６-リン酸**は、解糖系の側路である**ペントースリン酸回路**に流れる。ペントースリン酸回路は解糖系と同様に**細胞質ゾル**で行われる代謝である。**ATP 産生には関与しないが、NADPH（NADP の還元されたもの）**と**リボース５-リン酸**の産生という重要な役割を果たしている。NADPH は脂肪酸やステロイドの生合成や赤血球でのグルタチオン*生成の際の**還元剤**（水素供与体）として、リボース５-リン酸は核酸の合成原料として利用される。ペントースリン酸回路は、肝臓、脂肪組織、赤血球、授乳中の乳腺などの組織において活発に働いている。

＊**グルタチオン**　３つのアミノ酸から成るペプチドで、SH 基を有するため還元性に富む。グルタチオンの供給不足により赤血球膜は損傷を受ける。

6　グルクロン酸経路（ウロン酸回路）

グルコースから**UDP-グルコース**を経て（ここまでの代謝はグリコーゲン合成と同じ）、**UDP-グルクロン酸**、グルクロン酸、グロン酸を生成する代謝経路を**グルクロン酸経路**といい、解糖系の側路である。**ATP産生には関与しないが**、産生されるUDP-グルクロン酸は、生体薬物代謝の**解毒**機構の1つである**グルクロン酸抱合**を行う。また、ヒト、サル、モルモット以外の動物は、グロン酸から**ビタミンC**を合成する。

7　血糖値の調節

血液中に含まれるグルコースのことを血糖といい、血糖値は**食後30〜60分**で一時的に上昇するが、**2〜3時間後**には空腹時の値である**70〜110mg/dL**に戻るようコントロールされている。血糖値の調節にはホルモンが深く関与している。

(1)　血糖値下降作用をもつホルモン

食事により血糖値が上昇すると、**膵臓のランゲルハンス島β細胞**から**インスリン**が分泌される。インスリンは、血中のグルコースを筋肉や脂肪細胞に取り込ませ、**血糖値を下げる**。インスリンは血糖値を下降させる唯一のホルモンである。そのため、インスリン分泌が不足したり、インスリン作用が発揮されにくくなると血糖値の高い状態、つまり**糖尿病**になる。

インスリンの代謝に対する作用

肝臓	グリコーゲン合成の促進、グルコース生成の抑制、解糖の促進、糖新生の抑制 脂肪合成の促進 たんぱく質合成の促進
筋肉	GLUT 4を介したグルコースの取り込み促進、グリコーゲン合成の促進 アミノ酸の取り込み促進、たんぱく質合成の促進、たんぱく質分解の抑制 カリウムイオンの取り込み促進
脂肪組織	GLUT 4を介したグルコースの取り込み促進 脂肪酸合成の促進、リポたんぱく質リパーゼ活性の促進、ホルモン感受性リパーゼ活性の抑制
一般組織	たんぱく質合成の促進

(2)　血糖値上昇作用をもつホルモン

血糖値を上昇させるホルモンには、**膵臓のランゲルハンス島α細胞**から分泌される**グルカゴン**のほか、**アドレナリン**や**グルココルチコイド（糖質コルチコイド）**など数多くのホルモンがある。これらのホルモンは、肝臓に貯蔵されたグリコーゲンの分解や糖新生を促進させて、**血糖値を上げる**。

血糖値調節に関与するホルモン

血糖値	ホルモン	分泌部位	主な作用
下降	インスリン	膵臓ランゲルハンス島β細胞	末梢組織におけるグルコース取り込みの促進
上昇	グルカゴン	膵臓ランゲルハンス島α細胞	グリコーゲン分解促進※、糖新生促進
	サイロキシン	甲状腺	糖の吸収速度上昇、 肝臓からのグルコース放出を促進
	アドレナリン ノルアドレナリン	副腎髄質	グリコーゲン分解促進、 肝臓からのグルコース放出を促進
	成長ホルモン	下垂体前葉	筋肉と脂肪細胞へのグルコース取り込み抑制
	グルココルチコイド	副腎皮質	アミノ酸からの糖新生促進、肝臓以外の組織のアミノ酸とグルコース取り込み抑制

※筋細胞にはグルカゴン受容体が存在しないので、**グルカゴンは筋肉ではグリコーゲン分解作用を示さない**。

食事摂取後の血糖、インスリン、グルカゴンの変動

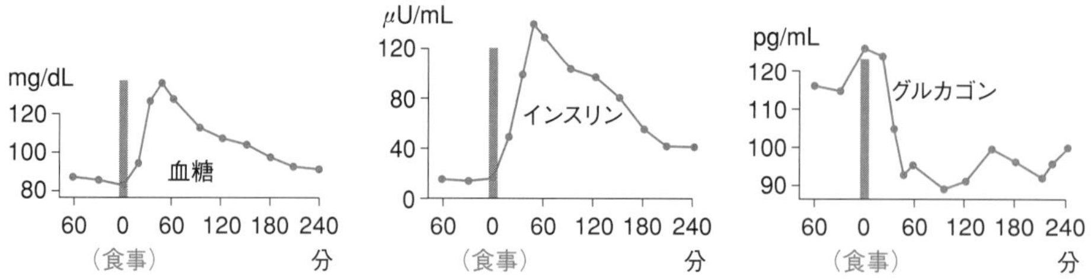

8 糖質代謝の臓器差

(1) 肝臓での糖質代謝

グリコーゲンの合成と貯蔵、グリコーゲンの分解、解糖（グルコースの分解）、**糖新生**（コリ回路、グルコース - アラニン回路を含む）を行う。なお、肝臓グリコーゲンは必要に応じてグルコースに分解され、脳や他のグルコースを必要とする組織のエネルギー代謝を確保するために必要な**血糖の維持に利用される**。

(2) 筋肉での糖質代謝

グリコーゲンの合成と貯蔵、グリコーゲンの分解、解糖（グルコースの分解）を行う。なお、筋肉グリコーゲンはグルコースにまで分解されないため、**血糖維持には利用されず**、筋収縮のエネルギー源として使われる。

(3) 脂肪組織での糖質代謝

肝臓や筋肉で貯蔵されるグリコーゲン量以上に糖質が摂取された場合、グルコースを取り込み、脂肪酸合成（トリアシルグリセロール合成）に利用する。脂肪酸合成には NADPH を必要とするので、NADPH を産生する**ペントースリン酸回路の活性が高い**。

(4) 脳での糖質代謝

脳は体重の約２％の重量であるが、安静時でも全身で使われる酸素とグルコースの**約20%**を消費する。特別な場合を除いて、脳はエネルギー源としてグルコースしか利用できず、脳は常に血液からのグルコース供給を必要とする。

(5) 赤血球での糖質代謝

赤血球は**ミトコンドリアをもっていない**ので、ミトコンドリアでの代謝（クエン酸回路）を絶対的に必要とする脂肪酸やアミノ酸をエネルギー源として利用することができない。このため、赤血球のエネルギー産生は**解糖系に依存**するしかなく、**グルコースを唯一のエネルギー源としている**。また、赤血球はグルコースを貯蔵できないため、脳と同様、常に血液からのグルコース供給を必要とする。赤血球はその形態や機能を維持するために NADPH を必要とするので、NADPH を産生する**ペントースリン酸回路の活性が高い**。

食後（摂食時）の組織間の相互関係

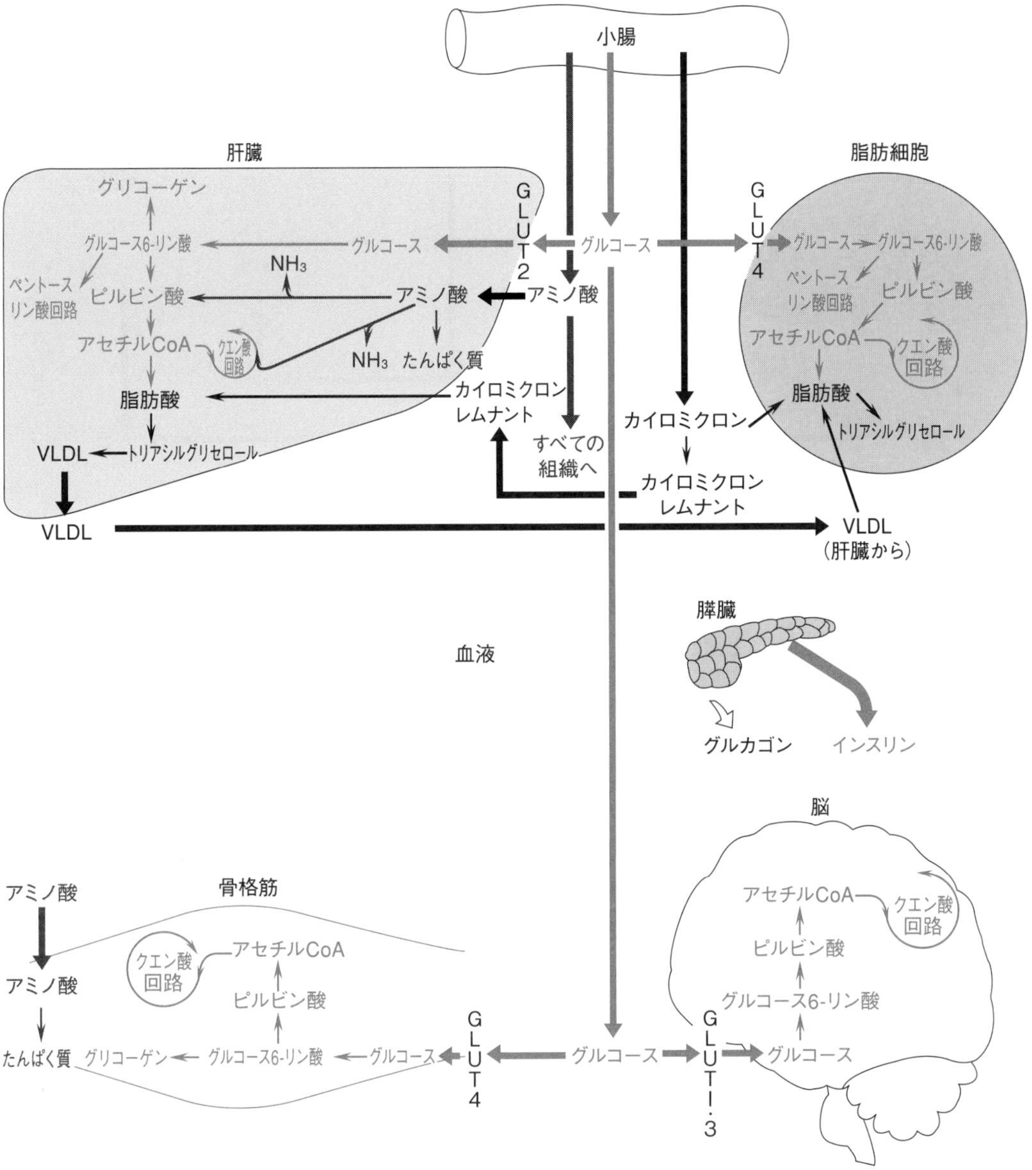

食間期（空腹時）の組織間の相互関係

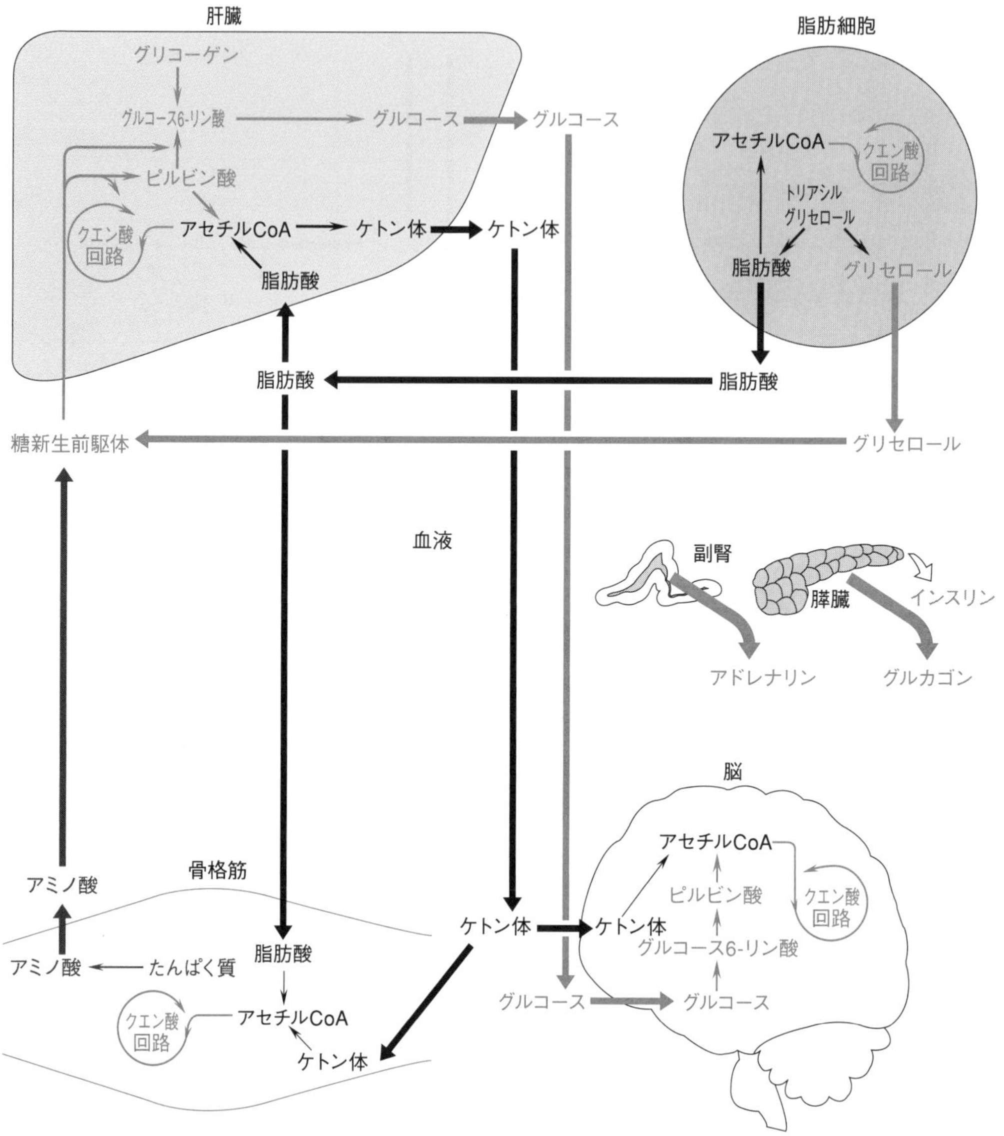

3　炭水化物の栄養

1　エネルギー源としての作用

(1)　炭水化物エネルギー比率

炭水化物は体内で1g当たり約4kcal*のエネルギー源となる。「日本人の食事摂取基準（2020年版）」では、**炭水化物エネルギー比率**で**50～65%**を1歳以上の**目標量**としている。

＊1kcal　水1kgの温度を1℃上昇させる熱量のこと。

(2)　エネルギーのたんぱく質節約作用

エネルギー源になる栄養素は、炭水化物の他に脂質とたんぱく質があるが、炭水化物や脂質を十分に摂取すると、同時に摂取したたんぱく質がエネルギーとならず、体たんぱく質として有効に利用される。これを**エネルギーのたんぱく質節約作用**という。

■GI(グリセミック・インデックス)、GL(グリセミック・ロード)

GI は、食事として摂取された炭水化物が血糖値を上昇させる能力の指標で、ブドウ糖50g を100とした場合の相対的指標である。GI が高い食品は血糖値が急激に上がりやすく、GI が低い食品は血糖値の上昇が緩やかであることを表す。GI の高い食事が糖尿病や心筋梗塞の発症率のリスクを増加させる可能性が指摘されており、またメタボリックシンドローム関連因子との関連も示唆されている。GI は食品の種類だけでなく、咀嚼回数、穀類の精製度、調理方法、他の栄養素との組合せなどさまざまな条件によって大きく左右される。

GL は、GI に炭水化物摂取量を乗じた値で、GI を考慮した炭水化物摂取総量の指標である。

2　食物繊維

(1)　食物繊維とは

食物繊維とは、ヒトの消化酵素で消化されない食品中の難消化性成分の総体とされている。食物繊維の多くは**植物性の難消化性多糖類**であるが、キチンのような動物性のものや、リグニンのような非炭水化物系の食物繊維も存在する。

食物繊維は、**大腸**において**腸内細菌**による**嫌気的発酵**を受け、**短鎖脂肪酸**や**ガス**を生成して、一部はエネルギー源として利用される。また、腸内フローラを改善することから、**プレバイオティクス**として機能する。

※Part I - 7 - 4 4「大腸での消化」、Part I - 7 - 8 1「プレバイオティクス」を参照のこと。

(2)　食物繊維の生理作用

食物繊維は、大腸に到達するまでの消化管移行過程で種々の機能を発現するが、その機能は主に次の物理化学的性質によっている。

①　**水を吸収して膨張し、容積(カサ)を増す。**

②　**栄養成分を吸着する。**

③　**水に溶けると粘性がでてゲル化する。**

また、食物繊維の生理作用は次の表に示すように**水溶性**と**不溶性**では著しく異なる。

水溶性食物繊維と不溶性食物繊維の生理作用

溶解性	食物繊維の種類	含有食品	主な生理作用
水溶性	ペクチン〔水溶性〕*	果実、野菜	・血糖上昇抑制 ・血清コレステロール上昇抑制 ・腸内フローラ改善 ・胆汁酸吸着 ・大腸がんの発生抑制
	ガム質	麦、大豆	
	粘質多糖類 (グルコマンナン)	こんにゃく	
	海藻多糖類 (アルギン酸)	こんぶ、わかめ	
不溶性	セルロース	ごぼう、小麦ふすま	・排便促進(便量の増大) ・胆汁酸吸着 ・大腸がんの発生抑制
	ヘミセルロース	とうもろこし外皮	
	ペクチン〔不溶性〕*	果実、野菜	
	リグニン	ココア、豆類、野菜	
	キチン	えびやかにの殻、きのこ	

＊ペクチン　果実や野菜が未熟なときは**不溶性**、成熟するにしたがい**水溶性**になる。

なお、食物繊維には栄養成分を吸着したり、吸収を阻害したりする作用があるため、その過剰摂取は食事カルシウムや、鉄、銅、亜鉛などの微量栄養素の体外排出を増大させる。

(3)　レジスタントスターチ(難消化性でんぷん)

唾液及び膵液の α -アミラーゼで加水分解されにくいでんぷんを**レジスタントスターチ**とい

い、硬い結晶構造をもつでんぷんや生でんぷん、老化でんぷんがこれにあたる。レジスタントスターチは**食物繊維と類似した生理作用をもつ**とともに、食物繊維と同様、大腸で腸内細菌による嫌気的発酵を受け、短鎖脂肪酸やガスを生成して、一部はエネルギー源として利用される。

※消化に対して抵抗性のある（レジスタント）でんぷん（スターチ）であることよりこう呼ばれる。

3　他の栄養素との関係

(1)　相互変換

①　糖質──→トリアシルグリセロール（中性脂肪）

糖質は、**アセチル CoA** を経てまず**脂肪酸**に合成される。そして、脂肪酸はグリセロールと結合してトリアシルグリセロールに変換され、貯蔵脂肪となる。この貯蔵脂肪は必要に応じてグリセロールと脂肪酸に分解され、グリセロールは糖新生によりグルコースに再合成される。一方、脂肪酸はグルコースに再合成されることなく、β酸化によってアセチル CoA となり、クエン酸回路に入る。

②　糖質⇄アミノ酸

糖質は、アミノ基転移反応によって**可欠アミノ酸**に変換される。一方、**糖原性アミノ酸**は糖新生の材料となり、糖質に変換される。このように糖質とアミノ酸は、オキサロ酢酸、ピルビン酸、α-ケトグルタル酸などを通じて相互に変換できる。

※糖原性アミノ酸については、Part Ⅰ-10-3 2「アミノ酸の炭素骨格の代謝」を参照のこと。

(2)　ビタミン B_1 必要量の増加

糖質のエネルギー代謝過程では、**補酵素**として**ビタミン B_1・B_2**、**ナイアシン**、**パントテン酸**などの水溶性ビタミンが必要である。その中でもビタミン B_1 は重要であり、解糖系におけるピルビン酸→アセチル CoA〔**ピルビン酸脱水素酵素**〕の反応と、クエン酸回路におけるα-ケトグルタル酸→スクシニル CoA〔**α-ケトグルタル酸脱水素酵素**〕の反応では、それぞれ補酵素として作用し消費される（エネルギー産生には関与しないが、ペントースリン酸回路においてもビタミン B_1 は補酵素として作用する）。

一方、脂質のエネルギー代謝における脂肪酸→アセチル CoA の反応はビタミン B_1を必要としないため、糖質と脂質で同一エネルギー量を産生する場合、脂質に比べて糖質のほうがビタミン B_1 を多く消費する。（逆にいえば、**脂質にはビタミン B_1 節約作用がある**ということになる。）

※Part Ⅰ-15-4 5「ビタミン B_1」を参照のこと。

練習問題

糖質の代謝に関する記述である。正しいのはどれか。１つ選べ。

(1)　グルコース６-ホスファターゼは、解糖系の律速酵素である。
(2)　アセチル CoA は、ピルビン酸と反応してクエン酸回路に入る。
(3)　グリコーゲンが加リン酸分解されると、グルコース１-リン酸が生成する。
(4)　ペントースリン酸回路は、尿素回路の側路である。
(5)　グルカゴンは、グリコーゲン分解を抑制する。

解　説 …………………………………………………………………………………… 正答 (3)

(1)　誤り。グルコース 6 - ホスファターゼは、糖新生系の律速酵素であり、グルコース 6 - リン酸→グルコースの反応を触媒する。なお、解糖系の律速酵素は、ヘキソキナーゼ、ホスホフルクトキナーゼ、ピルビン酸キナーゼである。

(2)　誤り。アセチル CoA は、オキサロ酢酸と反応してクエン酸回路に入る。

(3)　正しい。なお、この反応はグリコーゲンホスホリラーゼで触媒される。

(4)　誤り。ペントースリン酸回路は、解糖系の側路である。

(5)　誤り。グルカゴンは、肝臓のグリコーゲン分解を促進する。

練習問題

糖質の栄養に関する記述である。正しいのはどれか。1つ選べ。

(1)　食後の血糖上昇により、筋肉ではグリコーゲンの分解が進む。

(2)　食後のインスリン分泌の上昇により、GLUT 2 を介した筋肉細胞へのグルコースの取り込みが促進する。

(3)　空腹時には、脂肪酸が肝臓でグルコースに転換される。

(4)　飢餓時には、筋肉たんぱく質由来のアミノ酸が血糖の維持に用いられる。

(5)　筋肉内で産生された乳酸は、筋肉内でグルコースに転換される。

解　説 …………………………………………………………………………………… 正答 (4)

(1)　誤り。食後の血糖上昇により、筋肉や肝臓ではグリコーゲンの合成が進む。

(2)　誤り。食後のインスリン分泌の上昇により、GLUT 4 を介した筋肉細胞へのグルコースの取り込みが促進する。GLUT 2 を介した細胞内へのグルコースの取り込みにインスリンは関与しない。なお、GLUT 2 は肝臓や膵臓に発現する輸送担体である。

(3)　誤り。脂肪酸はグルコースに転換されない。

(4)　正しい。

(5)　誤り。筋肉内で産生された乳酸は、肝臓に運ばれ、糖新生経路によりグルコースに転換される(コリ回路)。

練習問題

糖質の栄養に関する記述である。正しいのはどれか。1つ選べ。

(1)　健常者では、食後 2 時間で、血糖値が最大となる。

(2)　赤血球は、エネルギー源として乳酸を利用している。

(3)　筋肉のグリコーゲンは、血糖値の維持に利用される。

(4)　脳は、エネルギー源としてリボースを利用している。

(5)　脂肪組織は、グルコースをトリアシルグリセロールに変換して貯蔵する。

解　説 …………………………………………………………………………………… 正答 (5)

(1) 誤り。健常者では、食後30～60分で血糖値が最大となる。また、食後2～3時間後には、空腹時の値である70～110mg/dL に戻る。

(2) 誤り。赤血球は、グルコースを唯一のエネルギー源としている。

(3) 誤り。筋肉にはグルコース6-ホスファターゼが存在しないため、筋肉のグリコーゲンはグルコースに分解されず、血糖値の維持には利用されない。筋肉のグリコーゲンは、筋収縮のエネルギー源として利用される。なお、肝臓のグリコーゲンは、血糖値の維持に利用される。

(4) 誤り。脳のエネルギー源は、通常グルコースである。ただし、飢餓時や絶食時にはケトン体も利用する。

(5) 正しい。肝臓や筋肉で貯蔵されるグリコーゲン量には限界があるため、過剰に摂取されたグルコースは、トリアシルグリセロール(中性脂肪)に変換されて脂肪組織に貯蔵される。

練習問題

食物繊維と難消化性糖質に関する記述である。正しいのはどれか。1つ選べ。

(1) 不溶性食物繊維は、血圧を上昇させる。

(2) 水溶性食物繊維は、大腸内 pH を上昇させる。

(3) 難消化性糖質は、インスリンの分泌を促進させる。

(4) 難消化性糖質の過剰摂取は、便秘を引き起こす。

(5) 有用菌増殖効果のあるオリゴ糖は、プレバイオティクスである。

解　説 …………………………………………………………………………………… 正答 (5)

(1) 誤り。不溶性食物繊維に血圧を上昇させる作用はない。

(2) 誤り。水溶性食物繊維は酸性成分である短鎖脂肪酸を産生し、大腸内 pH を低下させる(弱酸性にする)。

※Part Ⅰ-7-4 4(2)「発酵」を参照のこと。

(3) 誤り。難消化性糖質は、食後の血糖上昇やインスリン分泌を穏やかにする作用をもつ。

(4) 誤り。難消化性糖質を一度に大量摂取すると、大腸の浸透圧が高くなり、大腸での水分吸収がされにくくなったり、腸管に水分が漏出したりして下痢を引き起こす。

(5) 正しい。プレバイオティクスとは、乳酸菌やビフィズス菌などの有用菌を増殖させる効果を有する難消化性食品成分をいい、水溶性食物繊維、難消化性オリゴ糖、レジスタントスターチなどがこれにあたる。

※Part Ⅰ-7-8 1「プレバイオティクス」を参照のこと。

9　脂質の代謝と栄養

1　脂質の消化と吸収

1　脂質の消化

食事中の脂質の大部分は、炭素鎖が14以上の**長鎖脂肪酸のトリアシルグリセロール**(**中性脂肪**)で、残りはリン脂質やコレステロールエステルなどである。脂質は胃の機能を抑制するため、他の栄養素と比較して滞胃時間が長い。

摂取された脂質は、十二指腸に分泌される**胆汁酸塩**によりまず**乳化**される。乳化によって各消化酵素の効率は高められる。そして、トリアシルグリセロールは**膵液リパーゼ**により、大部分が**モノアシルグリセロールと脂肪酸**に加水分解される(一部はグリセロールと脂肪酸にまで完全に加水分解される)。また、リン脂質は**ホスホリパーゼ** A_2 により**リゾリン脂質と脂肪酸**に、コレステロールエステルは**コレステロールエステラーゼ**により**遊離コレステロールと脂肪酸**に加水分解される。

※短鎖・中鎖脂肪酸のトリアシルグリセロールは、舌リパーゼと胃リパーゼによってまず胃で分解される。舌リパーゼと胃リパーゼは、乳脂肪が主要なエネルギー源である新生児では特に重要である。

2　脂質の吸収

消化により生成されたモノアシルグリセロール、長鎖脂肪酸、リゾリン脂質、遊離コレステロールは、胆汁酸塩と**ミセルを形成**して可溶化され、小腸上皮細胞の表面でミセルから抜き出されて吸収される。小腸上皮細胞に入ったモノアシルグリセロールと長鎖脂肪酸は**トリアシルグリセロールに再合成**され、リン脂質、コレステロールエステル、遊離コレステロールとともに、アポたんぱく質との複合体である**カイロミクロン**(**キロミクロン**)を合成する(**本章2「脂質の輸送とリポたんぱく質」参照**)。カイロミクロンはリンパ液中に分泌され、**リンパ管**を経て**血液**に入り、脂肪細胞や筋肉、組織でトリアシルグリセロールの70～90%を放出し、**カイロミクロンレムナント**(レムナントは残渣という意味)となり、肝臓に取り込まれる。

一方、グリセロールと炭素数12以下の**短鎖及び中鎖脂肪酸**は、ミセルを形成せずそのまま容易に小腸上皮細胞に吸収され、トリアシルグリセロールに再合成されることなく、**門脈を経て肝臓**に運ばれる。また、MCT(中鎖トリアシルグリセロール)は長鎖トリアシルグリセロールに比べ消化吸収されやすい。なお、脂質の吸収のほとんどは**空腸**で行われる。

3　吸収後の脂質

各組織に運ばれたカイロミクロン中のトリアシルグリセロールは、末梢血管壁に存在する**リポたんぱく質リパーゼ**によって**脂肪酸とグリセロール**に分解される。脂肪酸は**脂肪組織**に取り込まれて**トリアシルグリセロールとして貯蔵**されたり、筋肉などに取り込まれて**β酸化**を受けてアセチルCoAとなり、クエン酸回路、電子伝達系を経てエネルギー源として利用されたりする。グリセロールは各種細胞の解糖系に入って利用されたり、肝臓などでのトリアシルグリセロールの合成に用いられたりする。

トリアシルグリセロール(中性脂肪)の消化と吸収

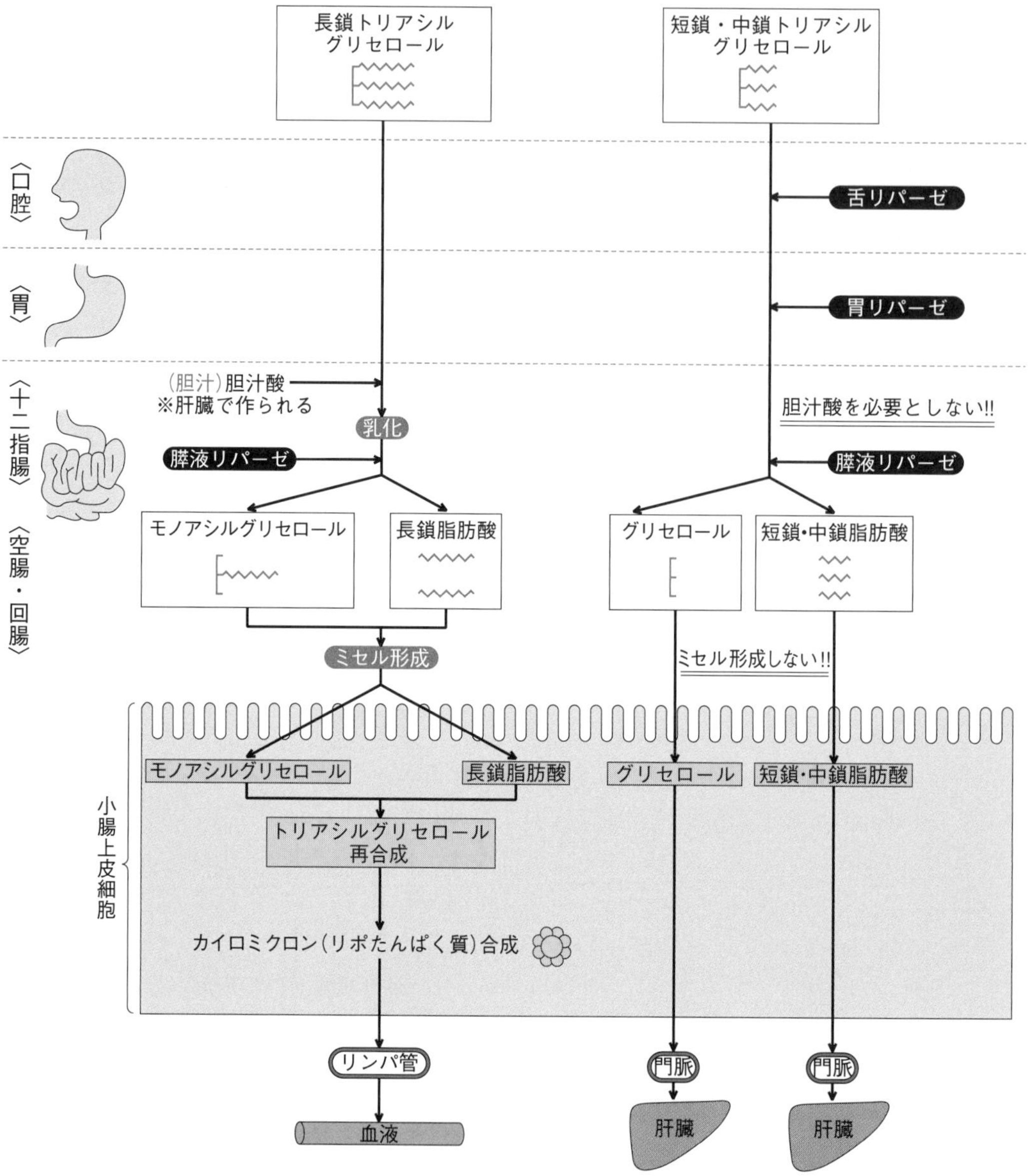

2　脂質の輸送とリポたんぱく質

■1 リポたんぱく質

食物から吸収した脂質や、肝臓・脂肪組織などで合成された脂質は、血中を通って各組織へ輸送されるが、脂質は水に溶けないため、そのままの形では輸送することができない。そこで、**疎水性**のトリアシルグリセロールやコレステロールエステルを、**親水性**部分をもつリン脂質や遊離コレステロールで包み込むような形状にして、リンパ液や血

リポたんぱく質の構造

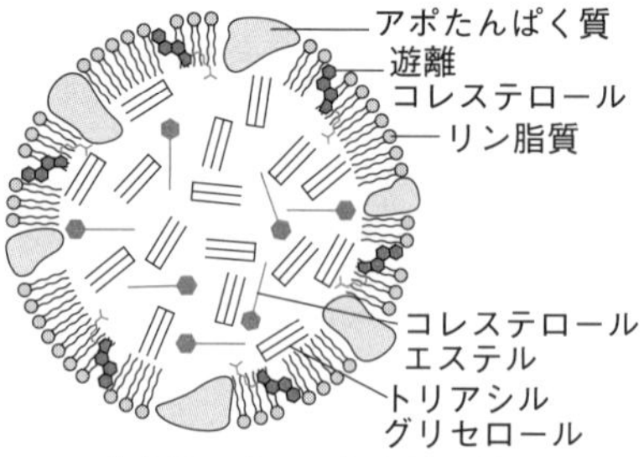

※疎水性が内側、親水性が外側

液中に溶け込めるようにしている。さらに、その表面には少量の**アポたんぱく質**と呼ばれるたんぱく質が結合している。このような脂質とたんぱく質の複合体を**リポたんぱく質**という。

アポたんぱく質は、リポたんぱく質の構造を安定させ、リポたんぱく質代謝に関与する酵素を活性化し、また各種細胞の表面にあるリポたんぱく質受容体へ結合する分子として働く。

2 リポたんぱく質の分類

リポたんぱく質は、**密度**の違いから次のように分類され、その特徴も大きく異なっている。

リポたんぱく質の分類

種　類	密度	直径	トリアシルグリセロールの割合	たんぱく質の割合	組　成	含まれるアポたんぱく質※	主な役割、代謝
カイロミクロン（キロミクロン）	低	大	多	少	トリアシルグリセロールが約8～9割を占める。	A、B48、C、E	小腸で合成され、食事由来の脂質を各組織へ運ぶ。主に、脂肪組織や筋肉へはトリアシルグリセロールを、肝臓へはコレステロールを運ぶ。リポたんぱく質リパーゼによってトリアシルグリセロールが分解されて、カイロミクロンレムナントに代謝される。
VLDL（超低密度リポたんぱく質）					トリアシルグリセロールが約半分を占める。	B100、C、E	肝臓で合成され、肝臓のトリアシルグリセロールとコレステロールを末梢組織へ運ぶ。リポたんぱく質リパーゼによってトリアシルグリセロールが分解されて、IDLを経てLDLに代謝される。
IDL（中間密度リポたんぱく質）					VLDLよりトリアシルグリセロールが少なく、コレステロールが多い。	B100、C、E	VLDLからLDLへの異化過程の中間体。VLDLレムナントともいう。
LDL（低密度リポたんぱく質） 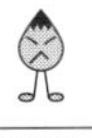 悪玉 ↓ 動脈硬化促進					コレステロールが約半分を占める。	B100のみ	肝臓のコレステロールを末梢組織へ運ぶ。LDL受容体を介して取り込まれる。VLDLの最終代謝産物である。
HDL（高密度リポたんぱく質） 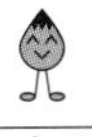 善玉 ↓ 動脈硬化抑制	高	小	少	多	たんぱく質（アポたんぱく質）が約半分を占める。	A、C、E（※Bを含まない）	LCATによって末梢組織から余分なコレステロールを受け取り、肝臓へ運ぶ。HDLは、肝臓と小腸で合成され分泌される。

※主要なアポたんぱく質には、A、B、C、Eの4種類がある。主なアポたんぱく質は、HDLはアポA、LDL及びVLDLはアポB100、カイロミクロンはアポB48である。LDLは、アポB100をリガンドとしてLDL受容体と結合する。リポたんぱく質リパーゼはアポC-Ⅱ、レシチン・コレステロールアシルトランスフェラーゼはアポA-Ⅰによって活性化される。なお、アポBは巨大なたんぱく質で、アポB100は肝臓で、アポB48は小腸でつくられる。

リポたんぱく質の代謝

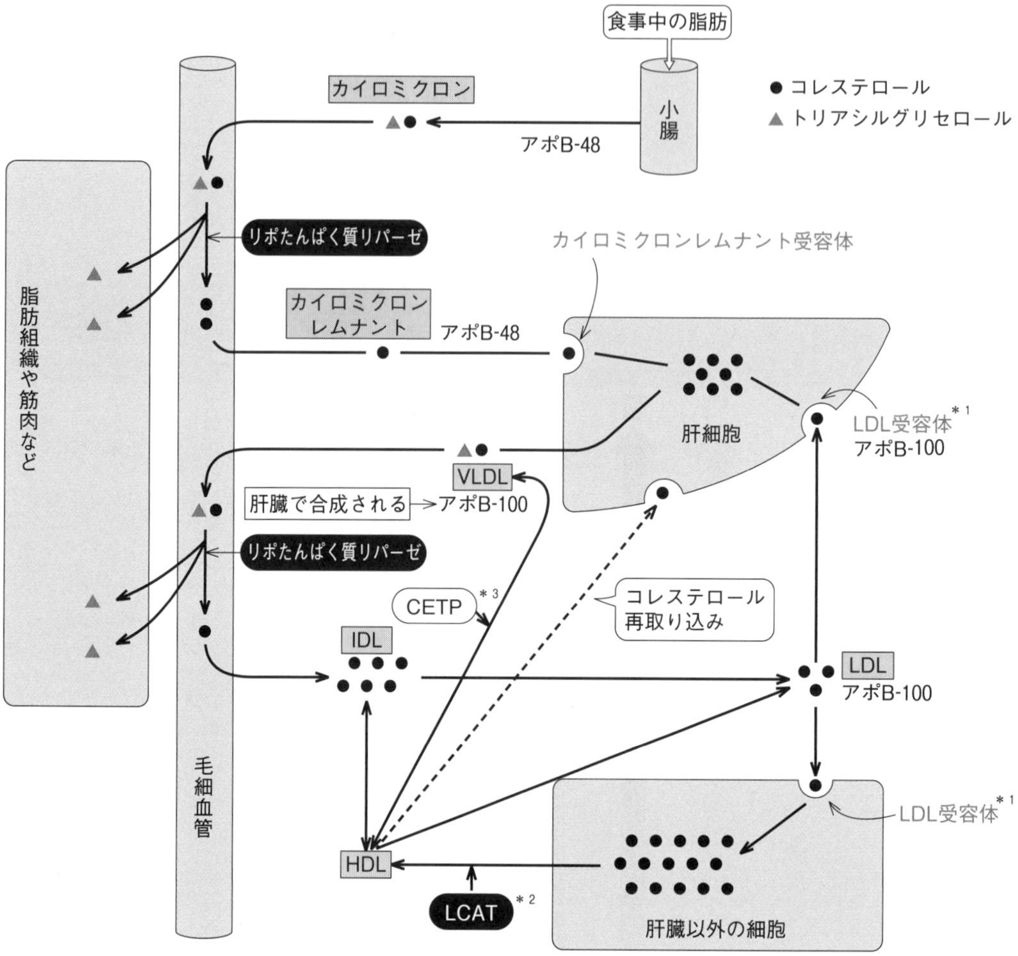

＊1　**LDL受容体**　通常、LDLはLDL受容体を介して肝細胞などへ取り込まれる。LDL受容体の発現は細胞内コレステロール量によってコントロールされており、それによりLDLの細胞内への取り込み量が制御されている。一方で、**酸化LDL**は、アポたんぱく質の変性によりLDL受容体に認識されなくなるので、**スカベンジャー受容体**を介してマクロファージへ取り込まれる。スカベンジャー受容体とは、酸化、アセチル化、糖化などで変性したLDLを特異的に細胞内に取り込む受容体である。スカベンジャーは「清掃動物」「街路掃除人」の意味である。

＊2　**LCAT**　レシチン・コレステロールアシルトランスフェラーゼ。レシチンのアシル基を遊離コレステロールに転移させて、コレステロールエステルとリゾレシチンを生じさせる酵素。細胞膜から抜き取った遊離コレステロールをエステル化し、HDL粒子内部に取り込む。

＊3　**CETP**　コレステロールエステル転送たんぱく質。HDLのコレステロールエステルをVLDLやLDLのトリアシルグリセロール、リン脂質と交換する。CETPにより、HDLのコレステロールエステルはVLDL、IDL、LDLを経て肝臓に運ばれる。また、成熟したHDLは、肝細胞の受容体を介して肝臓に取り込まれる。

3　遊離脂肪酸

血中を流れる脂質にはリポたんぱく質の他に**遊離脂肪酸**がある。脂肪組織から放出された遊離脂肪酸は、血漿中では**アルブミン**と結合した形で輸送され、肝臓や筋肉、心臓でエネルギー源として利用される。**血漿中の遊離脂肪酸濃度は、食事直後で低く、飢餓状態で高い。**

3　脂質の代謝

脂質代謝の概要

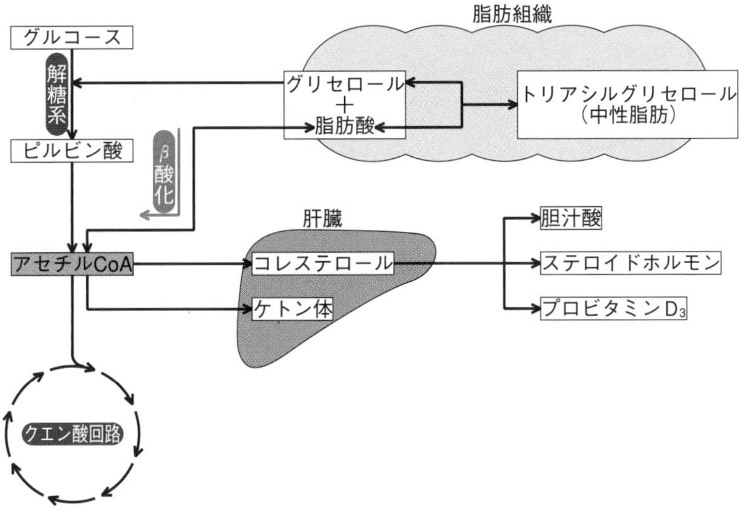

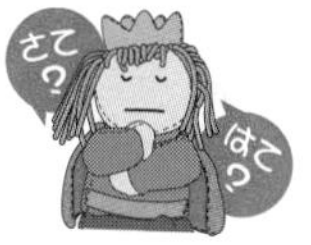

1　脂肪酸の分解

脂肪酸の分解過程を**β酸化**といい、**ミトコンドリア**の**マトリックス**内で行われる。細胞内の脂肪酸は、アシル CoA シンターゼの作用により**アシル CoA** に変換され、**活性化**される。アシル CoA はそのままではミトコンドリアの内膜を通過できないので、内膜中に存在する運搬体の**カルニチン**と CoA を交換し、**アシルカルニチン**となってミトコンドリアに入る。ミトコンドリア内でカルニチンを離して再びアシル CoA となり、β酸化を受ける。β酸化は、脂肪酸の**カルボキシル基側から 2 個ずつ**炭素が酸化され、**アセチル CoA** として切断され、離脱していく反応である。この反応の繰り返しによりアシル CoA はすべてアセチル CoA となる。たとえば、生体内に最も多く存在する飽和脂肪酸のパルミチン酸（炭素数16）1 分子が完全にβ酸化されると、8 分子のアセチル CoA が生じる。生成したアセチル CoA はクエン酸回路に入り、水と二酸化炭素に分解される。脂肪酸の酸化では、極めて効率のよいエネルギーが得られる。

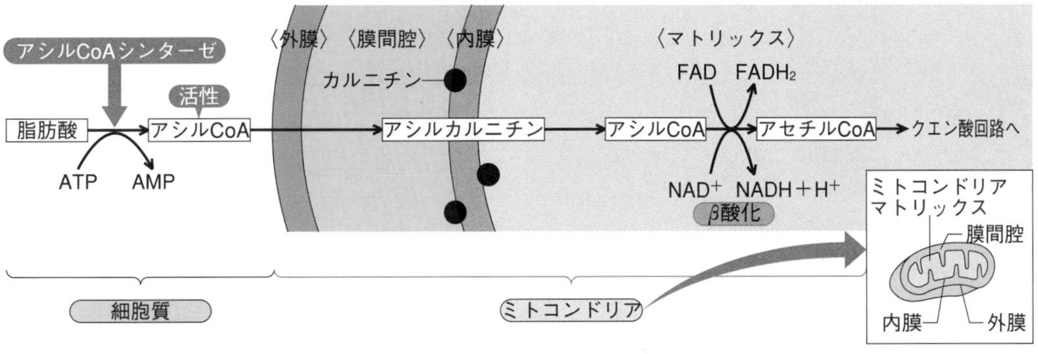

※**短鎖及び中鎖脂肪酸**はカルニチン化されずにミトコンドリアを通過することができる。
※脂肪酸の**カルボキシル基側から 1 個ずつ**炭素が酸化されていくことを**α酸化**という。脳組織でみられる特殊な経路。

2　ケトン体の生成

ケトン体とは、**アセト酢酸**、**β-ヒドロキシ酪酸**、**アセトン**の総称である。脂肪酸のβ酸化によって生じたアセチルCoAのうち、クエン酸回路で処理できない**過剰のアセチルCoA**は、主に**肝臓のミトコンドリア**でケトン体に合成される。生成されたケトン体は血中に放出され、筋肉、脳、腎臓などの肝外組織に運ばれ、再びアセチルCoAに変換されてクエン酸回路に入り、**エネルギー源として利用**される。ただし、**肝臓にはケトン体を代謝する酵素がない**ため、ケトン体をエネルギー源として利用することができない。なお、ケトン体は、**ケト原性アミノ酸**(ロイシン、イソロイシン、リシン、トリプトファン、フェニルアラニン、チロシン)からも生成される。

※ケト原性アミノ酸については、Part Ⅰ-10-3 2「アミノ酸の炭素骨格の代謝」を参照のこと。

ケトン体の生成と代謝

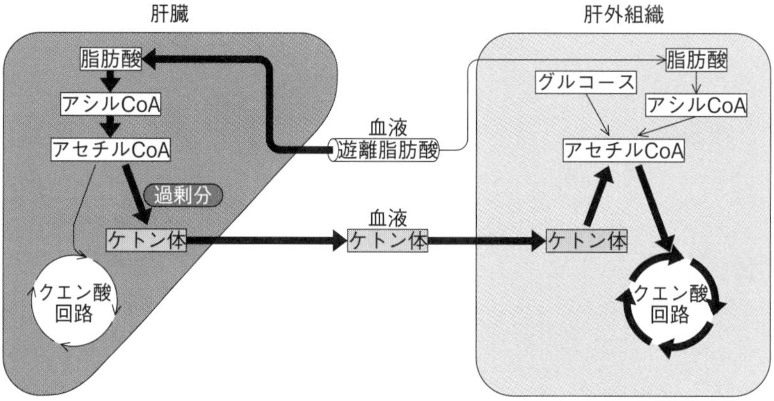

飢餓や**糖尿病**のように末梢の細胞へのグルコース供給が十分でない場合、血中の**遊離脂肪酸濃度**が上昇し、ケトン体の合成が亢進する。**ケトン体の合成亢進**により、血中のケトン体濃度が上昇した状態を**ケトーシス**という。ケトン体のうち、アセト酢酸とβ-ヒドロキシ酪酸は酸であるため、ケトーシスが進むと血液のpHが酸性に傾く**アシドーシス**(**ケトアシドーシス**)となり、**生命の危機**となる。

臓器・組織のエネルギー源

脳	通常は**グルコース**、ただし絶食が長期間続く場合には**ケトン体**を利用する。 ※脂肪酸をエネルギーとして利用できない。
肝　臓	**ケトン体以外のすべて** ※ケトン体をエネルギーとして利用できない。また、分枝アミノ酸もほとんど代謝されない。
筋　肉	主に**脂肪酸**、他にグルコース、ケトン体、**分枝アミノ酸**
心　臓	ケトン体、脂肪酸、グルコース
脂肪組織	**グルコース**と**脂肪酸**
赤血球	**グルコースのみ**

3　脂肪酸の生合成

細胞にとって**必要以上のアセチルCoA**が供給された場合には、アセチルCoAは**脂肪酸**へと変換され、さらには**トリアシルグリセロール**に合成されて貯蔵される。脂肪酸の生合成はさまざまな組織で行われるが、特に、肝臓、脂肪組織、腎臓、乳腺において活発である。脂肪酸合成に使われるアセチルCoAは、主に解糖系に続くピルビン酸の酸化的脱炭酸によるグルコースの酸化で得られる。

脂肪酸の生合成は**細胞質**で行われる。ところが、原料であるアセチル CoA はミトコンドリアで作られ、**ミトコンドリアの膜を通過することができない**。そこで、アセチル CoA はクエン酸回路の反応で一旦**クエン酸**となり、細胞質へ出る。細胞質に出たクエン酸が**アセチル CoA とオキサロ酢酸に分解**されることによって、細胞質へアセチル CoA が供給される。

脂肪酸の生合成は、β酸化系の逆反応とは異なる形で反応が進行する。まず、**アセチル CoA カルボキシラーゼ**により、アセチル CoA から**マロニル CoA** が生成される。この反応には補酵素として水溶性ビタミンの一種である**ビオチン**(炭酸固定反応に関与)が必要となる。次いで、**脂肪酸合成酵素**によりアセチル CoA の炭素鎖にマロニル CoA からの炭素鎖が追加され、炭素鎖が2つずつ伸長して長鎖脂肪酸が合成されていく。脂肪酸合成には還元力が必要で、**ペントースリン酸回路**で作られた NADPH が利用される。

脂肪酸の合成

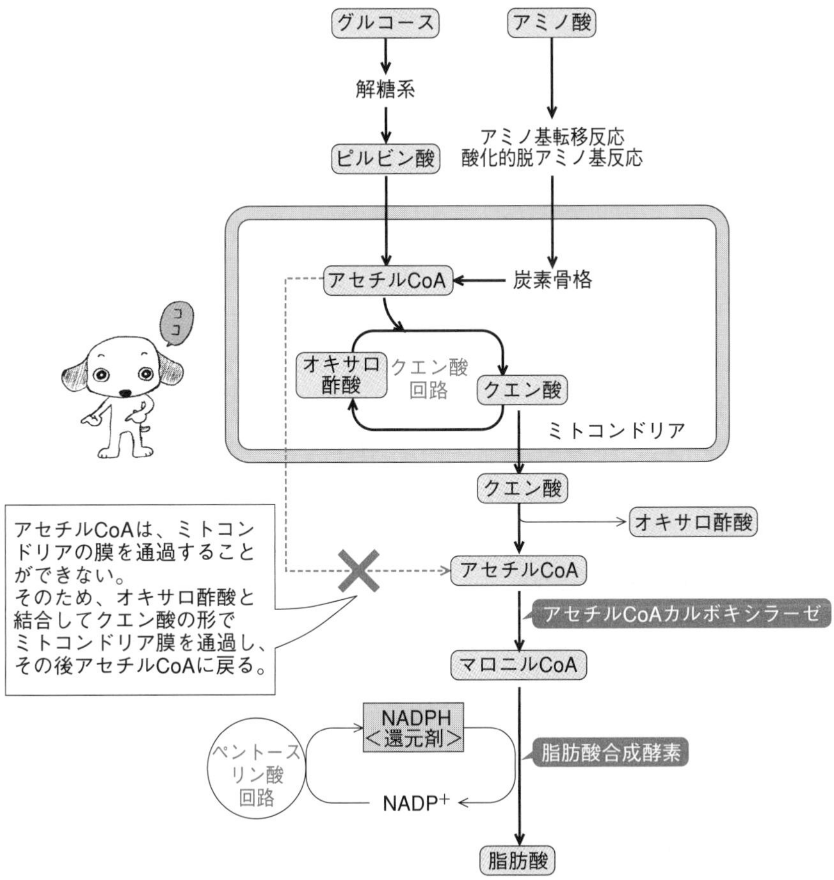

4　不飽和脂肪酸の生合成

体内において、飽和脂肪酸から1個の二重結合をもつ一価不飽和脂肪酸(パルミトオレイン酸、オレイン酸など)の生成は可能である。しかし、多価不飽和脂肪酸である**リノール酸**(***n***－6系)と**α-リノレン酸**(***n***－3系)は体内で生合成することができない。このため、これら2つの多価不飽和脂肪酸は**必須脂肪酸**と呼ばれ、食物から摂取しなければならない。

n－6系の多価不飽和脂肪酸である**アラキドン酸**はリノール酸より生合成される。また、*n*－3

系の多価不飽和脂肪酸である EPA(エイコサペンタエン酸)、DHA(ドコサヘキサエン酸)は、いずれもα-リノレン酸より生合成される。

5　トリアシルグリセロールの生合成

トリアシルグリセロールの生合成には、肝臓や脂肪組織などで行われる**グリセロールリン酸－ホスファチジン酸経路**と、小腸吸収上皮細胞で行われる**モノアシルグリセロール経路**の２つがある。

⑴　**グリセロールリン酸－ホスファチジン酸経路**――肝臓、脂肪組織など

グリセロール３-リン酸に２分子の脂肪酸(アシル CoA)が結合し、まず**ホスファチジン酸**(ジアシルグリセロール３-リン酸)となる。次に、ホスファチジン酸からリン酸がはずされて**ジアシルグリセロール**に変換される。さらに、もう１分子の脂肪酸(アシル CoA)がエステル結合して**トリアシルグリセロール**となる。

グリセロール３-リン酸は、グルコースが**解糖系**で代謝される過程(ジヒドロキシアセトンリン酸から還元されて生成)と、グリセロールがリン酸化酵素によって**リン酸化**される過程とで生成する。後者のグリセロールに始まる反応は肝臓でのみ行われるため、脂肪組織中のグリセロール３-リン酸は、グルコースの解糖によって供給される。また、脂肪組織中の脂肪酸は、**リポたんぱく質**によって運ばれたトリアシルグリセロールに由来する。

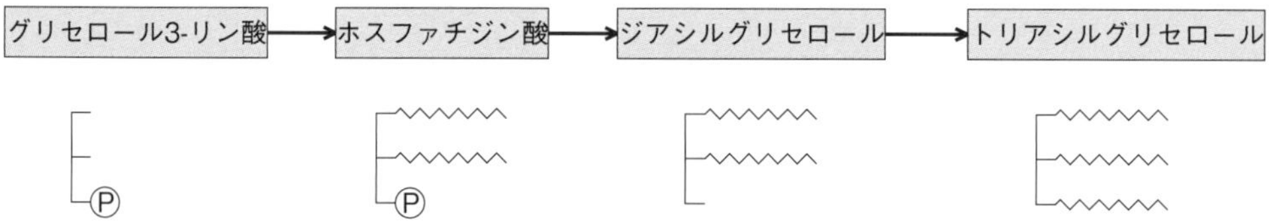

⑵　**モノアシルグリセロール経路**――小腸上皮細胞

食事由来の脂質の消化過程で生じた**モノアシルグリセロール**を出発物質として、これに２段階の脂肪酸(アシル CoA)のエステル化が起こり**トリアシルグリセロール**となる。

6　トリアシルグリセロールの分解

⑴　**脂肪組織でのトリアシルグリセロールの分解**――――――食間期、飢餓時の代謝

トリアシルグリセロール分解の多くは脂肪組織で起こる。

脂肪組織に貯蔵されているトリアシルグリセロールは、エネルギー源が不足すると、脂肪組織内にある**ホルモン感受性リパーゼ**によって、脂肪酸とグリセロールに加水分解される。**脂肪酸は血中に出て、アルブミンと結合し輸送され、各組織にエネルギー源として供給される**。グリセロールは**肝臓**へ輸送され、糖新生に利用される。

インスリンはホルモン感受性リパーゼの脱リン酸化を促進することによって、**ホルモン感受性リパーゼの作用を抑制**する。一方、**グルカゴン、アドレナリン、ノルアドレナリンはホルモン感受性リパーゼをリン酸化して活性化**する。これらのホルモン作用は、**cAMP**(**サイクリック AMP**)依存性である。

⑵　**カイロミクロン、VLDL のトリアシルグリセロールの分解**――――――食後の代謝

血中を流れるカイロミクロン、VLDL のトリアシルグリセロールは、脂肪組織、心臓、骨格筋などの末梢血管壁にある**リポたんぱく質リパーゼ**によって、脂肪酸とグリセロールに加水分解

される。**これらは末梢組織に取り込まれ、脂肪組織ではトリアシルグリセロール合成に利用**され、他の組織ではエネルギー源として利用される。

食後に上昇する**インスリンはリポたんぱく質リパーゼを活性化**させることによって、組織への脂肪酸の取り込みを促進する。

食間期と食後の栄養素代謝とホルモン動態

	血糖値	血中遊離脂肪酸濃度	インスリン	グルカゴン	脂肪組織内	
					ホルモン感受性リパーゼ活性	リポたんぱく質リパーゼ活性
食間期	低下	上昇	低下	上昇	亢進	抑制
食　後	上昇	低下	上昇	低下	抑制	亢進

7　リン脂質の生合成

リン脂質は、トリアシルグリセロールの生合成過程(グリセロールリン酸−ホスファチジン酸経路)と共通して、**ホスファチジン酸**または**ジアシルグリセロール**から合成される。最も重要なリン脂質である**ホスファチジルコリン(レシチン)**は、コリンがATPとCTP*によって活性型のCDP-コリンとなり、ジアシルグリセロールにCDP-コリンが反応することで生成される。

＊CTP　シチジン三リン酸。高エネルギーリン酸化合物。

ホスファチジルコリン(レシチン)の生合成経路

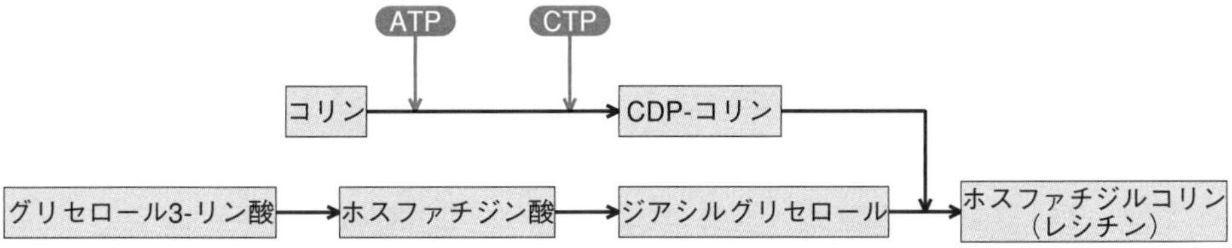

8　コレステロールの生合成

コレステロールは生体の**エネルギー源にはならないが、生体膜構成成分**として重要な物質である。また、**胆汁酸やステロイドホルモン、プロビタミン D_3(7-デヒドロコレステロール)**の**前駆物質**でもある。ヒトは食事から1日0.1～0.5gのコレステロールを吸収しているが、生体内ではそれよりも少し多い1日0.5～1g(12～13mg/kg体重/日)が生合成されている。

コレステロールは、**肝臓**や小腸などで**アセチルCoA**から何段階もの反応を経て合成される。脂肪酸合成と同様、**ペントースリン酸回路(五炭糖リン酸回路)**で作られた**NADPH**が利用される。この系の律速酵素は**HMG-CoA還元酵素**(3-ヒドロキシ-3-メチルグルタリルCoA還元酵素)で、**コレステロール**などにより**フィードバック調節**を受ける。すなわち、高コレステロール摂取によってHMG-CoA還元酵素活性が低下し、体内でのコレステロール合成が減少する。

なお、高コレステロール血症治療薬として、HMG-CoA還元酵素阻害薬(スタチン系)が臨床で広く使用されている。

肝臓で合成されたコレステロールは**LDL**により末梢組織へ運ばれ、各細胞膜上の**LDL受容体**に結合し、取り込まれる。

コレステロールの生合成

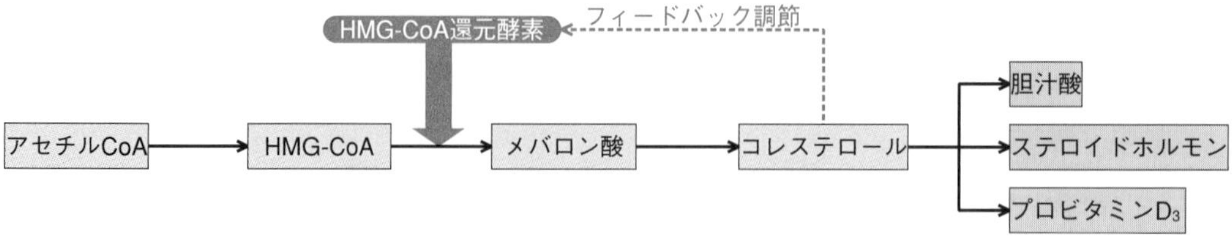

※HMG-CoA はケトン体生成の中間物質でもある。
※コレステロール合成は、滑面小胞体と細胞質で行われる。

9　脂質代謝の臓器差

(1)　肝臓での脂質代謝

肝臓で合成されたトリアシルグリセロールやコレステロールは、VLDL や LDL などのリポたんぱく質として各組織に輸送され、エネルギー源や細胞膜の構成成分として利用される。

肝臓に取り込まれた脂肪酸は、β酸化によりアセチル CoA に変換されてクエン酸回路に入り、エネルギー源として利用される。過剰のアセチル CoA はケトン体に変換されて、筋肉、脳、腎臓などの肝外組織に輸送され、そこでエネルギー源として利用される。

(2)　脂肪組織での脂質代謝

食事または肝臓由来のトリアシルグリセロールは脂肪組織に貯蔵され、食間期・飢餓期には、ホルモン感受性リパーゼが活性化されて脂肪酸とグリセロールに分解される。脂肪酸は血中に放出され、アルブミンと結合して各組織に輸送され、エネルギー源として利用される。グリセロールは、肝臓で糖新生の材料となる。

※Part Ⅰ-8-2 8「糖質代謝の臓器差」の食後・食間期の組織間の相互関係の図を参照のこと。

10　脂肪組織

(1)　白色脂肪組織

白色脂肪組織は腹部、臀部、大腿部、内臓周囲など全身のいたるところに存在しており、細胞内は50～100μm の**大きな脂肪滴**で満たされている。カイロミクロンや VLDL のトリアシルグリセロールの加水分解によって生じた遊離脂肪酸を取り込んで貯蔵し、動員が必要な場合には血中に放出して必要とする臓器に送る。

(2)　褐色脂肪組織

褐色脂肪組織の細胞内には20～40μm の**小さな脂肪滴**が散在している。細胞内に**ミトコンドリアを多く含んでいる**ため、実際に褐色に見える。褐色脂肪細胞のミトコンドリアに多く発現している脱共役たんぱく質(UCP)の作用により、ATP 産生を伴わない**熱産生**を生じさせる。新生児では皮下に大量の褐色脂肪組織がみられるが、**成長とともに減少**する。

※脱共役たんぱく質(UCP)については、Part Ⅰ-6-2 2(2)を参照のこと。

(3)　脂肪組織の役割

脂肪組織はエネルギー貯蔵臓器であるとともに、**アディポサイトカイン**と総称される**生理活性物質を放出**する内分泌臓器としての役割を担う。アディポサイトカインには代謝を是正する方向に働く「善玉」と悪化させる「悪玉」の双方がある。

主なアディポサイトカインの種類

善玉	アディポネクチン	インスリン抵抗性[*1]低下、抗動脈硬化作用
	レプチン	脂肪分解亢進、エネルギー消費亢進、食欲抑制
悪玉	TNF-α（腫瘍壊死因子α）	インスリン抵抗性上昇
	レジスチン	インスリン抵抗性上昇
	PAI-1（プラスミノーゲン活性化抑制因子1）	血栓形成促進
	アンジオテンシノーゲン	血圧上昇

アディポサイトカインは恒常性の維持に関わるが、肥満時、つまり脂肪蓄積状態においては、その産生・分泌が過剰あるいは過少となる[*2]。このバランスの破綻がメタボリックシンドロームの発症・進展に深く関与していることが明らかにされている。

＊1 **インスリン抵抗性**　血中のインスリン濃度に見合ったインスリン作用が得られない状態をいう。インスリン拮抗物質の存在、インスリン受容体数の減少、またはインスリン受容体を介する細胞内への情報伝達能力が低下した状態などが考えられる。

＊2 脂肪細胞のサイズが大きくなると、**アディポネクチンの分泌は減少**し、**レプチン、TNF-α、レジスチン、PAI-1、アンジオテンシノーゲンの分泌は亢進**する。

※アディポは「脂肪の」という意味。

※レプチンについてはPartⅡ-2-2 1「レプチン」を参照のこと。

※アンジオテンシノーゲンは主に肝臓で産生されるが、脂肪細胞でも産生されており、内臓脂肪の増加に伴ってその産生・分泌が高まり、血中濃度が増加する。アンジオテンシノーゲンについてはPartⅠ-19-1 5(1)「レニン−アンジオテンシン−アルドステロン系」を参照のこと。

4　脂質の栄養

1　摂取する脂質の量と質の評価

(1)　脂肪エネルギー比率

「日本人の食事摂取基準(2020年版)」では、脂肪エネルギー比率の目標量を、1歳以上で20〜30%としている。

(2)　脂肪酸

①　飽和脂肪酸

飽和脂肪酸は、**高コレステロール血症**の主なリスク要因の1つであり、心筋梗塞を始めとする循環器疾患や肥満の危険因子でもある。「日本人の食事摂取基準(2020年版)」では、飽和脂肪酸の目標量を、3〜14歳で10%エネルギー以下、15〜17歳で8%エネルギー以下、18歳以上で7%エネルギー以下としている。

②　*n*−6系脂肪酸

n−6系脂肪酸には**リノール酸〈植物油〉**や**アラキドン酸〈魚油、肝油〉**などがある。必須脂肪酸であるリノール酸は、食物から摂取する必要がある。*n*−6系脂肪酸が欠乏すると**皮膚炎**を発症する。

③　*n*−3系脂肪酸

n−3系脂肪酸には、**植物油**由来の**α-リノレン酸**や**魚油**由来の**EPA(エイコサペンタエン酸)**、**DHA(ドコサヘキサエン酸)**などがある。必須脂肪酸であるα-リノレン酸は、食物から摂取する必要がある。体内に入ったα-リノレン酸は、一部EPA、DHAに変換される。*n*−3系脂肪酸が欠乏すると**皮膚炎**や成長障害を生じる。*n*−3系脂肪酸単独では、HDLコレステ

ロールをわずかに上昇させると同時に、トリグリセリド(中性脂肪)を下げる効果や**抗炎症作用**が認められている。また、EPA 及び DHA の摂取による認知機能低下や認知症の予防効果が期待されている。

④　一価不飽和脂肪酸

一価不飽和脂肪酸には、ミリストオレイン酸、パルミトオレイン酸、オレイン酸、エルカ酸などがある。肥満予防の観点から、過剰摂取に注意する。

⑤　トランス脂肪酸

工業的に水素添加を行い、不飽和脂肪酸(液状油)を飽和脂肪酸(固形油)に変えるときに、副産物として多くの種類のトランス脂肪酸が生じる。このとき生じるトランス脂肪酸の摂取は、**LDL コレステロール/HDL コレステロール比を上昇**させて**冠動脈疾患**のリスクになることが示されており、できるだけ摂取量を少なくすることが望ましい。

(3)　食事性コレステロール

コレステロール摂取量が増えれば血中コレステロールは増加するので、脂質異常症及び循環器疾患予防の観点から過剰摂取に注意する。

2　他の栄養素との関係

(1)　ビタミン B_1 節約作用

Part Ⅰ - 8 - 3 3(2)「ビタミン B_1 必要量の増加」で述べたように、脂質のエネルギー代謝における脂肪酸→アセチル CoA の反応はビタミン B_1 を必要としないため、糖質と脂質で同一エネルギー量を産生する場合、糖質に比べて脂質の方がビタミン B_1 消費量は節約されることになる。これを**脂質のビタミン B_1 節約作用**という。

(2)　エネルギー源としての糖質の節約作用

脂質は体内で**1 g 当たり 9 kcal** のエネルギー源となり、糖質やたんぱく質の 1 g 当たり 4 kcal に比べて 2 倍以上のエネルギー源となる。よって、脂質がエネルギー源として利用される場合、糖質消費量は節約される。

(3)　相互変換

グルコースはアセチル CoA を経て**脂肪酸**に変換されるが、**脂肪酸はグルコースに変換されない**。また、**ケト原性アミノ酸**(ロイシン、イソロイシン、リシン、トリプトファン、フェニルアラニン、チロシン)もアセチル CoA を経て脂肪酸に変換される。

(4)　ビタミン C、E、カロテノイド要求量増加

二重結合を多くもつ**多価不飽和脂肪酸は酸化されやすい**ため、その過剰摂取は**抗酸化作用**をもつ**ビタミン C、E、カロテノイド**の要求量を増加させる。多価不飽和脂肪酸の過剰摂取は、人体に有害な**過酸化脂質**を増大させる。

練習問題

リポたんぱく質の代謝に関する記述である。正しいのはどれか。1つ選べ。

(1)　カイロミクロンは、門脈経由で肝臓に運ばれる。
(2)　VLDL は、主に小腸で合成される。
(3)　LDL は、VLDL よりトリアシルグリセロール含有率が高い。
(4)　HDL は、肝臓で合成されたコレステロールを末梢組織へ運搬する。
(5)　コレステロールの HDL への取り込みには、レシチン・コレステロールアシルトランスフェラーゼ(LCAT)が関与する。

解　説 ………………………………………………………………………………………… 正答 (5)

(1)　誤り。カイロミクロンは、リンパ管経由で全身を循環する血液に入る。
(2)　誤り。VLDL は主に肝臓で合成され、トリアシルグリセロールを末梢組織へ運搬する。
(3)　誤り。LDL は、VLDL よりトリアシルグリセロール含有率が低く、コレステロール含有率が高い。
(4)　誤り。HDL は、末梢組織の余分なコレステロールを肝臓へ運搬する。
(5)　正しい。末梢細胞におけるコレステロールの HDL への取り込みは、コレステロールをエステル化する LCAT が関与している。

練習問題

脂質の代謝に関する記述である。正しいのはどれか。1つ選べ。

(1)　脂肪細胞中のトリアシルグリセロールの分解は、インスリンにより促進される。
(2)　ドコサヘキサエン酸は、エイコサノイドの合成材料となる。
(3)　HMG-CoA 還元酵素は、脂肪酸合成における律速酵素である。
(4)　肝細胞内で生成したクエン酸は、脂肪酸の合成材料となる。
(5)　β 酸化は、細胞質ゾルで行われる。

解　説 ………………………………………………………………………………………… 正答 (4)

(1)　誤り。脂肪細胞中のトリアシルグリセロールの分解は、ホルモン感受性リパーゼによって行われるため、それを活性化するアドレナリンやグルカゴンにより促進される。インスリンは、脂肪細胞中のトリアシルグリセロールの分解を抑制する。
(2)　誤り。ドコサヘキサエン酸(DHA)は炭素数22の不飽和脂肪酸であり、エイコサノイドの合成材料にはならない。エイコサノイドは炭素数20のアラキドン酸やエイコサペンタエン酸(EPA)から合成される。
(3)　誤り。HMG-CoA 還元酵素は、コレステロール合成における律速酵素である。脂肪酸合成における律速酵素は、アセチル CoA カルボキシラーゼである。
(4)　正しい。
(5)　誤り。β 酸化は脂肪酸の分解過程であり、ミトコンドリアのマトリックス内で行われる。

練習問題

脂質代謝に関する記述である。正しいのはどれか。１つ選べ。

(1)　食後、血中のカイロミクロン濃度は低下する。

(2)　食後、肝臓では脂肪酸合成が低下する。

(3)　空腹時、血中の遊離脂肪酸濃度は低下する。

(4)　空腹時、脳はケトン体をエネルギー源として利用する。

(5)　空腹時、筋肉はケトン体を産生する。

解　説 ……………………………………………………………………………………… 正答　(4)

(1)　誤り。食後、血中のカイロミクロン濃度は上昇する。カイロミクロンは、食事由来の脂質を各組織へ運ぶリポたんぱく質である。

(2)　誤り。食後、肝臓では脂肪酸合成が促進する。

(3)　誤り。空腹時には脂肪組織のトリアシルグリセロールが加水分解されて血中への脂肪酸の放出が進むため、血中の遊離脂肪酸濃度は上昇する。

(4)　正しい。通常、脳はグルコースをエネルギー源とするが、空腹時にはケトン体を利用する。

(5)　誤り。ケトン体は、主に肝臓のミトコンドリアで産生される。空腹時、血中の遊離脂肪酸濃度が上昇すると、肝臓でのβ酸化が亢進してケトン体合成が亢進する。

練習問題

コレステロール・胆汁酸に関する記述である。正しいのはどれか。１つ選べ。

(1)　コレステロールは、エネルギー源として利用される。

(2)　コレステロールは、甲状腺ホルモンの原料となる。

(3)　コレステロールの合成は、食事性コレステロールの影響を受けない。

(4)　胆汁酸は、腸内細菌により代謝される。

(5)　胆汁酸は、大部分が空腸で再吸収される。

解　説 ……………………………………………………………………………………… 正答　(4)

(1)　誤り。コレステロールは、エネルギー源として利用されない。

(2)　誤り。コレステロールは、ステロイドホルモン(副腎皮質ホルモン、性ホルモン)の原料となる。なお、甲状腺ホルモンの原料となるのはヨウ素である。

(3)　誤り。コレステロール合成は、コレステロールによるフィードバック阻害を受けるため、食事性コレステロールが体内に多く取り込まれた場合は、コレステロール合成は抑制される。

(4)　正しい。肝臓で合成されて胆汁中に分泌される一次胆汁酸は、腸内細菌(悪玉菌)によって脱抱合化と脱水酸化を受けて二次胆汁酸に代謝される。

(5)　誤り。胆汁酸の大部分は回腸(一部は空腸)で再吸収され、門脈を経て再び肝臓に戻り、再び胆汁成分として分泌される。これを腸肝循環という。

※(4)と(5)については、Part I-7-4 3(3)及び Part I-17-1 5(2)②「胆汁」を参照のこと。

10 たんぱく質・アミノ酸の代謝と栄養

1 たんぱく質の消化と吸収

1 たんぱく質の消化

(1) 胃での消化

摂取されたたんぱく質は、まず胃液中の**塩酸(胃酸)**で強く変性される。これにより消化酵素の作用が受けやすくなる。そして、胃から分泌される**ペプシン**によって、**ポリペプチド**に加水分解される。

(2) 小腸での管腔内消化

胃から十二指腸に送られたポリペプチドは、**膵液中の各種消化酵素**によって、さらに**オリゴペプチド、トリペプチド、ジペプチド**にまで加水分解される。

たんぱく質の分解酵素は、たんぱく質分子の内部のペプチド結合を切断する**エンドペプチダーゼ**と、たんぱく質分子の末端のペプチド結合を切断してアミノ酸を1つずつ加水分解していく**エキソペプチダーゼ**とに大別される(エンドは「内部」、エキソは「外部」を意味する)。また、たんぱく質分解酵素は不活性な**酵素前駆体(チモーゲン)**として分泌され、消化管腔内で**ペプチド断片が切除**されて活性のある酵素となる。

> ■酵素前駆体
> もし、活性のあるたんぱく質分解酵素が細胞内で作られるならば、その細胞内のたんぱく質も分解されてしまうことになる。このため、不活性な酵素前駆体(チモーゲン)の形態で合成・分泌され、消化管腔内で活性型となる。消化管腔内の壁は粘膜や粘液で覆われているため、酵素の作用から逃れることができる。また、血液凝固に関与する酵素トロンビンや血栓の溶解に関与する酵素プラスミンは、血漿中ではプロトロンビンやプラスミノーゲンのような前駆体として存在し、血液凝固や血栓溶解が必要なときに活性型に変わる。

(3) 小腸での膜消化

管腔内消化分解物のオリゴペプチド、トリペプチド、ジペプチドは、**小腸上皮細胞**の**微絨毛膜**及び**細胞内**に存在する各種ペプチダーゼによって、最終的に**アミノ酸**に加水分解される。

たんぱく質の主な消化酵素

存在部位	酵　素	酵素前駆体 【 】内は酵素前駆体活性物質	酵素の特徴
胃液	ペプシン エンドペプチダーゼ	ペプシノーゲン 【塩酸、ペプシン】	主に疎水性アミノ酸のペプチド結合を切断
膵液	トリプシン エンドペプチダーゼ	トリプシノーゲン 【エンテロキナーゼ、トリプシン】	塩基性アミノ酸のペプチド結合を切断
	キモトリプシン エンドペプチダーゼ	キモトリプシノーゲン 【トリプシン、キモトリプシン】	芳香族アミノ酸のペプチド結合を切断
	カルボキシペプチダーゼ エキソペプチダーゼ	プロカルボキシペプチダーゼ 【トリプシン】	カルボキシル末端(C末端)のペプチド結合を切断してアミノ酸を1つずつ分解
小腸上皮細胞	アミノペプチダーゼ エキソペプチダーゼ		アミノ末端(N末端)のペプチド結合を切断してアミノ酸を1つずつ分解
	トリペプチダーゼ		トリペプチドを3つのアミノ酸に分解
	ジペプチダーゼ		ジペプチドを2つのアミノ酸に分解

2　たんぱく質の吸収

アミノ酸、ジペプチド、トリペプチドは、小腸上皮細胞の微絨毛膜に存在する輸送担体を介して細胞内に吸収されるが、アミノ酸とジペプチド・トリペプチドは全く**異なる能動輸送系**によって吸収される。これは、２つの輸送系が互いに抑制することなく協同して機能するためである。

アミノ酸の吸収は、異なった基質特異性をもった複数の輸送担体を介して行われ、多くがNa^+の駆動力を利用して輸送される(能動輸送)。

一方、ジペプチド・トリペプチドは、H^+の駆動力を利用して輸送される(能動輸送)。ジペプチド・トリペプチド輸送系で吸収されたほとんどのジペプチド・トリペプチドは、細胞内のペプチダーゼで細胞内消化を受け、アミノ酸となって血管へ移行し、**門脈を経て肝臓**に運ばれる。

たんぱく質の消化と吸収

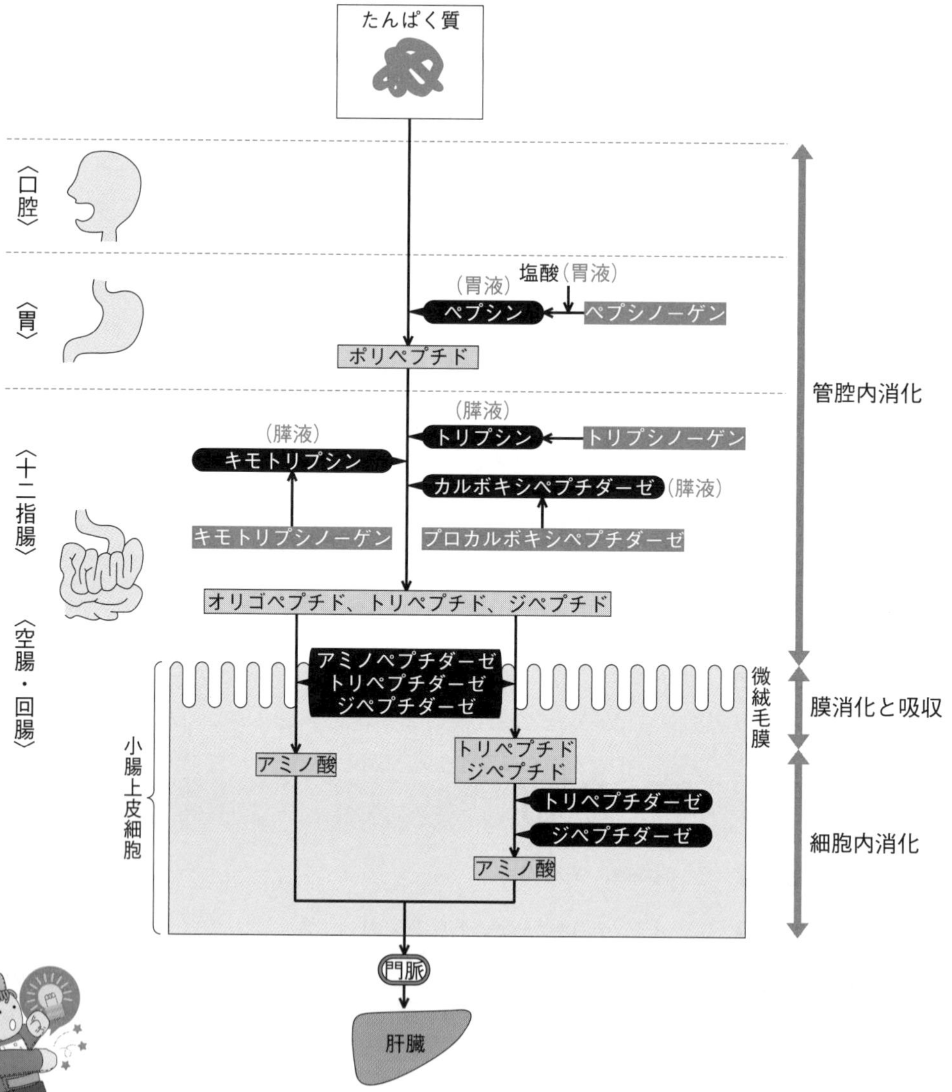

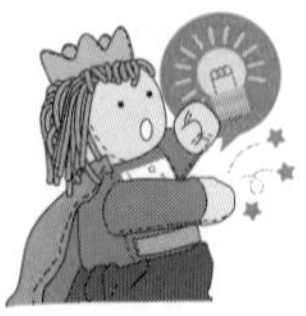

2 たんぱく質の代謝

体たんぱく質は、常に合成と分解が繰り返されており、日々新しく作り替えられている。成長期には合成速度が分解速度を大きく上回り、たんぱく質が体に蓄積し、身体が大きくなる。体重の大幅な増減のない成人では、合成と分解の速度がつりあった状態となっており、**動的平衡状態**を保っている。

体たんぱく質が合成と分解により入れ替わることを体たんぱく質の**代謝回転**といい、一般的に、種々の酵素反応が起こる肝臓や消化管、血液では**代謝回転速度**が速く、筋肉や骨などでは遅い。肝臓や血清たんぱく質におけるたんぱく質の**半減期**(半分が入れ替わる時間)は約10日、筋肉では約180日、骨では約240日で、体全体のたんぱく質を平均した場合の半減期は約80日とされている。

1 体たんぱく質の合成

体重1kg当たりの1日の体たんぱく質合成量は、体重増加の著しい新生児や乳児、幼児のほうが成人よりも多い。

体たんぱく質合成には、食物由来のアミノ酸と生体内で合成されたアミノ酸の両方が使われる。たんぱく質の合成は細胞質内の**リボソーム**で行われる。DNAの情報をmRNAに**転写**し、mRNAの情報を**翻訳**することでたんぱく質合成が達成される。mRNAの**塩基配列**がたんぱく質の**アミノ酸配列**を決定するが、具体的には連続する3つの塩基配列が1つのアミノ酸に対する情報となっている。この3つの塩基の組合せを**コドン**といい、翻訳の開始や終了を意味するコドンもある。**開始コドン**は**メチオニン**に対するコドンでもあるので、すべてのたんぱく質合成はメチオニンから始まる。

※Part I-5-4「たんぱく質の生合成」を参照のこと。

2 体たんぱく質の分解

障害を受けたたんぱく質や不要たんぱく質の分解機構として、ユビキチン－プロテアソーム系、オートファジー系(リソソーム系)などが知られている。

(1) ユビキチン－プロテアソーム系

不要たんぱく質に、小さな球状たんぱく質である**ユビキチン**が次々と共有結合し、ポリユビキチン鎖を生成する。このポリユビキチン化たんぱく質が標的となり、**プロテアソーム**と呼ばれる大きな樽型のたんぱく質分解酵素複合体によって分解される。この分解は、**ATPを必要とする**エネルギー依存性の分解である。

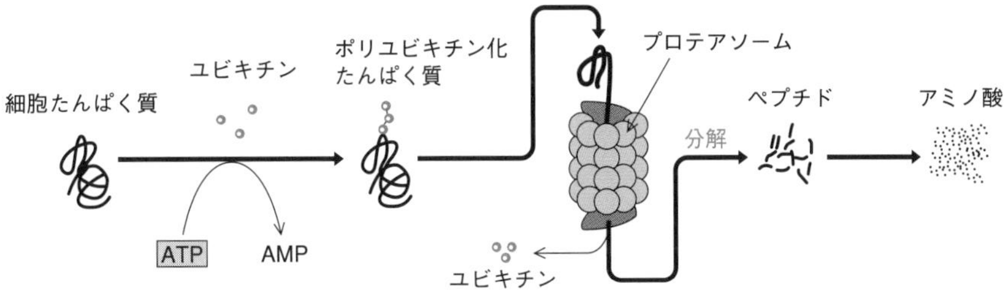

(2) オートファジー系(リソソーム系)

オートファジー(自食作用)により不要たんぱく質が**リソソーム**に取り込まれ、リソソーム中のたんぱく質分解酵素である**カテプシン**などによって分解される。

■オートファジー(autophagy)

オートファジーは細胞内でたんぱく質や細胞内小器官、異物などを分解するメカニズムの1つであり、autoは「自己」、phagyは「食べる」の意味である。オートファジーは細胞の恒常性維持や代謝機能調節に重要であるのみならず、細胞傷害やがん化など種々の**病的変化に関与**していることが明らかにされつつある。オートファジーは**飢餓状態で亢進**し、たんぱく質を分解することによって細胞内でのアミノ酸供給を行う。

3 窒素出納

1日の窒素の摂取量と、体外へ排泄される総窒素量との差を**窒素出納**という。

窒素出納　＝　摂取窒素量　－　体外排泄窒素量

摂取窒素量：食事によるもの
体外排泄窒素量：尿、糞便、汗、皮膚、爪、毛髪など

ヒトの体内の窒素のほとんどがたんぱく質由来であるため、窒素出納によって、体内のたんぱく質代謝の動的状態をみることができる。窒素出納が**正の場合**は体たんぱく質が**蓄積**されたことを、**負の場合**は体たんぱく質が**消費**されたことを意味する。正常な成人の**窒素出納は0《ゼロ》**であり、過剰なたんぱく質を摂取しても体たんぱく質として貯蔵されることはなく、余分な窒素は尿中に排泄される。したがって、高たんぱく質食摂取時には、尿中窒素排泄量が増加する。成長期や妊娠期、スポーツによる筋肉の増加期、病気の回復期では窒素出納は正となる。一方、栄養不良や飢餓状態、悪性腫瘍などの消耗性疾患、手術直後では窒素出納は負となる。また、糖質及び脂質由来のエネルギー摂取量が不足すると、たんぱく質をエネルギー源として利用するため、窒素出納は負となる。このように窒素出納は、同時に摂取する食事のエネルギー量にも影響される。

4 食後、食間期のたんぱく質代謝

食事摂取したたんぱく質は、前述のようにアミノ酸となって吸収され、門脈を経て肝臓に運ばれる。この後、アミノ酸は肝臓から血中に放出されるため、食後には**血中アミノ酸濃度が上昇**する。血中アミノ酸濃度の上昇は、筋肉などの組織での**体たんぱく質の合成を促進**する。さらに、食後に上昇する**インスリン**によっても、組織へのアミノ酸吸収が高められ、**体たんぱく質の合成が促進**される。

一方、絶食時間の長い食間期では、血糖値が低下傾向を示し、肝臓において**グルカゴン**や**グルココルチコイド**により糖新生が促進される。糖新生促進下では、アミノ酸をエネルギーや糖新生の材料として利用するため、**体たんぱく質の分解が促進**される。

※Part Ⅰ-8-2 8「糖質代謝の臓器差」の食後・食間期の組織間の相互関係の図を参照のこと。

5 アルブミン

血漿には、通常、たんぱく質が6～8.5g/dL含まれている。血漿中のたんぱく質としては、**アルブミン、グロブリン、フィブリノーゲン**があるが、アルブミンは血漿たんぱく質の**約60%**を占めている。アルブミンは**肝臓**で合成され、血中へ放出される。**血漿アルブミン**の半減期はヘモグロビンの約1か月よりは短く、2～3週間である。

アルブミンの主な機能は、遊離脂肪酸やビリルビンなどの**非水溶性血中成分の運搬**、イオン(Ca^{2+})・金属(Cu^{2+}、Zn^{2+}など)・薬物の運搬、**血漿膠質浸透圧の調整**、**各組織へのアミノ酸の供給**

である。血漿アルブミン濃度の基準値は3.7～4.9g/dLであるが、低栄養、肝障害、腎障害によって血漿アルブミン濃度は低下する。

6 急速代謝回転たんぱく質(RTP：Rapid Turnover Protein)

血漿アルブミンの半減期は2～3週間と長いので、長期間の栄養状態(静的栄養アセスメント)の評価として適しているが短期間の栄養状態(動的栄養アセスメント)の評価には不適当である。そこで、もっと**半減期の短い(代謝回転の速い)**血中たんぱく質が、**短期間の栄養状態の評価**、たとえば術後回復の判定指標として用いられる。このような代謝回転の速い血中たんぱく質を**急速代謝回転たんぱく質**といい、**レチノール結合たんぱく質**、**トランスサイレチン(プレアルブミン)**、**トランスフェリン**などがその例である。

※静的栄養アセスメント指標・動的栄養アセスメント指標については、PartⅢ-1-2 1を参照のこと。

急速代謝回転たんぱく質の半減期と輸送物質

急速代謝回転たんぱく質	半減期	輸送物質
レチノール結合たんぱく質	0.5日	ビタミンA
トランスサイレチン(プレアルブミン)	2～3日	レチノール結合たんぱく質
トランスフェリン	7～10日	鉄

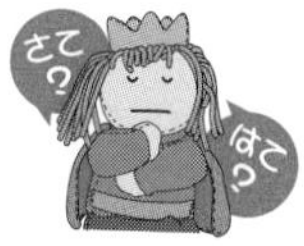

3 アミノ酸の代謝

アミノ酸は、**アミノ基**と**炭素骨格(α-ケト酸)**から成る化合物である。アミノ酸はたんぱく質の合成に利用される他、さまざまな**生理活性窒素化合物の原料**にもなっている。余分なアミノ酸はエネルギー源として分解されるか、糖や脂質の合成に利用される。アミノ酸の分解は、**"アミノ基の代謝"**と**"炭素骨格の代謝"**に分けて考えることができる。

■**α-ケト酸**

α-ケト酸とは、カルボキシル基(—COOH)の隣のα位の炭素がケトン基(>C=O)となっている化合物の総称で、R−CO−COOHと表せる。ピルビン酸、オキサロ酢酸、α-ケトグルタル酸などがα-ケト酸である。

1 アミノ酸のアミノ基の代謝

窒素を含む化合物は貯蔵されないので、必要量を超えて摂取された窒素は排出されなければならない。余分な窒素はまず**アンモニア**に変換され、次いで**尿素**に変換されて尿中に排泄される。

(1) アミノ基転移反応

大部分のアミノ酸は、**アミノ基転移反応**によってα-アミノ基を**α-ケトグルタル酸**に渡し、自身は**α-ケト酸**となり、α-ケトグルタル酸は**グルタミン酸**となる。反応は**可逆的**である。

アミノ酸 ＋ α-ケトグルタル酸 ⇄ α-ケト酸 ＋ グルタミン酸

アミノ基転移反応を触媒する酵素は**アミノトランスフェラーゼ***と呼ばれ、主に**肝臓**に存在している。たとえば、**アスパラギン酸アミノトランスフェラーゼ(AST)**は、アスパラギン酸のアミノ基をα-ケトグルタル酸に転移する反応を触媒し、**アラニンアミノトランスフェラーゼ(ALT)**は、アラニンのアミノ基をα-ケトグルタル酸に転移する反応を触媒する。すべてのアミノトランスフェラーゼは、**ビタミンB_6**に由来する**ピリドキサールリン酸(PLP)**を**補酵素**とする。

なお、**リシン、スレオニン、プロリン、ヒドロキシプロリン**はアミノ基転移酵素の基質とはならず、独自の酸化経路で代謝される。

＊アミノトランスフェラーゼ　トランスアミナーゼ、アミノ基転移酵素ともいう。

アミノ基転移反応

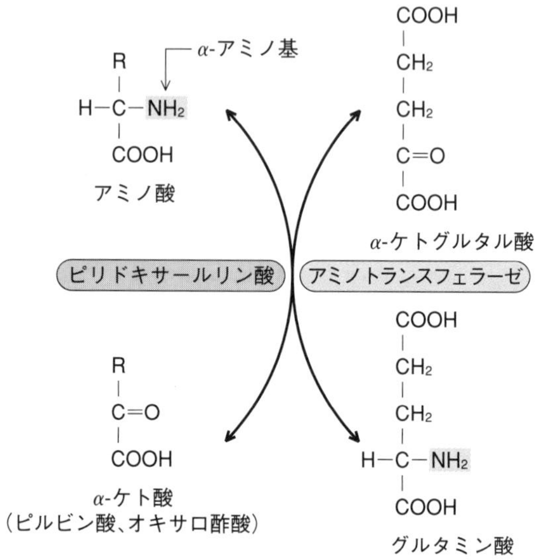

主要なアミノトランスフェラーゼ

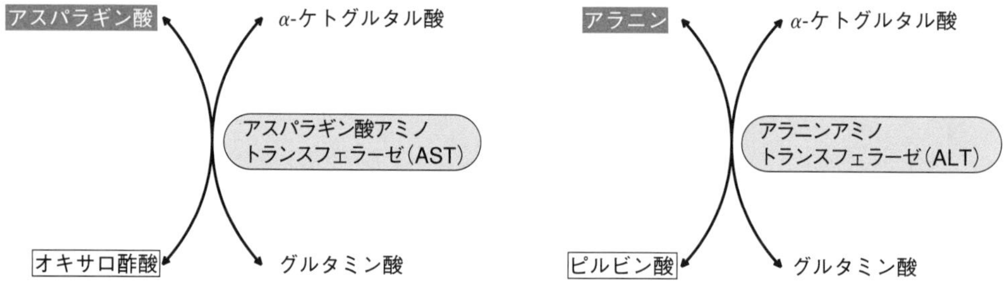

(2)　脱アミノ反応

アミノ基転移反応で生じた**グルタミン酸**は、**グルタミン酸脱水素酵素(グルタミン酸デヒドロゲナーゼ)**の作用を受け、そのアミノ基を**アンモニア**として遊離させるとともに**α-ケトグルタル酸**を生じる。そのα-ケトグルタル酸は、再びアミノ基転移反応において、アミノ酸からのアミノ基の受け取り手として働く。この反応は、NAD^+または$NADP^+$を必要とする。

グルタミン酸 + H_2O + $NAD(P)^+$ $\rightleftarrows$ α-ケトグルタル酸 + NH_3(アンモニア) + NAD(P)H + H^+

(3) 尿素の生成（尿素回路）——アンモニアの処理

アンモニアは人体にとって**有害**であるため、主に**肝臓**の**尿素回路（オルニチンサイクル）**で毒性の低い**尿素**に変換されて**腎臓**に運ばれ、尿中へ排泄される。**尿素回路をもたない脳や筋肉などの組織で生じた多くのアンモニア**は、一旦、**グルタミン合成酵素**の作用で**グルタミン**となり血中に放出され、肝臓、消化管、腎臓に取り込まれる。**腎臓**では、**グルタミナーゼ**の作用でアンモニアとグルタミン酸に分解され、**アンモニアは尿中に排泄**される。

尿素は**アンモニア**、**二酸化炭素**、**アスパラギン酸**のアミノ窒素から合成され、アンモニア1モルから尿素1モルを生成するのに3モルのATPが消費される。**オルニチン**、**シトルリン**、**アルギニノコハク酸**はたんぱく質合成アミノ酸ではないが、尿素合成の重要な役割を担っている。

尿素回路（オルニチンサイクル）

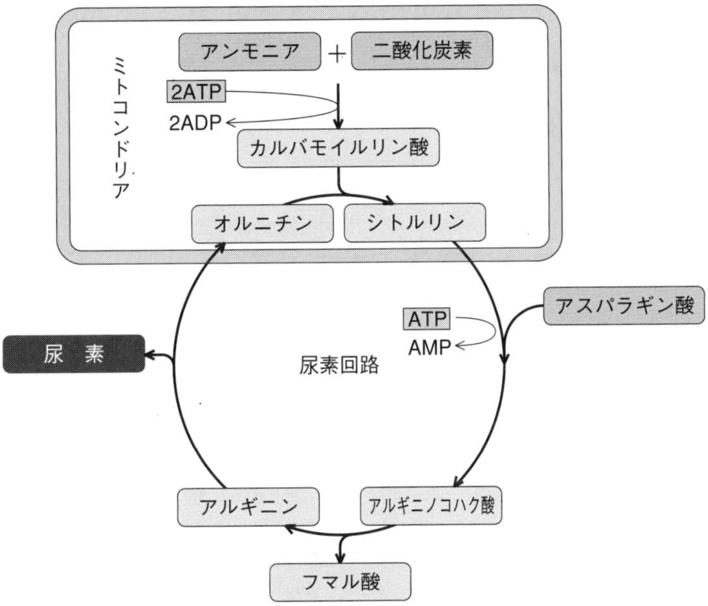

2 アミノ酸の炭素骨格の代謝

アミノ基を離した**アミノ酸の炭素骨格（α-ケト酸）**の代謝はそれぞれのアミノ酸によって異なるが、最終的には**クエン酸回路**に入って**二酸化炭素**と**水**に分解されるか、**糖新生**または**脂質合成**に利用される。

たんぱく質を構成する20種類のアミノ酸の炭素骨格は代謝され、次頁の図に示すように**ピルビン酸**、**アセチル CoA**、**アセトアセチル CoA**、**α-ケトグルタル酸**、**スクシニル CoA**、**フマル酸**、**オキサロ酢酸**の7つの中間代謝産物に収れんする。ピルビン酸、α-ケトグルタル酸、スクシニル CoA、フマル酸、オキサロ酢酸に分解されるアミノ酸は、糖新生により**グルコース**を合成できるので、**糖原性アミノ酸**と呼ばれる。これに対し、アセチル CoA またはアセトアセチル CoA に分解されるアミノ酸は、**ケトン体**を合成できるので、**ケト原性アミノ酸**と呼ばれる。アセチル CoA やアセトアセチル CoA は**脂肪酸**や**コレステロール**合成にも利用できる。

アミノ酸の炭素骨格の代謝

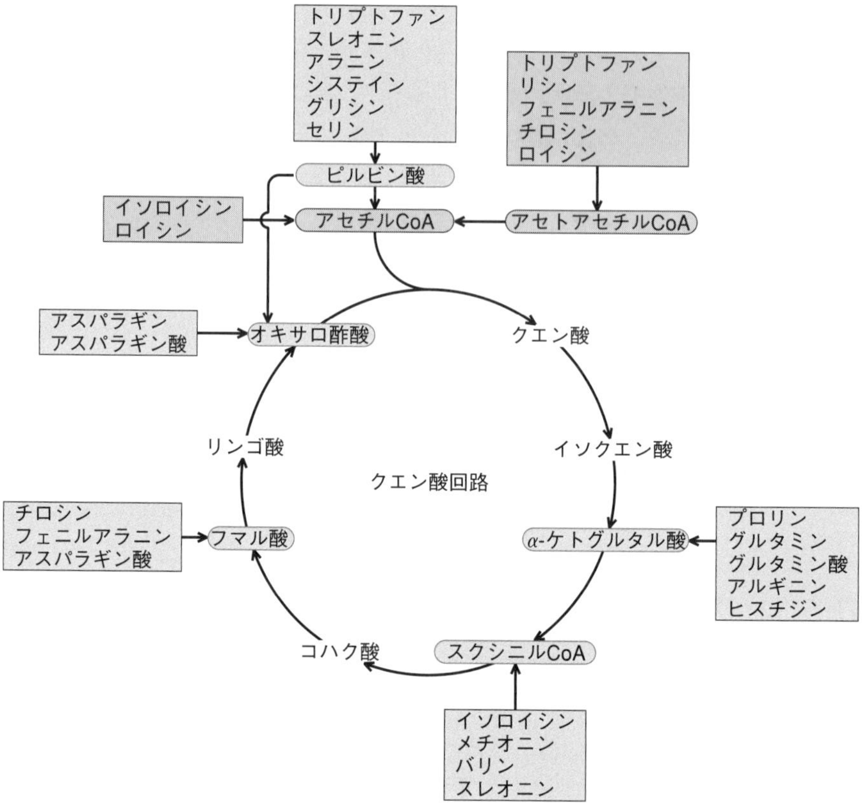

糖原性アミノ酸とケト原性アミノ酸

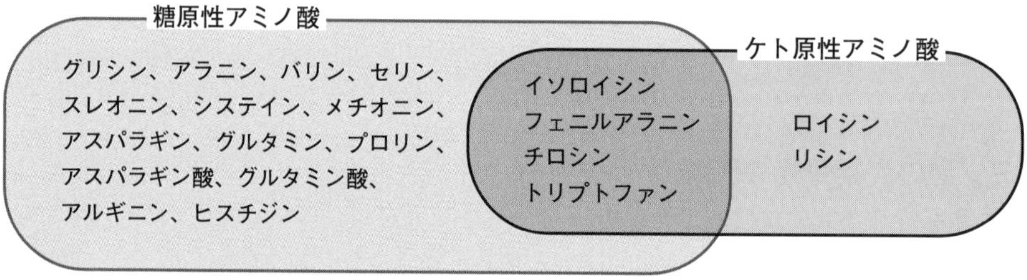

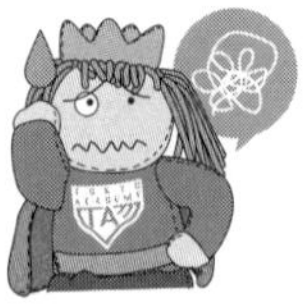

3　アミノ酸からの各種含窒素化合物の合成

次の表に示したように、アミノ酸はさまざまな生理活性窒素化合物の原料となる。

主な窒素化合物とその原料となるアミノ酸

窒素化合物	原料となるアミノ酸	窒素化合物の特徴
プリン塩基	グリシン、グルタミン、アスパラギン酸	核酸構成成分
ピリミジン塩基	グルタミン、アスパラギン酸	
ポルフィリン	グリシン	ヘムの基本構造分子
クレアチン	グリシン、アルギニン、メチオニン	筋肉や脳に含まれるエネルギー貯蔵物質
カテコールアミン*1	フェニルアラニン、チロシン	神経伝達物質、ホルモン
ヒスタミン	ヒスチジン(脱炭酸反応)	血管拡張、胃酸分泌促進、アレルギー反応・免疫反応に関与
セロトニン	トリプトファン	神経伝達物質、止血作用、食欲抑制
γ-アミノ酪酸(GABA)	グルタミン酸	抑制性神経伝達物質
タウリン	メチオニン、システイン	神経伝達物質、正常な尿中排泄物、タウリンはコール酸と結合して胆汁中に排泄される
グルタチオン(GSH)	システイン、グルタミン酸、グリシン	抗酸化作用
一酸化窒素(NO)	アルギニン	血管拡張、抗菌作用
カルニチン	メチオニン、リシン	アシル CoA のミトコンドリア内への運搬体
メラニン	チロシン	皮膚や毛髪などの黒褐色色素
サイロキシン(T_4)	チロシン	甲状腺ホルモン、基礎代謝亢進
メラトニン	トリプトファン(セロトニンを経る)	松果体で合成されるホルモン、日内リズムの支配
NAD、NADP*2	トリプトファン	酸化還元反応の補酵素(ナイアシンの補酵素型)

*1 カテコールアミン　アドレナリン、ノルアドレナリン、ドーパミンの総称。
*2 NAD　ニコチンアミドアデニンジヌクレオチド
　NADP　ニコチンアミドアデニンジヌクレオチドリン酸

各種アミノ酸の体内変化

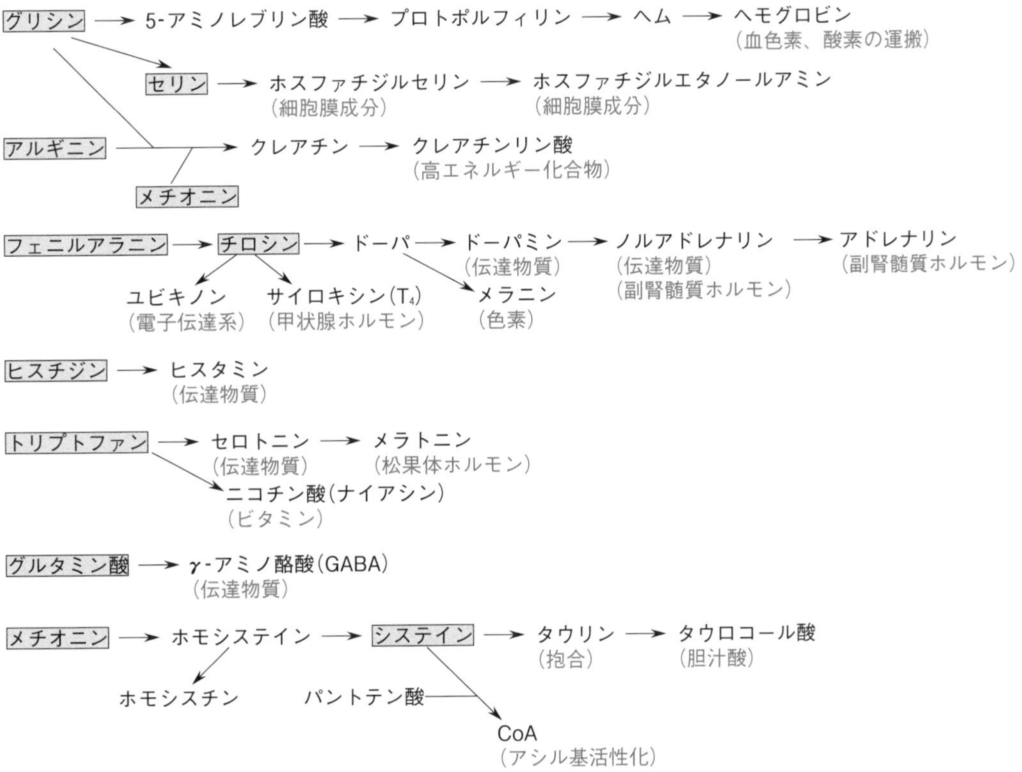

(1) ポルフィリン

ポルフィリンとは４つのピロール環が４つのメテン基(—CH＝)によって結合してできた化合物をいう。**ヘモグロビン**の**色素**である**ヘム**は、ポルフィリンに**鉄**が結合したものである。ポルフィリンは、**グリシン**とクエン酸回路代謝中間体の**スクシニル CoA** を原料として合成される。

(2) 胆汁色素

古くなった赤血球は主として**脾臓**に取り込まれ、**ヘム**と**グロビン**に分離される。ヘムは分解されると**ビリベルジン(緑色)**を経て**ビリルビン(赤オレンジ色)**となって**胆汁中**に排泄される。ビリルビンは単なる不要物ではなく、生体内で生じるラジカルを除去する作用をもち、生体防御機構に関与している。

※胆汁はビリベルジンやビリルビンによって着色しているので、これらを胆汁色素という。

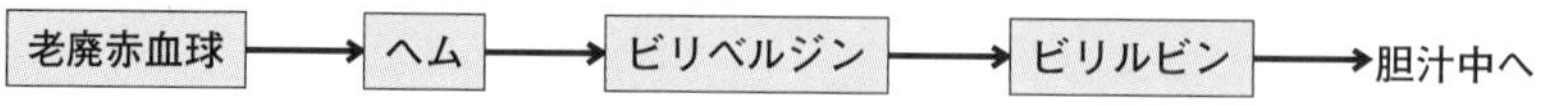

(3) クレアチン

クレアチンは**筋肉**や**脳**に含まれる窒素化合物で、クレアチンと ATP から生じる**クレアチンリン酸**が**エネルギーの貯蔵**を行う。クレアチンリン酸がクレアチンとリン酸に加水分解される際に生じるエネルギーで、ADP から ATP を合成する。

クレアチンの合成は、まず**腎臓**で**アルギニン**と**グリシン**を原料としてグアニジノ酢酸が生成され、次に**肝臓**で、グアニジノ酢酸が S-アデノシルメチオニン(活性メチオニン)によりメチル化されることによって行われる。

クレアチニンは**クレアチン**の**最終代謝産物**で、糸球体で濾過された後、尿細管で再吸収を受けることなく尿中に排泄される。**尿中尿素量**が**たんぱく質摂取量**にほぼ比例するのに対し、**尿中クレアチニン量**は**骨格筋量**にほぼ比例する。

> ■ S-アデノシルメチオニン
> S-アデノシルメチオニンは、メチオニンと ATP から生成する活性メチル基をもつ化合物。クレアチンやコリンの生合成にメチル基($-CH_3$)を供与するなど多くのメチル化反応に関与する。

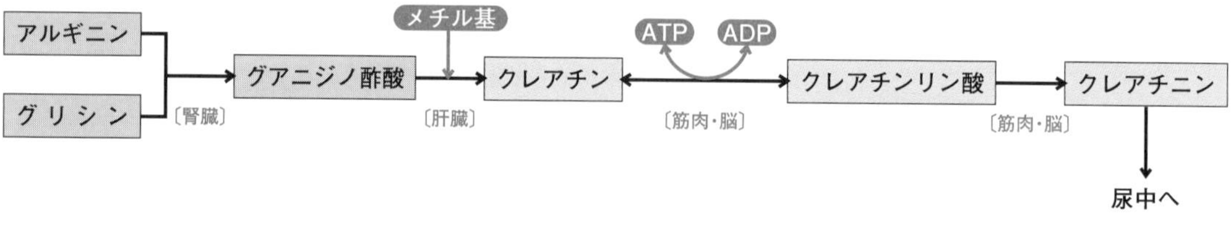

4 アミノ酸の生合成

体内で合成することができないか、あるいは合成することができても必要量をまかなうことができないため、食物として摂取しなければならないアミノ酸を**不可欠アミノ酸**という。これに対し、他のアミノ酸や糖質代謝などの中間代謝産物から合成することができるアミノ酸を**可欠アミノ酸**という。

不可欠アミノ酸は
こうやって覚えよう！

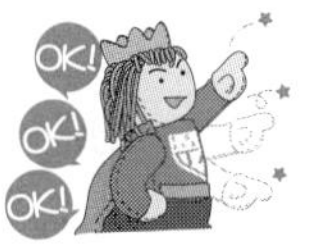

「ビ　ス　ト　ロ　リ　バ　ー　不《フ》 明《メイ》」の9つ

ヒスチジン　**ス**レオニン　**ト**リプトファン　**ロ**イシン　**リ**シン　**バ**リン
フェニルアラニン　**メ**チオニン　**イ**ソロイシン

可欠アミノ酸の合成

可欠アミノ酸	原料となる物質	ポイント
アラニン	←→ ピルビン酸 糖	・α-ケト酸にアミノ基を転移して合成 ・最も直接的な生合成経路 ・グルタミン酸は脱アミノ反応の逆反応によっても合成される
アスパラギン酸	←→ オキサロ酢酸 糖	
グルタミン酸	←→ α-ケトグルタル酸 糖	
グルタミン	←→ グルタミン酸	脳及び筋肉におけるアンモニア解毒の主要な機構
アスパラギン	←→ アスパラギン酸	グルタミンをアミド供与体として利用
プロリン	← グルタミン酸	環化と還元反応
セリン	← 3-ホスホグリセリン酸 糖	グルタミン酸をアミノ供与体として利用
	→ グリシン	ヒドロキシメチル基転移
グリシン	←→ セリン	ヒドロキシメチル基除去
システイン	←→ セリンとメチオニン	メチオニンは不可欠アミノ酸
チロシン	← フェニルアラニン	フェニルアラニンは不可欠アミノ酸
アルギニン	← グルタミン酸	アルギニンは尿素回路の中間体

※ 糖 は糖質中間代謝産物であることを示す。これ以外はすべてアミノ酸。

5　アミノ酸代謝の臓器差とアミノ酸の臓器間輸送

アミノ酸代謝における主要臓器は、小腸、肝臓、腎臓及び筋肉であるが、これらの臓器間でその代謝は大きく異なっている(臓器特異性)。

(1)　小腸でのアミノ酸代謝

小腸は**グルタミン**と**グルタミン酸**を多く代謝する。また、尿素回路中間代謝産物のシトルリンやコラーゲンに多く含まれる可欠アミノ酸のプロリンを合成する。

(2)　肝臓でのアミノ酸代謝

腸より吸収されたアミノ酸は、門脈を経てまず肝臓に運ばれるので、肝臓は**アミノ酸代謝の中心的な臓器**となっている。肝臓は分枝アミノ酸(バリン、ロイシン、イソロイシン)以外のほとんどのアミノ酸を代謝できる。**芳香族アミノ酸(フェニルアラニン、チロシン、トリプトファン)**の分解は主に肝臓のみで行われる。また、**尿素回路**を通じて尿素を生成する。

(3)　腎臓でのアミノ酸代謝

腎臓では、**グルタミナーゼ**の作用により、**グルタミン**から**グルタミン酸**と**アンモニア**を生成して、アンモニアをただちに尿中に排泄する。このアンモニアは**体液の酸塩基平衡の調節**にも用いられる。また、腎臓はグリシンから**セリン**を合成して放出し、セリンは肝臓と末梢組織に取り込まれる。

⑷　筋肉でのアミノ酸代謝

筋肉では、他の臓器でほとんど発現していない**分枝アミノ酸**のアミノトランスフェラーゼが発現しているため、大部分の分枝アミノ酸は筋肉で代謝される。この他、グルタミン酸、アラニン、アスパラギン酸などを代謝する。筋肉で発生した**アンモニア**は、**グルタミン合成酵素**の作用で**グルタミン**となり血中に放出され、消化管、腎臓などに取り込まれる。また、筋たんぱく質の分解で生じたアミノ酸のアミノ基は**ピルビン酸**に転移し、**アラニン**となる。アラニンは肝臓に運ばれ、肝臓でアミノ基が除かれて再びピルビン酸に戻り、このピルビン酸から**糖新生**が行われる（**グルコース・アラニン回路**：Part Ⅰ-8-2 3「**糖新生**」参照）。

分子内に分枝構造をもつ**バリン**、**ロイシン**、**イソロイシン**を**分枝アミノ酸**と呼び、いずれも不可欠アミノ酸である。なかでも**ロイシン**は、筋たんぱく質の合成を促進し、その分解を抑制する。分枝アミノ酸は他のアミノ酸とは対照的に、肝臓ではなく主に**筋肉**で代謝される。また、この3つのアミノ酸は**共通の経路**で代謝される。**長時間の激しい運動時**には、分枝アミノ酸を**エネルギー源**として利用するため、筋肉における代謝は亢進する。

臓器間のアミノ酸輸送

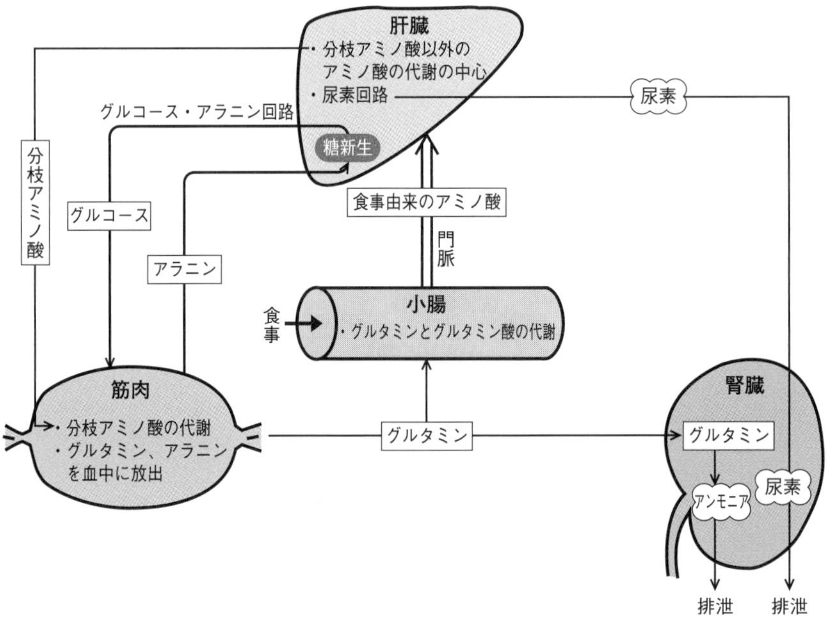

6　アミノ酸プール

食事由来のたんぱく質あるいは体たんぱく質の分解によって生じたアミノ酸や新たに合成されたアミノ酸は、他の遊離アミノ酸と混ざり合って体全体に分布する。これらをまとめて**アミノ酸プール**と呼び、約150gのアミノ酸を含んでいる。体たんぱく質の分解によって生じたアミノ酸の多くは**再利用**される。

体重60kgの成人の１日当たりのたんぱく質とアミノ酸代謝の概要

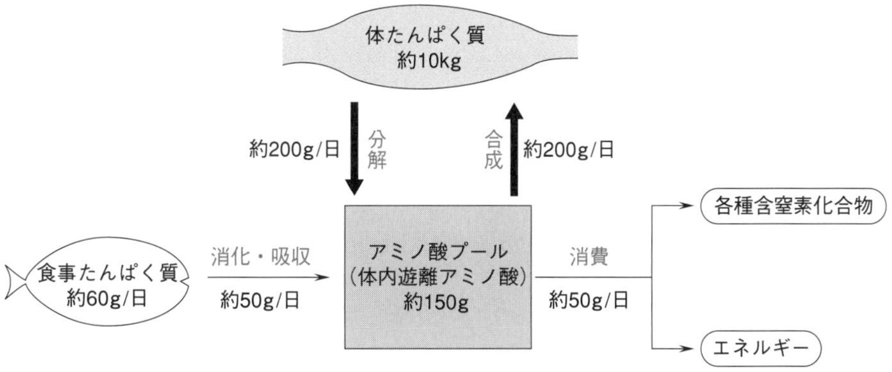

4　たんぱく質の栄養

1　食品たんぱく質の評価法

食品たんぱく質の栄養価評価方法には、**生物学的評価法**と**化学的評価法**がある。生物学的評価法は、ラットなどの**実験動物**にたんぱく質を実際に投与して評価する。一方、化学的評価法は、動物実験によらず食品たんぱく質の**不可欠アミノ酸の組成**から評価する。

一般に、植物性食品より動物性食品の方がたんぱく質の栄養価は高い。

(1)　生物学的評価法

①　生物価(BV)

生物価は食物から吸収されたたんぱく質が、体内にどのくらい保留されたかを割合で示した値で、次の式によって求められる。

$$\text{生物価}=\frac{\text{保留窒素量}}{\text{吸収窒素量}}\times 100=\frac{\text{吸収窒素量}-(\text{尿中窒素量}-\text{代謝性尿中窒素量})}{\text{摂取窒素量}-(\text{糞中窒素量}-\text{代謝性糞中窒素量})}\times 100$$

糞尿中の代謝性窒素量は、無たんぱく質食摂取時に糞尿中へ排泄される内因性の窒素量から求められる。尿中に排泄される窒素は体たんぱく質の分解によるものであり、糞中の窒素は消化液、消化管粘膜の剥離細胞、腸内細菌などに由来するものである。

②　正味たんぱく質利用率(NPU)

正味たんぱく質利用率は**生物価**に**消化吸収率**を考慮したもので、生物価に消化吸収率を乗じることで求められる。

$$\text{正味たんぱく質利用率}=\frac{\text{保留窒素量}}{\text{摂取窒素量}}\times 100=\text{生物価}\times\text{消化吸収率}$$

③　たんぱく質効率比(PER)

$$\text{たんぱく質効率比}=\frac{\text{体重増加量(g)}}{\text{摂取たんぱく質量(g)}}$$

(2)　化学的評価法

①　アミノ酸価

2007年にFAO、WHO、UNU(国連大学)が設定した**アミノ酸評点パターン**を用いた評価法である。

食品たんぱく質の**不可欠アミノ酸含有量**をアミノ酸評点パターンと比較して、それよりも低い値のアミノ酸を**制限アミノ酸**といい、その中でも最も不足しているアミノ酸を**第一制限アミノ酸**と呼ぶ。**アミノ酸価**は、食品たんぱく質の第一制限アミノ酸含有量が、そのアミノ酸評点パターンの何パーセントになるかで表される。制限アミノ酸がない場合、その食品たんぱく質のアミノ酸価は100となる。

$$\text{アミノ酸価}=\frac{\text{食品たんぱく質中の第一制限アミノ酸量(mg/gN)}}{\text{アミノ酸評点パターンの当該アミノ酸量(mg/gN)}}\times 100$$

アミノ酸評点パターン(FAO/WHO/UNU, 2007年)

	不可欠アミノ酸(mg/g たんぱく質)								
	ヒスチジン	イソロイシン	ロイシン	リシン	含硫アミノ酸＊2	芳香族アミノ酸＊1	トレオニン	トリプトファン	バリン
1～2歳	18	31	63	52	26	46	27	7.4	42
3～10歳	16	31	61	48	24	41	25	6.6	40
11～14歳	16	30	60	48	23	41	25	6.5	40
15～18歳	16	30	60	47	23	40	24	6.3	40
成人	15	30	59	45	22	38	23	6.0	39

＊1　芳香族アミノ酸＝フェニルアラニン＋チロシン
＊2　含硫アミノ酸＝メチオニン＋システイン

② アミノ酸の補足効果

特定の不可欠アミノ酸が不足している食品たんぱく質に、その**制限アミノ酸を添加**することによってその**食品たんぱく質の栄養価を高める**ことができる。これを**アミノ酸の補足効果**という。たとえば、第一制限アミノ酸がリシンである精白米や小麦粉に、リシンを多く含む鶏卵、肉、魚などを組み合わせて食べると、補足効果によって栄養価の改善が行われる。

③ アミノ酸インバランス

複数のアミノ酸が不足している場合に、1つの制限アミノ酸だけを補足すると、逆にたんぱく質の利用効率が低下し、成長が抑制されるなどの**悪影響**を及ぼす。これを**アミノ酸のインバランス**といい、**低たんぱく食**の場合に起きやすい。

2 他の栄養素との関係

(1) エネルギー代謝とたんぱく質

たんぱく質からのエネルギー供給はおよそ10％程度と考えられている。特に、**長時間の激しい運動時**にはたんぱく質からのエネルギー供給量は増加するとされており、**分枝アミノ酸**がエネルギー代謝において重要な役割を果たしていると考えられる。なお、たんぱく質は糖質と同じく、体内で1g当たり約4kcalのエネルギー源となる。

エネルギー不足では、たんぱく質がエネルギー源として利用されるため、体たんぱく質合成に優先的に利用されず、**たんぱく質利用効率が低下**する。逆に、エネルギーが充足していれば、たんぱく質を有意義に利用することができ、たんぱく質利用効率は高くなる。

(2) 相互変換

糖質と**糖原性アミノ酸**の間では相互変換が可能である。

(3)　アミノ酸代謝とビタミンB群

アミノ酸代謝では**ビタミンB群**が**補酵素**として関与するが、中でもビタミンB_6・B_{12}、葉酸がアミノ酸代謝に重要な補酵素として知られている。**ビタミンB_6**に由来する**ピリドキサールリン酸**(PLP)は**アミノ基転移反応**に必須の補酵素であり、たんぱく質摂取量の増加に伴いビタミンB_6の必要量も増加する。**ビタミンB_{12}**と**葉酸**は主に**メチオニン合成**の補酵素として作用する。

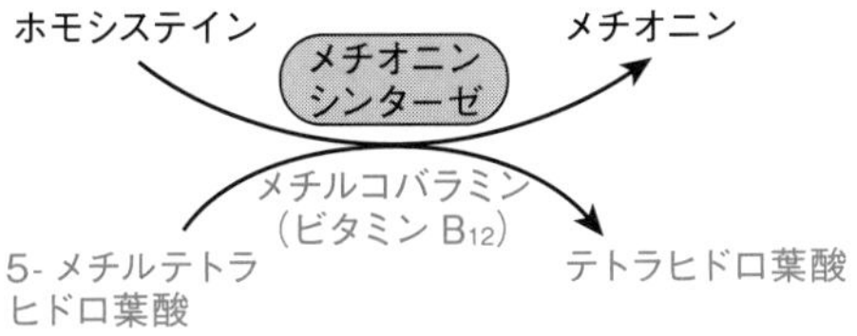

(4)　たんぱく質摂取とリン・カルシウム

たんぱく質含有量の多い食品にはリンも多く含まれる(リンは細胞膜や細胞質に多い)ので、たんぱく質を摂取すると、リンも同時に摂取することになる。また、たんぱく質を過剰に摂取すると、尿中カルシウム排泄量が増加する。

練習問題

アミノ酸・たんぱく質の代謝に関する記述である。正しいのはどれか。１つ選べ。

(1)　アドレナリンは、ヒスチジンから作られる。

(2)　γ-アミノ酪酸(GABA)は、アスパラギン酸から作られる。

(3)　ユビキチンは、たんぱく質の合成に関与する。

(4)　アラニンは、アミノ基転移反応によりオキサロ酢酸になる。

(5)　尿素回路は、肝臓に存在する。

解　説 ………………………………………………………………………… 正答 (5)

(1)　誤り。アドレナリンは、フェニルアラニンから作られる。フェニルアラニン→チロシン→ドーパ→ドーパミン→ノルアドレナリン→アドレナリンと、体内で変化して産生される。

(2)　誤り。γ-アミノ酪酸は、グルタミン酸から作られる。

(3)　誤り。ユビキチンは、たんぱく質の分解に関与する小さな球状たんぱく質であり、たんぱく質を修飾する。ユビキチン化を受けたたんぱく質は、プロテアソームによって分解される。

(4)　誤り。アラニンは、アミノ基転移反応によりピルビン酸になる。オキサロ酢酸になるのは、アスパラギン酸である。

(5)　正しい。尿素回路では、毒性の強いアンモニアが毒性の弱い尿素に変換される。

練習問題

たんぱく質・アミノ酸の代謝に関する記述である。正しいのはどれか。１つ選べ。

(1)　トランスフェリンの半減期は、レチノール結合たんぱく質より短い。

(2)　アミノ酸の筋肉への取り込みは、インスリンにより抑制される。

(3)　バリンは、ケト原性アミノ酸である。

(4)　ロイシンは、筋たんぱく質の合成を促進する。

(5)　芳香族アミノ酸を代謝する組織は、主に筋肉である。

解　説 ………………………………………………………………………… 正答 (4)

(1)　誤り。トランスフェリンの半減期(７～10日)は、レチノール結合たんぱく質の半減期(0.5日)より長い。

(2)　誤り。アミノ酸の筋肉への取り込みは、インスリンにより促進され、体たんぱく質の合成が促進される。

(3)　誤り。バリンは、糖原性アミノ酸である。

(4)　正しい。分枝アミノ酸であるバリン、ロイシン、イソロイシンは、筋たんぱく質の分解を抑制し、筋たんぱく質の合成を促進する。

(5)　誤り。芳香族アミノ酸(フェニルアラニン、チロシン、トリプトファン)を代謝する組織は、主に肝臓である。

練習問題

たんぱく質・アミノ酸の代謝に関する記述である。正しいのはどれか。１つ選べ。

(1)　たんぱく質の平均半減期は、肝臓よりも骨格筋の方が短い。

(2)　食後に血糖値が上昇すると、筋肉たんぱく質の分解は促進される。

(3)　エネルギー摂取量が減少すると、たんぱく質の必要量は減少する。

(4)　空腹時には、肝臓からのアラニンの放出が増大する。

(5)　グルタミンは、小腸粘膜のエネルギー源となる。

解　説　……………………………………………………………………… 正答　(5)

(1)　誤り。肝臓(約10日)よりも骨格筋(約180日)の方が長い。

(2)　誤り。食後に血糖値が上昇すると、インスリン分泌が促進され、筋肉たんぱく質の分解は抑制される。

(3)　誤り。エネルギー摂取量が減少すると、たんぱく質がエネルギー源としてより多く利用されるので、たんぱく質の必要量は増大する。

(4)　誤り。空腹時には、筋肉からのアラニンの放出が増大する。筋たんぱく質の分解で生じたアミノ基はピルビン酸に転移するとアラニンとなり、肝臓に運ばれて糖新生の基質となる。

(5)　正しい。小腸から吸収されたグルタミンの半分以上は、小腸粘膜のエネルギー源となるか、あるいは他のアミノ酸の生成に利用される。

練習問題

たんぱく質の栄養に関する記述である。正しいのはどれか。１つ選べ。

(1)　食品たんぱく質の化学的評価法は、窒素出納法を利用している。

(2)　生物価は、吸収窒素量を摂取窒素量で除して求める。

(3)　不可欠アミノ酸の必要量は、アミノ酸の種類によって異なる。

(4)　糖質や脂質からのエネルギー摂取が不足すると、窒素出納は正になる。

(5)　グルココルチコイドは、体たんぱく質の合成を促進する。

解　説　……………………………………………………………………… 正答　(3)

(1)　誤り。食品たんぱく質の化学的評価法は、食品のアミノ酸分析により行われる。窒素出納法を利用しているのは生物学的評価法である。

(2)　誤り。生物価は、保留窒素量を吸収窒素量で除して求める。

(3)　正しい。Part Ⅰ-10-4 **1**(2)「アミノ酸評点パターン」を参照のこと。

(4)　誤り。糖質や脂質からのエネルギー摂取が不足すると、体たんぱく質がエネルギー源として利用されるため、窒素出納は負になる。

(5)　誤り。グルココルチコイドは、体たんぱく質の合成を抑制する。その結果、より多くのアミノ酸が糖新生の材料として肝細胞に取り込まれ、糖新生が促進される。

11 個体のホメオスタシスとその調節機構

1 情報伝達の機構

1 細胞間情報伝達

(1) 化学物質を介する情報伝達

① パラクリン系(傍分泌系)

細胞から分泌した生理活性物質が、血流を経ずに直接、間質を拡散して近傍の細胞に情報を伝える。膵δ細胞から分泌されるソマトスタチンや一酸化窒素(NO)がこの例である。なお、分泌細胞自体に作用する場合は、オートクリン系(自己分泌系)と呼ばれる。

パラクリン

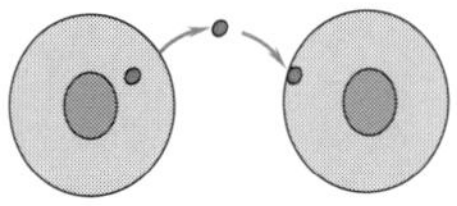

オートクリン

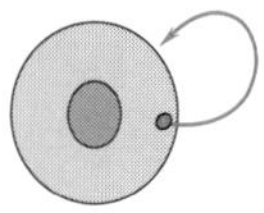

② エンドクリン系(内分泌系)

細胞から分泌した生理活性物質が、血流によって遠くに運ばれて特定の標的細胞に情報を伝える。多くのホルモンがこの例である。

エンドクリン

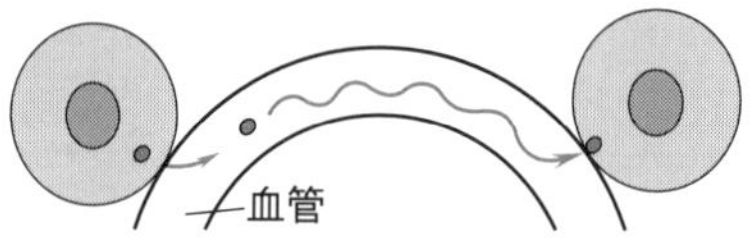

③ 神経伝達系

神経細胞が標的細胞に突起(軸索)を伸ばしシナプスを形成し、前シナプス膜から神経伝達物質を放出し、後シナプス膜受容体を介して標的細胞に情報を伝える。また、視床下部ホルモンや下垂体後葉ホルモンのように、神経末端から血管内に分泌した伝達物質(ホルモン)が血流を介して情報を伝える。

神経分泌

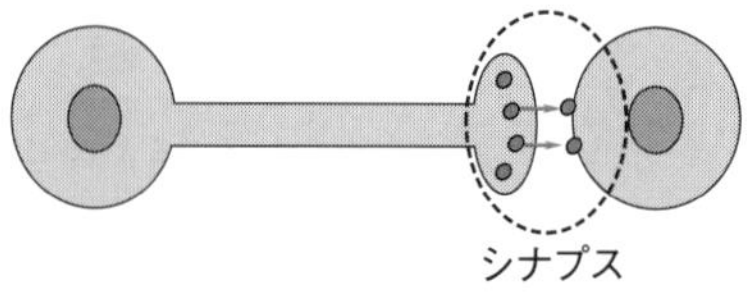

神経内分泌

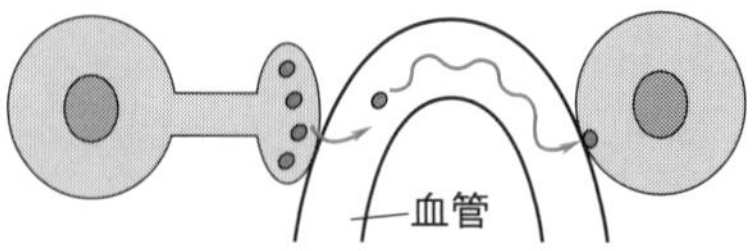

(2) ギャップ結合を介する情報伝達

細胞と細胞の間に、ギャップ結合を形成して相手の細胞質と直接連絡し、小さな分子(イオン、ヌクレオチド、糖、アミノ酸など)を透過させる。ギャップ結合を構成するのは、コネクソンと呼ばれる膜たんぱく質で、隣接する細胞間を連絡する小孔を形成する。心筋や平滑筋細胞では活動電位の伝達も可能で、ギャップ結合で結ばれた細胞群は機能的ユニットを形成できる。

ギャップ結合

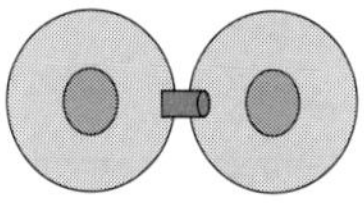

2　細胞内情報伝達

細胞外からの情報は、多くの場合はホルモン、神経伝達物質、増殖因子、サイトカイン、エイコサノイドなどの化学的シグナルによって伝えられる。これらは、リガンドとして細胞の受容体と特異的に結合することによって**ファーストメッセンジャー**として働く。

⑴　**受容体**

①　**細胞膜受容体**←親水性リガンドの場合

1）**イオンチャネル内蔵型受容体**

受容体自体がイオンチャネルを形成している受容体である。リガンドが受容体に結合するとチャネルが開き、特定のイオンの流出入がもたらされ、これにより膜電位が変化する。神経筋接合部にある**ニコチン性アセチルコリン受容体**やグルタミン酸受容体がこの例である。

イオンチャネル内蔵型受容体

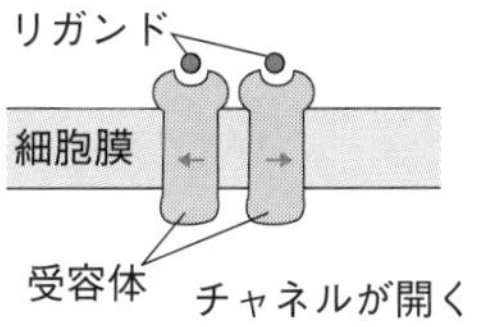

2）**G たんぱく質共役型受容体**

受容体にG たんぱく質(GTP 結合たんぱく質)が結合している受容体であり、**7つの膜貫通領域をもつ**。リガンドが受容体に結合すると、G たんぱく質が活性化され、次いで細胞内での情報伝達に関与する物質が生成され、これによって細胞内の酵素活性とイオンチャネル活性が制御される。**アドレナリン受容体、グルカゴン受容体、ムスカリン性アセチルコリン受容体**がこの例である。

3）**酵素活性内蔵型受容体**

受容体自体が固有の酵素活性をもつ受容体であり、通常は1つの膜貫通領域しかもたない。リガンドが受容体に結合すると、細胞内にある酵素(チロシンキナーゼやグアニル酸シクラーゼ)を活性化させる。**インスリン受容体**や**心房性ナトリウム利尿ペプチド(ANP)受容体**がこの例である。

②　**細胞内受容体**←脂溶性リガンドの場合

ステロイドホルモンや**甲状腺ホルモン**、一酸化窒素(NO)などの脂溶性リガンドは、細胞質あるいは核内の受容体と結合する。そして、核内においてDNA の特定部位の遺伝情報をmRNA に転写させ、たんぱく質(主に酵素)合成を行って作用を発現する。

脂溶性リガンドの情報伝達

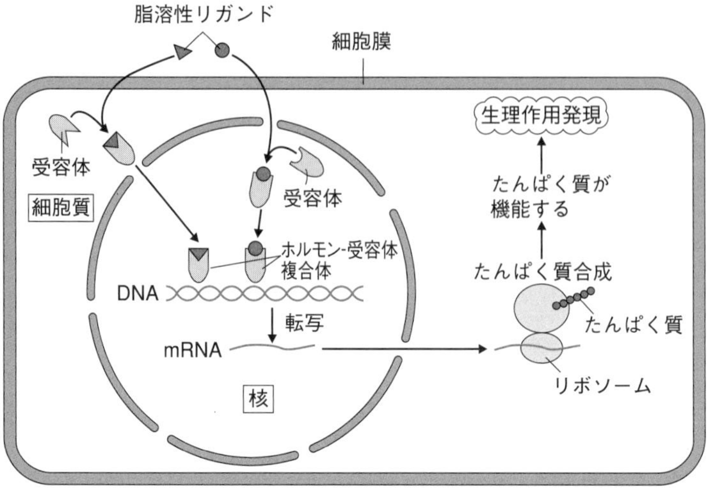

⑵　細胞内シグナル

受容体からのシグナルを伝える細胞内の低分子物質やイオンを**セカンドメッセンジャー**といい、**cAMP(サイクリック AMP)**、**cGMP(サイクリック GMP)**、**イノシトール三リン酸(IP_3)**、**ジアシルグリセロール(DAG)**、**Ca^{2+}(カルシウムイオン)**などがある。セカンドメッセンジャーは受容体の活性化後、短時間のうちに大量に産生され、特定の**たんぱく質リン酸化酵素(プロテインキナーゼ)**を活性化させる。そして、細胞に生理作用をもたらすと不活性化される。

①　cAMP - A キナーゼ系

アドレナリン、ノルアドレナリン、グルカゴンなどが G たんぱく質共役型受容体に結合すると、細胞膜にある**アデニル酸シクラーゼ**が活性化され、ATP から cAMP(サイクリック AMP)を作る。cAMP はcAMP 依存性プロテインキナーゼ(A キナーゼ)を活性化する。

②　cGMP - G キナーゼ系

心房性ナトリウム利尿ペプチド(ANP)が受容体に結合すると、受容体内にある**グアニル酸シクラーゼ**が活性化され、GTP から cGMP(サイクリック GMP)を作る。cGMP は cGMP 依存性プロテインキナーゼ(G キナーゼ)を活性化する。

③　イノシトール - リン脂質代謝、Ca^{2+}系

G たんぱく質共役型受容体が活動すると、G たんぱく質を介して細胞膜にある**ホスホリパーゼ C** が活性化され、細胞膜のリン脂質ホスファチジルイノシトール二リン酸(PIP_2)をイノシトール三リン酸(IP_3)とジアシルグリセロール(DAG)に加水分解する。DAG は、膜のホスファチジルセリンと Ca^{2+} と結合してプロテインキナーゼ C(C キナーゼ)を活性化する。IP_3は細胞質にある小胞体から貯蔵 **Ca^{2+}**を放出させる。また、Ca^{2+}は、膜電圧作動性 Ca^{2+}チャネルやリガンド作動性 Ca^{2+}チャネルなどの働きによって細胞外からも動員される。動員された Ca^{2+}は、**カルモジュリン**や**トロポニン**などの Ca^{2+}結合たんぱく質と結合して生理作用を発揮する。

※Part Ⅰ-20-1 2「ホルモンの作用機序」を参照のこと。

細胞内情報伝達の模式図

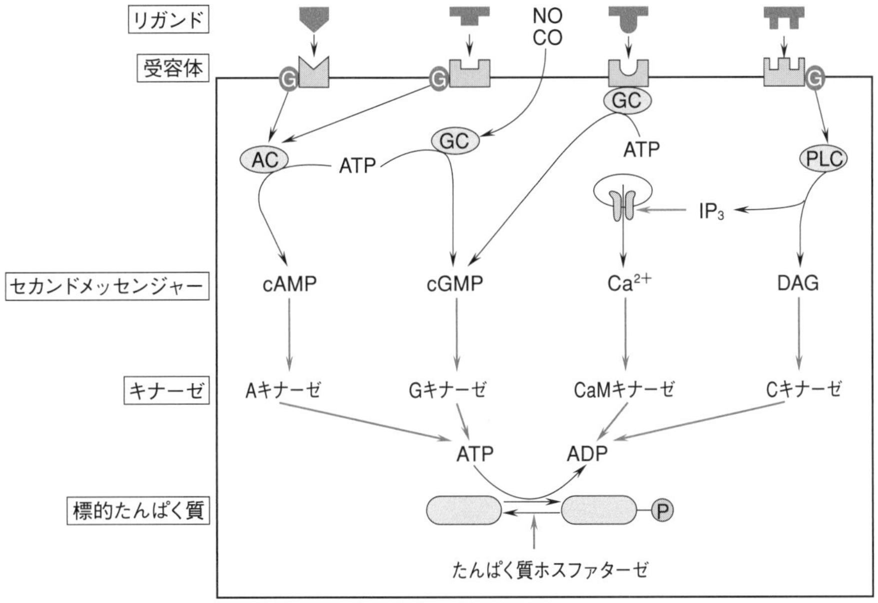

G：Gたんぱく質　AC：アデニル酸シクラーゼ　GC：グアニル酸シクラーゼ　PLC：ホスホリパーゼC
IP_3：イノシトール三リン酸　DAG：ジアシルグリセロール　CaM キナーゼ：カルモジュリンキナーゼ

2　ホメオスタシス(恒常性)とフィードバック機構

1　ホメオスタシスとは

人体には、体外環境が変化しても、体内環境は一定に保とうとする仕組みが備わっている。これを**ホメオスタシス**(**恒常性**)という。

2　フィードバック機構

ホメオスタシスを維持するための最も重要な機構である。正と負があるが、生体機能調節の中心は**ネガティブ**(**負の**)**フィードバック**で、体内の環境変化の影響を弱める方向に身体の各器官系が共同して働く。

例　●血圧上昇　→　心拍数減少　→　血圧低下　　●体温上昇　→　発汗　→　体温低下

フィードバック機構

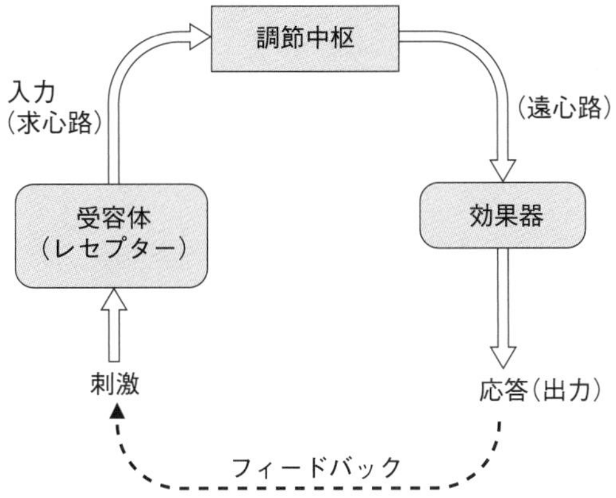

受容体(レセプター)が受けた刺激は調節中枢へと伝達され、効果器(器官や細胞)がそれに対して応答する。さらに、その結果が再び刺激となって、受容体で認識される。このような機構によって種々の生体反応がコントロールされ、一定に保たれている。

3　体液・電解質バランス、酸塩基平衡

1　体液の区分

体液（水分）は体重の60％を占め、そのうち、３分の２（体重の40％）は**細胞内液**であり、残りの３分の１（体重の20％）は**細胞外液**として存在する。

細胞外液の多くが細胞間に存在する**間質液**（**組織間液**）で、他に血漿、脳脊髄液、リンパ液などが含まれる。

※体液はさまざまな要因により増加するが、特に**間質液**（**組織間液**）が増加した状態を浮腫という。

体液の区分と組成

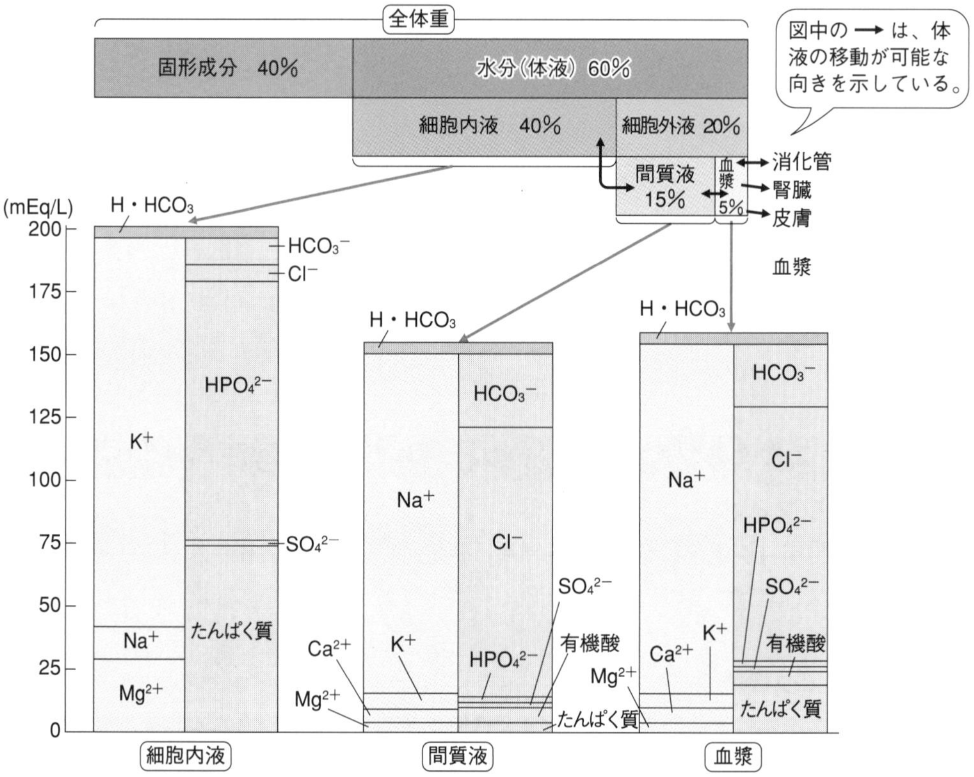

2　性・年齢別の水分量

体重に占める水分の比率は、男性よりも女性の方が低い。これは、女性は脂肪の割合が高いためである。また、年齢でも異なり、新生児・乳児は高く、高齢者は低い。

全体水分量と体液分布（体重％）

	新生児	乳児	幼児～成人	高齢者
全体水分量	75～80	65～70	55～60	50
●細胞内液	40	40	40	30
●細胞外液	40	30	20	20

3　体内の水分バランス

成人の１日の水の出納量は、2,000～2,500mLである。摂取水分の内訳は、飲料水、食物中に含まれる水分、**代謝水***（燃焼水）である。一方、排泄される水分は、尿、**不《ふ》感《かん》蒸《じょう》泄《せつ》**（呼気中の水分、

皮膚などからの蒸発)、糞便内の水分などである。

摂取量と排泄量の調節により、身体の水分量は一定に維持されている。尿量は水の摂取量や食事の内容によって変化するが、健康人ではふつう１日1,000～2,000mL 程度である。１日の尿量が400mL 以下のときを**乏尿**、100mL 以下のときを**無尿**、2,500mL 以上あるいは3,000mL 以上のときを**多尿**という。なお、尿道(下部尿路)の閉塞による尿量の減少は尿閉として、乏尿、無尿とは区別される。尿閉は膀胱内の尿を排泄できない状態であり、腎臓での尿生成は正常である。

＊**代謝水**　摂取した食事中の栄養素が代謝されることにより産生される水のこと。
※多尿については、日本腎臓学会では2,500mL/日以上、日本臨床検査医学会では3,000mL/日以上としている。
※水の出納の詳細については、PartⅡ-３-１ 2 「水の出納」を参照のこと。

4　体液の電解質と非電解質

(1)　電解質

電解質とは、水に溶けて正(＋)または負(－)に荷電してイオンとなり、電気的性質を有する物質の総称である。電解質は体液の浸透圧や pH を調節し、また神経細胞や筋細胞が機能するために重要な機能を果たしている。

細胞内液と細胞外液では、イオンの組成に大きな違いがあり、細胞内液では K^+ が多いのに対し、細胞外液(間質液、血漿)では Na^+ が多くなっている。この状態を保つために、細胞膜にあるナトリウムポンプが細胞内に K^+ を取り込み、細胞外に Na^+ を排出している。

(2)　非電解質

グルコース、尿素、クレアチニンなど。

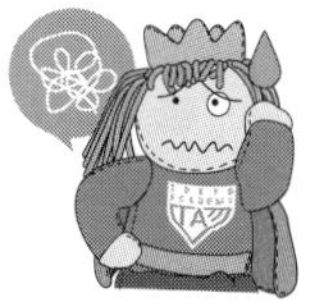

5　体液の酸塩基平衡

(1)　酸塩基平衡

人の細胞外液の pH は、正常な状態では7.40±0.05(7.35～7.45)に保たれており、このような調節機構を酸塩基平衡と呼ぶ。体液の pH がこのように一定に保たれているのは、生命機能を維持するための酵素のほとんどすべてが pH7.4で活性が最大となるためである。

■pH

pH は水溶液中の水素イオン濃度を表すもので、水素イオン濃度の逆数の常用対数値である。pH の値が７のときを中性とし、それより数値の小さい場合を酸性、大きい場合をアルカリ性(塩基性)という。

水素イオン(H^+)濃度の上昇＝pH の低下＝酸性化
水素イオン(H^+)濃度の低下＝pH の上昇＝アルカリ化

なお、H^+ を与えることのできるものが酸、H^+ を受け取ることのできるものが塩基である。

H_2CO_3(炭酸) ⇄ H^+(水素イオン) ＋ HCO_3^-(炭酸水素イオン)
〈酸〉　〈プロトン〉　〈共役塩基〉

(2)　酸塩基平衡の調節

pH は、主に次の３つにより一定に保たれている。

①　体液の緩衝作用

炭酸・重炭酸緩衝系、リン酸塩系、血漿たんぱく質系、ヘモグロビン系などの緩衝作用によって、酸や塩基による pH の影響を受けにくくしている。

例　炭酸・重炭酸緩衝系：$H_2CO_3 \longleftrightarrow H^+ + HCO_3^-$

●**酸性側に傾きそうになると**

H^+はHCO_3^-と反応してH_2CO_3となる。

●**アルカリ側に傾きそうになると**

塩基がH_2CO_3と反応してHCO_3^-を生じる。

② **呼吸による調節**

呼気量（CO_2排泄量）を変化させることで調節する。CO_2は、$H_2CO_3 \longleftrightarrow CO_2 + H_2O$の反応によって、生成する$H_2CO_3$と平衡関係にあるので、呼吸によって血中$CO_2$濃度が調節されれば、血中$H_2CO_3$濃度も調節される。

●**酸性側に傾きそうになると**

呼気量を多くして血中CO_2濃度を下げる。

●**アルカリ側に傾きそうになると**

呼気を抑制して血中CO_2濃度を上げる。

※血中CO_2濃度はCO_2分圧（P_{CO_2}）と比例し、その測定も容易であるので、CO_2濃度のかわりにP_{CO_2}を用いることが多い。

③ **腎臓による調節**

腎臓でのHCO_3^-の再吸収及び有機酸とH^+の排泄で調節する。

●**酸性側に傾きそうになると**

尿中にH^+を排泄し、HCO_3^-の再吸収を促進する。

●**アルカリ側に傾きそうになると**

尿中にHCO_3^-を排泄し、H^+の再吸収を促進する。

⑶ **酸塩基平衡の異常**

血液のpHが**7.35未満**の酸性側に傾いた場合を**アシドーシス**、**7.45より高い**アルカリ側に傾いた場合を**アルカローシス**という。原因によって、肺からのCO_2の呼出異常による**呼吸性**とそれ以外の原因（主に代謝）による**代謝性**に分けられる。

アシドーシスが進むとシナプスの伝達が抑制されて中枢神経の活動が低下し、昏睡→中枢神経活動の停止→死の転帰をとる。一方、アルカローシスが進むと中枢・末梢神経が興奮しやすくなり、神経過敏→けいれん→死の転帰をとる。

体液のpH

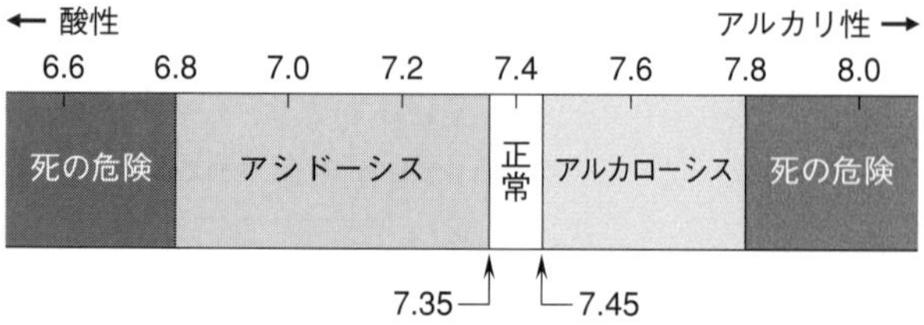

① **代謝性アシドーシスを示す要因：HCO_3^-の減少、酸の増加**

・**腎不全**（腎尿細管でのHCO_3^-の再吸収障害・H^+の分泌障害）

・**尿細管アシドーシス**（近位：HCO_3^-の再吸収障害、遠位：H^+の分泌障害）

・**激しい下痢**（消化管からのHCO_3^-の喪失）

・**糖尿病ケトアシドーシス**（ケトン体の合成亢進）、**飢餓**（ケトン体の合成亢進）

・**激しい運動**（急激な乳酸増加）

② **代謝性アルカローシスを示す要因：HCO_3^-の増加、酸の減少**

・**原発性アルドステロン症**（腎集合管間在細胞での H^+の分泌促進*）

・**低カリウム血症**（腎集合管間在細胞での H^+の分泌促進*）

・**激しい嘔吐**（胃酸の喪失）

＊血漿 K^+の低下は、腎集合管間在細胞の H^+/K^+-ATPase を活性化し、尿細管濾過中の K^+の再吸収と尿中への H^+分泌を促進する。この結果、尿を酸性化し、血漿をアルカリ化する。さらに、低カリウム血症は、腎におけるアンモニア産生と分泌を亢進させ、HCO_3^-新生を介して血漿 pH を上昇させる。

③ **呼吸性アシドーシスを示す要因：低換気による P_{CO_2}の増加**

気管支喘息、閉塞性換気障害、筋無力症、気胸など

④ **呼吸性アルカローシスを示す要因：過換気による P_{CO_2}の減少**

過換気症候群、くも膜下出血、肺梗塞など

■血漿 pH とカリウム

血漿 pH が低下すると（酸性側に傾くと）、細胞内への K^+の取り込みが減少し、血漿 K^+濃度は上昇する。逆に、血漿 pH が上昇すると（アルカリ性側に傾くと）、尿中への K^+の分泌が増加し、血漿 K^+濃度は低下する。

■血漿 pH とカルシウム

血漿中の Ca^{2+}とたんぱく質の親和性は血漿 pH に依存しており、pH が低下すると親和性が弱まり、pH が上昇すると親和性が強まる。したがって、アシドーシスでは遊離 Ca^{2+}が増加し、アルカローシスでは遊離 Ca^{2+}が減少する。そのため、アルカローシスではテタニーの症状（筋肉のけいれん性収縮など）が出現する。なお、アルカローシスの状態では、検査上、血清総カルシウム値はほとんど変化しない。

(4) 代償作用

病態によって酸塩基平衡が崩れた際に、正常な状態へ戻そうとする作用を代償作用という（体液の pH が低下すると身体は pH を上昇させる向きに働き、逆に体液の pH が上昇すると身体は pH を低下させる向きに働く）。代謝性アシドーシス・アルカローシスでは主な代償作用は肺が行い（呼吸性代償）、呼吸性アシドーシス・アルカローシスでは腎臓が行う（腎性代償、代謝性代償）。

たとえば、糖尿病ケトアシドーシスでは、血漿中に増えた過剰な酸を呼気としてどんどん排泄して、血中 CO_2 濃度を下げ、pH の低下を抑制する。糖尿病ケトアシドーシスで**クスマウル大呼吸**（深くて大きい呼吸）がみられるのはこのためである。

酸塩基平衡の異常	代償性変化
代謝性アシドーシス	P_{CO_2} 減少
代謝性アルカローシス	P_{CO_2} 増加
呼吸性アシドーシス	HCO_3^- 増加
呼吸性アルカローシス	HCO_3^- 減少

4　体温の調節

1　体温の変動

(1)　測定部位による違い

腋窩《えきか》温・口腔温・直腸温を測定して体温の指標としているが、測定部位によって若干異なる。核心温が高く、体表面に近づくにつれて低下するため、一般に、**腋窩《えきか》温＜口腔温＜直腸温**となる。

(2)　その他の要因による変動

時間帯、年齢、性などや、個人差がある。

① **日内変動**：明け方が最も低く、午後〜夕方が最も高い。

② **年 齢 差**：小児は高く、老人は低い傾向がある。

③ **性　　差**：女性は変動が著しく、月経から排卵までは低く(低温相)、排卵後から月経までは高い(高温相)。

④ **飢餓状態**：代謝の抑制により、体温は低下する。

2　体温の調節

体温調節は**間脳**の**視床下部**にある体温調節中枢が行っている。ここで自律神経とホルモンによって調節されている。

(1)　対暑調節(外気温が体温より高い場合)

①　血管拡張による調節

毛細血管の拡張により血流量を増し、体熱を放散する。

②　発汗による調節

気化熱により体温を低下させる。身体面からの水分蒸発には、発汗の他に、不感蒸泄があるが、これは体温調節とは無関係に絶えず行われている。

③　副交感神経による調節

心臓や肝臓の働きを抑制し発熱量を減少させる。

(2)　対寒調節(外気温が体温より低い場合)

①　交感神経による調節

毛細血管の収縮、立毛筋の収縮(鳥肌)により熱の放散を防ぐ。また、心臓や肝臓の働きを促進するとともに、筋肉(骨格筋)を収縮させ熱産生を増加させる。

②　ホルモンによる調節

グルココルチコイド、アドレナリン、甲状腺ホルモン、成長ホルモンなどの分泌が増加すると、代謝が亢進し、熱産生が活発になる。

5　生体機能の周期性変化

1　サーカディアンリズム

生体には生まれつき備わっているリズムがあり、その周期の長さは秒単位のものから、1日、1か月、1年に及ぶものまでさまざまである。このうち、ヒトの生体機能の多く（たとえば、睡眠・覚醒、深部体温、ホルモン分泌、代謝、血圧、心拍数など）は1日、すなわち24時間を周期とするリズムで変動しており、この**24時間**を周期とするリズムを**サーカディアンリズム**（**概日**《がいじつ》**リズム**）という。サーカディアンリズムは**視床下部の視交叉上核**《しこうさじょうかく》によって調節されており、**明暗の刺激**により変化する。最近では、**時計遺伝子**（サーカディアンリズムの形成に関与する遺伝子群）が同定され、研究が進められている。

※ヒトの生体時計周期は約25時間といわれているが、これを地球の自転リズムである1日24時間に修正しているのは**太陽光**である。

2　サーカディアンリズムと生体機能

サーカディアンリズムは内分泌系や免疫系において顕著に現れることが多い。特に、**松果体**《しょうかたい》で合成される**メラトニン***の分泌量は、**昼間（明期）に低く、夜間（暗期）に高い**という明瞭なサーカディアンリズムを示す。メラトニンには**睡眠促進作用**やサーカディアンリズムの同調促進作用があり、海外旅行したときに起きる時差ボケは、メラトニンの分泌異常によるものである。

＊メラトニン　脳の松果体でトリプトファンからセロトニンを経て合成されるホルモン。

〈サーカディアンリズムを示す生体機能例〉

- ●**体温**：早朝低く、夕方高い
- ●**副腎皮質ホルモン（特にグルココルチコイド）**：早朝高く、深夜低い
- ●**カテコールアミン***：早朝高く、夜低い
- ●**メラトニン**：昼低く、夜高い
- ●**セロトニン**：昼高く、夜低い

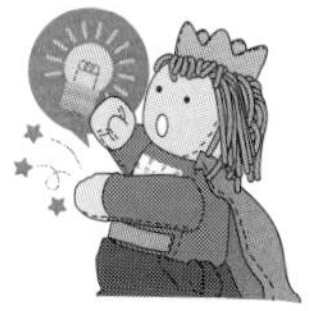

＊カテコールアミン　ドーパミン、アドレナリン、ノルアドレナリンの総称。

3　食事摂取による同調

サーカディアンリズムは明暗以外に**食事摂取**によっても影響を受ける。栄養素の消化・吸収や代謝に関与する酵素系などのリズムは、食事の周期性に対して同調し、特に朝食を摂取することにより1日のリズムがつくられる。したがって、欠食や不規則な食事は生体リズムの乱れを招き、健康を損なう。よって健康な生活を営むためには、食事のリズムをサーカディアンリズムと同調させるように努めることが重要である。

「ストレス応答」については、Part Ⅲ-14-1「ストレスと栄養ケア」に含めて記載しましたので、そちらで学習してください。

練習問題

情報伝達に関する記述である。正しいのはどれか。１つ選べ。

(1)　シナプスにおける情報伝達は、一方向である。

(2)　副交感神経終末の伝達物質は、ノルアドレナリンである。

(3)　セカンドメッセンジャーは、細胞間の情報伝達に働く。

(4)　アドレナリンは、細胞質内の受容体に結合する。

(5)　インスリン受容体は、細胞膜を７回貫通する構造をもつ。

解　説 ………………………………………………………………………… 正答　(1)

(1)　正しい。※Part Ⅰ-21-1 3(3)「興奮の伝達」を参照のこと。

(2)　誤り。副交感神経終末の伝達物質はアセチルコリンである。ノルアドレナリンは、交感神経終末の伝達物質である。

※Part Ⅰ-21-6 3「自律神経の神経伝達物質」を参照のこと。

(3)　誤り。セカンドメッセンジャーは、細胞内の情報伝達を担う。セカンドメッセンジャーとは、細胞膜にある受容体からのシグナルを伝える細胞内の低分子物質やイオンのことである。

(4)　誤り。アドレナリンは水溶性ホルモンであり、細胞膜を通過できないため、受容体は細胞膜上に存在している。細胞質内や核内の受容体に結合するのは、脂溶性物質(細胞膜を通過することができる)であるステロイドホルモン、甲状腺ホルモン、一酸化窒素(NO)などである。

(5)　誤り。インスリン受容体は酵素共役型受容体であり、細胞膜を７回貫通する構造をもたない。７回貫通構造をもつのは、グルカゴン受容体やアドレナリン受容体などのＧたんぱく質共役型受容体である。

インスリン受容体

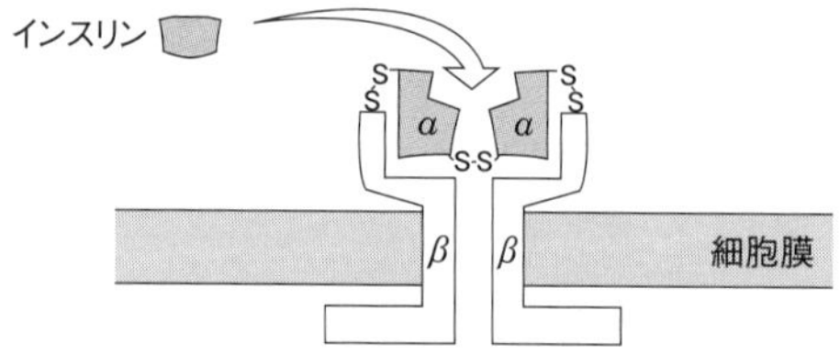

Ｇたんぱく質共役型受容体

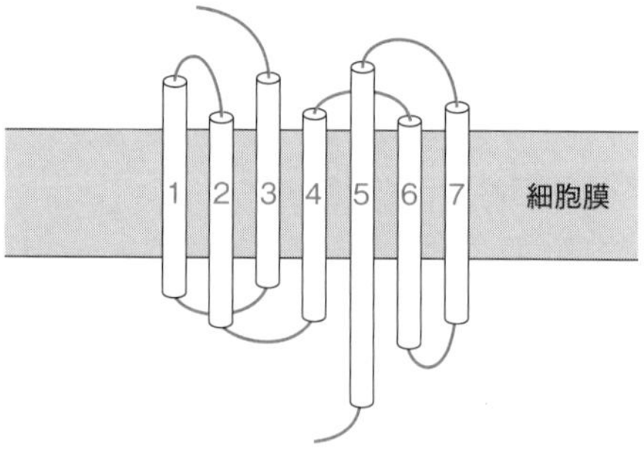

練習問題

個体のホメオスタシスを維持するための反応に関する記述である。正しいのはどれか。１つ選べ。

(1)　コルチゾールが副腎皮質刺激ホルモン放出ホルモン(CRH)の分泌を抑制するのは、正のフィードバック機構による。

(2)　血液の pH が低下すると、呼吸反応は促進される。

(3)　血圧が低下すると、アドレナリンの分泌は抑制される。

(4)　循環血液量が減少すると、アルドステロンの分泌は抑制される。

(5)　血漿浸透圧が上昇すると、バソプレシンの分泌は抑制される。

解　説 ……………………………………………………………………………………… 正答 (2)

(1)　誤り。コルチゾール(下位ホルモン)がある一定濃度に達すると、その分泌を調節している副腎皮質刺激ホルモンや副腎皮質刺激ホルモン放出ホルモン(上位ホルモン)の分泌が抑制されるのは、負のフィードバック機構による。

(2)　正しい。呼吸反応が促進されることにより、CO_2排泄量が多くなり血中CO_2濃度が低下する。これにより、血液がアルカリ側に傾くことでpHは上昇し、ホメオスタシスが維持される。

(3)　誤り。血圧が低下すると、血圧を上昇させる方向に作用するため、アドレナリン分泌は促進し、末梢血管の収縮や心拍出量の増加などにより血圧が上昇する。

(4)　誤り。循環血液量が減少すると、レニンが分泌されてレニン－アンジオテンシン－アルドステロン系が亢進し、アルドステロンの分泌は促進される。アルドステロンは、ナトリウムの再吸収を促進し、循環血液量を増加させる。

(5)　誤り。血漿浸透圧が上昇すると、バソプレシンの分泌は促進する。バソプレシンは、水分の再吸収を促進して体内の水分量を増加させ、血漿浸透圧を低下させる。

※(1)については、Part I -20-1 3「ホルモン分泌の調節」、(3)～(5)については、Part I -20-2「主な内分泌腺とホルモン」を参照のこと。

練習問題

アシドーシス・アルカローシスとその原因に関する組合せである。正しいのはどれか。1つ選べ。

(1)　呼吸性アシドーシス――――――過呼吸(過換気)
(2)　呼吸性アルカローシス―――――閉塞性換気障害
(3)　代謝性アシドーシス――――――嘔吐
(4)　代謝性アシドーシス――――――飢餓
(5)　代謝性アルカローシス―――――腎不全

解　説 ……………………………………………………………………………………… 正答 (4)

(1)　誤り。過呼吸(過換気)では、CO_2が過剰に排出されるので、血中CO_2濃度が低下して呼吸性アルカローシスとなる。

(2)　誤り。閉塞性換気障害では、換気が不十分となるので、血中CO_2濃度が上昇して呼吸性アシドーシスとなる。

(3)　誤り。嘔吐時には、胃酸の減少に伴い、代謝性アルカローシスとなる。

(4)　正しい。飢餓状態では、脂肪酸のβ酸化が亢進して血中ケトン体濃度が上昇するため、代謝性アシドーシスとなる。

(5)　誤り。腎臓では、代謝で生じた過剰なH^+を尿細管で再吸収したHCO_3^-を使って処理している。腎不全では、尿細管でのHCO_3^-の再吸収障害及びH^+の排泄障害が起こり、血中のH^+が増加するため、代謝性アシドーシスとなる。

12 加齢・疾患に伴う変化

1 加齢に伴う変化

1 分子レベルの老化

(1) 老化とテロメア

テロメアとは、染色体の末端に存在する特殊な繰り返し配列をもつ DNA 領域であり、細胞分裂のたびにテロメアの長さは**短縮**する。テロメアの短縮が限界にきたとき、細胞分裂が停止する。テロメアの短縮は細胞老化の１つの原因で、その長さと細胞寿命の関連性が示されている。

※テロメアの短縮化を防ぐ酵素テロメラーゼにより、生殖細胞やがん細胞は無限に分裂を繰り返すことができる。

(2) 老化と活性酸素

活性酸素とは、スーパーオキシド、ヒドロキシルラジカル、過酸化水素、一重項酸素などの化学反応性の高い酸素原子を含む低分子物質であり、加齢に伴いその量は**増加**する。活性酸素は、核酸、たんぱく質、糖質、脂質などを酸化・傷害し、細胞老化を促進する。

■活性酸素

活性酸素とは、スーパーオキシド(・O_2^-)、ヒドロキシルラジカル(HO・)、過酸化水素(H_2O_2)、一重項酸素($^1O_2$)などの化学反応性の高い酸素原子を含む低分子物質のことを指す。生体内反応や環境因子によって生成される。活性酸素は核酸のグアニンを酸化して遺伝子変異を起こし、老化やがんを促進する。また、LDL(低比重リポたんぱく質)を酸化して動脈硬化を促進する。

活性酸素分解酵素には、**スーパーオキシドジスムターゼ(SOD)**、**カタラーゼ**、**グルタチオンペルオキシダーゼ**などがある。また、活性酸素を除去する物質には、**ビタミンC**、**ビタミンE**、**カロテノイド**などがある。

2 器官レベルの老化

(1) 組織重量

加齢に伴い、ほとんどの組織で実質細胞の数が減少し、その結果、組織重量は減少する。肝臓、脾臓、胸腺、骨格筋、骨組織の重量減少が顕著であるのに対し、脳、肺の重量減少は緩やかである。また、白筋は赤筋よりも早期に萎縮する。一方、心臓は、老化により弾力性が低下した心筋を用いて、抵抗性の増した血管へ血液を送り出すために、その代償として肥大・肥厚する。

(2) 脳神経

・脳重量の減少(脳の萎縮)、脳溝の拡大、脳血管の弾力性の低下

・神経伝達速度の低下

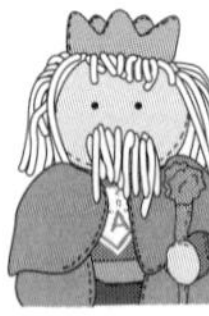

(3) 循環器

・運動時心拍出量の低下(ポンプ機能の低下)

・**収縮期血圧の上昇、脈圧の増大**(動脈硬化による**血管内腔の狭窄、末梢血管抵抗の増大**)

・**左心室肥大**、心臓壁肥厚

(4) 呼吸器

・**残気量の増大**(肺の萎縮、肺の弾性収縮力の低下、呼吸筋力の低下)

・肺活量・分時最大換気量の低下（全肺気量は変化しない）
・喀《かく》出力の低下（咳嗽《がいそう》反射・気道粘膜の線毛運動の低下）

⑸　消化器

・歯牙の脱落（う歯、歯槽膿漏が原因）、口腔の乾燥、口腔自浄作用の低下
・咀嚼機能の低下（咀嚼筋・顎関節の老化）、**嚥下反射の低下**（嚥下筋の筋力低下）
・唾液、胃液、胆汁、膵液などの分泌量の減少（消化管粘膜の萎縮）
・食道と腸の蠕動運動の低下、**味覚感受性の低下（味覚閾値の上昇）**
・腹圧の低下、直腸内圧の閾値の上昇による排便反射の減退

⑹　腎・泌尿器

・**糸球体濾過値（GFR）と排泄作用の低下、尿濃縮能と尿希釈能の低下**
・膀胱頸部の拘縮、膀胱括約筋の硬化、**前立腺の肥大**
・**腎血流量の低下**

⑺　血液・造血器

・赤血球数、ヘマトクリット値、ヘモグロビン量、血清鉄、鉄結合能の低下（貧血傾向）

⑻　内分泌

・増加するホルモン：卵胞刺激ホルモン（FSH）、黄体形成ホルモン（LH）、副甲状腺ホルモン（PTH）など
・減少するホルモン：成長ホルモン、テストステロン、エストロゲン、プロゲステロン、カルシトニン、メラトニンなど

⑼　免疫能

・胸腺と脾臓の萎縮が進み、T細胞産生が低下（免疫機能全体の低下）

⑽　その他

・体たんぱく質と細胞内水分率の低下、水分保持力の低下、体脂肪率の増加、骨量の減少
・温度に対する皮膚感受能力の低下、体温の保持機能の減弱

3　老年症候群

老年症候群とは、青壮年期にはみられず、加齢とともに増加して高齢者に多くみられ、治療と同時に介護が重要になる身体的及び精神的諸症状・疾患の総称である。加齢に伴う生理機能の低下や生活の不動性によって生じる廃用症候群とが重なって生じるため、多臓器が関与している。

老年症候群の概念図

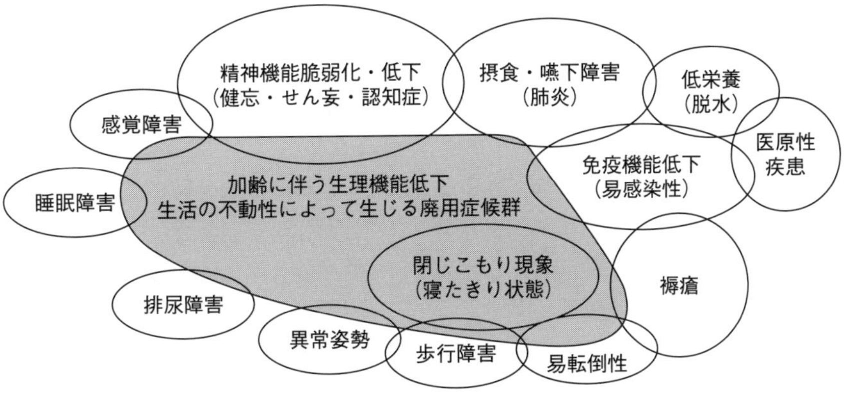

4　フレイル

frailtyの日本語訳で、高齢期に生理的予備能が低下することでストレスに対する脆弱《ぜいじゃく》性が亢進し、生活機能障害、要介護状態、死亡などの転帰に陥りやすい状態で、筋力の低下により動作の俊敏性が失われて転倒しやすくなるような身体的問題のみならず、認知機能障害やうつなどの精神心理的問題、独居や経済的困窮などの社会的問題を含む概念である。フレイルは、身体的、精神心理的、社会的フレイルに分類され、それらが相互に影響しあう。

身体的フレイルの代表的な指標には、**①体重減少**、**②疲労感**、**③活動度の減少**、**④身体機能の減弱（歩行速度の低下）**、**⑤筋力（握力）の低下**があり、このうち３つ以上に該当する場合をフレイル、１～２つの場合をプレフレイルとしている。

2　炎症と創傷治癒

炎症とは、身体の細胞や組織が病的・傷害性の刺激を受けることで起こる生体の防御・修復反応である。

1　炎症の徴候

発赤《ほっせき》（赤くなる）・**腫脹《しゅちょう》**（腫れ上がる）・**発熱**（局所の熱感）・**疼痛《とうつう》**（圧迫されたような痛み）の４つを**セルススの４徴候**といい、これに**機能障害**を加えて、**ガレノスの５徴候**という。

2　炎症の原因

病原微生物による感染（生物的因子）、酸・アルカリ（化学的因子）、外傷・熱傷・放射線（物理的因子）などの外的要因と、アレルギーや代謝異常などの内的要因がある。

3　炎症の経過

経過の長さにより**急性炎症**（数時間から２・３週）と**慢性炎症**（数週間から数年）に分けられる。

炎症反応は、炎症細胞とそれをコントロールする化学伝達物質（**ヒスタミン**、**ロイコトリエン**など）により行われる。炎症細胞には**好中球**[*1]のように主に**急性期**に活動するものと、**リンパ球**や**マクロファージ**[*2]、**線維芽細胞**[*3]のように主に**慢性期**に活動するものがある。

＊1 **好中球**　白血球のうちの顆粒球の１つで、顆粒球の95％を占める。細菌などの異物や組織破壊産物を細胞内に取り込み、リソソームに含まれる加水分解酵素や活性酸素によってこれらを消化する（**貪食《どんしょく》作用**）。

＊2 **マクロファージ**　強力な**貪食作用**を有する単核細胞。白血球のうちの単球が血管外へ遊走して組織内に定着し、マクロファージとなる。取り込んだ抗原に関する情報をリンパ球のＴ細胞に伝える（**抗原提示**）。

＊3 **線維芽細胞**　結合組織の中心となる構成細胞。

炎症反応は主として次のような経過をたどる。

(1)　**組織の損傷**

さまざまな外因により組織が損傷されると、崩壊した細胞や血小板などから、ヒスタミン、セロトニン、ロイコトリエン、プロスタグランジンなどの化学伝達物質が放出される。これらの物質が**炎症メディエーター**（仲介物質）となり、炎症反応が引き起こされる。

(2)　**血漿の滲出と炎症細胞の浸潤**

放出されたヒスタミンなどにより**血管拡張**が起こり、血流の増加から局所に**発赤**・**発熱**を生じる。さらに、**血管透過性の亢進**（血漿中に含まれるたんぱく質や血液中の白血球が血管壁をすり抜けて周囲組織に滲出《しんしゅつ》したり浸潤したりしやすくなること）が起こり、血液中から血漿が漏れ出し組織間液が増加する。これにより、局所の**腫脹**が生じる。また、血漿中の局所ホルモンであるブラジキニンなどにより痛覚受容体が刺激され、**疼痛**が引き起こされる。

ロイコトリエンなどには、**好中球**などの炎症細胞を局所に集積させる作用があり、そこから放出されるリソソーム酵素や活性酸素によって炎症がさらに増強される。

血漿の滲出と炎症細胞の浸潤

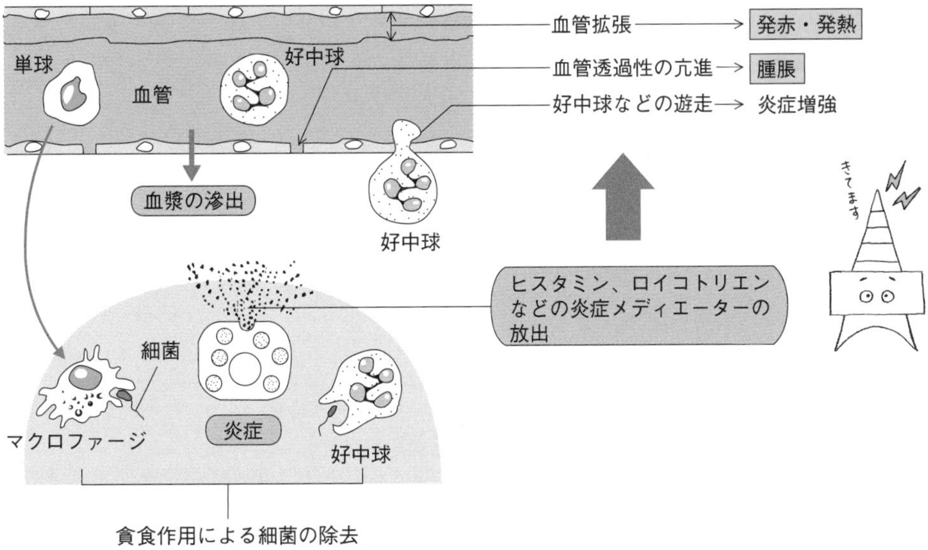

(3)　組織の修復

ある程度急性期の炎症反応がおさまると、壊死した組織を取り除き、欠損した組織を元に戻す、修復作業が始まる。修復過程では、**リンパ球**や**マクロファージ**、**線維芽細胞**が主体となる。リンパ球は免疫反応を介して病原を排除し、マクロファージは好中球が処理できなかった病原体や壊死細胞を貪食する。線維芽細胞は**膠原線維**を作り、欠損組織を埋め、組織の修復を図る。

■炎症マーカー

炎症の急性期には、肝臓で**C 反応性たんぱく質（CRP）**の産生が増加する。CRP は、代表的な炎症マーカーで、急性炎症が起こると 6 ～ 8 時間以内で急速に増加し、48～72時間で最高値となる。成人の基準値は0.3（～0.6）mg/dL 以下である。その他に、血清γ-グロブリンの増加・血清アルブミンの減少・赤血球沈降速度の亢進などがみられる。

4　肉芽《にくげ》組織と瘢痕《はんこん》組織

炎症の修復過程において、局所の組織には毛細血管が多く新生される。これを**肉芽組織**という。組織の修復過程進行とともに、毛細血管の減少と膠原線維の増加が起こり、最終的に膠原線維のみから成る**瘢痕組織**となる。創傷治癒は、肉芽組織が少なくほとんど瘢痕を残さない**一次治癒**と、多量の肉芽組織の形成を必要とし大きな瘢痕を残す**二次治癒**に分類される。一次治癒は外科手術の縫合跡などで、二次治癒は組織の欠損が大きい挫創の治癒などでみられる。

※体質的素因により、組織修復の過程において膠原線維が過剰に蓄積し、治癒後にケロイドと呼ばれる瘢痕の盛り上がりを残す場合がある。

5　創傷治癒

失われた組織が細胞や組織の増殖により、元の状態に復元されることを**再生**という。

(1)　上皮細胞の再生

皮膚（表皮）や粘膜上皮などの上皮組織が損傷により欠損したときは、周囲や深部に残った上皮細胞が分裂・増殖し、新しい組織に置き換えられる。

(2)　実質細胞の再生

肝細胞などの実質細胞は、通常は分裂・増殖しないが、損傷により欠損したときは、残った細胞が分裂し、組織の再生が行われる。これにより、欠損部の形態や機能が補われる。

一方、**心筋、中枢神経系などは、一般に分裂能力をもたないため、再生されることはない。**心筋梗塞などで壊死した組織は線維性瘢痕となり、機能回復はされない。

■創傷治癒に影響する因子

創傷治癒過程は、さまざまな要因によって影響を受ける。栄養状態や局所の血液供給不足、感染などで、治癒は遅れる。また、創傷部から異物が侵入した場合には、炎症を持続させ治癒を遅延させるとともに、感染の原因にもなる。

6　炎症反応の分類

炎症反応において特徴的にみられる過程や滲出《しんしゅつ》する特質の違いにより、次のように分類される。

炎症の種類と特徴

種類	特徴	例
変質性炎	広範な組織傷害が中心で、滲出や増殖が生じていない状態。	劇症肝炎、熱傷、昇汞《しょうこう》中毒
滲出性炎	局所の循環障害と血液成分の滲出がみられる状態。滲出物により次のように分類される。	
・漿液性炎	血清成分の滲出を主体とする。〔粘膜に生じたものをカタル性炎という〕	火傷時の水疱、虫刺され時の腫れ、〔アレルギー性鼻炎〕
・線維素性炎	フィブリン（線維素）の滲出を主体とする。	ジフテリア、線維素性心膜炎
・化膿性炎	好中球の滲出を主体とする。蜂巣《ほうそう》炎、膿瘍《のうよう》・蓄膿などが含まれる。	蜂巣《ほうそう》炎性虫垂炎、蓄膿症、痔瘻（瘻孔）
・出血性炎	赤血球の滲出を主体とする（著しい出血）。	インフルエンザ肺炎、ペスト
・壊疽《えそ》性炎	壊疽を伴う炎症。	壊疽性虫垂炎、ガス壊疽
増殖性炎	組織の修復（線維芽細胞増殖）を主体とする。	肝硬変、肺線維症
特異性炎	増殖性炎の特殊型で、肉芽腫の形成を特徴とするもの。	結核、梅毒、ハンセン病、サルコイドーシス

3　細胞の構造・機能の傷害

1　変性

組織や細胞に異常な物質が出現したり、生理的に存在する物質が異常・多量に沈着することを変性という。**可逆的**な形態・機能の変化であり、原因を除去すれば時間の経過とともに回復する。脂肪変性、たんぱく質変性（硝子《しょうし》変性、アミロイド変性、フィブリノイド変性、ムコイド変性）、糖質変性、無機物質変性、色素沈着（炭粉《たんぷん》、リポフスチン、メラニン、ヘモジデリン）などがある。

2　壊死・アポトーシス

(1)　壊死(ネクローシス)

組織や細胞が一定の傷害を受けたりすることで、細胞が死亡することを**壊死**という。細胞内の酵素を周囲にまき散らし、炎症を引き起こす。変性と異なり、**不可逆的**である。感染などによって壊死組織に二次的に腐敗性の変化が加わると、**壊疽**《えそ》となる。

①　凝固壊死

細胞の**たんぱく質**が凝固することで生じる。細胞の輪郭は残される。**結核結節**にみられる**乾酪壊死**、動脈硬化症や心筋梗塞などにより心臓に血液が送られなくなる壊死（**貧血性梗塞**）などがある。一般に、中枢神経系以外の虚血性病変では、凝固壊死を生じる。

②　融解壊死(液化壊死)

リソソーム酵素により壊死組織が融解、軟化されて生じる。脳梗塞病巣部の壊死組織でみられる融解(**脳軟化症**)、膵臓が自己消化によって融解し起こる壊死(**急性膵炎**)などがあり、急性膵炎は脂肪壊死が特徴的な病変で、脂肪壊死は融解壊死の特殊な形である。

(2)　アポトーシス

受身の変化で起こる壊死とは異なり、生体の細胞数調節のために**自発的に行われる細胞死**を**アポトーシス**という。個々の細胞に独立して起こり、「**プログラム化された細胞死**」と呼ばれる。壊死とは異なり、周囲に炎症は起こらない。アポトーシスの異常は、腫瘍、自己免疫疾患、神経変性疾患などの病態に関わっているとされる。

3　萎縮

正常の大きさまで発育した組織や臓器の容積が減少することを**萎縮**という。萎縮は、細胞数の減少や細胞容積の減少のいずれか一方、または両者の発現によって引き起こされる。成熟や発生の異常により正常な大きさまで発育しない低形成とは異なる。

(1)　生理的萎縮

加齢とともに現れる萎縮を**老人性萎縮**といい、老人性の脳萎縮の場合、**アミロイド**や**リポフスチン**の沈着がみられる。脳の萎縮では、脳のサイズ、数がともに減少する。

また、思春期以降の**胸腺**の萎縮は**加齢性生理的萎縮**である。

(2)　栄養性萎縮

飢餓による**クワシオルコル**(たんぱく質の欠乏が主体となって起こる栄養障害)などでは、脂肪細胞、筋肉などの萎縮が起こる。

(3)　廃用萎縮(無為萎縮)

骨折などでギプス固定されていたり、長期間寝たきりの状態であったりする場合では、骨格筋の萎縮(筋力低下を伴う)が起こる。

(4)　圧迫萎縮

尿流の停滞による**水腎症**では尿管が狭くなる。**褥瘡**《じょくそう》(床ずれ)は、寝たきりにより病床(敷布団、ベッドマット等)に長期間接している背中や尻(特に仙骨部が多い)などに圧力がかかり萎縮するもので、さらに栄養状態の低下、免疫力の低下、細菌感染などが伴うと、壊死を起こす。

また、大動脈瘤などの腫瘤が骨を圧迫して骨が薄くなる症状も圧迫萎縮である。

(5) 神経性萎縮

筋萎縮性側索硬化症などの神経疾患では、運動神経が支配する筋肉に萎縮が起きる。

4 肥大

細胞の容積が増大して組織や臓器の容積が増加する現象を**肥大**(**単純肥大**)という。心筋などは他の臓器と異なり、自ら新たに分裂・増殖する能力がないために、負荷に対しては個々の筋線維を肥大させることで対応する。

※構成細胞の数的増加を伴わない場合を“狭義の肥大”、数的増加を伴う場合を“広義の肥大”という。また、組織を元々構成している細胞の過剰な増殖(細胞数の増加)により組織や臓器の容積が増加する現象を過形成という。

肥大の種類

種類	特徴と例
作業肥大	運動負荷がかかった結果生じる肥大。スポーツ選手や肉体労働者の心筋や骨格筋の肥大(生理的)、**妊娠・授乳期の乳腺の肥大**(生理的)、**高血圧患者の心筋肥大**(病的)など。
代償性肥大	腎臓の片側摘出、肝臓の部分切除などでは、残った臓器が肥大し、その機能を補う。
内分泌性肥大	ホルモンの過剰分泌による肥大。先端肥大症、巨人症、子宮内膜増殖症。
仮性肥大	実質細胞が萎縮することで、脂肪組織や結合組織がその場所で増殖し、あたかも肥大を起こしたかのようにみえる現象。**進行性筋ジストロフィー**では萎縮した骨格筋に対して脂肪組織が欠損部を埋めるため、肥大を起こしたようにみえる。
特発性肥大	原因不明の肥大。肥大型心筋症。

5 化生

成熟した正常な組織が、質的に異なった別の分化を行い、通常存在しない場所に異所性に生じることを**化生**という。持続的な化学的刺激、慢性炎症、エストロゲンの過剰な供給、ビタミンA欠乏などが原因で起こる。

(1) 気管支粘膜の扁平上皮化生

気管支粘膜は、本来は線毛のある円柱上皮から成っているが、喫煙などの慢性刺激が加わると、物理的抵抗性のある重層扁平上皮に置き換わる。気管支粘膜の扁平上皮化生は**肺がん**へ発展する可能性がある。

扁平上皮化生は子宮頸部上皮などにも生じる。

(2) 胃粘膜の腸上皮化生

慢性胃炎などでは、胃粘膜の萎縮が進展して、腸粘膜と類似した上皮に置き換わる。胃粘膜の腸上皮化生は**胃がん**へ発展する可能性がある。

(3) 食道粘膜の円柱上皮化生(バレット食道)

食道粘膜は、本来は重層扁平上皮から成っているが、逆流性食道炎(胃酸の逆流)などが長期間継続すると、食道下部が胃の粘膜と類似した円柱上皮に置き換わる。食道粘膜の円柱上皮化生は**食道がん**へ発展する可能性がある。

4 腫瘍

1 悪性腫瘍と良性腫瘍

腫瘍は、「身体の細胞が自律性をもって、無目的かつ過剰に増殖するもの」と定義される。悪性と良性に分けられ、通常悪性のものをがんと呼ぶ。悪性腫瘍では、細胞の**核細胞質比(N/C 比)**が高くなり、また一般的に核小体は大きくなり数も増加する。

悪性腫瘍と良性腫瘍

	悪性腫瘍	良性腫瘍
細胞異型[*1]	高度	軽度
分化度[*2]	低い	高い
発育速度	速い	遅い
増殖形式	浸潤性	膨張性
周囲との境界	不明瞭	明瞭
核分裂	多い	少ない
出血・壊死	多い	まれ
転移・再発	多い	少ない
全身的影響	大きい	小さい

＊1 **細胞異型**　腫瘍の細胞形態が、どの程度正常な細胞からかけ離れた状態にあるかを示すもの。
＊2 **分化度**　発生母地の細胞・組織にどの程度似ているかを示すもので、似ている場合を分化度が高い、似ていない場合を分化度が低いという。

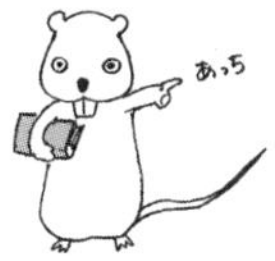

細胞異型

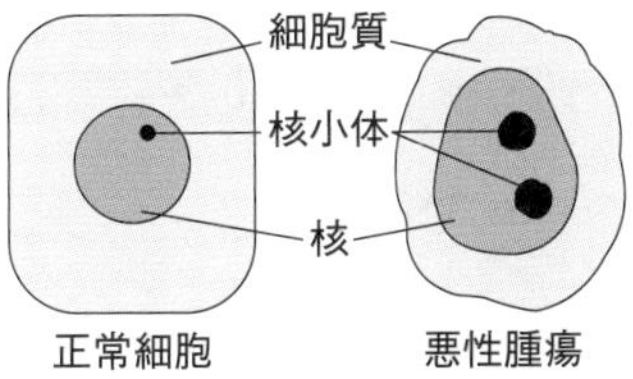

腫瘍の増殖形式

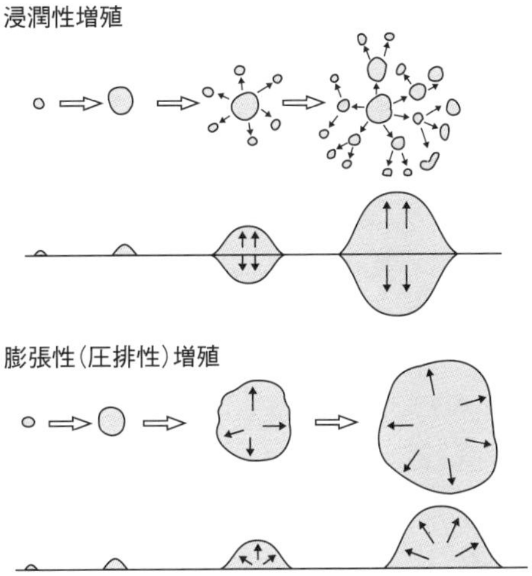

2 腫瘍の分類

腫瘍は、発生の元となる細胞・組織の種類によって、上皮性と非上皮性に分けられる。さらに、悪性かつ上皮性のものを**がん腫**、悪性かつ非上皮性のものを**肉腫**という。

(1) がん腫

がん腫の発生する組織により、主に扁平上皮がん、腺がん、移行上皮がんの3つに分けられる。

がん腫と好発臓器

がん腫	好発臓器
扁平上皮がん	皮膚、口腔、喉頭、肺(気管支)、食道、子宮頸部
腺がん	胃、腸、胆嚢、胆管、膵、肺(末梢肺野)、子宮体部、乳腺、前立腺、卵巣
移行上皮がん	膀胱、尿管

臓器がんと好発部位

臓　器	好発部位
胃がん	小彎前庭部、胃角部
膵がん	膵頭部
肺がん	肺門部、末梢肺野
子宮がん	子宮頸部、子宮体部
食道がん	胸部中部食道
大腸がん	直腸、S 状結腸
乳がん	乳房外側上部

⑵　**肉腫**

線維肉腫、骨肉腫、脂肪肉腫、血管肉腫、横紋筋肉腫などがある。

⑶　**その他**

造血組織に由来する腫瘍として、白血病、悪性リンパ腫がある。

3　発生の要因

家系や性別・年齢・人種などの内因と、環境による外因(ウイルス・発がん性物質など)がある。

主な外因

物理的因子	放射線(皮膚がん、白血病)、紫外線(皮膚がん)
化学的因子(発がん性物質)	タール(皮膚がん)、アスベスト(肺がん、中皮腫)、アニリン(膀胱がん)、アフラトキシン(肝細胞がん)
生物学的因子(ウイルス)	ヒトパピローマウイルス(子宮頸がん)、EB ウイルス(上咽頭がん、バーキットリンパ腫)、HTLV-1(成人T細胞白血病)、B・C型肝炎ウイルス(肝細胞がん)
生物学的因子(細菌)	ヘリコバクターピロリ(胃がん)

※この他、生活習慣(食物、喫煙)、職業なども影響を与える。

4　発がんのプロセス

正常な細胞ががん化するには、次のような過程を経る。

⑴　**第1段階：イニシエーション**

発がん物質や放射線、紫外線、がんウイルスなど（これらを**イニシエーター**と呼ぶ）が、正常な細胞に入り込んで遺伝子を損傷し、変異遺伝子細胞が生まれる。

※通常は、損傷を受けた遺伝子は、細胞内に備わっている修復作用により修復されるが、修復が十分に行われないと異常配列の DNA が複製される。

⑵　**第2段階：プロモーション**

イニシエーションされた細胞が選択的に増殖した状態で、がんあるいは前がん病変・良性腫瘍が形成される。なお、イニシエーションから本格的ながんへと成長するには、数年から数十年を要するので、イニシエーションからプロモーションへ進むのを抑制できれば、がんを予防できると考えられている。

⑶　**第3段階：プログレッション**

前二段階の発がんにより増殖した腫瘍が、より増殖能を増し、さらには浸潤・転移能を獲得してより悪性のがんへと進展していく。

5　植物性抗酸化物質の作用

発がんのプロセスには、生体成分の**酸化**(**活性酸素**などの生成による酸化)が重要な役割を果たしている。また、生体成分の酸化は老化や生活習慣病の発生や進行にも深く関与している。したがって、生体成分の酸化を抑制することによって、がんや生活習慣病を予防したり、老化を遅らせたりすることができると考えられる。そこで、生体成分の酸化を抑制する作用(**抗酸化作用**)をもつ**植物性抗酸化物質**が注目されている。

6　がん遺伝子、がん抑制遺伝子

がんは遺伝子の体細胞突然変異により生じる。正常細胞においては、細胞の増殖・分化は複数の遺伝子により制御され、恒常性が維持されているが、がん細胞では、がん遺伝子の活性化、がん抑制遺伝子の不活化により、無秩序な増殖が生じる。

(1)　がん遺伝子

細胞のがん化を促す働きをする遺伝子を**がん遺伝子**という。がん遺伝子は、細胞の増殖のシグナル伝達に関与する遺伝子と、**アポトーシスを阻害**する遺伝子からなる。本来正常な遺伝子であるがん遺伝子は、その活性化によりがん化にかかわるが、その機序としては、がん遺伝子の構造の変化によるものと、がん遺伝子の発現の増加によるものに大別される。

(2)　がん抑制遺伝子

細胞のがん化を抑える働きをする遺伝子を**がん抑制遺伝子**という。がん抑制遺伝子は、その欠損が直接増殖異常を引き起こすものと、ゲノム不安定性や遺伝子変異の蓄積を介して間接的にがん化を促進するものに大別される。

主ながん遺伝子とがん抑制遺伝子

	遺伝子名	関係する主な腫瘍
がん遺伝子	ras	**膵がん、大腸がん、肺がんなど多くの悪性腫瘍** ※低分子量Gたんぱく質で、細胞膜からの増殖シグナル伝達を担う。最初に見出されたがん遺伝子。
	myc	肺がん、白血病、網膜芽細胞腫 ※転写因子をコードする。
	erbB	乳がん、卵巣がん、胃がん、食道がん ※増殖因子受容体をコードする。
がん抑制遺伝子	RB	網膜芽細胞腫、骨肉腫、肺小細胞がん ※最初に見出されたがん抑制遺伝子。
	p53	**大腸がん、胃がん、肝細胞がん、肺がんなど多くの悪性腫瘍** **※この遺伝子変異は、ヒトのがん細胞の約50%に認められる。**
	APC	大腸がん、家族性大腸ポリポーシス
	BRCA	乳がん、卵巣がん

7　転移

腫瘍細胞が原発部位を離れて、血流やリンパ流に乗って遠隔部位に達し、そこで増殖することを転移という。経路の種類によって、リンパ行性、血行性、播種性の3つに分けられる。

(1)　リンパ行性転移

腫瘍細胞がリンパ管内に侵入し、リンパの流れに乗って転移すること。肉腫よりがん腫で起こりやすい。がんの進行に伴って、局所のリンパ節から次のリンパ節へとリンパ管に沿って広がっていく。

例　乳がん→腋窩リンパ節→鎖骨下リンパ節・鎖骨上リンパ節

①　ウィルヒョウ転移

胃がんなどの消化器がんが、左鎖骨上窩のリンパ節に特異的に転移すること。

②　クルーケンベルグ転移

消化器(胃腸管、胆嚢、膵臓)のがんが、両側卵巣に転移して腫瘤を形成すること。リンパ行性に起こると考えられるが、血行性・播種性とする説もある。

⑵　**血行性転移**

腫瘍細胞が血管壁を破壊して血管内に侵入し、血液の流れに乗って転移すること。肉腫で多くみられるが、がん腫にもみられる。転移は**肺と肝臓に起こりやすく**、他に骨・脳・腎などにも起こる。肺に転移しやすいのは、全身の静脈血が肺に還流し、肺の毛細血管を通過するからである。また、肝臓に転移しやすいのは、消化器からの静脈血が門脈に流れるからである。

例　消化器がん（胃・結腸）　→　肝臓（門脈を経て転移）
骨肉腫、甲状腺がん　→　肺
乳がん、肺がん、前立腺がん　→　骨（脊椎、骨盤が多い）
肺がん、乳がん、胃がん　→　脳

※肺を介して脳、肝臓、骨、腎臓などへ転移することもしばしばみられる。

⑶　**播種性転移**

腫瘍細胞が体腔（腹腔、胸腔）表面に広がって、種を播いたように転移すること。がん性腹膜炎やがん性胸膜炎を引き起こし、リンパの漏出から**腹水・胸水**がみられる。

8　がんの進行度

⑴　**TNM分類（国際的病期分類法）**

T：原発腫瘍の大きさや周囲への浸潤度を表す（T0〜T4）
N：リンパ節への転移の程度を表す（N0〜N3）
M：遠隔転移の有無を表す（M0〔なし〕、M1〔あり〕）

TNM分類の組合せにより、臓器ごとにステージ分類が行われている。

0期：浸潤がないもの
Ⅰ期：原発部位に限局するもの（転移なし）
Ⅱ期：周辺組織に拡大しているもの（転移なし）
Ⅲ期：所属リンパ節に転移しているもの（遠隔転移なし）
Ⅳ期：遠隔転移しているもの

⑵　**一般的な分類**

①　**早期がん**

各臓器によって定義が異なるが、一般に腫瘍が小さく、浸潤がない（あっても早い段階）もので、外科手術により高率の治癒が見込めるがん。

②　**進行がん**

原発巣周辺への浸潤・破壊が大きく、他臓器への転移が広範に進み、治療効果や長期生存の期待が少ないがん。

③　**末期がん**

転移が全身に広がり、回復不能の段階に至ったがん。日和見感染症にかかりやすくなる。

9　腫瘍マーカー

腫瘍によって産生されるようになる物質を腫瘍マーカーという。腫瘍の存在や種類(組織型)の補助診断の他、治療効果、経過観察に役立てられている。一般に、早期がんでは陽性率が低いため、がんの早期発見には有用ではない。

主な腫瘍マーカー

腫瘍の種類	腫瘍マーカー
肝細胞がん	**AFP(α-フェトプロテイン)、PIVKA《ビブカ》-Ⅱ**、AFP-L 3 分画(AFP レクチン分画)
胆道がん	CA19- 9 (糖鎖抗原19- 9)
大腸がん	CEA(がん胎児性抗原)
膵がん	CA19- 9 、CEA、SPan- 1 抗原
肺がん	SCC 抗原、CYFRA〈扁平上皮がん〉
前立腺がん	**PSA(前立腺特異抗原)**、PAP(前立腺酸性ホスファターゼ)
卵巣がん	CA125(糖鎖抗原125)〈特に上皮性〉

10　がん患者に対するエネルギー投与量(日本緩和医療学会『がん悪液質の概念と最近の動向』)

がん患者に対する至適なエネルギー投与量は、代謝異常が軽い段階では通常の栄養量を設定し、**代謝異常が高度になる段階で投与量を減量する**。一般に、通院のがん患者では30～35kcal/kg/日、寝たきりのがん患者では20～25kcal/kg/日と設定し、また、がん終末期では積極的な栄養投与を控えることが推奨されている。

悪液質が進展した**不可逆的悪液質**は、栄養投与に反応しない段階と定義されており、代謝異常が高度になる終末期に向け、**栄養投与量を減量する**ことが妥当と考えられている。がん終末期では、積極的な栄養投与を行っても有効に利用されないばかりか、代謝上の負荷となり生体に対し有害となることがある。

※悪液質については、Part I -15- 3 「悪液質」を参照のこと。

5　個体の死

1　死の判定

①心拍動の停止(心停止)、**②呼吸停止**、**③瞳孔散大と対光反射*の消失**を死の 3 徴候といい、これが一定時間持続した状態、つまり、心臓、肺、脳の機能のすべてが停止した状態が「死」と定義される。なお、呼吸中枢は脳幹の延髄に、対光反射中枢は脳幹の中脳にある。

＊対光反射　暗いところでは瞳孔が散大し(散瞳)、明るいところでは瞳孔が縮小する(縮瞳)反射。

2　心臓死

死の 3 徴候により判定される死を心臓死という。

3　植物状態

心臓は拍動しており、自発呼吸も保たれており、対光反射も認められるが、外部からの刺激に対して無反応で、運動や知覚、知能の活動がほとんど欠如した状態が長期にわたって続いている場合を植物状態という。大脳の機能障害はあるが、脳幹部の機能が保たれている状態である。

4 脳死

脳幹部を含む全脳が不可逆的に機能を喪失した状態を脳死という。脳死では、人工呼吸器、薬物投与、輸液などにより脳以外の臓器の機能をしばらくは保つことができる。わが国では、臓器移植法において脳死の判定基準が定められている。脳死判定は２人以上の医師(脳死判定医)により行う。

法的脳死判定基準

【法的脳死判定前の確認事項】

① 臓器提供の意思表示カードを持つこと
② 脳死判定対象者が18歳未満では虐待の疑いがないこと
③ 臓器提供を拒否する意思がないこと
④ 知的障害などを有さない者であること
⑤ 小児は年齢が生後12週以上であること
⑥ その他

【脳死判定対象となるための前提条件】

① 器質的脳障害によって深昏睡(JCS300、GCS３)および無呼吸*の患者
② 原疾患が確実に診断されている患者
③ 治療を尽くしても回復の可能性が全くないと判断される患者

【瞳孔散大・固定の確認】

① 瞳孔径：左右とも４mm 以上
② 瞳孔固定：刺激に対する反応の欠如

【脳幹反射消失の確認】

対光反射、角膜反射や咽頭反射、咳反射などのすべての反射の喪失

【脳波活動の消失の確認】

いわゆる平坦脳波であること

【複数回判定とその間隔】

第１回目の脳死判定後、６歳以上では６時間以上、６歳未満では24時間以上経過した時点で第２回目の脳死判定を開始する。

＊無呼吸は人工呼吸器による呼吸の維持をいい、無呼吸検査を行って**自発呼吸の消失**から確認する。

平成22(2010)年度厚生労働科学研究費補助金厚生労働科学特別研究事業「臓器提供施設における院内体制整備に関する研究」脳死判定基準のマニュアル化に関する研究班『法的脳死判定マニュアル』(2011年３月)から、抜粋・要約・改変して引用。

練習問題

加齢・疾患に伴う変化に関する記述である。正しいのはどれか。1つ選べ。

(1) 褐色脂肪細胞は、加齢とともに増加する。

(2) リポフスチンの細胞内への沈着は、加齢とともに増加する。

(3) 細胞内水分量は、加齢とともに増加する。

(4) 加齢に伴う臓器の萎縮を、廃用性萎縮という。

(5) 良性腫瘍は、悪性腫瘍と比べて細胞の分化度が低い。

解 説 ………… 正答 (2)

(1) 誤り。褐色脂肪細胞は熱産生機能をもつ脂肪細胞で、新生児では皮下に大量の褐色脂肪細胞がみられるが、加齢とともに減少する。

(2) 正しい。リポフスチンは、細胞内の不飽和脂肪酸の過酸化によりリソソーム内に生じる色素で、消耗性色素、加齢色素などと呼ばれ、加齢とともに増加する。

(3) 誤り。加齢とともに筋肉量が減少(身体の細胞数が減少)するため、細胞内水分量は減少する。

(4) 誤り。加齢に伴う臓器の萎縮を、生理的萎縮という。廃用性萎縮(無為萎縮)は、正常な機能の停止、抑制によりみられる萎縮であり、ギプス固定や長期臥床時に起こる筋萎縮、長期の中心静脈栄養による消化管萎縮などが該当する。

(5) 誤り。良性腫瘍は、悪性腫瘍と比べて細胞の分化度が高い。分化度は、発生母地の細胞・組織にどの程度似ているかを示すもので、似ている場合を分化度が高い、似ていない場合を分化度が低いという。分化度の低い細胞は細胞分裂が盛んなため、増殖が速い。

練習問題

脳死と判定するための必須項目である。**誤っている**のはどれか。1つ選べ。

(1) 深昏睡

(2) 心停止

(3) 対光反射の消失

(4) 瞳孔の散大

(5) 自発呼吸の消失

解 説 ………… 正答 (2)

脳死は、脳幹部を含む全脳が不可逆的に機能を喪失した状態であり、その判定基準に心停止は含まれない。脳死では、人工呼吸器などによってしばらくは心臓の機能を保つことができる。

「心停止」は、「呼吸停止」「瞳孔散大と対光反射の消失」とともに、心臓死の判定に含まれる。

練習問題

細胞・組織にみられる変化に関する記述である。正しいのはどれか。1つ選べ。

(1)　急性細菌感染の浸潤細胞は、主にリンパ球である。

(2)　急性炎症では、血管の透過性は低下する。

(3)　アミロイド変性は、脂肪変性の1つである。

(4)　アポトーシスは、プログラムされた細胞死である。

(5)　過形成は、組織を構成する細胞の容積が増大する。

解　説 ………………………………………………………………………………… 正答 (4)

(1)　誤り。急性細菌感染の浸潤細胞は、主に好中球である。慢性期には、主にリンパ球やマクロファージが浸潤する。

(2)　誤り。急性炎症では、炎症メディエーターの作用により血管の透過性は亢進する。

(3)　誤り。アミロイド変性は、たんぱく質変性の1つである。

(4)　正しい。生体の細胞数調節のために自発的に行われる細胞死をアポトーシスという。これに対して、細胞や組織が傷害を受けたりすることで起こる細胞死をネクローシス(壊死)という。

(5)　誤り。過形成は、細胞の容積は変わらないが、細胞の数が増加した状態である。これに対して、細胞の容積が増大することを肥大という。

練習問題

がんに関する記述である。正しいのはどれか。1つ選べ。

(1)　*p*53は、がん遺伝子の一つである。

(2)　がん細胞が腹膜にばらまかれる進展様式を播種という。

(3)　A型肝炎ウイルスは、肝細胞がん発症と密接な関係がある。

(4)　原発性肺がんの大部分は、移行上皮がんである。

(5)　腸上皮化生は、直腸がんの前がん状態である。

解　説 ………………………………………………………………………………… 正答 (2)

(1)　誤り。*p*53は、がん抑制遺伝子である。

(2)　正しい。播種とは「植物の種を播く」という意味である。

(3)　誤り。A型肝炎ウイルスは慢性化することがないため、肝細胞がん発症に関与しない。肝細胞がん発症と密接な関係があるのは、C型及びB型肝炎ウイルスである。

※Part I-17-12「肝炎」及びPart I-17-21「肝がん」を参照のこと。

(4)　誤り。原発性肺がんは、腺がんと扁平上皮がんが多い。

※Part I-22-10「肺がん」を参照のこと。

(5)　誤り。腸上皮化生は、慢性胃炎などにより胃粘膜上皮がびらんと再生を繰り返すうちに腸管粘膜上皮の形態に変化した状態であり、胃がんの前がん状態である。

13 疾患診断の概要

1 問診、診察

1 問診

問診とは、患者と問答をして診断に参考となる材料を得ることであり、次の順序に従って行う。

(1) 主訴

主訴とは、患者が訴える自覚症状の中で最も重要と考えられるものをいう。患者が治療を求めて医療機関を受診した直接の動機になったものである。発熱、頭痛、嘔吐、発疹、腹痛、喀血など。

(2) 現病歴

現病歴とは、患者の訴える症状が、いつから起こり、現在までどのような経過をたどってきたかなど、症状の推移を明らかにしたものをいう。

(3) 既往歴

既往歴とは、出生してから現在に至るまでの患者の健康状態や罹患した疾患などについての情報をいう。現在の疾患とは一見関連のなさそうなことでもあっても、現在の疾患と深く関連していることがある。

(4) 家族歴

家族歴とは、両親、子、兄弟、祖父母など患者の家族の健康状態や罹患した疾患、死因、死亡時の年齢などについての情報をいう。特に遺伝的あるいは体質的因子に関係のある疾患(悪性腫瘍、糖尿病、高血圧など)や感染症の既往の有無を聞くことが重要である。

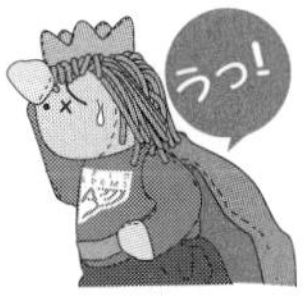

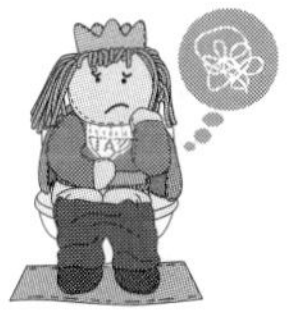

2 身体診察

身体診察の基本的方法には、視診、触診、打診、聴診、神経学的診察がある。特に生命の維持に直接関係する「呼吸」と「循環」の状態を表す**バイタルサイン**は、**意識**、**体温**、**脈拍**、**血圧**、**呼吸状態**から判断し、最重要である。また、打診は胸部と腹部の診察に有効であり、聴診は肺、心臓、腹部の診断に有効である。

2　主な症候

1　バイタルサイン

(1)　意識

意識がしっかりしている状態を**清明**という。これに対し、周囲への注意が鈍り、対象を正確に認知できず、さらに外部からの刺激に適切に反応しなくなった状態を**意識障害**という。意識障害の程度は次のように分類される。

●**傾眠**……軽い刺激には反応するが、うとうと眠っているかにみえる状態。

●**昏迷**……皮膚をつねったり、針でつつくなどの強い刺激にのみ少し反応する状態。

●**昏睡**……意識が完全に消失し、いかなる刺激に対しても反応しない状態。尿・便を失禁する。

より客観的に意識障害を判定する方法として、臨床的には**JCSⅢ-3-9度方式**や**GCS(グラスゴー・コーマ・スケール)**が使用される。

JCSⅢ-3-9度方式
(JCS：ジャパン・コーマ・スケール)

Ⅰ　刺激しないでも覚醒している状態
　1　意識清明とはいえない
　2　見当識障害がある
　3　自分の名前、生年月日が言えない
Ⅱ　刺激すると覚醒する状態(刺激を止めると眠り込む)
　10　普通の呼びかけで容易に開眼する
　20　大きな声または体を揺さぶることにより開眼する
　30　痛み刺激を加えつつ呼びかけを繰り返すと、かろうじて開眼する
Ⅲ　刺激をしても覚醒しない状態
　100　痛み刺激に対し、払いのけるような動作をする
　200　痛み刺激で少し手足を動かしたり、顔をしかめる
　300　痛み刺激に反応しない

GCS(グラスゴー・コーマ・スケール)

観察項目	反　応	スコア
開　　眼	自発的に開眼	4
	呼びかけに開眼	3
	痛み刺激に開眼	2
	全く開眼しない	1
最良言語反応	見当識あり	5
	混乱した会話	4
	混乱した言葉	3
	理解不能な音声	2
	発語なし	1
最良運動反応	命令に従う	6
	疼痛部へ手をやる	5
	逃避する	4
	四肢の異常屈曲	3
	四肢を伸展する	2
	全く動かず	1

※最も重症で3点、最も軽症で15点。

(2)　体温

腋窩《えきか》温・口腔温・直腸温を測定して体温の指標としているが、測定部位によって温度差がある。一般に、**腋窩温＜口腔温＜直腸温**となる。腋窩温での正常体温は36.0～37.0℃である。

(3)　脈拍

脈拍とは、心臓の収縮に伴って上下する動脈圧のために生じる振動をいう。脈拍の測定は、通常の診断では橈骨《とうこつ》動脈で行う。新生児、乳幼児では脈拍数は多く、高齢者では少ない。健康成人の1分間の脈拍数は60～80回である。

(4)　血圧

血圧とは、血液が血管壁に作用する内圧をいう。通常は動脈内圧を指す。血圧は、運動、食事、入浴、精神的興奮、気温、飲酒、喫煙などにより変動する。日本高血圧学会では、診察室血圧においては収縮期血圧(最高血圧)120mmHg、拡張期血圧(最低血圧)80mmHg 未満を正常血圧としている。また、一般に成人では収縮期血圧100mmHg 未満を低血圧という。

※Part Ⅰ-18-1 4「血圧(成人)」を参照のこと。

(5) 呼吸

呼吸とは、生体が生命維持のために酸素を取り入れ、二酸化炭素を排出する働きをいう。肺胞内の空気と血液間のガス交換を外呼吸(肺呼吸)、血液と組織間のガス交換を内呼吸(組織呼吸)という。正常な呼吸では、吸息、呼息、休息のリズムと回数はほぼ一定である。健康成人の1分間の呼吸数は約12～20回、新生児では約40～50回、乳児では約30～40回、幼児では約20～30回、学童では18～20回であり、成長とともに減少する。なお、老齢となっても呼吸数はほとんど変化しない。

2 全身症候

発熱、全身倦怠感、体重減少・増加、ショック、意識障害、不穏(精神状態が落ち着かないこと)、けいれん、めまい、脱水、浮腫等がある。

(1) ショック

ショックとは、何らかの原因によって起こる急性全身障害で、十分な血液循環が得られないために重要臓器（心臓、肝臓、腎臓、肺、脳）が低酸素状態に陥ることで生じる様々な異常状態をいう。一般的な症状として、**血圧低下、意識混濁、微弱脈拍、乏尿、顔面蒼白、冷汗、呼吸不全**が挙げられる。これに伴って、意識障害や尿量減少、乳酸蓄積による代謝性アシドーシスなどもみられる。

病態により、①**低容量性ショック**（血液成分が流出することによって起こるもので、出血、広範囲熱傷、熱中症などでみられる)、②**血液分布異常性ショック**（アナフィラキシーショック、**敗血症性ショック**、脊髄損傷や脊椎麻酔でみられる**神経原性ショック**)、③**心原性ショック**（心臓のポンプ機能低下により心拍出量が減少して起こるもので、急性心筋梗塞に伴う心不全から呈することが多い)、④**心外閉塞・拘束性ショック**（肺血流が障害されて起こるもので、緊張性気胸、心タンポナーデ、肺塞栓症などでみられる）の4つに分類される。

※敗血症性ショックの一種に、グラム陰性桿菌が放出する内毒素(エンドトキシン)を原因とするエンドトキシンショックがある。

(2) 浮腫

浮腫とは、細胞間あるいは体腔に異常な量の水がたまった状態をいう。**局所性**のものと**全身性**のものがある。体腔に生じた浮腫は、貯留する部位により、**胸水**、**腹水**などと呼ばれる。

毛細血管における水分移動

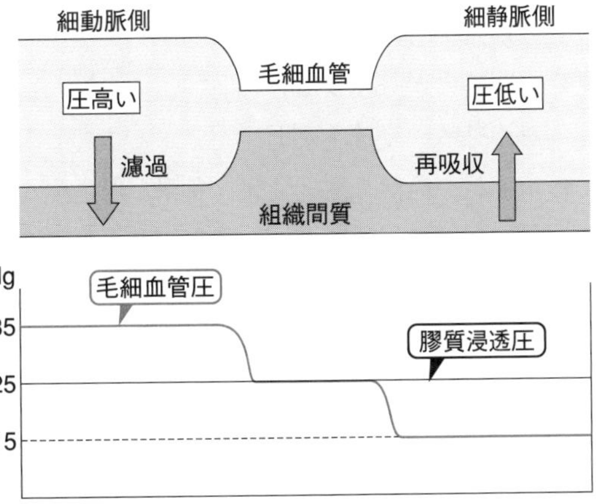

① 浮腫発生のメカニズム

体内の水分の移動は、**毛細血管圧(静水《せいすい》圧)**[*1]と**血漿膠質《こうしつ》浸透圧**[*2]により調節されている。静水圧は、毛細血管のはじまる終末の細動脈では約35 mmHgであるが、細静脈では約15 mmHgまで低下する。一方、血管内の膠質浸透圧は25mmHgでほぼ一定である。この圧の差により、細動脈では血管内の水分が組織間へ移動し、細静脈では組織間の水分が血管内へ移動する。また、組織間の水分の一部はリンパ管へも還流する。

一方、腎臓からは尿としてナトリウムと水が排泄されるが、腎障害等により尿量が減少すると、全身に水分が貯留することとなる。

＊1 **毛細血管圧(静水圧)**　水を血管外に押し出す力。

＊2 **血漿膠質浸透圧**　水を血管内に吸い込む力で主に**アルブミン**によって維持されている。たんぱく質濃度差によって起こる浸透圧で、水を血管内に保とうとする力。コロイド浸透圧ともいう。浸透圧とは、半透膜を隔てて濃度の異なる液体があった場合、薄い液から濃い液の方へ水分が移動して同じ濃度になろうとする力のこと。

②　浮腫の原因

1）リンパ管の閉塞

リンパ管は組織間の過剰な水分を吸収し、静脈内に戻す働きをしているので、リンパ管の閉塞があると、過剰な水分が組織間内に貯留して浮腫が起こる。腫瘍性、炎症性の他、がん手術によるリンパ節郭清後などに生じる。

2）毛細血管圧(静水圧)上昇

毛細血管圧は動脈圧よりも静脈圧の影響を強く受けるので、静脈にうっ血を生じると静脈圧が上昇し、毛細血管圧も上昇するため、血管外への水の濾過が増加して浮腫が起こる。**心不全**(心拍出量の減少により血液が静脈系にうっ滞し毛細血管圧が上昇)、**腎不全**(体内に水とナトリウムが貯留し毛細血管圧が上昇)、静脈血栓などで生じる。心臓性浮腫は下肢から、腎性浮腫は眼瞼《がんけん》から浮腫が始まる傾向が強い。

3）血漿膠質浸透圧の低下

血漿たんぱく質(血漿アルブミン)濃度が低下すると血漿膠質浸透圧も低下し、血管内に十分に血液を保持できなくなるため浮腫が起こる。アルブミンなどの血漿たんぱく質合成が障害される**肝硬変**、血漿からたんぱく質が喪失する**ネフローゼ症候群**や**たんぱく漏出性胃腸症**、**低栄養状態**(がんの末期、クワシオルコルなど)などで生じる。

4）毛細血管透過性の亢進

炎症や**熱傷**などにより血管壁の透過性が亢進して、血管内のたんぱく質を多く含む水分が漏れ出して浮腫が起こる。

(3)　脱水

体内の水分及び塩分(主にNa)が減少した状態を脱水という。Naに比べて水分が多く喪失し、細胞外液の浸透圧が上昇することで起こる脱水を**水分欠乏型脱水(高張性脱水)**という。水分の摂取不足、発熱、高度発汗、多尿、尿崩症などで起こる。一方、水分に比べてNaが多く喪失し、細胞外液の浸透圧が低下することで起こる脱水を**塩分欠乏型脱水(低張性脱水)**という。下痢や嘔吐、水分のみの補給などでみられる。また、水分とNaがほぼ同じ割合で失われて起こる**等張性脱水(混合型脱水)**がある。

■高齢者と小児の脱水

身体には細胞外液量が不足した際には、細胞内液により補正する仕組みがあるが、高齢者は水分を多く蓄える筋肉が減少しているため、成人に比べ細胞内液量が少ない。そのため、容易に脱水を起こす。小児は、体表面積が大きく不感蒸泄が多い、腎機能が未熟で尿濃縮能が低い、などの理由により、やはり容易に脱水を起こしやすい。

3 その他の症候・病態

症候・病態	概　要
チアノーゼ	皮膚や粘膜が青紫色を呈することをいう。血中の**還元ヘモグロビン**濃度が5 g/dL 以上に増加すると出現する。多血症で出現しやすく、**貧血では出現しにくい**。
黄疸	血清**ビリルビン**濃度が上昇し、皮膚、眼球結膜等の黄染した状態。通常は血清ビリルビン値が2 mg/dL 以上になったときに出現する。
発疹	皮膚や粘膜にみられる局所性の変化である。
喀血	**肺**や**気管支**における出血(**鮮紅色**)である。
頭痛	脳膜と脳血管の刺激による疼痛である。原因は、感染(感冒・脳炎など)、脳血管障害、脳腫瘍、中毒、外傷などさまざまである。髄膜炎、くも膜下出血、発熱時、高血圧時などは急性単発性である。
運動麻痺	運動中枢から末梢神経を経て筋線維を収縮させるまでの経路のいずれかに障害があって、思ったように運動できない状態。 ●**単麻痺**：1肢だけの麻痺。ポリオなどによって起こる。 ●**片麻痺**：身体一側の上下肢麻痺。脳血管障害などによって起こる。 ●**対《つい》麻痺**：両下肢の麻痺。胸髄、腰髄損傷などによって起こる。 ●**四肢麻痺**：両側上下肢の麻痺。頸髄損傷などによって起こる。
腹痛	内臓痛、体性痛、関連痛がある。
悪心・嘔吐	悪心とは気持ちが悪く、吐き気がすること。嘔吐は胃の内容物が食道、口腔を通して体外に排出される現象。消化器系疾患、脳圧亢進(脳腫瘍、出血、髄膜炎)、めまい、妊娠悪阻、中毒、精神疾患など。
嚥下困難	口腔疾患、神経疾患、筋肉疾患(筋ジストロフィー)、食道疾患などで生じる。
食欲不振	消化器疾患由来(慢性・急性胃炎、腸炎、便秘、肝・腎疾患等)、中毒性因子によるもの、中枢性(ストレス、ショック等)。
便秘	排便が数日以上なく、かつ排便間隔が不規則になった状態。機能性便秘(腸管の緊張によるけいれん性便秘と腸管運動低下による弛緩性便秘がある)と器質性便秘(解剖学的な変化を伴い大腸の狭窄や閉塞による)がある。
下痢	糞便中の水分量の増加により水様または泥状になった状態。便の回数が多くても形状が正常な場合は下痢とは呼ばない。また、1日1回でも水分量が多ければ下痢という。
吐血	**上部消化管**からの出血が口腔から排出されること。
下血	消化管からの出血が肛門から排出されること。**直腸など肛門に近い部位からの出血では鮮紅色、胃や十二指腸など上部消化管からの出血では黒色(タール便)となる**。
紫斑	皮膚内での出血で、肌が紫色に見えること。原因は血小板の減少、血液凝固因子の減少、血管の異常など。
腹部膨隆	腹部が張り、膨らんでいる状態。原因は、腹部への気体貯留(腸管内ガスの増加による鼓腸)、腹水、腹部腫瘤、妊娠子宮など。
腹水	腹腔内に体液がたまった状態。**非代償期肝硬変症、ネフローゼ症候群、うっ血性心不全などによる**。肝硬変等による**漏出液**と腹膜炎等による**滲出液**とがある。
睡眠障害	不眠、過眠(ナルコレプシーなど)、睡眠時随伴症(夢中遊行症、夜驚症など)、睡眠覚醒スケジュール障害(日内リズム調節機構の異常、時差ボケなど)がある。睡眠障害の診断にはポリソムノグラフィ検査*を行う。

＊**ポリソムノグラフィ検査**　睡眠時無呼吸症候群をはじめとする睡眠障害の診断に用いられる検査。睡眠中の脳波、眼球運動、筋電図、呼吸運動、心電図、酸素飽和度、下肢の動きなどを一晩中連続して記録する。

■ビリルビンの生成と代謝

ビリルビンは黄色の色素で、**老廃赤血球**から生じる**ヘモグロビン**の分解産物である。脾臓などの食細胞は、ヘモグロビンが分解されてできたヘムを貪食し、細胞内でビリルビン(**間接型ビリルビン**、非抱合型ビリルビン)に変換して放出する。

間接型ビリルビンは水に溶けにくいため、血液中で**アルブミン**と結合した状態となって肝臓に運ばれる。間接型ビリルビンは毒性をもっており、その量が増えても尿中に排泄されない。このため、肝臓で**グルクロン酸抱合**によって、ビリルビンを無毒化し、排泄しやすい水溶性のビリルビン(**直接型ビリルビン**、抱合型ビリルビン)に変換している。直接型ビリルビンは、肝臓から胆汁中に排泄される。

胆汁中に排出されたビリルビンのほとんどは、腸管内で腸内細菌の働きによって無色の**ウロビリノーゲン**に分解され、さらに褐色の**ステルコビリン**などになって糞便中に排泄される。この際、ウロビリノーゲンの約20%は腸管から再吸収され、肝臓に戻りビリルビンとなって再び胆汁中に排泄される。腸肝循環からはずれた少量のウロビリノーゲンは、血液を介して尿中に排泄される。

ビリルビンの代謝経路

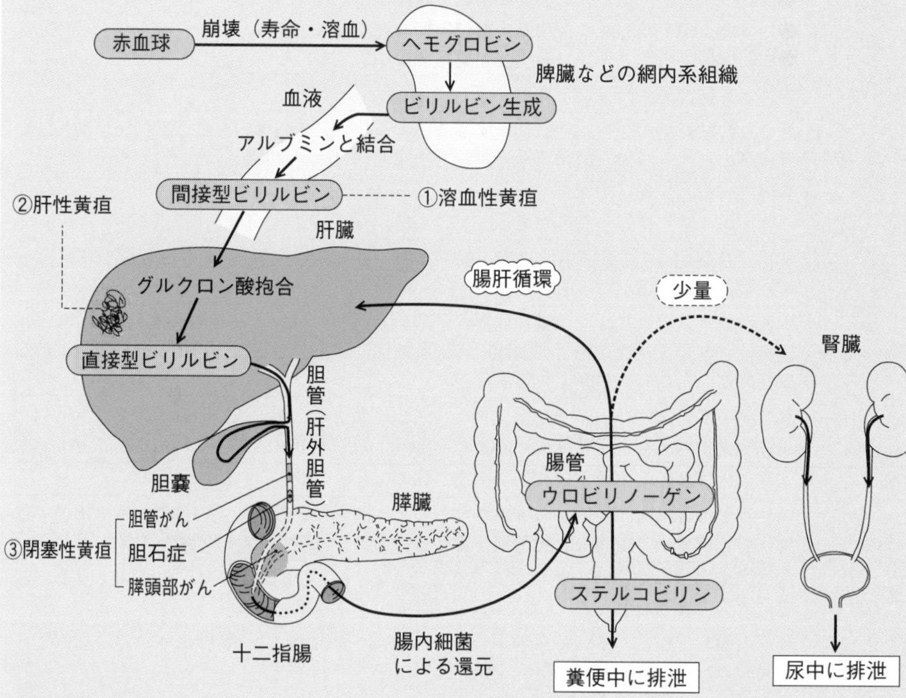

■黄疸の分類

①**溶血性黄疸**……溶血によってヘモグロビン分解が亢進することによるビリルビンの増加。**間接型ビリルビン値の上昇。溶血性貧血、新生児黄疸など。**

②**肝性黄疸**………肝細胞の障害によるビリルビン代謝の障害。病態によって異なるが、一般に直接型優位のビリルビン値上昇がみられる。**劇症肝炎、急性肝炎、肝硬変など。**

③**閉塞性黄疸**……結石や腫瘍の増殖などによって胆道が閉塞状態となることによるビリルビンの排泄障害。**直接型ビリルビン値の上昇。胆石症、胆管がん、ファーター乳頭(大十二指腸乳頭)腫瘍、肝がん、膵頭部がんなど。**

3 臨床検査

1 基準値の考え方

健常者の検査結果の分布曲線から、その測定値分布の**中央95%**を含む範囲を基準値（基準範囲）とし、異常の有無を判定する目安としている。

2 検体検査

生体から採取した試料の成分を物理化学的手段を用いて調べる検査で、尿検査、血液検査、免疫・血清検査、微生物検査、遺伝子検査などがある。**巻末資料 2「臨床検査値一覧」**を参照のこと。

3 生体検査

生体を対象として直接体内情報を得る検査で、生理機能検査、画像検査、内視鏡検査がある。

(1) **生理機能検査**

心電図検査、呼吸機能検査、脳波検査、筋電図検査など。

(2) **画像検査**

① **X 線検査**――――放射線を用いる

人体を透過してきた X 線を画像化するもの。X 線の透過性が高い組織(肺など)ほど黒く写り、透過性が低い組織(骨など)ほど白く写る。骨折の診断のための骨の X 線検査、胸部 X 線検査、腹部 X 線検査などがある。

② **X 線 CT 検査(X 線コンピュータ断層撮影検査)**――――放射線を用いる

人体断面の各部位の X 線吸収値を計算し、断層像として表現するもの。実質臓器の診断に有用である。CT 画像では、白い部分は高吸収域、黒い部分は低吸収域と呼ばれる。CT 画像で明瞭な**高吸収域**を示す病変は、**石灰化病変**と**急性期血腫(出血)**で、これ以外の病変は、大部分が正常組織より低吸収域である。

③ **PET 検査(陽電子放射断層撮影検査)**――――放射線を用いる

核医学検査の一つで、放射線を含む薬剤(陽電子を放出する核種)を体内に投与し、そこから放出される γ 線を検出して画像化するもの。ブドウ糖に陽電子放出核種を組み込んだ薬剤を用いることによって、がんの早期発見、原発不明がんの診断、がんの転移・再発を調べるのに有力な検査であり、全身を一度に調べることができる。CT 検査などでは形の異常を診るのに対し、PET 検査では、**ブドウ糖代謝**などの機能から異常を診る。PET と CT を組み合わせた PET-CT 検査もある。

※がん細胞が正常細胞の何倍もの量のブドウ糖を取り込むという性質を利用して、全身の中でブドウ糖が多く集まっているところに目印をつけ、それを画像化することによってがんの病巣を発見できる。

④ **超音波検査(エコー検査)**――――放射線を用いない

反射波を利用して内部構造を画像化するもの。実質臓器の形態異常や腫瘤性病変、腹水などの評価に用いられる。手軽で放射線被曝がなく、スクリーニング検査に適する。また、胎児の健康度の診断(体重の推定、胎児奇形の有無、羊水量、胎動などの観察)にも用いられる。

⑤ **MRI 検査(核磁気共鳴イメージング検査)**――――放射線を用いない

生体を強力な磁場に置き、電波を加えることにより発生する磁気共鳴信号(生体中に多数存在する水素原子核(プロトン)と外部から与える電磁波とが相互作用する現象)を画像化するもの。全身の生体組織の任意の方向の断層画像が得られるので、腫瘍・炎症・梗塞・出血などの検出に優れている。MRI 画像では、白い部分は高信号域、黒い部分は低信号域と呼ばれる。なお、X 線 CT 検査と比べると検査時間が長くかかり、また、心臓ペースメーカーや人工内耳などの装着者には基本的には禁忌である。

練習問題

症候に関する記述である。正しいのはどれか。１つ選べ。

(1)　ショック状態では、血圧が上昇している。
(2)　低血糖になると、交感神経が刺激される。
(3)　チアノーゼは、貧血で出現しやすい。
(4)　喀血は、上部消化管からの出血である。
(5)　タール便は、直腸からの出血でみられる。

解　説 ……………………………………………………………… 正答 (2)

(1)　誤り。ショックは、血圧低下を伴う全身性の急性循環不全である。
(2)　正しい。低血糖になると交感神経が刺激され、アドレナリンなどの血糖上昇作用をもつホルモンが分泌される。このため、低血糖では交感神経刺激症状(発汗、動悸、頻脈、顔面蒼白など)が起こる。
(3)　誤り。チアノーゼは、ヘモグロビン濃度が高値を示す多血症で出現しやすく、ヘモグロビン濃度が低値を示す貧血では出現しにくい。
(4)　誤り。喀血は呼吸器からの出血である。上部消化管からの出血は吐血という。
(5)　誤り。タール便は、上部消化管(食道、胃、十二指腸、小腸)からの出血でみられる黒色便で、下部消化管(結腸、直腸)からの出血では鮮紅色の便、いわゆる血便となる。

練習問題

症候と疾患に関する組合せである。**誤っている**のはどれか。１つ選べ。

(1)　頻脈――――――鉄欠乏性貧血
(2)　肥満――――――クッシング症候群
(3)　浮腫――――――ネフローゼ症候群
(4)　黄疸――――――非代償性肝硬変
(5)　るい痩――――甲状腺機能低下症

解　説 ……………………………………………………………… 正答 (5)

(1)　正しい。貧血では組織への酸素運搬能力が低下するので、それを補うために心拍数・脈拍が多くなる。
(2)　正しい。クッシング症候群は、コルチゾールが過剰に分泌されることで起こるものであり、コルチゾールが脂肪細胞の分化と中性脂肪蓄積を促進するため、脂肪組織が増加する。
(3)　正しい。ネフローゼ症候群では低アルブミン血症を呈するので、血漿膠質浸透圧が低下して浮腫が生じる。

(4)　正しい。肝機能低下によってビリルビン代謝障害が起こり、血中ビリルビン濃度が上昇して黄疸が生じる。

(5)　誤り。甲状腺機能が低下すると、基礎代謝が低下し、体重増加の傾向がみられる。るい痩は、代謝が亢進する甲状腺機能亢進症などでみられる。

練習問題

臨床検査項目と健常者の値の組合せである。正しいのはどれか。１つ選べ。

(1)　血中赤血球数――――――$260 \times 10^4/\mu L$

(2)　血中クレアチニン値―――2.0mg/dL

(3)　血清アルブミン値――――4.0g/dL

(4)　血清ナトリウム値――――120mEq/L

(5)　血中重炭酸イオン濃度――18mEq/L

解　説 ………………………………………………………………… 正答　(3)

(1)　誤り。基準値は男性：$430 \sim 530 \times 10^4/\mu L$、女性：$380 \sim 480 \times 10^4/\mu L$ であるので、低値である。

(2)　誤り。基準値は男性：0.6～1.2mg/dL、女性：0.4～0.9mg/dL であるので、高値である。

(3)　正しい。基準値は3.7～4.9g/dL である。

(4)　誤り。基準値は135～145mEq/L であり、低値である。

(5)　誤り。基準値は22～26mEq/L であり、低値である。

※巻末資料２「臨床検査値一覧」を参照のこと。

練習問題

画像検査に関する記述である。正しいのはどれか。１つ選べ。

(1)　胸部レントゲン撮影検査では、X 線の透過性が高い部分が白く写る。

(2)　CT 検査では、放射線被曝はない。

(3)　腹部 CT 検査では、皮下脂肪と内臓脂肪の識別が可能である。

(4)　MRI 検査は、X 線を利用して画像を得る。

(5)　腹部エコー検査は、妊娠中の女性には禁忌である。

解　説 ………………………………………………………………… 正答　(3)

(1)　誤り。X 線の透過性が高い部分(肺など)は黒く写り、透過性が低い部分(骨など)が白く写る。

(2)　誤り。CT(コンピュータ断層撮影)検査は X 線を利用する検査であるため、放射線被曝がある。

(3)　正しい。腹部 CT 検査では、皮下脂肪、筋、骨組織の境界を明確に識別できる。

(4)　誤り。MRI(磁気共鳴画像)検査は磁気を利用する検査であり、X 線は用いない。このため、MRI 検査では放射線被曝はない。

(5)　誤り。腹部エコー検査(超音波検査)は、放射線被曝がなく非侵襲的な検査であるため、妊婦健診にも用いられている。

14 疾患治療の概要

1 種類と特徴

1 原因療法と対症療法

(1) 原因療法

疾病の原因除去により疾患を治癒させる治療法である。細菌感染症に対する抗生物質の使用やがんに侵された組織や臓器の完全切除などがこれにあたる。

(2) 対症療法

疾病の原因除去はできないが、表面的な病状の消失や緩和によって間接的に患者の回復力を増強したり、あるいは病状の進行を抑制したりする治療法である。高熱に対する解熱鎮痛薬の使用や激しい痛みに対するモルヒネの使用などがこれにあたる。

2 根治《こんち》療法と保存療法

(1) 根治療法

疾病の原因を完全に取り除き、完全な治癒に導く治療法である。原因療法に含まれる。急性虫垂炎での虫垂切除、早期胃がんの完全切除などがこれにあたる。

(2) 保存療法

疾病の原因や病変部を完全に取り除くことができなくても、病状を軽減し、日常生活が可能な状態にまで回復させることを目的とする治療法である。がんの病巣を外科的にすべて除去することができない場合に、一部病変を残しながら、抗がん剤や放射線療法などを組み合わせてがんの進行をできるだけ抑制したり、がんによる疼痛をモルヒネを使って緩和したりする方法がこれにあたる。

2 治療計画・実施・評価

治療計画については、医療チーム(医師・看護師・管理栄養士等)が立案するが、その際、患者及び家族に対して行われる治療や処置の内容を説明する責任がある(**アカウンタビリティ**)。また、**インフォームド・コンセント**(本人の同意に基づく治療)を心がける。患者の症状や身体所見、検査所見で**モニタリング**を行い、治療効果を評価する。

3 治療の方法

1 食事・栄養療法

適切なエネルギーや栄養成分を投与することにより疾患の治療効果を高める治療法である。厚生労働大臣が定める特別食※を提供した場合には、診療報酬において**特別食加算**が算定できる。栄養補給法には、**経口栄養法**、**経腸(経管)栄養法**、**静脈栄養法**があり、経口的に食事や栄養剤の摂取が不可能な場合には、経腸(経管)栄養法、静脈栄養法が行われる。

※特別食加算の算定対象食については、PartⅣ-1-3 2を参照のこと。

2　運動療法

疾患の治療・予防や身体機能の回復を目指す手段として運動を用いる方法である。肥満症、糖尿病、高血圧、脂質異常症、高尿酸血症、虚血性心疾患といった生活習慣病に対して、**有酸素運動**などの運動療法を行う意義は大きい。また、骨粗鬆症の予防やストレス性疾患の改善にも効果が高いとされている。

●急性効果としてブドウ糖、脂肪酸の利用が促進され血糖値が低下する。

●慢性効果として**インスリン抵抗性が改善する**。

●エネルギー摂取量と消費量のバランスが改善され、減量効果がある。

●加齢や運動不足による筋萎縮や骨粗鬆症の予防に有効である。

●高血圧や脂質異常症の改善に有効である。

●心肺機能が向上する。

●運動能力が向上する。

●爽快感、活動気分など日常生活のQOLを高める効果も期待できる。

有酸素運動と**レジスタンス運動**に分類される。有酸素運動は酸素の供給に見合った強度の運動で、継続して行うことにより**インスリン感受性が増大する**。歩行、ジョギング、水泳などの全身運動が該当し、心肺機能を高める効果がある。レジスタンス運動とは、おもりや抵抗負荷に対して動作を行う運動で、強い負荷強度で行えば無酸素運動に分類されるが、筋肉量を増加し、筋力を増強する効果が期待できる。

3　薬物療法

薬物を使う治療法である。薬物には、経口薬、注射薬、外用薬がある。薬物療法を受けているときには、適切な食事療法が重要になる。

4　手術療法、周術期患者の管理

疾病に侵された臓器を摘出したり、再建したりする治療法が手術療法であり、術前術後には十分な管理が必要である。また、術前、術中、術後の患者の管理を**周術期管理**という。術前管理では、患者の全身状態の評価と手術に向けた処置が必要であり、術前に低栄養状態であると、創傷治癒が遅れたり、免疫能が低下したりする。術後管理では、バイタルサインの評価が最も重要である。

※PartⅣ-6-1「手術、周術期患者における栄養ケア・マネジメント」を参照のこと。

5　輸液、輸血、血液浄化

⑴　輸液

点滴静脈注射によって、水・電解質・薬物・栄養素を補給する治療法である。

⑵　輸血

出血による血液の喪失、白血病などの血液疾患などに対して行われる治療法で、血液成分を静脈注射するものである。かつては全血輸血が行われていたが、今日では患者が必要とする成分だけを分離して輸注する**成分輸血**が行われている。成分輸血は、患者にとって不必要な成分が輸血されないですむため、全血輸血に比べて循環器への負担が軽減される。成分輸血には、「赤血球製剤」「血小板製剤」「血漿製剤（アルブミン製剤、免疫グロブリン製剤、血液凝固因子製剤など)」がある。さらに、自分自身の血液をあらかじめ保存しておき、手術などで必要なときに輸血する**自己血輸血**も行われており、**移植片対宿主病(GVHD)**[*1]やB型肝炎、**成人T細胞白血病**[*2]などの感染症を防ぐ意味でも有用である。不適合輸血では、急性腎機能不全やショックなどの重篤な副作用が生じる。

輸血用血液製剤と患者の血液との間に血液型抗体に起因する抗原抗体反応が起こるかをあらかじめ試験管内で検査し、血液型不適合による副作用を未然に防ぐために**交差適合試験(クロスマッチ)**が行われる。

＊1 **移植片対宿主病(GVHD)**　輸血血液中にあるリンパ球が受血者の組織を異物と認識して攻撃するために起こる免疫反応。

＊2 **成人T細胞白血病**　HTLV-1感染が原因で起こる白血病で、輸血、夫婦間、母子間での感染が起こりうる。

(3) 血液浄化

透析、濾過、吸着などの方法を用いて、血液の異常を是正する治療法である。透析治療は腎不全の治療に、血球成分吸着除去療法は潰瘍性大腸炎やクローン病、関節リウマチの治療に、**LDL吸着療法(LDLアフェレーシス)**は家族性高コレステロール血症やネフローゼ症候群などの治療に用いられる。

6 臓器・組織移植

(1) 臓器移植

① 移植

生きている細胞や組織、臓器を他の個体あるいは別の部位へ移し替えることをいう。

1）**自家移植**：自分自身の組織を自分の身体の別の部位に移植すること。

2）**同系移植**：一卵性双生児など遺伝子型の同じ個体間で移植すること。

3）**同種移植**：ヒトからヒトなど同種の他の個体から移植すること。

4）**異種移植**：動物からヒトなど異種の個体から移植すること。

1）と2）では、免疫学的な問題は生じず、移植片は生着する。一方、3）と4）の場合、通常移植片は非自己として認識され、免疫反応(拒絶反応)が起こり、うまく生着しない。

■ヒト白血球型抗原(HLA)

生体内において自己と非自己を区別するのに用いられている抗原を、主要組織適合遺伝子複合体(MHC)という。ヒトでは、ヒト白血球型抗原(HLA)がこれにあたる。HLAの一致率が高いほど、免疫反応は弱く、移植の成功率が高まる。

② 移植できる臓器

1）**臓器移植法による臓器提供**

脳死状態：心臓、肝臓、肺、小腸、腎臓、膵臓、眼球(角膜)

心停止後：腎臓、膵臓、眼球(角膜)

■臓器移植法

1997年に施行された臓器移植法は、脳死後の臓器提供には、本人の書面での意思表示を必須とするなど厳しい制限のある法律であった。

2010年に**改正臓器移植法**が施行され、本人の意思が不明な場合は、家族の承諾で臓器の提供が可能となり、これにより**15歳未満の脳死臓器提供も可能**となった。また、親族に優先的に臓器を提供できる意思を書面により表示できるとした「**親族優先提供**」も施行された。

2）その他

皮膚、心臓弁、血管、耳小骨、気管、骨など。

③　生体からの移植

腎臓・肝臓などは、生体からの移植も行われている。生体肺移植が行われることもある。

⑵　骨髄移植〔造血幹細胞移植〕

骨髄に含まれる造血幹細胞（血球の元となる細胞）を注入することで造血能を再生させる治療法で、臓器移植の一つである。

①　対象疾患

急性白血病、悪性リンパ腫（ホジキン病・非ホジキンリンパ腫）、多発性骨髄腫、再生不良性貧血、先天性免疫不全症候群など。

②　骨髄移植の種類

1）ドナー別の分類

自家移植（冷凍保存した自らの幹細胞を用いる）、同種移植（血縁と非血縁）、同系移植（一卵性双生児）

2）移植に用いる細胞による分類

骨髄移植、末梢血幹細胞移植、臍帯血※幹細胞移植

※臍帯血　臍帯（母親と胎児を結ぶへその緒）と胎盤の中に含まれる血液を指し、造血幹細胞が豊富に含まれている。

③　GVHD（移植片対宿主病）

骨髄移植の際に、ドナーの骨髄液中に含まれるリンパ球が患者（宿主）の組織を異物と認識して攻撃するために起こる免疫反応で、患者の免疫細胞がドナー由来の移植片を異物と認識し攻撃することによって起こる合併症である拒絶反応とは異なる。抑制するためには、臓器移植以上に、高いHLAの一致が求められる。末梢血や臍帯血を用いた移植ではGVHDをより低く抑えることができる。

※兄弟姉妹や親戚などの血縁者にHLAの一致する者がみつからなかった場合、非血縁者からHLA一致率の高いドナーを探す必要がある。そのために**骨髄バンク**が組織されている。

④　GVL効果（抗白血病効果）

白血病に対する同種移植の際には、GVHDとともに、残存する白血病細胞も異物として攻撃・除去される反応がみられる。これをGVL効果という。

GVHDとGVL効果

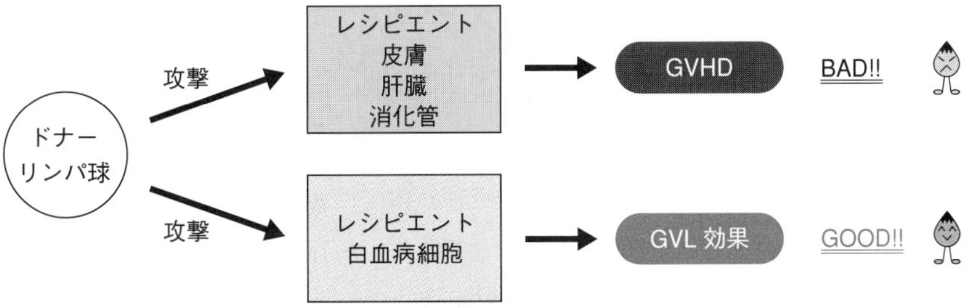

⑶　拒絶反応の抑制

移植手術後の拒絶反応を抑えるために、**シクロスポリン**などの**免疫抑制薬**が用いられる。ただし、免疫系全体が抑制されるため、**易感染状態**となる。

また、骨髄移植では、免疫抑制とがん細胞を作り出す骨髄の破壊を目的に前処置として全身への**放射線照射**が行われる。

7 放射線治療

電離放射線を使って病巣細胞や組織を破壊して治療するもので、主として放射線感受性*の高い悪性腫瘍の治療に用いられる。放射線はがん細胞のDNAを傷害する。放射線が正常組織にも照射されてしまうことにより、吐き気、倦怠感、食欲不振、口内炎、皮膚炎、消化器症状、膀胱炎症状等の副作用を伴うことが多い。また、白血球減少による抵抗力の減弱や感染症の合併に注意する。

*放射線感受性　放射線による細胞死の起こりやすさ。細胞・組織の増殖が速いほど、また分化度が低いほど感受性が高い。白血病や悪性リンパ腫は感受性が高く、大部分の腺がん（胃、肺、膵臓など）は感受性が低い。

■腫瘍崩壊症候群

抗がん薬や放射線照射の作用によって、一度に大量のがん細胞が崩壊すると、がん細胞内部に蓄積されていた核酸、リン酸、カリウムなどが血中に流れ出し、重度の**電解質異常**などを引き起こすなどして死に至る場合がある。こうした症状を腫瘍崩壊症候群という。**高リン酸血症、高カリウム血症、高尿酸血症、低カルシウム血症**（血中に放出されたリン酸が血清のカルシウムと結合してリン酸カルシウムとなるため、二次的に血清カルシウムが減少する）を呈する。

8 リハビリテーション

病気や外傷などが原因で、心身の機能と構造の障害及び生活上の支障が生じたときに、医学的、社会的、教育的、職業的手段によって、その機能的能力を可能な最高レベルに高めることをいう。医学的リハビリテーションは、疾患・障害の治療・管理、二次的障害の予防、回復の促進、日常生活動能力の向上を目的に、**理学療法士、作業療法士、言語聴覚士**などの複数の専門職からなるリハビリテーションチームによって行われる。

リハビリテーションの種類

理学療法	**身体に障害のある者**に対し、主にその**基本的動作能力の回復**を図るため、治療体操などの運動療法、電気刺激や温熱などの物理療法を行うことをいう。
作業療法	**身体または精神に障害のある者**に対し、主にその**応用的動作能力・社会的適応能力の回復**を図るため、手芸・工作などの作業活動、入浴などの日常生活動作訓練を行うことをいう。
言語療法	**音声機能・言語機能・聴覚に障害のある者**に対し、主にその機能の維持向上を図るため、言語訓練その他検査、助言、指導などの援助を行うことをいう。また、**咀嚼・嚥下障害の治療**も多職種と連携して行う。

たとえば、脳血管障害（脳卒中）では、早期から適切な医学的リハビリテーションが行われた場合、ある程度までの機能回復が期待できるので、できるだけ早期（急性期）からリハビリテーションを開始することが望ましい。

9 再生医療

患者の体外で人工的に培養した幹細胞等を、患者の体内に移植等することで、損傷した臓器や組織を再生し、失われた人体機能を回復させる医療である。現在、再生医療の実現に向け研究されている主な幹細胞には、体性幹細胞、ES細胞、**iPS細胞**がある。2014年、iPS細胞を用いた初の再生医療として、網膜色素上皮を使った加齢黄斑変性治療が行われた。

10　救急救命治療（クリティカルケア）

救急・救命診療が必要なのは、即座に診断して早急に適切な処置を施さないと生命に危険がある場合である。

医療従事者に限らず誰でも行える医療器具や薬剤を使用しない心肺蘇生（気道確保、人工呼吸、胸骨圧迫による）を**一次救命処置**、医療器具や薬剤を用いて医師や救急救命士などが行う救命処置を**二次救命処置**という。

※自動体外式除細動器（AED）を用いた電気的除細動も一次救命処置に含まれるとされている。

11　緩和ケア

(1)　緩和ケアの定義

世界保健機関（WHO）は、2002年に「緩和ケアとは、生命を脅かす病に関連する問題に直面している患者と家族の痛み、その他の身体的、心理社会的、スピリチュアルな問題を早期に同定し、適切に評価と対応することを通して、苦痛を予防したり、緩和したりすることにより、患者と家族のQOLを改善する取り組みである」と定義している。

(2)　緩和ケアの要件

①　痛みやその他の苦痛な症状を緩和する。

②　生を肯定し、死の過程を正常なものと尊重する。

③　**死を早めることも、遅らせることもしない。**

④　患者ケアにおいて心理社会的側面とスピリチュアルな側面を一体化させる。

⑤　患者が可能なかぎり前向きに生活ができるように支援体制を提供する。

⑥　患者の療養中から死別後まで家族が対処できるように支援体制を提供する。

⑦　患者・家族の必要性に対してチームで応対する。

⑧　QOLの向上を心がけ、疾病経過に好ましい影響を与えることを目指す。

⑨　治療期間を含め**早期から実践する**（終末期医療に限らず、早期がん患者なども対象となる）。

12　終末期医療（ターミナルケア）

終末期患者（一般に余命3～6か月以内）に対する**終末期医療**を**ターミナルケア**という。また、終末期（ターミナル期）患者に対して、様々な苦痛を緩和し、QOLの向上を目指す全人的ケアを行う施設あるいはその活動を**ホスピス**という。

現在の我が国の終末期医療において、患者の将来の自己決定能力の低下に備えて、患者・家族と医療者が今後の治療・療養についての気がかりや価値観を定期的に話し合って共有し、患者の意向に沿った医療を提供することが望ましいとされている（**アドバンス・ケア・プランニング**）。

13　尊厳死

人としての尊厳を保ちながら死を迎えることをいい、積極的に死を選択する「**安楽死**」とは異なる。事前に患者本人の延命行為に対する是非の意思（**リビング・ウィル**）を確認しておくことが重要である。ある患者あるいは健常人が、将来自らが判断能力を失った際に自身に行われる医療行為に対する意向を前もって意思表示することを**アドバンス・ディレクティブ**という。

練習問題

治療の方法に関する記述である。正しいのはどれか。１つ選べ。

(1)　自己血輸血の副作用として、GVHD(移植片対宿主病)がある。

(2)　アルブミン製剤の投与は、全血輸血にあたる。

(3)　15歳未満のドナーからの脳死移植は、禁止されている。

(4)　早期胃がんの完全切除は、対症療法である。

(5)　腹膜透析は、血液浄化療法である。

解　説　……………………………………………………………………………………　正答　(5)

(1)　誤り。自己血輸血では、GVHD(移植片対宿主病)は起こらない。輸血後GVHDを予防するため、自己血輸血が推奨されている。

(2)　誤り。アルブミン製剤の投与は、成分輸血にあたる。

(3)　誤り。2010年に改正臓器移植法が施行され、15歳未満のドナーからの脳死移植も可能となった。

(4)　誤り。早期胃がんの完全切除は、原因療法である。

(5)　正しい。腹膜透析は、患者本人の腹膜を用いた血液浄化療法である。

※Part Ⅰ-19-10 2 「腹膜透析」を参照のこと。

練習問題

がん患者に関する記述である。**誤っている**のはどれか。１つ選べ。

(1)　がん悪液質には、サイトカインが関与する。

(2)　がん悪液質では、除脂肪体重が増加する。

(3)　がん化学療法では、食欲不振がみられる。

(4)　緩和ケアは、がんと診断されたときから開始される。

(5)　緩和ケアには、家族への支援が含まれる。

解　説　……………………………………………………………………………………　正答　(2)

(1)　正しい。がん悪液質には、腫瘍から放出される炎症性サイトカインやたんぱく質分解誘導因子、神経内分泌系の異常などが関与すると考えられている。

(2)　誤り。がん悪液質では、除脂肪体重が減少する。

(3)　正しい。がん化学療法では、吐き気、嘔吐、口内炎などの副作用により食欲不振となり、低栄養をきたしやすい。

(4)　正しい。緩和ケアは終末期医療に限ったものではなく、がんと診断されたときから開始される。

(5)　正しい。

※(1)と(2)については、Part Ⅰ-15-3「悪液質」を参照のこと。

15 栄養障害

1 たんぱく・エネルギー栄養障害(PEM)

1 概要

たんぱく質とエネルギーが欠乏している病態を**たんぱく・エネルギー栄養障害(PEM)**といい、**クワシオルコル**と**マラスムス**の2つに代表される。

(1) **クワシオルコル(kwashiorkor)**

たんぱく質の欠乏が主体となって起こる栄養障害で、エネルギー摂取量は比較的保たれている。アフリカの乳幼児、たんぱく漏出性胃腸症や肝硬変の患者などにみられる。

(2) **マラスムス(marasmus)**

エネルギーの欠乏が主体だが、摂取たんぱく質も不足して起こる栄養障害で、開発途上国の乳幼児、COPD(慢性閉塞性肺疾患)や神経性やせ症の患者などにみられる。

2 症状

クワシオルコルとマラスムスの症状の違い

	クワシオルコル	マラスムス
体重減少	**比較的軽度**(浮腫によって体重減少が打ち消されるから。)	**顕著**(激しい消耗と皮下脂肪の減少のために、重度な発育障害をもたらす。)
血清アルブミン値	**低下**	**一般に正常**
浮　　腫	**あり**(血清アルブミン値の低下により、膠質浸透圧が低下するから。)	**なし**
肝腫大(脂肪肝)	**あり**(脂肪を肝外へ輸送するアポリポたんぱく質の合成が低下して、脂肪が肝臓に蓄積されていくから。)	**なし**
異常行動	無気力、無表情、不機嫌、食欲不振など	過敏、不眠、落ち着きがないなど

3 食事療法

リフィーディング症候群に注意しながら、十分な摂取エネルギーを確保する。経口摂取ができない場合は、非経口的に補給する。

- **クワシオルコル**……たんぱく質：1.5～2.0g/kg 標準体重/日(高たんぱく質量)を目標
- **マラスムス**…………たんぱく質：0.9～1.2g/kg 標準体重/日(食事摂取基準の推奨量)を目標

2 リフィーディング症候群

リフィーディング症候群とは、**低栄養状態に陥った患者に対して急速に高度な栄養補給を行った際に起こる**、うっ血性心不全、不整脈、昏睡、心停止などの重篤な代謝性合併症のことをいう。急速な栄養補給により、**インスリンの過剰分泌**及び細胞内 ATP 産生回路が活性化し、血中の糖、リン、マグネシウム、カリウムなどが細胞内に移行して、これらの血中濃度が急速に低下することが原因である。結果として、**低リン血症**、**低マグネシウム血症**、**低カリウム血症**をきたす。

低栄養状態に陥った患者に対して栄養補給を行う場合には、リフィーディング症候群を予防するため、投与開始時のエネルギー設定を低く抑え（必要量の1/4～1/2程度とする）、血液検査値や身体状況を注意深くモニタリングしながら徐々に投与量を増加させていく。

3　悪液質

悪液質は、がんや種々の慢性消耗性疾患のために栄養不良により衰弱し、食欲不振、骨格筋や脂肪組織の顕著な減少、エネルギー消費量の増加を主徴とする病態である。悪液質は、IL-1、IL-6、TNF-αなどの炎症性サイトカイン、腫瘍から放出されるたんぱく質分解誘導因子、神経内分泌系の異常などが関与すると考えられている。

なお、2006年のコンセンサス会議で、「悪液質は基礎疾患に関連して生ずる複合的代謝異常の症候群で、脂肪組織の減少の有無に関わらず、**筋肉量の減少**を特徴とする。臨床症状として成人では**体重減少**、小児では**成長障害**がみられる。」と定義され、「悪液質は、飢餓、加齢による筋肉減少症、うつ、吸収障害や甲状腺機能亢進症とは異なる病態であり、**食欲不振、炎症反応の亢進、インスリン抵抗性、たんぱく質異化の亢進などの代謝異常がみられる**」とされた。

■がん悪液質

がん悪液質は「通常の栄養サポートでは完全に回復することができず、進行性の機能障害に至る、骨格筋量の持続的な減少（脂肪量減少の有無を問わない）を特徴とする多因子性の症候群」と定義される。がん悪液質では、骨格筋の合成と分解のバランスが負に傾き、安静時のエネルギー消費も亢進する。がん悪液質は進行がん患者の80％に認められ、体重減少と食欲不振といった典型的な症状に加えて、化学療法の効果の減弱、副作用や治療中断の増加、さらには生存率にまで影響を及ぼす。

なお、がん悪液質のステージに関して、臨床症状と栄養療法に対する反応性等を考慮し、「前悪液質」「悪液質」「不可逆的悪液質」の３段階の病期が提唱されている。明らかな悪液質の症状を呈さず、代謝異常が軽度な悪液質の状態が**前悪液質**で、**早期の栄養サポート**により栄養不良の進展を遅延させ、抗がん治療への耐用性を向上できると考えられている。一方、抗がん治療に抵抗性の高度、あるいは急速に進行するがんのため不可逆的な栄養障害を生じている悪液質の状態が**不可逆的悪液質**で、この時期の栄養サポートの目的は、栄養状態の改善よりもむしろ**QOLの維持・向上を重視**したものとなる。

（日本がんサポーティブケア学会『がん悪液質ハンドブック』2019年３月発行・日本緩和医療学会『がん悪液質の概念と最近の動向』より）

4　ビタミンの栄養と欠乏症・過剰症

ビタミンとは、**微量**で物質代謝や生理機能の維持などの**生理作用を発揮**する**不可欠な有機化合物**であり、体内でほとんど合成されないか、合成されても必要量に満たないため、食物として体外から摂取しなければならない栄養素である。

ビタミンは水に溶けるかどうかによって、**脂溶性ビタミン**と**水溶性ビタミン**に大別され、水溶性ビタミンはさらに**ビタミンB群**と**ビタミンC**に分けられる。ビタミンC以外の水溶性ビタミン及び脂溶性ビタミンのうちのビタミンKの生理作用は、いずれも**補酵素**としての働きと関係している。一方、この他のビタミン（A、C、D、E）は補酵素ではなく、それ自身がそれぞれ独自の生理作用を発揮する。

ビタミンは、摂取量が少ない場合には**欠乏症**を引き起こす。また過剰摂取の場合には、水溶性ビタミンでは水に溶けるため尿中に排泄されやすいが、脂溶性ビタミンは体内に蓄積され**過剰症**を引き起こしやすい。

脂溶性ビタミンは「4つDAKE《だけ》」と覚える(ビタミンA、D、E、Kの4つ)。

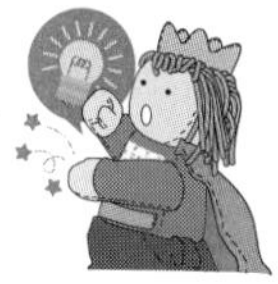

主なビタミン

ビタミン名			化学名	主な生理作用	欠乏症	主な給源
脂溶性ビタミン		ビタミンA	レチノール	ロドプシン(視紅)の生成に関与(明暗順応)、皮膚や粘膜の維持、正常な成長の維持、制がん作用、抗酸化作用、感染予防	夜盲症、眼球乾燥症、皮膚・粘膜の角質化、発育障害、細菌に対する抵抗力の低下	うなぎ、肝臓、魚肝油、卵黄、乳製品、緑黄色野菜(にんじん)
脂溶性ビタミン		ビタミンD コレステロール	エルゴカルシフェロール(D_2)、コレカルシフェロール(D_3)	腸管や腎臓でのカルシウムとリンの吸収促進、骨の形成と成長促進	乳幼児期ではくる病、成人では骨軟化症や骨粗鬆症	魚、きのこ類、肝臓
脂溶性ビタミン		ビタミンE	トコフェロール	抗酸化作用(特に生体膜脂質の酸化を防止)	動物の不妊症、人間では位置感覚障害	胚芽油、綿実油、緑葉野菜
脂溶性ビタミン		ビタミンK 腸内細菌	フィロキノン(K_1)、メナキノン(K_2)	肝臓におけるプロトロンビンなどの血液凝固因子の生成に関与、骨形成促進	血液凝固の遅延、新生児の出血性疾患	肝臓、納豆、緑葉野菜(ほうれん草、ブロッコリー)、油脂類
水溶性ビタミン	ビタミンB群	ビタミンB_1 腸内細菌	チアミン	補酵素として糖質や分枝アミノ酸の代謝に関与	脚気(食欲不振、末梢神経障害、心不全など)、ウェルニッケ・コルサコフ症候群	胚芽(米、小麦)、豆類、酵母、豚肉
水溶性ビタミン	ビタミンB群	ビタミンB_2 腸内細菌	リボフラビン	補酵素としてエネルギー代謝や酸化還元反応に関与	口内炎、口角炎、舌炎、脂漏性皮膚炎、成長抑制	肝臓、卵黄、肉、乳類、酵母、緑葉野菜
水溶性ビタミン	ビタミンB群	ナイアシン トリプトファン 腸内細菌	ニコチン酸、ニコチンアミド	補酵素としてエネルギー代謝や酸化還元反応に関与	ペラグラ(皮膚炎、下痢、精神神経症状など)	肝臓、肉、魚、酵母、豆類
水溶性ビタミン	ビタミンB群	ビタミンB_6 腸内細菌	ピリドキシン、ピリドキサール、ピリドキサミン	補酵素としてアミノ酸代謝のアミノ基転移・脱炭酸反応に関与	ペラグラ様症候群、脂漏性皮膚炎、舌炎、口角症、リンパ球減少症	肉、魚、肝臓、卵
水溶性ビタミン	ビタミンB群	ビタミンB_{12} 腸内細菌	コバラミン	補酵素としてアミノ酸代謝に関与	巨赤芽球性貧血、舌炎、神経障害(亜急性連合脊髄変性症)	肉、魚、肝臓、貝類、乳製品
水溶性ビタミン	ビタミンB群	葉酸 腸内細菌	プテロイルグルタミン酸	補酵素として一炭素単位の転移や核酸塩基・アミノ酸・たんぱく質の生合成に関与	巨赤芽球性貧血、舌炎	肝臓、緑葉野菜、豆類
水溶性ビタミン	ビタミンB群	パントテン酸 腸内細菌	ー	コエンザイムA(CoA)の構成成分として脂質・糖質・アミノ酸代謝に関与	成長停止、副腎傷害	肝臓、肉、魚、牛乳
水溶性ビタミン	ビタミンB群	ビオチン 腸内細菌	ー	カルボキシラーゼの補酵素として脂肪酸合成や糖新生・エネルギー代謝に関与	皮膚炎、萎縮性舌炎、食欲不振	肝臓、肉、胚芽、えんどう
水溶性ビタミン		ビタミンC	アスコルビン酸	コラーゲンの生成、抗酸化作用、非ヘム鉄の吸収促進	壊血病(皮下出血)、出血傾向	果実類、野菜類、いも類

※ 腸内細菌：腸内細菌からも合成される　トリプトファン：トリプトファンからも合成される
コレステロール：コレステロールからも合成される

1　ビタミンA

(1)　化学と代謝

ビタミンAは**レチノイド**といい、その末端構造により**レチノール**(アルコール型)、**レチナール**(アルデヒド型)、**レチノイン酸**(カルボン酸型)に分類され、動物性食品に多く含まれる。ビタミンAは酸化されやすく、光や熱に不安定である。

また、多くの植物性食品に含まれる、黄色～赤色の脂溶性色素である**カロテノイド**のうち、α、β-カロテン及びクリプトキサンチンのように末端にβ-ヨノン環をもつものは生体内でレチノールに変わるので**プロビタミンA**と呼ばれる。**β-カロテン**からは2分子の、他のプロビタミンAからは1分子のレチノールが小腸及び肝臓で生じる。カロテンの吸収には脂肪や胆汁の存在が有利に働く。カロテンのうち、食品中の含有量が最も高く、また生理作用が最も高いのはβ-カロテンである。

ビタミンA及びカロテンは小腸から吸収される。レチノール(ビタミンA)の吸収率は70～90％であるが、カロテンの吸収率は食品や調理法によって変動し、10～60％となっている。吸収されたレチノールは、**脂肪酸**と結合して**レチニルエステル**として**肝臓**に貯蔵され、必要に応じて**レチノール結合たんぱく質**と結合して水溶性となり、各組織へ運搬される。血漿中では、レチノールはレチノール結合たんぱく質ならびに**トランスサイレチン**(プレアルブミン)と複合体を形成して移行する。レチノールは酸化されて、レチナール、さらにはレチノイン酸になる。

$$\text{レチノール} \underset{\text{還元}}{\overset{\text{酸化}}{\rightleftarrows}} \text{レチナール} \xrightarrow{\text{酸化}} \text{レチノイン酸}$$

(2)　単位

プロビタミンAのレチノールへの転換効率はそれぞれ異なるため、全ての食品中のビタミンA含量は**レチノール活性当量**として下式で求められる。

レチノール活性当量(μgRAE)＝レチノール(μg)＋1/12β-カロテン(μg)＋1/24α-カロテン(μg)＋1/24β-クリプトキサンチン(μg)＋1/24その他のプロビタミンAカロテノイド(μg)

(3)　生理作用

ビタミンAは、**成長促進**、**視覚機能**、皮膚などの**粘膜形成**に関与している。視覚機能には**レチナール**が、細胞・組織の発生や分化にはレチノイン酸が関与する。レチナールは光受容体たんぱく質の**オプシン**と結合して、眼の網膜に存在する視細胞である桿体《かんたい》細胞(薄暗いときに明暗を識別する)の**ロドプシン(視紅)**を形成する。ビタミンAの活性体(**レチノイン酸**)は、転写因子である**核内受容体**と結合し、**遺伝子発現を調節**する。また、**カロテノイド**には**制がん作用**や**抗酸化作用**があり、中でも**リコペン***や**β-カロテン**は強い効力をもつ。

＊**リコペン**　トマト、すいか、かきなどに含まれる深紅色のカロテノイド系色素。プロビタミンAではないが、活性酸素である一重項酸素の消去作用が最も強い。

(4)　欠乏症と過剰症

ビタミンAが欠乏すると**夜盲症**の他、眼球乾燥症、皮膚や粘膜の角質化、発育障害、細菌感染抵抗力の低下などが起こる。一方、過剰に摂取すると、**頭蓋内圧亢進**による頭痛・嘔吐、食欲不振、脱毛、肝障害、関節の痛みなどが起こる。妊婦の過剰症として**奇形児**の発生が報告されている。

※α-カロテン、β-カロテン、クリプトキサンチンなどのプロビタミンAカロテノイドからのビタミンAへの変換は厳密に調節されているため、**ビタミンA過剰症は生じない**。

2 ビタミンD

(1) 化学と代謝

ビタミンDには**植物由来**のビタミンD_2（**エルゴカルシフェロール**）と**動物由来**のビタミンD_3（**コレカルシフェロール**）とがあり、両者の生理活性はほぼ等しい。食物中のビタミンDはほとんどがビタミンD_3である。また、しいたけなどのきのこ類に含まれる**エルゴステロール**と、ヒトや高等動物の皮膚に含まれる**7-デヒドロコレステロール**は**プロビタミンD**であり、**紫外線照射**（酵素反応によらない）によってそれぞれビタミンD_2とビタミンD_3になる。なお、7-デヒドロコレステロールはヒトの皮膚においてコレステロールから合成される。

プロビタミンDの紫外線照射によるビタミンDの生成

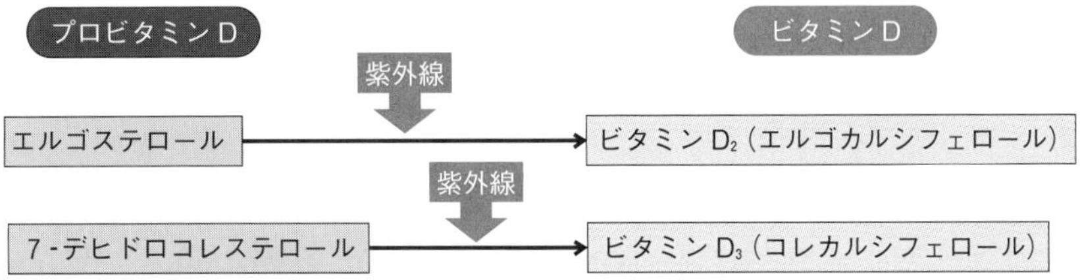

小腸で受動拡散により吸収された食物中のビタミンDと皮膚で合成されたビタミンD_3は、**肝臓**と**腎臓**で**水酸化**されて**活性型**の**1α,25-ジヒドロキシビタミンD**となって**はじめて生理作用を発揮**する。**活性型ビタミンD**は小腸などに運ばれ、**小腸上皮細胞**では**カルシウム結合たんぱく質**の合成を亢進して、**カルシウム**の吸収を促進させる。なお、腎臓でのビタミンDの水酸化は**副甲状腺ホルモン（PTH）**によって促進される。

ビタミンDの活性化

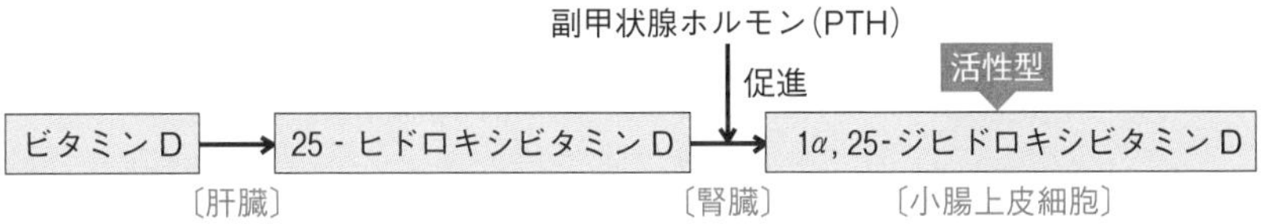

(2) 生理作用

活性型ビタミンDは、ステロイドホルモンと同じように**核内受容体**と結合し、特定の**遺伝子発現を調節**し、**腸管や腎臓でカルシウムとリンの吸収を促し**、骨の形成と成長を促す。活性型ビタミンDは、**血中カルシウム濃度を上昇**させる。

(3) 欠乏症と過剰症

血中の25-ヒドロキシビタミンD濃度は、皮膚で産生されたビタミンDと食物から摂取されたビタミンDの合計量を反映して変動するため、ビタミンD栄養状態の最もよい指標となる。

ビタミンDが欠乏すると、乳幼児では**くる病**、成人では**骨軟化症**、閉経後の女性では**骨粗鬆症**を発症する。特に**母乳栄養児**でのビタミンD不足は国際的に課題となっており、日本でも、母乳栄養児でビタミンD不足によるくる病及び低カルシウム血症の発症が報告されている。なお、日本小児内分泌学会では、ビタミンD欠乏の危険因子として、**完全母乳栄養**、母親のビタミンD欠乏、**日光曝露不足**を挙げている。

一方、過剰に摂取すると、**高カルシウム血症**や**腎障害**、軟組織の石灰化などが起こる。

3　ビタミンE

(1)　化学と代謝

ビタミンEには8種類の同族体があるが、これらのうち生体内では**α-トコフェロール**がほとんどを占める。また、生体内での利用が明確にわかっているのもα-トコフェロールだけであることから、「日本人の食事摂取基準(2020年版)」では、α-トコフェロールのみを指標として目安量を設定している。ビタミンEは**非常に酸化されやすく**、アルカリや紫外線などで分解する。

ビタミンEは小腸から吸収され、カイロミクロンによって肝臓に運ばれ、VLDLに取り込まれて全身に運ばれる。

(2)　生理作用

ビタミンEには**強い抗酸化作用**があり、生体内成分の酸化防止、特に細胞膜などを構成しているリン脂質中の**多価不飽和脂肪酸の酸化を防止**し、生体膜を正常に保っている。また、酸化力の強い**活性酸素を除去**する作用をもつ。

(3)　欠乏症

ビタミンEが欠乏すると、未熟児において溶血性貧血や神経障害などが現れるとされている。通常の食品からの摂取において、欠乏症や過剰症は発症しない。

4　ビタミンK

(1)　化学

天然にみられるビタミンKの同族体には、**植物由来**の**ビタミンK_1(フィロキノン)**と**微生物由来**の**ビタミンK_2(メナキノン)**とがあり、両者の生理活性はほぼ等しい。ビタミンK_2は**腸内細菌**からも合成される。

(2)　生理作用

ビタミンKは、**プロトロンビン**などの**血液凝固因子**や**骨形成**に関与する**オステオカルシン**(たんぱく質)の生合成に**補酵素**として作用する。なお、プロトロンビンは**肝臓**で、オステオカルシンは**骨**で合成される。また、ビタミンK依存性たんぱく質MGPの活性化を介して動脈の石灰化を抑制する。

(3)　欠乏症

通常の食生活では、成人では欠乏症は起こらないが、腸内細菌の少ない新生児〔新生児メレナ*〕や抗生物質治療患者で欠乏症がみられることがある。ビタミンKが欠乏すると、**血液凝固が遅延**したり出血傾向になったりする。過剰症は認められていない。

＊新生児メレナ　新生児がコーヒー残渣様の吐血やタール状の下血など、消化管からの出血をきたす病態。

※抗凝固剤である**ワルファリン**服用患者の場合、薬効が弱まるのを避けるためビタミンK摂取量を減らす必要がある。

5　ビタミンB_1〔補酵素型：チアミンジリン酸(TDP)〕

(1)　化学と生理作用

ビタミンB_1は水に溶けやすく、重曹などの**アルカリに不安定**である。また、にんにくの匂い成分である**アリシン**は、ビタミンB_1の吸収を高める。生体内でリン酸2分子と結合して**チアミンジリン酸(TDP)**となって、**グルコース代謝**と**分枝アミノ酸代謝**に必要な酵素の**補酵素**として作用する。このため、**糖質摂取量の増大やエネルギー代謝の亢進はビタミンB_1の要求量を増大させる**。

ビタミンB_1は、摂取量が増えていくと、肝臓内の量が飽和し、同時に血中内の量が飽和する。この条件が整うと、初めて尿中にビタミンB_1の排泄が認められ、それ以降は、摂取量の増加に伴い、ほぼ直線的に増大する。すなわち、ビタミンB_1は、体内飽和量を満たすまではほとんど尿中に排泄されず、**体内飽和量を超えると急激に尿中排泄量が増大**する。

グルコース代謝とビタミンB_1の作用

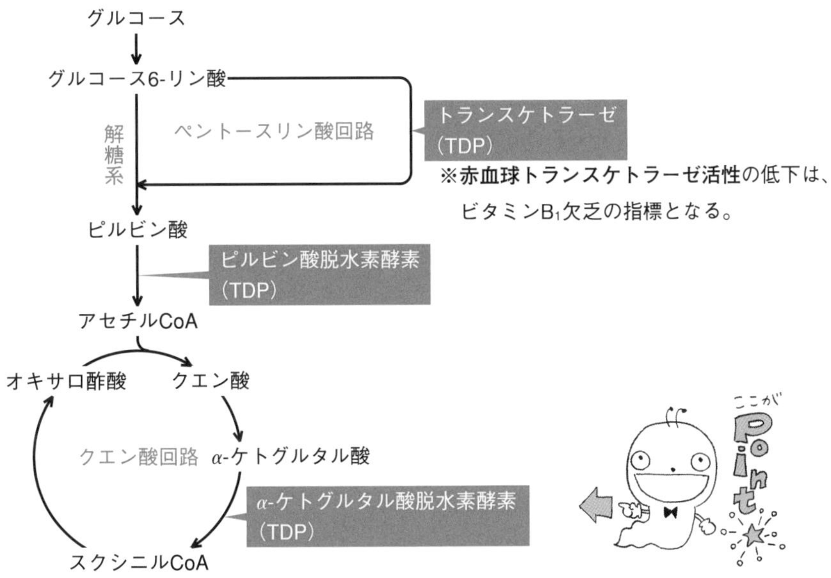

(2) 欠乏症

ビタミンB_1欠乏により、神経炎や脳組織への障害が生じる。ビタミンB_1が欠乏すると代謝系が停滞し、ピルビン酸や乳酸が体内に蓄積して、**脚気**(食欲不振、末梢神経障害、心不全などの症状)や**ウェルニッケ・コルサコフ症候群**(眼球運動麻痺、歩行運動失調などの症状)、乳酸アシドーシスを発症する。なお、ウェルニッケ・コルサコフ症候群はアルコール常飲者に多くみられる。

6 ビタミンB_2〔補酵素型：FMN、FAD〕

(1) 化学と生理作用

ビタミンB_2は黄色で強い蛍光をもったビタミンであり、光やアルカリに極めて不安定で分解されやすい。ビタミンB_1と同様に、体内飽和量を満たすまではほとんど尿中に排泄されず、**体内飽和量を超えると急激に尿中排泄量が増大**する。生体内で**フラビンモノヌクレオチド(FMN)**や**フラビンアデニンジヌクレオチド(FAD)**となって、主としてクエン酸回路、脂肪酸のβ酸化における**酸化還元反応の補酵素**として作用する。また、電子伝達系の構成員として水素運搬の役割を果たしている。

(2) 欠乏症

ビタミンB_2が欠乏すると成長抑制、**口内炎**、**口角炎**、舌炎、脂漏性皮膚炎などを発症する。

7　ナイアシン〔補酵素型：NAD、NADP〕

(1)　化学と生理作用

ニコチン酸及び**ニコチンアミド**を総称してナイアシンといい、熱、光、酸、アルカリに安定である。ナイアシンは**肝臓**において、アミノ酸の**トリプトファン**60mg からナイアシン 1 mg を合成することができる。

ナイアシンは、生体内で**ニコチンアミドアデニンジヌクレオチド(NAD)**や**ニコチンアミドアデニンジヌクレオチドリン酸(NADP)**となって、糖質、脂質、たんぱく質・アミノ酸代謝における多くの**酸化還元反応の補酵素**として作用する(多くの脱水素酵素の補酵素として水素の伝達に関与している)。

(2)　単位

ナイアシン活性を有する主要な化合物は、ニコチン酸、ニコチンアミド、トリプトファンであり、ナイアシン活性を示す単位として**ナイアシン当量(NE)**が用いられる。

ナイアシン当量(mgNE)＝ニコチンアミド(mg)＋ニコチン酸(mg)＋1/60トリプトファン(mg)

(3)　欠乏症と過剰症

ナイアシンが欠乏すると**ペラグラ**を発症し、皮膚炎、下痢、精神神経症状などを呈する。

8　ビタミン B_6〔補酵素型：ピリドキサール5'-リン酸(PLP)〕

(1)　化学と生理作用

ピリドキシン、**ピリドキサール**、**ピリドキサミン**を総称してビタミン B_6 といい、紫外線により分解する。生体内では、リン酸化された**ピリドキサール5'-リン酸(PLP)**やピリドキサミン5'-リン酸(PMP)となって存在している。ピリドキサール5'-リン酸(PLP)は、主として**アミノ酸代謝**におけるアミノ基転移酵素や脱炭酸酵素などの**補酵素**として作用する。このため、**たんぱく質**摂取量の増大はビタミン B_6 の要求量を増大させる。また、ビタミン B_6 は、免疫系の維持にも重要である。

(2)　欠乏症と過剰症

ビタミン B_6 が欠乏するとペラグラ様症候群、脂漏性皮膚炎、舌炎、口角症、リンパ球減少症が起こる。一方、過剰に摂取すると感覚性ニューロパシーを発症する。

9　ビタミン B_{12}〔補酵素型：アデノシルコバラミン、メチルコバラミン〕

(1)　化学と生理作用

ビタミン B_{12} は分子中に**コバルト(Co)**を含むので**コバラミン**とも呼ばれ、赤色で、水やアルコールに溶けやすい。生体内で**アデノシルコバラミン**や**メチルコバラミン**となって、アミノ酸代謝やメチル基転移反応、核酸合成に**補酵素**として作用する。

ビタミン B_{12} は、**胃の壁細胞**から分泌される糖たんぱく質である**内因子(キャッスル因子)と結合**して内因子-ビタミン B_{12} 複合体を形成し、主として**回腸下部**の微絨毛膜にある受容体に結合して小腸上皮細胞に吸収され、側底膜から能動輸送で血管へ移行する。吸収されたビタミン B_{12} は、血中で結合たんぱく質である**トランスコバラミン**によって**肝臓**に運ばれ、**アデノシルコバラミン**として貯蔵される。

(2)　欠乏症

胃切除者(内因子が不足しビタミンB_{12}の吸収が悪くなるため)や**菜食主義者**(ビタミンB_{12}は野菜や果実に含まれないため)で欠乏症がみられることがある。ビタミンB_{12}が欠乏すると、**巨赤芽球性貧血**や**神経障害**(亜急性連合脊髄変性症*)が起きる。なお、巨赤芽球性貧血は、細胞のDNA合成が障害されて起こる。

＊亜急性連合脊髄変性症　下肢の振動覚・位置覚の低下などの深部知覚障害、歩行障害を示す神経障害。

10　葉酸〔補酵素型：テトラヒドロ葉酸(THF)〕

(1)　化学と代謝

葉酸は、*p*-アミノ安息香酸にプテリン環が結合し、もう一方にグルタミン酸が結合した構造であり、**プテロイルモノグルタミン酸**を基本骨格とした化合物である。グルタミン酸が1個結合したものをモノグルタミン酸型、数個結合したものをポリグルタミン酸型という。

食品中の葉酸の大半は補酵素型の**ポリグルタミン酸型**として存在するが、小腸吸収上皮細胞の微絨毛膜に存在する加水分解酵素によって消化され、**モノグルタミン酸型**となった後、小腸から吸収される。小腸細胞内に取り込まれた葉酸は、還元とメチル化を受けて、5-メチルテトラヒドロ葉酸となり血中に出る。しかし、細胞に保持(肝臓に貯蔵)されるためには、5-メチルテトラヒドロ葉酸のモノグルタミン酸型をポリグルタミン酸型のテトラヒドロ葉酸に変換しなければならず、この反応は、メチオニンシンターゼ(ビタミンB_{12}を必要とする)によって触媒される。

(2)　生理作用

葉酸は、生体内で還元されて**テトラヒドロ葉酸(THF)**となって、**核酸**のプリン塩基・ピリミジン塩基合成やアミノ酸代謝における**一炭素(C_1)単位***転移酵素**の**補酵素**として作用する。

＊一炭素(C_1)単位　メチル基($-CH_3$)、メチレン基($-CH_2-$)、ホルミル基($-CHO$)、メテニル基($=CH-$)、ホルムイムノ基($-CH=NH$)

(3)　欠乏症と過剰症

葉酸が欠乏すると、DNA合成障害に起因する**巨赤芽球性貧血**を発症する。また、葉酸、ビタミンB_{12}、ビタミンB_6の欠乏は、いずれもメチオニンの中間代謝産物である**ホモシステイン**を蓄積させ、**血中ホモシステイン濃度を上昇**させる。血中ホモシステイン濃度の上昇は、**動脈硬化症**の危険因子となる。妊娠前からの葉酸摂取は、胎児の**神経管閉鎖障害**の発症リスクを低減させる。

ホモシステイン代謝

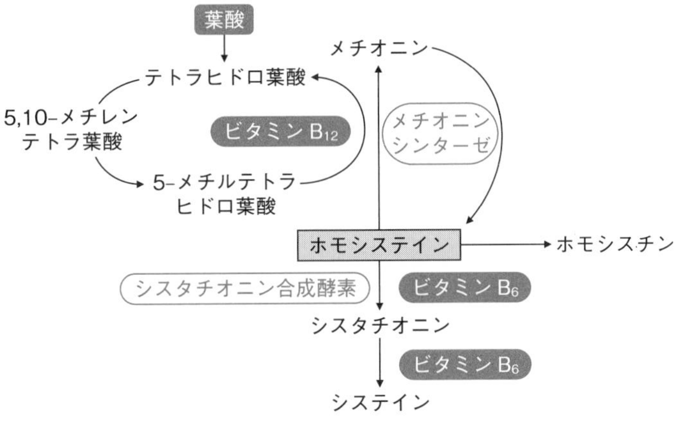

■神経管閉鎖障害

神経管閉鎖障害は、主に、先天性の脳や脊椎の癒合不全のことをいう。脊椎の癒合不全を**二分脊椎**といい、生まれたときに腰部の中央に腫瘤があるものが最も多く、重篤な場合には下肢の麻痺を伴うものもある。また、脳に腫瘤がある脳瘤や脳の発育ができない無脳症などがある。

11　パントテン酸〔補酵素型：コエンザイムA(CoA)〕

(1)　化学と生理作用

パントテン酸は、生体内では**コエンザイムA(CoA)**もしくは4'-ホスホパンテテインとして機能する。コエンザイムAは、**アシル基転移反応**に**補酵素**として作用し、脂質、糖質、アミノ酸代謝に関与する。4'-ホスホパンテテインは、脂肪酸合成に関与するアシルキャリアたんぱく質(ACP)の補欠分子族である。生細胞中のパントテン酸の大半は、補酵素型のコエンザイムA(CoA)の誘導体であるアセチルCoAやアシルCoAとして存在している。

(2)　欠乏症

パントテン酸は、動植物食品に広く含まれるため、ヒトでの欠乏症はまれである。パントテン酸が欠乏すると、成長停止や副腎傷害、手や足のしびれと灼熱感、頭痛、疲労、不眠、胃不快感を伴う食欲不振などが起こる。

12　ビオチン〔補酵素型：ビオシチン〕

(1)　化学と生理作用

ビオチンは他の水溶性ビタミンとは異なり、代謝されずそのままの形で酵素たんぱく質と強く結合し、**ビオチン酵素(ビオシチン)**を形成する。カルボキシラーゼ(例として、アセチルCoAカルボキシラーゼ、ピルビン酸カルボキシラーゼなど)、トランスカルボキシラーゼ、デカルボキシラーゼの**補酵素**として**炭酸固定**、炭酸転移、脱炭酸反応に作用し、脂肪酸合成や糖新生、エネルギー代謝などに関与している。ビオチンは、抗炎症物質を生成することによってアレルギー症状を緩和する。

(2)　欠乏症

ビオチンは、ピルビン酸カルボキシラーゼの補酵素であるため、欠乏すると乳酸アシドーシスなどの障害が起きる。ビオチン欠乏症は、リウマチ、シェーグレン症候群、クローン病などの免疫不全症だけではなく、1型及び2型の糖尿病にも関与している。ビオチンが欠乏すると、乾いた鱗状の皮膚炎、萎縮性舌炎、食欲不振、むかつき、吐き気、憂うつ感、顔面蒼白、性感異常、前胸部の痛みなどが惹起される。

また、**生卵白**を過食するとビオチン欠乏となる(**卵白障害**)。これは、生卵白に含まれる糖たんぱく質である**アビジン**がビオチンと強く結合し、ビオチンの吸収を阻害するためである。ただし、加熱した卵白ではアビジンが変性するため、ビオチン欠乏にはならない。また、卵黄中にはビオチンが多く含まれているので、生全卵を摂取すれば欠乏症にはならない。

13　ビタミンC

(1)　化学と代謝

ビタミンCには**アスコルビン酸(還元型ビタミンC)**と**デヒドロアスコルビン酸(酸化型ビタミ**

ンC)がある。アスコルビン酸は酸化されるとデヒドロアスコルビン酸となるが、**グルタチオン**(Part Ⅰ-10-3 **3** **「アミノ酸からの各種含窒素化合物の合成」**参照)を還元剤として再びアスコルビン酸に戻る。アスコルビン酸は**非常に酸化されやすく**、重金属イオン(Cu^{2+}など)や熱によって酸化はさらに促進される。ビタミンCは体内に広く分布しているが、特に副腎、脳下垂体、肝臓、眼球に多く存在している。

アスコルビン酸（還元型） ⇄（酸化／還元） デヒドロアスコルビン酸（酸化型） ⟶ 2,3-ジケトグロン酸※

※デヒドロアスコルビン酸は不安定であり、さらに分解されると、ビタミンC活性のない2,3-ジケトグロン酸に変化する。

(2)　生理作用

アスコルビン酸はビタミンEとともに**強い抗酸化作用(還元力)**をもち、生体内に発生するフリーラジカルや活性酸素を捕捉・消去し、酸化ストレスを防いでいる。なお、アスコルビン酸は水溶性のため、血漿や細胞質などの水溶液で発生したラジカルは捕捉することができるが、生体膜のような脂質膜中で発生したラジカルは捕捉することができない。

また、**コラーゲン**(コラーゲンに多く含まれるヒドロキシプロリンやヒドロキシリシン)や**ステロイドホルモン**、**カテコールアミン**などの**生合成**における**水酸化反応**に関与する。さらに、**非ヘム鉄の吸収を促進**したり、**ビタミンEの消費を軽減**させたりする働きをもつ(アスコルビン酸は、生体膜でラジカルを捕捉したビタミンEラジカル＝酸化型ビタミンEを還元してビタミンEに再生する)。

(3)　欠乏症

ビタミンCが欠乏すると、コラーゲンの生成が障害され血管がもろくなり**出血傾向**となり、**壊血病**(疲労倦怠、いらいらする、顔色が悪い、皮下や歯茎からの出血、貧血、筋肉減少、心臓障害、呼吸困難など)となる。血中ビタミンC濃度は喫煙やストレス、多量のアルコールによって減少する。

なお、ヒトはビタミンCを生合成することができないが、ヒト、サル、モルモット以外の動物はグルクロン酸経路で**グロン酸**からビタミンCを生合成することができる。

5　ミネラル(無機質)の栄養と欠乏症・過剰症

人体を構成する元素のうち、酸素、炭素、水素、窒素以外の元素を総称して**ミネラル**(**無機質**)という。このうち、カルシウム、リン、カリウム、イオウ、ナトリウム、塩素、マグネシウムの7つは、比較的多く含まれることから、**多量元素**といわれる。一方、鉄以下の元素は、人体中にごく少量しか存在しないことから、**微量元素**といわれる。微量元素にはその生理作用が不明確なものも存在するが、生体にとって必須の働きをもつと考えられている。

人体を構成する元素

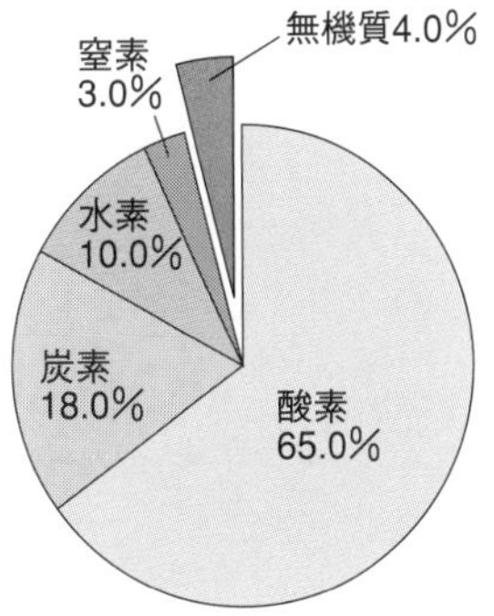

主なミネラル(無機質)

無機質名		主な生理作用	欠乏症	主な給源
多量元素	カルシウム	骨・歯の形成、神経の刺激伝達、血液凝固、筋肉の収縮、酵素の活性化	成長不良、骨や歯の強度低下、くる病、骨軟化症、骨粗鬆症、テタニー ●過剰症はミルクアルカリ症候群	牛乳、乳製品、小魚、大豆、野菜、海藻類
	リン	骨・歯の形成、浸透圧・酸塩基平衡の調節、リン脂質・核酸の成分	骨・歯の発育不全	魚介類、牛乳、乳製品、肉類、卵黄、穀類
	マグネシウム	骨・歯の形成、酵素の活性化、筋肉の収縮、神経興奮	吐き気、嘔吐、眠気、脱力感 ●過剰症は下痢	海藻類、種実類、豆類、バナナ
	ナトリウム	細胞外液の浸透圧・酸塩基平衡の調節、グルコース・アミノ酸の腸管吸収に関与	筋肉痛、熱けいれん、疲労感 ●過剰症は高血圧、浮腫	食塩、みそ、しょうゆ
	塩素	浸透圧・酸塩基平衡の調節、胃酸の成分	胃酸分泌低下	食塩、みそ、しょうゆ
	カリウム	細胞内液の浸透圧・酸塩基平衡の調節、神経や筋肉の興奮伝導、高血圧予防	筋無力症、不整脈、低血圧	野菜、いも類、果物、海藻類
微量元素	鉄	酸素の運搬・保持(ヘモグロビン・ミオグロビンの成分)、酸化還元反応に関与(チトクロム、カタラーゼの成分)	鉄欠乏性貧血、倦怠感、免疫機能低下 ●過剰症はヘモクロマトーシス	**【ヘム鉄】** 肝臓、魚介類、肉類 **【非ヘム鉄】** 卵、豆類、緑黄色野菜
	銅	酵素(SODなど)の成分、造血時の鉄代謝に不可欠(セルロプラスミン)、骨強度・白血球の成熟に関与	鉄投与に反応しない貧血、白血球減少、メンケス病 ●過剰症はウイルソン病	肝臓、肉類、魚介類(カキ)、種実類
	亜鉛	多種の酵素(RNAポリメラーゼ、SODなど)の成分、たんぱく質合成に関与	皮膚炎、味覚障害、慢性下痢、免疫機能障害、成長遅延、性腺発育障害	魚介類(カキ)、肉類、豆類、全粒穀類
	マンガン	酵素(SODなど)の成分、酵素の活性化、骨形成促進	成長抑制、びまん性の骨の脱石灰化	茶葉、豆類、穀類
	セレン	体内の抗酸化(グルタチオンペルオキシダーゼの成分)	成長障害、克山《ケシャン》病、カシン・ベック病 ●過剰症は毛髪・爪の脱落	魚介類(うるめいわし、あわび)、穀類
	モリブデン	酵素(キサンチンオキシダーゼなど)の成分	成長遅延、頻脈、多呼吸、夜盲症	乳製品、豆類、穀類、肝臓
	ヨウ素	成長促進(甲状腺ホルモンの成分)	甲状腺腫、クレチン症 ●過剰症も甲状腺腫	海藻類、海産類
	クロム	耐糖因子、糖・脂質代謝に不可欠	耐糖能低下、昏迷、脂質代謝異常	ビール酵母、ひじき、牛肉、まいわし
	フッ素	虫歯予防	虫歯 ●過剰症は斑状歯	飲料水、煮干、抹茶
	コバルト	造血機能に不可欠(ビタミンB_{12}の成分)	巨赤芽球性貧血	肝臓、魚介類、肉類、乳製品、豆類

1 カルシウム(Ca)

(1) 体内分布

カルシウムは生体内に**最も多く存在する**無機質で、約99%がヒドロキシアパタイト$Ca_{10}(PO_4)_6(OH)_2$として骨や歯など硬組織に存在し、残りの1%のほとんどが細胞内に、約0.1%が血液内に分布する。骨にはカルシウムの貯蔵庫としての働きがあり、カルシウム摂取量の少ない場合には、溶出して血清カルシウム濃度を一定に保つ。血清カルシウムのうち約45%はアルブミンなどのたんぱく質と結合して存在するため、低アルブミン血症では、血中カルシウム濃度は低下する。血清カルシウムの残りの約55%は遊離イオン化カルシウムとしてさまざまな生理作用を発現する。このため、低アルブミン血症ではイオン化カルシウムは正常でも見かけ上は低カルシウム血症となる。そこで**血清アルブミン4.0g/dL未満**の場合には、補正式によって血中カルシウム濃度の補正を行う必要がある(Part Ⅰ-19-9 **2**「CKDの栄養アセスメント」参照)。

(2) 吸収・代謝

① 吸収・排泄

摂取されたカルシウムは、胃液の塩酸で可溶化され、小腸上部では能動輸送により、小腸下部では主に受動輸送によって吸収される。**活性型ビタミンD、カゼインホスホペプチド(CPP)**、乳糖などにより、その吸収が促進される。一方、野菜に含まれる**シュウ酸**、穀類・豆類に含まれる**フィチン酸、食物繊維、過剰のリン**は吸収を阻害する。吸収率は食品により異なる(牛乳：約40%、小魚：約30%、野菜：約20%)。カルシウムを効率よく吸収するためには、カルシウム：リン＝1：1～2がよいとされる。また、**成長期、妊娠期・授乳期、カルシウム欠乏時などは生体の要求量が増え吸収率が高まる**。

カルシウムのほとんどは糞便中に排泄されるが、一部は尿中や汗中(経皮的)にも排泄される。なお、**授乳期**において尿中カルシウム排泄量は**減少**、高たんぱく質食で**増加**する。

② 血中カルシウム濃度の調節

血中カルシウム濃度は、腸管からの消化吸収、骨代謝、尿細管からの再吸収によって比較的狭い範囲(8.5～10.4mg/dL)に維持されている。この調節には、主に**副甲状腺ホルモン(PTH)、活性型ビタミンD、カルシトニン**が関与しており、副甲状腺ホルモン(PTH)とカルシトニンは、血中カルシウム濃度に関しては拮抗的に作用する。

血中カルシウム濃度が低下すると、副甲状腺ホルモン(PTH)の分泌が亢進し、腎臓と骨に作用する。腎臓では、腎遠位尿細管での**カルシウムの再吸収を促進**するとともに、腎近位尿細管での**活性型ビタミンDの生成を促進**する。骨では**骨吸収**(骨から血中へカルシウムを遊離させること、破骨細胞の活性化)**を促進**して、その濃度を上昇させる。活性型ビタミンDは、腸管からのカルシウムの吸収と腎近位尿細管でのカルシウムの再吸収を促進する。

一方、**血中カルシウム濃度が上昇すると、カルシトニンの分泌が亢進**し、**骨形成**(血中のカルシウムを骨に沈着させること、骨芽細胞の活性化)**を促進**して、その濃度を低下させる。

血中カルシウムの調節機構

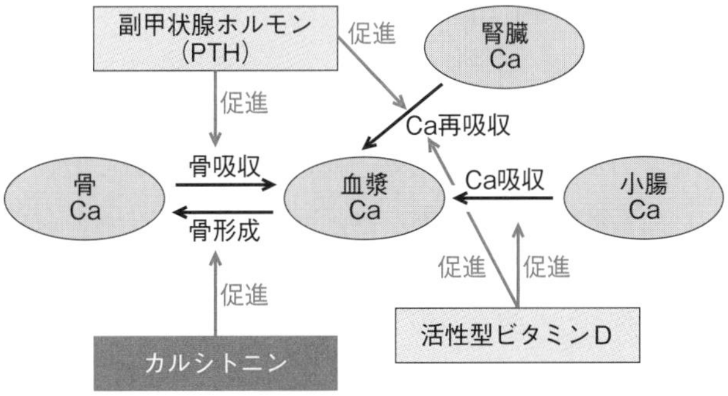

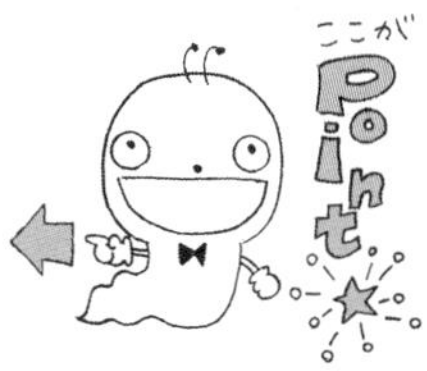

(3) 生理作用

カルシウムは骨や歯などの硬い組織の構成成分となるほか、①神経の刺激伝達、②筋肉の収縮、③血液凝固因子の活性化、④酵素の活性化、⑤細胞膜透過性の調節、⑥細胞の増殖分化などに関与している。

(4) 欠乏症と過剰症

カルシウムが欠乏すると、乳幼児では**くる病**、成人では**骨軟化症**、閉経後の女性では**骨粗鬆症**

を発症する。また、**低カルシウム血症**では**テタニー**の症状が出現する。

一方、カルシウムを過剰に摂取すると、軟骨組織石灰化症、**ミルクアルカリ症候群**が起こる。

＊テタニー　神経や筋肉の興奮性が高まり、手指や口唇のしびれ、筋肉のけいれん性収縮などがみられる状態。

2 リン(P)

(1) 体内分布

生体内のリンのうち、約85%がカルシウムとともにヒドロキシアパタイトを形成して骨組織に、約14%が軟組織や細胞膜に、約１%が細胞外液に存在する。血液中では３分の２が有機物に含まれ、残りはリン酸イオン(PO_4^{3-}、HPO_4^{2-}など)となっている。

(2) 吸収・代謝

リンは十二指腸と空腸でその60〜70%が吸収され、そのほとんどが尿中に排泄される。**活性型ビタミンＤ**により吸収が促進される。

(3) 生理作用

リンは、硬組織、細胞膜、高エネルギーリン酸化合物(ATP、クレアチンリン酸)、核酸の構成成分となるほか、細胞内外液の浸透圧や酸塩基平衡の調節などに関与している。

(4) 欠乏症と過剰症

リン摂取不足による欠乏症はほとんどみられない。一方、**長期の過剰摂取が続くと、カルシウムの腸管吸収が低下**し、低カルシウム血症を起こす。リンは、食品添加物として加工食品に広く用いられているので、加工食品の多食による過剰摂取が問題視されている。

3 マグネシウム(Mg)

(1) 体内分布

マグネシウムは、約60〜65%が骨中、約27%が筋肉中に存在する。腎臓、脳、肝臓、肺などの組織、血中、細胞外液にも存在する。

(2) 生理作用

マグネシウムは、ATPの安定化、**酵素の活性化**、体温調節、神経興奮、筋肉収縮、ホルモン分泌、脂質代謝の改善に関与し、平滑筋細胞内における細胞膜や細胞内筋小胞体からカルシウムイオンの遊離を抑制して筋収縮に拮抗的に働くことで、**血圧の上昇を抑制**する。また、マグネシウムとカルシウムは化学的類似性があるため、細胞内の結合部位で競合している。そのため、マグネシウム欠乏ではこの拮抗作用が取り除かれ、細胞内カルシウム濃度が高まる。

(3) 欠乏症と過剰症

マグネシウムが欠乏すると、腎臓からのマグネシウムの再吸収が亢進するとともに、骨からマグネシウムが遊離し利用される他、低マグネシウム血症となる。低マグネシウム血症の症状には、吐き気、嘔吐、眠気、脱力感、筋肉の痙攣、ふるえ、食欲不振がある。また、長期にわたるマグネシウムの不足が、骨粗鬆症、心疾患、糖尿病のような生活習慣病のリスクを上昇させることが示唆されている。

一方、マグネシウムを過剰に摂取すると**下痢**を起こす。

4 ナトリウム(Na)

(1) 体内分布

ナトリウムは細胞外液に約50%、骨中に約40%、細胞内液に約10%存在する。**細胞外液の主要な陽イオン**である。

(2) 吸収・代謝

主として食塩の形で摂取されたナトリウムは小腸で吸収され、ほとんどが尿中に排泄される※が、一部は汗中(経皮的)や糞便中にも排泄される。

血中ナトリウム濃度は、**アルドステロン**、**心房性ナトリウム利尿ペプチド(ANP)**、**脳性ナトリウム利尿ペプチド(BNP)**、**バソプレシン(抗利尿ホルモン)**などにより調節されている。

※尿中ナトリウム排泄量から食塩摂取量を推定することができる(Part I -19- 9 2「CKDの栄養アセスメント」参照)。

(3) 生理作用

ナトリウムは、細胞外液の浸透圧や酸塩基平衡の調節、細胞内外の電位差の維持、グルコース・ガラクトースやアミノ酸などの吸収(能動輸送)に関与している。

(4) 欠乏症と過剰症

多量の発汗や激しい嘔吐、下痢など特別な場合を除き、ナトリウムの欠乏はまれである。

一方、ナトリウムを過剰に摂取すると、細胞外液(組織間液)の水分量増加から**浮腫**を呈する。ナトリウムの過剰摂取は、循環血液量増加による心拍出量の増加や交感神経の活動亢進などをもたらし、**高血圧症の原因**となる。

5 塩素(Cl)

(1) 体内分布

塩素は、約70%が細胞外液に、残りの30%が細胞内液に存在する。細胞外液の主要な陰イオンである。

(2) 生理作用

塩素イオンは、重炭酸イオン、ナトリウムイオンとともに、水分平衡、浸透圧の維持、酸塩基平衡の調節に関与している。また、**胃酸**の構成成分として、ペプシンの活性化にも関与している。塩素の欠乏や過剰摂取は、食塩の摂取量に影響される。

6 カリウム(K)

(1) 体内分布

カリウムは、細胞内に98%、細胞外に2%存在し、**細胞内に最も多い陽イオン**である。

(2) 吸収・代謝

カリウムは小腸で吸収され、その一部は肝臓に貯えられる。**アルドステロンは、腎臓でのカリウムの排泄を促進**する。

(3) 生理作用

カリウムは、細胞内液の浸透圧や酸塩基平衡の調節、膜輸送、**神経や筋肉の興奮伝導**、酵素の活性化などに関与している。カリウムはナトリウムと拮抗するので、**高血圧症を予防**する。

⑷　欠乏症と過剰症

通常の食生活では欠乏症、過剰症とも起こらない。しかし、食事量の減少からのカリウムの摂取不足、糖尿病や腎臓疾患による尿からのカリウムの喪失、下痢や嘔吐によるカリウムの損失によって低カリウム血症をきたして筋肉のけいれん、麻痺、不整脈などの症状がみられる。一方、腎臓疾患によるカリウムの排泄異常などによって高カリウム血症をきたして心停止に至ることもある。

7　鉄(Fe)

⑴　体内分布

生体内には3～4gの鉄が存在する。生体内の鉄を含む物質は、**機能鉄**と**貯蔵鉄**に分けられ、機能鉄が不足した場合に、貯蔵鉄が動員される。総鉄量に占める貯蔵鉄の割合は、男性が約30%、女性が約12%で、女性の貯蔵鉄割合は男性に比べ非常に低い。また、フェリチンは必要な鉄を速やかに供給できる貯蔵鉄であり、鉄欠乏があると早期に血清フェリチン値は低下する。このため血清フェリチン値は、**潜在性鉄欠乏状態**の評価に用いられる。

機能鉄と貯蔵鉄

形態	鉄たんぱく質	概　要
機能鉄	ヘモグロビン	**総鉄量の約65%を占める。血液の赤血球中に存在するヘムたんぱく質。肺から全身に酸素を運搬する。**
	ミオグロビン	**総鉄量の約3～5%を占める。筋肉中に存在するヘムたんぱく質。血中の酸素を細胞に取り込む。**
	シトクロム、カタラーゼなど	総鉄量の約0.3%を占める。電子伝達系や生体の酸化還元反応に関与するヘムたんぱく質。
	トランスフェリン	**鉄輸送たんぱく質。**
貯蔵鉄	フェリチン、ヘモシデリン	**総鉄量の約30%を占める。肝臓、脾臓、骨髄に多く存在する鉄貯蔵たんぱく質。**

⑵　吸収・代謝

①　循環と排泄

鉄は主に小腸上部で吸収される。吸収された鉄は、細胞内ではアポフェリチンと結合し**フェリチン**となって貯蔵される。血清鉄は輸送たんぱくである**トランスフェリン**と結合して、骨髄、肝臓、脾臓などへ運搬される。

鉄は他の無機物と異なり、ほとんど体外へ排泄されない(男性で1mg/日、女性はこれに加えて月経血として鉄を喪失する)。赤血球の寿命は**約120日**で、老化した赤血球は脾臓で分解されて鉄が放出されるが、これらは骨髄に運ばれ**ヘモグロビン合成に再利用される**。なお、再利用されなかった鉄は、主に糞便中に胆汁、消化管粘膜の剥離細胞などとして排出される。また少量の鉄は、剥落した皮膚細胞や汗として失われる。

②　吸収率と変動要因

鉄の吸収率は、食品の化学形態(ヘム鉄、非ヘム鉄の構成比)、共存物質、体内貯蔵鉄量、赤血球産生速度により大きく変動する。

食品中の鉄には**ヘム鉄**と**非ヘム鉄**があり、**ヘム鉄の方が吸収がよい**。また、実際の食事での鉄の吸収率は**15%程度**とされている。ヘム鉄とは、ヘモグロビン、ミオグロビンなどに由来する鉄で、赤身の魚・肉に含まれ、食品中の鉄吸収阻害物質の影響を受けにくい。非ヘム鉄は、卵、豆、緑黄色野菜に含まれ、共存する**ビタミンC**や**動物性たんぱく質**(獣肉、魚肉、鶏肉)

によって吸収率が高くなる（食物中の非ヘム鉄は難溶性の**三価鉄**（Fe^{3+}）として存在し、そのままでは吸収されない。**胃酸**、**ビタミンC**により還元を受けて、水溶性の**二価鉄**（Fe^{2+}）となって吸収される）。一方、穀類・豆類に含まれる**フィチン酸**、お茶に含まれる**タンニン**、**シュウ酸**、**食物繊維**は非ヘム鉄の吸収を阻害する。

鉄欠乏時には生体の要求量が増えて、鉄の吸収率が高まる。貧血患者では、ヘム鉄の吸収率も高くなるが、特に非ヘム鉄の吸収率が顕著に上昇する。

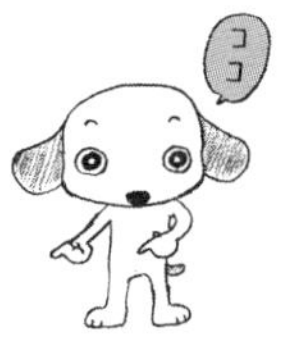

鉄の吸収と代謝

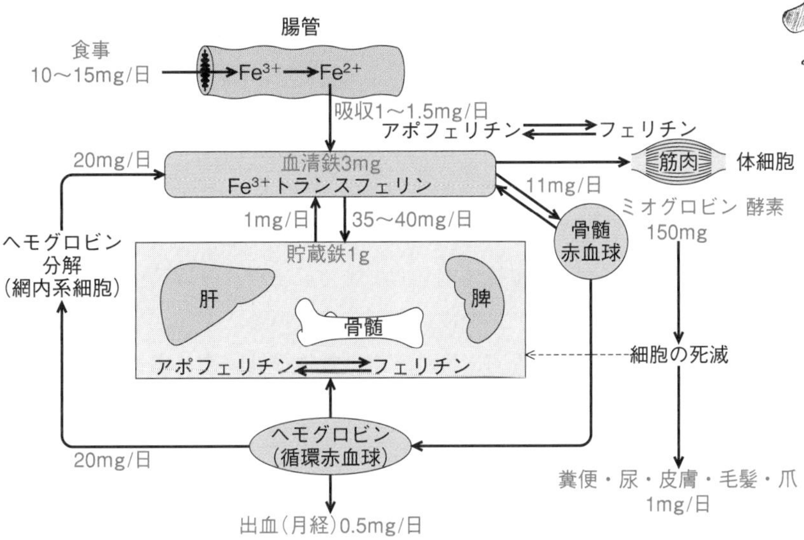

⑶　**生理作用**

鉄は赤血球のヘモグロビンや筋肉中のミオグロビンの構成成分となり、組織に酸素を運搬する。また、細胞内ではシトクロムやカタラーゼなどの構成成分として、電子伝達系や生体の酸化還元反応に関与し、ATP合成にも関わる。

⑷　**欠乏症と過剰症**

鉄が欠乏すると、ヘモグロビンの合成が低下し、**鉄欠乏性貧血**を呈する。出血（月経、潰瘍・がんによる消化管出血）、成長期、妊娠・出産・授乳期などでしばしばみられる。

通常の食生活では過剰症は起こらないが、鉄過剰症として**ヘモクロマトーシス**がある。ヘモクロマトーシスは生体の鉄量が増加した状態で、遺伝性・特発性のほか、輸血や静脈内鉄剤注射が原因となる。肝臓や皮膚などの臓器に過剰の鉄（ヘモシデリン）が沈着する。

※鉄欠乏性貧血では小球性低色素性貧血がみられ、圧倒的に女性に多い。

8　銅（Cu）

銅は、約65%は筋肉や骨、約10%は肝臓に存在する。**スーパーオキシドジスムターゼ**[*1]**（銅亜鉛SOD）**やシトクロムｃオキシダーゼ[*2]などの酵素の構成成分として、防御機構、白血球の成熟、骨強度、脳の発達に関与している。また、銅輸送たんぱく質である**セルロプラスミン**は、ヘモグロビン合成、二価鉄から三価鉄への変換、貯蔵鉄のアポトランスフェリンへの結合に関与している。

銅が欠乏すると、**鉄投与に反応しない貧血**、**白血球減少**、脊髄神経系の異常などが起こる。また、遺伝性の欠乏症として**メンケス病**（銅の吸収不全）が知られている。なお、小腸での吸収が亜鉛と競合するため、**亜鉛の過剰摂取**は銅の吸収障害を生じて**欠乏症**をきたす可能性がある。

一方、過剰症としては、先天性銅代謝異常症である**ウイルソン病**が知られており、肝細胞の銅輸送たんぱくの欠損によって、銅が肝臓、脳、角膜、腎臓などに過剰に蓄積する。この結果、肝機能障害、神経障害、角膜のカイザー・フライシャー輪、精神障害、関節障害などが生じるとともに**血中セルロプラスミン濃度の低下**がみられる。

亜鉛や**モリブデン**は銅の**吸収を阻害**する。

*1 スーパーオキシドジスムターゼ　活性酸素の１つであるスーパーオキシドを分解する反応を触媒する酵素。
*2 シトクロムｃオキシダーゼ　電子伝達系の複合体Ⅳであり、電子伝達を行う酵素。

9 亜鉛(Zn)

亜鉛は、主に骨格筋、骨、皮膚、肝臓、脳、腎臓などに存在する。RNA ポリメラーゼ(DNA から mRNA への**転写**に関与)、アルカリフォスファターゼ(リン酸化合物分解酵素)、**スーパーオキシドジスムターゼ(銅亜鉛 SOD)**など300種類以上の酵素の構成成分として、成長や中枢神経系、免疫系、味覚、皮膚、骨などの機能維持に関与している。また、**インスリン合成**に必須な無機質であり、皮膚たんぱく質やコラーゲンの生合成にも関与している。

亜鉛が欠乏すると、**皮膚炎**、**味覚障害**、慢性下痢、**免疫機能障害**、成長遅延、性腺発育障害などが起こる。遺伝性の欠乏症として腸性《ちょうせい》肢《し》端《たん》皮《ひ》膚《ふ》炎《えん》(亜鉛の吸収障害)が知られている。一方、大量の亜鉛の継続的摂取は、**銅の吸収阻害**による銅欠乏症がもたらすスーパーオキシドジスムターゼ活性の低下、鉄の吸収阻害が原因の貧血、胃の不快感などを起こす。

フィチン酸、シュウ酸、食物繊維、ポリフェノールは亜鉛の吸収を阻害する。

10 マンガン(Mn)

マンガンの約25％は骨に、残りは生体内組織及び臓器にほぼ一様に存在する。マンガンは、ピルビン酸カルボキシラーゼ(糖新生に関与、ピルビン酸→オキサロ酢酸)、アルギナーゼ（尿素生成に関与)、**スーパーオキシドジスムターゼ(マンガン SOD)**などの酵素の構成成分であるほか、糖質、脂質、たんぱく質代謝における各種酵素の賦活剤としても機能している。マンガンの吸収量は、鉄欠乏下では増加する。

マンガンが欠乏すると、成長抑制やびまん性の骨の脱石灰化などが起こる。

11 セレン(Se)

セレンは、活性酸素を除去して生体の酸化障害を防止する**グルタチオンペルオキシダーゼ(GPX)**や甲状腺ホルモンの代謝に関わる脱ヨウ素酵素などの酵素の構成成分として、抗酸化システムや甲状腺ホルモン代謝において重要である。

セレンが欠乏すると、成長障害、筋肉萎縮、肝障害、不妊症、免疫機能低下などが起こる。セレン欠乏症として**克山《ケシャン》病**(中国北東部から南東部でみられる心筋症)とカシン・ベック病(中国北部でみられる地方病性変形性骨軟骨関節症)が知られている。一方、セレンを過剰に摂取すると、毛髪と爪の脆弱化・脱落が生じる。

12 モリブデン(Mo)

モリブデンは、キサンチンオキシダーゼ(**尿酸合成**に関与)、アルデヒドオキシダーゼ、亜硫酸オキシダーゼの補酵素として、体内の酸化反応を触媒する。また、貧血予防や銅の排泄にも関与している。

多量のモリブデンを継続的に摂取すると、亜鉛と同様に**銅の吸収を阻害**して銅欠乏症を起こす。

13 ヨウ素(I)

ヨウ素の約70〜80%は甲状腺に存在する。ヨウ素は、サイロキシン(T_4)、トリヨードサイロニン(T_3)という**甲状腺ホルモン**の構成成分として、たんぱく質合成やエネルギー代謝に関与している。

ヨウ素を多く含む海藻類を食べる日本人にはほとんど欠乏症はみられないが、欠乏症として**甲状腺腫**や**クレチン症(先天性甲状腺機能低下症)**が知られている。妊娠中のヨウ素欠乏は、死産、流産、胎児の先天異常及びクレチン症を招く。一方、ヨウ素の過剰症としては、甲状腺腫や甲状腺機能亢進症の悪化が報告されている。甲状腺腫は欠乏と過剰の両症でみられる。

14 クロム(Cr)

食品中に含まれるのは三価クロムである。クロムは、糖・脂質・たんぱく質の代謝、**インスリン作用の増強**※(グルコースの細胞吸収を促進する)、免疫反応の改善に関与している。クロムが欠乏すると、**耐糖能異常**、昏迷、成長障害、脂質・たんぱく質の代謝異常などが起こる。

※クロモデュリンと呼ばれる三価クロムイオンが4つ結合したオリゴペプチドがインスリン作用を増強する。クロムが結合していないアポ型クロモデュリンには活性化能力がない。

15 フッ素(F)

フッ素の約95%は骨と歯に存在する。適量のフッ素は、歯表面の耐酸性の獲得、ヒドロキシアパタイト結晶の安定化やその石灰化の促進、口腔内の細菌や細菌が産生する酵素活性の抑制に関与して、**虫歯を予防**する。

フッ素が欠乏すると**虫歯**になりやすく、逆に多量のフッ素を継続的に摂取すると**斑状《はんじょう》歯《し》**(表面に茶褐色のシミのある歯)となる。

16 コバルト(Co)

コバルトは**ビタミンB_{12}**の構成成分であり、赤血球の成熟に必要とされる。そのため、コバルトが欠乏すると、ビタミンB_{12}欠乏症である巨赤芽球性貧血が起こると考えられている。

練習問題

クワシオルコルにみられる特徴の組合せである。正しいのはどれか。1つ選べ。

	浮腫	血清総たんぱく質値	肝腫大
(1)	あり	正常	あり
(2)	あり	低下	なし
(3)	あり	低下	あり
(4)	なし	正常	あり
(5)	なし	低下	なし

解　説　……　正答 (3)

クワシオルコルは、たんぱく質の欠乏が主体となって起こる栄養障害である。低たんぱく(低アルブミン)血症に伴う血漿膠質浸透圧の低下に起因する浮腫や、アポリポたんぱく質合成低下による脂肪肝に起因する肝腫大がみられる。

練習問題

脂溶性ビタミンに関する記述である。正しいのはどれか。1つ選べ。

(1)　ビタミンAは、エネルギー代謝に補酵素として働く。
(2)　活性型ビタミンDは、細胞膜上の受容体と結合する。
(3)　ビタミンEの必要量は、飽和脂肪酸摂取の増加時に高まる。
(4)　酸化型ビタミンEは、ビタミンCにより還元型になる。
(5)　ビタミンKの欠乏では、血液凝固の時間が短縮する。

解　説　……　正答 (4)

(1)　誤り。ビタミンAは補酵素としてエネルギー代謝に関与しない。エネルギー代謝に補酵素として作用するビタミンは、ビタミンB_1・B_2、ナイアシン、パントテン酸などである。
(2)　誤り。脂溶性ビタミンである活性型ビタミンD及び活性型ビタミンA(レチノイン酸)の受容体は、細胞内(核内)に存在する。
(3)　誤り。ビタミンEの必要量が高まるのは、多価不飽和脂肪酸の摂取が増大したときである。
(4)　正しい。ビタミンC、ビタミンE、ビタミンAは抗酸化作用をもつ。
(5)　誤り。ビタミンKの欠乏では、血液凝固の時間が延長したり、出血傾向になったりする。これは、ビタミンKがプロトロンビンなどの血液凝固因子の生合成に補酵素として作用するためである。

練習問題

ビタミンB群に関する記述である。正しいのはどれか。1つ選べ。

(1) ビタミンB_1が欠乏すると、血中の乳酸値が低下する。

(2) ナイアシンの必要量は、エネルギー消費量が多くなると増加する。

(3) ビタミンB_6の必要量は、たんぱく質の摂取量が多くなると減少する。

(4) 葉酸が欠乏すると、悪性貧血になる。

(5) ビタミンB_{12}が欠乏すると、血中ホモシステイン値が低下する。

解 説 ……………………………………………………………… 正答 (2)

(1) 誤り。ビタミンB_1が欠乏すると、血中の乳酸値が上昇する。ビタミンB_1は、ピルビン酸脱水素酵素の補酵素として働くため、欠乏するとピルビン酸からアセチルCoAへの反応が停滞し、過剰なピルビン酸は乳酸になるため、血中の乳酸が増加する。

(2) 正しい。ナイアシンは、補酵素としてエネルギー代謝や酸化還元酵素反応に関与するからである。

(3) 誤り。ビタミンB_6の必要量は、たんぱく質の摂取量が多くなると増加する。ビタミンB_6は、アミノ酸代謝のアミノ基転移・脱炭酸反応に補酵素として関与する。

(4) 誤り。悪性貧血は、ビタミンB_{12}の欠乏で起こる。

(5) 誤り。ビタミンB_{12}、葉酸、ビタミンB_6が欠乏すると、血中ホモシステイン値が上昇する。血中ホモシステイン値の上昇は、動脈硬化症等の危険因子となる。

練習問題

ミネラルに関する記述である。正しいのはどれか。1つ選べ。

(1) クロムは、インスリン作用を減弱させる。

(2) 亜鉛の過剰摂取によって、味覚障害が起こる。

(3) 銅は、セルロプラスミンの構成成分である。

(4) マグネシウムの99%は、骨に存在する。

(5) セレンは、スーパーオキシドジスムターゼ(SOD)の構成成分である。

解 説 ……………………………………………………………… 正答 (3)

(1) 誤り。クロムは、インスリン作用を増強させる。

(2) 誤り。亜鉛の欠乏によって、味覚障害が起こる。

(3) 正しい。セルロプラスミンは、銅輸送たんぱく質であり、ヘモグロビン合成、二価鉄から三価鉄への変換、貯蔵鉄のアポトランスフェリンへの結合に関与している。

(4) 誤り。マグネシウムの約50〜60%が骨に、約27%が筋肉中に存在する。

(5) 誤り。セレンは、グルタチオンペルオキシダーゼなどの構成成分である。スーパーオキシドジスムターゼは、銅、亜鉛、マンガンなど二価または三価の金属イオンを構成成分とする。

練習問題

カルシウムの吸収と代謝に関する記述である。**誤っている**のはどれか。１つ選べ。

(1)　カルシウムの吸収は、活性型ビタミンＤで促進される。

(2)　カルシウムの吸収率は、年齢による影響を受ける。

(3)　カルシウムの吸収は、シュウ酸により阻害される。

(4)　カルシウム摂取が不足すると、腸管からのカルシウムの吸収が促進される。

(5)　血中カルシウム濃度は、カルシトニンによって上昇する。

解　説　……………………………………………………………………………　正答　(5)

(1)　正しい。活性型ビタミンＤは、腸管からのカルシウム吸収と腎臓でのカルシウム再吸収を促進する。

(2)　正しい。カルシウムの吸収率は成長期に高く、その後加齢とともに低下する。

(3)　正しい。カルシウムの吸収は、シュウ酸、フィチン酸、食物繊維、過剰のリンなどにより阻害される。

(4)　正しい。カルシウム欠乏時や成長期、妊娠期、授乳期など生体の要求量が増える時期には、腸管からのカルシウムの吸収が促進される。

(5)　誤り。カルシトニンは、血中カルシウム濃度を低下させる。血中カルシウム濃度を上昇させるホルモンは、副甲状腺ホルモン(PTH)である。

練習問題

鉄に関する記述である。正しいのはどれか。１つ選べ。

(1)　潜在性鉄欠乏の状態では、血清フェリチン濃度の変化はみられない。

(2)　貯蔵鉄が低下すると、ヘム鉄と非ヘム鉄の両方の吸収率が上昇する。

(3)　日常食からの鉄の吸収率は、ヘム鉄と非ヘム鉄の間で差はない。

(4)　ヘム鉄の吸収率は、ビタミンＣの共存により低下する。

(5)　非ヘム鉄の吸収率は、動物性たんぱく質の摂取により低下する。

解　説　……………………………………………………………………………　正答　(2)

(1)　誤り。潜在性鉄欠乏の状態では、血中フェリチン濃度は低下する。

(2)　正しい。

(3)　誤り。ヘム鉄の方が非ヘム鉄よりも吸収率が高い。

(4)　誤り。ヘム鉄の吸収率は共存する物質の影響を受けにくい。非ヘム鉄の吸収率は、ビタミンＣの共存により上昇する。

(5)　誤り。非ヘム鉄の吸収率は、動物性たんぱく質の摂取により上昇する。

16 肥満と代謝疾患

1 肥満

1 概要

脂肪組織に脂肪が過剰に蓄積した状態で、BMIが25kg/m^{2}以上のものを**肥満**という。肥満には、遺伝的要因に食生活や運動不足などの生活習慣が原因で起きる**単純性肥満(原発性肥満)**と、内分泌疾患(クッシング症候群、甲状腺機能低下症など)や遺伝性疾患(バーデット・ビードル症候群、プラダー・ウィリ症候群など)、視床下部疾患、薬物(向精神薬、副腎皮質ステロイド薬)の長期服用などが原因で起きる**症候性肥満(二次性肥満)**がある。

2 肥満の判定

肥満度分類(成人)

BMIの算出法	：体重kg÷(身長 m)^2	
BMI(kg/m^2)の判定	18.5未満	低体重
	18.5～25未満	普通体重
	25～30未満	**肥満1度**
	30～35未満	**肥満2度**
	35～40未満	**肥満3度**
	40以上	**肥満4度**
標準体重の算出法：(身長 m)^2×22		

注1) ただし、肥満(BMI≧25)は、医学的に減量を要する状態とは限らない。

注2) **BMI≧35を高度肥満**と定義する。

(日本肥満学会)

※小児の肥満度については、PartⅢ-7-2 1及び、PartⅢ-8-2 1を参照のこと。

3 肥満症の定義

日本肥満学会では、**肥満症**を「肥満に起因ないし関連する健康障害を合併するか、その合併が予測される場合で、医学的に減量を必要とする病態をいい、疾患単位として取り扱う」と定義している。

4 肥満症の診断基準

肥満と判定されたもの(BMI≧25)のうち、以下のいずれかの条件を満たすもの。

1) **肥満に起因ないし関連し、減量を要する(減量により改善する、または進展が防止される)健康障害を有するもの**

2) **健康障害を伴いやすい高リスク肥満**

ウエスト周囲長のスクリーニングにより内臓脂肪蓄積を疑われ、腹部CT検査によって確定診断された内臓脂肪型肥満※。

※肥満のタイプについては、PartⅢ-1-2 2を参照のこと。

肥満に起因ないし関連する健康障害

1．肥満症の診断に必要な健康障害
1）耐糖能障害（2型糖尿病・耐糖能異常など） 2）脂質異常症 3）高血圧 4）高尿酸血症・痛風 5）冠動脈疾患 6）脳梗塞・一過性脳虚血発作 7）非アルコール性脂肪性肝疾患 8）月経異常・女性不妊 9）閉塞性睡眠時無呼吸症候群・肥満低換気症候群 10）運動器疾患（変形性関節症：膝関節・股関節・手指関節、変形性脊椎症） 11）肥満関連腎臓病
2．肥満症の診断には含めないが、肥満に関連する健康障害
1）悪性疾患：大腸がん、食道がん（腺がん）、子宮体がん、膵臓がん、腎臓がん、乳がん、肝臓がん 2）胆石症 3）静脈血栓症・肺塞栓症 4）気管支喘息 5）皮膚疾患：黒色表皮腫や摩擦疹など 6）男性不妊 7）胃食道逆流症 8）精神疾患

（日本肥満学会『肥満症診療ガイドライン2022』）

肥満症診断のフローチャート

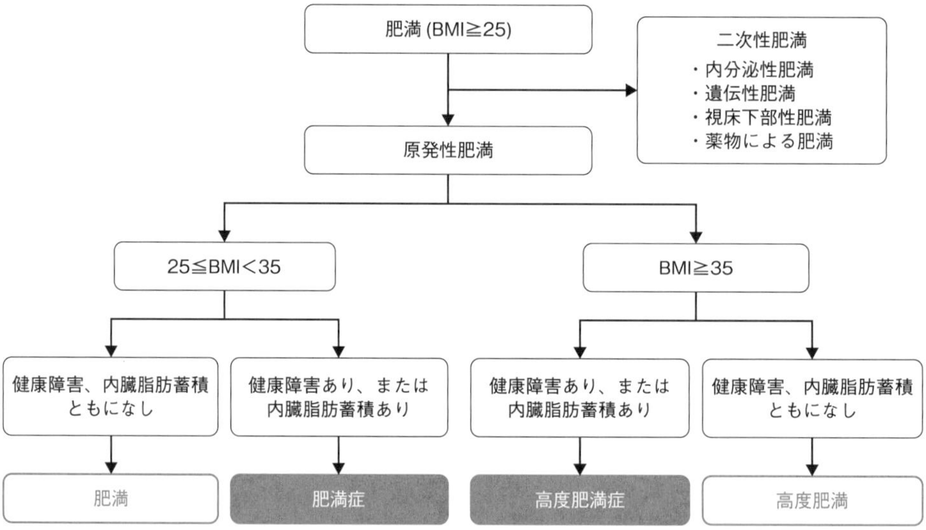

肥満における内臓脂肪型肥満の判定手順（BMI≧25kg/m²の場合）

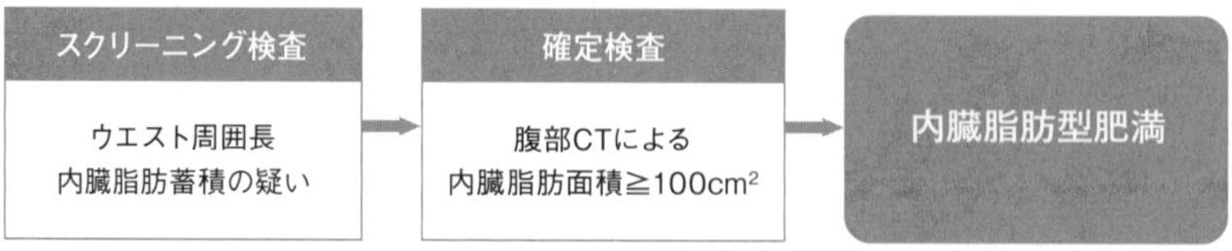

（日本肥満学会『肥満症診療ガイドライン2022』）

5 治療

肥満症の治療の目的は、減量により病態を改善することである。治療法には、基本となる**食事療法**や**運動療法**、加えて治療の意識を高めつつ減量を維持させるのに大切な**行動療法**、及び**薬物療法**、**外科療法**がある。

体脂肪が1kg 燃焼するには約7,000kcal の消費が必要である。基礎代謝量(25kcal/日×体重)と活動量から1日消費エネルギーを推定すると、およその減量スピードが推定できる。たとえば、1日約230kcal ずつマイナスバランスにすると、1か月で1kg 減量できる計算になる(7,000kcal÷30日≒233kcal)。

肥満症治療指針

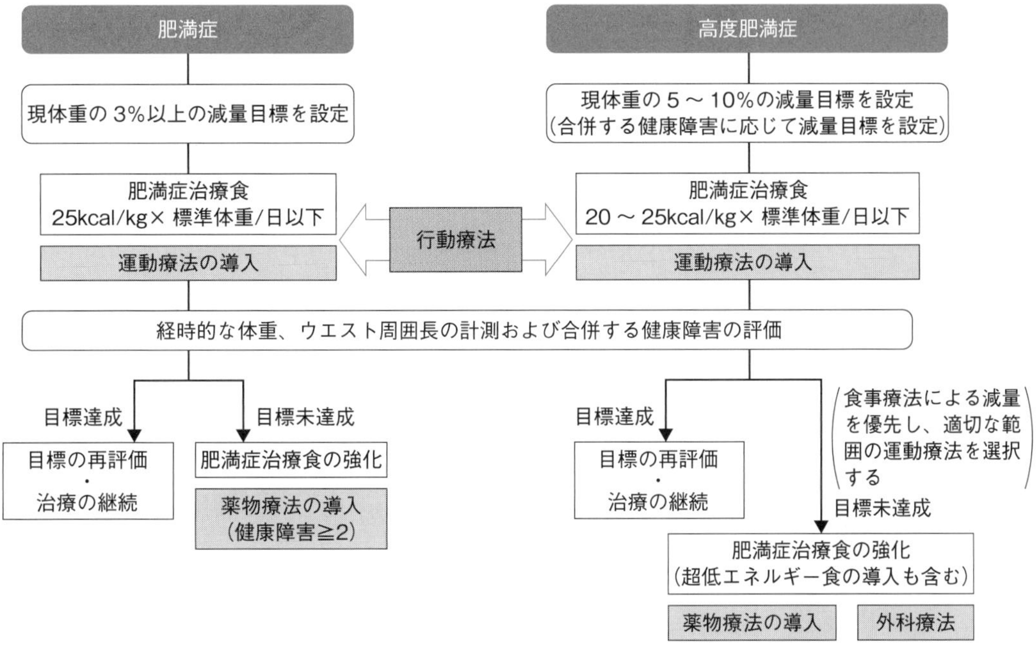

(日本肥満学会『肥満症診療ガイドライン2022』)

6 食事療法

肥満症の治療は食事療法が基本となる。食事療法を実行することで内臓脂肪の減少が得られ、肥満に伴う健康障害の改善が期待できる。体重減少のためには、食事摂取エネルギーの減量が有効である。各栄養素のバランスとしては、指示エネルギーの**50〜65%を炭水化物、13〜20%をたんぱく質、20〜30%を脂質**とするのが一般的である。肥満症の食事療法でも不可欠アミノ酸を含むたんぱく質、ビタミン、ミネラルの十分な摂取が必要であり、**フォーミュラ食***の併用が有用である。フォーミュラ食を1日1回だけ食事と交換することでも、有効な減量や肥満関連病態の改善を期待できる。

***フォーミュラ食**　糖質と脂質を極力減らして、必要なたんぱく質、ビタミンやミネラル、微量元素を含んだ調整品。液体(シェイク状)のものが多い。約180kcal/袋。必要なたんぱくを保持しながら低エネルギー食(LCD)を簡便に行うために有効。

(1)　**25kg/m^2≦BMI<35kg/m^2の肥満症の場合**

・1日の摂取エネルギー量算定基準：**25kcal×標準体重(kg)以下**を目安。

・**現在の体重から３～６か月で３％以上の減少**を目指す。

・減量が得られなくなった場合は、さらに低い摂取エネルギー量を再設定する。

⑵　**BMI≧35kg/m^2の高度肥満症の場合**

・１日の摂取エネルギー量算定基準：20～25kcal×標準体重(kg)以下を目安。

・低エネルギー食(LCD)もしくは**600kcal/日以下の超低エネルギー食(VLCD)**を選択する。VLCD療法は副作用に注意して実施する必要があり、入院管理下で開始する。継続期間は１～３週間が一般的である。

VLCDの禁忌

①　心筋梗塞、脳梗塞発症時及び直後
②　重症不整脈及びその既往
③　冠不全、重篤な肝・腎障害
④　１型糖尿病
⑤　全身性消耗疾患
⑥　妊婦及び授乳中の女性

・初期の治療目標は３～６か月を目安に５～10％減量に設定する。

7　運動療法

運動療法は、体脂肪をエネルギーとして燃焼させるだけでなく、肥満のために発生した代謝異常を是正し、食事療法の効果を持続させるためにも有効な治療法である。

運動療法のプログラムの原則

種類	・肥満症ではエネルギー消費量を増やすことが重要であるため、「有酸素運動」を中心に実施する。
強度	・低～中強度(最大酸素摂取量の40～60％程度)、ボルグスケールの11～13(「楽である～ややきつい」)以上を推奨する。
時間・頻度	・１日30分以上(短時間の運動を数回に分け、合計30分でもよい)。 ・毎日(週５日以上)あるいは週150分以上。 ・運動に慣れてきたら１日60分以上、週300分以上としてもよい。

(日本肥満学会『肥満症診療ガイドライン2022』)

8　行動療法

患者に特異的な食行動などを抽出・分析し、問題行動を本人に自覚させ、本人の治療の意識を高めつつ減量を維持する方法であり、**リバウンド**の防止に重要な役割を果たす。生活習慣の問題点の把握には**食行動質問表**が有用であり、**体重記録**などセルフモニタリングの実施と継続は、体重測定の習慣化をもたらし、生活リズムの矯正と安定化を可能にする。また、30回咀嚼法の実践は過食の予防や食事摂取量の減少に寄与する。行動療法は治療を軌道に乗せ、減量を長期的に続けていくためには欠かせない療法である。

行動療法の７つの要点

セルフモニタリング	体重・ウエスト周囲長、食事、運動、日常の生活行動などの記録を患者につけてもらい、患者が治療的要点を体得できるよう工夫する。
ストレス管理	ストレスの内容把握。ストレスから過食に至る経緯を患者に自覚してもらい、ストレス解消法を考えてもらう。
先行刺激のコントロール	間食や過食を引き起こす刺激を取り除く。
問題点の抽出と解決	減量に最も効果があると考えられる問題行動を抽出し、患者と解決策を工夫する。
修復行動の報酬による強化	行動修復過程で、報酬（ほめ言葉、改善した検査数値の呈示など）を与えて患者の治療意欲を高める。
認知の再構築	食行動に対する患者の誤った考え方を修復する。
社会的サポート	家族や友人などに励ましの言葉や声かけをしてもらう。

9　薬物療法

薬物療法は、食事・運動・行動療法を行っても有効な減量が得られない、あるいは合併疾患の改善がない症例に対して考慮する。中枢性食欲抑制薬として**マジンドール**があり、**高度肥満症**（肥満度が＋70％以上またはBMIが35kg/m^{2}以上）の患者に対して用いられる。このほか、注射薬である**持続性GLP-１受容体作動薬**は、高血圧・脂質異常症・２型糖尿病のいずれかを有するBMIが27kg/m^{2}以上で肥満に関連した健康障害２つ以上を有する患者、またはBMIが35kg/m^{2}以上の患者に対して用いられる。

※小児の肥満については、PartⅢ-７-２ 1 及び、PartⅢ-８-２ 1 を参照のこと。

2　メタボリックシンドローム

1　定義

内臓脂肪の蓄積と、それを基盤にしたインスリン抵抗性*及び**糖代謝異常**、**脂質代謝異常**、**高血圧**を複数合併するマルチプルリスクファクター症候群で、心血管疾患や脳血管疾患などの**動脈硬化性疾患**を起こしやすい病態をいう。その発症には生活習慣が深く関与している。

＊**インスリン抵抗性**　血中のインスリン濃度に見合ったインスリン作用が得られない状態をいう。インスリン拮抗物質の存在、インスリン受容体数の減少、またはインスリン受容体を介する細胞内への情報伝達能力が低下した状態などが考えられる。

2　診断基準

必須項目は**内臓脂肪蓄積**であり、さらに**脂質代謝異常**、**血圧高値**、**糖代謝異常**の３項目のうち２項目に該当すればメタボリックシンドロームと診断する。

また、メタボリックシンドロームでは、「善玉」アディポサイトカインである**アディポネクチンの血中濃度が低下**し、「悪玉」アディポサイトカインである**プラスミノーゲン活性化抑制因子１（PAI-１）の血中濃度が上昇**する。

メタボリックシンドローム診断基準(成人)

内臓脂肪（腹腔内脂肪）蓄積 内臓脂肪面積：男女とも100cm^2以上に相当	ウエスト周囲径 男性：85cm 以上　女性：90cm 以上		
上記に加え以下のうち 2 項目以上に該当			
脂質代謝異常 ・高トリグリセリド血症 ・低 HDL コレステロール血症	トリグリセリド値 150mg/dL 以上	かつ または	HDL コレステロール値 40mg/dL 未満 （男女とも）
血圧高値	収縮期血圧 130mmHg以上	かつ または	拡張期血圧 85mmHg以上
糖代謝異常 ・空腹時高血糖	空腹時血糖値 110mg/dL 以上		

●CT スキャンなどで内臓脂肪量測定を行うことが望ましい。
●ウエスト径は立位、軽呼気時、臍レベルで測定する。脂肪蓄積が著明で臍が下方に偏位している場合は、肋骨下縁と前上腸骨棘の中点の高さで測定する。
●メタボリックシンドロームと診断された場合、糖負荷試験がすすめられるが診断には必須ではない。
●高トリグリセリド血症、低 HDL コレステロール血症、高血圧、糖尿病に対する薬剤治療を受けている場合は、それぞれ項目に含める。

（日本内科学会発表　2005年 4 月 8 日）

※小児メタボリックシンドロームについては、PartⅢ-8-2 1を参照のこと。

3 治療

(1) 食事療法

内臓脂肪量減少や脂肪細胞の質的異常の改善を目的に目標とする体重と日常生活活動量をもとに総エネルギー摂取を適正化する。現在の体重から **3％以上の減少**を **3～6か月間**で達成することを目標とし、急激な減量を避ける。摂取エネルギーのうち50～60％を糖質とし、必須アミノ酸を含むたんぱく質の不足に注意して筋肉量を減らさないようにし、ビタミンやミネラルを多めに摂取する。

（日本動脈硬化学会『動脈硬化性疾患予防ガイドライン2022年版』）

※グリセミック・インデックス(GI)とグリセミック・ロード(GL)については、PartⅠ-8-3 1「エネルギー源としての作用」を参照のこと。

(2) 運動療法

週 2 ～ 3 回、30分以上のまとまった運動を行う。

(3) 薬物療法

メタボリックシンドロームに併発する病的異常が顕著な場合には、各々に対して薬物療法を行う。

3 糖尿病とその合併症

糖尿病は、**インスリン作用不足による慢性の高血糖状態を主徴とする代謝疾患群**である。
近年では、過食(特に高脂肪食)、運動不足、肥満、ストレスなど生活習慣が原因となる「**生活習慣**

病としての糖尿病」の増加が問題になっている（この場合は２型糖尿病）。

1 糖尿病の分類

(1)　１型糖尿病（インスリン依存状態）

膵臓のβ細胞が何らかの原因で破壊され、インスリンの分泌が絶対的に欠乏したもの（自己免疫反応による場合が多い）。

(2)　２型糖尿病（インスリン非依存状態）

膵臓のβ細胞からのインスリン分泌低下を主体とするものと、インスリン抵抗性が主体で、それにインスリンの相対的不足を伴うもの。遺伝要因に、生活習慣や加齢などの要因が加わることで発症する。わが国では、糖尿病患者の95％以上を２型糖尿病が占める。

(3)　その他の特定の機序・疾患によるもの

遺伝子異常や、肝・膵疾患、内分泌疾患、薬剤、感染症などによって糖尿病を発症するもの。

(4)　妊娠糖尿病

妊娠中に初めて発見または発症した糖尿病に至っていない糖代謝異常で、妊娠中の明らかな糖尿病及び糖尿病合併妊娠は含めない。児の過剰発育が起こりやすく周産期のリスクが高まるとともに、出産後、母体の糖代謝異常が一旦改善しても、一定期間後に糖尿病を発症するリスクが高まる。

糖尿病の病型の特徴

	１型糖尿病（インスリン依存状態）	２型糖尿病（インスリン非依存状態）
家族歴	家系内の糖尿病は２型の場合より少ない	家系内血縁者にしばしば糖尿病がある
発症年齢	小児～思春期に多い 中高年でも認められる	40歳以上に多い 若年発症も増加している
発症様式	多くは急性、亜急性	緩徐、しばしば無症状
肥満度	肥満とは関係がない	肥満または肥満の既往が多い
膵島自己抗体	GAD 抗体などの陽性率が高い	陰性
血糖値	高い、不安定	さまざまであるが、比較的安定している
ケトン体	著増することが多い	増加するがわずかである
ケトーシス傾向	起こりやすい	少ない
インスリン分泌能	空腹時血中Ｃペプチド0.6ng/mL 未満が目安となる	空腹時血中Ｃペプチド1.0ng/mL 以上
治療	1. 強化インスリン療法 2. 食事療法 3. 運動療法（代謝が安定している場合）	1. 食事療法 2. 運動療法 3. 経口薬、GLP-１受容体作動薬またはインスリン療法

2 一般的な症状

- ●口渇、多飲、多尿
- ●体重減少：体重は発症の１～２年前に増加するが、悪化すると急激に減少する。
- ●空腹感、多食、易疲労感、全身倦怠感、脱力感、無気力、発汗異常、便秘、下痢

3 平均血糖値を反映する指標

(1)　HbA1c（グリコヘモグロビン）

HbA1c は、赤血球中のヘモグロビンに血液中のグルコースが結合したもので、血糖値の上昇

とともに、HbA1c 値も上昇する。HbA1c は、採血時から**過去1～2か月間の平均血糖値を反映し、糖尿病の診断に用いられる**とともに、**血糖コントロール状態の指標**となる。耐糖能正常者の基準値は4.6～6.2%である。赤血球の量や寿命との関連があり、出血、鉄欠乏性貧血の回復期、溶血性疾患や肝硬変などで低値をとるので注意を要する。

⑵　グリコアルブミン(GA)

グリコアルブミンは、アルブミンにグルコースが結合したもので、血糖値の上昇とともに、血中グリコアルブミン濃度も上昇する。グリコアルブミンは、採血時から過去約2週間の平均血糖値を反映するので、HbA1c より短期の血糖コントロール状態の指標として利用される。基準値は11～16%である。糖尿病性腎症によるネフローゼ症候群などのように、体外にたんぱく質が失われて血漿たんぱく質の半減期が短くなる病態下で低値をとるので注意を要する。

⑶　1,5-アンヒドログルシトール(1,5-AG)

1,5-アンヒドログルシトールは、構造がグルコースによく似たポリオールで、尿細管での再吸収がグルコースと競合して行わる。このため、血糖値が上昇すると、1,5-アンヒドログルシトールの再吸収が阻害され、尿中排泄量が増加して、血中濃度が低下する。前述の指標とは逆に、**糖代謝状態が悪化すると低値をきたす**。基準値は14.0μg/mL 以上である。

4　臨床診断のフローチャート

糖尿病型
●血糖値(空腹時≧126mg/dL、OGTT2 時間*≧200mg/dL、随時≧200mg/dL のいずれか)
●HbA1c≧6.5%

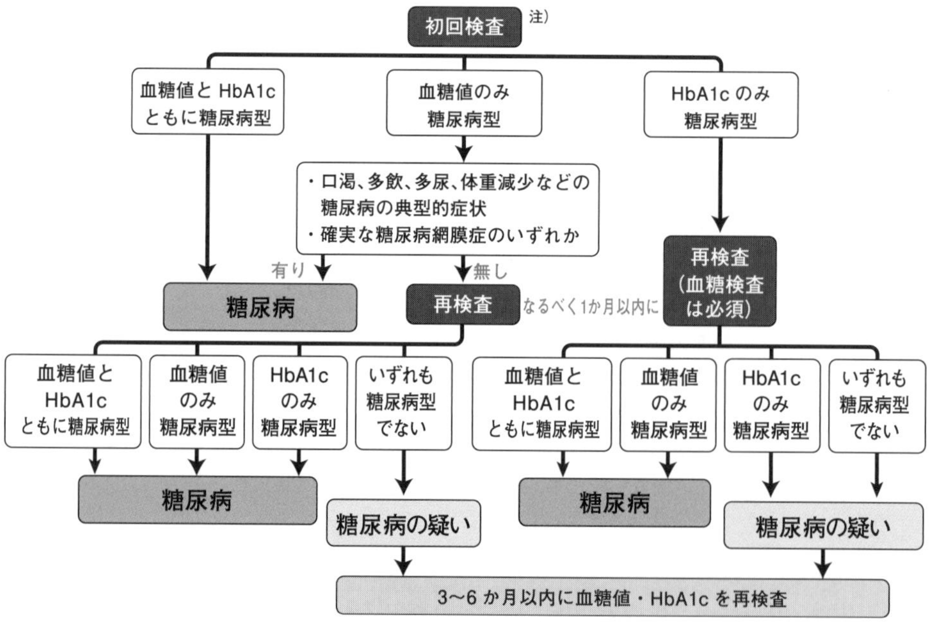

注)糖尿病が疑われる場合は、血糖値と同時にHbA1cを測定する。同日に血糖値とHbA1cが糖尿病型を示した場合には、初回検査だけで糖尿病と診断する。

＊OGTT(経口ブドウ糖負荷試験)2時間値　無水ブドウ糖75g を水に溶かしたものを服用し、ブドウ糖負荷2時間後に採血し血糖値を測定する。2時間値の基準値は140mg/dL 未満である。空腹時血糖の基準値は110mg/dL 未満である。

(日本糖尿病学会編『糖尿病治療ガイド2022－2023』)

■尿検査

・**尿糖**が持続陽性であれば糖尿病である可能性が高いが、尿糖検査は、腎のブドウ糖排泄閾値や内服中の薬剤によって影響を受けるため、**糖尿病の診断には用いない**。なお、通常、尿糖排泄閾値は160〜180mg/dL とされるが、個人差が大きい。

・尿ケトン体が陽性である糖尿病患者は、インスリン作用が著しく減弱している証拠であるので、重症患者である。

5　治療

(1)　コントロールの指標

①　血糖コントロールの指標

血糖コントロール指標では、**HbA1c 値**を重視し、主要な判定はこれによって行う。

65歳未満の血糖コントロール目標

	コントロール目標値 注4)		
目標	血糖正常化を目指す際の目標 注1)	合併症予防のための目標 注2)	治療強化が困難な際の目標 注3)
HbA1c(%)	6.0未満	7.0未満	8.0未満

※治療目標は年齢、罹病期間、臓器障害、低血糖の危険性、サポート体制などを考慮して個別に設定する。

注1）適切な食事療法や運動療法だけで達成可能な場合、または薬物療法中でも低血糖などの副作用なく達成可能な場合の目標とする。

注2）合併症予防の観点から HbA1c の目標値を７％未満とする。対応する血糖値としては、空腹時血糖値130mg/dL 未満、食後２時間血糖値180mg/dL 未満をおおよその目安とする。

注3）低血糖などの副作用、その他の理由で治療の強化が難しい場合の目標とする。

注4）いずれも成人に対しての目標値であり、また妊娠例は除くものとする。

（日本糖尿病学会編『糖尿病治療ガイド2022−2023』）

②　その他のコントロール指標

1）血圧

収縮期血圧　130mmHg 未満　　　　拡張期血圧　80mmHg 未満

※75歳以上の高齢者でも忍容性があれば個別に判断して130/80mmHg 未満を目指す。

2）血清脂質

LDL コレステロール	120mg/dL 未満(冠動脈疾患がある場合100mg/dL 未満、より冠動脈疾患の再発リスクが高いと考えられる場合は70mg/dL 未満を考慮する)
HDL コレステロール	40mg/dL 以上
中性脂肪	150mg/dL 未満(早朝空腹時)
non-HDL コレステロール	150mg/dL 未満(冠動脈疾患がある場合130mg/dL 未満、より冠動脈疾患の再発リスクが高いと考えられる場合は100mg/dL 未満を考慮する)

3）体重

目標体重(kg)＝〔身長(m)〕^{2}×22〜25(目標 BMI)

※目標 BMI：65歳未満は22kg/m²、65歳以上は22～25kg/m²
※肥満の人は当面は、現体重の３％減を目指す。達成後は20歳時の体重や、個人の体重変化の経過、身体活動量などを参考に目標体重を決める。

⑵　治療方針の立て方

①　１型糖尿病（インスリン依存状態）

１型糖尿病が疑われるときは、**直ちにインスリン治療を開始する**。長期にわたり良好な血糖コントロールを続けるには、強化インスリン療法が必要である。併せて、食事療法、運動療法を行う。

②　２型糖尿病（インスリン非依存状態）

初診時の HbA1c が9.0％未満のときは、**食事療法と運動療法**を開始し継続することが治療の基本となる。適切な食事療法と運動療法を２～３か月継続しても目標の血糖コントロールを達成できない場合には、薬物治療を行う。初診時の HbA1c が9.0％以上のときは、患者背景を考慮して、食事療法、運動療法に加えて薬物療法の開始を考慮する。経口薬や注射薬は少量から始め、血糖コントロールの状態を見ながら徐々に増量する。

6　食事療法

⑴　初診時の食事指導のポイント

- 腹八分目とする
- 食品の種類はできるだけ多くする
- 動物性脂質（飽和脂肪酸）は控えめに
- 食物繊維を多く含む食品（野菜、海藻、きのこなど）を摂る
- 朝食、昼食、夕食を規則正しく
- ゆっくりよくかんで食べる
- 単純糖質を多く含む食品の間食を避ける

⑵　食事療法の進め方

①　エネルギー摂取量

年齢、肥満度、身体活動量、病態、患者のアドヒアランスなどを考慮し、エネルギー摂取量を決定する。ただし、現体重と目標体重に乖離のある場合は、柔軟に対処する。治療開始時の目安とするエネルギー摂取量の算出方法は、次の式で求める。

エネルギー摂取量＝目標体重[注1)]×エネルギー係数[注2)]

注1）目標体重（kg）の目安については、総死亡が最も低い BMI は年齢によって異なり、一定の幅があることを考慮し、以下の式から算出する。

65歳未満　　　　　　　：〔身長（m）〕^{2}×22
前期高齢者（65～74歳）：〔身長（m）〕^{2}×22～25
後期高齢者（75歳以上）：〔身長（m）〕^{2}×22～25※

※75歳以上の後期高齢者では現体重に基づき、フレイル、（基本的）ADL 低下、合併症、体組成、身長の短縮、摂食状況や代謝状態の評価を踏まえ、適宜判断する。

注2）エネルギー係数は身体活動レベルならびに病態に基づいたエネルギー必要量（kcal/kg 目標体重）。高齢者のフレイル予防では、身体活動レベルより大きい係数を設定できる。また、肥満で減量を図る場合には、身体活動レベルより小さい係数を設定できる。いずれにおいても、目標体重と現体重との間に大きな乖離がある場合は、下記の目安を参考に柔軟に係数を設定する。

〈エネルギー係数の目安〉

●軽い労作（大部分が座位の静的活動）…………………………………25～30kcal/kg 目標体重

●普通の労作（座位中心だが通勤・家事、軽い運動を含む）……30～35kcal/kg 目標体重

●重い労作（力仕事、活発な運動習慣がある）……………………………35～　kcal/kg 目標体重

※肥満者の場合には、まず３％の体重減少を目指す。

②　栄養素の構成

一般的には、初期設定として指示エネルギー量の**40～60%を炭水化物**から摂取し、さらに食物繊維が豊富な食物を選択する。**たんぱく質は20%まで**として、残りを脂質とするが、25%を超える場合は、飽和脂肪酸を減じるなど脂肪酸組成に配慮する。炭水化物、たんぱく質、脂質、ビタミン、ミネラルなど各栄養素が、必要量摂取できるように配慮する。食品の選択に際し、「糖尿病食事療法のための食品交換表」を使うと、炭水化物割合が50～60%であれば、一定の指示エネルギー量を守りながらバラエティーに富んだ食品を選ぶことができる。

(3)　糖尿病食事療法のための食品交換表

食品交換表は、主に含まれている栄養素によって食品を**４群６表**に分類し、食品の含むエネルギー量**80kcalを１単位**と決め、同一表内の食品を同一単位で交換摂取できるようにつくられている。たとえば、ごはんは表１に含まれる食品で、１単位は50g（小さい茶碗軽く半杯）である。これと交換できるのは、同じ表１の食パン１単位：30g（１斤６枚切りの約半枚）やうどん（ゆで）１単位：80gなどであり、表２の食品であるりんごや表３の食品である豆腐などとは交換できない。食事に占める炭水化物の割合については、60%、55%、50%Eの３段階の配分例が示されている。

食品分類表

食品の分類	食品の種類	１単位（80kcal）当たりの栄養素の平均含有量		
		炭水化物（g）	たんぱく質（g）	脂質（g）
炭水化物を多く含む食品（Ⅰ群）				
表１	●穀物●いも●炭水化物の多い野菜と種実●豆（大豆を除く）	18	2	0
表２	●くだもの	19	1	0
たんぱく質を多く含む食品（Ⅱ群）				
表３	●魚介●大豆とその製品●卵、チーズ●肉	1	8	5
表４	●牛乳と乳製品（チーズを除く）	7	4	4
脂質を多く含む食品（Ⅲ群）				
表５	●油脂●脂質の多い種実●多脂性食品	0	0	9
ビタミン、ミネラルを多く含む食品（Ⅳ群）				
表６	●野菜（炭水化物の多い一部の野菜を除く）●海藻●きのこ●こんにゃく	14	4	1
調味料	●みそ、みりん、砂糖など	12	3	2

（日本糖尿病学会編・著『糖尿病食事療法のための食品交換表第７版』）

(4)　カーボカウント

良好な血糖コントロールを目的に、食事中にどれだけの**糖質**が含まれているのかを把握することを**カーボカウント**と呼ぶ。これは、食後血糖値に最も影響を及ぼす栄養素が糖質であるという考え方に基づいている。カーボカウントには基礎と応用がある。

①　基礎カーボカウント

カーボカウントの原則を知り、食事中の糖質量を把握し、規則正しく摂取することである。指示されたエネルギー量と栄養素の配分から算出される糖質量を、３食（必要に応じて間食）

にほぼ均等に配分し、それぞれの食事を毎日、規則的な食事間隔でとることによって、毎食後の血糖値が安定し、血糖コントロールが良好になる。

②　応用カーボカウント

1型糖尿病や強化インスリン療法中の2型糖尿病患者が対象となる。食事中の糖質量に応じて**インスリン量を調整**し、食後血糖値を適切にコントロールする。

(5)　合併症予防のための注意点

・アルコールの摂取は適量(25g/日程度まで)に留め、肝疾患や合併症など問題のある症例では禁酒とする。なお、アルコールのエネルギー量は、7.1 kcal/gで計算する。

・高中性脂肪血症の場合には、飽和脂肪酸、ショ糖・果糖などの摂り過ぎに注意する。

・食物繊維を多く摂取するように努める(**20g/日以上**)。食物繊維には食後の血糖値上昇を抑制し、血清コレステロールの増加を防ぎ、便通を改善する作用がある。

・高血圧合併患者の食塩摂取量は、**6g/日未満**が推奨される。腎症合併患者の食塩制限は病期によって異なる。高血圧発症予防も重要な治療目標であるので、高血圧発症前から適正な摂取(**男性7.5g/日未満、女性6.5g/日未満**)を勧める。

・包括的治療の一環として低たんぱく質食を実施するかを検討すべき症例は、末期腎不全への進展リスクが高いと考えられる症例、つまり顕性アルブミン尿を有しGFR＜45mL/分/1.73m^2を呈する例、微量アルブミン尿以下の症例ではGFR＜45mL/分/1.73m^2かつ進行性に腎機能低下(－3～－5mL/分/1.73m^2/年以上が目安)する例であり、低たんぱく質食を実施する場合には**摂取たんぱく質0.6～0.8g/kg目標体重/日とする**。またGFR＜30mL/分/1.73m^2では、腎機能低下抑制効果に加え、リンおよび尿毒素物質の蓄積の抑制、酸負荷の抑制を目的に**0.6～0.8g/kg目標体重/日のたんぱく質摂取量**を検討する。このような場合はとくに、腎臓専門医への紹介や、管理栄養士への食事療法の依頼を検討する。また、高齢者、とくにサルコペニア、フレイルまたはそのリスクがある患者や75歳以上の高齢者の低たんぱく質食の適応に関しては、低栄養、サルコペニア、フレイル、認知機能障害のリスクが上がる可能性もあることから、原則として個別にたんぱく質摂取量を設定するべきである。個別対応の中で、低たんぱく質食をそれらの対象者に対して新規に実施する方針とした場合、高齢者におけるたんぱく質の維持必要量から考えて、**たんぱく質摂取量0.8g/kg目標体重/日を下限**とすることが妥当であると考える。

7　運動療法

(1)　運動療法の効果

急性効果としては、グルコースや脂肪酸の利用が促進されて血糖値の低下をもたらす。慢性効果としては、インスリン抵抗性の改善が得られる。

(2)　運動療法の実際

①　運動の種類

有酸素運動とレジスタンス運動は、ともに血糖コントロールに有効であり、併用によりさらに効果がある。高齢者糖尿病においては、片足立位保持、ステップ練習、体幹バランス運動などの**バランス運動**は生活機能の維持・向上に有用である。また、水中歩行は有酸素運動とレジスタンス運動がミックスされた運動であり、膝にかかる負担が少なく、肥満糖尿病患者に安全かつ有効である。

② **運動の強度**

一般的に**中強度**の有酸素運動を行うことが勧められる。中強度とは、最大酸素摂取量の50％前後のものを指し、運動時の心拍数でその程度を判定する。簡易的に50歳未満では１分間に100～120拍、50歳以上では100拍未満が中強度の運動の目安となる。

③ **運動時間と頻度**

運動持続時間は、糖質と脂肪酸の効率のよい燃焼のために20分以上の持続が望ましい。有酸素運動は中強度で週に150分かそれ以上、週に３回以上、運動をしない日が２日間以上続かないように行い、レジスタンス運動は連続しない日程で週に２～３回行うことがそれぞれ勧められ、禁忌でなければ両方の運動を行う。歩行運動では１回15～30分間、１日２回、１日の運動量として歩数は約１万歩程度が適当である。

(3) **運動療法を禁止あるいは制限した方がよい場合**

・糖尿病の代謝コントロールが極端に悪い場合(**空腹時血糖値250mg/dL 以上、または尿ケトン体中等度以上陽性**)
・増殖前網膜症以上の場合(眼科医と相談する)
・**腎不全の状態にある場合**(専門の医師の意見を求める)
・虚血性心疾患※や心肺機能に障害のある場合(専門の医師の意見を求める)
・骨・関節疾患がある場合(専門の医師の意見を求める)
・急性感染症、糖尿病壊疽、高度の糖尿病性自律神経障害

※糖尿病の場合には、特に無症候性(無痛性)心筋虚血への注意が必要である。

8 薬物療法

(1) **経口薬療法**

食事療法、運動療法が行われているが、代謝コントロールがなお不十分であるときに経口薬療法を開始する。

薬剤の選択に際しては、できるだけ低血糖を起こさないように留意する。**特にスルホニル尿素(SU)薬では、患者に低血糖時の対応をしっかり指導する必要がある。**

３か月間継続投与しても目標に達しない場合には、他剤との併用も含め、他の治療法を考慮する。**妊娠中または妊娠する可能性の高い場合及び授乳中には、原則的に以下のすべての経口薬とGLP-１受容体作動薬を使用しない。**

血糖降下薬の種類

		薬の種類	主な作用	主な副作用	使用上の注意等
インスリン分泌非促進系		ビグアナイド薬	肝臓での**糖新生抑制**	胃腸障害、乳酸アシドーシス、ビタミンB_{12}低下	肝・腎・心・肺機能障害のある患者、脱水、大量飲酒者などには使用しない。
インスリン分泌非促進系		チアゾリジン薬	骨格筋・肝臓での**インスリン抵抗性改善**	**浮腫、心不全**	心不全患者、心不全の既往者には使用しない。
インスリン分泌非促進系		α-グルコシダーゼ阻害薬(α-GI)	腸管での炭水化物の吸収分解遅延による**食後血糖上昇の抑制**	胃腸障害、放屁、肝障害	**必ず食直前に服用する。**
インスリン分泌非促進系		SGLT 2 阻害薬	腎臓でのブドウ糖再吸収阻害による**尿中ブドウ糖排泄促進**	性器・尿路感染症、脱水、皮疹、ケトーシス	腎不全患者、透析患者には使用しない。
インスリン分泌促進系	血糖依存性	イメグリミン	血糖依存性インスリン分泌促進 インスリン抵抗性改善作用	胃腸障害	eGFR＜45の患者には推奨されない。
インスリン分泌促進系	血糖依存性	GLP-1受容体作動薬	DPP-4による分解を受けずにGLP-1作用増強による血糖依存性のインスリン分泌促進とグルカゴン分泌抑制	胃腸障害、注射部位反応(発赤、皮疹など)	SU薬やインスリンとの併用は、低血糖の発症頻度を増加させる可能性があるため、SU薬やインスリンの減量を考慮する。
インスリン分泌促進系	血糖依存性	DPP-4阻害薬*	GLP-1とGIPの分解抑制による**血糖依存性のインスリン分泌促進**とグルカゴン分泌抑制	SU薬との併用で低血糖増強、胃腸障害、皮膚障害、類天疱瘡	SU薬に追加投与する場合は、SU薬は減量が望ましい。
インスリン分泌促進系	血糖非依存性	スルホニル尿素(SU)薬	**インスリン分泌の促進**	肝障害	腎・肝障害のある患者及び高齢者は、遷延性低血糖をきたすリスクがある。
インスリン分泌促進系	血糖非依存性	速効型インスリン分泌促進薬(グリニド薬)	より速やかな**インスリン分泌の促進**・食後高血糖の改善	肝障害	**必ず食直前に服用する。**食前30分投与では食事開始前に低血糖を起こす可能性がある。

*インクレチン(GLP-1、GIP)は分泌後、DPP-4によって速やかに分解・不活性化されるが、DPP-4阻害薬によってこれを抑制できる。

※**経口糖尿病薬に共通する禁忌例**：重症ケトーシス例、意識障害例、重症感染症例、手術前後の例、重篤な外傷例、重度な肝機能障害例、妊婦または妊娠している可能性のある例、当該薬剤に対する過敏症の既往例

（日本糖尿病学会編『糖尿病治療ガイド2022－2023』改）

(2) インスリン製剤(注射薬)

① インスリン療法の適応

1) インスリン療法の絶対的適応

●インスリン依存状態

●**高血糖性の昏睡[糖尿病性ケトアシドーシス、高浸透圧高血糖状態]**

●重症の肝障害、腎障害を合併しているとき

●重症感染症、外傷、中等度以上の外科手術(全身麻酔施行例など)のとき

●糖尿病合併妊婦(妊娠糖尿病で、食事療法だけでは良好な血糖コントロールが得られない場合も含む)

●静脈栄養時の血糖コントロール

2) インスリン療法の相対的適応

●インスリン非依存状態の例でも、著明な高血糖(たとえば、空腹時血糖値250mg/dL以上、随時血糖値350mg/dL以上)を認める場合

●経口薬療法のみでは良好な血糖コントロールが得られない場合

●やせ型で栄養状態が低下している場合

●ステロイド治療時に高血糖を認める場合

●糖毒性*を積極的に解除する場合

＊糖毒性　高血糖状態によって、インスリンの分泌不全と作用障害がさらに増悪する悪循環のこと。

②　強化インスリン療法

強化インスリン療法とは、インスリンの頻回注射、または持続皮下インスリン注入療法に血糖自己測定を併用し、医師の指示に従い、患者自身がインスリン注射量を決められた範囲内で調節しながら、良好な血糖コントロールを目指す治療法である。なお、**1型糖尿病の患者では、いかなる場合にも、インスリン注射を中断してはならない**。

③　インスリン製剤の種類

インスリン製剤は作用発現時間や作用持続時間によって、超速効型、速効型、中間型、混合型、配合溶解、持効型溶解に分類される。

(3)　GLP-1受容体作動薬(注射薬)

GLP-1受容体作動薬は、膵β細胞膜上のGLP-1受容体に結合し、**血糖依存的にインスリン分泌促進作用を発揮する**。さらにグルカゴン分泌抑制作用も有する。食事療法、運動療法によっても十分良好な血糖コントロールが得られない**インスリン非依存状態**の患者に用いる。インスリン依存状態(1型糖尿病患者など)への適応はない。

(4)　イメグリミン

グルコース濃度依存的インスリン分泌の促進、インスリン抵抗性の改善の双方に寄与して血糖降下作用を示す。

9　合併症

糖尿病合併症には、高度のインスリン作用不足によって起こる急性合併症と、長年の高血糖によって起こる慢性合併症があり、いずれも患者のQOL、生命予後を悪化させる。

◆急性合併症◆

(1)　糖尿病性ケトアシドーシス

極度のインスリン欠乏と、コルチゾールやアドレナリンなどインスリン拮抗ホルモンの増加により、**高血糖**(≧250mg/dL)、**高ケトン血症**(β-ヒドロキシ酪酸の増加)、**アシドーシス**(pH7.3未満)をきたした状態である。

初期治療は、十分な**輸液**(生理的食塩水点滴静注より開始)と電解質の補正及び**速効型インスリンの静脈内持続投与**である。

(2)　高浸透圧高血糖状態

著しい高血糖(≧600mg/dL)と**高度な脱水**に基づく高浸透圧血症により、循環不全をきたした状態であるが、著しいアシドーシスは認めない(pH7.3〜7.4)。**高齢の2型糖尿病患者**が、感染症、脳血管障害、手術、高カロリー輸液、利尿薬やステロイド投与により高血糖をきたした場合に発症しやすく、発症まで数日の期間がある。

治療の基本は、脱水の補正と電解質の補正及びインスリンの適切な投与である。

糖尿病性ケトアシドーシスと高浸透圧高血糖状態の鑑別

	糖尿病性ケトアシドーシス	高浸透圧高血糖状態
糖尿病の病態	**インスリン依存状態(主に1型)**	**インスリン非依存状態(主に2型)**、発症以前には糖尿病と診断されていないこともある
発症前の既往、誘因	インスリン注射の中止または減量、インスリン抵抗性の増大、感染、心身ストレス、清涼飲料水の多飲、SGLT 2 阻害薬の投与	感染症、脱水、手術、脳血管障害、薬剤(副腎皮質ステロイド、利尿薬、高カロリー輸液、SGLT 2 阻害薬)、内分泌疾患(クッシング症候群、バセドウ病)、心疾患
発症年齢	**若年者(30歳以下)が多い**	**高齢者が多い**
前駆症状	**激しい口渇、多飲、多尿**、体重減少、はなはだしい全身倦怠感、消化器症状（悪心、嘔吐、腹痛）	明確かつ特異的なものに乏しい、倦怠感、頭痛、消化器症状
身体所見	**脱水(＋＋＋)**、発汗(－)、**アセトン臭(＋)**、**クスマウル大呼吸**(深くて大きい呼吸)、血圧低下、循環虚脱、脈拍頻かつ浅、神経学的所見に乏しい	**脱水(＋＋＋)**、アセトン臭(－)、血圧低下、循環虚脱、**神経学的所見に富む(けいれん、振戦)**
血糖値	**250～1,000mg/dL**	**600～1,500mg/dL**
尿ケトン体	**(＋)～(＋＋＋)** 血清総ケトン体 3 mM 以上	**(－)～(＋)** 血清総ケトン体0.5～ 2 mM
pH	**7.3以下**	7.3～7.4
有効浸透圧	正常～300mOsm/kg(やや上昇)	320mOsm/kg 以上**(顕著な上昇)**
ナトリウム	正常～軽度低下	＞150mEq/L(高値)
カリウム	軽度上昇、治療後低下	軽度上昇、治療後低下

（日本糖尿病学会編『糖尿病治療ガイド2022－2023』抜粋）

■シックデイ(sick day)

糖尿病患者が治療中に発熱、下痢、嘔吐をきたし、または食欲不振のため食事ができないときをシックデイと呼ぶ。シックデイの状態では、著しい高血糖やケトアシドーシスに陥ることがあるため、特別の注意が必要である。シックデイのときは主治医の指示を仰ぐ。**インスリン治療中の患者は、食事が摂れなくても自己判断でインスリン注射を中断してはならない。**十分な水分の摂取により脱水を防ぐ。食欲のないときは、日頃食べ慣れていて口当たりがよく消化のよい食物(たとえばジュース、スープ、お粥など)を選び、できるだけ摂取するようにする(絶食しないようにする)。特に炭水化物と水の摂取を優先する。

(3)　感染症

糖尿病患者は感染症にかかりやすい。肺結核もまれではなく、尿路感染症や皮膚感染症もみられ、特に足の皮膚感染症は壊疽の原因になり得る。糖尿病患者が手術(抜歯も含む)を受ける際には、十分な感染症対策をとる必要がある。

◆慢性合併症◆

長時間持続する高血糖・脂質異常を含む代謝障害と、高血圧などの血管障害因子によって起こる全身の血管を中心とした組織の変性・機能喪失である。**糖尿病網膜症、糖尿病性腎症、糖尿病性神経障害**を三大合併症という。

(4)　糖尿病網膜症

網膜の血管壁細胞の変性、基底膜の肥厚による血流障害、血液成分の漏出が原因で、出血・白斑・網膜浮腫などの初期病変が発症する。高度に進行すると黄斑症を起こしたり、網膜及び硝子体内に新生血管が生じ、硝子体出血や網膜剝離を起こして視力障害に陥る。血管新生緑内障は高率に失明につながる末期合併症である。糖尿病患者の視力障害には**白内障**によるものもある。糖尿病網膜症は、わが国の**中途失明の三大原因**(他の２つは緑内障、網膜色素変性症)の一つとなっている。

(5)　糖尿病性腎症

腎糸球体血管に、網膜症で観察されるものと類似の血管変化が起こる。血管周囲の結合組織であるメサンギウムが増生し、糸球体構造の破壊、そして機能障害が起こる。臨床的には、**糸球体濾過量(GFR、eGFRで代用する)**と**尿中アルブミン排泄量**あるいは**尿たんぱく排泄量**によって評価する。病初期からeGFR60mL/分/1.73m^{2}未満を示す症例は慢性腎臓病(CKD)に該当し、網膜症の有無を参考にして、腎硬化症などの糖尿病性腎症以外を鑑別する。

腎症進展の予防には、肥満是正、禁煙とともに、厳格な血糖、血圧、脂質の管理が最も重要であり、早期の介入によって寛解も期待できる。腎症の発症や進展予防の観点からは、**たんぱく質摂取量の上限をエネルギー摂取量の20%未満とすることが望ましい**とされている。ただし、栄養障害／サルコペニア・フレイルのリスクを有する症例(特に高齢者)では、重度の腎機能障害がなければ十分なたんぱく質を摂る。**顕性腎症：第3期の場合、たんぱく質制限食を0.8〜1.0g/kg目標体重／日を考慮してもよい。**たんぱく質制限食を実施する際には、エネルギー摂取量(普通の労作30〜35kcal/kg目標体重)の十分な確保が必要であり、より大きいエネルギー係数を考慮する。**食塩摂取量は高血圧合併や顕性腎症の場合は、1日6g未満が推奨される。**

腎症を有する例では、高血圧の十分なコントロール(管理目標130/80mmHg未満)が腎症の進行を遅らせる。

糖尿病腎不全患者では、全身浮腫、心不全などを併発することが多く、個々の症例に応じて適切な時期に透析導入を行う。糖尿病性腎症は、わが国の**新規透析導入の原因の第1位**である。

糖尿病性腎症病期分類注1)

病　期	尿アルブミン値(mg/gCr) あるいは 尿たんぱく値(g/gCr)	GFR(eGFR) (mL/分/1.73m^2)
第1期(腎症前期)	正常アルブミン尿(30未満)	30以上注2)
第2期(早期腎症期)	微量アルブミン尿(30〜299)注3)	30以上
第3期(顕性腎症期)	顕性アルブミン尿(300以上) あるいは 持続性たんぱく尿(0.5以上)	30以上注4)
第4期(腎不全期)	問わない注5)	30未満
第5期(透析療法期)	透析療法中	

注1)　糖尿病性腎症は必ずしも第1期から順次第5期まで進行するものではない。本分類は、厚労省研究班の成績に基づき予後(腎、心血管、総死亡)を勘案した分類である。

注2)　GFR60mL/分/1.73m^{2}未満の症例はCKDに該当し、糖尿病性腎症以外の原因が存在し得るため、他の腎臓病との鑑別診断が必要である。

注3)　微量アルブミン尿を認めた症例では、糖尿病性腎症早期診断基準に従って鑑別診断を行った上で、早期腎症と診断する。

注4)　顕性アルブミン尿の症例では、GFR60mL/分/1.73m^{2}未満からGFRの低下に伴い腎イベント(eGFRの半減、透析導入)が増加するため、注意が必要である。

注5)　GFR30mL/分/1.73m^{2}未満の症例は、尿アルブミン値あるいは尿たんぱく値にかかわらず、腎不全期に分類される。しかし、特に正常アルブミン尿・微量アルブミン尿の場合は、糖尿病性腎症以外の腎臓病との鑑別診断が必要である。

(日本糖尿病学会編『糖尿病治療ガイド2022−2023』)

糖尿病性腎症病期分類とCKD重症度分類との関係

アルブミン尿区分			A1	A2	A3
尿アルブミン定量			正常アルブミン尿	微量アルブミン尿	顕性アルブミン尿
尿アルブミン/Cr比(mg/gCr)			30未満	30～299	300以上
(尿たんぱく/Cr比)(g/gCr)			(0.15未満)	(0.15～0.49)	(0.50以上)
GFR区分(mL/分/1.73m^2)	G1	≧90	第1期(腎症前期)	第2期(早期腎症期)	第3期(顕性腎症期)
	G2	60～89			
	G3a	45～59			
	G3b	30～44			
	G4	15～29	第4期(腎不全期)		
	G5	＜15			
	(透析療法中)		第5期(透析療法期)		

（日本糖尿病学会編『糖尿病治療ガイド2022－2023』）

⑹ 糖尿病性神経障害

糖尿病患者に最も多い合併症の一つで、三大合併症の中でも**早期に発症**する。糖尿病性神経障害には、**多発神経障害**(広汎性左右対称性神経障害)と単神経障害があり、臨床的に高頻度にみられるのは多発神経障害である。

多発神経障害は、高血糖の持続により発症・進展し、主として両足の**感覚・運動神経障害**(しびれ、疼痛、知覚低下、異常知覚、アキレス腱反射の低下あるいは消失など)と**自律神経障害**(無自覚性低血糖、起立時眩暈《げんうん》、起立性低血圧、無痛性心筋虚血、不整脈、嘔気、嘔吐、便秘、下痢、残尿など)の症状を呈する。感覚障害は、四肢の遠位(末梢側)から近位(中枢側)へと進行する。

進行すると知覚が低下するとともに、循環障害や易感染などの種々の要因が加わり、**足潰瘍**や**足壊疽**が形成されやすくなる。

⑺ 冠動脈疾患(心筋虚血)

糖尿病患者が冠動脈疾患を起こすリスクは高い。糖尿病患者の急性心筋梗塞は、はっきりした症状のないことが多い(無症候性)。

⑻ 脳血管障害

脳出血よりも**脳梗塞**が多い。糖尿病は脳梗塞の独立した危険因子で、非糖尿病者の2～4倍高頻度である。全体として小さな梗塞が多発する傾向がある。一過性脳虚血発作(TIA)や軽い麻痺を繰り返し、徐々に脳血管性認知症に至ることがある。

⑼ 末梢動脈疾患(PAD)

糖尿病症例に特有ではないが、糖尿病患者では10～15%と高頻度に合併する。糖尿病患者の末梢動脈疾患の特徴は、膝下病変が多いことである。

⑽ 糖尿病足病変

糖尿病足病変には、足趾間や爪の白癬《はくせん》症、足や足趾の変形や胼胝《べんち》、足潰瘍及び足壊疽まで幅広い病態が含まれる。重症の足病変(潰瘍・壊疽)の発症には、糖尿病性多発神経障害、微小循環障害、末梢動脈疾患、外傷、感染症などが複雑に関連している。高血糖は創傷治癒を遅延させる。

◆併存疾患(その他の合併症)◆

⑾　**骨病変**

1型糖尿病でも2型糖尿病でも、骨質の低下による**骨折**リスクの増加が認められる。1型糖尿病では骨密度の低下も認められるが、2型糖尿病ではむしろ骨密度は上昇している。

⑿　**手の病変**

糖尿病患者が手のこわばり、指の動きの制限あるいは痛みなどを訴えた場合、狭窄性屈筋腱鞘炎、手根管症候群などの合併を鑑別する。

⒀　**歯周病**

血糖コントロールの不良は歯周病を重症化させる。特に高齢者、喫煙者、肥満者、免疫不全者では罹患率が高い。歯周病が重症であるほど血糖コントロールは不良となる。また、歯周病治療によって歯周組織の慢性炎症が改善すると、インスリン抵抗性が軽減し、血糖コントロール状態も改善することが報告されている。

⒁　**認知症**

糖尿病患者では、アルツハイマー病が1.5倍、脳血管性認知症が2.5倍と多い。重症低血糖は認知症発症のリスクを高める。

⒂　**がん**

血糖コントロールが急激に悪化した場合や急激な体重減少がみられた場合にはがんを原因の一つとして鑑別する。糖尿病では結腸がん、肝がん、膵がん、乳がん、子宮内膜がん、膀胱がんのリスクが増加する。

10　妊娠と糖尿病

⑴　**分類と診断基準**

①　**糖尿病合併妊娠**：糖尿病が妊娠前から存在しているもの

②　**妊娠中の明らかな糖尿病**

③　**妊娠糖尿病**：妊娠中に初めて発見または発症した糖尿病に至っていない糖代謝異常

妊娠中の診断基準

1）妊娠糖尿病　gestational diabetes mellitus（GDM）
75gOGTT において次の基準の１点以上を満たした場合に診断する。 ①空腹時血糖値≧92mg/dL（5.1mmol/L） ②１時間値≧180mg/dL（10.0mmol/L） ③２時間値≧153mg/dL（8.5mmol/L）
2）妊娠中の明らかな糖尿病　overt diabetes in pregnancy[注1)]
以下のいずれかを満たした場合に診断する。 ①空腹時血糖値≧126mg/dL ②HbA1c 値≧6.5% ＊随時血糖値≧200mg/dL あるいは75gOGTT で２時間値≧200mg/dL の場合は、妊娠中の明らかな糖尿病の存在を念頭に置き、①または②の基準を満たすかどうか確認する[注2)]。
3）糖尿病合併妊娠　pregestational diabetes mellitus
①妊娠前にすでに診断されている糖尿病 ②確実な糖尿病網膜症があるもの

注1)　妊娠中の明らかな糖尿病には、妊娠前に見逃されていた糖尿病と、妊娠中の糖代謝の変化の影響を受けた糖代謝異常、および妊娠中に発症した１型糖尿病が含まれる。いずれも分娩後は診断の再確認が必要である。

注2)　妊娠中、とくに妊娠後期は妊娠による生理的なインスリン抵抗性の増大を反映して糖負荷後血糖値は非妊時よりも高値を示す。そのため、随時血糖値や75gOGTT 負荷後血糖値は非妊時の糖尿病診断基準をそのまま当てはめることはできない。

※これらは妊娠中の基準であり、出産後は改めて非妊娠時の「糖尿病の診断基準」に基づき再評価することが必要である。

（日本糖尿病学会編『糖尿病治療ガイド2022－2023』）

⑵　妊娠中の血糖コントロール

母体や児の合併症を予防するために厳格に行う。**空腹時血糖値95mg/dL 未満、食後１時間値140mg/dL 未満**または**食後２時間値120mg/dL 未満、HbA1c6.0～6.5%未満**（妊娠週数や低血糖のリスクなどを考慮し、個別に設定する）を目標とする。

⑶　薬物療法

妊娠前、妊娠中、周産期、授乳期の薬物療法には**インスリン**を用いる。これは、インスリンは胎盤を通過しないが、経口血糖降下薬は胎盤を通過して母体から胎児へ移行したり、母乳中に移行したりして児に影響を与える可能性があるからである。インスリン抵抗性の増大する妊娠中期以降には必要に応じてインスリンを増量し、分娩後には速やかに減量する。

⑷　食事療法

食事療法は胎児の健全な発育、母体の産科的合併症予防、厳格な血糖コントロール達成のために重要であり、妊婦に必要にして十分な栄養を付加し、適正な体重増加を目指す。非肥満妊婦の摂取エネルギーは**目標体重×30kcal** を基本とし、**妊娠中に増大するエネルギー需要量を付加**する。肥満妊婦の場合は目標体重×30kcal を基本とし、エネルギー付加を行わない。

11　小児・思春期における糖尿病

小児糖尿病の治療目標は、非糖尿病児と同等の発育と QOL の確保である。**高血糖の判定区分ならびに糖尿病の診断は成人と同じである。**思春期では、成長ホルモンや性ホルモンの影響などにより「生理的インスリン抵抗性」が増大するほか、思春期特有の精神的葛藤も血糖コントロールに強く影響し、女子では月経周期の影響も加わる。

食事療法を行う場合は、発育を身体計測（身長、体重、腹囲、血圧、性成熟度）の性・年齢の基準に従って評価しながら行い、**成長に必要な栄養素やエネルギー量が不足しないように注意する。**

(1)　１型糖尿病

治療は強化インスリン療法が基本である。目標HbA1cは7.5％未満であるが、目標HbA1c値は個人によって異なり、重症低血糖の発生を最小限にするよう設定する。正常な発育を遂げるために年齢と性に合致した必要エネルギー量を摂取する必要があり、食品構成を適正にする。

(2)　２型糖尿病

日本人では、小児２型糖尿病の約８割は肥満２型糖尿病である。肥満を伴う場合は目標体重エネルギーの90～95％に調整する。単なる減量のみを目標とせず、達成可能な目標を持たせた生活習慣の改善を指導する。メタボリックシンドロームの併存にも注意する。

血糖コントロールはHbA1c6.0％未満が理想であるが、少なくとも7.5％未満を目標とすべきであり、目的とした血糖コントロールが得られなかった場合には薬物療法を開始する。

12　高齢者の糖尿病

高齢期には糖尿病の頻度が高くなる。高齢者糖尿病は、認知症、うつ、ADL低下、サルコペニア、転倒、骨折、フレイル、排尿障害、低栄養などの**老年症候群**をきたしやすい。また、高齢者糖尿病では、食後高血糖や低血糖を起こしやすく、腎・肝機能低下や多剤併用などで薬物有害事象が出やすい。

高齢者糖尿病の血糖コントロール目標は、認知機能やADLをもとに３つのカテゴリーに分類される。認知・生活機能質問票（DASC－８）*を用いることにより、高齢者の血糖コントロール目標設定のためのカテゴリー分類が可能となる。

高齢者糖尿病では多職種により、①身体機能、②認知機能、③心理状態、④栄養状態、⑤薬剤、⑥社会・経済状況などを評価する**高齢者総合機能評価（CGA）**を行う。CGAで得られた情報に基づき、糖尿病の治療や療養指導の計画を立てるとともに、運動療法、栄養サポート、安全な薬物療法、介護保険などの社会サービスの導入などを行う。

食事療法における適正エネルギー摂取量は、25～30kcal/kg目標体重とすることが原則であるが、低栄養あるいはそのリスクがある患者では、25～30kcal/kg目標体重の範囲でも比較的多めのエネルギー摂取が望ましい。炭水化物、たんぱく質、脂質の摂取量に関しては成人と同様であるが、フレイル・サルコペニアの予防のためには、重度の腎機能障害がなければ、十分なエネルギーとたんぱく質を摂ることが望ましい。

＊**認知・生活機能質問票（DASC－８）**　日本老年医学会が、地域包括ケアシステムにおける認知症アセスメントシート（DASC－21）をもとに作成したアセスメントシートで、認知機能を評価する２項目、手段的ADLを評価する３項目、基本的ADLを評価する３項目の計８項目からなる（最低８点、最高32点）。10点以下でカテゴリーⅠ、11～16点でカテゴリーⅡ、17点以上でカテゴリーⅢの可能性が高いと判定する。

※高齢者総合機能評価（CGA）については**PartⅢ-12-3 7「高齢者総合機能評価（CGA）」**を参照のこと。

高齢者糖尿病の血糖コントロール目標（HbA1c値）

<table>
<tr><td colspan="2"></td><td colspan="2">カテゴリーⅠ</td><td>カテゴリーⅡ</td><td>カテゴリーⅢ</td></tr>
<tr><td colspan="2">患者の特徴・
健康状態注1)</td><td colspan="2">①認知機能正常
かつ
②ADL自立</td><td>①軽度認知障害～軽度認知症
または
②手段的ADL低下、基本的ADL自立</td><td>①中等度以上の認知症
または
②基本的ADL低下
または
③多くの併存疾患や機能障害</td></tr>
<tr><td rowspan="3">重症低血糖が危惧される薬剤（インスリン製剤、SU薬、グリニド薬など）の使用</td><td>なし
注2)</td><td colspan="2">7.0%未満</td><td>7.0%未満</td><td>8.0%未満</td></tr>
<tr><td rowspan="2">あり
注3)</td><td>65歳以上
75歳未満</td><td>75歳以上</td><td rowspan="2">8.0%未満
（下限7.0%）</td><td rowspan="2">8.5%未満
（下限7.5%）</td></tr>
<tr><td>7.5%未満
（下限6.5%）</td><td>8.0%未満
（下限7.0%）</td></tr>
</table>

※治療目標は、年齢、罹患期間、低血糖の危険性、サポート体制などに加え、高齢者では認知機能や基本的ADL、手段的ADL、併存疾患なども考慮して個別に設定する。ただし、加齢に伴って重症低血糖の危険性が高くなることに十分注意する。

注1）認知機能や基本的ADL（着衣、移動、入浴、トイレの使用など）、手段的ADL（IADL：買い物、食事の準備、服薬管理、金銭管理など）の評価に関しては、日本老年医学会のホームページを参照する。エンドオブライフの状態では、著しい高血糖を防止し、それに伴う脱水や急性合併症を予防する治療を優先する。

注2）高齢者糖尿病においても、合併症予防のための目標は7.0%未満である。ただし、適切な食事療法や運動療法だけで達成可能な場合、または薬物療法の副作用なく達成可能な場合の目標を6.0%未満、治療の強化が難しい場合の目標を8.0%未満とする。下限を設けない。カテゴリーⅢに該当する状態で、多剤併用による有害作用が懸念される場合や、重篤な併存疾患を有し、社会的サポートが乏しい場合などには、8.5%未満を目標とすることも許容される。

注3）糖尿病罹病期間も考慮し、合併症発症・進展阻止が優先される場合には、重症低血糖を予防する対策を講じつつ、個々の高齢者ごとに個別の目標や下限を設定してもよい。65歳未満からこれらの薬剤を用いて治療中であり、かつ血糖コントロール状態が図の目標や下限を下回る場合には、基本的に現状を維持するが、重症低血糖に十分注意する。グリニド薬は、種類・使用量・血糖値等を勘案し、重症低血糖が危惧されない薬剤に分類される場合もある。

（日本糖尿病学会編『糖尿病治療ガイド2022－2023』）

4　低血糖

1　概要

動悸、発汗、脱力、意識レベルの低下などの症状があり、血糖値が70mg/dL未満の場合、**低血糖と診断する。糖尿病の治療中にみられる頻度の高い緊急事態である。**

2　症状

(1)　**交感神経刺激症状**（血糖値が正常の範囲を超えて急速に降下した結果生じる症状）

発汗、不安、動悸、頻脈、手指振戦、顔面蒼白など

(2)　**中枢神経症状**（血糖値が50mg/dL以下程度に低下したことにより生じる症状）

中枢神経のエネルギー不足を反映する頭痛、眼のかすみ、空腹感、眠気（生あくび）などがあ

り、血糖値が50mg/dL 以下ではさらに意識レベルの低下、異常行動、けいれんなどが出現し昏睡に陥る。

3　原因

(1)　**糖尿病に伴う低血糖**

インスリン製剤及び経口血糖降下薬（特にスルホニル尿素薬）使用中の糖尿病患者において、薬物の種類や量を誤る、食事が遅れる、食事量または炭水化物の摂取が少ない、運動量が多いなどの場合に低血糖が起こる。

(2)　**先天性代謝異常に伴う低血糖**

グリコーゲン合成・分解系の酵素の欠損による**糖原病**（特にⅠ型；フォンギルケ病）では、低血糖をきたしやすい。

(3)　**反応性低血糖**

糖の吸収が亢進している状態では、食後、急速に血糖値が上昇する。この高血糖を防ぐために大量のインスリンが持続分泌され、その結果として低血糖となる。これを反応性低血糖という。胃を切除した人に合併する**後期ダンピング症候群**では低血糖を起こす。

4　低血糖時の対応

低血糖と感じたら、**ブドウ糖**10g またはブドウ糖を含む飲料水（150～200mL）をすぐに摂取する。ブドウ糖以外の糖類では効果発現は遅延する。**α-グルコシダーゼ阻害薬服用中の患者では必ずブドウ糖を選択する。**

意識レベルが低下するほどの低血糖をきたしたときは、低血糖の再発や遷延で意識障害が再び出現する可能性が高いので、低血糖が遷延する場合には、必ず医療機関で治療を受ける。

※ショ糖（砂糖）よりも吸収の速いブドウ糖が望ましい。

5　脂質異常症

1　概要

脂質異常症とは、血中の LDL コレステロール（LDL-C）、トリグリセリド（TG）、non-HDL コレステロール（non-HDL-C）が増加している状態または HDL コレステロール（HDL-C）が減少している状態をいい、アポたんぱくの欠損、リポたんぱくの過剰生産あるいはその代謝に関わる酵素の欠損や受容体異常などにより起こる。高コレステロール血症は、動脈硬化性疾患の発症・進展の最も重要な危険因子である。

また、血中のトリグリセリドが増加すればするほど、HDL コレステロールが低下していくことが知られており、高トリグリセリド血症は低 HDL コレステロール血症の増悪因子になる。

2 診断基準

スクリーニングのための診断基準

LDL コレステロール	140mg/dL 以上	高 LDL コレステロール血症
	120～139mg/dL	境界域高 LDL コレステロール血症**
HDL コレステロール	40mg/dL 未満	低 HDL コレステロール血症
トリグリセリド	150mg/dL 以上(空腹時採血*)	高トリグリセリド血症
	175mg/dL 以上(随時採血*)	
Non-HDL コレステロール	170mg/dL 以上	高 non-HDL コレステロール血症
	150～169mg/dL	境界域高 non-HDL コレステロール血症**

＊　基本的に10時間以上の絶食を「空腹時」とする。ただし水やお茶などカロリーのない水分の摂取は可とする。空腹時であることが確認できない場合を「随時」とする。

＊＊スクリーニングで境界域高 LDL コレステロール血症、境界域高 non-HDL コレステロール血症を示した場合は、高リスク病態がないか検討し、治療の必要性を考慮する。

※LDL コレステロールは Friedewald 式または直接法で求める。

〈Friedewald 式〉

$$\text{LDL コレステロール} = \text{総コレステロール} - \text{HDL コレステロール} - \frac{\text{トリグリセリド}}{5}$$

※トリグリセリドが400mg/dL 以上や随時採血の場合は non-HDL コレステロール(総コレステロール − HDL コレステロール)か LDL コレステロール直接法を使用する。ただしスクリーニングで non-HDL コレステロールを用いる時は、高トリグリセリド血症を伴わない場合は LDL コレステロールとの差が＋30mg/dL より小さくなる可能性を念頭においてリスクを評価する。

※トリグリセリドの基準値は空腹時採血と随時採血により異なる。

※HDL コレステロールは単独では薬物介入の対象とはならない。

（日本動脈硬化学会『動脈硬化性疾患予防ガイドライン2022年版』）

3 分類

脂質異常症は、増加している血清脂質・リポたんぱくの種類と組合せによって次の表のようにⅠ型からⅤ型に分類される。

WHO の脂質異常症表現型分類

	増加するリポたんぱく	増加する脂質		血清外観	
		総コレステロール	トリグリセリド	上層	下層
Ⅰ型	カイロミクロン	→	↑↑↑	クリーム層	透明
Ⅱa 型	LDL	↑～↑↑↑	→	透明	透明
Ⅱb 型	VLDL・LDL	↑～↑↑	↑↑	透明～白濁	透明～白濁
Ⅲ型	IDL	↑↑	↑↑	やや白濁	やや白濁
Ⅳ型	VLDL	→または↑	↑↑	白濁	白濁
Ⅴ型	カイロミクロン、VLDL	↑	↑↑↑	クリーム層	白濁

↑：上昇　↑↑：中等度に上昇　↑↑↑：著明に上昇　→：変化なし

また、脂質異常症は、原因となる疾患を伴わない**原発性**(主として遺伝性のもの)と、生活習慣の乱れやある種の疾患や薬剤により引き起こされる**二次性(続発性)**に分類される。

(1) 原発性脂質異常症

原発性脂質異常症のうち遺伝性のものは家族性脂質異常症と呼ばれており、冠動脈疾患をきたしやすいのは、**家族性高コレステロール血症**、家族性複合型脂質異常症、家族性Ⅲ型脂質異常症である。

●家族性高コレステロール血症(FH)

家族性高コレステロール血症は、高 LDL コレステロール血症、早発性冠動脈疾患、腱・皮膚黄色腫《おうしょくしゅ》を3主徴とし、**LDL 受容体またはその関連遺伝子の異常**にて発症する**常染色体性遺伝性疾患**(ほとんどが顕性遺伝形式)である。

家族性高コレステロール血症では、治療として当然に生活習慣の改善を実践すべきであるが、積極的な薬物療法（**スタチン**が第一選択薬）を行う。薬物療法で効果が得られない場合は、**LDL アフェレーシス**治療を考慮する。

成人（15歳以上）家族性高コレステロール血症診断基準

1．高 LDL コレステロール血症（未治療時の LDL コレステロール180mg/dL 以上）
2．腱黄色腫（手背、肘、膝等またはアキレス腱肥厚）あるいは皮膚結節性黄色腫
3．家族性高コレステロール血症あるいは早発性冠動脈疾患の家族歴（第一度近親者）

※２項目が当てはまる場合、家族性高コレステロール血症と診断する。
※LDL コレステロールが250mg/dL 以上の場合あるいは２または３を満たし LDL コレステロールが160mg/dL 以上の場合は、家族性高コレステロール血症を強く疑う。
※早発性冠動脈疾患は男性55歳未満、女性65歳未満で発症した冠動脈疾患と定義する。

■LDL アフェレーシス（LDL 吸着療法）

血漿から LDL コレステロールを吸着により直接除去する治療法で、血液浄化法の１つである。LDL アフェレーシスは、薬物療法で効果の得られない家族性高コレステロール血症、薬物治療に反応しない閉塞性動脈硬化症やネフローゼ症候群などの治療に用いられる。

⑵　二次性（続発性）脂質異常症

二次性（続発性）脂質異常症は、脂質異常症全体の約40％を占める。

二次性（続発性）脂質異常症の原因

疾患	糖尿病、肥満症、甲状腺機能低下症、ネフローゼ症候群、クッシング症候群、閉塞性黄疸など
薬剤	副腎皮質ステロイド薬、エストロゲン、サイアザイド系利尿薬など
その他	高エネルギー食、アルコール、ストレス、運動不足など

⑶　高トリグリセリド血症

Ⅰ・Ⅴ型のような高トリグリセリド血症（血清 TG 値1,000～2,000mg/dL 以上）では、特徴的な網膜脂血症を呈したり、**急性膵炎**や肝脾腫などの重篤な合併症を起こしたりする。

4　診断

⑴　身体所見

①　黄色腫

皮膚にリポたんぱくを貪食したマクロファージが集合してできる黄色あるいはオレンジ色の腫瘤で、高コレステロール血症、高トリグリセリド血症に合併して起こる。腱黄色腫（腱肥厚）、眼瞼黄色腫、発疹性黄色腫、結節性黄色腫などがある。

②　**角膜輪**（角膜周辺に出現する白色の混濁）

③　**網膜脂血症**（網膜の血管が乳白色にみえる）

④　**肝脾腫**

⑤　**動脈硬化症**

⑵　検査所見

トリグリセリドが上昇する血清の外観として、カイロミクロンがうっ滞した脂質異常症では上層に**クリーム層**が、VLDL がうっ滞した脂質異常症では**白濁**を認める。なお、コレステロールが上昇する血清の外観は透明で異常を認めない。

5 食事療法（日本動脈硬化学会『脂質異常症診療ガイド2023年版』）

⑴ 食事療法の効果

・総エネルギー摂取量制限のもとでは、低炭水化物食は体重減少とTGの低下に有効であり、低脂肪食はLDL-C低下に有効である。

・コレステロールや飽和脂肪酸を過剰に摂取すると、LDL-Cが上昇する。

・トランス脂肪酸はLDL-CやLp(a)（リポ蛋白(a)）を上昇、HDL-Cを低下させる。

・食物繊維は、TC、LDL-C、non-HDL-Cを低下させる。

・魚油（エイコサペンタエン酸やドコサヘキサエン酸）の摂取を増やすと、TGが低下する。

・飲酒者ではアルコールの摂取を制限するとTGが低下する。

・多量飲酒は冠動脈疾患の危険因子であり、不定期に多量飲酒する場合（ビンジ飲酒）は、虚血性心疾患のリスクが高まる。血圧上昇、脳出血の増加やがん発症などの健康障害リスクも考慮し、アルコールの摂取は25g/日以下、あるいはできるだけ減らす。

・減塩により、高血圧の改善や冠動脈疾患や脳卒中の発症予防が期待できる。野菜を多く、果物を適度に摂取すると、血圧上昇を抑制できる。

・減塩した日本食パターンの食事では、動脈硬化性疾患の予防が期待される。

・肥満者においては、総エネルギー摂取量を減らして減量することにより、総死亡率は減少する。またLDL-C、TGは低下、HDL-Cは上昇、空腹時血糖、HbA1cや２型糖尿病発症リスクは低下、高血圧は改善する。

⑵ 食事療法の実際

１）基本となる食事療法

① 適正体重の維持と栄養素配分のバランス

・標準体重と日常生活活動量を基に、総エネルギー摂取量を適正化する。

・目標とする体重は、

18歳から49歳：[身長(m)]^2×18.5～24.9kg/m^2

50歳から64歳：[身長(m)]^2×20.0～24.9kg/m^2

65歳から74歳：[身長(m)]^2×21.5～24.9kg/m^2

75歳以上　　　：[身長(m)]^2×21.5～24.9kg/m^2　とする。

・総エネルギー摂取量(kcal/日)＝目標とする体重(kg)×身体活動量（軽い労作で25～30、普通の労作で30～35、重い労作で35～）を目指す。

・エネルギー比率は脂肪20～25％E、炭水化物50～60％Eとする。

② 脂質の選択

・飽和脂肪酸の多い食品を摂りすぎない（飽和脂肪酸エネルギー比率として７％未満）。飽和脂肪酸はできる限り不飽和脂肪酸に置き換える。

・不飽和脂肪酸を増やす際も、総エネルギー摂取量が過剰にならないようにする。

・$n-3$系多価不飽和脂肪酸、特に魚油（エイコサペンタエン酸やドコサヘキサエン酸）の摂取を増やす。

・$n-6$系多価不飽和脂肪酸、特にリノール酸の摂取を増やすことが奨められる。植物性食品からの摂取が望まれる。

・一価不飽和脂肪酸は油脂類、肉類、菓子類、乳類、魚介類、卵類などの多くの食品に含まれるが、増やす場合は植物性食品からの摂取が望まれる。

・工業由来のトランス脂肪酸はマーガリン、ショートニングやファットスプレッドを用いた菓子や揚げ物などの加工食品に多く含まれており、これらの摂取を控える。
・コレステロールの摂取を減らす(200mg/日未満)。

③　炭水化物の選択

・ショ糖(砂糖)、ブドウ糖(グルコース)、果糖(フルクトース)を摂り過ぎないようにする。
・食物繊維をできるだけ多く摂る(食物繊維総量として25g/日以上を目安とする)。総エネルギー摂取量に注意しながら、食物繊維を多く含む食品［未精製穀類、大豆・大豆製品、野菜、果物、海藻、きのこ、こんにゃくなど］の摂取を増やす。

④　食塩の摂取を減らす(６g/日未満)。

⑤　アルコール摂取を25g/日以下に抑える、あるいはできるだけ減らす。

2）危険因子を改善する食事

上記に加え、各危険因子に対して以下を強化する。

①　高 LDL-C 血症

・総エネルギー摂取量の適正化と脂肪エネルギー比率の低下を行う。LDL-C を上昇させるコレステロール(200mg/日未満)、飽和脂肪酸(エネルギー比率として７%未満)、トランス脂肪酸の摂取を減らす。
・具体的には、脂肪含有量の多い肉の脂身や動物性の脂(牛脂、ラード、バター)、加工肉製品、乳類、臓物類、卵類を減らす。
・日本食パターンの食品構成となる食物繊維と植物ステロールを含む未精製穀類、海藻、きのこ、緑黄色野菜を含めた野菜および大豆・大豆製品の摂取を増やす。

②　高トリグリセリド血症

・適正体重を維持する、または目指すように総エネルギー摂取量を考慮する。
・炭水化物エネルギー比率を低めにするために、炭水化物を多く含む菓子類、糖含有飲料、穀類、糖質含有量の多い果物の摂取を減らす。
・*n*－３系多価不飽和脂肪酸を多く含む魚類の摂取を増やす。
・アルコールの摂取をできるだけ減らす。

③　高カイロミクロン血症

・脂肪の摂取を総エネルギー摂取量の15%以下に制限する。
・調理に中鎖脂肪酸トリグリセライド(MCT)オイルを使用することも検討する。
・アルコールの摂取をできるだけ減らす。

④　低 HDL-C 血症

・適正体重を維持する、または目指すように総エネルギー摂取量を考慮する。
・炭水化物エネルギー比率を低くする。
・トランス脂肪酸の摂取を控える。

6　薬物療法

高 LDL コレステロール血症に対する第一選択薬として、**HMG-CoA 還元酵素阻害薬(スタチン)**が推奨され、単剤で LDL コレステロールの十分な管理ができない場合には、併用療法を考慮する。HMG-CoA 還元酵素阻害薬(スタチン)は、コレステロール生合成経路の律速酵素である HMG-CoA 還元酵素を拮抗阻害することにより、肝臓でのコレステロール合成を抑制する。これにより肝細胞内のコレステロールが減少して、LDL 受容体の合成が亢進し、肝臓に取り込まれる LDL が増加して、血中 LDL が減少する。肝障害や**横紋筋融解症**などの副作用に留意する。横紋筋融解症はクレアチンキナーゼが正常上限の10倍以上に上昇し、クレアチニン上昇を伴う筋肉症状があり、通常は茶褐色尿と尿ミオグロビンを伴う。

高トリグリセリド血症の治療薬の一つである ***n*－３系多価不飽和脂肪酸**は、エイコサペンタエン酸（EPA）とドコサヘキサエン酸（DHA）による肝臓での VLDL 合成抑制により血中トリグリセリド値を改善する。

脂質異常症治療薬の薬効による分類

分類	LDL-C	non-HDL-C	TG	HDL-C
スタチン	↓↓～↓↓↓	↓↓～↓↓↓	↓	—～↑
小腸コレステロールトランスポーター阻害薬	↓↓	↓↓	↓	↑
陰イオン交換樹脂	↓↓	↓↓	↑	↑
プロブコール	↓	↓	—	↓↓
PCSK 9 阻害薬	↓↓↓↓	↓↓↓↓	↓～↓↓	—～↑
MTP 阻害薬*	↓↓↓	↓↓↓	↓↓↓	↓
フィブラート系薬	↑～↓	↓	↓↓↓	↑↑
選択的 PPARα モジュレーター	↑～↓	↓	↓↓↓	↑↑
ニコチン酸誘導体	↓	↓	↓↓	↑
***n*－３系多価不飽和脂肪酸**	—	—	↓	—

＊ホモ家族性高コレステロール血症患者が適応
↓↓↓↓：－50％以下　↓↓↓：－50～－30％　↓↓：－30～－20％　↓：－10～10％
↑：10～20％　↑↑：20～30％　－：－10～10％
（日本動脈硬化学会『脂質異常症診療ガイド2023年版』改）

6　高尿酸血症、痛風

1　概要

尿酸*は血清中で7.0mg/dL 程度の濃度で飽和状態に達し、これを越える濃度になると過剰な尿酸が結晶を形成し体内に蓄積する。このように尿酸が過剰になった状態を**高尿酸血症**、尿酸の結晶が急性の関節炎を起こしたものを**痛風**という。高尿酸血症患者がすべて痛風を引き起こすわけではなく、発症率は約５％である。

痛風のほとんどは原因不明で、遺伝因子と環境因子の双方が関与した疾患と考えられている。痛風は**中年男性に多く**、閉経前の女性では少ない。これは、女性ホルモン（エストロゲン）が尿酸排泄を促進すると考えられているからである。

高尿酸血症、痛風は生活習慣病の１つであり、また、他の**生活習慣病の合併が多い**。なお、高尿酸血症と虚血性心疾患や心血管障害による死亡との関係が注目されている。

＊**尿酸**　DNA や RNA を形成する**プリン体**の最終代謝産物である。

2　痛風の症状

痛風の症状の主体は尿酸塩結晶による**急性の関節炎（痛風発作）**と**腎障害**である。

急性の関節炎は、**足の母趾の付け根（第1 中《ちゅう》足《そく》趾《し》節《せつ》関節）、足関節に起こりやすく**、発赤・腫脹・熱感を伴う痛みの強い関節炎である。痛風発作は、飲酒、過度の運動による脱水、過労などで誘発される。

痛風の腎・尿路系合併症としては、**尿路結石症、痛風腎による腎不全**が挙げられる。

3 診断

(1)　**血液検査**：血清尿酸値の上昇、CRP・白血球の増加。

(2)　**関節腔穿刺《せんし》**：尿酸塩結晶の証明

(3)　**X 線検査**：骨打ち抜き像（レントゲン上、骨の中に多数の黒く抜けた影を認める所見）の描出

(4)　**尿検査**：たんぱく尿陽性

4 薬物療法

(1)　**痛風発作直前の前兆期や発作直後の治療薬**

①　**コルヒチン**……好中球の遊走と炎症メディエーターの放出を抑制。発作の**前兆期**に使用、副作用（血液障害、生殖器障害、肝・腎障害、脱毛）が強い、過量投与で激しい下痢を起こす、痛風以外には効かない

②　**非ステロイド性抗炎症薬（NSAIDs《エヌセイズ》*）**……**極期**に使用、短期間のみ比較的多量に投与する

＊**非ステロイド性抗炎症薬（NSAIDs）**　ステロイド以外の薬物で、抗炎症作用を有する薬物の総称。炎症性物質であるプロスタグランジンの生合成を抑制し、抗炎症作用と解熱・鎮痛作用を発現する。アスピリン、インドメタシン、イブプロフェンなど。

(2)　**尿酸降下薬**

生活習慣の改善にもかかわらず、血清尿酸値が9.0mg/dL 以上の無症候性高尿酸血症では薬物療法を考慮する。また、尿路結石、腎疾患、高血圧などの合併症がある場合は、血清尿酸値が8.0mg/dL 以上で薬物療法を考慮する。なお、**血清尿酸値6.0mg/dL 以下を治療目標値とする。**

①　**尿酸排泄促進薬**（**プロベネシド**、ベンズブロマロン、ブコローム）

尿アルカリ化薬を併用して、尿路結石の防止に努める。

②　**尿酸生成抑制薬**（**アロプリノール**、フェブキソスタット、トピロキソスタット）

腎障害、尿路結石の既往ないし合併例では尿酸生成抑制薬を選択する。

5 生活指導（「高尿酸血症・痛風の治療ガイドライン第2・3版　2010・2019年改訂」より）

(1)　**食事療法**

①　**適正なエネルギーの摂取**

肥満傾向にある高尿酸血症・痛風患者に対しては、糖尿病治療に準じた**摂取エネルギーの適正化**が食事療法の第一に挙げられる。また、**ショ糖・果糖は血清尿酸値を上昇**させ、痛風のリスクも増加させるので、ショ糖・果糖の過剰摂取を避ける。

※コーヒー、チェリー、ビタミンC、乳製品（特に低脂肪乳製品）は、痛風リスクを低減すると報告されている。また、食物繊維摂取量が多いほど高尿酸血症発症リスクが低い。

②　**高プリン体食の制限（プリン体1日400mg 程度）**

肉や魚の内臓、魚の干物などが高プリン体食である。プリン体は親水性のため、ソーセージやかまぼこなど肉や魚の加工品は低プリン体食である。一方、肉や魚でとったスープには、肉や魚が入っていなくても、プリン体は高濃度に含まれる。

③　**十分な水分摂取**

尿酸の尿中飽和度を減少させるため、水分を十分に摂取し、尿量を2,000mL/日以上確保する。ただし、慢性腎臓病（CKD）が合併した場合の飲水量は慎重に設定する必要がある。

④　アルカリ性食品の積極的摂取

尿が酸性になると尿路結石を合併しやすいので、尿の中性化に有効である野菜や海藻などのアルカリ性食品を積極的に摂取する。尿 pH は6.0〜7.0の維持を目標とする。

⑵　飲酒制限

ビールが痛風のリスクと最も強く関連しているが、アルコール飲料はプリン体の有無にかかわらず、その代謝に関連して血清尿酸値を上昇させるため、アルコールの種類を問わず過剰摂取を慎む。血清尿酸値への影響を最低限に保つ摂取量の目安は１日に日本酒１合、ビールは販売元によって350〜500mL、ウイスキー60mL とされている。またワインは148mL までは血清尿酸値を上げない。

■フルクトースの過剰摂取による高尿酸血症・乳酸アシドーシスの発症機序

フルクトースを過剰摂取すると、無機リン（Pi）が大量に消費される。無機リン濃度の減少によって AMP デアミナーゼの抑制が解除され、AMP の分解が亢進して大量の尿酸が生成する。また、大量の乳酸も生成して尿酸排泄が抑制されるほか、乳酸アシドーシスも引き起こす。

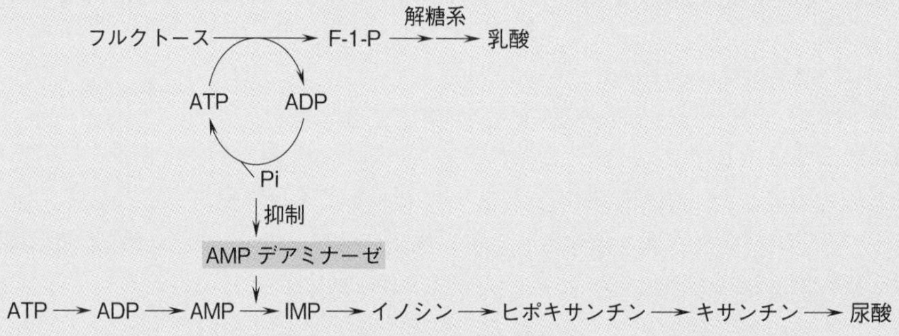

■アルコールの過剰摂取による高尿酸血症の発症機序

アルコールが代謝されると NADH が生成し、ピルビン酸から乳酸の代謝が亢進して乳酸が蓄積する。過剰の乳酸は、腎臓からの尿酸排泄の低下をもたらし、血中尿酸値を上昇させる。また、アルコールが代謝されるとプリンヌクレオチドである ATP の分解も亢進し、尿酸の産生量が増加する。さらに、アルコールの利尿作用も血中尿酸値を上昇させる要因となる。

⑶　運動の推奨

有酸素運動は、高尿酸血症・痛風患者に合併しやすいメタボリックシンドロームの種々の病態を改善させる。少なくとも10分以上の運動を合計１日30分以上または60分程度行うことが好ましい。なお、過度な運動や**無酸素運動**は、血清尿酸値の上昇を招くため避ける。

7　先天性代謝異常症

遺伝子異常により先天的に特定の酵素が欠損していることによって起こる代謝異常をいう。酵素欠損部位の反応の前段階の中間代謝産物が体内に蓄積し、最終代謝産物が欠乏する。

先天性代謝異常症は数多くあるが、早期発見・治療により死亡や障害を防ぐことができる一部の疾患については、新生児を対象に、**血液**を用いた**マススクリーニング検査**が行われている。

■新生児マススクリーニング

新生児マス・スクリーニングは、放置されれば重大な障害をきたす疾患を新生児期に早期発見し、発症前に治療を行い、障害を予防することを目的としている。生後４～６日の新生児の踵を穿刺して採血し、専用の濾紙に血液を染み込ませ乾燥させたものを検査機関に送付する。

2014年４月からは、**タンデムマス法**を用いた新しい分析法が全国的に導入されており、従来の６疾患(フェニルケトン尿症、メープルシロップ尿症、ホモシスチン尿症、ガラクトース血症、先天性副腎過形成症、先天性甲状腺機能低下症)に加え、有機酸代謝異常や脂肪酸代謝異常など新たに多くの疾患について検査できるようになった。

1　フェニルケトン尿症

(1)　概要

フェニルアラニンをチロシンに代謝する**フェニルアラニン水酸化酵素**の欠損によって、体内に**フェニルアラニン**が異常に蓄積する常染色体潜性遺伝疾患である。現在、早期発見・治療がなされているため重篤な症状はみられないが、治療が遅れると、知的障害、けいれん、メラニン色素欠乏症、有機酸血症(かび様の体臭・尿臭など)のような症状が現れる。過剰のフェニルアラニンは、フェニルケトン体として尿中に排泄される。

(2)　食事療法

乳児期は、**フェニルアラニン制限ミルク**(治療乳)とする。離乳後は治療乳と**低たんぱく食**などを組み合わせる。エネルギー摂取不足は血中フェニルアラニン値を上昇させるので、**炭水化物を十分に摂取する**。また、甘味料の**アスパルテーム**にはフェニルアラニンが多く含まれているので注意する。治療は一生続けることが望ましいとされている。

なお、フェニルアラニンは不可欠アミノ酸であるので、制限しすぎると成長障害などが起こる。

血中フェニルアラニン値の維持範囲
(フェニルケトン尿症の治療基準)

乳幼児～幼児期前半	2～4 mg/dL
幼児期後半～小学生前半	3～6 mg/dL
小学生後期	3～8 mg/dL
中学生	3～10mg/dL
高校生以後	3～15mg/dL

2　メープルシロップ尿症

(1)　概要

分岐鎖α-ケト酸脱水素酵素複合体の異常(欠損または著明な低下)によって、**分枝アミノ酸**(ロイシン、イソロイシン、バリン)の代謝が障害されて、α-ケト酸と分枝アミノ酸が体内に増加する常染色体潜性遺伝疾患である。α-ケト酸の増加によって**ケトアシドーシス発作**を起こし、急性発作時には脳波異常や高度の脳浮腫がみられる。尿や汗はメープルシロップ様の特有なにおいがある。

(2)　急性期の治療

血中ロイシン値が20mg/dL以上の場合には、直ちに腹膜透析または交換輸血を行い、速やかに血中α-ケト酸濃度を低下させる。急性期の治療が遅れると、後遺症を残したり、生命予後を悪くする。

(3)　食事療法

乳児期は、**分枝アミノ酸制限ミルク**(治療乳)とする。離乳後は治療乳と**低たんぱく食**などを組み合わせる。

3　ホモシスチン尿症

(1)　概要

シスタチオニンβ合成酵素の欠損によって、体内に**ホモシステイン、ホモシスチン***、**メチオニン**が蓄積し、尿中ホモシスチンが増加する常染色体潜性遺伝疾患である。シスタチオニンβ合成酵素の補酵素である**ビタミンB_6(ピリドキシン)**投与により改善するビタミンB_6反応型と、反応しないビタミンB_6不応型がある。現在、早期発見・治療がなされているため重篤な症状はみられないが、治療が遅れると、クモ状指、水晶体脱臼、知的障害、けいれん、血栓閉塞症のような症状が現れる。

＊ホモシスチン　ホモシステインが酸化されたもの。

(2)　食事療法

乳児期は、**低メチオニン高シスチンミルク**(治療乳)とし、血中メチオニン値を1 mg/dL以下に保つ。生後6か月頃と2～3歳時に入院させて、普通食にした後ビタミンB_6を10日間投与し、血中メチオニン・尿中ホモシスチンが低下するか反応をみる。反応がない場合は**メチオニン制限食**を開始する。なお、エビ・カニ・貝類などの甘味・うま味成分であるベタインにはホモシステインを低下させる作用がある。

4　ガラクトース血症

(1)　概要

ガラクトースからグルコースに転化される過程が障害されて、ガラクトース及びガラクトース1リン酸が体内に蓄積する常染色体潜性遺伝疾患である。症状は白内障、肝障害などさまざまであるが、ガラクトース血症Ⅰ型では治療が遅れると致命的となる。

(2)　食事療法

乳児期は、**乳糖除去ミルク**(治療乳)や大豆乳とする。離乳後は治療乳とガラクトース及び乳糖除去食を組み合わせる。乳製品の制限に伴いカルシウム不足になりやすいので注意する。治療は生涯続ける必要がある。

5　糖原病

(1)　概要

グリコーゲン合成・分解系の酵素の欠損によって、種々の臓器に**グリコーゲン**が蓄積する遺伝性疾患で、**低血糖**を主徴とする。また、肝腫大、肝障害、高乳酸血症、脂質異常症、高尿酸血症などを呈する。糖原病の中で特にⅠ型(フォンギルケ病)では、低血糖・肝臓の腫れが強く、乳酸アシドーシスなどを来す。

(2)　食事療法

乳児期は、糖原病治療乳(GSDフォーミュラ)とする。離乳後は、低血糖を防止するために、

高炭水化物・少量頻回食とする。ガラクトース、フルクトース、ラクトース、ショ糖などはグルコースとして利用できず高乳酸血症をきたすため、グルコースとそのポリマー(でんぷん、麦芽糖、デキストリンなど)の形で摂取させる。また、血糖を長時間保つことができる(体内でゆっくりと消化吸収される)**コーンスターチ**を利用する。

6 先天性副腎過形成症

副腎のステロイドホルモン合成に関係する酵素の欠損による常染色体潜性遺伝疾患である。外性器の異常、塩喪失症状(脱水、低ナトリウム血症、高カリウム血症)、哺乳不良、体重増加不良、皮膚の色素沈着、ショック症状などを呈する。副腎皮質ステロイド薬を服薬する。

7 先天性甲状腺機能低下症(クレチン症)

先天的に甲状腺機能の低下した疾患で、甲状腺ホルモン分泌不足が生じて、成長発育・知的発達障害を起こす。甲状腺ホルモン剤を服薬する。

練習問題

代謝に関係するホルモン・サイトカインに関する記述である。正しいのはどれか。1つ選べ。

(1) アディポネクチンは、内臓脂肪の蓄積により増加する。
(2) インクレチンは、インスリン分泌を促進する。
(3) アドレナリンは、脂肪細胞での脂肪合成を促進する。
(4) レプチンは、エネルギー消費を抑制する。
(5) TNF-α(腫瘍壊死因子α)は、インスリンの作用を増強する。

解説 …… 正答 (2)

(1) 誤り。アディポネクチンの血中濃度は、内臓脂肪の蓄積により減少する。なお、アディポネクチンは「善玉」のアディポサイトカインであり、インスリン抵抗性を改善する。
(2) 正しい。※Part I-7-5 2「消化管ホルモンによる調節」を参照のこと。
(3) 誤り。アドレナリンは、脂肪細胞での脂肪分解を促進する。
(4) 誤り。レプチンは「善玉」のアディポサイトカインであり、エネルギー消費を亢進する。
(5) 誤り。TNF-αは「悪玉」のアディポサイトカインであり、インスリン抵抗性を誘発する。

※(1)、(4)、(5)については、Part I-9-3 10(3)「脂肪組織の役割」を参照のこと。

練習問題

成人の肥満に関する記述である。正しいのはどれか。１つ選べ。

(1)　内臓脂肪型肥満は、内臓脂肪面積が100cm^{2}以上をいう。

(2)　高度肥満は、BMI 30kg/m^{2}以上をいう。

(3)　除脂肪体重の減少を目指す。

(4)　超低エネルギー食(VLCD)は、1,000kcal/日とする。

(5)　VLCD による治療では、乳酸アシドーシスを生じやすい。

解　説 ……………………………………………………………………………… 正答　(1)

(1)　正しい。

(2)　誤り。高度肥満は、BMI 35kg/m^{2}以上をいう。

(3)　誤り。肥満症では、除脂肪体重の減少を抑制しつつ、脂肪体重の減少を目指す。除脂肪体重とは、筋肉・骨・内臓などの脂肪以外の体重である。

(4)　誤り。超低エネルギー食(VLCD)は、600kcal/日以下である。

(5)　誤り。VLCD による治療で生じやすいアシドーシスは、エネルギー不足によるケトアシドーシスである。

練習問題

標準体重である成人の２型糖尿病患者で、1,400kcal/日が指示された。合併症は認めていない。この患者の１日当たりの目標栄養量である。正しいのはどれか。１つ選べ。

(1)　炭水化物量　70g

(2)　たんぱく質量　60g

(3)　脂質量　110g

(4)　食塩相当量　12g

(5)　食物繊維量　10g

解　説 ……………………………………………………………………………… 正答　(2)

(1)　誤り。炭水化物は指示エネルギー量の40～60％とする。指示エネルギー量が1,400kcal より560～840kcal となる。炭水化物は１g＝４kcal なので、炭水化物量140～210g となる。

(2)　正しい。たんぱく質は指示エネルギー量の20％までとする。指示エネルギー量が1,400kcal より280kcal までとなる。たんぱく質は１g＝４kcal なので、たんぱく質量は70g までとする。

(3)　誤り。脂質は、炭水化物とたんぱく質の残りの指示エネルギー量とするが、25％程度する。(1)と(2)より、脂質エネルギー比率を20～30％とした場合、指示エネルギー量が1,400kcal より280～420kcal となる。脂質は１g＝９kcal なので、脂質量31～47g 程度となり、110g は明らかに多すぎる。

(4)　誤り。食塩相当量は、男性7.5g/日未満、女性6.5g/日未満とする。

(5)　誤り。食物繊維量は20g/日以上とする。

練習問題

糖尿病食事療法のための食品交換表に関する記述である。最も適当なのはどれか。１つ選べ。

(1)　４つの表に分類されている。

(2)　１単位は、100kcal である。

(3)　１日の指示単位(指示エネルギー)の配分例には、炭水化物エネルギー比率40、35、30%E の３段階が示されている。

(4)　かぼちゃは、表２に含まれる。

(5)　チーズは、表３に含まれる。

解　説 ……………………………………………… 正答　(5)

(1)　適当でない。６つの表に分類されている。

(2)　適当でない。１単位は、80kcal である。

(3)　適当でない。配分例には、炭水化物エネルギー比率60%、55%、50%E の３段階が示されている。

(4)　適当でない。かぼちゃは炭水化物の多い野菜であるため、表１に分類される。

(5)　適当。なお、チーズを除き乳製品は表４に分類される。

練習問題

脂質異常症の栄養管理に関する記述である。正しいのはどれか。１つ選べ。

(1)　高カイロミクロン血症では、脂肪の摂取を総エネルギー摂取量の30%E 以上にする。

(2)　高 LDL コレステロール血症では、飽和脂肪酸の摂取を控える。

(3)　高 LDL コレステロール血症では、食物繊維摂取量を10g/日以下にする。

(4)　低 HDL コレステロール血症では、有酸素運動を控える。

(5)　高トリグリセリド血症では、水分摂取量を制限する。

解　説 ……………………………………………… 正答　(2)

(1)　誤り。高カイロミクロン血症では、脂肪の摂取を総エネルギー摂取量の15%E 以下に制限する。

(2)　正しい。飽和脂肪酸のエネルギー比率を７%未満とする。

(3)　誤り。高 LDL コレステロール血症では食物繊維摂取量を増やし、25g/日以上とする。

(4)　誤り。低 HDL コレステロール血症に限らず脂質異常症では、有酸素運動を中心に、１日合計30分以上、週３回以上、または週に150分以上実施することを目標とする。

(5)　誤り。高トリグリセリド血症では、水分摂取量は制限されない。高トリグリセリド血症では、炭水化物を多く含む菓子類、糖含有飲料、穀類、糖質含有量の多い果物、アルコールを制限する。

練習問題

高尿酸血症に関する記述である。正しいのはどれか。１つ選べ。

(1)　血清尿酸値が5.0mg/dL 以上で診断される。

(2)　エストロゲンには、尿酸の尿中排泄促進作用がある。

(3)　痛風発作極期には、アロプリノールを使用する。

(4)　水分制限を勧める。

(5)　アルコール摂取を勧める。

解　説 ……………………………………………………………………………… 正答 (2)

(1)　誤り。血清尿酸値が7.0mg/dL 以上で高尿酸血症と診断される。

(2)　正しい。このため、閉経前の女性では高尿酸血症が少ない。

(3)　誤り。痛風発作極期には、非ステロイド性抗炎症薬(NSAIDs)を使用する。痛風発作中に血清尿酸値を変動させると発作の増悪を認めることが多いため、発作中に尿酸降下薬(アロプリノールなど)を開始しない。

(4)　誤り。１日の尿量が2,000mL 以上になるよう、十分な水分摂取を勧める。

(5)　誤り。アルコール飲料は血清尿酸値を上昇させるので制限する。

練習問題

先天性代謝異常症とその栄養管理で制限する栄養素の組合せである。正しいのはどれか。１つ選べ。

(1)　フェニルケトン尿症――――――チロシン

(2)　メープルシロップ尿症―――――芳香族アミノ酸

(3)　ホモシスチン尿症―――――――メチオニン

(4)　糖原病Ⅰ型――――――――――ブドウ糖

(5)　ガラクトース血症―――――――果糖

解　説 ……………………………………………………………………………… 正答 (3)

(1)　誤り。フェニルケトン尿症では、フェニルアラニンを制限する。

(2)　誤り。メープルシロップ尿症では、分枝アミノ酸(バリン、ロイシン、イソロイシン)を制限する。

(3)　正しい。ホモシスチン尿症では、メチオニンの代謝産物であるホモシステインが血中に蓄積されるため、メチオニンを制限する。

(4)　誤り。糖原病Ⅰ型では、低血糖を予防するために高炭水化物食で少量頻回食とするが、ガラクトース、フルクトース(果糖)、ラクトース、ショ糖などはグルコース(ブドウ糖)として利用できず高乳酸血症をきたすため、これらを制限する。

(5)　誤り。ガラクトース血症では、ガラクトースおよびラクトース(乳糖)を制限する。

17 消化器系

1 消化器の構造と機能

消化器系は、口腔から肛門までつづくいわゆる消化管と、分泌活動を行う副器官から成る。

消化器系

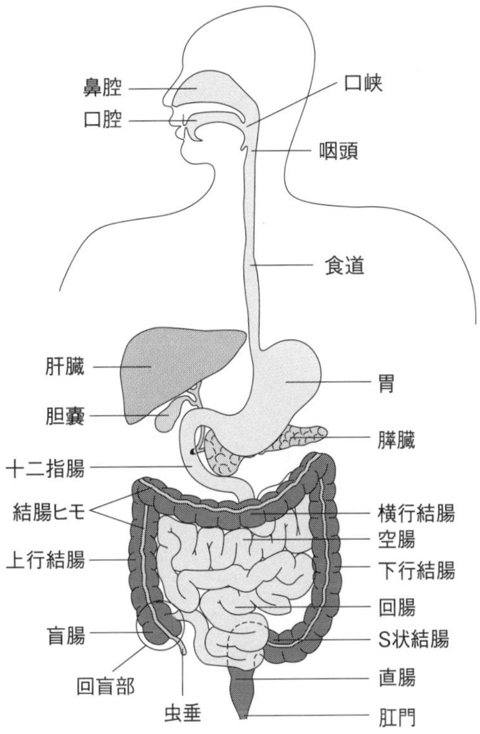

1 口腔

口腔は、口腔前庭(口唇・頬と歯列・歯肉との間)と固有口腔(歯列の内側)とに分けられる。口腔では口腔内の食物をかみ砕く咀嚼を行う。

咀嚼した食物を消化するため、唾液腺(耳下腺、舌下腺、顎下腺)より唾液が分泌される。唾液には、でんぷんを分解するα-アミラーゼやトリアシルグリセロールを分解するリパーゼが含まれるが、**たんぱく質の分解酵素は含まれない**。

2 咽頭

食物が咽頭・食道から胃へと運ばれることを、嚥下という。咽頭は消化管の一部でもあり、気道の一部でもある。リンパ組織としてワルダイエルの咽頭輪がある。なお、口腔と咽頭口部の間の開口部を**口峡**と呼ぶ。

3 食道

食道は咽頭から胃に連なる消化管で、**気管の後方**に位置し、長さは約25cmである。食道粘膜は**重層扁平上皮で漿膜はない**。食道の筋層は輪走筋と縦走筋の**2層**から成る。食道の上部は横紋筋であるが、下るにしたがって平滑筋に移行する。食道は蠕動運動によって、食物を咽頭から胃へ送る。

4 胃

(1) 構造

胃は容積が1,500mLの嚢状の臓器で、**横隔膜の下部**に位置する。食道とは**噴門**を、十二指腸とは**幽門**を経て連なる。胃は大きく3つの部位によって分けられ、噴門の高さより上を**胃底**、そこより下部を**胃体**、角切痕《かくせっこん》と幽門との間を**前庭部**(**幽門部**)と呼ぶ。

胃壁は、粘膜、粘膜下層、平滑筋層、漿膜から成り、胃の粘膜上皮は**単層円柱上皮**である。胃の平滑筋はかなり厚く、外縦走筋、中輪走筋、内斜走筋の層が重なっている。中輪走筋層は幽門で特に発達し、**幽門括約筋**として胃内容物の十二指腸への移動を調節している。

胃の各部の名称

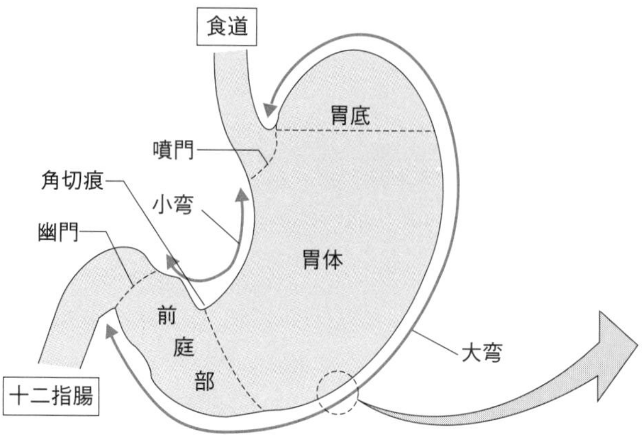

胃壁の構造

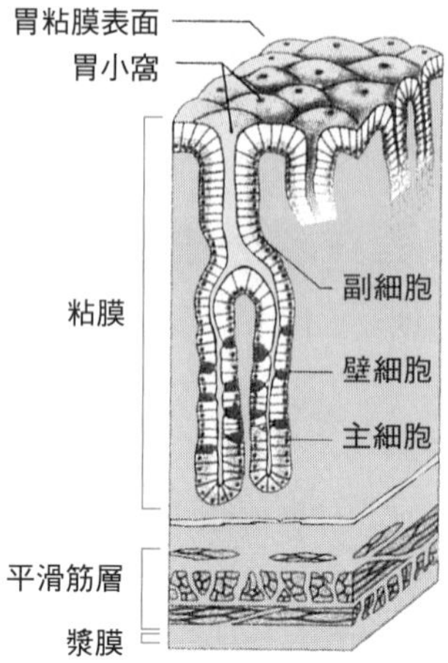

胃の平滑筋層

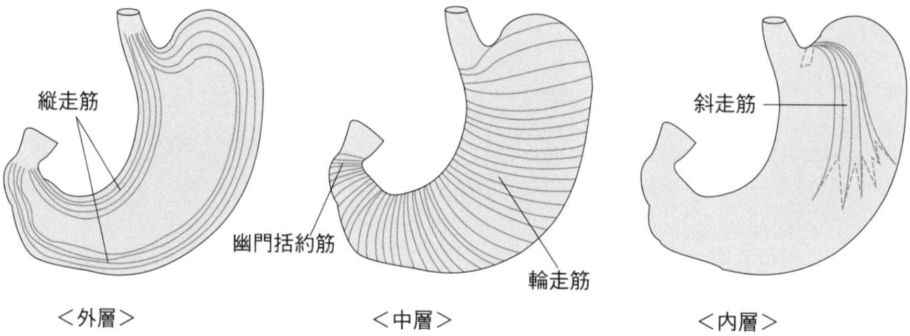

⑵　**機能**

胃は、蠕動運動によって、食物と胃液を混ぜて消化し、粥状として、十二指腸へと送る。胃の蠕動運動は、消化管ホルモンの**ガストリン**によって促進され、**セクレチン**、**コレシストキニン**、**インクレチン(GIP、GLP-1)**によって抑制される。

①　**胃液**

胃には多数の胃腺が存在し、部位により噴門腺、胃底腺、幽門腺と呼ばれる。胃腺は外分泌腺と内分泌腺から成り、1日2～3Lの胃液やホルモンを分泌している。

胃液は、**胃底腺**から分泌される**強酸性**の液体で、**粘液**、**塩酸(胃酸)**、**ペプシノーゲン**から成り、1日に1～2L分泌される。ペプシノーゲンは塩酸により活性型のペプシンとなり、たんぱく質を分解する。

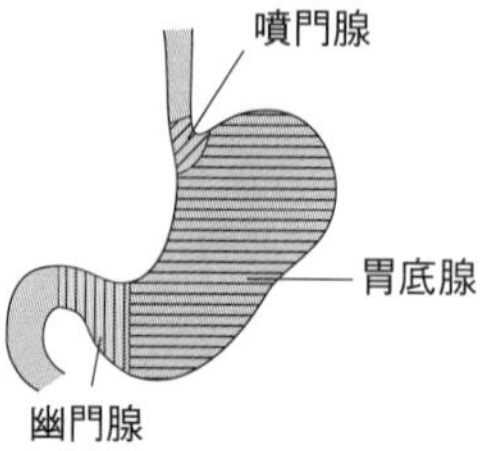

胃腺と分泌細胞

噴門腺	粘液細胞	粘液産生
胃底腺	副細胞	粘液分泌
	壁細胞	塩酸(胃酸)・内因子分泌
	主細胞	ペプシノーゲン分泌
幽門腺	G細胞	ガストリン産生・分泌
	D細胞	ソマトスタチン分泌
	粘液細胞	粘液分泌

② **胃酸の分泌調節**

胃酸の分泌は、**ガストリン**、**ヒスタミン**、**アセチルコリン**によって促進され、一方、**セクレチン**、**GIP** によって抑制される。なお、ヒスタミンは、ガストリン刺激により胃底腺の ECL 細胞から分泌される。また、アセチルコリンは、胃底部の副交感神経（迷走神経）末端から放出され、両者とも胃底腺の壁細胞に作用して胃酸分泌を促進する。

5　小腸

(1)　構造

小腸は全長約 6 m で、**十二指腸**、**空腸**、**回腸**の 3 つの部分に分けられる。小腸の上部およそ 2/5 を空腸、下部およそ 3/5 を回腸と呼ぶが、この両者の間には解剖学的に明確な境界は存在しない。空腸の方がやや太く、厚い壁をもつ。空腸・回腸は**腸間膜**によって後腹壁に吊り下げられたようになっているが、十二指腸とは異なり可動性がある。十二指腸には腸間膜がなく、腹腔の後壁に固定されている。

小腸の粘膜には**輪状ヒダ**があり、輪状ヒダの表面は**腸絨毛**となって表面積を広げている。十二指腸は約25～30cm で、総胆管と膵管の開口部である**大十二指腸乳頭**（ファーター乳頭）がある。開口部には**オッディ括約筋**があり、胆汁、膵液の十二指腸への流入を調節している。

小腸の構造

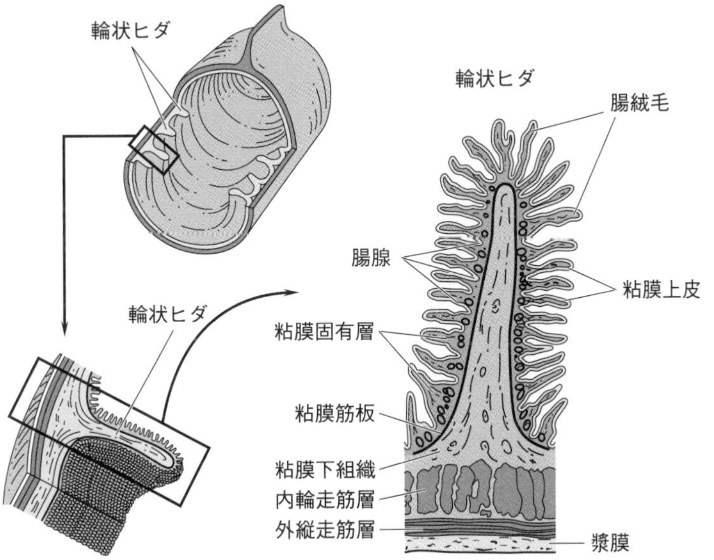

十二指腸と膵臓

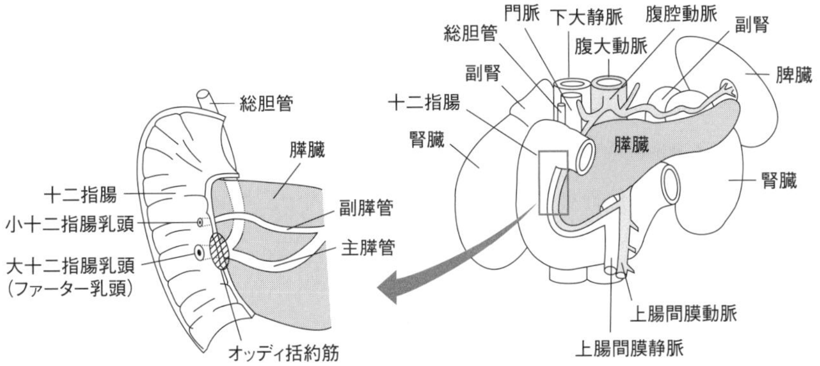

(2) 機能

胃で消化され、粥状になった食物は、十二指腸へ送られる。そこで、膵臓から分泌される膵液、肝臓から分泌される胆汁と混ぜ合わされ、空腸・回腸の腸管壁で最終的な膜消化が行われる。こうして消化された栄養素の大半は空腸・回腸で吸収される。また、腸管は全身のリンパ系組織の約60%が集まる体内最大の免疫器官であり、病原体などの抗原の侵入を防いでいる。

① 膵液

胃から食物が十二指腸に送られてくると、**コレシストキニン**と**セクレチン**が放出される。コレシストキニンは、十二指腸内のペプチド、アミノ酸、脂肪酸によって分泌が促進され、消化酵素を多く含む膵液の分泌と胆嚢収縮を促進する。また、セクレチンは十二指腸内のH$^+$濃度上昇によって分泌が促進され、胃液分泌抑制と胃酸の中和に働く。膵液には、糖質(炭水化物)を分解するα-アミラーゼ、たんぱく質を分解するトリプシンやキモトリプシン、脂質を脂肪酸とグリセロールに分解するリパーゼなどの酵素が含まれている。

② 胆汁

胆汁は肝臓で作られ、胆嚢で濃縮される。消化酵素は含まないが、脂肪を乳化して、膵リパーゼが働きやすくする作用をもつ。

■二次胆汁酸

肝臓で合成されて胆汁中に分泌される胆汁酸(コール酸、ケノデオキシコール酸)を**一次胆汁酸**といい、一次胆汁酸が腸内細菌(悪玉菌)によって脱抱合化と脱水酸化を受けて生成される胆汁酸(デオキシコール酸、リトコール酸)を**二次胆汁酸**という。二次胆汁酸には**発がん作用**があることが知られており、動物性脂肪を多く摂取すると、一次胆汁酸が多く分泌され、ひいては多くの二次胆汁酸が生成されることになるため、大腸がんなどの発症リスクが高まる。

③ 膜消化

糖質は、小腸上皮細胞絨毛膜に存在するマルターゼ、スクラーゼ、ラクターゼといった消化酵素により、すべて単糖類(グルコース、フルクトース、ガラクトース)に分解されて吸収される。胃液、膵液によってジペプチド、トリペプチドまで分解されたたんぱく質は小腸上皮細胞絨毛膜に存在するアミノペプチダーゼにより分解される。なお、**脂質は膜消化を受けない。**

6 膵臓

(1) 構造

膵臓は後腹膜臓器で、胃の後ろ下方に位置し、腹膜*の外側(腹腔外)にある。

＊腹膜　人体最大の漿膜で、腹腔諸臓器の表面を包む臓側腹膜と腹壁内面、横隔膜下面を裏打ちする壁側腹膜から成る。

〈後腹膜臓器〉腎臓・副腎・十二指腸・上行結腸・下行結腸・膵臓など

(2) 機能

① **外分泌腺**(分泌物を分泌する管を介して放出)

膵液(弱アルカリ性)を分泌する。膵液のうち、消化酵素は腺房細胞から、炭酸水素イオン(HCO_3^-)は導管系細胞から分泌される。膵液を分泌する外分泌部は膵臓の約90%を占める。導管は**膵管**となり、膵頭部で**総胆管**に合流したのち、**大十二指腸乳頭(ファーター乳頭)**から十二指腸へ注ぐ。

② **内分泌腺**(分泌物を分泌する管をもたず、分泌細胞から血中に放出)

- ランゲルハンス島α細胞(グルカゴン分泌) → 血糖値上昇
- ランゲルハンス島β細胞(インスリン分泌) → 血糖値下降
- ランゲルハンス島δ《デルタ》細胞(ソマトスタチン分泌) → グルカゴン・インスリンなどの分泌抑制

7 肝臓

(1) 構造

重さ約1.2～1.4kgの人体で最大の臓器で、横隔膜直下、腹腔の右上部に位置する。肝鎌状間膜により、右葉と左葉に分けられる。肝細胞は約50万個集まって**肝小葉**を形成しており、肝臓は約50万個の肝小葉から成る。肝小葉の周囲にある**グリソン鞘**には、門脈の枝である小葉間静脈、肝動脈の枝である小葉間動脈、胆汁を胆管に送り出す小葉間胆管が存在し、肝三つ組とも呼ばれる。小葉間動脈と小葉間静脈を流れる血液は肝小葉に入る前に合流して**洞様毛細血管(類洞)**へと注ぎ、中心静脈から肝静脈へと流れ込む。なお、洞様毛細血管(類洞)には、マクロファージの一種であるクッパー細胞とビミタンA貯蔵細胞が存在する。左右の肝管は**総肝管**となり、胆嚢から来る胆嚢管と合流して**総胆管**となる。そして**膵管**とともに、**大十二指腸乳頭(ファーター乳頭)**に開口する。開口部にはオッディ括約筋があり、コレシストキニンの作用により弛緩する。

(2) 機能

機能		障害
糖質の代謝	①グリコーゲンの合成・貯蔵・分解による血糖の維持 ②糖新生(血糖の不足時にアミノ酸などからグルコースを生成)	血糖調節不良
たんぱく質の代謝	①血漿たんぱく(アルブミン、トランスフェリン、アンジオテンシンノーゲンなど)の生成など ②芳香族アミノ酸をはじめとするアミノ酸代謝(分枝アミノ酸を除く)	易感染、膠質浸透圧低下(浮腫)、フィッシャー比の低下
脂質の代謝	脂肪酸、トリアシルグリセロール、コレステロール、ケトン体の生成	コレステロール値低下、細胞膜弱化
ビリルビンの代謝	間接型ビリルビンをグルクロン酸抱合し、直接型ビリルビンに変換	ビリルビン値上昇、肝性黄疸
血液凝固因子等への関与	①フィブリノーゲン、プロトロンビンなど凝固因子の大半を生成 ②血小板生成促進因子のトロンボポエチンの生成 ③フィブリン分解因子のプラスミノーゲンの生成	止血不良、出血傾向
解毒作用	①薬物、アルコール、毒素などの有害物質の分解、無毒化 ②有毒なアンモニアを毒性の低い尿素に変換(尿素回路)	アンモニア値上昇、肝性脳症、アンモニア臭、薬剤毒性上昇、解毒不良
胆汁生成	胆汁酸、胆汁色素(直接型ビリルビン)、コレステロール、リン脂質(特にホスファチジルコリン)などから胆汁を生成	脂肪乳化不良、吸収不良
ビタミンの貯蔵・活性化	脂溶性ビタミン・ビタミンB_{12}の貯蔵、ビタミンDの活性化	貧血、骨粗鬆症
鉄分・血液の貯蔵	胎児期には造血作用(胎児性ヘモグロビンの生成)	
ホルモンの代謝	余分なエストロゲン、バソプレシンの不活化	女性化乳房、クモ状血管腫、手掌紅斑

8　胆嚢

⑴　構造

肝門の右前方で右葉の下面につく長さ約 8 cm、最大幅 4 cm の嚢。

⑵　機能

肝臓で生成された胆汁は一旦胆嚢に貯えられる。脂肪性の食物が十二指腸に入ると**コレシストキニン**が分泌され、胆嚢は**収縮**し、同時にオッディ括約筋が緩み、胆汁は十二指腸へ流れ出す。

胆汁の流れ

肝臓 ⟶ 総肝管 ⟶ 胆嚢管 ⟶ 胆嚢 ⟶ 胆嚢管 ⟶ 総胆管 ⟶ 大十二指腸乳頭

胆汁生成（肝臓）　胆汁貯蔵・濃縮（胆嚢）

肝臓・胆嚢・膵臓

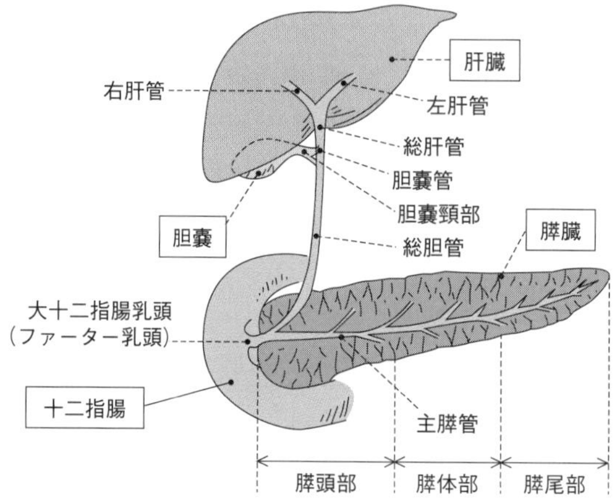

肝臓

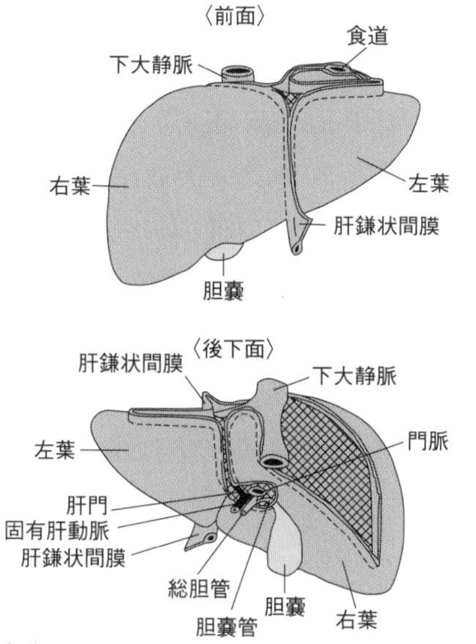

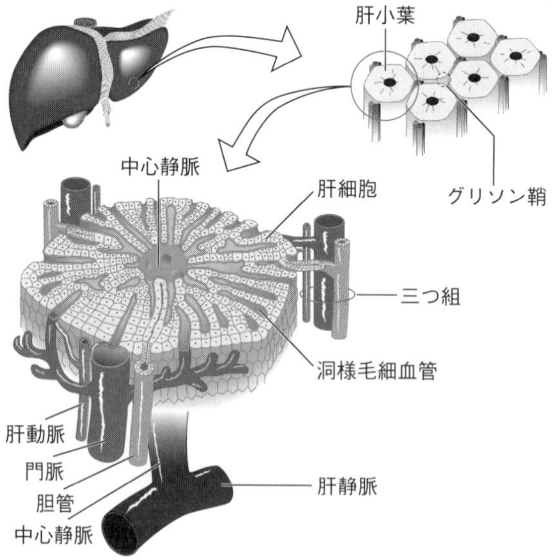

9　大腸

(1)　構造

長さ1.6m、太さ5～8cmで、**盲腸**、**結腸**、**直腸**に分けられる。盲腸には小指大の虫垂がある。結腸は、上行結腸・横行結腸・下行結腸・S状結腸に分けられる。横行結腸とS状結腸は、腸間膜によってぶら下げられている。また、結腸には、**結腸ヒモ**、**結腸膨起**、**半月ヒダ**がある。大腸は、外縦走筋層の一部分が厚くなって3本の縦走するヒモを形成しており、これを結腸ヒモという。結腸ヒモは、結腸壁をフリルを寄せるように縦に縮めているため、外部に向かって結腸膨起(ハウストラ)を、内腔に向かっては半月ヒダを形成する。

①　直腸

内腔の広い直腸膨大部と肛門管より成る。直腸は男性では膀胱・前立腺・精嚢の後方、女性では子宮・膣の後方にある。

②　肛門

直腸までは粘膜上皮が**単層円柱上皮**であるが、肛門は**重層扁平上皮**に移行する。直腸静脈叢が分布するため、循環障害により痔疾患になりやすい。

肛門の括約筋は平滑筋の内肛門括約筋と、その外側の横紋筋である外肛門括約筋より成る。

(2)　機能

水と電解質の吸収、便の形成と排泄、腸内常在菌による**発酵(生物学的消化)**などが行われる。

(3)　排便のメカニズム

便が直腸内に送られ、直腸内圧が一定以上に上昇すると、直腸壁が伸展する。その刺激が直腸壁に分布している骨盤内臓神経を通って、**仙髄**の排便中枢及び大脳に伝達され、便意を催す。排便の準備が整うと、**骨盤内臓神経(副交感神経)**を介して直腸平滑筋の収縮と内肛門括約筋の弛緩が起こる。この時、外肛門括約筋は一過性に収縮し、便をすぐに排出しないようにはたらく。意識的に腹腔内圧を上昇させる(＝努責、いきむ)ことにより、腹筋が収縮、横隔膜が下降するとともに、陰部神経(体性神経)を介した外肛門括約筋の弛緩が起こり、排便に至る。

2　嚥下障害

咀嚼とは、食物を唾液と混ぜ合わせて噛み砕くことである。下顎運動を行う**咀嚼筋**(側頭筋《そくとうきん》、咬《こう》筋《きん》、外側翼突筋《がいそくよくとっきん》、内側翼突筋《ないそくよくとっきん》の4筋)を支配しているのは**三叉神経**(下顎神経)である。その他、頬の運動は顔面神経、舌の運動は**舌下神経**に支配されている。

嚥下とは、食物を口腔→咽頭→食道→胃へと送り込む一連の運動を指し、**延髄**にある**嚥下中枢**でコントロールされている。嚥下中枢からは迷走神経、舌咽神経を介して舌、咽頭、食道などへ情報が伝達される。なお、嚥下時には呼吸を一瞬止めている。

加齢とともに咀嚼・嚥下機能が低下し、嚥下障害が起こりやすくなる。

咀嚼筋

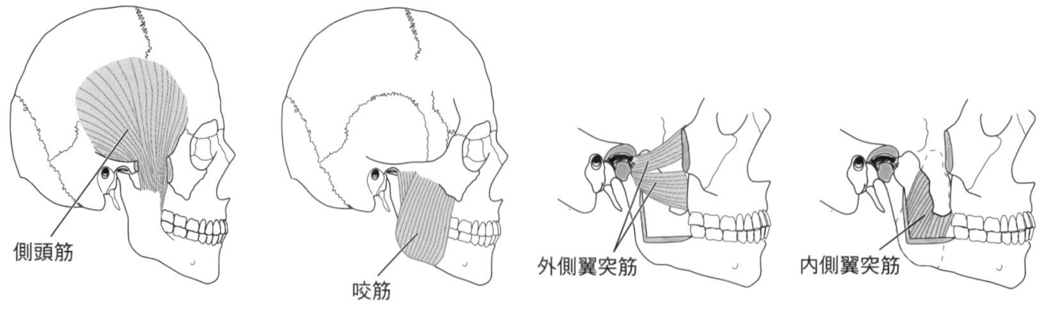

1　摂食・嚥下の機構

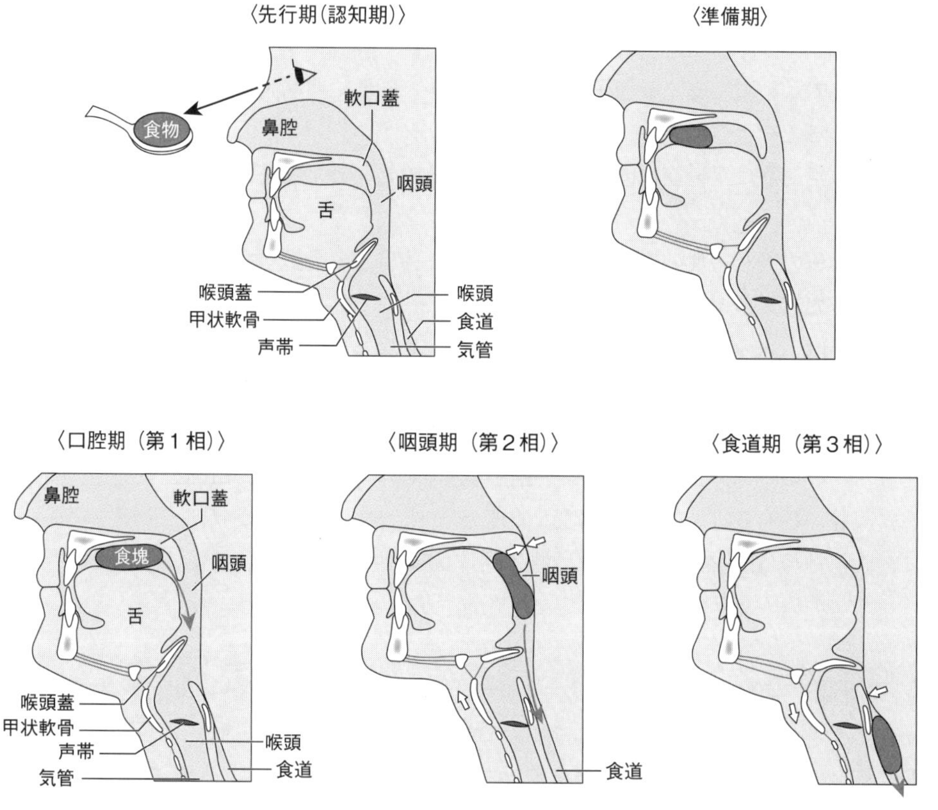

摂食・嚥下の５相

①先行期（認知期）	食物の性状（種類、大きさ、固さ、温度など）を**認識**する。意識障害や認知障害、食欲不振が影響する。
②準備期	食物を口腔内に取り込み（**捕捉**し）、すり潰して唾液と混ぜ合わせ、**咀嚼して食塊を形成**する。**随意的**制御が可能である。噛み合わせや入れ歯の不適合などが影響する。
③口腔期（第１相）	食塊を舌の運動によって咽頭部へ送り込むという**随意的**制御の相である。食塊が咽頭部に送り込まれると、軟口蓋は後上方へと移動し、鼻腔への逆流を防ぐ。舌の運動障害などが影響する。
④咽頭期（第２相）	食塊が咽頭に触れると**嚥下反射**が起こり、食塊が食道に送り込まれる（**不随意運動**）。軟口蓋・舌骨・喉頭（甲状軟骨）の挙上、声帯内転、喉頭蓋の下行が生じる。このとき輪状咽頭筋は弛緩する。嚥下反射中枢である延髄網様体の障害などが影響する。このとき**呼吸は一時的に停止**する。
⑤食道期（第３相）	輪状咽頭筋の弛緩により、食塊が食道入口部を通過し、食道の蠕動運動（**不随意運動**）と重力により胃に送られる。このとき上部食道括約筋の収縮によって食道入口部が密閉され、呼吸器系へ食塊が逆流するのを防ぐ。また、下部食道括約筋の収縮により胃内容の逆流を防ぐ。

2 障害の原因

器質的原因	腫瘍や炎症などで、口腔、咽頭、食道の構造上に問題がある場合	舌炎、扁桃炎、口腔・咽頭腫瘍、食道炎、甲状腺腫、潰瘍、術後など
機能的原因	嚥下運動をつかさどる神経系や筋肉に問題がある場合	**脳血管障害**、脳腫瘍、多発性硬化症、**パーキンソン病**、**食道アカラシア**[*1]、筋萎縮性側索硬化症、筋ジストロフィー、意識障害、**薬剤の副作用**[*2](向精神薬、鎮静剤、抗コリン剤)など
心理的原因	心理的な問題がある場合	認知症、神経性食欲不振症、心身症、うつ病など

＊1 食道アカラシア　食道の蠕動運動をつかさどる神経叢の欠損または機能低下によって、食道蠕動運動が障害され、下部食道括約筋が弛緩不全を起こし、食物の通過障害や食道の異常拡張などがみられる疾患。

＊2 薬剤の副作用　唾液が少なくなり食物が喉に貼りつきやすくなるため嚥下障害を起こしやすくなる。

3 症状

むせる、誤嚥、咳嗽《がいそう》(せき)、嘔気《おうき》・嘔吐。球麻痺[*1]があれば構音障害[*2]を伴い、反回神経[*3]障害があれば嗄声《させい》(しわがれ声)を生じる。高齢者では**誤嚥性肺炎**を起こしやすい。

＊1 球麻痺　延髄の運動核の障害による麻痺。

＊2 構音障害　発声が不正となること。

＊3 反回神経　迷走神経から分岐した神経で、胸部をいったん下行してから血管の下側を回って再び上行する。食道や胸の病気で麻痺する。

4 診断・評価

(1) **嚥下内視鏡検査(VE)**：内視鏡を鼻から挿入し、嚥下の状態を評価する。咽頭期の嚥下反射は、嚥下反射中の視野消失(ホワイトアウト)で観察することはできない。

(2) **嚥下造影検査(VF)**：X線透視下で造影剤を含んだ食事を嚥下する。嚥下機能の詳細な情報が得られる。

(3) **反復唾液嚥下テスト(RSST)**：30秒間、唾液の飲み込みをできるだけ多く繰り返してもらい、その様子を観察する。30秒間で嚥下が3回未満なら不良と判定する。

(4) **改訂水飲みテスト(MWST)**：冷水3mLを患者の口腔底に注いで嚥下を指示し、30秒間その様子を観察する。

改訂水飲みテストの評価基準

不良	**評価不能**	口から出す、無反応
↕	**1a**	嚥下なし、むせない、湿性嗄声または呼吸変化あり
	1b	嚥下なし、むせあり
	2	嚥下あり、むせなし、呼吸変化あり
	3a	嚥下あり、むせなし、湿性嗄声あり
	3b	嚥下あり、むせあり
	4	嚥下あり、むせなし、湿性嗄声・呼吸変化なし
良	**5**	4に加えて追加嚥下運動が30秒以内に2回可能

(5) **フードテスト(FT)**：ティースプーン1杯のプリンやゼリーを食べてもらい、その様子を観察する。

5 嚥下訓練

⑴　**間接訓練(基礎訓練)**

食物を用いない基礎訓練で、口腔・咽喉頭筋群の運動、構音訓練、呼吸訓練など。誤嚥による危険性が低い。

⑵　**直接訓練(摂食訓練)**

食物を実際に飲食して行う訓練。誤嚥の危険を伴うので細心の注意が必要である。スライス状の食塊は、口腔・咽頭の狭いスペースを通過しやすく梨状窩の形状に合い、とどまりやすいため、タイミングのずれや嚥下反射の遅延による誤嚥を防ぐことができる。

6 食事療法

⑴　口腔期の障害：少しずつ食物を舌の奥に入れる。１回量を少なくし、回数を多くする。
　咽頭期の障害：**液体より半固形のものがよい**。
　食道期の障害：誤嚥の危険がなければ、流動食がよい。

⑵　消化しやすい栄養価の高い食物を選ぶ。

⑶　**とろみ**をつけて嚥下しやすくしたり、口腔咽頭に残留しにくい**ゼリー食**などを利用する。きざみ食はバラバラでパサパサしているので、嚥下障害のある患者には不向きである。

⑷　どの部位の障害であっても１回の食事摂取量が減るため、食事回数を増やす。

⑸　スプーンは、すくう部分が小さく平たい、薄いものが適する。

⑹　**上半身を挙上し、頸部を前屈位にする**。

⑺　片麻痺が認められ、側臥位で食事を摂る場合には、健側を下にする。

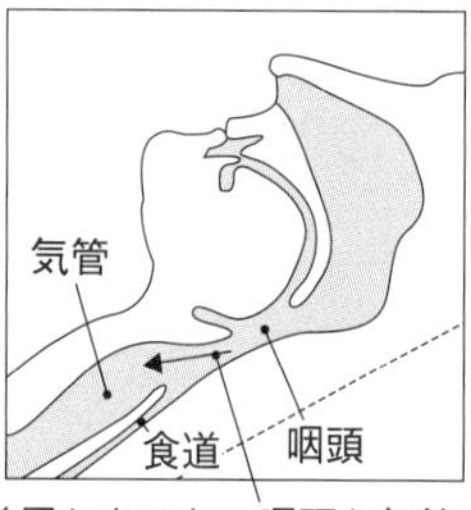

(前屈しないと、咽頭と気管が
直線になり誤嚥しやすい)

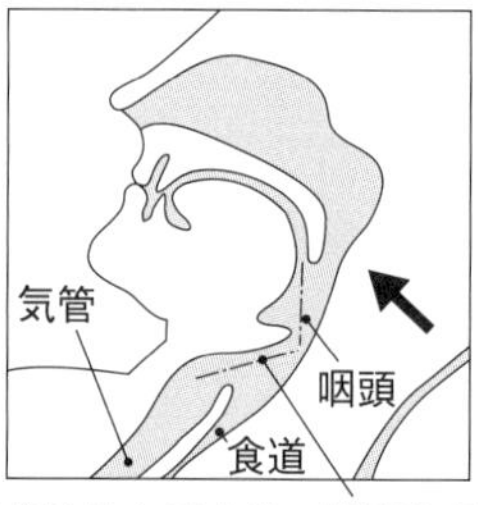

(前屈することにより、咽頭と気管に
角度がついて誤嚥しにくくなる)

■誤嚥しやすい食べ物

●サラサラした液体(水、ジュース、お茶など) ⇒ 一気に喉に流れ込み、むせやすい。
●口の中でばらばらになるもの(寒天、ピーナッツ、肉など) ⇒ 飲み込みにくい。
●パサパサしたもの(パンなど) ⇒ 唾液と混じってベタつき、飲み込みにくく、喉に詰まりやすい。
●口の中に貼りつくもの(のり、ウエハース、餅など) ⇒ 飲み込みにくく、喉に詰まりやすい。
●つるつるしたもの(寒天、ところてんなど) ⇒ 滑りがよすぎると喉の受け入れ態勢ができていないうちに食物が送られてしまうため、むせや誤嚥の原因となる。
●酸味の強いもの(酢の物、柑橘類) ⇒ むせを誘発する。
●体温と同じ温度のもの ⇒ 嚥下反射を誘発するのに刺激が少ないため。少し冷たいか、少し温かいものがよい。

7　日本摂食嚥下リハビリテーション学会嚥下調整食分類2021(食事)

コード		名称	形態	主食の例
0	j	嚥下訓練食品(0j※)	均質で、付着性・凝集性・かたさに配慮したゼリー 離水が少なく、スライス状にすくうことが可能なもの	
	t	嚥下訓練食品(0t※)	均質で、付着性・凝集性・かたさに配慮したとろみ水 (原則的には、中間のとろみあるいは濃いとろみのどちらかが適している)	
1	j	嚥下調整食(1j※)	均質で、付着性・凝集性・かたさ、離水に配慮したゼリー・プリン・ムース状のもの	おもゆゼリー、ミキサー粥のゼリーなど
2	1	嚥下調整食(2－1)	ピューレ・ペースト・ミキサー食など、均質でなめらかで、べたつかず、まとまりやすいもの スプーンですくって食べることが可能なもの	粒がなく、付着性の低いペースト状のおもゆや粥
	2	嚥下調整食(2－2)	ピューレ・ペースト・ミキサー食などで、べたつかず、まとまりやすいもので不均質なものも含む スプーンですくって食べることが可能なもの	やや不均質(粒がある)でもやわらかく、離水もなく付着性も低い粥類
3		嚥下調整食(3)	形はあるが、押しつぶしが容易、食塊形成や移送が容易、咽頭でばらけず嚥下しやすいように配慮されたもの 多量の離水がない	離水に配慮した粥など
4		嚥下調整食(4)	かたさ・ばらけやすさ・貼りつきやすさなどのないもの 箸やスプーンで切れるやわらかさ	軟飯・全粥など

※jはゼリー、tはとろみを意味する。0jと0tは、たんぱく質含有量が少ないものであることが望ましい。

3　胃食道逆流症(GERD)

1　概要

胃酸を中心とした胃内容物が食道内に逆流することによって、胸やけや呑酸《どんさん》(苦味を伴う酸っぱい口の中の不快感)、食道炎などを起こすものの総称で、その代表的疾患が**逆流性食道炎**である。逆流の要因として**下部食道括約筋(LES)***1**圧低下**、**食道裂孔ヘルニア***2、**腹圧の上昇**などが挙げられる。

食道の蠕動運動が低下すると、逆流物を胃へ送り戻す働きが遅くなり、食道粘膜が逆流物(**胃酸とペプシン**)に長時間さらされるため食道炎(食道粘膜の傷害)を起こす。これを逆流性食道炎という。逆流性食道炎の治癒過程で、本来重層扁平上皮で覆われるはずの食道粘膜が円柱上皮で置換される**バレット食道**が出現することがある。逆流性食道炎は**食道がん**に発展する可能性がある。

*1 **下部食道括約筋(LES)**　食道の上端を上部食道括約筋、下端を下部食道括約筋といい、食道の上下両端は安静時には閉鎖しているが、食物を嚥下するときには弛緩する。高脂肪食、アルコール、コーヒーなどの摂取、喫煙は、下部食道括約筋圧を低下させる。

*2 **食道裂孔ヘルニア**　食道が通るために開いている横隔膜の穴を食道裂孔という。食道裂孔が緩んで、本来、腹腔内にあるべき胃の一部が胸腔側へはみ出している状態を食道裂孔ヘルニアという。

食道と胃

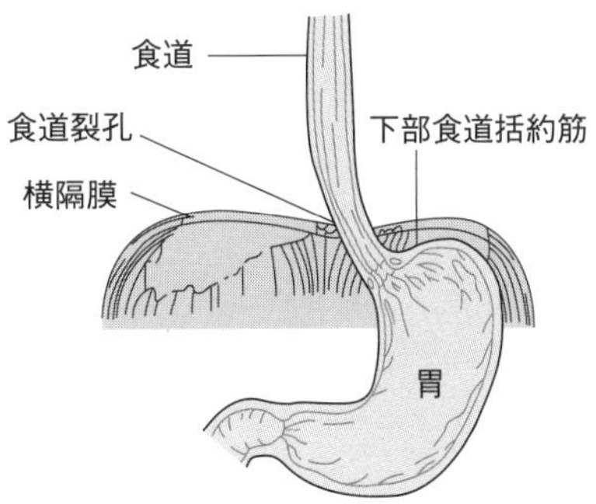

食道裂孔ヘルニア

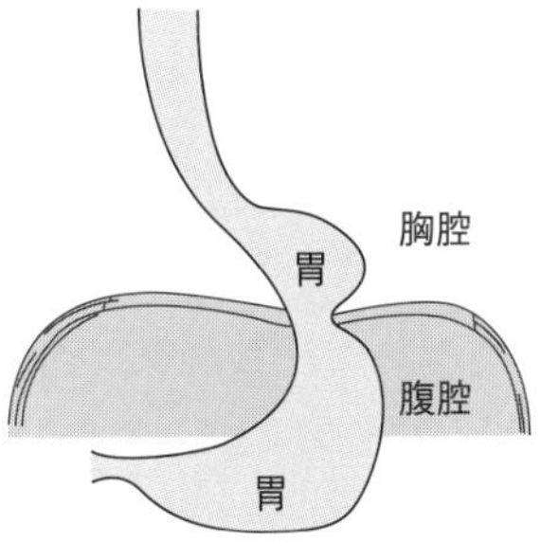

2　食事療法

(1)　**過食**、胃酸の分泌を促進する食品(アルコール、コーヒー、緑茶、紅茶、脂肪の多い食品、刺激の強い食品、かんきつ類などの酸味の強い食品、炭酸飲料など)、胃内の滞留時間の長い食品(脂肪の多い食品、動物性たんぱく質の多い食品など)、下部食道括約筋圧や食道蠕動運動を低下させるアルコールを控える。

(2)　逆流を防ぐため、**就寝前の飲食を控える**。

(3)　食後２～３時間は横にならないようにし、就寝時は上体を上げた**ファーラー位(半坐位)**にする。

(4)　１回の食事量が多いと逆流しやすいので**少量頻回食**にする。

(5)　肥満や便秘では腹圧が高くなり逆流を誘発させるので、肥満がある場合は**減量**し、便秘の場合は**水溶性食物繊維**を積極的に摂取する。

(6)　胃酸を中和する牛乳、乳製品を積極的に摂取する。

ファーラー位

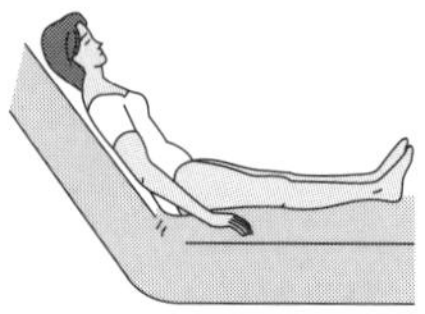

ベッド上部を45°程度挙上する体位

3　薬物治療

酸分泌抑制薬：**ヒスタミンH_2受容体拮抗薬、プロトンポンプ阻害薬(PPI)**など

4　胃・十二指腸潰瘍

胃酸やペプシンなどの攻撃因子と、生体の防御因子(粘液、プロスタグランジンなど)との間の平衡が破れ、攻撃因子が優勢となり、胃・十二指腸の組織が、粘膜筋板を越えて深く欠損した状態である。主な病因は、**ヘリコバクター・ピロリ菌**感染、**非ステロイド性抗炎症薬(NSAIDs)**の内服、胃酸の過分泌である。

＊**ヘリコバクター・ピロリ菌**　胃の酸性環境においても増殖可能な、胃粘膜に生息するグラム陰性桿菌。強いウレアーゼ(尿素を二酸化炭素とアンモニアに分解する酵素)活性を持つ。

リスクファクターとなる生活習慣

・不規則な生活による多食と欠食
・暴飲暴食、早食いの習慣
・過度の飲酒、喫煙
・コーヒー、炭酸飲料などの摂りすぎ
・キムチやカレーなど刺激物の摂りすぎ
・ストレス

胃潰瘍と十二指腸潰瘍の比較

	胃潰瘍	十二指腸潰瘍
好発年齢	40～60歳代	20～40歳代
好発部位	胃角部小弯	球部前壁
心窩部痛	食後に多い	空腹時に多い 食事摂取により改善する
男女比	1：1	3：1

1　症状

(1)　多くは心窩部痛、腹部膨満感を訴える。特に、十二指腸潰瘍では空腹時や夜間に痛みを訴えるが、食事摂取によって軽快する。

(2)　胃潰瘍では左背部、十二指腸潰瘍では右背部に放散痛。

(3)　出血：**吐血**(コーヒー残渣様)、下血(**タール便**)、貧血、ショック。

(4)　嘔気、嘔吐、酸性おくび、悪心、食欲不振、もたれ感。

(5)　胃潰瘍では胃液は正酸・低酸、十二指腸潰瘍では過酸。

(6)　三大合併症

① 出血

② **消化管穿孔《せんこう》**：潰瘍が深くなり消化管に穴が開いた状態。腸管内容物が腹腔内に漏出すると**腹膜炎**を併発する。

③ 幽門部狭窄：高度の十二指腸潰瘍に多い。

2 治療

(1) **薬物療法**（**内科的薬物療法が主体**）

① **NSAIDs の中止あるいは減量**

② **胃酸分泌の抑制**……**ヒスタミン H_2受容体拮抗薬、プロトンポンプ阻害薬**（**PPI**）など

③ **ヘリコバクター・ピロリ菌の除菌**……抗生物質など

(2) **外科的療法**

消化管穿孔は、緊急手術の絶対適応となる。出血がある場合、内視鏡で止血を行う。

3 食事療法

胃を刺激せず、胃液分泌を亢進させないもの、長時間胃内に停滞しない消化のよいもの、栄養価の高いものが望ましい。また、少しずつ、ゆっくりと、よく咀嚼するよう指導する。

(1) **出血時**：絶食として、静脈栄養補給とする。

(2) **急性期**：流動食→３分粥→５分粥→７分粥→全粥食とすすめていく。**脂質の摂取を減らす**。
刺激の少ない食事を２～３時間毎に摂り、鉄分やビタミンを十分に与える。

(3) **回復期**：潰瘍修復のため**高たんぱく質食**とする。胃粘膜を機械的・化学的に刺激しない食品、胃液の分泌を促進しない食品、十分なカロリーと良質なたんぱく質、各種ビタミン・ミネラルを含んだもの。香辛料・嗜好品（酒・たばこ・コーヒーなど）は控える。

5 たんぱく漏出性胃腸症

1 概要

アルブミンをはじめとする血漿たんぱく質が、胃腸粘膜から消化管管腔内へ過剰に漏出することにより**低たんぱく血症**をきたす症候群である。消化器がん、胃潰瘍、炎症性腸疾患、うっ血性心不全、肝硬変、腸リンパ管拡張症をはじめとする多数の疾患が原因となる。

たんぱく漏出は、**消化管のリンパ系異常、胃腸粘膜上皮異常、毛細血管透過性亢進**などが原因と考えられており、血漿成分の漏出はたんぱく質にとどまらず、**鉄、銅、カルシウムの喪失も起こる**。

主な症状は、低たんぱく血症に伴う血漿膠質浸透圧低下を要因とする**浮腫、胸水、腹水**で、他に免疫グロブリンやリンパ球の体外喪失による免疫力低下、カルシウムの体外喪失による低カルシウム血症を来すこともある。リンパ管閉塞が原因の場合、**脂肪吸収障害**を来し脂肪便がみられる。

2 食事療法・栄養補給法

(1) **食事療法**

① **低脂肪、高エネルギー食、高たんぱく質食**。

② 長鎖脂肪酸はリンパ管圧を上昇させるため制限する。リンパ系を経由せず直接門脈から肝臓

に運ばれる**中鎖脂肪酸**を使用する。

③　ビタミン、ミネラルを十分に補給する。

⑵　**栄養補給法**

栄養障害や低たんぱく血症が高度な症例では、経腸栄養法あるいは経静脈栄養法を行う。経腸栄養法では、成分栄養剤や中鎖脂肪酸を含む半消化態栄養剤が有効である。

6　クローン病

1　概要

消化管の慢性の**肉芽腫性**炎症性病変を主体とする原因不明の疾患で、再燃寛解を繰り返す。免疫異常などの関与が考えられている。**若年者（10代後半～20代）に多い**。クローン病と潰瘍性大腸炎を総称して**炎症性腸疾患**という。

口から肛門に至る消化管すべてに炎症が発生し、特に回盲部に多く発生する。病変は**非連続的**に進展し、縦走潰瘍、敷石像がみられる。組織学的には**消化管壁全層の炎症**（粘膜から筋層まで深い潰瘍性病変）がみられる。慢性に続く腹痛、下痢、発熱、体重減少、**肛門病変**（痔瘻、肛門周囲膿瘍など）などの症状を示す。腸管合併症として腸管狭窄、腸閉塞、瘻孔、悪性腫瘍などがある。

2　治療

根本的な治療法はない。治療法としては、環境因子を改善させる栄養療法と免疫異常を是正させる薬物療法が中心となっている。

活動度に応じたクローン病治療

軽症	中等症	重症
・ブデソニド ・5-ASA製剤 ・経腸栄養剤 （受容性があれば）	・経口ステロイド ・抗菌薬 ・経腸栄養剤	・原則入院のうえ、全身管理 ・完全静脈栄養療法 ・経静脈ステロイド

（日本炎症性腸疾患協会編『クローン病の診療ガイド第３版』）

⑴　**薬物療法**

①　**5-アミノサリチル酸（5-ASA）製剤**：メサラジン、サラゾスルファピリジン

炎症の進展と組織の障害及び炎症性細胞の組織への浸潤を抑制することにより、炎症を改善させる。高度狭窄、瘻孔のない腸管病変に対して、特に活動性が低い症例を中心に使用される。なお、**サラゾスルファピリジン**は、**葉酸**の吸収を低下させるおそれがあるため、葉酸欠乏症が疑われる場合には葉酸を補給する。

②　**副腎皮質ステロイド薬**：ブデソニド（軽症～中等症）、プレドニゾロン（中等症～重症）

抗炎症作用があり、腸管病変の寛解導入薬として用いられる。最長で３か月を目途に漸減中止とし、漫然と長期投与は行わない。

③　**免疫調節薬**

一般的には、ステロイド依存例（ステロイドの減量に伴い増悪または再燃のため離脱が困難

な場合）などで、ステロイド薬で寛解導入を目指す際の維持治療で用いられる。

④ **抗菌薬**：主に、大腸病変や肛門病変、術後再発予防などに用いられる。

⑤ **抗 TNF-α 抗体製剤**：インフリキシマブ、アダリムマブ

クローン病では腸管局所で TNF-α が過剰に産生され、腸炎が引き起こされている。TNF-α 抗体製剤は、TNF-α の作用を阻害して炎症を抑える。ステロイド抵抗性の患者や、ステロイド減量中もしくは中止後早期に再燃するステロイド依存性の患者に対して適応となる。痔瘻を合併した患者に対しては積極的に用いられることが多い。

⑵ **栄養療法（経腸栄養療法）**

経腸栄養療法は、瘻孔や頻回の下痢がない症例が適応となる。**重症で合併症や重症度が特に高い場合は、絶食のうえ、完全静脈栄養療法が行われる**が、合併症が改善すれば経腸栄養療法に移行する。経腸栄養剤としては、**成分栄養剤**あるいは**消化態栄養剤**を第一選択として用いる。投与量が少ない場合（～900kcal）は経口的に１日数回に分けて投与する。投与量が多い場合は、経鼻胃管を用いて投与する。

① **活動期の投与法**

完全経腸栄養による寛解導入法が行われる。300mL/日から始めて、30～35kcal/kg 標準体重/日まで増量する。２～４週間投与し、臨床症状の改善と炎症反応の低下まで継続する。

② **寛解期の栄養療法**

摂取エネルギーの半分を栄養療法で補う方法（half ED）が推奨されている。完全経腸栄養による寛解導入後は、栄養剤投与量を徐々に減らしながら食事量を少しずつ増やす（スライド方式）が、half ED の維持を目標とする。

⑶ **血球成分吸着除去療法**

白血球（顆粒球・単球）を吸着除去する顆粒球除去療法を施行する。栄養療法及び既存の薬物療法が無効または適用できない場合で、大腸の病変に起因する明らかな臨床症状が残る中等症から重症の症例に対して併用される。

⑷ **外科的治療**

穿孔、大量出血、中毒性巨大結腸症、内科的治療で改善しない腸閉塞、膿瘍、小腸がん、大腸がんの場合は、絶対的手術適応となる。

3 食事指導（日本炎症性腸疾患協会編『クローン病の診療ガイド第３版』より）

⑴ **活動期（軽症～中等症）**

薬物療法と併用する場合は、900kcal 程度の栄養療法を行い、残りのエネルギーは食事で摂る（half ED）。食事内容の基本は**低脂肪**、**低残渣**で消化のよいものとする。

- **エネルギー**：低栄養をきたさないために30～35kcal/kg 標準体重/日が必要であるが、成長期ではより多くのエネルギーが必要となる。
- **炭水化物**：ラーメンや砂糖菓子は悪化因子とされており、摂りすぎないように注意する。
- **たんぱく質**：牛肉や豚肉では極力脂肪を取り除く。鶏ささみ、魚類が推奨される。
- **脂肪**：20g/日以下が望ましい。***n*－６系脂肪酸**を摂りすぎないように注意する。抗炎症効果を有する ***n*－３系脂肪酸**を多く含む食品を摂取する。
- **食物繊維**：狭窄症例では腸閉塞を予防するため、特に**不溶性食物繊維**を多く含む食品（ごぼ

う、たけのこ、ほうれん草、菜の花、干し柿、パイナップルなど)を避ける。

●**その他**：消化を良くするため、脂肪の多いものを避け、皮や種、筋を取り除き、細かく切る。また、食材は生よりも加熱し、良く噛む。

⑵　**寛解期**

再燃防止を目的としつつ、必要なエネルギーを摂取する。活動期同様、**低脂肪**が望ましい。ただし、狭窄がなければ食物繊維を制限する必要はない。必須脂肪酸、脂溶性ビタミン、微量元素の欠乏に注意する。微量元素は医療用サプリメントにより、効率良く摂取可能である。

4　生活指導：禁煙とする。

7　潰瘍性大腸炎

1　概要

大腸粘膜に発生する原因不明のびまん性非特異性炎症であり、再燃寛解を繰り返すことが多い。直腸またはＳ状結腸に初発し、上行性に大腸全体をおかす。**若年者に多い**。病変は**連続的**に進展する傾向がある。組織学的には炎症は**粘膜～粘膜下層に限局**している。**持続性または反復性の粘血便**・血性下痢、腹痛、発熱、体重減少、貧血、全身倦怠感などの症状を示す。

全大腸炎型の潰瘍性大腸炎で罹患年数の長い(７～10年)患者に**大腸がんが合併**するリスクが高い。患者数は、クローン病の４～５倍と推定されている。

2　治療

⑴　**薬物療法**

①　**５-アミノサリチル酸(５-ASA)製剤**：メサラジン、サラゾスルファピリジン

炎症の進展と組織の障害及び炎症性細胞の組織への浸潤を抑制することにより、炎症を改善させる。軽症から中等症の活動性潰瘍性大腸炎の寛解導入及び寛解維持目的に使用される。なお、**サラゾスルファピリジン**は、**葉酸**の吸収を低下させるおそれがあるため、葉酸欠乏症が疑われる場合には葉酸を補給する。

②　**副腎皮質ステロイド薬**：プレドニゾロンなど

抗炎症作用があり、中等症で炎症や症状が強い場合などに使用される。長期使用は避ける。

③　**免疫調節薬**

Ｔ細胞のアポトーシスを誘導し、免疫反応を抑制する。ステロイド依存例の寛解維持やステロイド離脱目的に使用される。

④　**抗TNF-α抗体製剤**：インフリキシマブ、アダリムマブ、ゴリムマブ

TNF-αの作用を阻害して炎症を抑える。過去の治療において、他の薬物療法などの適切な治療を行っても、臨床症状が残る場合に使用される。

⑵　**血球成分吸着除去療法**

潰瘍性大腸炎の病態にはリンパ球、単球などの白血球などの免疫担当細胞及び細胞から産生・放出されるサイトカインなどが関与している。血球成分吸着除去療法は経静脈的に血液の一部を取り除き、炎症担当細胞を吸着・除去することにより炎症の抑制を図る。中等症・重症のステロ

イド抵抗性・依存性患者に使用される。

(3)　外科的治療

重症型・劇症型で強力な内科治療が無効な例、大腸裂孔、大量出血、中毒性巨大結腸症、大腸がんなどの場合は、絶対的手術適応となる。また、内科治療で十分な効果がなく、日常生活、社会生活が困難なQOL低下例、もしくはステロイド、免疫調節薬で重度の副作用が発現した場合などには相対的手術適応となる。

3　栄養療法・食事指導（日本炎症性腸疾患協会編『潰瘍性大腸炎の診療ガイド第4版』より）

(1)　活動期

①　劇症、重症

食事摂取は腸管病変を刺激し、血便や腹痛などの症状を悪化させる危険性が高いため禁食とし、**経静脈的**に水分および栄養補給を行う。経腸栄養剤の使用は、血便などの自覚症状を増悪させる危険があるため避ける。

②　中等症、軽症

重症からの回復期では流動食から開始し、徐々に粥食・普通食に移行する。食事は易消化性で**高エネルギー・高たんぱく質・低脂肪・低残渣食**を基本とし、高たんぱくの卵や大豆、魚類などを積極的に摂取する。高脂肪食は下痢を悪化させる危険があるため避ける。

牛乳などの乳製品は、腸管炎症により乳糖分解能が低下している場合が多いため、過剰摂取を避ける。また、**不溶性食物繊維**を多く含む野菜や豆類、きのこ類、海藻類の摂取は便量が増加することで腸管運動を刺激し、下痢や腹痛を悪化させる危険があるため**避ける**。一方、リンゴやバナナ、モモなどの果物に多く含まれる**水溶性食物繊維**は腸内細菌叢を改善し、下痢の軽減にも有効とされるため、摂取を**制限する必要はない**。香辛料などの刺激物やコーヒー、アルコール類、炭酸飲料や冷えた飲料は控える。

※禁食期間が2週間以上にわたり小腸粘膜の萎縮が予想される場合は、経腸栄養剤の摂取から開始し、徐々に粥食に移行する。

(2)　寛解期

基本的に厳密な食事制限を行う必要はないが、各種の栄養素をバランスよく摂取する。暴飲や暴食、香辛料などの刺激物の摂取は避ける。アルコール類は少量、コーヒーは薄いものであれば摂取してもよい。牛乳やヨーグルトなどの乳製品は、乳糖不耐症で下痢や腹痛を誘発することがなければ制限する必要はない。

8　短腸症候群

1　概要

腸管大量切除後の消化吸収面積の絶対的な減少により、種々の栄養素の消化吸収障害をきたす症候群である。残存小腸の長さの一般基準は、成人では150cm以下、小児では75cm以下である。**重度の下痢**、**脂肪便**、吸収不良、低栄養状態、腸内容物通過時間の短縮などの病態を呈する。回腸切除が100cm以上では、胆汁酸の再吸収がほぼ完全に障害を受けるため、脂質及び脂溶性ビタミンの吸収障害が起こる。また、回盲弁が切除されていると、ビタミンB_{12}の吸収障害が起こる。

2 食事療法・栄養補給法

・食事療法…乳糖を含む食品を避ける、**低脂肪、高たんぱく質食・高エネルギー食**

・栄養補給法…残存小腸の長さが60～80cm 以下の場合は、中心静脈栄養の適応となる。

9 下痢

1 概要

下痢とは、糞便中の水分量が異常に増加した状態(80％以上)である。下痢の持続期間が１～２週間までのものを急性下痢症、３週間以上続くものを慢性下痢症という。下痢の発生原因として、腸管運動の異常、腸管の水分吸収能の低下、腸液の分泌過剰の３つが挙げられる。高濃度の経腸栄養剤投与による高浸透圧性の急性の下痢もある。

下痢の分類(病態生理)

分泌性下痢	毒素(エンテロトキシンによる腸炎；コレラ菌、腸管出血性大腸菌など)・脂肪酸・ホルモンの刺激による腸液分泌過剰
浸透圧性下痢	下剤の乱用、乳糖不耐症、過剰な飲酒などによる腸腔内の水分浸透圧の亢進(腸管内に水分が引き込まれる)
滲出性下痢	細菌性・ウイルス性腸炎、潰瘍性大腸炎、クローン病などの腸の炎症により、腸管壁の透過性が亢進して滲出液が腸管内に出る
腸管運動異常	過敏性腸症候群など

2 疾患

(1) 過敏性腸症候群

精神的、肉体的なストレスによって発症する腸の機能性疾患で、**器質的病変**(腸の炎症、びらん、潰瘍、腫瘍など)**はみられない**。腹痛を伴う便秘・下痢の交代性の便通異常などがみられる。治療目標は、症状を軽減して低下したQOL を向上させることであり、治療は第１段階：消化管主体の治療(高分子重合体、消化管運動調節薬、整腸薬、止痢薬、緩下薬など)、第２段階：中枢機能の調節を含む治療(抗うつ薬、抗不安薬など)、第３段階：心理療法(薬物療法が無効な場合)に分けられる。

(2) 乳幼児下痢症

乳幼児の下痢症は、ウイルス(**ロタウイルス**、アデノウイルス、エンテロウイルスなど)や細菌(腸管出血性大腸菌 O－157など)の感染によるものが多い。症状は下痢の他に嘔吐、発熱、脱水症がみられ、重症に陥ると循環障害やけいれんなどの中枢神経障害を呈する。重症度の判定は体重減少が用いられ、体重の３％までが軽症、７％までが中等症、７％以上が重症とされる。通常は１週間程度で軽快する。また、生後３か月以内に発症し、原因不明の下痢が２週間以上続く場合を難治性下痢症といい、著明な脱水・栄養障害を示す。

3 食事療法

下痢では、脱水とともにナトリウム、カリウムの欠乏をきたしやすく、水分や電解質の補給が必要である。食事は**低脂肪**・低刺激・易消化性のものとする。

(1) 急性下痢症

① 腸管の安静と保温をはかる。下痢が頻回に起こるときは、輸液で水分と電解質を補う。症状

に応じて絶食、流動食、粥食、常食へと進める。

② 経腸栄養剤による浸透圧性下痢の場合は、乳糖の有無を確認し、浸透圧を等張に調整する。その他に投与速度が速い、栄養剤の温度が低いことも下痢の原因になる。

(2) **慢性下痢症**

① 原疾患に基づいた食事療法を行う。

② 腸内で発酵しやすい食品や脂質の多い食品は制限する。**脂肪は中鎖脂肪酸で補給する。**

③ 浸透圧性や滲出性の下痢の場合は、栄養不良状態になりやすいため、エネルギー、たんぱく質を十分に補給する。

10　便秘

1　概要

糞便が腸管内で異常に停滞し、通過時間の延長が起こると、通常より排便回数や排便量などが著しく減少した状態となり、これを便秘という。便秘の種類には、腸などの疾患（炎症や腫瘍による腸管の狭窄など）を原因とする**器質性便秘**と、腸の運動機能異常を原因とする**機能性便秘**がある。

機能性便秘の種類

	便秘が起こる機序	主な原因
弛緩性便秘	大腸の緊張度の減弱により、蠕動運動が低下して起こる。腸内容物が停滞して、必要以上に腸管に水分が吸収されることによって硬い便となり、排便が遅くなる。腹痛はなく、便は太い。	高齢、運動不足、食物繊維の摂取不足、妊娠
痙攣性便秘	副交感神経の過緊張などにより、腸管が痙攣して収縮するために便の移動が障害されて起こる。腹痛を伴い、便は兎糞状。	精神的・心理的な要因(ストレス)、睡眠不足、過労
直腸性便秘	排便を意識的・習慣的に抑制したために、便意の閾値が上昇して排便反射が弱くなって起こる。	下剤・浣腸の乱用、排便の意識的抑制

2　食事療法

(1) **弛緩性便秘…腸管に刺激を与える。**排便習慣の確立。

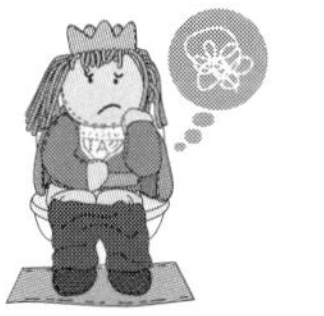

① 食物繊維と水分(冷水、牛乳など)を十分に摂取する。

② 香辛料や酸味の強い果物、脂肪を適度に摂取する。

③ 乳酸菌を含んだ飲料などを摂取し、腸内環境を整える。

(2) **痙攣性便秘…腸管に刺激を与えないようにする。**ストレスを解消する。

① 酸味・香辛料など刺激の強いもの、過食は避ける。

② 腸管を刺激する不溶性食物繊維を控え、水溶性食物繊維を多く摂取する。

11　イレウス(腸閉塞)

1　概要

何らかの原因によって腸管内容物の通過障害が起こり、腸内容物が腸内腔に充満することによって、腹痛、嘔吐、排便の停止、腹膜炎、ショックなどの多様な症状をきたす病態をいう。適切な処置が行われないと重篤となり、ときには致死的となる。病態によって、次のように分類される。

腸閉塞		イレウス	
腸管の屈曲・ねじれなどによる腹腔内癒着や腸壁の腫瘍などによって腸管内腔が閉塞し、腸内容物の通過障害を起こしたもの。		腸管には器質的な病変(機械的な閉塞)がなく、腸の蠕動運動の低下により腸内容物が停滞することによって通過障害を起こしたもの。	
単純性(閉塞性)腸閉塞	**複雑性(絞扼《こうやく》性)腸閉塞**	**麻痺性イレウス**	**痙攣性イレウス**
血行障害を伴わない。	**血行障害を伴う。**	**腸蠕動が麻痺する。**	**腸管が痙攣する。**
開腹手術後や腸管の炎症による癒着、腫瘍、瘢痕、結石、硬便、寄生虫などの腸管内異物など。	索状物などによる絞扼、軸捻転症、腸重積症、ヘルニア嵌頓。	全身麻酔後、手術操作後、腹腔内の炎症、薬剤性(麻薬性鎮痛薬、抗精神病薬など)、神経原性など。	腹部打撲、腸管支配神経の障害、鉛・ニコチン中毒など。

2　栄養補給法

絶飲食とし、静脈栄養補給とする。**経腸栄養は禁忌**である。排ガス・排便の確認後、水分、流動食から経口摂取を開始する。

12　肝炎

1　肝炎ウイルスの特徴

(1)　A型肝炎ウイルス

一度感染すると終生免疫(IgG型HA抗体)ができ、二度と感染することはない。急性型のみで慢性化する例はない。ただし、劇症化する可能性がある。食物・糞便などの**経口感染**が原因になることがある。

(2)　B型肝炎ウイルス

長期間にわたってウイルスを持続して保有する特徴がある。持続感染者をHBVキャリア(保菌者)と呼ぶ。**母子感染(垂直感染)**と**幼少時の水平感染**では高率に慢性化するが、成人後に感染したものが慢性化することはまれである。

(3)　C型肝炎ウイルス

血液を介して感染する。感染時年齢に関係なく高率に**慢性化**する。肝細胞の破壊・再生が繰り返されるため、肝線維化が進展して**肝硬変**に至り、さらに**肝細胞がん**を高率に合併する。

肝炎ウイルスの概要

	A型肝炎	B型肝炎	C型肝炎	D型肝炎	E型肝炎
核　酸	RNA	**DNA**	RNA	RNA	RNA
主な感染経路	**経　口**	**血液、体液**	**血　液**	血液、体液 (Bとの重複)	経　口
母子感染	なし	あり	あり(まれ)	あり	なし
潜伏期間	2～6週間	1～6か月	2週間～6か月	1～6か月	2～9週間
疫　学	若者に多い 流行性	散発性	散発性 輸血後肝炎の大部分	急性-重症化	若年・成人
劇症化	あり	あり	あり(まれ)	あり	あり
慢性化	なし	あり	あり	あり	なし
キャリア化	なし	あり	あり	まれ	なし
診　断	HA抗原 HA抗体	HBs抗原･抗体 HBc抗体 HBe抗原･抗体 HBV-DNA	HCV抗体 HCV-RNA	HDV抗体	HEV抗体 HEV-RNA
予防法	γグロブリン、 ワクチン	HBIG、 ワクチン	なし	ワクチン	なし

2　急性肝炎

ウイルス、アルコール、薬剤などが原因で急激に肝臓の障害が起こった状態をいい、多くがウイルス性肝炎である。急性ウイルス性肝炎の場合、原因はA型肝炎ウイルスであることが多い。

(1)　症状

①　全身倦怠感、食欲不振、感冒様症状、悪心、発熱、**黄疸**がみられる。

②　血清アミノトランスフェラーゼ(AST、ALT)は初期から高値(500～1,500U/L)であるが、ほとんどの場合が2か月ほどで正常値となる。

> **■逸脱酵素**
>
> 臓器が障害を受けて壊れると、臓器の細胞中に含まれていた酵素が血液中に漏れ出ていく。このような酵素を逸脱酵素と呼び、血液中のある種の逸脱酵素の活性の測定は、その酵素が由来する臓器の疾患の種類や程度の診断に有用である。
>
> たとえば、各種肝疾患では**AST**(アスパラギン酸アミノトランスフェラーゼ)や**ALT**(アラニンアミノトランスフェラーゼ)の活性が、閉塞性黄疸、アルコール性肝障害、肝がんなどでは**γ-GT**(γグルタミルトランスペプチダーゼ)の活性が上昇する。また、心筋梗塞では、**AST**、**CK**(クレアチンキナーゼ)、**LDH**(LD、乳酸脱水素酵素)の活性が、急性膵炎や慢性膵炎の代償期では**アミラーゼ**や**リパーゼ**の活性が、骨疾患のくる病では**BAP**(骨型アルカリフォスファターゼ)の活性の上昇がみられる。

(2)　治療

急性肝炎の多くは自然軽快するため、保存的治療(安静等)が主体となる。黄疸例は、入院、安静を原則とする。極期には食欲がないため、糖質を主体にエネルギー補給する。**黄疸がみられれば脂質を制限する**。アルコール性肝炎の場合は禁酒とする。

3　慢性肝炎

慢性肝炎とは、6か月以上の肝機能異常とウイルス感染が持続している病態をいう。慢性肝炎のほとんどが、B型・C型ウイルス感染(**C型が70%強**)である。

(1)　症状

①　高度な肝機能異常を伴わないことも多く、自覚症状が少ない(無症状のこともある)。

②　全身倦怠感、食欲不振、熱感などの症状をきたすことがある。

(2)　治療

①　**抗ウイルス療法**：ウイルスを体内から排除する。

・B型慢性肝炎……**インターフェロン**、核酸アナログ製剤

・C型慢性肝炎……**インターフェロン**を基本とした治療と、経口剤である直接作用型抗ウイルス薬(DAA製剤)を用いた**インターフェロンフリー**(インターフェロンを使用しない)治療がある。

②　**肝庇護《ひご》療法**：薬剤の内服や静脈内投与により肝炎の進行を抑える。鉄の蓄積が病態の悪化に関与している症例に対しては、**鉄制限食**※(1日6mg以下)とともに**瀉血《しゃけつ》**(月1回400mL程度の血液を体外へ排出する治療法)を行う。

※C型慢性肝炎では、肝細胞に**鉄の過剰蓄積**がみられる。この過剰蓄積の鉄が、過酸化水素と反応して**活性酸素**(**フリーラジカル**)を産生し、肝細胞を傷つけて病態を悪化させる。

4　劇症肝炎

肝炎のうち、症状出現後８週間以内に高度の肝機能障害に基づいて、**肝性脳症昏睡度第Ⅱ度以上の肝性脳症**をきたし、**プロトロンビン時間が40%以下**を示すものを劇症肝炎と呼んでいる。肝細胞は広範な壊死に陥り、肝機能は著しく悪化する。黄疸の出現する肝不全と意識障害を伴い、肝炎症状が出てから10日以内に死亡することがまれではない。死亡率は70～80%と極めて高い。

※プロトロンビン時間については、Part Ⅰ-25-１ 3 を参照のこと。

■肝性脳症

肝性脳症とは肝不全患者にみられる精神神経症状(**はばたき振戦、せん妄、昏睡**など)で、劇症肝炎などの急性肝不全に伴うものと、肝硬変などで起こる慢性のものとがある。肝性脳症の発症機序としては、アンモニアの神経毒作用※を中心に、ベンゾジアゼピン受容体とγ-アミノ酪酸(GABA)受容体との関連が考えられている。

※肝不全では、肝細胞の脱落と再生・線維化が生じ、門脈と大循環系の間に短絡(バイパス)ができていることが多い。通常、門脈から入った有害物質は肝臓で解毒されるが、肝不全では解毒能力が極端に低下しているほか、側副循環路の形成によって門脈血中の有害物質が解毒されないまま直接脳に達することになる。

肝性脳症の発症機序

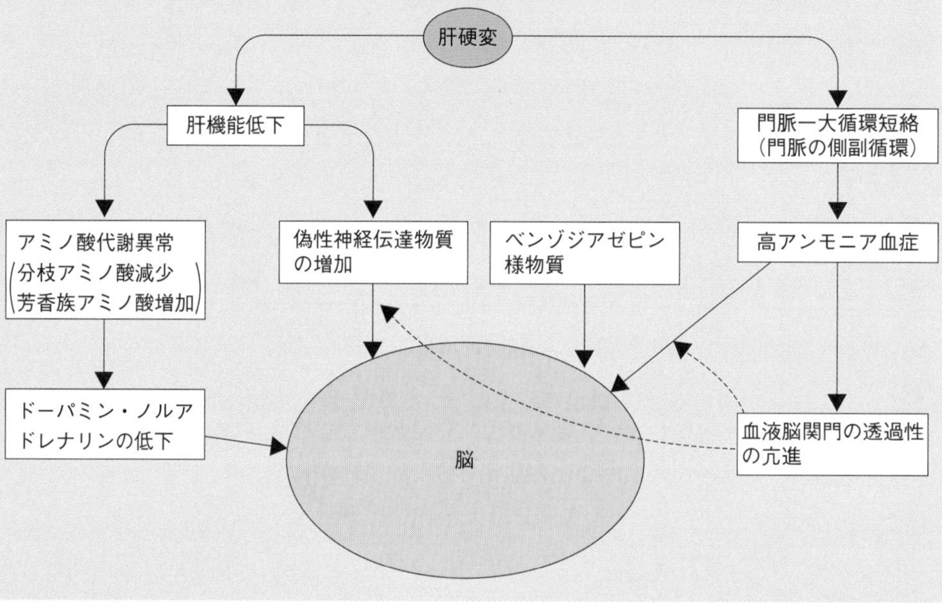

13 肝硬変

肝硬変とは、慢性ウイルス性肝炎などあらゆる慢性進行性肝疾患の終末像であり、多くは不可逆的である。肝機能がよく保たれており、臨床症状のほとんどない**代償性**と、肝硬変が進行し臨床症状(**腹水・浮腫・黄疸・肝性脳症・出血傾向**など)のみられる**非代償性**とに分けられる。最終的に**肝細胞がん**を併発することが多い。年齢は50歳代にピークがあり、女性はより高齢で肝硬変に進展する傾向がある。男女比は５：３で男性に多い。成因として最も多いのは**C型肝炎ウイルス感染**で(全体の約48%を占める)、次にアルコール性(約20%)、B型肝炎ウイルス感染(約12%)と続く(2018年調査)。

※肝脾腫、クモ状血管腫、手掌紅斑、食道静脈瘤などが存在していても、無症候性の場合は代償性に分類される。

1 病態

・病理組織学的に以下の所見が認められる。

①　肝全体に及ぶびまん性の病変

②　肉眼的結節の形成

③　グリソン鞘と中心静脈間を結ぶ間質性隔壁の形成

④　再生結節の形成による肝小葉構造の改築(**偽小葉形成**)

・肝細胞の壊死・脱落と再生の過程で、線維化と肝類洞の毛細血管化を生じることによって成立する。

・肝細胞機能総量の低下によって進行性の肝機能障害、慢性肝不全を呈し、肝線維化、再生結節形成による血流障害によって**門脈圧亢進症**を併発する。

2 症状

肝細胞障害に基づく肝機能低下と肝内外の血流障害の程度に応じて、次のようなさまざまな症状が出現する。なお、代償性肝硬変では症状を認めない場合が多い。

⑴　初期症状

全身倦怠感、易疲労性、腹部膨満感、食欲不振、**クモ状血管腫**、**手掌《しゅしょう》紅斑**、脾腫など

※クモ状血管腫と手掌紅斑は血中エストロゲンの増加が、脾腫は**門脈圧亢進**が原因と考えられている。

⑵　非代償性症状

①　**黄疸**

肝臓でのビリルビン代謝障害(血中ビリルビン値上昇)により起こる。

②　**腹水・浮腫**

肝臓でのたんぱく質代謝障害(**低アルブミン血症**⇒血漿膠質浸透圧低下)及び門脈圧亢進により起こる。

③　**出血傾向**

肝臓での**血液凝固因子合成能の低下**及び脾臓での血小板凝集能の低下により起こる。

④　**食道静脈瘤《りゅう》**

門脈血流阻害による**門脈圧亢進**によって**側副循環**が発達するため、食道粘膜下の静脈が怒《ど》張《ちょう》*する。食道静脈瘤が破裂すると大量の出血が起こるため、緊急止血を行う必要がある。

＊怒張　血管がはちきれるように膨れ上がること。

⑤　**腹壁静脈怒張(メドゥサの頭)**、**痔核《じかく》(直腸静脈瘤)**

門脈血流阻害による**門脈圧亢進**によって**側副循環**が発達することにより起こる。

⑥　**肝性脳症(はばたき振戦など)**

主に肝臓でのアンモニア処理能力が低下すること(**高アンモニア血症**)、アミノ酸代謝異常に伴うフィッシャー比低下により起こる。

⑦　**女性化乳房**

肝臓での女性ホルモン(主にエストロゲン)分解能力の低下により起こる。

⑧　糖代謝異常

肝臓でのグリコーゲン貯蔵量の減少や糖新生が不十分になることで、夜間や早朝の低血糖を起こしやすい。

肝硬変の主な症状

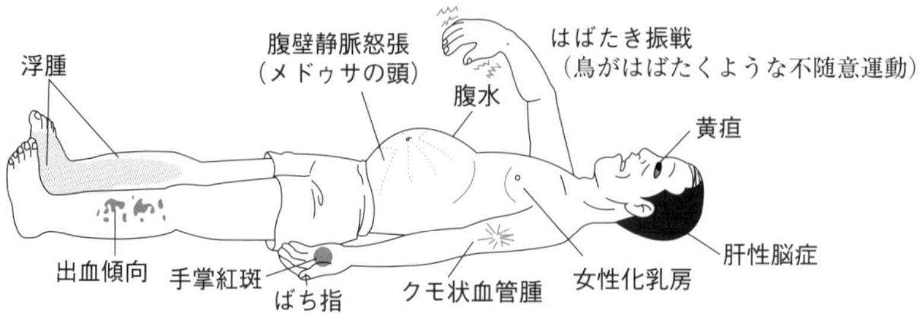

■側副循環

血管が何らかの原因で狭窄・閉塞した場合、普段あまり機能していない血管や静脈叢などの吻合《ふんごう》枝を利用して血液を還流させることを**側副循環**という。

肝硬変などで**門脈圧亢進**が起こると、次のような側副路が発達する。

①　**食道静脈瘤**：表在性で潰瘍化しやすく、破裂すると大量出血をきたす。
　門脈→胃静脈→食道静脈叢→奇静脈・半奇静脈→上大静脈

②　**メドゥサの頭**：臍の周囲に放射状に皮静脈の怒張・蛇行がみられる。
　門脈→臍傍静脈→腹壁の静脈（浅腹壁静脈）→上大静脈・下大静脈

③　**痔核**
　下腸間膜静脈→上直腸静脈→直腸静脈叢→下直腸静脈→内腸骨静脈

門脈系

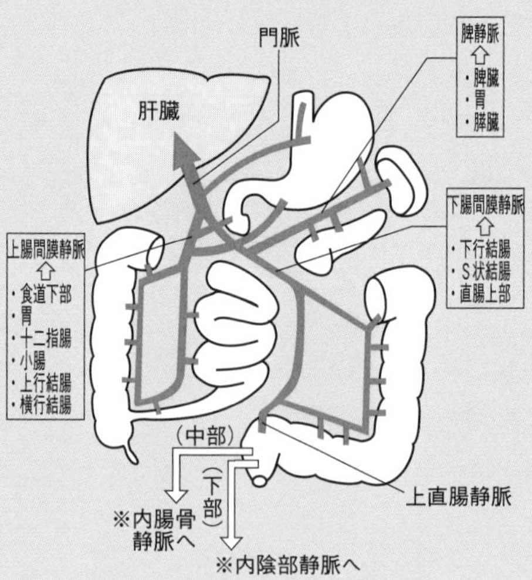

側副循環

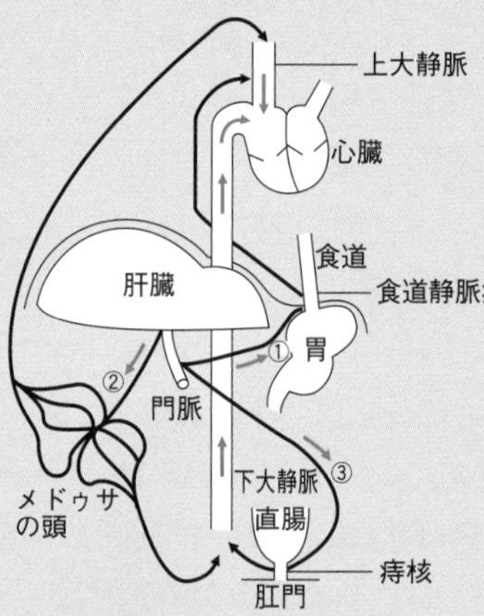

①食道下部に向かう側副路
②臍周囲に向かう側副路
③肛門周囲に向かう側副路

3 診断

(1) 血液検査

① **血清アミノトランスフェラーゼ値の上昇(AST＞ALT)**

② 血清γ-GT と血清 ALP の軽度上昇

③ **血清アルブミン値の低下、γグロブリン値の上昇**(アルブミン/グロブリン比の低下)

※血清アルブミン値が低下するのは肝細胞でのアルブミン合成能が低下するためである。また、血清γグロブリン値が上昇するのは肝臓の線維化が進むことによる。

④ **総ビリルビン上昇**(2 mg/dL 以上で黄疸)

⑤ **血小板数の低下**(10万/μL 以下)、**プロトロンビン時間の延長**

⑥ **血清アンモニア値の上昇、分枝アミノ酸(BCAA)の減少(フィッシャー比の低下)**

■フィッシャー比

血中の**分枝アミノ酸**〔BCAA：バリン、ロイシン、イソロイシン〕と**芳香族アミノ酸**〔AAA：フェニルアラニン、チロシン〕のモル比、すなわち**BCAA/AAA**をいう。基準値は2.4～4.4で、**肝障害の重症度に応じて低下**し、肝性脳症を有する患者では1以下になることもある。

肝障害によって肝での芳香族アミノ酸の代謝が低下するため、血中の芳香族アミノ酸濃度は上昇する。一方、分枝アミノ酸は肝臓ではなく筋肉で代謝されるため、その代謝は低下せず、さらに、重症肝障害時では分枝アミノ酸の筋肉での利用が亢進して、血中の分枝アミノ酸濃度は低下する。

⑦ **血清コリンエステラーゼ(ChE)*値の低下、血清コレステロール値の低下**

＊**コリンエステラーゼ(ChE)** アルブミンと同様に、肝細胞でのたんぱく質合成能を反映する指標。

⑧ 線維化マーカー(ヒアルロン酸、Ⅳ型コラーゲン、M2BPGi)の上昇

(2) 画像検査

超音波検査、CT、MRI、上部消化管内視鏡検査

(3) 腹腔鏡、肝生検

4 重症度分類(肝予備能の診断)

チャイルド・ピュー(Child-Pugh)分類

	1点	2点	3点
肝性脳症	なし	軽度(Ⅰ・Ⅱ度)	昏睡(Ⅲ度以上)
腹水	なし	軽度	中等度以上
血清ビリルビン(mg/dL)	＜2.0	2.0～3.0	＞3.0
血清アルブミン(g/dL)	＞3.5	2.8～3.5	＜2.8
プロトロンビン時間活性値(%)	＞70	40～70	＜40

※5項目の合計点を求める。合計点が高いほど重症。5～6点でグレードA、7～9点でグレードB、10～15点でグレードCと判定する。

5 治療

(1) 代償性

① **原因治療**として、ウイルス性肝硬変には抗ウイルス療法、アルコール性肝硬変には禁酒、自己免疫性肝硬変には免疫抑制療法を行う。

② 肝庇護療法

(2)　**非代償性**

①　**浮腫・腹水**に対して、**利尿薬**(スピロノラクトンが第一選択)・**アルブミン製剤**の投与。治療抵抗性腹水に対しては、腹水穿刺排液。

②　**肝性脳症**に対して、**ラクツロース***(**血中アンモニアを低下させる**)・**抗生物質**・**分枝アミノ酸製剤**・肝不全用経腸栄養剤(**フィッシャー比を上昇させる**)の投与、浣腸。

＊**ラクツロース**　浸透圧作用で便を軟化させ、腸内細菌の分解を受けて有機酸(乳酸・酢酸)を産生する合成二糖類。有機酸は、腸管内pHの酸性化をもたらし、腸管内アンモニア産生菌の発育とアンモニアの吸収を抑制する。ラクチトールも同様の作用をもつ。

※**便秘**はアンモニアなどの有害物質の産生を亢進し、脳症を誘発するので、便秘にならないよう注意する。

※肝不全用経腸栄養剤については、PartⅣ-3-3 7 **病態別経腸栄養剤の種類と特徴**を参照のこと。

③　高度の黄疸に対して、体外循環を用いたビリルビン吸着。

④　静脈瘤破裂を除く消化管出血に対して、プロトンポンプ阻害薬の投与。

⑤　食道静脈瘤出血の緊急処置として、バソプレシンの投与。

⑥　破裂のリスクが高い食道胃静脈瘤に対して、内視鏡的治療。

⑦　肝移植。

6　食事療法

(1)　**代償性**

特段の制限は不要、規則正しい食生活を心がけ、便秘、過労を避ける。食後30分は安静にする。

(2)　**非代償性**

①　**高アンモニア血症**、**肝性脳症**がみられるときは、アンモニアや芳香族アミノ酸の発生を抑制するため、**たんぱく質を制限**する。

②　**浮腫・腹水**がみられるときは、**食塩制限**と**水分制限**を行う。

③　グリコーゲンの貯蔵量が十分でなく、空腹時に肝グリコーゲン分解が円滑に行われなくなるので、**分割食**(4回/日)としての就寝前補食(夜食、LES:Late Evening Snack、約200kcal相当)の有用性が報告されている。

④　**便秘**予防として、**食物繊維を十分に摂る**。

⑤　**禁酒**とする。

肝硬変の栄養療法

エネルギー	25～35kcal/kg 標準体重/日を目安とする。
たんぱく質	1.2～1.3g/kg 標準体重/日を目安とする。たんぱく質不耐症*1がある場合には、0.5～0.7g/kg 標準体重/日とし、肝不全用経腸栄養製剤を併用する。
脂質	脂肪エネルギー比率20%を目安とする。
食塩	5～7g/日以下とする。
鉄	血清フェリチン値が基準値以上の場合には7mg/日以下とする。
その他	夏場における海産魚介類の生食は避け、適切に加熱調理したものを摂取する(ビブリオ・バルニフィカス*2感染予防対策)。

＊1 **たんぱく質不耐症** 食後の血中アンモニア濃度の上昇により肝性脳症を誘発する状態。

＊2 **ビブリオ・バルニフィカス** 腸炎ビブリオと同様にビブリオ属に分類される菌の一種であり、甲殻類(エビなど)や河口域でとれる海産魚介類に付着する。刺身や加熱不足の料理を食べて感染する場合(経口感染)と、皮膚に傷のある人が河口近くの海に入って傷から感染する場合がある。肝臓疾患、免疫力の低下などを基礎疾患として持つ人や貧血の治療で鉄剤を内服している人で重篤化することがある。

(日本肝臓学会編『慢性肝炎・肝硬変の診療ガイド2019』改)

14 脂肪肝

1 原因

過栄養性、内分泌性(糖尿病)、アルコール性、静脈栄養(高カロリー輸液)によるものが多い。他に、副腎皮質ステロイドの長期投与、栄養障害、たんぱく質合成障害、妊娠などが挙げられる。

(1) 過栄養性、内分泌性の発生要因

肝臓での脂肪酸合成促進・脂肪酸供給の増加・脂肪分解能の低下など。

(2) アルコール性の発生要因

アルコールが肝臓内の脂肪酸合成を促進し、脂肪酸を中性脂肪に変換する。

(3) 栄養障害・たんぱく質合成障害の発生要因

アポたんぱく質が不足し、脂質がリポたんぱく質として放出されずに肝臓内に貯留する。飢餓や**クワシオルコル**で発症する脂肪肝である。

2 診断

(1) 血液検査

血清アミノトランスフェラーゼ値の上昇、血清コレステロール値上昇、コリンエステラーゼ(ChE)値の上昇、中性脂肪値上昇、γグロブリン値の上昇(特にアルコール性の場合)

(2) CT スキャン・エコー、肝生検

肝細胞の30%以上に**中性脂肪**の蓄積を確認。

3 食事療法・運動療法

過栄養や肥満が原因の場合は、食事療法と運動療法を併用する。

① 過栄養の場合、摂取エネルギー制限、ビタミン・ミネラル・たんぱく質を十分に摂取する。

② アルコール性の場合は、アルコールの摂取を禁止し、たんぱく質を多めに摂る。

③ 糖尿病性の場合は、果物や二糖類の摂取を控える。

4　NAFLD《ナッフルド》(nonalcoholic fatty liver disease)

⑴　定義と分類

非アルコール性脂肪性肝疾患(NAFLD)は、主に**メタボリックシンドローム**に関連する諸因子とともに、組織診断あるいは画像診断で脂肪肝を認め、アルコール性肝障害(エタノール換算で男性30g/日、女性20g/日以上の飲酒量で発症しうる)など**他の肝疾患を除外した病態**である。

NAFLD には、病理学的に純粋に脂肪変性のみ、あるいは脂肪変性に炎症細胞の浸潤のみを認める**非アルコール性脂肪肝**(**NAFL**《ナッフル》；nonalcoholic fatty liver)と、肝臓の脂肪変性や炎症細胞浸潤に加え、**肝細胞風船様変性(ballooning)**や**肝線維化**を認める**非アルコール性脂肪肝炎**(**NASH**《ナッシュ》；nonalcoholic steatohepatitis)がある。NASH は肝線維化が進行し、**肝硬変**や**肝がん**の発症母地にもなる。

生命予後に最も関連する病理所見は肝線維化であり、線維化の程度(線維化ステージ)に応じて経過観察方法・治療法を考慮する。肝臓の線維化ステージは、肝硬変への移行や肝細胞がんの発生のみならず、心血管イベントの発生や肝臓以外の悪性腫瘍の発生(男性では大腸がん、女性では乳がんの合併が多い)にも強く関与することが報告されている。

※脂肪性肝疾患を steatotic liver disease(SLD)と総称し、従来の NAFLD、NASH はメタボリック症候群の基準の一部を満たす場合に限定して、metabolic dysfunction associated steatotic liver disease(MASLD)、metabolic dysfunction associated steatohepatitis(MASH)と診断することが、2023年6月24日に発表された。

NAFLD の定義と分類

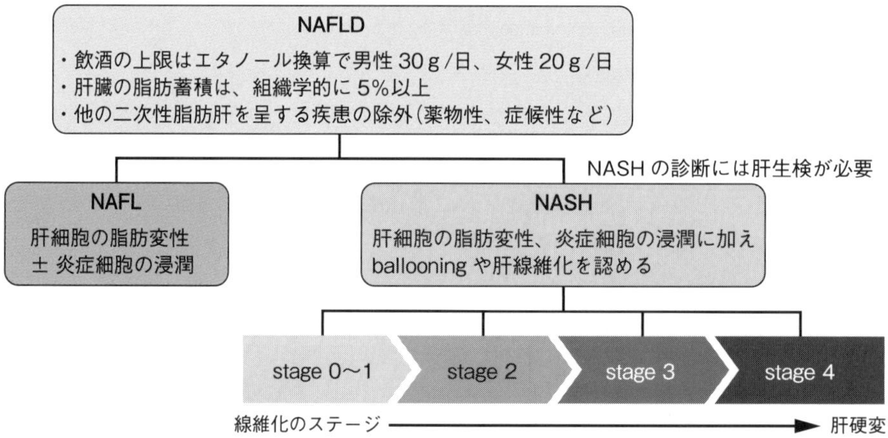

(日本肝臓学会編『NASH・NAFLD の診療ガイド2021』

■NAFLD の現況と予測

わが国の人口の約30%が NAFLD で、そのうち約10%が NASH と推定される。NASH のうち肝線維化が進んだ stage 3 以上の割合は約20%であり、2030年にはこの数が1.5倍程度に増加すると推定されている。

⑵　治療

NAFLD の治療は、メタボリックシンドロームの制御と肝線維化の進展予防が主眼となる。NAFLD に対する治療の原則は食事療法、運動療法などの生活習慣の改善により、NAFLD に合併している肥満、糖尿病、脂質異常症、高血圧を是正することである。NASH の肥満症例では、食事療法と運動療法により減量を図り、効果不十分の場合は外科療法も考慮する。

NAFLD/NASH 治療フローチャート

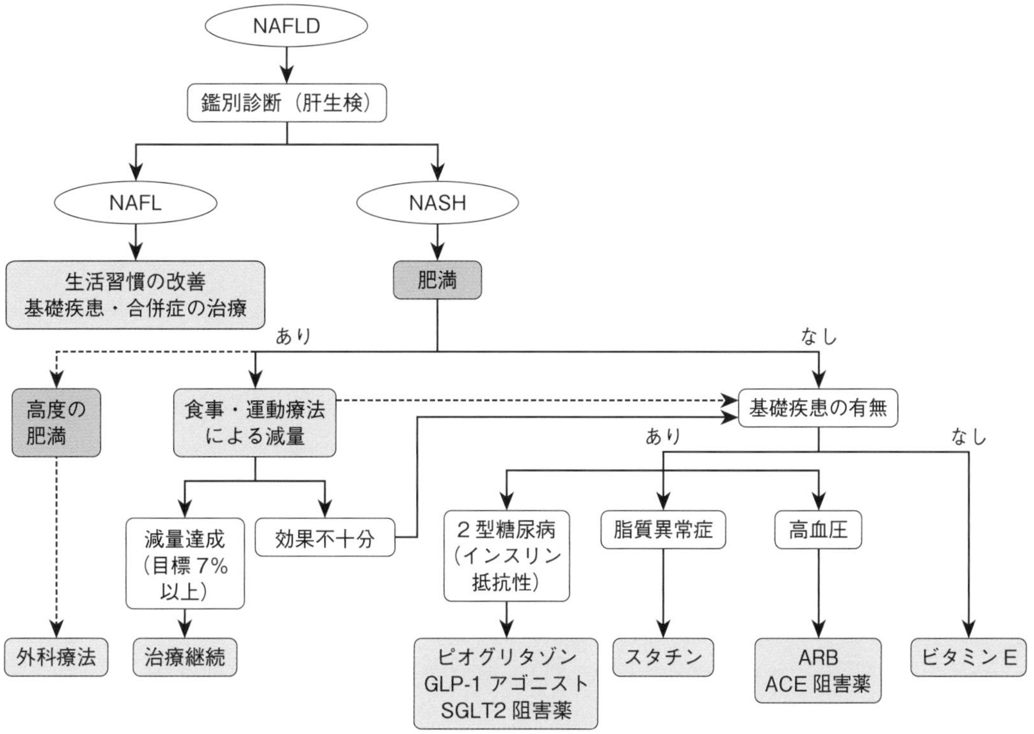

（日本肝臓学会編『NASH・NAFLD の診療ガイド2021』）

⑶　**食事療法の基本**（日本肝臓学会編『NASH・NAFLD の診療ガイド2021』より）

●一般に、標準体重当たり30kcal/kg/日程度の低カロリー食が処方される。

●炭水化物のエネルギー比率は50〜60%が妥当であるが、病態に応じて増減を考慮する。極端な炭水化物制限食の報告もみられるが、推奨できない。精製された糖類、果糖は控えめにし、穀類などからの炭水化物の摂取を勧める。

●脂質はエネルギー比率20〜25%に制限する。飽和脂肪酸の摂取を抑える。

15　胆石症

胆道系で形成された結石が胆嚢や胆道内に停滞する疾患で、部位により、胆嚢結石(全体の約70%)、総胆管結石、肝内結石に分けられる。胆石のできる原因は、はっきりしていないが、胆汁の流れのうっ滞、胆嚢や肝臓の障害などによる胆汁の成分の異常、脂肪の代謝異常が関係していると考えられる。胆石の成分によって、コレステロール結石と色素結石(ビリルビンカルシウム結石、黒色石)に分けられ、コレステロール結石が全体の約60%を占める。**中年以降(60〜70歳代がピーク)の女性や肥満者**に多い。

1　症状

胆石が胆嚢頸部や胆嚢管に詰まったことにより生じる**胆石発作**(**右季肋部《みぎきろくぶ》・心窩部の激痛**、右肩・右背部への放散痛、悪心・嘔吐)、**発熱**、**閉塞性黄疸**などを主徴とする。胆石発作は、高脂肪食や過食後に誘発される。胆石が胆嚢内にある状態では無症状のことも少なくない。胆石症、イレウス、尿路結石症などの発作時には、平滑筋の弛緩を目的に鎮痙薬を用いる。

2 食事療法

① 脂肪の摂取量が多いと胆汁が多量に排出され、胆嚢の収縮が活発になると、強い腹痛となるため、**脂肪を制限**する(10～30g/日)。

② コレステロールの多い食品は控え、血清コレステロール低下作用のある**食物繊維を十分に摂取**する。

③ 胆嚢の収縮を促進させるアルコールや香辛料などの刺激物は控える。

④ 胆石の形成と発作予防のため、暴飲暴食を控え、規則正しい食事を摂る。

16 急性胆嚢炎

1 概要

ほとんどの急性胆嚢炎は**胆石**が関与しており、胆石が胆嚢管を閉塞している場合が多い。胆嚢管閉塞により胆嚢内に胆汁がうっ滞し、二次的に**細菌感染**を起こして発症する。画像所見では、胆嚢腫大、胆嚢壁肥厚、胆嚢結石がみられる。胆嚢炎を発症する前にはしばしば胆石発作(右季肋部痛、発熱、**黄疸**など)を認めることがある。炎症が高度な場合は、潰瘍形成→出血・穿孔→腹膜炎の経緯をたどり**死亡する危険もある**ので、早期に治療を行う。原則として、**抗菌薬**などの投与を行い、重症度に応じて腹腔鏡下胆嚢摘出術や胆嚢ドレナージを行う。

2 栄養補給法

急性期では**絶飲食**とし、静脈栄養補給とする。急性期、回復期とも栄養基準は胆石症に準ずる。

■胆嚢摘出術後の合併症と栄養食事管理

●**合併症**：出血、胆汁漏出、腹膜炎、腸閉塞、脂肪の消化吸収障害など

●**栄養食事管理**：合併症がなければ厳しい脂肪制限は行わない。脂質の消化能力が回復してくれば、ほぼ通常の食事とする。なお、開腹手術を行った場合は、腸閉塞を予防するため、術直後は食物繊維の多い食品を控える。

17 膵炎

1 急性膵炎

通常は十二指腸に出てから活性化される膵酵素(特にトリプシン)が種々の原因から膵臓内で活性化されてしまい、自己消化を起こした病態である。膵臓は浮腫、出血、壊死などを起こす。

アルコールの過飲と**胆石症**が主要因である。**男性に多く**、男性は40～60歳代、女性は60～70歳代が多い。

(1) 症状

① 突然の激烈な上腹部痛で発症、持続性の心窩部・左季肋部の激痛。痛みは背部・左肩に放散。食事や飲酒によって増悪する。

② 発熱、嘔気、嘔吐、脱水

③ 重症化すると様々な合併症を生じて多臓器不全に陥る。死亡率は全体で約３%、重症例で約10%。

(2) **診断**

① **血液検査**

・血清アミラーゼ及びリパーゼ**高値**

・尿アミラーゼは血清アミラーゼより遅れて上昇(尿アミラーゼの上昇持続が長い)

② **画像診断**

膵腫大、膵臓周囲の滲出液の貯留、仮性嚢胞の証明

> **■急性膵炎の診断基準**(厚生労働省難治性膵疾患に関する調査研究班　2008年)
> ① 上腹部に急性腹痛発作と圧痛がある。
> ② 血中または尿中に膵酵素の上昇がある。
> ③ 超音波、CT または MRI で膵に急性膵炎に伴う異常所見がある。
> 　上記３項目中２項目以上を満たし、他の膵疾患及び急性腹症を除外したものを急性膵炎と診断する。但し、慢性膵炎の急性増悪は急性膵炎に含める。
> 　※膵酵素は膵特異性の高いもの(膵アミラーゼ、リパーゼなど)を測定することが望ましい。

(3) **管理・治療・食事療法**

① **急性期**

・ベッド上安静で**絶飲食**とし、膵臓の安静を保つ。

・体液が膵周囲や後腹膜腔に漏出して循環血漿量が減少するので、**大量輸液**を行いこれを補正し、循環動態を安定させる。

・鎮痛薬投与により、疼痛のコントロールを行う。

・重症例では感染症の合併を防ぐため、**抗菌薬**の予防的投与を検討する。

・重症膵炎において、腸蠕動がなくても循環血漿量の確保が達成されていれば、診断後48時間以内に経腸栄養(経空腸が望ましい)を少量から開始する。なお、軽症例では、疼痛が軽減し、血中酵素が低下した場合には経口摂取が可能である。

② **回復期**

・症状が落ち着けば(血清膵酵素値の正常化、疼痛の消失)、経口摂取を開始する。分粥食から開始し、軟菜食へと徐々に移行する。

・**低脂肪食**とし、15～30g/日を目安に少しずつ増やしていく。炎症が完全に治癒するまでは30g/日以下に制限する。

・脂溶性ビタミンＡ・Ｄ・Ｅの欠乏をビタミン剤で補う。

・**禁酒**とし、膵刺激を増強するようなカフェイン、香辛料、炭酸飲料などの摂取は控える。

2　慢性膵炎

持続性の上腹部痛を主訴とし、膵の実質細胞の破壊・消失を伴う線維化と膵管の狭窄ないし拡張を認める。**内分泌・外分泌機能の低下を伴う**ため、**膵性糖尿病**(インスリン分泌不全により)、**消化・吸収不良**(膵液分泌量の低下により)になりやすい。

アルコールの過飲が要因であるものが約70%である。**男性**に多い。病期は膵機能が保たれる代償

期、膵実質が荒廃し機能不全状態にある非代償期、及びその移行期に分けられ、臨床症状が異なる。

⑴　**症状**

①　**代償期**

・血中膵酵素の上昇。上腹部痛、背部痛。高脂肪食や飲酒によって増悪する。

②　**非代償期**

・消化吸収障害による**体重減少**・**脂肪便**・下痢、糖代謝障害による**膵性糖尿病**など。

・腹痛はむしろ**軽減**する。

・血中膵酵素は**低値**を示す(膵組織の破壊や線維化が進み、膵液分泌量が低下するから)。

⑵　**管理・治療・食事療法**

①　**代償期**

・**禁酒**・**禁煙**とする。喫煙は膵石灰化のリスクを高める。

・腹痛発作の管理が最も重要である。**腹痛がある場合は脂肪制限(30～35g/日)を行う**。腹痛がない場合は、消化酵素薬や制酸薬を併用して40～60g/日の脂肪を摂取しても問題ない。

・脂肪制限が長期化する際には脂溶性ビタミンの欠乏に注意する。

②　**非代償期**

・**禁酒**・**禁煙**とする。

・消化吸収障害や膵性糖尿病の治療が重要となる。

・消化吸収障害がある場合には**消化酵素薬の大量補充**と制酸薬の投与を行う。

・消化吸収不良を補うため、30～35kcal/kg 標準体重/日の**高カロリー食**とする。

・腹痛は消失していることが多いため、脂肪制限は行わない。体重の回復が十分でない症例に対しては、**中鎖脂肪酸**の摂取が有用である。

・食事回数を増やすことにより摂取カロリーの低下を補い、脂溶性ビタミン、ビタミン B_{12}、葉酸、微量栄養素、抗酸化物質の摂取を促す。

・**膵性糖尿病**では**インスリン療法(少量頻回投与)**が基本となる。グルカゴン分泌も低下するため、**低血糖**に陥りやすいので注意する。

③　**急性増悪の場合**

・急性膵炎に準じた管理・治療を行う。

18　食道がん

好発部位は胸部中部食道である。90%以上が**扁平上皮がん**である。男女比は約６：１で、**高齢の男性に多い**。

1　危険因子

喫煙、飲酒、熱いものの飲食は扁平上皮がんの原因となる。長期間にわたって持続する**逆流性食道炎**のために起こる**バレット食道**では腺がんを生じる。

2　症状

早期食道がんでは無症状であることが多い。進行すると、つかえ感、狭窄感、嚥下困難、胸痛、違和感という症状が現れる。さらに病変が進行すると、リンパ節転移によって**反回神経麻痺**をきたし嗄声《させい》が現われたり、気管浸潤によって咳嗽《がいそう》や血痰がみとめられる。

※腫瘍による圧迫・浸潤、手術による切断などによって**反回神経麻痺**をきたし、嗄声、誤嚥、呼吸困難などを呈する。反回神経麻痺は食道がんの他、肺がん、縦隔腫瘍、胸部大動脈瘤などでもみられる。

3　診断

(1)　内視鏡検査、確定診断には内視鏡下生検材料による病理組織診断が必須

(2)　X 線造影検査

4　治療

(1)　化学療法、放射線療法(腫瘍の縮小・限局化に有効。手術の前後に併用することが多い。)

(2)　内視鏡的切除術：リンパ節転移がない粘膜内腫瘍の場合

(3)　外科的療法：胃、小腸、大腸などを用いた食道再建術。開胸・開腹手術。

5　術後合併症

食道がんの患者は、術前から低栄養状態であることが多く、また、呼吸機能が低下していることも多いため、術後合併症を引き起こすリスクが高い。**誤嚥性肺炎**、無気肺、**反回神経麻痺**、吻合部狭窄、縫合不全、循環不全などの合併症がみられる。

6　食事療法(術後)

反回神経麻痺、縫合不全がなければ経口摂取が可能となる。その目安は、内視鏡的切除術の場合は術後数日後から、開胸・開腹手術の場合は術後１週間程度である。経口摂取は流動食から開始し、三分粥食→五分粥食→七分粥食→全粥食へと移行する。消化のよい**低残渣食**で、**少量頻回食**とする。**誤嚥性肺炎の予防**上、むせるようであれば液状のものを禁止し、嚥下調整食とする。

19　胃がん

近年胃がんの死亡率、罹患率ともに減少傾向にあるものの、頻度の高いがんである。男女比は約２：１であり、70歳代に好発する。好発部位は前庭部小弯・胃角部で、ほとんどが**腺がん**である。

1　危険因子

高塩分食品の摂取、食品発色剤の亜硝酸(ニトロソ化合物)、ヘリコバクター・ピロリ菌感染、喫煙。

※胃がん予防には、新鮮な野菜や果物による特にビタミンＣやカロテノイドの摂取などが効果があるとされる。

2　症状

胃がん特有の自覚症状はなく、早期胃がんでは無症状のことが多い。がんの進行とともに、心窩部痛・腹部膨満感、胸やけ、吐き気、嘔吐、食欲不振、体重減少、貧血などの症状が出現する。病巣からの出血によって黒色便や、貧血に伴うめまいや息切れなどの症状を訴えることもある。噴門

部のがんが進行すると嚥下困難をきたす。胃壁を貫いて腹腔に浸潤すると、腹膜播種によるがん性腹膜炎を起こす。

3 病型

(1) 早期胃がん

がんの浸潤が粘膜内もしくは**粘膜下層に限局**しているものは早期胃がんと呼ばれる。がんの大きさやリンパ節転移の有無は関係しない。

(2) 進行胃がん：がんの浸潤が**粘膜下層をこえる**ものは進行胃がんと呼ばれる。

(3) 胃がんの肉眼型分類

胃がんは肉眼的に0～5型の6型に分類され、0型にはさらに細かな亜分類が存在する。0型には早期がんの大半と一部の進行がんが含まれ、1～4型のほとんどは進行がんである。4型はスキルス胃がんと呼ばれるものが多く、最も予後不良である。

早期胃がん	進行胃がん				
0型 （表在型）	1型 （腫瘤型）	2型 （潰瘍限局型）	3型 （潰瘍浸潤型）	4型 （びまん浸潤型）	5型 （分類不能）

※1型～4型はボールマン（Borrmann）分類を踏襲している。

(4) 胃がんの進行度

がんの壁深達度（T）、リンパ節転移（N）、遠隔転移（M）の有無から、TNM分類により進行度（病期、ステージ）を決定する。

4 転移

胃がんの転移

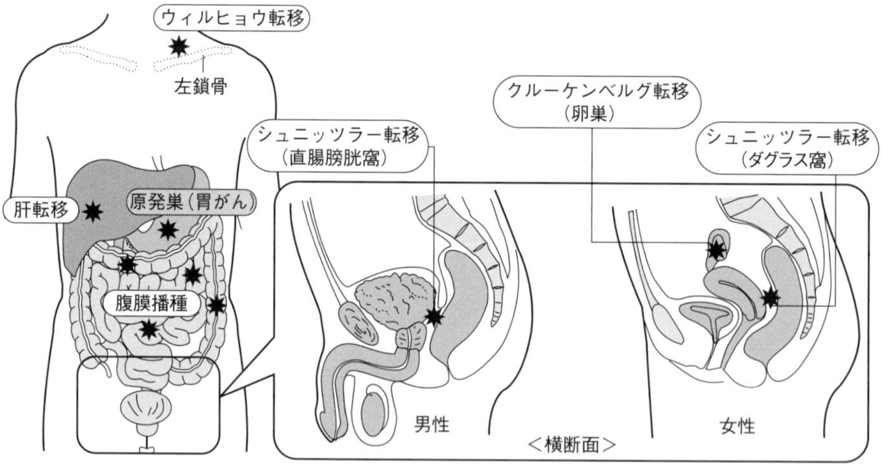

5 診断

(1) 内視鏡検査

(2) X線造影検査（胃バリウム検査）：スキルス胃がんを疑う場合。陰影欠損像・悪性ニッシェ*・胃壁硬化像の描出。

＊悪性ニッシェ　がんの潰瘍部に造影剤（バリウム）がたまって形成される陰影像。

(3) 造影CT検査

6 治療

(1) 内視鏡的切除

(2) 腹腔鏡下手術

(3) 開腹手術

① 幽門側胃切除術

最も多く選択されており、がんが胃の末梢側の1/2に限局している場合に行われる。胃の約80%と十二指腸起始部を切除する。

② 噴門側胃切除術：がんが胃上部の1/3に限局し、比較的早期の場合に選択される。

③ 胃全摘術

がんが胃全体に広がっていたり、上部に限局しても進行していたりする場合に選択される。

④ 姑息手術

転移があったり高度に進行していたりして根治性が得られない場合に選択される。

(4) 内科的治療(化学療法が主体)

7 胃切除後の合併症

(1) ダンピング症候群

胃の貯留機能が低下することで、摂取した食物が小腸に急速に流入することによって起こる。

	早期ダンピング症候群	後期ダンピング症候群
出現時期	**食直後～30分以内**	**食後2～3時間位**
症　状	めまい、冷汗、心悸亢進、顔面紅潮、下痢、全身の不快な温感、心窩部膨満感・圧迫感、悪心・嘔吐、頭痛等	**低血糖症状**(発汗、頻脈、めまい、手指振戦など)
原　因	①高張な食事が急速に小腸内に入ることにより、多量の細胞外液が腸管内に流入し、循環血液量が減少 ②消化管ホルモンの過剰分泌 ③小腸内容荷重による消化管の下方牽引 ④小腸壁の急速な伸展・蠕動亢進 ⑤小腸壁の化学的刺激等による自律神経反射	大量の食物が急速に小腸内に入ると、一過性の高血糖となり、インスリンの分泌亢進が起こる。その結果、**反応性低血糖**をきたす。
予　防	**①食事をゆっくりよく噛んで摂取し、少量頻回食とする。** **②低糖質、高たんぱく質食とし、水分の多いものを避ける。**	
対　処	頭部を高くして食後30分程度横になる。	**糖質を補給する。適時に間食を摂る。**
薬物療法	抗セロトニン薬・抗ヒスタミン薬・抗コリン薬(胃内容物の排出の遅延、腸管けいれんの軽減)、ブドウ糖の注射(低血糖症状の緩和)、鎮静薬(不安の軽減)	

(2) 貧血

胃切除により、**胃酸が低下する**と**鉄分の吸収が低下**し、**鉄欠乏性貧血**を起こしやすい。また、**胃全摘出術**では、**ビタミンB_{12}吸収因子(内因子)の分泌低下**により、**5～6年後**に**巨赤芽球性貧血**を起こしやすい。

(3) 逆流性食道炎

胃の噴門部には**下部食道括約機構**が存在するので、胃切除により、逆流性食道炎を起こしやすい。特に夜間、臥床後に消化液が食道に逆流し、胸やけなどが生じる。

⑷　輸入脚症候群

ビルロートⅡ法を用いた場合、輸入脚に消化管内容物が停滞し、通過障害などを起こしやすい。

※胃部分切除後に行われる再建術式として、残胃と十二指腸を吻合するビルロートⅠ法、残胃と空腸を吻合するビルロートⅡ法などがある。

⑸　骨代謝障害（骨軟化症、骨粗鬆症など）

手術で、カルシウムの主な吸収部位である十二指腸、空腸上部をバイパスすることによって、**カルシウムやビタミンＤの吸収障害**が起こり、骨代謝異常が起こる。また、術後、下痢を生じやすくなっているために、牛乳や乳製品の摂取を控える結果、カルシウム摂取不足が起こることも要因の１つとなっている。ビルロートⅡ法を用いた場合に起こりやすい。

⑹　胆石症

胃切除に伴って**迷走神経**が切断されることによって胆嚢の運動が低下し、胆嚢内の胆汁うっ滞により胆石が形成される。

⑺　消化吸収不良

胃酸や消化酵素の分泌減少と消化機能の低下により起こる。また、迷走神経の切断が消化管運動を低下させたり、消化管ホルモンの分泌を変化させたりすることも要因となっている。

8　食事療法（胃切除術後）

⑴　１日５～６回の頻回食とし、１回量を少なくする。

⑵　ダンピング症候群予防のため、たんぱく質・消化のよい乳化脂質を中心としたものを少量ずつ、ゆっくりと食べる。また、水分は間食に摂るようにする。これは、できるだけ高浸透圧物質の急速な移動を防止するためである。

⑶　下痢が続く場合は、脂肪を制限し、水分不足とビタミン・ミネラルの吸収不良に注意する。

⑷　貧血になりやすいため、たんぱく質・鉄分・ビタミンＣ・ビタミンB_{12}の補給をする。

⑸　吻合部を刺激しないよう香辛料、炭酸飲料、カフェイン飲料、アルコール飲料などは控える。

20　大腸がん

好発部位は**直腸**と**Ｓ状結腸**で、ほとんどが**腺がん**である。**家族性大腸腺腫症（家族性大腸ポリポーシス）**では、高頻度に大腸がんが発生する。また、**潰瘍性大腸炎**も大腸がんの発症リスクが高い。

1　危険因子

大腸がんの家族歴、長期経過した炎症性腸疾患、アルコール多飲、赤身肉や貯蔵肉の過剰摂取、肥満、運動不足。

2　症状

早期大腸がんに特有の症状はない。検診での**便潜血陽性**などで発見されることが多い（大腸がんのスクリーニングとして便潜血反応は重要）。進行に伴い、下痢、便秘、血便、鉄欠乏性貧血、腸閉塞、腹痛、体重減少、腹部膨満感、下血などがみられる。なお、右側結腸では高度に進行するまでこれらの症状は乏しい。

3 診断

直腸指診、X線検査(注腸造影)、大腸内視鏡検査。

4 治療

内視鏡的切除、腹腔鏡下手術、開腹手術、化学療法・放射線療法。

5 食事療法(術後)

ガスが出て、縫合不全がなく吻合部の通過障害がなければ2～3日目に経口摂取が可能となる(流動食から常食へと1日ごとに段階的に進める)。がんの部分を切除し腸と腸を吻合しているため、吻合部分で食べ物がうまく通らず、嘔気や便秘を起こすことがあり、場合によっては**腸閉塞**となることもある。このような場合は一時食事を中止する。縫合不全がある場合はすみやかに絶飲食とし、**中心静脈栄養**となる。

便秘や下痢の予防のため水溶性食物繊維やオリゴ糖、乳酸菌を含む治療用食品や特定保健用食品などを摂り、便通を整える。また下痢の場合は、ビタミンやミネラル、水分を十分に補給する。

なお、**人工肛門(ストーマ)**造設後は電解質の喪失と脱水、乏尿をきたしやすいので、電解質や水分を十分に補給する。

※人工肛門(ストーマ)は、直腸がん・肛門がんのために直腸肛門が切除された場合や、潰瘍性大腸炎・大腸ポリポーシスなどのために大腸が全摘された場合などに造設される。**結腸**または**回腸**に造設されるが、その部位によって排泄される便の量や性状が異なる。

21 肝がん

肝細胞がんと**胆管細胞がん(肝内胆管がん)**に分けられるが、90%以上が肝細胞がんである。50～60歳代の**男性に多い**。多くが**肝硬変**あるいは**慢性肝炎**を伴う。**C型肝炎ウイルス**や**B型肝炎ウイルス**の持続感染や**アフラトキシン**(かび毒の一種)の摂取が関与している。

また、肝臓は門脈と肝動脈の二重血流支配を受けているため、**他の臓器から転移**したものが多い。

1 症状

食欲不振、全身倦怠感、腹部膨満感、肝腫大、腹水、下腿浮腫、発熱、黄疸、腹痛など。

2 診断

(1) 血液検査：AST・ALT・LDH(LD)・ALP・総ビリルビン上昇、アルブミン減少

(2) 画像検査(超音波、CT、MRI、肝血管造影)

(3) **腫瘍マーカー**：肝細胞がんでは、**AFP(α-フェトプロテイン)**、**PIVKA《ビブカ》-Ⅱ(ビタミンK欠乏たんぱくⅡ)**、AFP-L3分画(AFPレクチン分画)**上昇**

22 膵(臓)がん

組織学的には**腺がん**である。膵頭部に発生したものと膵体尾部に発生したものによって症状、診断、治療、予後が異なる。**膵頭部がん**が全体の３分の２を占めている。早期から膵周囲組織に浸潤し、リンパ行性・血行性に肝・肺・骨に転移するため、極めて**予後不良**のがんである。高齢者に多く、男女比はやや男性に多い。慢性膵炎、糖尿病、膵がん家族歴、肥満、喫煙、飲酒などは発症の危険因子である。

1 症状

初期には無症状で、症状が出始める頃にはすでに進行がんであることが多い。上腹部痛、腰背部痛、体重減少、下痢などを初発症状とする。膵頭部がんでは**閉塞性黄疸**が出現することが多いが、膵体尾部がんではみられない。糖尿病を合併することが多い。

2 診断

(1) 血液検査：膵酵素（アミラーゼ、リパーゼ)、総ビリルビン、ALP、腫瘍マーカーのCA19-9・CEAなどの上昇

(2) 画像検査(超音波検査、造影CT、MRI、内視鏡的逆行性膵管造影)

練習問題

消化管の構造と機能に関する記述である。正しいのはどれか。１つ選べ。

(1) 胃壁の筋層は、三層構造である。

(2) 小腸の長さは、大腸より短い。

(3) 脂質は、膜消化を受ける。

(4) 膵管は、空腸に開口する。

(5) 大腸粘膜には、絨毛がある。

解 説 ……………………………………………………………………………… 正答 (1)

(1) 正しい。胃壁の筋層は、外縦走筋(外層)、中輪走筋(中層)、内斜走筋(内層）の三層からなる。

(2) 誤り。小腸は約６m、大腸は約1.6mで、小腸の方がはるかに長い。

(3) 誤り。脂質は管腔内で膵リパーゼなどによる消化を受けるが、膜消化は受けない。一方、糖質やアミノ酸の大部分は膜消化を受ける。

(4) 誤り。膵管は十二指腸に開口する。主膵管は総胆管に合流したのち、大十二指腸乳頭から十二指腸に開口する。副膵管は直接、十二指腸に開口する。

(5) 誤り。小腸粘膜には絨毛があるが、大腸粘膜には絨毛はない。

練習問題

重症嚥下障害患者の直接訓練に用いる嚥下訓練食品である。**最も適切な**のはどれか。1つ選べ。

(1) お茶をゼリー状に固めたもの
(2) 牛乳にとろみをつけたもの
(3) ヨーグルト
(4) りんごをすりおろしたもの

解 説 …………………………………………………………………………… 正答 (1)

嚥下訓練食品には、ゼリーで固めたものやとろみをつけた嚥下しやすい形態のものが適する。また、誤嚥した場合のリスクを考慮し、たんぱく質含有量が少ないものであることが望ましい。

(1) 適切。お茶はたんぱく質含有量が少ないので、嚥下訓練食品として最も適している。
(2) 適切でない。牛乳はたんぱく質含有量が多いことから、誤嚥した場合のリスクが(1)に比べて高い。
(3) 適切でない。ヨーグルトは、酸味が強くむせを誘発させるため、適していない。
(4) 適切でない。りんごをすりおろしたものは、果汁と果肉が混合した均質性に欠ける形態(不均質)であるため、適していない。

練習問題

胃食道逆流症の栄養管理に関する記述である。正しいのはどれか。1つ選べ。

(1) 高脂肪食の摂取を勧める。
(2) かんきつ類の摂取を勧める。
(3) 分割食を勧める。
(4) コルセットの着用を勧める。
(5) 食後すぐの仰臥位を勧める。

解 説 …………………………………………………………………………… 正答 (3)

(1) 誤り。脂肪は胃内停滞時間が長く、また下部食道括約筋(LES)圧を低下させるコレシストキニンの分泌を促進するため、高脂肪食の摂取は避ける。
(2) 誤り。かんきつ類のような酸味の強い食品は、食道粘膜を刺激したり胃酸分泌を促進したりするので、摂取を控える。
(3) 正しい。
(4) 誤り。コルセットの着用は腹圧を高め、胃内容物の食道への逆流を誘発させるので避ける。
(5) 誤り。食後2～3時間は横にならないようにし、就寝時は上体を起こしたファーラー位(半坐位)にする。

練習問題

消化器疾患に関する記述である。正しいのはどれか。1つ選べ。

(1) 胃食道逆流症の原因には、食道裂孔ヘルニアがある。
(2) 過敏性腸症候群では、腸粘膜のびらんと下血がみられる。
(3) A型肝炎ウイルスは、主に血液を介して伝播する。
(4) 急性膵炎急性期では、尿中アミラーゼ値が低下する。
(5) 急性胆嚢炎の病因は、アルコールの過飲が最も多い。

解　説 ……………………………………………………………………… 正答 (1)

(1) 正しい。胃食道逆流症の原因として、下部食道括約筋(LES)圧低下、食道裂孔ヘルニア、腹圧の上昇などが挙げられる。
(2) 誤り。過敏性腸症候群は、器質的疾患ではなく機能的疾患なので、腸粘膜のびらんや下血はみられない。
(3) 誤り。A型肝炎ウイルスの感染経路は、主に経口感染である。
(4) 誤り。急性膵炎急性期では、尿中アミラーゼ値が上昇する。
(5) 誤り。急性胆嚢炎の病因の多くは、胆石による胆嚢管の閉塞である。アルコールの過飲では急性膵炎などを起こしやすい。

練習問題

炎症性腸疾患に関する記述である。**誤っている**のはどれか。1つ選べ。

(1) クローン病では、抗TNF－α抗体製剤が使用される。
(2) クローン病活動期では、成分栄養剤が有効である。
(3) クローン病寛解期では、n－3系多価不飽和脂肪酸の摂取を勧める。
(4) 潰瘍性大腸炎では、5－アミノサリチル酸製剤が使用される。
(5) 潰瘍性大腸炎寛解期では、たんぱく質の摂取量を制限する。

解　説 ……………………………………………………………………… 正答 (5)

(1) 正しい。クローン病の薬物療法では、重症度や病変に応じて、抗TNF－α抗体製剤、5－アミノサリチル酸製剤、副腎皮質ステロイド薬、免疫調節薬等を使用する。
(2) 正しい。クローン病活動期では、成分栄養剤あるいは半消化態栄養剤が用いられる。
(3) 正しい。n－3系多価不飽和脂肪酸には、抗炎症効果がある。
(4) 正しい。潰瘍性大腸炎の薬物療法では、重症度や病変に応じて、5－アミノサリチル酸製剤、副腎皮質ステロイド薬、免疫調節薬、抗TNF－α抗体製剤等を使用する。
(5) 誤り。潰瘍性大腸炎寛解期では、各種の栄養素をバランスよく摂取する。たんぱく質の摂取量を制限する必要はない。

練習問題

肝硬変の栄養管理に関する記述である。正しいのはどれか。１つ選べ。

(1)　腹水がある場合には、エネルギーの摂取量を制限する。

(2)　食道静脈瘤がある場合には、亜鉛の摂取量を制限する。

(3)　高アンモニア血症がある場合には、脂質の摂取量を制限する。

(4)　低血糖がある場合には、ラクツロースを投与する。

(5)　フィッシャー比低下がある場合には、BCAA を投与する。

解　説 ………………………………………………………… 正答 (5)

(1)　誤り。腹水がある場合には、食塩制限と水分制限を行う。

(2)　誤り。食道静脈瘤がある場合には、角のとがった食品、硬い食品、刺激物を避けて、食道の上皮組織に損傷を与えないように注意する。食事は、ゆっくりとよく噛んで食べることや軟菜食を心がける。

(3)　誤り。高アンモニア血症がある場合には、たんぱく質を制限(0.5〜0.7g/kg 標準体重/日)し、アンモニアや芳香族アミノ酸の発生を抑制する。また、亜鉛補充によって血中アンモニア濃度を低下させることが報告されている。

(4)　誤り。ラクツロースは、肝性脳症に対して血中アンモニア濃度を低下させる目的で投与する。なお、早朝の低血糖を回避するために、分割食としての就寝前補食(LES)の有用性が報告されている。

(5)　正しい。フィッシャー比は肝障害の重症度に応じて低下する。BCAA(分枝アミノ酸)を投与してフィッシャー比を是正する(上昇させる)。

$$\text{フィッシャー比} = \frac{\text{分枝アミノ酸(バリン、ロイシン、イソロイシン)モル濃度}}{\text{芳香族アミノ酸(フェニルアラニン、チロシン)モル濃度}}$$

練習問題

胃切除術後に関する記述である。正しいのはどれか。1つ選べ。

(1)　巨赤芽球性貧血は、術直後にみられる合併症である。
(2)　骨塩量減少の原因は、カルシウムの吸収不良である。
(3)　反回神経麻痺をきたしやすい。
(4)　鉄吸収が促進される。
(5)　胃酸分泌が過剰になる。

解　説　………………………………………………………………………………　正答　(2)

(1)　誤り。肝臓に蓄えられているビタミンB_{12}が枯渇する、術後5～6年後にみられる。
(2)　正しい。
(3)　誤り。反回神経麻痺は、食道切除術後にみられる合併症である。
(4)・(5)　誤り。胃切除により胃酸分泌が減少するため、鉄吸収は低下する。

練習問題

消化管手術後の病態とその栄養管理の組合せである。正しいのはどれか。1つ選べ。

(1)　食道がんの術後――――――――――少量頻回食
(2)　胃切除後の早期ダンピング症候群――――高炭水化物食
(3)　胃切除後の後期ダンピング症候群――――低カリウム食
(4)　小腸の大量切除後――――――――――低たんぱく質食
(5)　S状結腸がんの術後――――――――水分制限

解　説　………………………………………………………………………………　正答　(1)

(1)　正しい。食道がんの術後では、食べ物のつかえ感などにより一度に食べられる量が少なくなることが多い。この場合には少量頻回食(1日5回)とする。
(2)　誤り。胃切除後の早期ダンピング症候群では、低炭水化物食・高たんぱく質食とする。
(3)　誤り。胃切除後の後期ダンピング症候群では、適時に間食を摂って糖分を補給し、低血糖を予防する。
(4)　誤り。小腸の大量切除術後は、高たんぱく質食、高エネルギー食、低脂肪食とする。
(5)　誤り。S状結腸がんの術後は、排ガスがあれば水分摂取を開始する。水分は、脱水を起こさないように適切に摂取する。

18 循環器系

1 循環器系の構造と機能

1 心臓の構造

心臓の構造

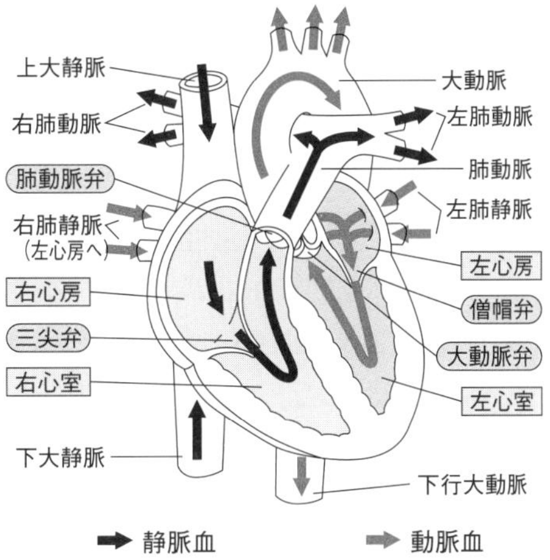

握り拳大で、重さ200〜300gである。また、中縦隔にあり、体の中心よりやや左側にかたよっている。大きく右心系と左心系に分けられ、**右心系**は**静脈血**が、**左心系**は**動脈血**が流れている。

(1) **内部構造**

① **右心房**

右心房には**上大静脈**と**下大静脈**の２つの静脈がつながっており、全身からの血液を受け取る。受け取った血液は、右心房の出口にある**三尖弁**《さんせんべん》を通って右心室に送り出される。なお、心臓の静脈血を受け取るのは**冠状静脈洞**である。

右心房の断面

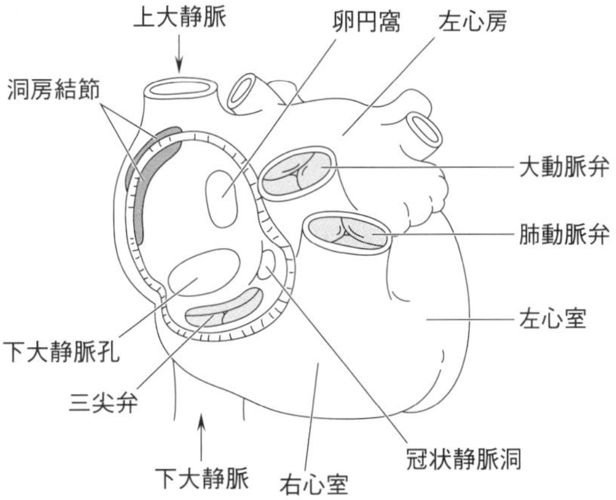

右心房と左心房との境界である**心房中隔**には、胎児期に血液を左心房に送り出していた通り道である**卵円孔**の痕跡が**卵円窩**《か》として残っている。

また、上大静脈と右心房との境界から右心房の側面を取り囲むように細長いひと続きの壁の厚みがあり、ここに心臓の電気刺激を開始する**洞房**《どうぼう》**結節**が存在する。

② **右心室**

右心室は右心房から血液を受け取り、**肺動脈弁**を介して**肺動脈**へ血液を送り出す。

③ **左心房**

左心房には４本の**肺静脈**が開口していて、左右の肺から酸素化された血液を受け取る。受け取った血液は、左心房の出口にある**僧帽弁**を通って左心室に送り出される。

④ **左心室**

左心室は左心房から血液を受け取り、**大動脈弁**を介して**大動脈**へ(全身へ)血液を送り出す。

大静脈→右心房—(三尖弁)→右心室—(肺動脈弁)→肺動脈→肺静脈→左心房—(僧帽弁)→左心室—(大動脈弁)→大動脈

⑵　心臓壁

心筋は内側から外側に向かって**心内膜**、**心筋層**、**心外膜**の３層から成っている。このうち、心筋層が壁厚のほとんどを占め、興奮、収縮による心ポンプ作用を行っている。心筋は、骨格筋と同様に強い力を出すことのできる**横紋筋**であるが、内臓などの平滑筋と同様に自分の意思で収縮させることのできない**不随意筋**である。

左心室壁の心筋の厚さは、血液を身体の隅々まで行き渡らせるために、**右心室壁の３倍**になっている。

⑶　心臓弁

房室口及び動脈口には、心内膜のヒダから成る弁があり、**血液の逆流を防ぐ**。弁は血流の順方向には抵抗が少なく、血流がほんのわずか逆転しただけで閉鎖する。

①　房室弁

薄い膜状の弁である。心室の収縮開始により閉鎖し、血液が心房に逆流するのを防ぐ。

1）**三尖弁（右房室弁）**

2）**僧帽弁（左房室弁）**：弁尖が２枚しかない。⇒二尖弁

②　動脈弁（半月弁）

３枚の半月形の弁（半月弁）から成る。心室拡張期には動脈弁が閉じて、動脈から心室に血液が逆流するのを防ぐ。

1）**肺動脈弁**

2）**大動脈弁**：左・右・後尖の３つの袋状の部分を大動脈洞といい、左半月弁と右半月弁の上の大動脈壁には左右の冠状動脈が開口している。

心房と大血管の基部を取り除いた心室の上面

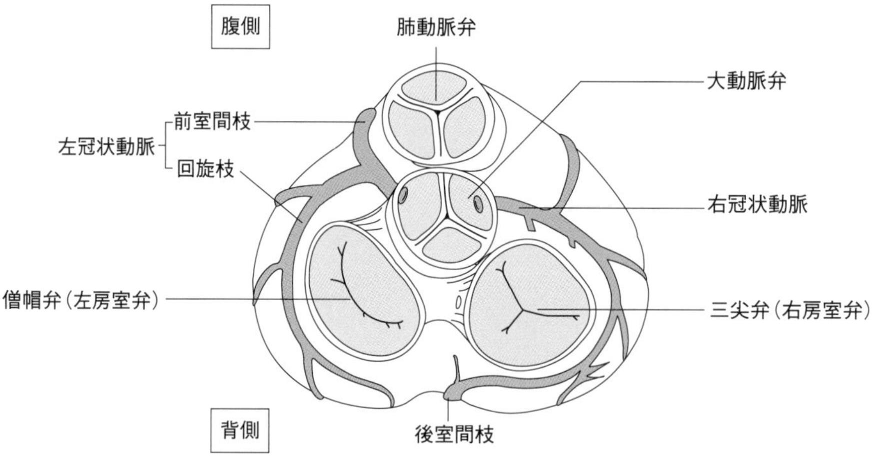

■心周期

心室は、血液を送り出すときに収縮し（収縮期）、血液を受け取るときに拡張する（拡張期）。この心室の収縮期と拡張期を合わせて心周期と呼ぶ。

① **心室充満期**
僧帽弁と三尖弁が開き心房が収縮し、心室が心房からの血液で満たされる時期。

② **心室収縮期・駆出期**
心室が収縮し、心室から全身へ血液が送り出される時期。このとき、僧帽弁と三尖弁は閉じており、大動脈弁と肺動脈弁が開いている。

③ **心室拡張期**
収縮した心室が元に戻り、心房に血液が貯留する時期。

(4) 冠状動脈

冠状動脈は**心筋に酸素と栄養を与える**。冠状動脈は左右の２本あり、**上行大動脈起始部**より出る。左冠状動脈はただちに２本に分かれ、心室の前壁に向かう前下行枝《ぜんかこうし》（前室間枝《ぜんしつかんし》）と、左心房と左心室の間をめぐる回旋枝となる。右冠状動脈は右心房と右心室の間をめぐり、心室の後部に血液を送る。

冠状動脈

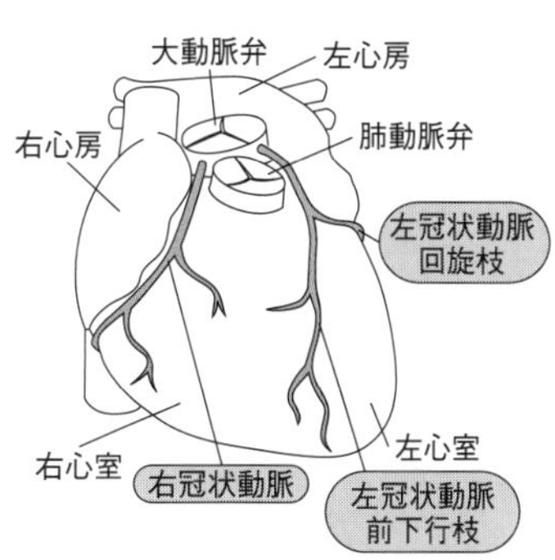

2 心臓の機能

(1) 血液の循環

① **肺循環：右心室→肺動脈→肺→肺静脈→左心房**
静脈血を動脈血にして心臓に返す。

② **体循環：左心室→大動脈→全身→上・下大静脈→右心房**
全身の各組織に酸素と栄養分を送り、二酸化炭素は心臓に戻る。

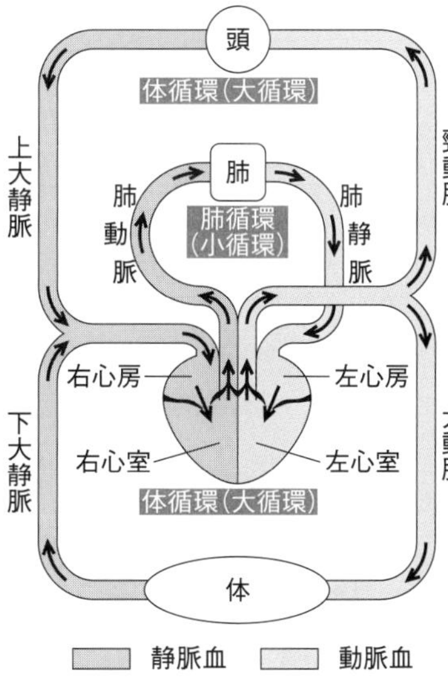

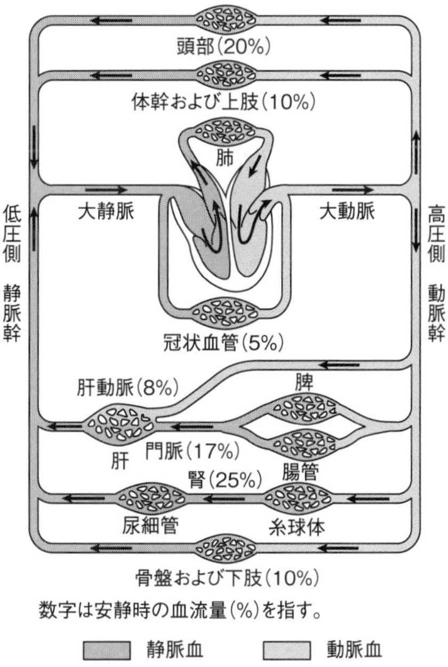

(2) 胎児循環

胎児の肺は呼吸機能をもたず、腸管における栄養吸収や腎臓における老廃物の排泄も行われない。これらの機能はすべて**胎盤**で行われる。

胎児循環

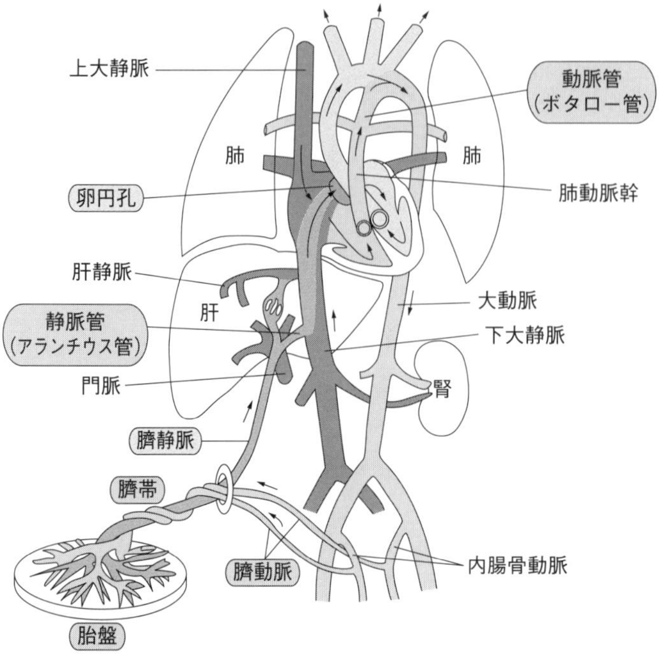

① 酸素と栄養に富む血液は、**臍静脈**を通って胎児に戻り、大部分は**静脈管**を経て**下大静脈**へ注ぎ、そこから右心房へ流入する。

② 右心房に流入した血液の60%は、**心房中隔**の**卵円孔**を通って左心房に入り、左心室を経て大動脈に送られる。

③ 上大静脈から右心房に注ぐ静脈血は、右心室を経て肺動脈に送られるが、肺に呼吸機能がないため、肺へは少量の血液が流れるだけで、ほとんどは短絡路である**動脈管**を通って**大動脈**に合流し、左心室からの血液とともに下半身に送られる。

④ その後、腹大動脈→総腸骨動脈→内腸骨動脈→臍動脈を経て、胎盤で母体血液との間で物質交換が行われる。

(3)　心筋の刺激伝導

心筋は、**固有心筋（作業心筋）**と**特殊心筋（刺激伝導系）**に分けられる。心臓の拍動は、右心房にある**洞房《どうほう》結節**の規則正しい興奮が電気的刺激となって心筋に伝えられ（刺激伝導系）、その刺激を受けた固有心筋が一定の調子で収縮と拡張を繰り返す（**自動性**）ことによって起こる。このように、洞房結節の細胞は、心筋の収縮・拡張のリズムを引き起こしており、**ペースメーカー（歩調とり）**と呼ばれる。

※健常心筋では洞房結節がペースメーカーとしてはたらくが、洞房結節の機能が低下したときは房室結節の細胞が代わってペースメーカーとなり、さらに房室ブロックが起きたときはプルキンエ線維がペースメーカーとなり（下位の自動能がペースメーカーの代役を果たし）、容易には心停止に至らないようになっている。

心臓の刺激伝導系

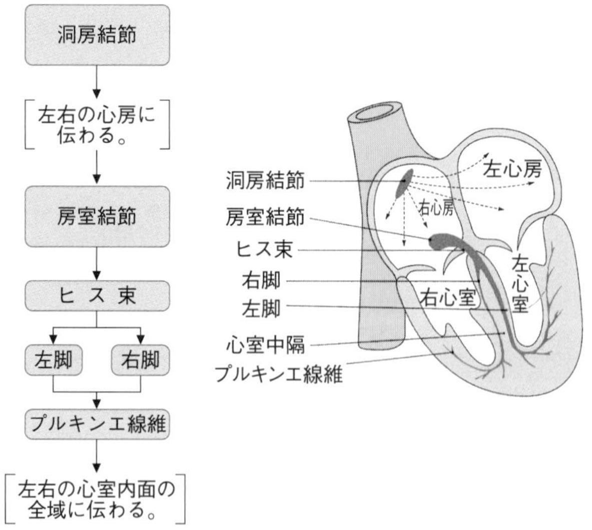

3　心拍・脈拍

(1)　心拍数と心拍出量

①　心拍数

基準値	成人	60～80回/分
	新生児	120～140回/分
	乳児	110～130回/分
	幼児	90～110回/分
	学童	80～100回/分
	高齢者	60～70回/分
異常	徐脈	60回/分以下
	頻脈	100回/分以上

※心拍数と脈拍数は通常一致する。

②　心拍数の変動要因

心拍数増加（心臓促進）	心拍数減少（心臓抑制）
動脈血圧下降	動脈血圧上昇
静脈還流量増加	呼息
吸息	恐怖、悲、冷覚
精神興奮、怒、羞恥	三叉神経痛覚線維の刺激
激しい痛覚、皮膚痛覚	内臓痛覚
交感神経活動亢進	副交感神経(迷走神経)活動亢進
カテコールアミン(アドレナリン、ノルアドレナリン、ドーパミン)	アセチルコリン
筋運動	安静(睡眠中)
甲状腺ホルモン(サイロキシン)	頭蓋内圧上昇
体温上昇(発熱)	
血中 CO_2 増加(低酸素)	

③　心拍出量(1分間当たりに心室から駆出される血液量)：心臓のポンプ能力の指標

- 1回拍出量：1回の心拍で左心室から駆出される血液量をいう。60～70mL/回(成人の平均)
- 心拍出量(分時拍出量)＝1回拍出量(60～70mL)×1分間当たりの心拍数(60～80回/分)

　安静時：4.0～6.0L/分　　運動時：30～40L/分

■1回拍出量と前負荷・後負荷

前負荷、心収縮力、後負荷の3つの要因が1回拍出量を調節し、右と左の心室が等しい量の血液を駆出できるようにしている。

●前負荷(容量負荷)

心室が収縮を開始する直前(拡張末期)に心室にかかる負荷のことで、**静脈還流量(循環血液量、心房収縮など)**によって決定され、静脈還流量が増加すれば前負荷も増加する。正常な心臓では、前負荷が増加すると1回拍出量は増加する。心不全や狭心症では、前負荷を減らし、心筋細胞の負担を軽減させる。

●後負荷(圧負荷)

心室が収縮を開始した直後に心室にかかる負荷のことで、**末梢血管抵抗、大動脈弁狭窄、血液粘稠度、動脈の弾性**などによって決定され、これらが大きくなると後負荷が増加する。後負荷が増加すると1回拍出量は減少する。後負荷を増加させる状態には、高血圧や動脈硬化などがある。

(2)　心電図

心電図は心筋細胞の興奮によって生じる電位変化を、体表の特定の位置に置いた電極により誘導し、記録したものである。正常な心臓では、**洞房結節がペースメーカーとなり**、規則正しいリズムでP波が現れる。

正常心電図

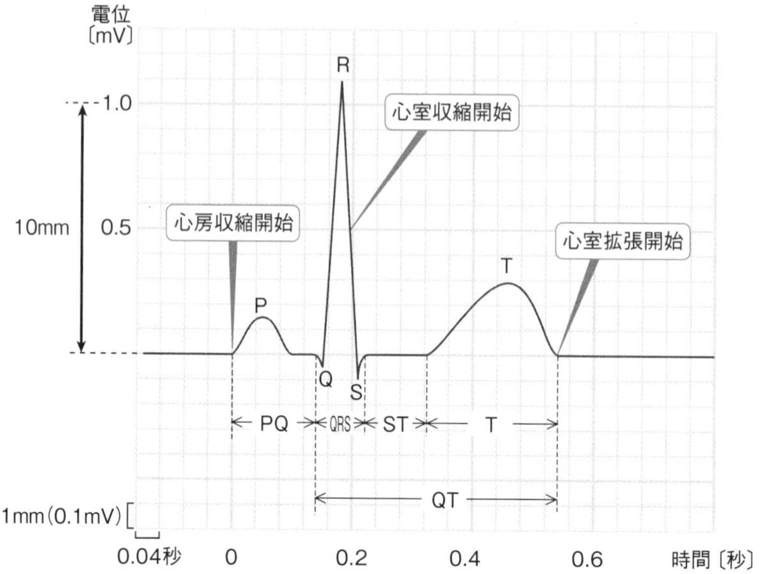

名　称	意　味
P	心房の脱分極
QRS	心室の脱分極
T	心室の再分極
PQ（PR）	房室間興奮伝導時間
ST	心室全体が興奮している時間
QT	電気的心室興奮時間

(3)　心臓の神経支配

心臓の中枢は**脳幹の延髄**にあり、**交感神経**と**副交感神経（迷走神経）**による**二重支配**を受けている。交感神経の刺激は、皮膚や内臓の末梢血管の収縮を高め、心拍数の増加、心筋収縮力の増大をもたらすなど、心臓の働きを促進する。副交感神経（迷走神経）の刺激は、心拍数を減少させ、心臓の働きを抑制する。

4　血圧（成人）

一般には、左心室の収縮・拡張に応じた**動脈血**の圧変化を血圧という。左心室が収縮しきったときの血圧を収縮期血圧（最高血圧）、拡張しきったときの血圧を拡張期血圧（最低血圧）という。

(1)　血圧の基準

成人における血圧値の分類

分　類	診察室血圧（mmHg）			家庭血圧（mmHg）		
	収縮期血圧		拡張期血圧	収縮期血圧		拡張期血圧
正常血圧	＜120	かつ	＜80	＜115	かつ	＜75
正常高値血圧	120－129	かつ	＜80	115－124	かつ	＜75
高値血圧	130－139	かつ/または	80－89	125－134	かつ/または	75－84
Ⅰ度高血圧	140－159	かつ/または	90－99	135－144	かつ/または	85－89
Ⅱ度高血圧	160－179	かつ/または	100－109	145－159	かつ/または	90－99
Ⅲ度高血圧	≧180	かつ/または	≧110	≧160	かつ/または	≧100
（孤立性）収縮期高血圧	≧140	かつ	＜90	≧135	かつ	＜85

（日本高血圧学会『高血圧治療ガイドライン2019』）

⑵　脈圧

収縮期血圧と拡張期血圧の差：40～50mmHg

⑶　平均血圧

男子：90～110mmHg　女子：80～100mmHg　〔平均血圧（末梢動脈）$= \frac{\text{脈圧}}{3} +$ 拡張期血圧〕

⑷　血圧の調節

血圧上昇に影響を及ぼす要因

	血圧上昇
心拍出量	増加
末梢血管抵抗	増大
循環血液量	増加
血液粘性	上昇
血管弾力性	低下
血管内腔の広さ	狭い
外気温	低下

血圧は、「**血圧＝心拍出量×末梢血管抵抗**」の式で表される。心拍出量は心収縮力・心拍数・循環血液量などにより調節され、血管抵抗は血管内腔の変化（血管の収縮・拡張）などにより調節される。

したがって、血圧の調節は主に、心収縮機能の調節、腎臓における体液量（循環血液量）の調節、自律神経及び液性因子による血管収縮状態の調節により行われる。

①　神経性調節

1）自律神経系による調節

交感神経の興奮は、心拍数を増加・心収縮力を増大させるとともに、末梢血管の収縮を高めて**血圧を上昇**させる。一方、**副交感神経**の興奮は、心機能を抑制させて**血圧を低下**させる。

2）動脈圧受容器による調節

動脈圧受容器による血圧調整にかかわる神経

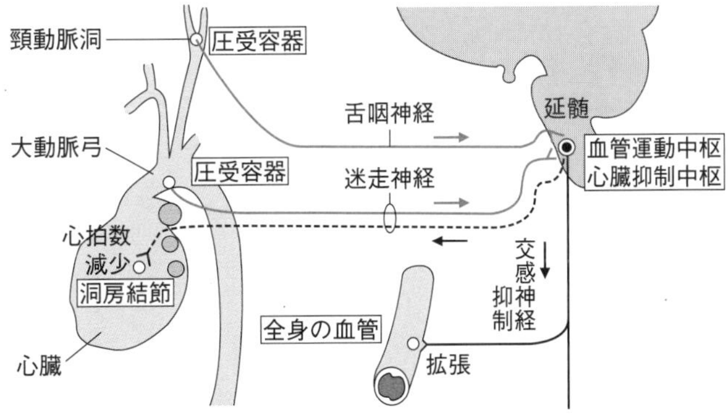

血圧が上昇すると、**頸動脈洞**と**大動脈弓**にある**圧受容器**が伸展して興奮し、その情報が迷走神経と舌咽神経を介して**延髄**にある血管運動中枢と心臓抑制中枢に伝えられ、交感神経の抑制（血管拡張）と迷走神経の興奮（心拍数減少）を起こし、**血圧が低下**する。この調節は、血圧変動後、瞬時にかつ強力に作動する。なお、動脈硬化では、圧受容器の伸展性が減少して血圧上昇の感知が鈍り、血圧低下機能が作用しにくくなる。

3）化学受容器による調節

頸動脈小体と**大動脈小体**にある**化学受容器**が、酸素分圧（PaO_2）の低下に反応して呼吸を促進させるとともに、心拍数を増やして**血圧上昇**をもたらす。

②　液性因子による調節

1）カテコールアミンによる調節

交感神経が著しく興奮すると、副腎髄質からアドレナリン、ノルアドレナリンが分泌され、末梢血管を収縮して**血圧を上昇**させる。

2）レニン－アンジオテンシン－アルドステロン系による調節

PartⅠ-19-1 5(1)「レニン－アンジオテンシン－アルドステロン系」を参照のこと。

3）バソプレシンによる調節

血圧が低下（循環血液量が低下）すると、下垂体後葉からバソプレシン（抗利尿ホルモン：ADH）が分泌される。バソプレシンは水の再吸収を促進して**循環血液量を増加**させるとともに、**血管を収縮**させて血圧を上昇させる。

4）心房性ナトリウム利尿ペプチド（ANP）による調節

血圧が上昇すると、心臓の心房から心房性ナトリウム利尿ペプチド（ANP）が放出される。心房性ナトリウム利尿ペプチドは**血管を拡張**し、またNa^+の再吸収を抑制して尿中への塩類と水の移行を促進させることで**循環血液量を減少**させ、**血圧を低下**させる。

主な血管収縮物質と血管拡張物質

血管収縮物質	カテコールアミン（アドレナリン※、ノルアドレナリン、ドーパミン）、アンジオテンシンⅡ、セロトニン、バソプレシン
血管拡張物質	一酸化窒素（NO）、アセチルコリン、ヒスタミン、プロスタグランジンI_2、ナトリウム利尿ペプチドファミリー（ANP、BNP、CNP）、ブラジキニン

※アドレナリンが血管壁平滑筋のβ_2受容体に結合した場合は、血管平滑筋を弛緩させて、血管の拡張を引き起こすことに注意！

③　腎臓における体液量の調節

腎臓は、血圧の変化に対して**尿量を増減**させて体液量を調節する。体液量の増減は循環血液量、すなわち心拍出量の増減につながり、血圧に大きな影響を与える。腎臓による血圧調節作用は、血圧変動の数時間後に出現し、強力かつ長時間持続する。

(5)　中心静脈圧（CVP）

右心房近くの大静脈の内圧を中心静脈圧といい、循環血液量の指標となる。

正常値	5～10cmH_2O
上　昇	右心不全、心タンポナーデ、循環血液量過剰、心原性ショック
低　下	脱水、出血、循環血液量減少

5　血管の構造と機能

(1)　動脈

心臓から血液を送り出す血管。**酸素**を多く含む血液が流れている。安静時には全血液量の13～15％が動脈及び細動脈中に存在する。内膜・中膜・外膜の３層から成り、中膜が最も厚い。中膜は弾性線維に富み、**平滑筋**から成る。なお、**肺動脈・臍動脈**の中を流れる血液は**静脈血**である。

(2)　静脈

末梢から心臓へ血液を送り戻す血管。**二酸化炭素**を多く含む。安静時には全血液量の60～65％が静脈及び細静脈中に存在し、血液を貯留しやすいことから容量血管と呼ばれており、**静脈の容量は動脈の容量に比べて多い**。内膜・中膜・外膜の３層から成るが、中膜は平滑筋が少なく、弾性に乏しい。末梢の静脈には**静脈弁**があり、血液の逆流を防いでいる。なお、**肺静脈・臍静脈**の中を流れる血液は**動脈血**である。

(3)　毛細血管

動脈と静脈の間をつなぎ、身体の各部の組織と**物質交換**（栄養素⇔代謝産物、酸素⇔二酸化炭素）を行うための血管。１層の内皮から成り非常に薄く、赤血球１個がようやく流れる程度の非常に細い血管である。

6　動脈系

(1)　胸部の主な動脈

大動脈は左心室からはじまり、やや上行したのち(**上行大動脈**)、左後方に曲がり(**大動脈弓**)、脊柱に沿って下行する(**下行大動脈**)。

①　**上行大動脈**

左心室の動脈口より起こる。長さは約 5 cm。基部で左右の**冠状動脈**が分岐する。

胸部の大動脈

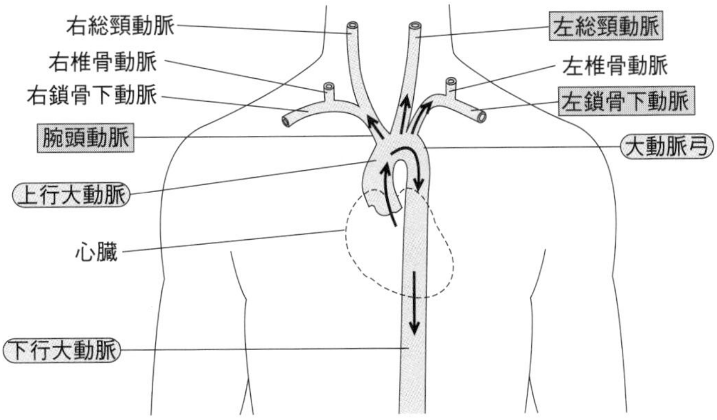

②　**大動脈弓**

上行大動脈に続き、上方にカーブしながら左後方に彎曲《わんきょく》する。カーブした部分から上方に 3 本の動脈が起こる。右から順に**腕頭動脈**、**左総頸動脈**、**左鎖骨下動脈**という。なお、総頸動脈から分岐する**内頸動脈**と、鎖骨下動脈から分岐する**椎骨動脈**が、脳への血液を供給している。

③　**下行大動脈(胸大動脈)**

大動脈弓に続き、縦隔後部を下行する。胸腔では、肺に栄養を送る気管支動脈や肋間動脈が分岐する。横隔膜の大動脈裂孔より腹腔に入り、腹大動脈となる。

(2)　腹部の動脈(腹大動脈)

腹大動脈は、胸部の下行大動脈から続き、第 4 腰椎の高さで左右の総腸骨動脈に分岐する。

腹部の動脈

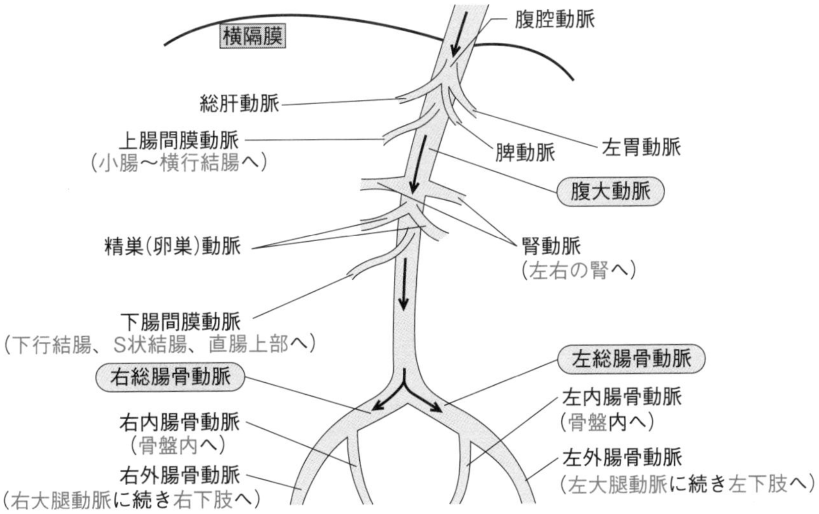

7　静脈系

(1)　上・下大静脈

上半身の静脈は上大静脈に、下半身の静脈は下大静脈に流入し、静脈血は右心房に還流する。

(2) 門脈

肝臓には血液を運び込む血管が２本ある。１本は肝臓の栄養血管である**固有肝動脈**で、もう１本は**門脈**である。門脈は、消化管(食道下部、胃、小腸、大腸)や膵臓、胆嚢、脾臓からの静脈を集め、肝臓に流入する**静脈幹**である。門脈は消化管で吸収された水溶性栄養素を肝臓に運ぶ血管で、門脈の血液量は肝臓の全血液量の70～80%を占める。肝動脈血と門脈血は、肝臓の毛細血管を経て、肝静脈から下大静脈へと流れる。

肝臓の血管

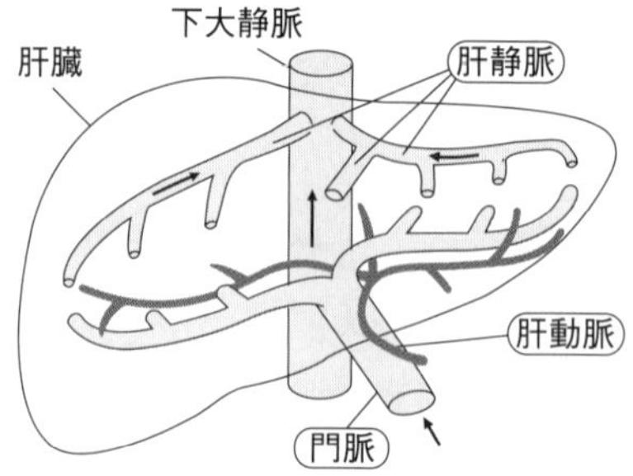

※門脈には肝臓を経由せず大静脈系に達する短絡路がいくつかあり、**肝硬変**などにより**門脈の血流が障害**されたときには静脈血が還流するための**側副路**となる。

8 リンパ系

リンパ管は、**リンパ**という毛細血管から漏れ出た血漿の一部(組織液)を取り込み静脈へ運ぶ脈管である。静脈に沿って走り、身体の中心へと向かう。リンパ流量は３～４L/日で、骨格筋の収縮などによって流れる。リンパ管内には**弁があり**、逆流を防いでいる。

(1) 右リンパ本幹

右上半身のリンパを受け、右鎖骨下静脈と右内頸静脈の合流部の**右静脈角**に注ぐ。

(2) 胸管

左上半身及び下半身のリンパを入れ、また腸壁のリンパ管も入れて上昇し、左静脈角に注ぐ。腸リンパ本幹と左右の腰リンパ本幹との合流部を乳び槽といい、この部分のリンパは腸壁で吸収された脂肪滴のために白濁している。

(3) リンパ節

リンパ管を流れてくる異物や細菌に対して濾過装置として働く。リンパ球が多く分布し、食作用や抗体産出によって生体を防衛する。

リンパ系とリンパ管の分布

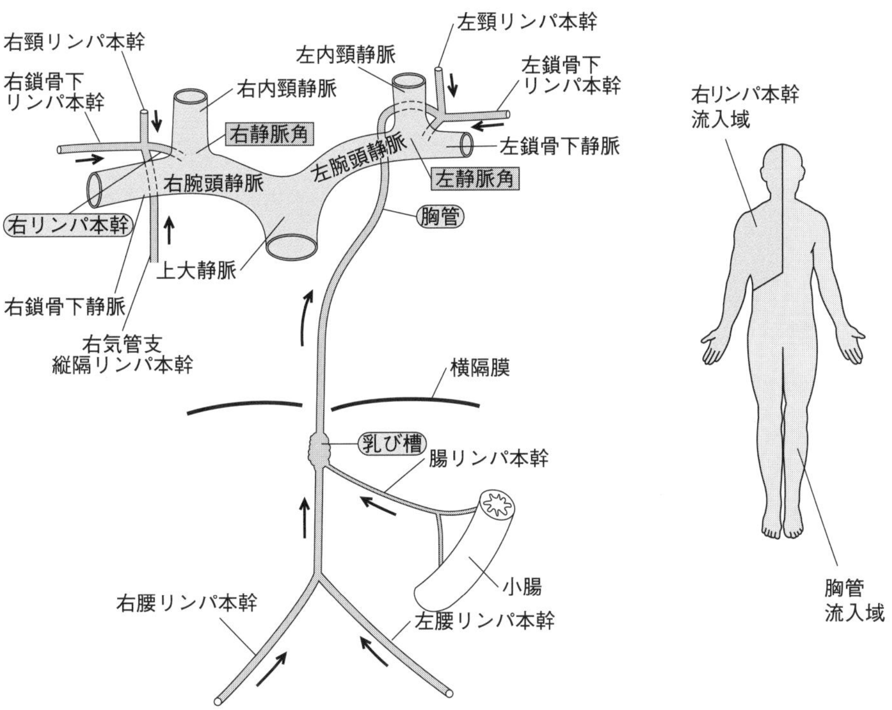

2　循環障害

正常な体液の流れが障害されることを循環障害という。血管系とリンパ系があり、血管系は体循環系と肺循環系に分けられる。さらに、動脈系と静脈系がある。

1　充血

局所の動脈拡張によって流入する**動脈血**が**増加**した状態を**充血**という。運動時の筋肉や機能亢進状態にある臓器でみられる。炎症時を除き、通常**一時的**なものである。

2　うっ血

局所からの静脈血の還流が妨げられ、臓器や組織の**静脈血**が**増加**した状態を**うっ血**という。通常、**持続的**である。**全身性**(心不全の場合など)と**局所性**のものがある。

(1)　**チアノーゼ**

局所の毛細血管拡張と静脈血貯留により、皮膚、口唇、爪などが青紫色を呈する状態。血中の**還元ヘモグロビン**が増加(5 g/dL 以上)することで、青紫色となる。

(2)　**浮腫**

うっ血が続くと、血管から周囲の細胞・組織間隙(間質)に水分が漏出し、浮腫を生じる。

(3)　**臓器うっ血**

左心不全などで左心房への血液還流が減少する結果、**肺うっ血**を生じる。さらにうっ血が続くと、肺胞内に水分が漏出し、**肺水腫**となる。一方、**右心不全**では**肝うっ血**、**下肢の浮腫**、**頸静脈**

の**怒張**が生じる。

3　虚血

臓器または組織に流入する**動脈血**の量が**減少**した**可逆的**状態を**虚血**という。動脈硬化、血栓・塞栓による血管内腔閉塞や、腫瘍による血管壁圧迫などにより起こる。長時間、臓器・組織への酸素供給が不足すると、組織の**壊死**が起こる。**狭心症**、**心筋梗塞**、**一過性脳虚血発作**(TIA)などでみられる。

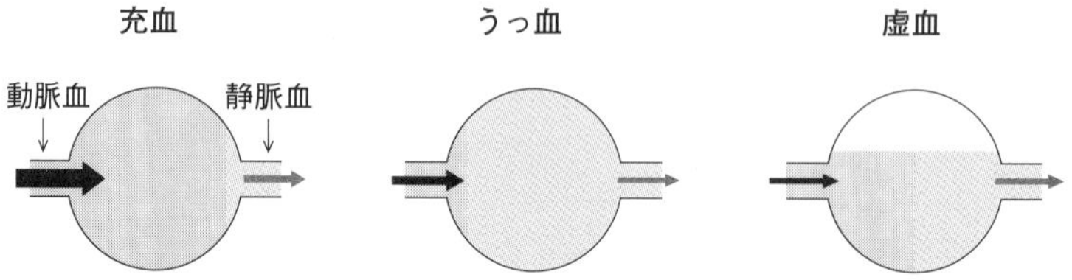

■運動負荷心筋シンチグラフィ

心筋への血液供給が十分であるか否かを調べる心臓核医学検査で、狭心症や心筋梗塞といった虚血性心疾患が疑われる患者などを対象に行われる。運動負荷時に放射性薬剤を静脈内投与し、負荷直後と運動後３～４時間後の心臓の断層像を撮影する。負荷像と安静像を比較し、虚血の診断を行う。

4　血栓

血栓とは、通常では起こらない心臓や血管内で生じる**血液凝固**のことで、その成分により**赤色血栓**(赤血球が主体)、**白色血栓**(血小板、フィブリンが主体)、**混合血栓**などがある。

⑴　**血栓の原因**

血栓の主な原因として、①血管壁の異常(動脈硬化、心内膜炎)、②血流の異常(動静脈瘤)、③血液性状の変化(血小板・凝固因子の増加、血液粘稠度の増加)が挙げられる。

⑵　**好発部位**：冠状動脈、心臓弁膜、脳動脈、下肢静脈など。

5　塞栓

心臓・血管内でできた血栓や、血管の外から入ってきた遊離物が血流にのって運ばれ、末梢の血管を閉塞した状態を**塞栓症**といい、血管を閉塞した物質を塞栓という。

⑴　**血栓塞栓症**

①　**動脈性塞栓症**

心臓など大きな動脈に生じた血栓がはがれ、脳、心、腎、脾、消化管などに運ばれ生じる。

②　**静脈性塞栓症**

下肢静脈、骨盤内静脈などに生じた血栓が肺に運ばれ、肺に塞栓症を起こす(**深部静脈血栓症**またはエコノミークラス症候群)。他に肝にも起こりやすい。

⑵　**その他**

羊水塞栓症(分娩に伴い合併)、脂肪塞栓症(大腿骨・骨盤骨折などにより、骨髄から漏れた脂肪滴が微小血管内に塞栓)、空気塞栓症(空気が静脈内に入り肺・脳の大血管を塞栓)、細菌・寄生虫による塞栓症などがある。

■減圧症

海底から水面に浮かび上がったときに、血液や組織液に溶け込んだ**窒素**が気泡化して塞栓症を起こすもので、高圧から常圧に戻るときに起こる。潜水夫などにみられる。

6 梗塞

梗塞とは、血栓や塞栓によって血管が閉塞され、支配領域の動脈血の供給あるいは静脈血の還流が途絶えることによって生じる、組織・器官の**虚血性壊死**をいう。梗塞の生じた部位により、心筋梗塞、脳梗塞などとなる。肺梗塞は、出血性梗塞を起こしやすく、脳では融解壊死の形をとる。

出血性梗塞は、梗塞時に出血を伴うものであり、**肺**、**消化管**、**肝臓**でみられ、**赤色梗塞**ともいう。また、**貧血性梗塞**は、**心臓**、**脾臓**、**脳**、**腎臓**でみられ、**白色梗塞**ともいう。

3 動脈硬化

動脈硬化とは、動脈壁への代謝産物の病的沈着などにより、動脈壁が部分的に**肥厚・硬化**して、動脈血管の内腔が狭くなって**弾力を失った状態**をいう。一般的には動脈硬化とは**粥状《じゅくじょう》硬化**を指す。

1 分類

(1)　**粥状硬化(内膜のアテローム硬化)**

粥状硬化は大動脈のほか、冠状動脈、総頸動脈、腸骨動脈などに好発する。

血管内皮細胞が損傷すると、血管透過性が亢進して酸化された毒性の強いLDL コレステロール・リン脂質が血管内膜のマクロファージに取り込まれる。このため動脈壁内血管周囲に炎症や内膜の肥厚が生じる。マクロファージはLDL コレステロール貪食後に**泡沫《ほうまつ》細胞**になり、内膜が壊死し、潰瘍を形成する。正常の動脈内面は滑らかであるのに、粥状硬化では血管内面がざらざらになり、血栓が生じやすくなる。さらに内膜が石灰化した状態を粥状動脈症といい、これは**心筋梗塞・狭心症**や**脳梗塞**の要因となる。

血管断面

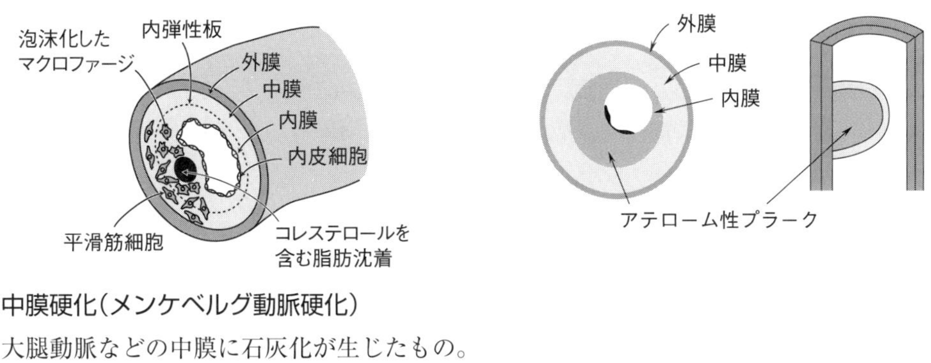

(2)　**中膜硬化(メンケベルグ動脈硬化)**

大腿動脈などの中膜に石灰化が生じたもの。

(3)　**細動脈硬化**

小動脈や細動脈において、内腔狭窄を伴う血管壁の肥厚が生じる。細動脈硬化は、**高血圧**や**糖尿病**に合併することが多く、しばしば下流に虚血性障害をもたらす。

動脈硬化の好発部位と引き起こされる疾患

好発部位	引き起こされる疾患
脳実質内の小動脈、脳底動脈、椎骨動脈、頸動脈	脳梗塞、脳出血、くも膜下出血
冠状動脈	虚血性心疾患
胸部大動脈	大動脈瘤、大動脈解離
腎実質内の小動脈	腎硬化症
腎動脈	腎血管性高血圧
腹部大動脈	大動脈瘤
腸骨～大腿動脈	閉塞性動脈硬化症

■大動脈瘤

壁の脆弱化のため大動脈壁が異常に拡張し、腫瘤状となったもの。多くは無症状であるが、最終的には破裂して致死的となる。

大動脈解離の模式図

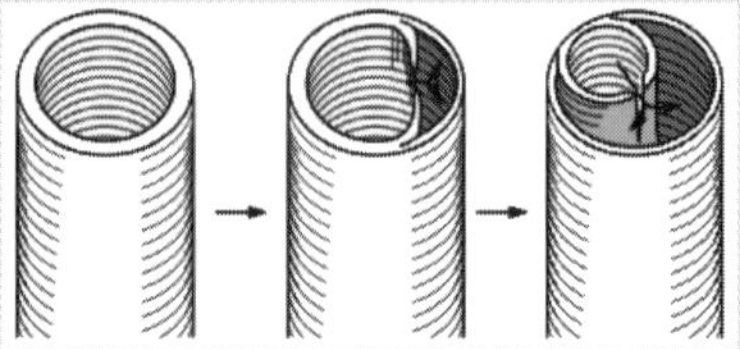

■大動脈解離

大動脈壁の内膜に亀裂が生じ、そこから血液が中膜の層間に入り込み、層壁が内外２層に剝離され、動脈走行に沿って二腔になった状態。血管壁破綻や内腔閉塞により、多様な症状を呈する。

■閉塞性動脈硬化症（ASO）

腹部大動脈末梢側以下の下肢の動脈硬化による慢性閉塞性疾患の総称である。下肢の慢性虚血による**間欠性《かんけつせい》跛《は》行《こう》**（歩行を続けると下肢の痛みと疲労感が強くなり足を引きずるようになるが、少し休むと再び歩くことができるようになる状態）が特徴的な症状である。

2 危険因子

高血圧、脂質異常症、喫煙、肥満、糖尿病、慢性腎臓病（CKD）、高尿酸血症、運動不足、遺伝、加齢など

3 治療

(1) 危険因子の薬物療法

(2) **生活習慣の改善**：**禁煙**、食生活の是正、身体活動の増加、適正体重の維持と内臓脂肪の減少

(3) 血栓の予防：抗血小板薬、血栓溶解薬

4 高血圧症

高血圧では長期にわたり動脈内圧が高くなるために、脳血管障害、心不全、腎障害などの合併症が起こるリスクが増大する。

異なる測定法における高血圧基準

	収縮期血圧（mmHg）		拡張期血圧（mmHg）
診察室血圧	≧140	かつ/または	≧90
家庭血圧	≧135	かつ/または	≧85
自由行動下血圧			
24時間	≧130	かつ/または	≧80
昼間	≧135	かつ/または	≧85
夜間	≧120	かつ/または	≧70

（日本高血圧学会『高血圧治療ガイドライン2019』）

■血圧測定と高血圧診断手順（日本高血圧学会 『高血圧治療ガイドライン2019』）

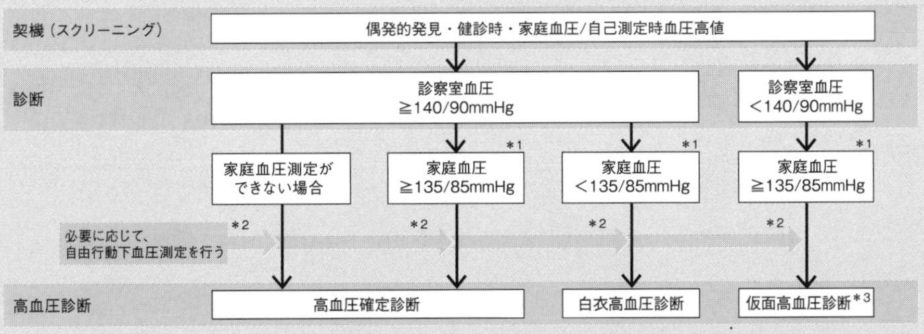

＊1 診察室血圧と家庭血圧の診断が異なる場合は**家庭血圧の診断を優先する**。自己測定血圧とは、公共の施設にある自動血圧計や職域、薬局などにある自動血圧計で、自己測定された血圧を指す。

＊2 自由行動下血圧の高血圧基準は、24時間平均130/80mmHg 以上、昼間平均135/85mmHg 以上、夜間平均120/70mmHg 以上である。自由行動下血圧測定が実施可能であった場合、自由行動下血圧基準のいずれかが以上を示した場合、高血圧あるいは仮面高血圧と判定される。またすべてが未満を示した場合は正常あるいは白衣高血圧と判定される。

＊3 この診断手順は未治療高血圧対象にあてはまる手順であるが、仮面高血圧は治療中高血圧にも存在することに注意する必要がある。

■白衣高血圧と仮面高血圧

白衣高血圧とは、通常の日常生活では正常域血圧であるのに、診察室などにおいて医師や看護師によって血圧が測定される時には、繰り返し高血圧を示すものをいう。逆に、診察室では正常域血圧であるのに、家庭や職場で測定すると高血圧を示すものを仮面高血圧という。

1 高血圧の種類

(1) 本態性高血圧

原因が明らかでないものを本態性高血圧といい、**高血圧患者の約90%を占める**。

■血圧上昇要因

① 肥満	② 運動不足（心肺機能の低下）
③ 塩分の摂りすぎ（循環血液量の増加）	④ アルコールの過飲
⑤ ストレス（交感神経緊張増大）	⑥ 寒冷刺激（血管収縮）
⑦ 遺伝	⑧ 喫煙（末梢血流量減少）

(2) 二次性高血圧

明らかな原因疾患があり、その結果高血圧をきたしたものを二次性高血圧という。

① 神経因性高血圧

閉塞性睡眠時無呼吸症候群に伴う交感神経系の活動亢進によって発症する。

② 腎性高血圧

・**腎実質性**：慢性腎炎症候群や腎硬化症などの腎実質（糸球体、尿細管、間質）の病変によって発症する。

・**腎血管性**：動脈硬化や大動脈炎症候群などが原因で腎動脈の狭窄や閉塞により発症する。腎血流の低下によりレニン分泌が亢進する。

③ 内分泌性高血圧

・**原発性アルドステロン症**：アルドステロンの過剰分泌により発症する。

・**クッシング症候群**：コルチゾールの過剰分泌により発症する。

・**褐色細胞腫**：カテコールアミンの過剰分泌により発症する。

④　**血管性(脈管性)高血圧**

大動脈炎症候群や大動脈縮窄症に伴って発症する。

⑤　**薬剤誘発性高血圧**

非ステロイド性抗炎症薬(NSAIDs)、**副腎皮質ステロイド薬**、**甘草含有製剤**(グリチルリチン製剤)、シクロスポリン、エリスロポエチン製剤、経口避妊薬、交感神経刺激薬などにより誘発される。

2　症状

軽症では無症状で経過。著しい高血圧や急に血圧が上昇した場合は、頭痛、肩こり、めまい、手足のしびれ、不眠などの軽い自覚症状がみられる。

3　降圧薬

降圧目標値を達成するために次の降圧薬のうち**2、3種類の薬剤を併用することが多い**。

(1)　カルシウム拮抗薬

電位依存性カルシウムチャネルに結合して**細胞内へのカルシウムイオンの流入を阻害**することにより、**冠状動脈及び末梢血管を拡張**して降圧作用を発揮する。**多くの症例で第一選択薬として用いられる**。糖・脂質・電解質代謝にも悪影響を及ぼさない。副作用としては、低血圧、動悸、頭痛、ほてり感、顔面紅潮、浮腫、歯肉増生や便秘などがある。**グレープフルーツジュース**により**薬効と副作用が増強**されるので、カルシウム拮抗薬服用時にはグレープフルーツジュースを摂取しないようにする。

(2)　アンジオテンシンⅡ受容体拮抗薬(ARB)

アンジオテンシンⅡタイプ1受容体に特異的に結合し、**アンジオテンシンⅡによる強力な血管収縮、体液貯留、交感神経活性を抑制**することによって降圧作用を発揮する。臓器保護作用も認められており、心、腎、脳の臓器合併症や糖尿病などを有する症例で第一選択薬として用いられる。副作用は低頻度であるが、アルドステロンの分泌が抑制されるので、**高カリウム血症**に注意する。

(3)　アンジオテンシン変換酵素阻害薬(ACE 阻害薬)

アンジオテンシンⅠをアンジオテンシンⅡに変換する**アンジオテンシン変換酵素(ACE)の作用を抑制**するなどによって降圧作用を発揮する。線溶系を活性化し凝固系を抑制する作用などを有しており、各種臓器合併症や糖尿病を有する患者に推奨される。副作用で最も多いのは**空咳**である。アンジオテンシンⅡ受容体拮抗薬と同様に、アルドステロンの分泌が抑制されるので、**高カリウム血症**に注意する。

※アンジオテンシンⅡ、ACEについては、PartⅠ-19-1 5(1)「レニン－アンジオテンシン－アルドステロン系」を参照のこと。

(4)　利尿薬

降圧薬としては、サイアザイド系利尿薬が主に用いられる。サイアザイド系利尿薬は、**遠位尿細管でのナトリウム再吸収を抑制**することにより、循環血液量を減少させて降圧作用を発揮する。副作用には、低ナトリウム血症、**低カリウム血症**、低マグネシウム血症などの電解質異常、また耐糖能低下、高尿酸血症、高中性脂肪血症など代謝系への悪影響がある。この他、ヘンレ係蹄上行脚でのナトリウム再吸収を抑制する**ループ利尿薬**、アルドステロンの作用を抑制して遠位尿細管から集合管におけるナトリウム再吸収を抑制する**抗アルドステロン薬**もある。

(5)　**β遮断薬**

心臓のβ_1**受容体**遮断による**心拍出量の低下**など交感神経抑制作用によって降圧作用を発揮する。服用初期には末梢血管抵抗は上昇するが、長期的には元に戻る。単独または利尿薬との併用によって糖・脂質代謝に悪影響を及ぼすことがある。**気管支喘息**などの閉塞性肺疾患、徐脈、Ⅱ度以上の房室ブロック、レイノー症状、褐色細胞腫に対しては**禁忌**である。

(6)　**α遮断薬**

交感神経末端の平滑筋側α_1受容体を選択的に遮断するため**末梢血管拡張**作用によって降圧作用を発揮する。初回投与現象として起立性低血圧によるめまい、動悸、失神があるので、少量より開始し漸増する。

※β遮断薬、α遮断薬とも**交感神経抑制薬(抗アドレナリン薬)**である。

4　生活習慣の修正項目(日本高血圧学会　『高血圧治療ガイドライン2019』)

(1)　**減塩：減塩目標は食塩6g/日未満である。**

(2)　**食事パターン：野菜・果物を積極的に摂取し、飽和脂肪酸・コレステロールの摂取を控える。多価不飽和脂肪酸や低脂肪乳製品の積極的摂取も推奨される。**カリウム制限が必要な腎障害患者では、野菜・果物の積極的摂取は推奨しない。肥満や糖尿病患者などエネルギー制限が必要な患者における果物の摂取は80kcal/日程度にとどめる。

※単独の食事成分ではなく、食事パターンが有効な降圧をもたらすことも報告されている。なかでも野菜・果物・低脂肪乳製品が豊富で、飽和脂肪酸とコレステロールが少ない**DASH**(Dietary Approach to Stop Hypertension)**食**とそれに減塩を組み合わせた**DASH-sodium食**には十分なエビデンスがある。DASH食の主要な栄養素として、**カリウム、カルシウム、マグネシウム、*n*−3系脂肪酸**〔EPA、DHA、DPAなど〕、**食物繊維**などがある。

(3)　適正体重の維持：**BMI 25kg/m^2未満**を維持する。

(4)　運動：軽強度の有酸素運動(動的及び静的筋肉負荷運動)を毎日30分、または週180分以上行う。

(5)　節酒：エタノールとして**男性20〜30mL/日以下、女性10〜20mL/日以下**に制限する。

(6)　禁煙：**禁煙**の治療・指導と**受動喫煙の防止**に努める。

(7)　その他：**防寒や情動ストレスの管理**などを行う。

(8)　複合的な生活習慣修正はより効果的である。

5　虚血性心疾患(狭心症、心筋梗塞)

虚血性心疾患とは、**冠状動脈**の狭窄・閉塞により血流量が減少し、心筋が必要としている酸素需要が保たれなくなった状態である。虚血性心疾患には**狭心症**(一過性虚血で壊死には至らない)と**心筋梗塞**(虚血性壊死)がある。心筋梗塞は死亡率30%の重篤な疾患であり、発作直後から24時間以内(特に発症直後～数時間の超急性期)の死亡率が最も高い。心筋梗塞による死亡はその**合併症**によるもので、死亡率を高める合併症として、**心不全**、**心原性ショック**、**重症不整脈**(**心室細動など**)、**心破裂**が挙げられる。

1　狭心症と心筋梗塞の概要

	狭　心　症	心　筋　梗　塞
病理	・冠状動脈の**狭窄**、れん縮による心筋への**一過性虚血**	・冠状動脈の**閉塞**による**心筋壊死**
分類	・**労作性狭心症** (動脈硬化による器質的狭窄。労作や精神的ストレスによって起こり、安静にすると寛解する。) ・**冠れん縮性狭心症** (冠状動脈のれん縮による狭窄で、器質性狭窄を認めない。深夜から早朝にかけての安静時に発作が好発する。このうち、完全閉塞でST上昇をきたすものを**異形型狭心症**と呼ぶ。) ・**不安定狭心症** (アテローム性プラークの破綻と血栓形成による狭窄。**急性心筋梗塞に移行しやすい状態**。)	・**急性心筋梗塞** (アテローム性プラークの破綻と血栓形成による完全閉塞。) ・**陳旧性心筋梗塞** (治療が成功して合併症もなく、急性期を脱したもの。) ※梗塞好発部位は左冠状動脈前下行枝(前室間枝)の閉塞による左心室
胸痛	・**15分以内** ※労作性狭心症では10分以内 ・絞扼感《こうやくかん》 ・安静により寛解する ・**ニトログリセリンの舌下投与が有効**。ニトログリセリンは硝酸薬の1つ。硝酸薬は一酸化窒素(NO)を放出し、血管を拡張させる。	・**安静でも20分以上持続** ・**かきむしられるような激烈な疼痛** ・**安静により寛解しない** ※午前6時～12時に発症のピークがある。 ・**塩酸モルヒネの静脈内投与が有効**
診断	**〈心電図〉** 安静時は正常であることが多い ・労作性狭心症　　　ST↓(発作時) ・冠れん縮性狭心症　　しばしば一過性のST↑(発作時) **〈血液学的検査〉** ・**血清酵素に変化はない**	**〈心電図〉** ・ST上昇型では、ST↑、異常Q波、冠性T波 **〈血液学的検査〉** ・**心筋トロポニンT(筋原線維マーカー)↑** ・**血清酵素CK*(CK-MB)↑、AST↑、LDH(LD)↑** ・**白血球↑** ・赤血球沈降速度↑ ・CRP↑

***CK(クレアチンキナーゼ)**　ATP＋クレアチン⇔ADP＋クレアチンリン酸の反応を触媒する酵素で、臓器の障害に伴って血中に流出する。心筋梗塞ではCK値が最も特異的に上昇する。

2　危険因子

高血圧、糖尿病、脂質異常症、喫煙、肥満、年齢(50歳以上)、性別(男性、閉経後の女性)、家族歴、メタボリックシンドローム、慢性腎臓病(CKD)

3　食事療法

心筋梗塞急性期は血行動態が安定するまで絶食とし、静脈栄養から徐々に経口摂取へと移行する。経口摂取開始時は流動食とし、経過をみながら分粥食へとすすめる。また、排便時のいきみを避けるため、便秘予防食に留意する。

血栓予防のため**抗凝固薬**(**ワルファリン**等)を服用しているときは、薬効を減弱させる**ビタミンK**を多く含む食品(**納豆**、クロレラ食品、青汁など)を摂取しないようにする。

心筋梗塞二次予防要約表〈一般療法〉

食事療法	血圧管理	・食塩摂取量を6g/日未満とする。 ・アルコール摂取量を30mL/日未満とする。
	脂質管理	・脂質の摂取量を摂取エネルギーの25%以下に制限する。 ・飽和脂肪酸の摂取量を摂取エネルギーの7%以下に制限する。 ・多価不飽和脂肪酸、特に$n-3$系多価不飽和脂肪酸の摂取量を増やす。 ・コレステロール摂取量を300mg/日以下に制限する。
	体重管理	・BMIを18.5～24.9kg/m^2の範囲に保つ。
	糖尿病管理	・糖尿病を合併する患者では、HbA1c 7.0%未満を目標に、適切なエネルギー摂取量とする。
運動療法(心臓リハビリテーション)		・運動負荷試験に基づき、1回最低30分、週3～4回歩行・走行・サイクリングなどの有酸素運動を行う。 ・日常生活の中の身体活動(通勤時の歩行、家庭内外の仕事など)を増やす。 ・10～15RM程度のリズミカルな抵抗運動と有酸素運動をほぼ同頻度に行う。
禁煙指導		・喫煙歴があれば弊害を説明し、禁煙指導、支援を図る。
飲酒管理		・多量飲酒を控える。
患者教育		・心筋梗塞患者は、退院までに生活習慣の修正、服薬方法などの再発予防のための知識についての教育をしっかりと受ける必要がある。 ・患者本人及びその家族は、心筋梗塞・狭心症などの急性症状について理解し、それに対する適切な対処をとれるように教育を受ける必要がある。

（日本循環器学会『心筋梗塞二次予防に関するガイドライン2011年改訂版』抜粋・改変）

6 不整脈

心臓の刺激の形成異常や伝導異常によって心臓調律が異常となった状態をいい、「**正常洞調律以外の調律**」と定義される。脈拍が50～60回/分以下の**徐脈性不整脈**と、100回/分以上の**頻脈性不整脈**に大別される。不整脈には放置してよいものもあるが、**心室細動**のような死に至る危険なものもあり、致死的な不整脈では**電気的除細動**が必要になる。

主な不整脈の分類

徐脈性不整脈	洞不全症候群、房室ブロック（Ⅰ～Ⅲ度)、右脚ブロック、左脚ブロック
頻脈性不整脈	洞性頻脈、期外収縮、発作性上室頻拍、**心房細動***、心房粗動、心室頻拍、**心室細動**

＊**心房細動**　徐脈性の場合もある。心房内で不規則な電気信号が出現し、心房全体が小刻みに震え、心房のまとまった収縮がなくなる。心房がほぼ無収縮になるため、心房内で血液がよどみ、左心房内に血栓が生じやすくなる。この血栓が脳へ移行すると、**心原性脳塞栓症**を合併する。

1 致死的な主な不整脈

(1) 心室細動

心室が不規則に震えている状態で、**最も危険**な不整脈である。**心拍出量はほぼゼロになり、意識は消失し、脈拍は触れない**。直ちに**心肺蘇生**及び**電気的除細動**による救急処置を行わなければ死に至り、蘇生しても重篤な合併症を抱えることになる。

(2) 心室頻拍

心室性期外収縮*が連続して起こり、心拍数が220回/分になることもある頻脈性不整脈である。激しい動悸、めまい、失神発作などを起こす。心室細動へ移行する可能性があるため、緊急処置を要する。

＊**心室性期外収縮**　規則正しい心拍の中に、早いタイミングで起こる単発の心拍を期外収縮といい、心室性期外収縮は心室内から異所性に発生する期外収縮である。

2　致死的な不整脈の治療

(1)　**電気ショック（電気的除細動）、心肺蘇生、心臓マッサージ、酸素療法**

(2)　**薬物療法**：リドカイン静脈注射など

(3)　**原因に対する治療**

■自動体外式除細動器（AED）

電気ショックを必要とする心室細動や心室頻拍は、一刻も早く除細動を行う必要がある。このため、一般市民でも簡単に操作できる自動体外式除細動器（AED）が公共施設などに設置されている。自動体外式除細動器は、患者の心電図を解析し、電気ショックが必要な場合に、自動的に除細動を行う医療機器である。

7　肺血栓塞栓症

主に下肢や骨盤内の静脈で形成された血栓（**深部静脈血栓症**）が遊離して血流に乗り、肺動脈を閉塞して肺循環障害をきたす疾患である。長時間飛行機の狭い座席に座ったあとに起こるエコノミークラス症候群も肺血栓塞栓症である。

1　血栓の危険因子

血流停滞（**長期臥床**、心肺疾患、肥満、長時間の同一姿勢）、血管内皮障害（**外科手術**、外傷・骨折、中心静脈カテーテル留置）、血液凝固能亢進（悪性腫瘍、妊娠、薬物）など

※婦人科（骨盤内臓器）手術や整形外科（膝、股関節）手術、腹部悪性腫瘍の手術などは、術後に肺血栓塞栓症を起こしやすい。

2　症状

突然の呼吸困難、胸痛、頻呼吸、頻脈、失神、咳嗽など

3　治療

(1)　呼吸循環管理（**酸素投与**など）

(2)　**抗凝固療法**：まず**ヘパリン**投与を開始する。次いで**ワーファリン**を投与する。

(3)　血栓溶解療法：アルテプラーゼ（t-PA）、ウロキナーゼ

(4)　下大静脈フィルター留置

8　心不全

心不全は、何らかの心臓機能障害、すなわち、心臓に器質的及びあるいは機能的異常が生じて**心ポンプ機能の代償機転が破綻**した結果、呼吸困難・倦怠感や浮腫が出現し、それに伴い運動耐容能が低下する臨床症候群と定義されている。

心不全では**交感神経活動が亢進**している。その原因の１つとして圧受容体（頸動脈洞・大動脈弓）の異常が考えられている。交感神経の亢進は、急性心不全時には重要な代償機転として働くが、亢進が慢性化すると心臓の負荷を増大し、不整脈誘発や直接的心筋障害をきたし心機能を悪化させる。慢性心不全が進行すると、**心臓悪液質**となる。

1 分類と症状

左心不全の病態生理

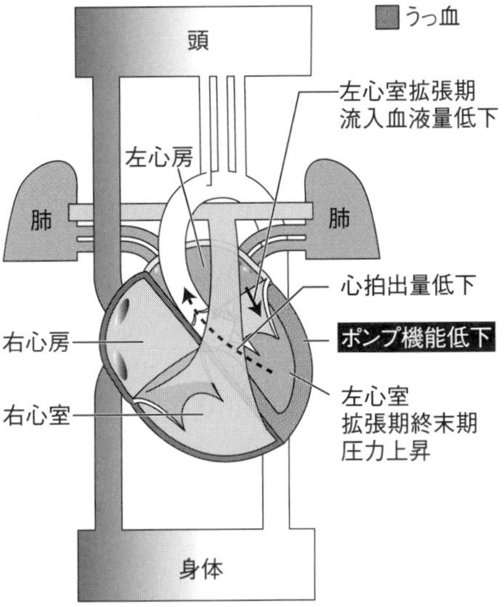

右心不全の病態生理

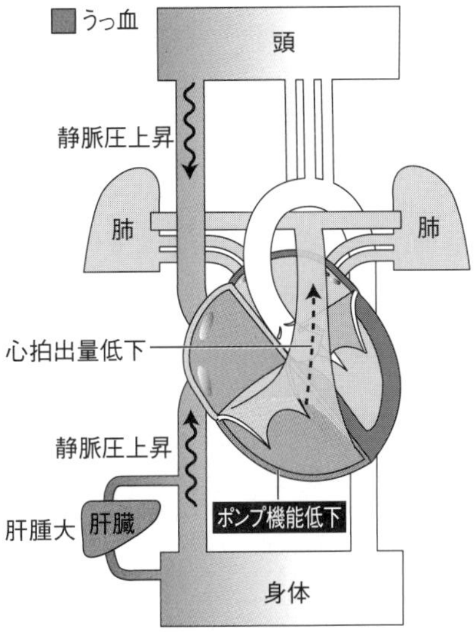

	病　　態	症　　状
左心不全	左心室の収縮力低下により、**全身**に十分血液を送り出すことができず、肺に血液が貯留し、**肺うっ血**を起こした状態。腎血流量が減少し、**レニン-アンジオテンシン-アルドステロン系**が働く。	空咳、動悸、息切れ、**発作性夜間呼吸困難**、**起坐呼吸***、**喘《ぜん》鳴《めい》**、湿性ラ音、チアノーゼ、**乏尿**。重症例では**肺水腫**を呈し、泡沫状血痰(ピンク色の泡立った痰)を喀出。
右心不全	右心室の収縮力低下により、**肺**に十分血液を送り出すことができず、体静脈系の血液が停滞した状態。右室圧上昇→右房圧上昇→上・下大静脈圧上昇→**体静脈系うっ血**	**下肢の浮腫**、**肝腫大**、**腹水**、**胸水**、**頸静脈怒張**、中心静脈圧上昇、体重増加、右季肋部痛、**腹部膨満感**。

***起坐呼吸**　横になると呼吸困難を起こし、起き上がると楽になること。

2 原因疾患

虚血性心疾患、心筋症、心筋炎、**弁膜症**、不整脈、先天性心疾患、**高血圧**、甲状腺機能亢進症、脚気心、腎不全、筋ジストロフィー、関節リウマチ、全身性エリテマトーデス、多発性筋炎など

3 増悪因子

(1) 感染症、ストレス、貧血、血圧上昇、塩分及び水分の過剰摂取

(2) 強心薬の内服中止、ジギタリス中毒

(3) 妊娠・分娩

4 診断

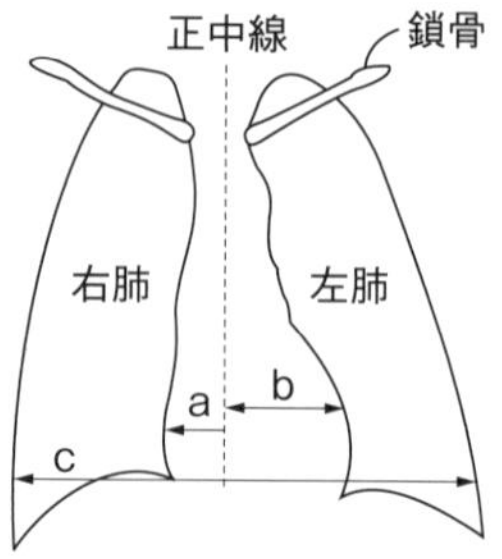

(1) 胸部 X 線検査：心拡大像(**心胸郭比*の増大**)、肺うっ血像

＊心胸郭比　心臓の最大横径〔a+b〕と胸郭内側の最大横径〔c〕の比〔$\frac{a+b}{c}\times 100(\%)$〕である。心拡大の評価に用いられ、数値が大きいほど心拡大の程度が大きいことを示す。一般に50％以上を異常としている。

(2) 心電図

(3) 心エコー検査

(4) 血漿 BNP*測定：**BNP(脳性ナトリウム利尿ペプチド)濃度の上昇**

＊BNP　主に心室で合成・分泌されるホルモンで、血漿 BNP 濃度は心不全の重症度に比例して上昇する。利尿作用、血管平滑筋弛緩作用および交感神経・レニン - アンジオテンシン - アルドステロン系の抑制作用などを発揮する。心不全の重症度に応じて上昇し、治療により低下するため、診断、重症度判定、治療効果の評価に有用な指標となる。

(5) 動脈血酸素分圧・動脈血ガス分析：動脈血酸素分圧の低下

(6) 重症度判定：種々の身体労作により生じる自覚症状の程度により評価する**NYHA 分類**が広く用いられている。

NYHA 分類

Ⅰ	心疾患はあるが身体活動に制限はない。 日常的な身体活動では著しい疲労、動悸、呼吸困難あるいは狭心痛を生じない。
Ⅱ	軽度ないし中等度の身体活動の制限がある。 安静時には無症状。 日常的な身体活動で疲労、動悸、呼吸困難あるいは狭心痛を生じる。
Ⅲ	高度な身体活動の制限がある。 安静時には無症状。 日常的な身体活動以下の労作で疲労、動悸、呼吸困難あるいは狭心痛を生じる。
Ⅳ	心疾患のためいかなる身体活動も制限される。 心不全症状や狭心痛が安静時にも存在する。 わずかな労作でこれらの症状は増悪する。

5 治療

(1) 基礎疾患の治療

(2) **安静**：安楽で呼吸しやすい体位とし、心負荷の軽減を図る。

(3) **薬物療法**：**利尿薬、硝酸薬などの血管拡張薬、ジギタリス**(強心薬)、ACE 阻害薬、ARB など

(4) 酸素吸入

6 食事療法(日本循環器学会　日本心不全学会　『急性・慢性心不全診療ガイドライン(2017年改訂版)』)

(1) **塩分制限**：6 g/日未満、重症心不全ではより厳格な塩分制限を検討する。

(2) **水分制限**：軽症例では水分制限は不要であるが、過度な飲水は避ける。重症例で希釈性低ナトリウム血症をきたした場合には水分制限が必要となる。

(3) 心不全患者における低栄養状態は生命予後を悪化させるため、低栄養にならないよう、バランスのよい食事とする。

練習問題

循環器系の構造と機能に関する記述である。正しいのはどれか。1つ選べ。

(1) 洞房結節は、左心房に存在する。
(2) 門脈を流れる血液は、動脈血である。
(3) 肺動脈を流れる血液は、動脈血である。
(4) 末梢の血管が収縮すると、血圧は上昇する。
(5) 胸管は、左鎖骨下動脈に流入する。

解 説 ………………………………………………………………………………………… 正答 (4)

(1) 誤り。洞房結節は、右心房に存在する。
(2) 誤り。門脈は、消化管や膵臓、脾臓などからの静脈を集め、肝臓に流入する血管で、静脈血が流れる。
(3) 誤り。肺動脈は心臓の右心室から肺へ血液を送り出す血管で、静脈血が流れる。
(4) 正しい。末梢血管が収縮すると、末梢血管抵抗が増大するため、血圧は上昇する。
(5) 誤り。胸管は下半身と左上半身のリンパを集める太いリンパ管で、左内頸静脈と左鎖骨下静脈とが合流する左静脈角に流入する。

練習問題

血圧調節に関する記述である。正しいのはどれか。1つ選べ。

(1) 血圧の上昇により圧受容体が刺激されると、心拍数は低下する。
(2) 動脈血圧は、心拍出量と末梢血管抵抗の和であらわされる。
(3) 血液粘性が高いと、血圧は低下する。
(4) 副交感神経刺激で、心拍出量は増加する。
(5) 心臓への流入血液量が増えると、心収縮力は低下する。

解 説 ………………………………………………………………………………………… 正答 (1)

(1) 正しい。血圧が上昇すると、頸動脈洞と大動脈弓にある圧受容器が刺激され、その情報が延髄に伝えられ、交感神経の抑制と副交感神経の興奮を起こす。これにより、心拍数の低下と心収縮力の減弱が起こり、血圧は低下する。
(2) 誤り。動脈血圧は、心拍出量と末梢血管抵抗の積であらわされる。

血圧＝心拍出量×末梢血管抵抗

(3) 誤り。血液粘性が高いと血液の流れが悪くなり(血管抵抗が大きくなり)、血圧が上昇する。
(4) 誤り。副交感神経刺激により心拍出量は減少する。
(5) 誤り。心臓への流入血液量が増えると心収縮力は増大し、結果的に1回拍出量が増加する(フランク・スターリングの法則)。

練習問題

合併症のない男性高血圧症患者の栄養管理に関する記述である。正しいのはどれか。１つ選べ。

(1)　飽和脂肪酸の摂取を勧める。

(2)　食塩摂取量は、８g/日とする。

(3)　アルコール摂取量は、エタノールで20～30mL/日以下とする。

(4)　カルシウムの摂取量を制限する。

(5)　マグネシウムの摂取量を制限する。

解　説 ………………………………………………………… 正答 (3)

(1)　誤り。飽和脂肪酸やコレステロールの摂取を控える。

(2)　誤り。食塩摂取量は６g/日未満とする。

(3)　正しい。なお、女性では、エタノールで10～20mL/日以下とする。

(4)・(5)　誤り。カルシウムやマグネシウムには降圧作用があるため、これらの摂取を勧める。

練習問題

循環器疾患の成因と病態に関する記述である。正しいのはどれか。１つ選べ。

(1)　くも膜下出血は、心房細動で起こる。

(2)　肺塞栓は、脳内出血で起こる。

(3)　右心不全では、肺うっ血が生じる。

(4)　不安定狭心症は、急性心筋梗塞に移行しやすい。

(5)　腎血管性高血圧では、レニン分泌が低下する。

解　説 ………………………………………………………… 正答 (4)

(1)　誤り。くも膜下出血は、脳動脈瘤の破裂や脳動静脈の奇形によって起こる。心房細動が起こると左心房内に血栓が生じやすくなり、心原性脳塞栓症を引き起こすことがある。

※PartⅠ-21-10「くも膜下出血」、PartⅠ-21-12「脳梗塞」を参照のこと。

(2)　誤り。肺塞栓は、主に下肢の静脈に血栓ができる深部静脈血栓症が原因である。下肢などにできた血栓が、肺動脈を塞ぐことで起こる。

(3)　誤り。右心不全では、右心房に流入する静脈がうっ血するため、下肢の浮腫、肝腫大、腹水などがみられる。肺うっ血は左心不全で生じる。

(4)　正しい。不安定狭心症では、アテローム性プラークの破綻と血栓形成による狭窄が生じている。

(5)　誤り。腎血管性高血圧は、腎動脈の狭窄や閉塞により発症する。腎血流の低下により、レニン分泌が亢進する。

19 腎・尿路系

1 腎臓の構造と機能

1 腎臓の構造

腎・尿路系

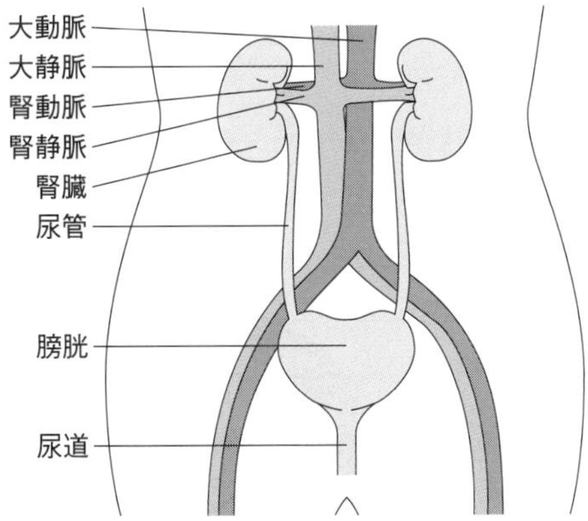

腎臓は身体の背側(後腹壁)、横隔膜の直下にあるソラマメ形の臓器で、左右１対から成る。右側の腎は肝臓の下に位置するため左側の腎よりやや下方に位置する。

重さは体重の0.2〜0.3％の120〜130gであるが、左右の腎動脈を介して安静時心拍出量の20〜25％の血液(成人での腎血流量は約700〜1,200mL/分)が流れている。

外側に**皮質**、内側に**髄質**があり、髄質のさらに内側は、生成された尿が放出される**腎盂**となっている。

腎臓の機能単位を**ネフロン(腎単位)**といい、**腎小体**と**尿細管**から成る。腎小体は**糸球体**と**ボーマン嚢**から構成される。尿細管は**近位尿細管**、**ヘンレループ(ヘンレ係蹄)**、**遠位尿細管**から成る。各ネフロンで生成された尿は**集合管**で合流し、腎盂から尿管へと移行する。

ネフロンは片方の腎に約100万個あり、１個のネフロンに１個の糸球体がある。

腎臓の構造

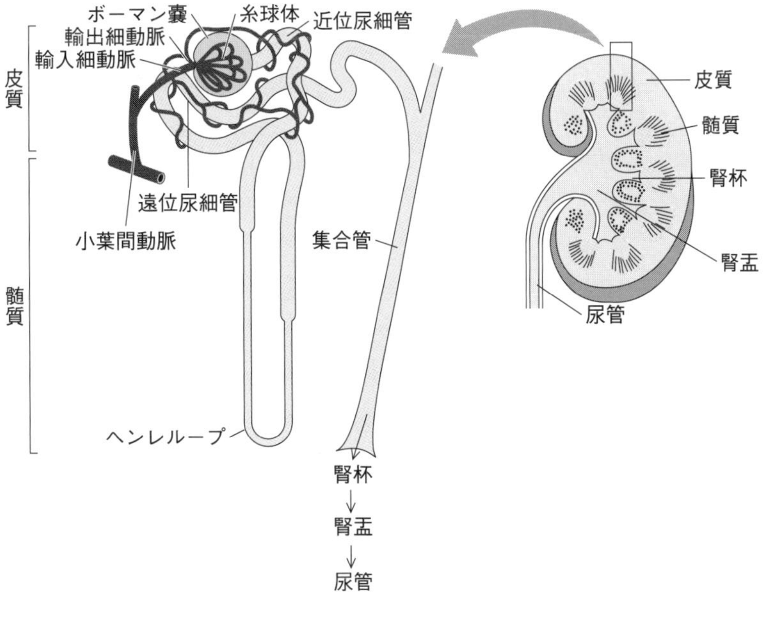

2　腎臓の主な機能

(1)　**尿の生成(老廃物の排泄)**
(2)　**循環血液量と体液浸透圧の調節**←水の排泄量の増減により
(3)　**血圧の調節**←循環血液量の調節により
(4)　**血漿電解質濃度の調節**←ナトリウムイオンやカリウムイオンなどの再吸収量の増減により
(5)　**血漿 pH(酸塩基平衡)の調節**←水素イオン(H^+)の排泄、炭酸水素イオン(HCO_3^-)の再吸収量の増減により
(6)　**レニンやエリスロポエチンなどの生理活性物質の産生・放出**
(7)　**ビタミン D の活性化**

3　尿の生成

尿の生成は、糸球体濾過と尿細管再吸収・排泄(分泌)という２段階を経て行われる。

尿生成の過程

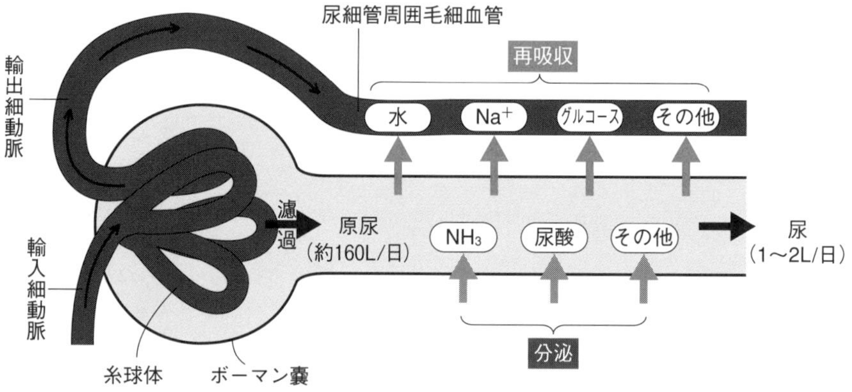

(1)　糸球体濾過

血液は、大動脈から分岐した腎動脈を通り、腎臓に入る。次いで、輸入細動脈を通って糸球体に送られる。糸球体は毛細血管が束になったもので、**低分子でないたんぱく質(アルブミンやグロブリンなど)や赤血球、白血球、血小板のような血球などは基底膜を通過できないため、糸球体でほとんど濾過されずに**輸出細動脈から出ていく。

一方、糸球体基底膜を通過し濾過された液体(糸球体濾液：原尿)は、ボーマン嚢に出ていき、さらに尿細管へと送られる。糸球体濾過量は、腎血流量の約10％である。

(2)　尿細管再吸収

糸球体濾液(原尿)の量は約160L/日であるが、尿として体外へ排泄されるのは１～２L/日にすぎず、**99％以上が尿細管及び集合管で再吸収される**。再吸収される主な物質には、ナトリウムイオン、塩化物イオンなどの電解質、グルコース、アミノ酸などの栄養素、水がある。水、ナトリウムなどの約80％、グルコース、アミノ酸のほぼ100％が**近位尿細管**で吸収されるが、これは**身体の必要性とは無関係に行われる**。一方、**遠位尿細管～集合管**にかけての水、ナトリウムの吸収は、量は多くないものの、**身体の必要度に応じてホルモンによる調節**を受けており、ホメオスタシスの維持に役立っている。

■たんぱく尿

糸球体腎炎やネフローゼ症候群では、糸球体が破壊されるため、本来濾過されないはずのたんぱく質や赤血球が尿中に排出され、たんぱく尿や血尿がみられる。

■尿糖

糖尿病では、血糖値が上昇してグルコースの濾過量が多くなるため、本来、近位尿細管で100%再吸収されるはずのグルコースが再吸収されず（再吸収の能力を超えているため）、尿中にグルコースが排泄され、尿糖がみられる。

(3) 尿細管排泄（分泌）

糸球体で濾過され尿細管で再吸収されなかった物質とともに、尿細管に分泌された有機酸やイオンが尿中に排泄される。主な物質に、**尿素**、**尿酸**、**クレアチニン**などがある。

尿細管と集合管における再吸収と分泌

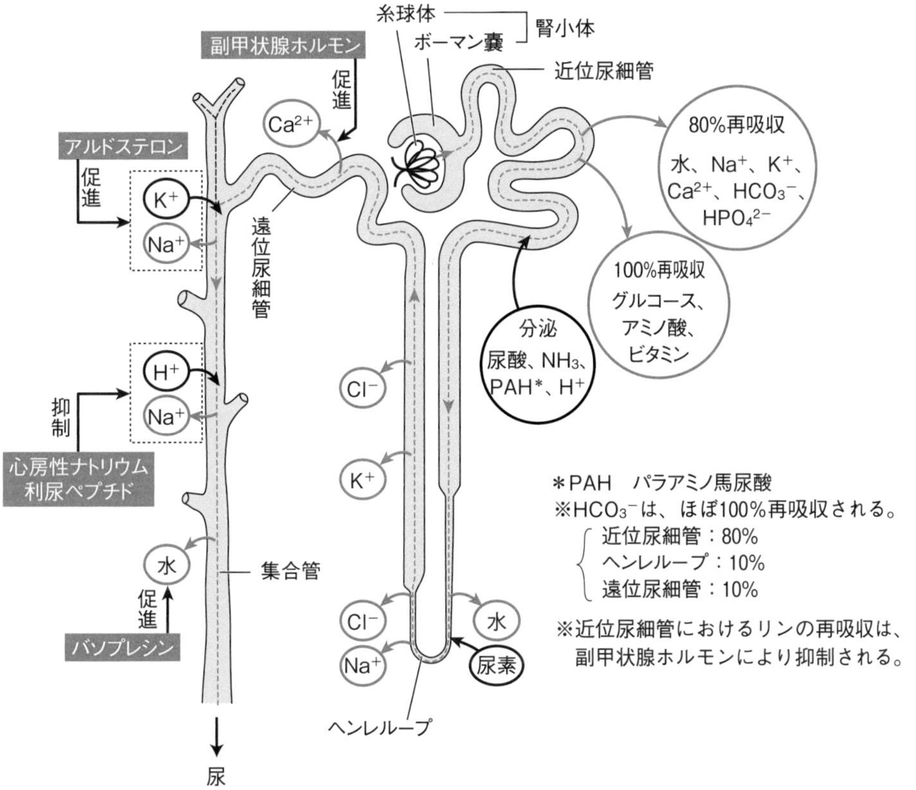

■糸球体濾過値（GFR：Glomerular Filtration Rate）

腎臓がある物質を通した際に、１分間にどれだけの量を尿中に排泄することができるのかを表した指標を**クリアランス**といい、次式で示される。

$$\text{クリアランス}=\frac{\text{尿中濃度}\times 1\text{分間の尿量}}{\text{血漿中濃度}}\ \text{〔mL/分〕}$$

骨格筋の代謝産物である**クレアチニン**は、**糸球体で完全に濾過**され、**尿細管での再吸収も受けない**ため、**血漿中と尿中のクレアチニン量はほぼ一致する**。したがって、**クレアチニン-クリアランス（Ccr）≒糸球体濾過値（GFR）**となる。クレアチニン-クリアランスは、**腎機能を測る指標**の１つとして用いられている。

腎機能の評価法として他に**イヌリン-クリアランス**がある。**イヌリン**（キク科植物の球根などに含まれる多糖類。**生体内には存在しない**）は、**糸球体で完全に濾過**され、**尿細管での再吸収も分泌も受けることなく、尿中にそのまま排泄**されるので、血漿中と尿中のイヌリン量は完全に一致する。イヌリン-クリアランスは、糸球体濾過値を**正確**に測定するための国際的な標準検査であり、腎移植ドナーなど**正確な腎機能評価が必要な場合に実施**する。

■日本人の推算糸球体濾過量（eGFR）の計算式（18歳以上に適応）

男性：eGFR＝194×**血清クレアチニン（Cr）**$^{-1.094}$×年齢$^{-0.287}$〔mL/分/1.73m^2〕

女性：eGFR＝194×**血清クレアチニン（Cr）**$^{-1.094}$×年齢$^{-0.287}$×0.739〔mL/分/1.73m^2〕

■腎機能の主な指標

(1)　**BUN（血中尿素窒素）……基準値９～21mg/dL**

血液中の尿素に含まれる窒素成分量。尿素は、体内でたんぱく質が分解されてできる最終代謝産物（たんぱく質→アミノ酸→アンモニア→尿素）で、腎臓の糸球体で濾過され、尿中に排泄される。また、一部は尿細管で再吸収され血液中へと戻る。摂取たんぱく質量や体内でのたんぱく質異化の程度により変動する。

●高値となる要因

・高たんぱく質食

・うっ血性心不全、脱水など←腎臓への血液循環の低下により、濾過が十分にできずに血液中に尿素が溜まることで起こる。

・消化管出血、悪性腫瘍、熱傷、発熱など←血液成分のたんぱく質分解や組織のたんぱく質異化が亢進されて、全尿素量が増大することで起こる。

・急性・慢性腎炎など←腎臓の機能低下により、濾過が十分にできずに血液中に尿素が溜まることで起こる。

・腎結石、尿管結石、前立腺がん、膀胱がんなど←尿路からの尿素の排泄障害により、血液中に尿素が溜まることで起こる。

●低値となる要因

・低たんぱく質食

・肝機能低下、肝機能障害←肝臓での尿素合成能が低下し、全尿素量が減少することで起こる。

・妊娠時←糸球体濾過量の増加により、尿素の排泄量が増大することで起こる。

(2)　**血清クレアチニン（Cr）……基準値　男0.6～1.2mg/dL、女0.4～0.9mg/dL**

血清中のクレアチニン量。クレアチニンは、エネルギー源であるクレアチンリン酸の構成成分であるクレアチンの最終代謝産物で、腎臓の糸球体で濾過され、尿細管で再吸収されることなく、尿中に排泄される。BUN と異なり、食事の影響や腎以外の因子の影響を受けにくく、ほぼ一定の値を示す。また、クレアチニン値は筋肉量に比例する。

●高値となる要因

・急性・慢性腎炎、急性・慢性腎不全、うっ血性心不全、先端巨大症、巨人症など

●低値となる要因

・筋ジストロフィー、長期の寝たきり、妊娠時など

(3)　**尿中β_2-ミクログロブリン……基準値0.1mg/L 以下**

尿中のβ_2-ミクログロブリン量。β_2-ミクログロブリンは低分子たんぱく質であるため、糸球体で濾過され、その大部分が近位尿細管で再吸収される。尿細管機能異常によって再吸収が妨げられると尿中排泄量が増加する。なお、α_1-ミクログロブリンも同様である。

4　腎臓と関連のあるホルモン・生理活性物質

(1)　バソプレシン

下垂体後葉から分泌されるホルモンであるバソプレシンは、**集合管**における**水の再吸収を促進**する。激しい発汗や脱水などにより体内の水分が不足し、**血漿浸透圧が上昇**したときに分泌される。水の再吸収により**尿量が減少**するため、**抗利尿ホルモン(ADH)**と呼ばれる。

(2)　アルドステロン

副腎皮質から分泌されるアルドステロンは、**遠位尿細管～集合管**に作用し、**ナトリウムの再吸収とカリウムの排泄を促進**する。循環血液量の減少などにより**血圧が低下**すると、**レニン－アンジオテンシン系**を介して分泌が促進される。ナトリウムの再吸収に伴って、**循環血液量が増加**するため**血圧が上昇**する。

(3)　心房性ナトリウム利尿ペプチド(ANP)

心房性ナトリウム利尿ペプチドは、**集合管**における**ナトリウムの再吸収を抑制**し、尿量を増加させる**利尿作用**をもつ。

(4)　副甲状腺ホルモン(PTH)

副甲状腺ホルモン(PTH)は、遠位尿細管における**カルシウムの再吸収を促進**して血中カルシウム濃度を上昇させる。一方、近位尿細管における**リンの再吸収を抑制**し、尿中へのリンの排泄を促進する。また、腎臓でのビタミンDの活性化、骨組織における骨吸収の促進にも作用する。

(5)　エリスロポエチン

酸素の供給が不足し、低酸素状態となると、腎臓でのエリスロポエチンの産生が促進される。エリスロポエチンは骨髄に作用して、**赤血球の産生を増加**させる。エリスロポエチンの産生が低下すると、**貧血(正球性正色素性貧血)**が進行する。これを**腎性貧血**という。

(6)　活性型ビタミンD

ビタミンDは、皮膚に蓄えられたプロビタミンDに紫外線が照射されて作られる。しかし、このままでは、生理的機能を果たすことができず、**肝臓**での水酸化を受けた後、さらに**腎臓**でも水酸化を受け、活性型ビタミンDとなる。活性型ビタミンDは、小腸でのカルシウムとリンの吸収、及び腎尿細管でのカルシウムとリンの再吸収を促進する。

5　内分泌臓器としての機能

(1)　レニン－アンジオテンシン－アルドステロン系

腎血流量が減少し、糸球体付近の輸入細動脈の**血圧が低下**すると、**傍糸球体装置**から**レニン**が分泌される。レニンは、主に**肝臓**で産生される**アンジオテンシノーゲン**を**アンジオテンシンⅠ**に変換する。アンジオテンシンⅠは、肺血管内皮細胞などに存在する**アンジオテンシン変換酵素(ACE)**によって、**アンジオテンシンⅡ**に変換される。アンジオテンシンⅡは強力な**血管収縮作用**をもち、これにより**血圧が急激に上昇**し、**腎血流量が増加**する。さらにアンジオテンシンⅡは**副腎皮質**に作用して、**アルドステロンの分泌を促進**させる。このため集合管でのナトリウム再吸収が増加し、血圧が上昇する。

※10個のアミノ酸からなるアンジオテンシンⅠは、アンジオテンシン変換酵素によって2個のアミノ酸が切断され、アミノ酸8個からなるアンジオテンシンⅡとなる。

レニン−アンジオテンシン−アルドステロン系

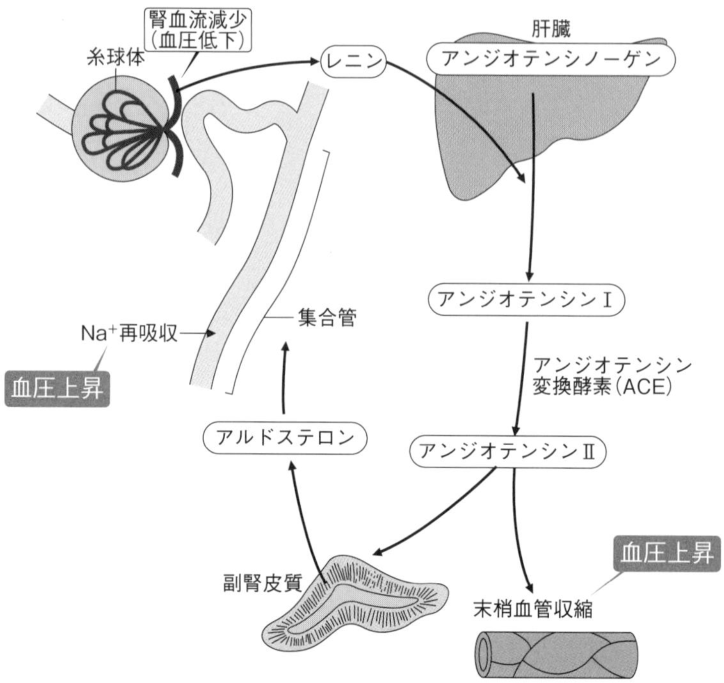

2　尿路の構造と機能

1　尿管

尿管は腎臓と膀胱をつなぐ左右１対の管で、長さ25〜30cm。腎盂尿管移行部・腸骨動脈との交叉部・尿管膀胱移行部の３ヵ所の生理的狭窄部位がある。尿管における尿の輸送は、尿管壁を構成する平滑筋の**蠕動**による。

2　膀胱

膀胱の容量は約500〜650mL。膀胱壁は粘膜、筋層、漿膜の３層でできており、粘膜は移行上皮で厚さを変える。左右の尿管口と尿道口の３点を結んだ部分を膀胱三角という。

3　尿道

尿道は膀胱から体外へ尿を排泄するための尿路で、その長さは男性で16〜18cm、女性で３〜４cm。女性の尿道は短いため、膀胱炎などの尿路感染症を起こしやすい。男性の尿道は前立腺を貫いており、前立腺肥大により排尿症状、蓄尿症状、排尿後症状がみられる。

4　排尿のメカニズム

(1)　蓄尿

膀胱に一定量（約150〜200mL）の尿がたまると、膀胱壁（排尿筋）が伸展され、その刺激は骨盤内臓神経を通って腰仙髄の排尿中枢に伝達され、さらに上行性に大脳に伝えられ尿意が起こる。この時点で排尿の準備が整っていない場合には、大脳は排尿を抑制する命令を出し、反射的に下腹神経（交感神経）が興奮して膀胱の弛緩と内尿道括約筋の収縮が起こり、尿の貯留を促す（蓄尿反射)。同時に、陰部神経(体性神経)が興奮し、外尿道括約筋は収縮する。

(2)　尿排出

膀胱の尿量が300～500mLに達すると、尿意は耐え難いものとなる。排尿の準備が整うと、大脳による抑制がとれて、骨盤内臓神経(副交感神経)が興奮して膀胱が強力に収縮するとともに、内尿道括約筋が弛緩する(排尿反射)。同時に、陰部神経が抑制され、外尿道括約筋が弛緩する。

3　電解質異常

1　高ナトリウム血症

発汗や尿崩《にょうほう》症*により著しい水分喪失があったり、ナトリウムの過剰摂取や、ステロイド過剰(原発性アルドステロン症など)により体内に過剰のナトリウムが蓄積したりすることによって起こる。症状は、中枢神経症状(不穏、嗜眠、けいれんなど)である。

＊尿崩症　バソプレシンの分泌不足により起こる。1日3～10Lの多尿を呈する。

2　低ナトリウム血症

抗利尿ホルモン不適切分泌症候群(SIADH)*、心不全、腎不全などにより水分が過剰になった場合や、副腎不全、利尿薬長期使用、**発汗・嘔吐・下痢**などによりナトリウムの喪失が多い場合に起こる。症状は、中枢神経症状(食欲不振、悪心・嘔吐、疲労感、頭痛、けいれん、嗜眠、精神症状など)、**脳浮腫**(脳の細胞内浮腫)である。

＊抗利尿ホルモン不適切分泌症候群(SIADH)　バソプレシンの分泌過剰により起こる。

3　高カリウム血症

腎不全、**アルドステロン分泌低下**などによる腎臓からのカリウム排泄障害、**アシドーシス・溶血・組織崩壊**などによる細胞内液から細胞外液へのカリウムの移行増大によって起こる。症状は、しびれ感、筋力低下、下痢、**致死的不整脈**などである。

4　低カリウム血症

原発性アルドステロン症などによる腎臓からのカリウム排泄増加、**嘔吐・下痢**などによる消化管からのカリウム喪失、カリウムの摂取不足、**アルカローシス**などによる細胞外液から細胞内液へのカリウムの移行増大によって起こる。症状は、筋脱力、筋麻痺、不整脈などである。

5　高カルシウム血症

カルシウム調節ホルモンや、カルシウム調節臓器の異常などにより起こる。特に**悪性腫瘍**と**原発性副甲状腺機能亢進症**で生じることが多い。症状は、脱力感、精神症状、けいれん、不整脈、悪心・嘔吐、腎・尿路結石症、腎不全、関節痛などである。

6　低カルシウム血症

副甲状腺機能低下症、**腎不全**、ビタミンD欠乏症などにより起こる。症状は、**テタニー**、不整脈、皮膚の乾燥である。慢性になると、小児ではくる病、成人では骨軟化症になる。

7　血漿浸透圧の異常

血漿浸透圧の基準値は275〜295mOsm《オスモル》/kgH_2Oであり、浸透圧受容体、下垂体後葉、バソプレシン、腎臓の作用により狭い範囲に維持されている。血漿浸透圧は高ナトリウム血症、高血糖、高窒素血症、高乳酸血症で上昇し、低ナトリウム血症で低下する。

※尿浸透圧は飲水量によって大きく変化し、100〜1,300mOsm/kgH_2Oの範囲で変動する。

4　急性糸球体腎炎

扁桃炎・咽頭炎などの**上気道感染後**、10〜14日を経て発症する糸球体の組織障害である。体内に侵入してきた抗原に対し抗体が産生され、**免疫複合体**(補体を結合)となって血中を流れ、腎臓の糸球体に沈着することにより起こる。原因菌として**A群β溶血性連鎖球菌**が多い。乏尿期(数日)、利尿期(数日〜１週間)、回復期(１〜２か月)、治癒期を経る。あらゆる年齢に起こるが、**３〜10歳の男児に多い**。小児では95％以上が治癒し、慢性化することはまれである。

1　症状

血尿、**浮腫**(眼瞼周囲)、**高血圧**(Ⅰ度〜Ⅱ度)、たんぱく尿・乏尿

※尿中には血清由来のアルブミンやβ_2-ミクログロブリンなどのたんぱく質成分が含まれているが、正常ではその総排泄量はわずかである。たんぱく尿とは、尿たんぱくの排泄量が増加した状態(150mg/日以上)をいう。

2　診断

(1)　血液検査：**抗ストレプトリジンＯ抗体(ASO)*値の上昇、血清補体価(CH_{50})の低下、尿素窒素やクレアチニンの上昇**

＊抗ストレプトリジンＯ抗体(ASO)　溶血性連鎖球菌が産生するβ溶血毒素に対して作られる抗体。

(2)　尿検査：円柱尿など尿沈渣異常

3　治療

(1)　**安静**：代謝亢進によるたんぱく質分解を抑制し、腎への負担を最小限にするとともに腎血流量を増加させる。初期には必ず安静臥床とする。

(2)　**保温**：腎血流量増加に役立つ。

(3)　**薬物療法**：**抗生物質**、**利尿薬**(ループ利尿薬)、降圧薬(カルシウム拮抗薬)の与薬。

(4)　合併症予防：心不全や高血圧性脳症を起こすことがある。観察を十分に行い、病状に応じて利尿薬・強心薬・降圧薬を与薬する。

(5)　感染予防：上気道感染には十分気をつける。特に扁桃炎対策は重要で、繰り返す場合は扁桃摘出術を行うこともある。

4　食事療法

(1)　**塩分制限**

乏尿期・利尿期には無塩あるいは無塩に近い(３g/日以下)ものとするが、以後漸次緩和し、回復期及び治癒期では３〜５g/日程度とする。

⑵　**水分制限**

乏尿期・利尿期には1日水分量は前日尿量＋不感蒸泄量とする。回復期では制限を解除する。

⑶　**たんぱく質制限**

乏尿期・利尿期には腎機能低下も考えて**厳重に制限(0.5g/kg 標準体重/日)**するが、回復期は1.0g/kg 標準体重/日とする。

5　IgA 腎症

何らかの原因で糸球体沈着性のIgAが血液中に増加し、主に糸球体メサンギウム領域に沈着し腎障害を生じる疾患で、**慢性腎炎症候群**を呈することが多い。

1　症状

大多数の症例が無症状で経過し、感冒時の肉眼的血尿や健康診断での尿異常(潜血・尿たんぱく陽性)が発見の動機となることが多い。一般に経過は緩慢だが、診断後約20年の経過で約40%が末期腎不全に進展する。

2　診断

⑴　尿検査：持続的顕微鏡的血尿、間欠的または持続的たんぱく尿

⑵　血液検査：血清IgA高値が半数以上

⑶　腎生検：糸球体メサンギウム領域にIgAの沈着

3　治療

⑴　無症状で腎機能がほぼ正常な場合は、過激な運動を避ける程度でよい。

⑵　進行期は**安静・保温・食事療法**(塩分制限など)**・薬物療法**(降圧薬、抗血小板薬、副腎皮質ステロイド)が基本。

6　ネフローゼ症候群

腎糸球体係蹄障害による**たんぱく透過性亢進**に基づく**大量の尿たんぱく**と、これに伴う**低たんぱく血症**を特徴とする症候群である。

1　分類

⑴　一次性：腎臓に原発する糸球体疾患(微小変化型ネフローゼ症候群、膜性腎症など)

⑵　二次性：その他の原因によるもの(ループス腎炎などの自己免疫疾患、糖尿病腎症などの代謝性疾患、慢性感染症、悪性腫瘍、妊娠等)

■微小変化型ネフローゼ症候群

糸球体にほとんど変化のみられないもので、**小児に多く**みられる。**突然**の浮腫の出現で発症。尿たんぱく量も多く、低たんぱく血症も著明となる。血清IgEの上昇をみることが多い。**副腎皮質ステロイド薬が有効**で治癒しやすいが、再燃をきたしやすい。

2　症状

⑴　高度のたんぱく尿

⑵　低アルブミン血症

⑶　浮腫：血漿膠質浸透圧の低下と腎でのナトリウム再吸収亢進による。眼瞼部から始まることが多く、やがて重力の影響により、両側下腿や仙骨部に拡がり、胸膜水を伴う全身性の浮腫に拡大する。

⑷　脂質異常：肝臓でのリポたんぱく質合成亢進による。

⑸　血液凝固能亢進：肝臓での血液凝固因子の産生亢進による。腎静脈血栓症、下肢深部静脈血栓症、肺動脈塞栓症などを合併する。

⑹　易感染性：免疫グロブリンや補体成分の低下、T 細胞系の免疫抑制などによる。肺炎などを合併する。

⑺　高度になると全身に浮腫が出現し腹水・胸水を認め、食欲不振、下痢、乏尿、体重増加が出現。

3　診断基準

成人ネフローゼ症候群の診断基準

1．たんぱく尿：3.5g/日以上が持続する。 （随時尿において尿たんぱく／尿クレアチニン比が3.5g/gCr 以上の場合もこれに準ずる）
2．低アルブミン血症：血清アルブミン値3.0g/dL 以下。血清総たんぱく量6.0g/dL 以下も参考になる。
3．浮腫
4．脂質異常症（高 LDL コレステロール血症）

注 1）上記の尿たんぱく量、低アルブミン血症（低たんぱく血症）の両所見を認めることが本症候群の診断の必須条件である。
2）浮腫は本症候群の必須条件ではないが、重要な所見である。
3）脂質異常症は本症候群の必須条件ではない。
4）卵円形脂肪体は本症候群の診断の参考となる。

（難治性腎障害に関する調査研究班『ネフローゼ症候群診療ガイドライン2020』）

4　薬物療法

微小変化型、軽度の膜性腎症には**副腎皮質ステロイド薬**が有効である。薬効がみられてもすぐに投与を中止せず、少なくとも１年前後は投与を継続する。ステロイド抵抗性のものには**免疫抑制薬**（シクロスポリンなど）が用いられる。他に利尿薬、脂質異常改善薬、降圧薬、**抗血小板薬**、**抗凝固薬**などが用いられる。

5　食事療法

①　**塩分制限**：浮腫が著しいときは０～４g/日に制限する。通常は３～５g/日。

②　たんぱく質摂取量は制限あるいは普通量とすることが推奨される。（高たんぱく質食の持続は、腎機能低下の原因となりうる可能性が指摘されている。）

③　浮腫が高度の場合は、水分制限を行う場合もある。

ネフローゼ症候群の食事療法

	総エネルギー（kcal/kg[※1]/日）	たんぱく質（g/kg[※1]/日）	食塩（g/日）	カリウム（g/日）	水分
微小変化型以外	35	0.8	5	血清カリウム値により増減	制限せず[※2]
治療反応性良好な微小変化型	35	1.0〜1.1	0〜7		

※1　標準体重
※2　高度の難治性浮腫の場合には、水分制限を要する場合もある。
（日本腎臓学会：腎疾患の生活指導・食事療法ガイドライン1998年より）

7　急性腎障害（AKI）

種々の原因で急激な腎機能の低下をきたす症候群で、単一ネフロン当たりの**糸球体濾過値（GFR）が低下する**（**可逆的**）。ほとんどの場合**乏尿**で始まるが、まれに尿量の減少をみないものもある（多尿性急性腎障害）。

1　分類

(1)　**腎前性**

腎臓そのものには異常がなく、全身的な循環不全（脱水、ショック、心不全、低たんぱく血症等）により腎血流量が著しく低下するため、腎の機能が維持できずに起こる。全急性腎不全の約60％を占める。

(2)　**腎性**

腎実質の病変（急性糸球体腎炎、急性腎盂腎炎、薬物・抗生物質などの中毒反応等）により起こる。ほとんどが急性尿細管壊死である。腎前性腎不全から進行したものが半数以上を占める。

(3)　**腎後性**：尿路の閉塞や外部からの圧迫（結石、腫瘍、前立腺肥大症等）により起こる。

2　病期と症状

病期	症　状
発症期	発症から乏尿が始まるまでの１～３日。原因疾患による症状発現。
乏尿期	数日から数週間。乏尿（400mL/日以下）、無尿（100mL/日以下）、高窒素血症、電解質異常（高カリウム血症など）。
利尿期	数日。多尿（尿濃縮力低下のため）、脱水、電解質異常（低ナトリウム血症、低カリウム血症）。 利尿期は多量の水分と電解質の喪失のため、ショックを起こすことがある。
回復期	１～数か月。尿量、高窒素血症の正常化（必ずしも病前の腎機能までは回復しない）。

※尿細管の障害が軽度の場合など、乏尿期がみられないこともある。

3　治療

原因の除去が治療の第１原則である。

(1)　**薬物療法**：乏尿あるいは無尿があるときは、利尿薬で利尿をはかる。

(2)　**透析療法**：利尿薬で効果が得られない場合や、予後の悪化が考えられる場合に適応となる。

(3)　**食事療法**

①　推奨エネルギー投与量：20～30kcal/kg 標準体重/日

② たんぱく質制限：高窒素血症があればたんぱく質を制限する。

③ 水・電解質への配慮

8 慢性腎不全

腎機能低下が数か月以上にわたって持続し、体液の恒常性維持が不可能となった状態(**不可逆的**)。**機能ネフロン数の低下**。

1 尿毒症の症状

腎不全などにより高度に腎機能が低下すると、排泄されるべき老廃物や毒素(特に**尿素窒素**)が血液中に蓄積され、さまざまな機能障害を起こした状態を**尿毒症**という。

精神・神経症状	はばたき振戦、昏睡、失見当識、傾眠、けいれん、頭痛、めまい、末梢のしびれ、知覚異常、運動障害
眼症状	腎性網膜症、網膜剥離、視力低下
消化器症状	味覚障害、食欲不振、悪心、嘔吐、吐血、下血、下痢、腹水、イレウス
呼吸器症状	大呼吸、肺うっ血、肺水腫
循環器症状 血液異常	高血圧、動脈硬化、心不全、心嚢炎、不整脈、浮腫、皮下出血、粘膜出血、貧血、血小板機能障害
骨・関節症状	骨痛、骨折、骨変形、関節炎、関節痛、成長障害、低カルシウム血症、高リン血症
皮膚症状	色素沈着、掻痒症、乾皮症、爪の変形
生殖器症状	勃起障害、生理不順、無月経
その他	易感染症、高インスリン血症

2 腎不全による異常

(1) **水・電解質(Na、K、P、Ca)の異常　⇒　浮腫、高血圧、高カリウム血症、高リン血症**

(2) **窒素成分を含む老廃物、毒素などの排泄異常**　⇒　血中尿素窒素（BUN)、クレアチニン(Cr)、尿酸が血液に蓄積

(3) **酸・塩基平衡の障害　⇒　血液が酸性に傾く(代謝性アシドーシス)**

※腎尿細管での HCO_3^- の再吸収及び H^+ の分泌障害により血漿 pH が低下し、アシドーシスとなる。代謝性アシドーシスの診断は動脈血または静脈血の血清重炭酸イオン(HCO_3^-)濃度で行う。

(4) **エリスロポエチンの産生障害　⇒　腎性貧血(正球性正色素性貧血)**

(5) **ビタミンDの活性化障害　⇒　低カルシウム血症(⇒副甲状腺ホルモンの分泌亢進⇒骨粗鬆症)**

※慢性腎不全に合併する代謝性の骨障害を**腎性骨異栄養症**という。また、CKD に伴う骨・ミネラル代謝異常を**CKD−MBD**(mineral and bone disorder)と総称する。CKD−MBD は骨病変に限らず、血管などの軟部組織の異所性石灰化も含めた概念である。

(6) **尿濃縮能の低下**

(7) **免疫能の低下**

3 治療

(1) **薬物療法(対症療法)**

降圧薬(高血圧)、**利尿薬**(浮腫、高カリウム血症)、炭酸カルシウムなどのリン吸着薬(高リン血症)、陽イオン交換樹脂(高カリウム血症)、活性型ビタミン D_3 製剤(低カルシウム血症)、**エリスロポエチン製剤(腎性貧血)**、球形吸着炭薬(尿毒症)など。

⑵　血液透析、腹膜透析

⑶　腎移植

■厚生省透析導入基準

以下の⑴〜⑶の点数の合計60点以上を透析導入とする。

⑴　**臨床症状**

1．体液貯留(全身性浮腫、高度の低たんぱく血症、肺水腫)
2．体液異常(管理不能の電解質・酸塩基平衡異常)
3．消化器症状(悪心、嘔吐、食思不振、下痢など)
4．循環器症状(重篤な高血圧、心不全、心膜炎)
5．神経症状(中枢・末梢神経障害、精神障害)
6．血液異常(高度の貧血症状、出血傾向)
7．視力障害(尿毒症性網膜症、糖尿病性網膜症)

これら1〜7の7項目のうち3項目以上のものを高度(30点)、2項目を中等度(20点)、1項目を軽度(10点)とする。

⑵　**腎機能**

血清クレアチニン　※(　　　)内はクレアチニンクリアランス

●8 mg/dL 以上(10mL/分未満)	30点
●5〜8 mg/dL 未満(10〜20mL/分未満)	20点
●3〜5 mg/dL 未満(20〜30mL/分未満)	10点

⑶　**日常生活障害度**

●尿毒症状のため起床できないものを高度(30点)
●日常生活が著しく制限されるものを中等度(20点)
●通勤、通学あるいは家庭内労働が困難となった場合を軽度(10点)

※年少者(10歳未満)、高齢者(65歳以上)、全身性血管合併症のあるものについては10点を加算。

9　慢性腎臓病(CKD)

慢性腎臓病(CKD)は、単一の疾患概念ではなく、原疾患を問わない慢性に経過する腎臓病を包括する疾患群であり、日本人の成人人口の約13%がCKD患者である。CKDでは、**心血管疾患**(心筋梗塞、心不全、脳卒中など)の発症及び死亡率が高くなる。

1　定義

①　尿異常、画像診断、血液検査、病理診断で腎障害の存在が明らか。特に0.15g/gCr以上のたんぱく尿(30mg/gCr以上のアルブミン尿)の存在が重要。

②　GFR＜60mL/分/1.73m^2

①、②のいずれか、または両方が3か月を越えて持続する。

2　重症度分類

CKDの重症度は**原因**(Cause：C)、**腎機能**(GFR：G)、**たんぱく尿**(アルブミン尿：A)による**CGA分類**で評価する。たとえば、GFR70で糖尿病をもち、顕性アルブミン尿の場合は「糖尿病G2A3」と表記し、［　　　］のリスクを負っているとする。また、原疾患に応じて、「慢性腎炎G3bA1」、「腎硬化症疑いG4A1」、「原因不明のCKD G4A2」などのように表記する。

CKD の重症度分類

原疾患		たんぱく尿区分		A 1	A 2	A 3
糖尿病性腎臓病		尿アルブミン定量(mg/日)		正常	微量アルブミン尿	顕性アルブミン尿
		尿アルブミン/Cr 比(mg/gCr)		30未満	30～299	300以上
高血圧性腎硬化症、腎炎、多発性嚢胞腎、移植腎、不明、その他		尿たんぱく定量(g/日)		正常	軽度たんぱく尿	高度たんぱく尿
		尿たんぱく/Cr 比(g/gCr)		0. 15未満	0. 15～0. 49	0. 50以上
GFR 区分(mL/分/1. 73m^2)	G1	正常または高値	≧90			
	G2	正常または軽度低下	60～89			
	G3a	軽度～中等度低下	45～59			
	G3b	中等度～高度低下	30～44			
	G4	高度低下	15～29			
	G5	高度低下～末期腎不全	＜15			

※原疾患・GFR 区分・たんぱく尿区分を合わせたステージにより評価する。
※死亡、末期腎不全、心血管死亡発症のリスクを□のステージを基準に、□、□、□の順にステージが上昇するほどリスクは上昇する。

（日本腎臓学会『エビデンスに基づく CKD 診療ガイドライン2023』）

■CKD の栄養アセスメント

(1)　**食塩**

推定食塩摂取量(g/日)＝蓄尿での Na 排泄量(mEq/日)÷17

例えば、24時間蓄尿での Na 排泄量が200mEq の場合は、200÷17≒12で、推定食塩摂取は約12g/日となる。

※24時間蓄尿が難しい場合には、それぞれ誤差があるためにスポット尿(随時尿)や食事摂取調査による推定を併用することが推奨される。スポット尿で代用する場合、CKD 患者での妥当性が確認されている Tanaka の式(早朝尿)を用いる。食事調査による食塩摂取量の推定はほかの栄養素に比べて難しく、誤差を生じることがある。

(2)　**たんぱく質**

たんぱく質摂取量は、24時間蓄尿により推算できる(Maroni の式)。

たんぱく質摂取量(g/日)＝〔1日尿中尿素窒素排泄量(g)＋0. 031×体重(kg)〕×6. 25

※ただし、高度たんぱく尿(もしくはネフローゼ症候群)の患者では、上式に1日尿たんぱく排泄量を加味する考え方もある。

(3)　**カルシウム**

アルブミン濃度で補正した血清総 Ca 濃度を8. 4～10. 0mg/dL に維持すべきことが提唱されている。**血清アルブミン濃度が 4 g/dL 未満**では補正 Ca 濃度は以下の式で計算する。

補正 Ca 濃度(mg/dL)＝実測 Ca 濃度(mg/dL)＋〔4－血清アルブミン濃度(g/dL)〕

3　発症の危険因子

高齢、CKD の家族歴、過去の診断における尿異常や腎機能異常、腎形態異常、脂質異常症、高尿酸血症、非ステロイド性抗炎症薬(NSAIDs)などの常用薬、急性腎不全の既往、高血圧、耐糖能障害、糖尿病、肥満、メタボリックシンドローム、膠原病、感染症、尿路結石など

4　食事指導・生活指導

(1)　食事療法基準

CKD ステージによる食事療法基準

<table>
<tr><th>ステージ（GFR）</th><th>エネルギー
(kcal/kgBW/日)</th><th>たんぱく質
(g/kgBW/日)</th><th>食塩
(g/日)</th><th>カリウム
(mg/日)</th></tr>
<tr><td>ステージ 1
(GFR≧90)</td><td rowspan="6">25～35</td><td>過剰な摂取をしない</td><td rowspan="6">3≦　＜6</td><td>制限なし</td></tr>
<tr><td>ステージ 2
(GFR60～89)</td><td>過剰な摂取をしない</td><td>制限なし</td></tr>
<tr><td>ステージ 3a
(GFR45～59)</td><td>0.8～1.0</td><td>制限なし</td></tr>
<tr><td>ステージ 3b
(GFR30～44)</td><td>0.6～0.8</td><td>≦2,000</td></tr>
<tr><td>ステージ 4
(GFR15～29)</td><td>0.6～0.8</td><td>≦1,500</td></tr>
<tr><td>ステージ 5
(GFR＜15)</td><td>0.6～0.8</td><td>≦1,500</td></tr>
<tr><td>5 D
(透析療法中)</td><td colspan="4">別表</td></tr>
</table>

注）エネルギーや栄養素は、適正な量を設定するために、合併する疾患（糖尿病、肥満など）のガイドラインなどを参照して病態に応じて調整する。性別、年齢、身体活動度などにより異なる。

注）体重は基本的に標準体重（BMI＝22）を用いる。

（日本腎臓学会編『慢性腎臓病に対する食事療法基準2014年版』）

(2)　運動・休養、体重管理

過労を避けた十分な睡眠や休養は重要であるが、安静を強いる必要はない。血圧、尿たんぱく、腎機能などを慎重にみながら運動量を調節する。肥満では、末期腎不全に至るリスクが高まるので、**肥満の是正に努め、BMI＜25kg/m^2 を目指す**。

(3)　禁煙

喫煙本数が多いほど腎機能低下リスクは高まるため、**禁煙**は、CKD の進行抑制と心血管疾患の発症抑制のために**必須**である。

(4)　予防接種

CKD 患者は免疫力が低下しており、感染症罹患リスクが高いとされるため、インフルエンザワクチン、肺炎球菌ワクチンの接種が推奨される。

5　血圧管理

高血圧は CKD の原因となり、既存の CKD を悪化させる。逆に、CKD は高血圧の原因となり、既存の高血圧を悪化させる。このように**高血圧と CKD は悪循環を形成する**ので、CKD においての血圧管理は極めて重要である。

CKD 患者への降圧目標（診察室血圧）と推奨度

ステージ			75歳未満	75歳以上
G1、G2	糖尿病（−）	蛋白尿（−）	140/90mmHg 未満【1A】	150/90mmHg 未満【2C】[注2]
		蛋白尿（＋）	130/80mmHg 未満【1C】	
	糖尿病（＋）		130/80mmHg 未満【1B】	
ステージ			75歳未満	75歳以上
G3〜G5	糖尿病（−）	蛋白尿（−）	140/90mmHg 未満【2C】[注1]	150/90mmHg 未満【2C】[注2]
		蛋白尿（＋）	130/80mmHg 未満【2C】	
	糖尿病（＋）		130/80mmHg 未満【2C】	

・75歳未満では、CKD ステージを問わず、糖尿病および蛋白尿の有無により降圧基準を定めたが、CKD ステージにより推奨度が異なる

・蛋白尿（−）：尿蛋白/Cr 比0.15g/gCr 未満、または尿アルブミン/Cr 比30mg/gCr 未満（A1区分）

・蛋白尿（＋）：尿蛋白/Cr 比0.15g/gCr 以上、または尿アルブミン/Cr 比30mg/gCr 以上（A2、A3区分）

注 1：診察室血圧130/80mmHg 未満への降圧は益と害のバランスを考慮し個別に判断する

注 2：脳、心臓、腎臓などの虚血症状、AKI、電解質異常、低血圧関連症状（立ちくらみ・めまい）などの有害事象がなく、忍容性があると判断されれば、診察室血圧140/90mmHg 未満に血圧を維持することを推奨する

いずれの場合も、降圧強化に伴う低血圧やめまいなどに注意して適切な降圧管理を行うことを提案する。

（日本腎臓学会『エビデンスに基づく CKD 診療ガイドライン2023』）

6　その他の管理

⑴　**血糖値管理**（HbA1c7.0％未満）

⑵　**脂質管理**（LDL コレステロール120mg/dL 未満）

⑶　**貧血管理**

CKD 患者では貧血検査が必要であり、貧血があればその成因を検索する。また、ステージ G1〜G2 では腎機能的に**腎性貧血**は考えにくいが、腎機能が低下した G3〜G5 では、腎性貧血の有無を確認する。腎性貧血を伴う CKD 患者での赤血球造血刺激因子製剤（ESA）投与時には、Hb 13g/dL 以上を目指さないことを推奨し、目標 Hb の下限値は10g/dL を目安とする。

10　血液透析・腹膜透析

腎不全となった腎臓の機能を代行させる方法として、透析療法がある。2021年12月31日現在のわが国の新規透析導入の原因の**第 1 位は糖尿病性腎症**、**第 2 位は慢性糸球体腎炎**、**第 3 位は高血圧による腎硬化症**となっている。

1　血液透析（Hemodialysis：HD）

⑴　**概要**

血液を体外に循環させ、**人工透析膜**を介して血液中の溶質と水分を除去する方法であり、医療機関で施行される。慢性腎不全に対する維持血液透析は、通常 1 回 4 〜 5 時間、週 2 〜 3 回施行される。透析効率、特に低分子の溶質除去は腹膜透析よりすぐれている。長期にわたり透析が必要な場合に用いられることが多いため、ブラッドアクセスとして内シャントを造設する。原則として、利き腕でない方の橈骨《とうこつ》動脈と橈側《とうそく》皮《ひ》静脈間を吻合する。

内シャントの造設

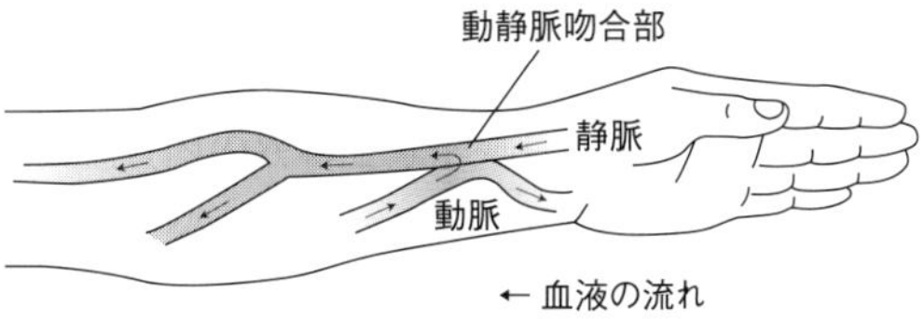

血液透析の原理

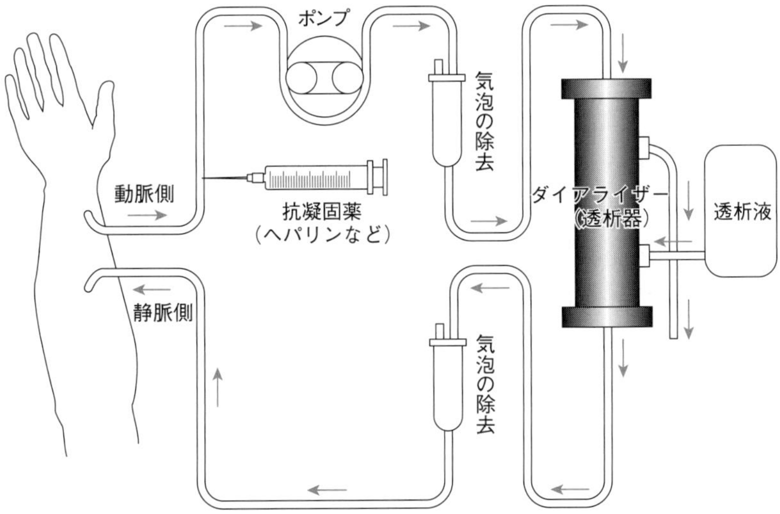

■血液透析による除去

血液透析では、一般に分子量が約2,000以上の物質は、透析膜の膜孔を通過できず、透析除去されずに体内に留まる。透析膜の膜孔を通過できるものであれば、濃度の高い方から低い方に移行することによって除去される(拡散)。透析除去されやすい物質の条件は、①分子量が小さい、②たんぱく結合率が低い、③分布容積が小さい、④水溶性、⑤血漿濃度が高いなどである。

(2) **合併症**

① **不均衡症候群**

透析により体液が正常化される過程で、血液と脳との間に浸透圧やpHの差が生じるために起こる。症状としては、脱力感、頭痛、嘔気・嘔吐、けいれんなどがあり、時間の経過とともに軽減する。

② 感染症

③ 肝炎：血液を扱う関係から、手指や衣服・寝具を介して感染する機会が多い。

④ 循環器系障害(心不全、高血圧、低血圧)

⑤ **腎性骨異栄養症**

ビタミンD活性化障害や血清カルシウム濃度が低下することにより、二次的に副甲状腺機能亢進を引き起こし、骨変化を生じさせる。症状としては関節痛、病的骨折、筋力低下など。

⑥ **透析アミロイドーシス**

アミロイド構成たんぱく(β_2-ミクログロブリン)が全身諸臓器に沈着して起こる。特に手根部滑膜に沈着し、**手根管症候群**やばね指などの症状を引き起こす。

⑦ 貧血：エリスロポエチンの活性化不足により、さらに助長される。

⑧　出血傾向：抗凝固薬の使用が原因の１つとなる。ときに頭蓋内出血を起こすことがある。

⑨　中枢神経症状（透析脳症、言語障害、けいれんなど）

⑩　シャントトラブル（吻合部の閉塞、穿刺部の感染など）

(3)　食事療法

適正なエネルギー、バランスのよいたんぱく質、**塩分制限**、**水分制限**、**低カリウム**、**低リン食**とする。

2　腹膜透析（Peritoneal Dialysis：PD）

(1)　概要

半透膜の性質を有する**腹膜**を透析膜として利用するもので、腹腔内にカテーテルを留置し、注入する灌流液の浸透圧差を用いて血液中の溶質と水分を除去する方法である。患者自身が施行する。近年、貯留中でも歩行や仕事ができ、透析液バックの交換が学校や職場でも可能な**持続式携行型腹膜透析**（CAPD）が普及している。

持続式携行型腹膜透析（CAPD）の原理

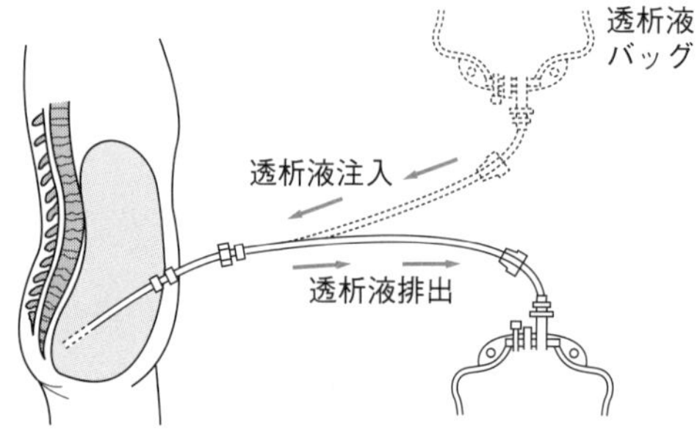

腹膜透析用カテーテルの挿入部位

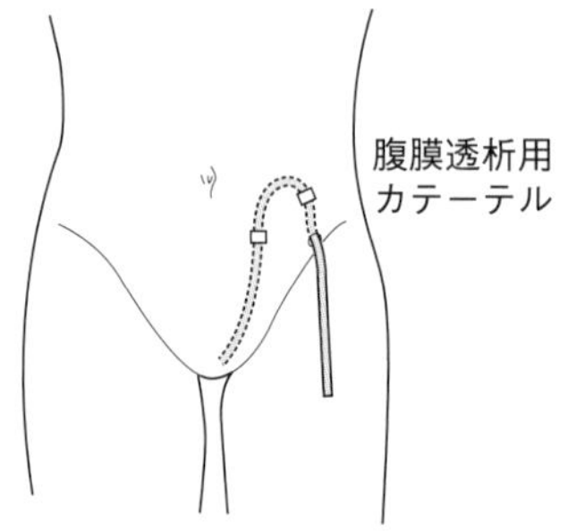

(2)　利点と欠点

①　利点

・特別な装置を必要とせず、操作が簡単である。

・抗凝固薬を必要としないので出血傾向が少ない。

・血液を介さないため、シャントトラブルをはじめ、他の合併症発生の頻度が少ない。

・中分子量以上の有害物質の除去率がよく、水分や電解質の調整にも優れている。

②　欠点

・**腹膜炎**を引き起こしやすい。

・**たんぱく質の喪失が大きい。**

・カテーテルが閉塞しやすい。

・透析液中の**グルコースが腹膜より一部吸収**されるため、肥満、高血圧、高血糖になりやすい。

(3)　食事療法

適正なエネルギー、バランスのよいたんぱく質、**塩分制限**、**水分制限**、**低リン食**とする。なお、エネルギーについては、**透析液から吸収されるエネルギー分を差し引く必要がある。**

CKDステージによる食事療法基準

ステージ5D	エネルギー(kcal/kgBW/日)	たんぱく質(g/kgBW/日)	食塩(g/日)	水分	カリウム(mg/日)	リン(mg/日)
血液透析(週3回)	30〜35[注1,2)]	0.9〜1.2[注1)]	＜6[注3)]	できるだけ少なく	≦2,000	≦たんぱく質(g)×15
腹膜透析	30〜35[注1,2,4)]	0.9〜1.2[注1)]	PD除水量(L)×7.5＋尿量(L)×5	PD除水量＋尿量	制限なし[注5)]	≦たんぱく質(g)×15

注1） 体重は基本的に標準体重(BMI＝22)を用いる。

注2） 性別、年齢、合併症、身体活動度により異なる。

注3） 尿量、身体活動度、体格、栄養状態、透析間体重増加を考慮して適宜調整する。

注4） 腹膜吸収ブドウ糖からのエネルギー分を差し引く。

注5） 高カリウム血症を認める場合には血液透析同様に制限する。

（日本腎臓学会編『慢性腎臓病に対する食事療法基準2014年版』）

11 尿管結石症

尿路結石症の1つで、腎乳頭部で産生された結石が尿管内に下降し、嵌入《かんにゅう》した疾患である。小結石のものほど疝痛発作を起こし、背部の叩打痛《こうだつう》を伴う。ときに無症状のまま自然排石されることもある。結石にはシュウ酸カルシウム結石、リン酸カルシウム結石、尿酸結石、シスチン結石などがあるが、カルシウム含有結石が最も多い。生理的狭窄部位に好発する。

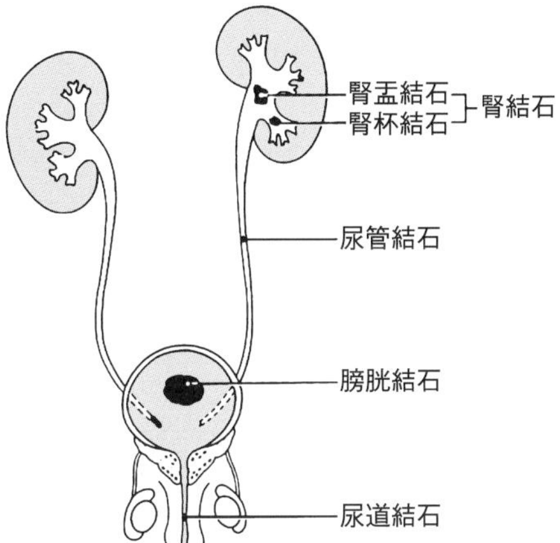

1 症状

疝痛発作または鈍痛、血尿、悪心、嘔吐、顔面蒼白、冷汗

2 診断

(1) 腎膀胱部単純撮影(KUB)：尿管走行部に石灰化像の描出(カルシウム結石の場合)。

(2) 経静脈性腎盂造影：腎盂尿管の拡張。

(3) 逆行性腎盂造影：結石の描出。

3 治療

(1) **保存的療法**

① 小結石であれば、水分の多量摂取により尿量を増加させ、自然排石を促す。

② 疼痛時は鎮痛薬・鎮痙薬(アトロピン)の与薬。

③ 小結石で水腎症を伴わないときは利尿薬の与薬。

④ 体外衝撃波砕石術(ESWL)

(2) **外科的療法**

経尿道的尿管砕石術(TUL)、経皮的腎尿管結石砕石術(PNL)、尿管切石術

4 結石予防

(1) **水分を多量に摂取する。**食事以外に1日2,000mL以上の飲水が推奨されている。

(2)　結石が尿管口や膀胱にあり、疼痛のないときは軽度の運動を勧める。

(3)　シュウ酸カルシウム結石では、シュウ酸の過剰摂取(ほうれん草、キャベツ、ブロッコリー、紅茶、コーヒー、緑茶など)を避ける。シュウ酸の多い食品を摂取する際は、カルシウムと一緒に摂取して排泄を促す。

※本来、シュウ酸は、腸管内でカルシウムと結合して糞便中に排泄されるが、カルシウム摂取量が少ないと、腸管内のシュウ酸が血液に吸収されて尿中へと排出される。そのシュウ酸が尿中のカルシウムと結合して結石を形成する。

(4)　肉類に含まれる動物性たんぱく質が、尿中カルシウムを増加させるとともに尿中クエン酸を減少させて、結石の形成を促進するので、肉類の摂取を控える。

※動物性たんぱく質は尿を酸性化させ、尿中クエン酸を減少させるとともに、腎臓でのカルシウムの再吸収を抑制して尿中カルシウムを増加させる。また、脂肪酸は腸管内でカルシウムと結合するため、尿中へのシュウ酸排泄量を増加させる。

(5)　摂取エネルギーの適正化をはかる。

(6)　長期臥床を避ける。

(7)　サプリメントからのビタミンＣ過剰摂取の回避、高尿酸血症を抑制する食事療法が重要である。

練習問題

腎と尿路系の構造と機能に関する記述である。正しいのはどれか。1つ選べ。

(1) 尿細管は、糸球体とボーマン嚢で構成される。

(2) 赤血球は、糸球体で濾過される。

(3) 原尿中のグルコースは、50%以上が尿中へ排泄される。

(4) レニンの分泌は、循環血液量が低下すると亢進する。

(5) eGFRの計算には、血清尿素窒素値を用いる。

解説 …………………………………………………………………………………… 正答 (4)

(1) 誤り。尿細管は、糸球体で濾過された原尿の通り道であり、近位尿細管、ヘンレループ、遠位尿細管で構成される。糸球体とボーマン嚢で構成されるのは、腎小体である。

(2) 誤り。赤血球・白血球・血小板のような血球は、糸球体で濾過されない。

(3) 誤り。原尿中のグルコースやアミノ酸は、近位尿細管でほぼ100%再吸収される。

(4) 正しい。レニンは、レニン－アンジオテンシン－アルドステロン系を活性化させ、血圧を上昇させる。レニンの分泌が亢進する要因として、循環血液量の低下、血圧の低下、交感神経の活性化などが挙げられる。

(5) 誤り。推算糸球体濾過量(eGFR)の計算には、血清クレアチニン値と年齢を用いる。

練習問題

腎臓での水・電解質調節に関する記述である。正しいのはどれか。1つ選べ。

(1) バソプレシンは、水の再吸収を抑制する。

(2) カルシトニンは、カルシウムの再吸収を促進する。

(3) 副甲状腺ホルモン(PTH)は、リンの再吸収を抑制する。

(4) 心房性ナトリウム利尿ペプチド(ANP)は、ナトリウムの再吸収を促進する。

(5) アルドステロンは、カリウムの排泄を抑制する。

解説 …………………………………………………………………………………… 正答 (3)

(1) 誤り。下垂体後葉から分泌されるバソプレシン(抗利尿ホルモン)は、集合管における水の再吸収を促進する。

(2) 誤り。甲状腺傍濾胞細胞から分泌されるカルシトニンは、血中カルシウム濃度を低下させるホルモンで、近位尿細管でのカルシウムの再吸収を抑制する。

(3) 正しい。副甲状腺ホルモン(PTH)は、カルシウムの再吸収とリンの排泄を促進する(血中カルシウム濃度を上昇、血中リン濃度を低下させる)。また、腎臓でのビタミンDの活性化を促進する。

(4) 誤り。心臓から分泌される心房性ナトリウム利尿ペプチド(ANP)は、集合管におけるナトリウムの排泄を促進し、血圧を低下させる。また、腎臓からのレニン分泌を抑制する。

(5) 誤り。副腎皮質から分泌されるアルドステロンは、遠位尿細管～集合管におけるナトリウムの再吸収とカリウムの排泄を促進する。

練習問題

腎・尿路系疾患に関する記述である。正しいのはどれか。１つ選べ。

(1)　高血圧は、ネフローゼ症候群の診断基準の１つである。

(2)　急激な腎血流量減少は、腎前性の急性腎障害(AKI)の原因になる。

(3)　糖尿病性腎症の第４期は、たんぱく尿の出現で判定される。

(4)　慢性腎不全では、低リン血症がみられる。

(5)　腎代替療法のうち最も多いのは、腎移植である。

解　説 …………………………………………………………………………… 正答　(2)

(1)　誤り。ネフローゼ症候群の診断基準は、①たんぱく尿、②低アルブミン血症、③浮腫、④脂質異常症(高 LDL コレステロール血症)であり、①と②の両所見を認めることが診断の必須条件である。

(2)　正しい。急性腎障害(AKI)はその成因によって、腎血流量の著しい低下による腎前性、腎実質の病変による腎性、尿路などの障害による腎後性に分けられる。

(3)　誤り。糖尿病性腎症第４期は腎不全期であり、GFR(eGFR)30mL/分/$1.73m^2$未満で判定される。たんぱく尿やアルブミン尿の有無は問わない。

※Part Ⅰ-16-3 9(5)「糖尿病性腎症」を参照のこと。

(4)　誤り。慢性腎不全では、糸球体濾過量の低下により尿量が減少し、リンの排泄が十分にできなくなるため、高リン血症がみられる。

(5)　誤り。腎代替療法には、血液透析、腹膜透析、腎移植があるが、このうち血液透析が最も多い。

練習問題

CKD に関する記述である。正しいのはどれか。１つ選べ。

(1)　重症度分類には、尿中尿素窒素値を用いる。

(2)　ステージ１では、カリウムの摂取量を1,500mg/日以下に制限する。

(3)　ステージ２では、たんぱく質の摂取量を0.8～1.0g/kg 標準体重/日とする。

(4)　ステージ３b では、リンの摂取量を500mg/日以下に制限する。

(5)　ステージ４では、食塩の摂取量を３g 以上６g 未満/日とする。

解　説 …………………………………………………………………………… 正答　(5)

(1)　誤り。重症度は、原疾患(C)、糸球体濾過値(G)、たんぱく尿(A)による CGA 分類で評価する。

(2)　誤り。ステージ１では、カリウム摂取量は制限されていない。ステージ３b 以降ではカリウム制限がある。

(3)　誤り。ステージ２では、過剰なたんぱく質を摂取しないとされている。0.8～1.0g/kg 標準体重/日に制限されているのは、ステージ３a である。

(4)　誤り。非透析患者では、リン摂取量はいずれのステージにおいても制限されていない。

(5)　正しい。非透析患者では、食塩摂取量はいずれのステージにおいても３g 以上６g 未満/日とされている。

練習問題

65歳、女性。身長150cm、標準体重49.5kg。週３回血液透析を受けている。透析前体重52kg、ドライウェイト50kg、無尿。透析前の血液検査値は、尿素窒素65mg/dL、クレアチニン8.3mg/dL、カリウム5.8mEq/L、リン5.2mg/dL。この患者の１日当たりの目標栄養量である。正しいのはどれか。１つ選べ。

(1)　エネルギー量　1,300kcal

(2)　たんぱく質量　50g

(3)　カリウム量　2,500mg

(4)　リン量　1,500mg

(5)　飲水量　1,300mL

解説 ……………………………………………………………………………… 正答　(2)

(1)　誤り。エネルギー量1,300kcalは少ない。エネルギー量は30～35kcal/kg標準体重/日とする。標準体重49.5kgを代入すると、1,485～1,733kcal/日となる。

(2)　正しい。たんぱく質量は0.9～1.2g/kg標準体重/日とする。標準体重49.5kgを代入すると、45～59gとなる。

(3)　誤り。カリウム量2,500mgは多い。カリウム量は2,000mg/日以下とする。

(4)　誤り。リン量1,500mgは多い。リン量は、たんぱく質(g)×15mg/日以下とする。(2)で算出した、たんぱく質量45～59gを代入すると、675～885mg以下となる。

(5)　誤り。飲水量1,300mLは多い。飲水量はできるだけ少なくする。

〔参考〕

ドライウェイトとは、血液透析後に余分な水分を取り除いた目標体重のことである。体液量が適正で、透析中に過度の低血圧を生じることなく、かつ長期的にも血管系への負担が少ない体重である。透析間の体重増加量は、**ドライウェイトの３～５％以内**(次の透析まで中１日で３％以内、中２日で５％以内)を目安とする。この患者のドライウェイトは50kgであるため、透析間の増加量は1.5～2.5kg以内を目安とする。本事例での透析間の体重増加量は２kgであり、適正である。

〈血液検査値のアセスメント〉

①　尿素窒素65mg/dL ⇒ 高値〔基準値：９～21mg/dL〕

②　クレアチニン8.3mg/dL ⇒ 高値〔女性基準値：0.4～0.9mg/dL〕

③　カリウム5.8mEq/L ⇒ 高値〔基準値：3.5～5.0mEq/L〕

④　リン5.2mg/dL ⇒ 高値〔基準値：2.5～4.5mg/dL〕

20 内分泌系

1　ホルモンの作用

1　ホルモンとは

ホルモンは、内分泌腺で産生され、血液・体液中に直接放出される化学物質である。ホルモンにはさまざまな種類があり、ストレスや体液量・血圧・血糖値などの変化を刺激因子として、必要なホルモンの分泌が行われる。血管中に放出されたホルモンは、血流に乗って特定の標的器官まで運ばれ、受容体に結合してその機能を発揮する。このように、ホルモンを伝達手段として、物質代謝の調節や生体内部環境の維持(ホメオスタシス)を行う仕組みを内分泌系という。

2　ホルモンの作用機序

水溶性ホルモンの受容体は一般的に**細胞膜**に存在し、脂溶性ホルモンの受容体は一般的に**細胞内**(**細胞質内、核内**)に存在する。

(1)　細胞膜受容体を介する作用機序

細胞膜受容体を介して作用するものには、次の3種類がある。

①　受容体がGたんぱく質(GTP結合たんぱく質)を介して作用

●Gたんぱく質がホスホリパーゼに働く場合

ホルモンが細胞膜の受容体に結合すると、細胞膜にある**Gたんぱく質**が変化し、**ホスホリパーゼを活性化**する。ホスホリパーゼは細胞膜のグリセロリン脂質を分解し、その分解物が、小胞体からの**カルシウムイオンの放出**と、**プロテインキナーゼの活性化**を行う。放出されたカルシウムイオンもまたプロテインキナーゼを活性化させる。こうして活性化したプロテインキナーゼは標的たんぱく質(主に酵素)を**リン酸化**し、酵素等を働かせることで、代謝を調節する。

Gたんぱく質及びホスホリパーゼを介するホルモンの作用機序

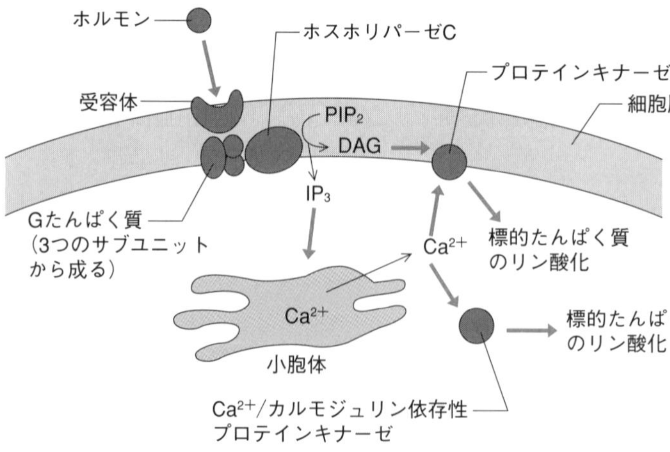

●Gたんぱく質がアデニル酸シクラーゼに働く場合

ホルモンが細胞膜の受容体に結合すると、細胞膜にある**Gたんぱく質**が変化し、細胞膜にある**アデニル酸シクラーゼを活性化**する。これによって、ATPから**セカンドメッセンジャー***と呼ばれる**cAMP(サイクリックAMP)**が作られ、**cAMP依存性プロテインキナーゼを活性化**させる。活性化したcAMP依存性プロテインキナーゼは標的たんぱく質(主に酵素)を**リン酸化**し、代謝を調節する。

Gたんぱく質の種類によってはアデニル酸シクラーゼ活性を低下させ、cAMPを作らせないことにより代謝を調節するものもある。

＊セカンドメッセンジャー　細胞内情報伝達を担う物質で、受容体の活性化後に短時間で大量に産生され、細胞に生理作用をもたらすと不活化される。cAMP、cGMP、イノシトール三リン酸(IP_3)、ジアシルグリセロール(DAG)、Ca^{2+}など

Gたんぱく質及びアデニル酸シクラーゼを介するホルモンの作用機序

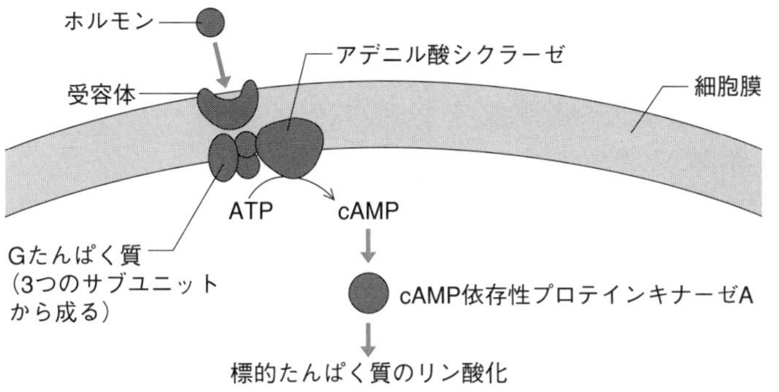

② 受容体がチロシンキナーゼ(プロテインキナーゼの一種)を活性化して作用

インスリンが、インスリン受容体のαサブユニットに結合すると、受容体のβサブユニットの細胞内ドメインにある**チロシンキナーゼ**が活性化され、ある種のたんぱく質をリン酸化する。それらのリン酸化されたたんぱく質の機能変化を介して、インスリンの作用が発揮される。

■インスリンの構造と生成

インスリンは、A鎖(アミノ酸数21個)とB鎖(アミノ酸数30個)の2本のペプチド鎖からなり、S−S結合(ジスルフィド結合)によって連結されている。

インスリンは、その前駆体である1本鎖のプレプロインスリンとして合成され、逐次的に切断されてA鎖、B鎖、C−ペプチドになり、A鎖とB鎖が結合してインスリンとなる。インスリンは細胞質顆粒に貯蔵され、適切な刺激によりエキソサイトーシスによって分泌される。

インスリンの生成過程

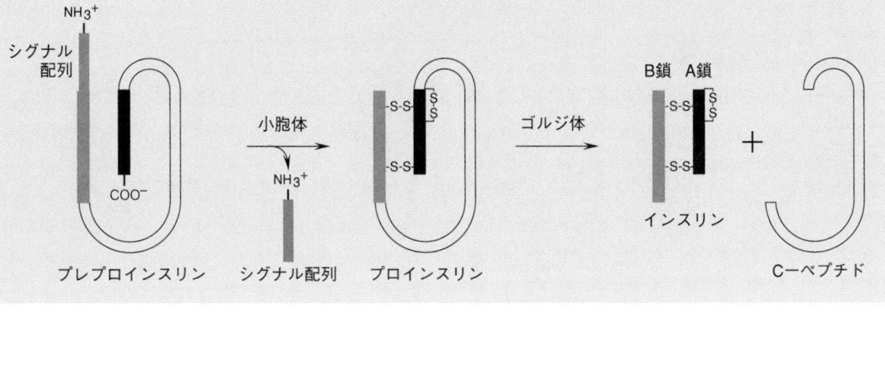

■C−ペプチド

C−ペプチドは尿中に排泄されるため、蓄尿してC−ペプチドを測定することで、1日のインスリン分泌量を推定できる。1日尿中C−ペプチドの基準値は50～120 μg で、5 μg 以下では内因性のインスリンが枯渇していると判定される。C−ペプチドは、インスリン治療中患者の**内因性インスリン分泌能を把握する有力な指標**である。

●低値を示す……糖尿病（1型では必ず低値となる）

●高値を示す……インスリノーマ、家族性高プロインスリン血症、慢性腎不全、重症肝硬変

③　受容体がグアニル酸シクラーゼを活性化して作用

心房性ナトリウム利尿ペプチド(ANP)がその受容体に結合すると、受容体内にある**グアニル酸シクラーゼ**が活性化され、GTP からの **cGMP(サイクリック GMP)**の生成が促進する。cGMP が cGMP 依存性プロテインキナーゼを活性化させ、標的たんぱく質をリン酸化し、心房性ナトリウム利尿ペプチドの作用が発揮される。

(2)　細胞内受容体を介する作用機序

ステロイドホルモンや甲状腺ホルモンは、細胞内(核または細胞質内)にある受容体と結合すると、DNA の特定部位の遺伝情報を mRNA に転写させる。mRNA の情報をもとに、たんぱく質(主に酵素)を合成し、代謝を調節する。

※Part Ⅰ-11-1 2 「細胞内情報伝達」を参照のこと。

■ホルモン受容体の種類

(1)　細胞膜受容体

①　**受容体が G たんぱく質を介して働く**(G たんぱく質共役型受容体)

●**G たんぱく質がホスホリパーゼに働く**

アドレナリン α_1 受容体、抗利尿ホルモン V_1 受容体、オキシトシン受容体

●**G たんぱく質がアデニル酸シクラーゼに働く**

アドレナリン α_2 受容体：cAMP 産生抑制

アドレナリン β 受容体：cAMP 産生促進

グルカゴン受容体：cAMP 産生促進

ACTH 受容体：cAMP 産生促進

※G たんぱく質共役型受容体は、細胞膜を7回貫通する構造をもつ。

②　**受容体がチロシンキナーゼ活性を有する**(酵素活性内蔵型受容体)

インスリン受容体

③　**受容体がグアニル酸シクラーゼ活性を有する**(酵素活性内蔵型受容体)

心房性ナトリウム利尿ペプチド受容体

(2)　細胞内受容体

ステロイドホルモン受容体(細胞質内)、甲状腺ホルモン受容体(核内)

※アドレナリンなどのように、1つのホルモンに対して複数の種類の受容体が存在する場合があり、どの受容体に結合するかによって異なる作用が発揮される。

3　ホルモン分泌の調節

ホルモン分泌の調節方法にはさまざまなものがあるが、なかでも最も主要なものは、フィードバックによる調節である(**フィードバック機構**)。フィードバック機構とは、**下位での効果を上位へと戻す**仕組みをいう。この仕組みを、甲状腺ホルモンを例にとって説明すると、次のようになる。

① 甲状腺ホルモンは、下垂体前葉から分泌される甲状腺刺激ホルモン(TSH)によって分泌が促進され、さらに甲状腺刺激ホルモンは視床下部で分泌される甲状腺刺激ホルモン放出ホルモンによって分泌が促進される。

② バセドウ病などで、甲状腺ホルモンが過剰に分泌され、血中ホルモン濃度が上昇すると、この情報が視床下部及び下垂体に伝達される。

③ 視床下部・下垂体は、それぞれTSH、TSH放出ホルモンの分泌を減らし、甲状腺ホルモンの分泌を抑制しようとする。

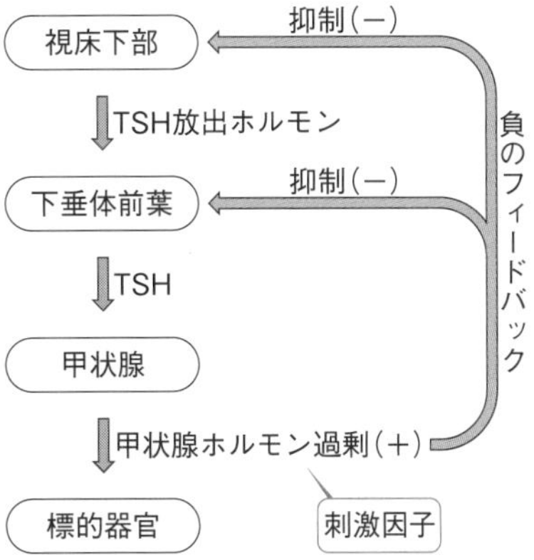

このように、下位ホルモンがある一定の濃度に達すると、その分泌を刺激している**上位ホルモンの分泌が抑制**され、**血中濃度が一定の値に保たれる**働きを**負のフィードバック**という。

2　主な内分泌腺とホルモン

人体の主な内分泌腺として、下垂体、甲状腺、副甲状腺(上皮小体)、副腎、膵臓(ランゲルハンス島)などがある。また、精巣(男性)、卵巣(女性)にも内分泌機能がある。

構造的にはその多くは**ペプチドホルモン**である。副腎皮質ホルモンと精巣、卵巣から分泌される性ホルモンは、**ステロイドホルモン**である。副腎髄質ホルモン(アドレナリン、ノルアドレナリン)、甲状腺から分泌されるサイロキシンやトリヨードサイロニンは**アミノ酸誘導体ホルモン**である。

※甲状腺から分泌されるカルシトニンはペプチドホルモンである。

※カテコールアミンであるアドレナリン、ノルアドレナリンは、**アミン型ホルモン**と呼ばれる。

主な内分泌器官とホルモン

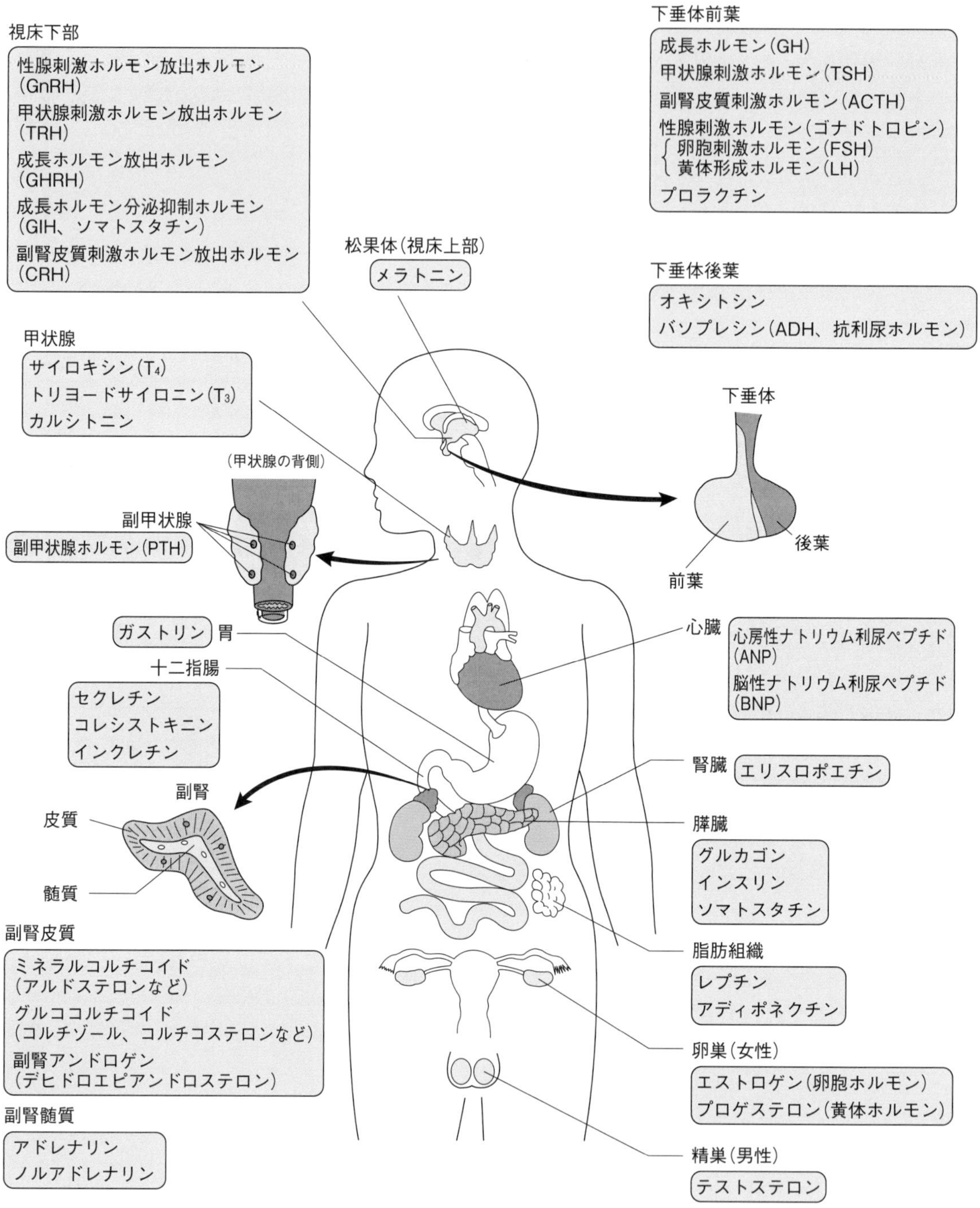

1　下垂体

前葉と後葉があり、**後葉**ホルモンの１つに**バソプレシン(ADH：抗利尿ホルモン)**がある。バソプレシンは、視床下部で産生・下垂体後葉に貯蔵され、体内の水分減少などによる血漿浸透圧上昇を刺激として分泌される。**腎臓(集合管)**に作用して**水の再吸収を促進**し、**尿量を減少**させる。

2 甲状腺

甲状腺から分泌されるサイロキシン(T_4)とトリヨードサイロニン(T_3)は、全身の組織・臓器に作用し、熱産生を高め、**代謝を亢進**させる。

3 副甲状腺(上皮小体)

副甲状腺からは副甲状腺ホルモン(PTH)が分泌される。

副甲状腺ホルモンの分泌は、血中カルシウム濃度の低下を刺激として行われ、**骨吸収(骨から血中へのカルシウム遊離)と腎臓でのカルシウムの再吸収を促進**し、**血中カルシウム濃度を上昇**させる。また、腎臓でのリンの再吸収を抑制し、尿中へのリンの排泄を促進する。

※甲状腺傍濾胞細胞から分泌される**カルシトニン**は、血中カルシウム濃度に関して副甲状腺ホルモンと**拮抗的に作用**し、**骨吸収を抑制**し、**血中カルシウム濃度を低下**させる。

4 副腎

(1) 副腎皮質ホルモン

副腎皮質は、球状層、束状層、網状層の3層からなり、球状層からは**ミネラルコルチコイド**、束状層からは**グルココルチコイド**、網状層からは**副腎アンドロゲン**が分泌され、これらの副腎皮質ホルモンはすべて**コレステロール**から合成される。また、**下垂体前葉**から分泌される**副腎皮質刺激ホルモン(ACTH)**は、グルココルチコイドと副腎アンドロゲンの合成を促進する。

① ミネラルコルチコイド(電解質コルチコイド)

代表は**アルドステロン**である。**腎臓**に作用して、**ナトリウムの再吸収とカリウムの排泄を促進**する。ナトリウムの再吸収が亢進すると、同時に水も再吸収されて循環血液量が増加する。分泌は、主に**レニン－アンジオテンシン系**により調節される。

副腎

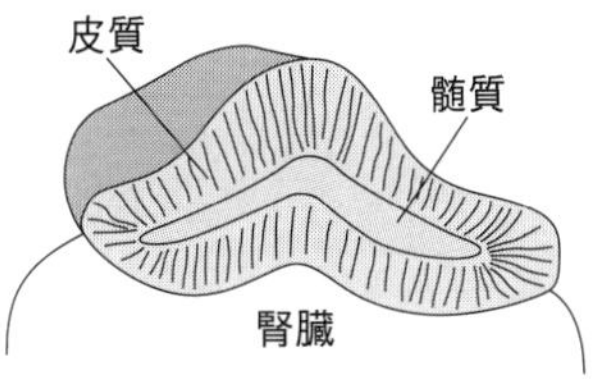

② グルココルチコイド(糖質コルチコイド)

代表は**コルチゾール**である。グルココルチコイドは、肝臓における**糖新生を促進**し、**血糖値を上昇**させる。また、**抗炎症作用**、電解質や血圧調節作用、骨代謝に対する作用などももつ。

(2) 副腎髄質ホルモン

アドレナリンと**ノルアドレナリン**があり、いずれも**カテコールアミン**に属する。ストレスなどにより**交感神経**が興奮すると、大量に分泌される。アドレナリン、ノルアドレナリンともに、交感神経興奮時と同様の作用をもつが、前者は血糖上昇作用が強く、後者は血管収縮による血圧上昇作用が強い。

5 膵臓

ランゲルハンス島β細胞から分泌される**インスリン**は、血糖値の上昇を刺激として分泌される。**細胞へのグルコース取り込みを促進**し、肝臓でのグリコーゲンの生成により、**血糖値を低下**させる。一方、**α細胞**から分泌される**グルカゴン**は**血糖値を上昇**させる。**δ**《デルタ》**細胞**から分泌される**ソマトスタチン**は、**インスリンとグルカゴンの分泌を抑制**する。

主なホルモンと生理作用

		ホルモン	作用部位	主要作用
視床下部		性腺刺激ホルモン放出ホルモン(GnRH)	下垂体前葉	LH、FSHの放出
視床下部		甲状腺刺激ホルモン放出ホルモン(TRH)	下垂体前葉	TSHの放出
視床下部		成長ホルモン放出ホルモン(GHRH)	下垂体前葉	成長ホルモンの合成、分泌促進
視床下部		成長ホルモン分泌抑制ホルモン(GIH、ソマトスタチン)	下垂体前葉	成長ホルモンの分泌抑制、 グルカゴン、インスリンの分泌抑制
視床下部		副腎皮質刺激ホルモン放出ホルモン(CRH)	下垂体前葉	副腎皮質刺激ホルモンの合成、分泌促進
下垂体	前葉	成長ホルモン(GH)	全身	成長(**血糖↑**、代謝促進)
下垂体	前葉	甲状腺刺激ホルモン(TSH)	甲状腺	甲状腺ホルモンの生成促進
下垂体	前葉	副腎皮質刺激ホルモン(ACTH)	副腎皮質	グルココルチコイド・副腎アンドロゲンの合成、分泌
下垂体	前葉	性腺刺激ホルモン(ゴナドトロピン) ●卵胞刺激ホルモン(FSH) ●黄体形成ホルモン(LH)	 (♀)卵巣 (♂)精巣 (♀)卵巣 (♂)精巣	 卵胞の成熟 精子形成 **排卵**、黄体形成促進 男性ホルモン分泌
下垂体	前葉	プロラクチン	乳腺 卵巣	乳腺の発育、成長促進、**母乳産生** 黄体刺激作用、排卵抑制
下垂体	後葉	オキシトシン	子宮 乳腺	**子宮収縮(子宮復古促進)** **射乳**
下垂体	後葉	バソプレシン(ADH) (抗利尿ホルモン)	腎集合管	**水分の再吸収促進→尿量減少、血漿浸透圧低下**
甲状腺		サイロキシン(T_4) トリヨードサイロニン(T_3)	体細胞	熱量産生作用(異化亢進)、**代謝促進**
甲状腺		カルシトニン	骨、腎、腸管	**血中Ca^{2+}↓(PTHと拮抗)**
副甲状腺(上皮小体)		副甲状腺ホルモン(PTH)	骨、腎、腸管	**血中Ca^{2+}↑**、Mg^{2+}↑、**Pi↓**、Ca^{2+}再吸収促進、Pi排泄促進、ビタミンDの活性化
心臓	心房	心房性ナトリウム利尿ペプチド(ANP)	腎 血管 副腎皮質	**ナトリウム排泄促進**(利尿作用)、レニンの放出抑制 平滑筋の弛緩→血圧低下 アルドステロンの分泌抑制
心臓	心室	脳性ナトリウム利尿ペプチド(BNP)		
副腎	皮質	ミネラルコルチコイド(アルドステロンなど)	腎	**ナトリウム再吸収促進、カリウム排泄促進**
副腎	皮質	グルココルチコイド(コルチゾール、コルチコステロンなど)	全身	**糖新生促進(血糖↑)**、抗炎症・抗アレルギー、血中コレステロール↑、**たんぱく異化**
副腎	皮質	副腎アンドロゲン(デヒドロエピアンドロステロン)	生殖器	性ホルモンとして作用
副腎	髄質	アドレナリン ノルアドレナリン	交感神経受容器	交感神経作用、**代謝促進**、血圧上昇、 血糖↑、脂肪分解促進
腎臓		エリスロポエチン	骨髄	**赤血球の産生促進**
卵巣		エストロゲン(卵胞ホルモン)	女性生殖器 骨	第二次性徴、月経周期(**増殖期**) 骨吸収抑制
卵巣		プロゲステロン(黄体ホルモン)	女性生殖器	妊娠維持、月経周期(**分泌期**)
精巣		テストステロン	男性生殖器	第二次性徴、たんぱく同化作用
膵臓 ランゲルハンス島	α細胞	グルカゴン	肝、脂肪組織	**肝グリコーゲン分解、糖新生促進(血糖↑)**
膵臓 ランゲルハンス島	β細胞	インスリン	体細胞(筋、脂肪組織)	**グルコースの取り込み促進(血糖↓)**
膵臓 ランゲルハンス島	δ細胞	ソマトスタチン	膵近接細胞	グルカゴン、インスリンの分泌抑制

	ホルモン	作用部位	主要作用
消化管	ガストリン	胃	**胃液分泌促進、胃の蠕動運動促進**
	セクレチン	胃、膵	**膵液（HCO_3^-）の分泌促進、胃酸及びガストリンの分泌抑制、胃の蠕動運動抑制**
	コレシストキニン	胃、膵、胆嚢	**膵液（酵素）の分泌促進、胆嚢収縮 胃の蠕動運動抑制**
	インクレチン（GIP、GLP-1）	胃、膵	**インスリンの分泌促進、胃の蠕動運動抑制**
脂肪組織	レプチン	視床下部	**摂食を抑制**、脂肪分解促進
	アディポネクチン	肝、筋肉	動脈硬化を抑制、**インスリン抵抗性改善**

3 下垂体疾患

1 先端巨大症

一般に成長期以降（骨端線の閉鎖後）に、下垂体前葉の成長ホルモン（GH）産生下垂体腫瘍により、**成長ホルモンが過剰に分泌されて起こる**。一方、成長期（骨端線の閉鎖前）に成長ホルモンが過剰に分泌されて起こるものを**巨人症**といい、先端巨大症に比べてその発症は極めて少ない。

症状として、四肢末端の肥大、内臓肥大による高血圧・易疲労、抗インスリン作用による耐糖能障害（糖尿病）、皮脂の分泌や発汗の亢進、腫瘍の増大による視野欠損、骨関節の運動障害、先端巨大症様顔貌などを呈する。治療は、下垂体腺腫摘出術が第一選択となる。手術不能例や再発例では、薬物療法や放射線療法を行う。

2 クッシング病（ACTH 産生腫瘍）

下垂体前葉の副腎皮質刺激ホルモン（ACTH）産生下垂体腫瘍により、**ACTH が過剰に分泌されて起こる**。血中 ACTH は基準値～高値を、血中コルチゾールおよび尿中遊離コルチゾールはともに高値を示す。症状として**クッシング症候群**をきたす。主に**コルチゾールの過剰**による症状であるが、ミネラルコルチコイド作用や性ホルモン作用なども加わり、その症状は多岐にわたる。症状を代謝系列ごとにまとめると次のようになる。

① **脂質代謝異常**：脂肪組織増加による**水牛様脂肪沈着**（頸部から肩にかけて著明）、**中心性肥満（体幹肥満）**、**満月様顔貌（ムーンフェイス）**、脂質異常症

② **たんぱく質代謝異常**：たんぱく質合成低下による**赤紫色皮膚線条**（皮膚が裂けその間に皮下血管が透視されることによる）、皮下溢血（毛細血管の脆弱化による）、筋萎縮による筋力低下

③ **糖代謝異常**：コルチゾールのインスリン拮抗作用による**耐糖能障害（糖尿病）**

④ **電解質異常**：ミネラルコルチコイド作用や昇圧・降圧機構障害による**高血圧**

⑤ **骨代謝異常**：腸管及び腎尿細管でのカルシウム吸収の抑制などによる**骨粗鬆症**

※コルチゾールが過剰に存在すると、ビタミン D と拮抗して腸管からの Ca^{2+} 吸収を阻害するとともに、腎尿細管における Ca^{2+} 再吸収を抑制する。その結果、副甲状腺機能が亢進し、骨吸収が促進される。また、コルチゾールは直接、骨芽細胞の分化増殖を抑制し、骨重量を減少させる。

⑥ **男性ホルモン増加**：多毛、にきび

⑦ **その他**：易感染性（細胞性免疫の低下）、精神障害（抑うつ状態）

治療は、下垂体腺腫摘出術が第一選択となる。手術不能例や再発例では、薬物療法や放射線療法

を行う。摂取エネルギーは標準体重の維持を目標とする。また、各症状に応じた食事療法を行う。

■クッシング症候群とクッシング病

副腎皮質ホルモンであるコルチゾールの慢性的な過剰状態によって起こる病態を**クッシング症候群**と呼ぶが、ACTH 過剰による ACTH 依存性クッシング症候群(**クッシング病**、異所性 ACTH 産生腫瘍)と、副腎皮質からの自律的コルチゾール分泌による ACTH 非依存性クッシング症候群(副腎皮質腫瘍、副腎皮質過形成など)に分類される。すなわち、クッシング病は、クッシング症候群のうちの1つの疾患にあたる。

3　高プロラクチン血症

プロラクチン産生下垂体腫瘍や薬の副作用により、**プロラクチンの分泌が過剰に分泌されて起こる**。高プロラクチン血症による性腺機能抑制のため、小児では思春期の遅発や進行停止が認められる。成人女性では、乳汁分泌や無月経、男性では性欲の低下などが起こる。治療の原則は原因の除去であり、使用している薬が原因と考えられる場合には、原疾患との治療の優先順位を考慮したうえで、薬の中止または減量を検討する。

■プロラクチンの分泌調節因子

プロラクチンの分泌は**ドーパミンで抑制**されるため、抗うつ剤などドーパミンの分泌を抑制する薬の副作用で高プロラクチン血症を呈することがある。また、プロラクチンの分泌は**甲状腺刺激ホルモン放出ホルモン(TRH)で促進**されるため、TRH の分泌が亢進する甲状腺機能低下症でも高プロラクチン血症を呈することがある。

4　尿崩症

下垂体後葉からの**バソプレシン(抗利尿ホルモン、ADH)分泌低下、あるいは腎でのバソプレシンに対する反応性低下により起こる**。脳腫瘍や頭部外傷が原因の中枢性、腎疾患や薬剤などが原因の腎性に分類される。腎での水分の再吸収が障害されるため、**極端な多尿**(3～10L/日)、異常な口渇、多飲、**低張尿**(尿浸透圧300mOsm《オスモル》/kgH_2O 以下)、血漿浸透圧上昇を呈する。脱水症予防のため、十分な水分補給を行う。

5　抗利尿ホルモン不適切分泌症候群(SIADH)

異所性 ADH 産生腫瘍(肺小細胞がん、膵臓がんなど)や脳腫瘍、頭部外傷などにより、下垂体後葉からの**バソプレシン(抗利尿ホルモン、ADH)が過剰に分泌されて起こる**。腎での水分の再吸収が促進するため、尿量は減少して**高張尿**となる。また、体内に水分が貯留して血漿浸透圧が低下し、**低ナトリウム血症**となる。低ナトリウム血症に伴う全身倦怠感、悪心、嘔吐、食欲不振などを呈する。極端な例では、水中毒によるけいれん、昏睡などの重篤な状態に陥る。血清ナトリウムの補正、**水分制限**、利尿薬の投与を行う。

4　甲状腺疾患

1　バセドウ病(甲状腺機能亢進症)

甲状腺の自己免疫疾患で、**甲状腺ホルモン(T_3、T_4)の分泌過剰により起こる**。自己免疫異常により、甲状腺刺激ホルモン(TSH)受容体に対する自己抗体(**抗TSH受容体抗体**)ができ、それが甲状腺を刺激してびまん性甲状腺腫と甲状腺ホルモンの過剰産生・甲状腺中毒を起こす。**20〜40歳代の女性に好発する**。

バセドウ病の起こる仕組み

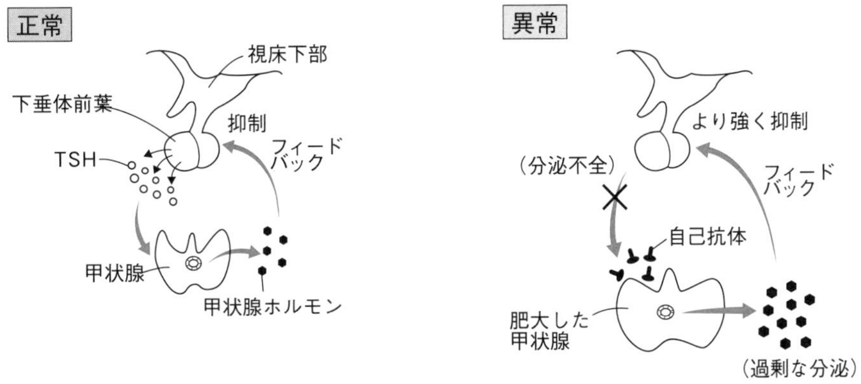

代謝の亢進から、**多汗、体重減少、頻脈、下痢、手指振戦**がみられる。バセドウ病に特有な症状としては、**甲状腺腫、眼球突出、頻脈**が知られている。

血液検査により、**血中甲状腺ホルモンの上昇、甲状腺刺激ホルモン(TSH)の低下、抗TSH受容体抗体陽性**がみられる。

代謝機能が亢進することにより体重減少を起こしやすいため、**高エネルギー食**(35〜40kcal/kg標準体重/日)・高たんぱく質食(1.2〜1.5g/kg標準体重/日)とし、消化のよいバランスのとれたものを摂取する。多汗となるため**水分を十分摂取する**。ヨウ素の過剰摂取は避ける。

2　慢性甲状腺炎(橋本病)

甲状腺の自己免疫疾患で、びまん性の甲状腺腫大がみられる。甲状腺機能は、70〜80%の症例で正常であるが、加齢とともに甲状腺機能低下症が増加する。**甲状腺機能低下に起因する症状**として、**体重増加、全身倦怠、徐脈、便秘**、皮膚の乾燥、冷え症、むくみ、脂質異常症、貧血などが生じる。**中年以降の女性に好発する**。エネルギーは標準体重の維持を目標とし、ヨウ素の過剰摂取は避ける。

3　後天性甲状腺機能低下症

後天的な甲状腺機能低下により起こる。原因としては**慢性甲状腺炎**が大半を占めるが、萎縮性甲状腺炎、術後、放射線治療後なども原因となる。症状としては、易疲労感、冷え性、便秘、皮膚乾燥、徐脈などがみられる。長期にわたって甲状腺機能低下状態が持続すると、**粘液水腫**という病態を呈する。粘液水腫症状として、**眼瞼浮腫**、無関心様表情、舌・口唇浮腫、嗄声、心拡大、**前脛骨面に圧痕を残さない浮腫**、皮膚の乾燥、脱毛などがみられる。

血中甲状腺ホルモン(T_3、T_4)の低下、甲状腺刺激ホルモン(TSH)高値がみられる。また、**高コレステロール血症**を示すことが多く、**血清クレアチンキナーゼ(CK)値の上昇**もみられる。治療は、甲状腺ホルモン製剤の内服で補充療法を行う。

なお、先天的に甲状腺ホルモンが不足し、全身の発育が障害されたものを**クレチン症**という。

※クレチン症については、Part Ⅰ-16-7 7「先天性甲状腺機能低下症(クレチン症)」を参照のこと。

甲状腺機能亢進症と甲状腺機能低下症の症状

甲状腺機能亢進症	甲状腺機能低下症
代謝亢進	代謝低下
発熱	低体温
食欲亢進	食欲低下
体重減少	体重増加
頻脈	徐脈
収縮期高血圧	低血圧
発汗増加・皮膚の湿潤	発汗低下・皮膚の乾燥
皮膚の色素沈着	皮膚蒼白
下痢	便秘
食後高血糖	低血糖
血清コレステロール値低下	血清コレステロール値上昇

■甲状腺ホルモンの脂質代謝への作用
甲状腺ホルモンはLDL受容体の発現を促進し、細胞内へのLDL取り込みを促して血清LDLコレステロール値を低下させる。甲状腺ホルモンはまた、肝臓や脂肪組織において脂肪酸β酸化の律速酵素であるCPT1α(カルニチンパルミトイルトランスフェラーゼ)などの発現を促進し、アドレナリンをはじめとする刺激による脂質分解と脂肪酸β酸化を促進する。

5　上皮小体(副甲状腺)疾患

1　原発性副甲状腺機能亢進症

副甲状腺の過形成、腺腫、がんにより**副甲状腺ホルモンが過剰に分泌されて起こる。血中カルシウム濃度が上昇し、高カルシウム血症**をきたす。血清リン値は、尿細管からの再吸収が抑制されて低下する。極端な例では腎不全や意識障害を起こす。また、骨密度の減少、骨折、尿路結石を生じる。副甲状腺切除の手術が第一選択である。なお、**慢性腎不全**や低カルシウム血症により二次的に起こる副甲状腺機能亢進症を**続発性副甲状腺機能亢進症**という。

2　特発性副甲状腺機能低下症

副甲状腺ホルモンの分泌不全もしくは作用不全により起こる。血中カルシウム濃度が低下し、低**カルシウム血症、高リン血症**をきたす。神経・筋の興奮が増し、四肢・顔面筋のけいれん(**テタニー**)を起こす。食事は**高カルシウム・低リン食**とする。薬物療法としてカルシウム製剤、活性型ビタミンD_3製剤を用いる。

6　副腎疾患

1　原発性アルドステロン症

副腎皮質腺腫や過形成などにより、副腎皮質から**ミネラルコルチコイド(アルドステロン)が過剰に分泌されて起こる。高血圧、低レニン血症、低カリウム血症、代謝性アルカローシス**、筋力低下、テタニー、四肢麻痺、口渇・多飲・多尿などをきたす。

低レニン血症をきたすのは、高血圧によりネガティブ・フィードバック作用が働き(生体が血圧を降下させる向きに働き)、血圧上昇作用を有するレニンの活性が低下するからである。また、代謝性アルカローシスをきたすのは、腎集合管間在細胞でのH^+の排泄(尿への分泌)が促進し、血漿HCO_3^-濃度が上昇するからである。さらに、テタニーをきたすのは、アルカローシスの進行に伴い、血漿中のカルシウムイオンとたんぱく質の結合が高まり、生理作用を有する遊離のイオン化カルシウムが減少するからである。

■甘草製剤による偽アルドステロン症

甘草の主成分である**グリチルリチン**は、腸内細菌によりグリチルレチン酸に代謝されて吸収される。薬理作用として、ミネラルコルチコイド様作用、グルココルチコイド様作用、抗炎症作用、抗アレルギー作用などをもつが、副作用として特に問題となるのがミネラルコルチコイド様作用により起こる**偽アルドステロン症**である。

偽アルドステロン症では、ナトリウムの貯留及びカリウムの排泄が促進され、**高血圧症**、**浮腫**、**低カリウム血症**、**代謝性アルカローシス**などの原発性アルドステロン症と同様の症状を呈するが、**血中アルドステロン濃度は低下**する。

2　クッシング症候群

副腎皮質ホルモンのうち、**コルチゾールが慢性的に過剰に分泌されて起こる**。**ACTH依存性クッシング症候群**と**ACTH非依存性クッシング症候群**に分類されるが、ACTH非依存性クッシング症候群では副腎腺腫がほとんどであり、がんや過形成はまれである。臨床では、ステロイドホルモン薬の長期投与による医原性クッシング症候群が最も多い。

クッシング病(下垂体性)では血中ACTHは基準値～高値を示すが、副腎性のクッシング症候群では負のフィードバック機構がはたらき、**血中ACTHは低値を示す**。なお、血中コルチゾールおよび尿中遊離コルチゾールはともに高値を示す。

症状や食事療法は、前記のクッシング病と共通である。

治療は、副腎腫瘍の場合は、基本的には副腎の摘出を行う。

3　アジソン病

自己免疫性副腎炎、がん、結核などにより、慢性的に両側の副腎皮質の機能が低下したもので、副腎皮質からの**ミネラルコルチコイド(電解質コルチコイド)及びグルココルチコイド(糖質コルチコイド)の分泌が低下**する。ACTH分泌増加による皮膚・粘膜・口腔の**色素沈着**、低体温、**低血圧**、**低血糖**、食欲不振、胃腸障害、下痢、体重減少、月経異常などがみられる。副腎皮質ステロイド薬の補充療法により治療する。やせがみられる間は、高エネルギー・高炭水化物食とする。

4　褐色細胞腫

副腎髄質または傍神経節のクロム親和性細胞から発生する腫瘍で、**カテコールアミンを産生する**。**カテコールアミン分泌増加**による**高血圧**、**高血糖**、代謝亢進、頭痛、多汗、動悸、悪心、めまいなどがみられる。基本的には手術による腫瘍の切除が第一選択である。**降圧薬**(α遮断薬、β遮断薬、カルシウム拮抗薬、ただしβ遮断薬の単独投与は禁忌)により長期にわたり血圧をコントロールする。代謝亢進状態にあるため高エネルギー食(35～40kcal/kg標準体重/日)としたうえで、血糖コントロールを行う。循環血漿量を保つため水分摂取を促し、塩分制限は行わない。

練習問題

内分泌器官と分泌ホルモンの組合せである。正しいのはどれか。１つ選べ。

(1)　下垂体前葉――――バソプレシン

(2)　下垂体後葉――――オキシトシン

(3)　甲状腺―――――黄体形成ホルモン

(4)　副腎皮質―――――アドレナリン

(5)　副腎髄質―――――コルチゾール

解　説 ………………………………………………………………………… 正答 (2)

(1)　誤り。バソプレシンは、下垂体後葉から分泌される抗利尿ホルモンである。

(2)　正しい。

(3)　誤り。性腺刺激ホルモンの１つである黄体形成ホルモンは、下垂体前葉から分泌される。

(4)　誤り。アドレナリンは、副腎髄質から分泌される。副腎髄質ホルモンにはアドレナリンとノルアドレナリンがあり、交感神経が興奮すると大量に分泌される。アドレナリンは血糖上昇作用が強く、ノルアドレナリンは血管収縮による血圧上昇作用が強い。

(5)　誤り。グルココルチコイドの１つであるコルチゾールは、副腎皮質から分泌される。

練習問題

ホルモンとその分泌亢進によって生じる現象の組合せである。正しいのはどれか。１つ選べ。

(1)　成長ホルモン――――――――低血糖

(2)　プロラクチン――――――――子宮収縮

(3)　サイロキシン――――――――LDL コレステロール上昇

(4)　ノルアドレナリン――――――血圧上昇

(5)　プロゲステロン―――――――排卵

解　説 ………………………………………………………………………… 正答 (4)

(1)　誤り。成長ホルモンは、糖新生の促進と抗インスリン作用により血糖値を上昇させる。よって、成長ホルモンの分泌が亢進すると高血糖になる。

(2)　誤り。プロラクチンは、乳腺の発育促進、乳汁分泌促進、黄体の発育・維持の働きをもつ。子宮収縮、射乳の働きをもつホルモンは、オキシトシンである。

(3)　誤り。甲状腺ホルモンであるサイロキシンとトリヨードサイロニンは、LDL 受容体の発現を促進し、細胞内への LDL 取り込みを促して血清 LDL コレステロール値を低下させる。

(4)　正しい。

(5)　誤り。プロゲステロンは、子宮内膜を分泌期にし、排卵後の体温を上昇させる。排卵を誘発するホルモンは、黄体形成ホルモン(LH)である。

練習問題

内分泌疾患に関する記述である。正しいのはどれか。1つ選べ。

(1)　原発性アルドステロン症では、血漿レニン活性が上昇する。

(2)　クッシング症候群では、糖新生が亢進する。

(3)　先端巨大症では、血清成長ホルモン(GH)値が低下する。

(4)　尿崩症では、血漿浸透圧が低下する。

(5)　原発性副甲状腺機能亢進症では、血清リン値が上昇する。

解　説 ………………………………………………………………………… 正答 (2)

(1)　誤り。アルドステロンの分泌過剰により発症する原発性アルドステロン症では、血圧が上昇するため、血漿レニン活性は低下する。

(2)　正しい。コルチゾールの過剰分泌により発症するクッシング症候群では、糖新生が亢進する。

(3)　誤り。成長ホルモンの過剰分泌により発症する先端巨大症では、血清成長ホルモン値は上昇する。

(4)　誤り。バソプレシンの分泌低下またはバソプレシンに対する反応性低下により発症する尿崩症では、腎での水分の再吸収が障害されるため、血漿浸透圧は上昇する。

(5)　誤り。副甲状腺ホルモンの分泌過剰により発症する原発性副甲状腺機能亢進症では、腎でのリンの排泄が促進されるため、血清リン値は低下する。

練習問題

原発性甲状腺機能低下症に関する記述である。正しいのはどれか。1つ選べ。

(1)　血清遊離トリヨードサイロニン(FT_3)値が上昇する。

(2)　血清甲状腺刺激ホルモン(TSH)値が低下する。

(3)　血清総コレステロール値が低下する。

(4)　エネルギー必要量が増加する。

(5)　脈拍数が減少する。

解　説 ………………………………………………………………………… 正答 (5)

(1)　誤り。トリヨードサイロニン(T_3)は甲状腺ホルモンであるから、甲状腺機能が低下した病態ではその分泌が低下し、血清 FT_3値は低下する。

(2)　誤り。甲状腺ホルモンは、下垂体前葉から分泌される甲状腺刺激ホルモン(TSH)により分泌が促進される。このため、甲状腺ホルモンの分泌が低下するとTSHの分泌が促進するので、血清TSH値が上昇する。

(3)　誤り。甲状腺ホルモンには血清総コレステロール値を低下させる作用がある。このため、甲状腺ホルモンの分泌が低下するとその作用が弱まり、血清総コレステロール値は上昇する。

(4)　誤り。基礎代謝が低下するため、エネルギー必要量は減少する。

(5)　正しい。脈拍数が減少して徐脈となる。

21 神経系

1 神経系

1 構造に基づく分類

神経系は、大きく**中枢神経**と**末梢神経**から成り、視覚や触覚などの刺激は末梢神経(感覚神経)を通して中枢神経(脳・脊髄)に伝達される。中枢神経はその信号を判断・処理し、末梢神経(運動神経)等を通して身体の各部へ指令を伝える。末梢から中枢へ向かう伝導路を**求心性伝導路**、中枢から末梢へ向かう伝導路を**遠心性伝導路**という。

末梢神経は、**12対の脳神経**と**31対の脊髄神経**から成る。末梢神経は、**体性神経**と**自律神経**の２つに分けられ、前者は知覚・運動に、後者は内臓機能に関与する。自律神経は**交感神経**と**副交感神経**から成る。

- 神経系
  - 中枢神経〔脳及び脊髄〕
  - 末梢神経（脳神経12対、脊髄神経31対）
    - 体性神経
      - 感覚神経(求心性)
      - 運動神経(遠心性)
    - 自律神経
      - 交感神経
      - 副交感神経

2 神経組織

神経組織は、信号を運ぶ神経細胞(ニューロン)と、それを支える支持細胞から成る。

(1) 神経細胞(ニューロン)

神経細胞の形態にはさまざまなものがあるが、神経細胞体(核)、樹状突起、軸索などから成る。細胞体や樹状突起に含まれるニッスル小体は核たんぱく体を含み、神経細胞のたんぱく合成に重要である。

軸索を包む鞘を**髄鞘**(**ミエリン鞘**)という。髄鞘に覆われた軸索を有髄線維といい、髄鞘がない軸索を無髄線維という。髄鞘は一定の間隔で途切れており、この部分をランビエ絞輪という。神経の興奮はランビエ絞輪部をとびとびに伝導(**跳躍伝導**)するため、**有髄線維の方が無髄線維より伝導速度が速い**。

有髄神経の構造

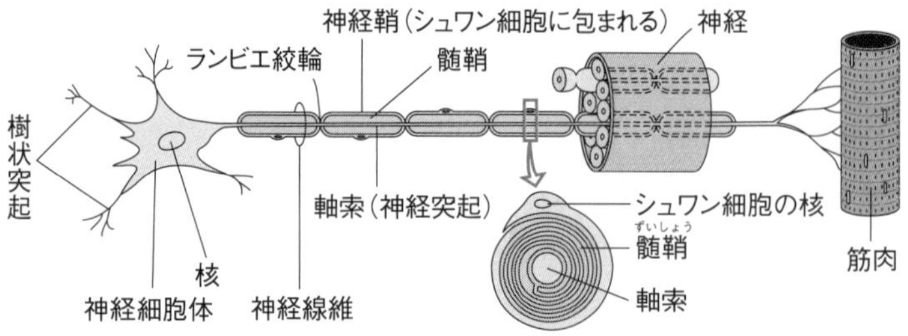

(2)　シナプス

ニューロンとニューロンの接合部。アセチルコリン、カテコールアミンなどの神経伝達物質が、興奮を伝達する。

(3)　支持細胞

神経細胞の支持、栄養、代謝を行う。中枢神経系ではグリア細胞(神経膠細胞)から成り、末梢神経系ではシュワン細胞・外套細胞から成る。

3　興奮の伝導・伝達

(1)　静止電位と活動電位

静止時の神経細胞では、能動輸送の仕組みによって、**細胞内はカリウムイオン(K^+)の濃度が高く、ナトリウムイオン(Na^+)の濃度が低くなっている**。このイオン濃度の差によって、細胞内は負(マイナス)に帯電しており、この状態を**静止電位**という。

ここで、一定以上(閾値以上)の電気的刺激が加えられると、ナトリウムチャネルが開き、Na^+が濃度勾配にしたがって細胞外から細胞内へ急速に流入する。このため、細胞内の電位が上昇して0に近づいていき(**脱分極**)、瞬間的に正に帯電する(オーバーシュート)。

次に、遅れてK^+が細胞内から細胞外へ流出し、静止時の静止電位へと戻る(**再分極**)。再分極の際、静止電位を越えて膜電位が下降することを後過分極という。

このような、脱分極から再分極に至る電位の変化を**活動電位**という。

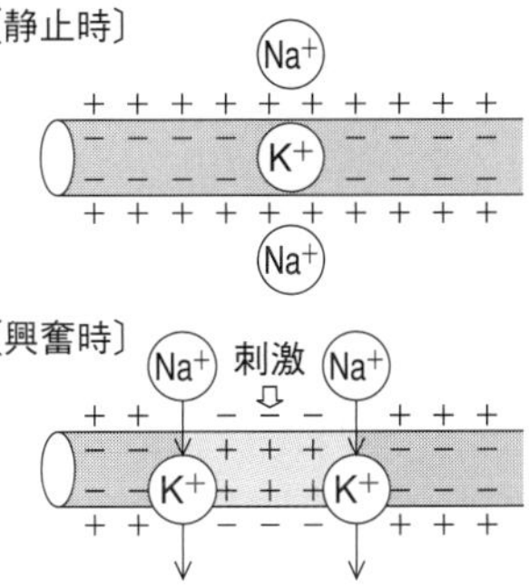

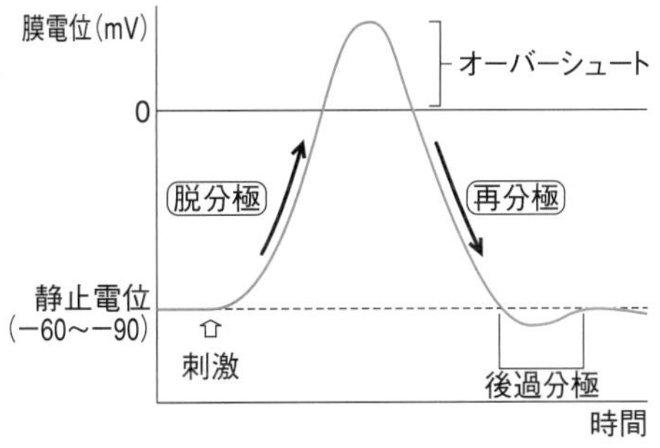

(2)　興奮の伝導

神経細胞のある1か所が興奮し、活動電位が生じると、それが信号となって両隣りの細胞にも伝わり、そこでも脱分極が起こる。こうして次々と神経細胞の細胞膜を電気信号が伝わっていく。なお、興奮した部分は一時的に刺激に反応しなくなる(不応期になる)ため、隣接部に伝えた興奮により再び興奮が起こることはない。

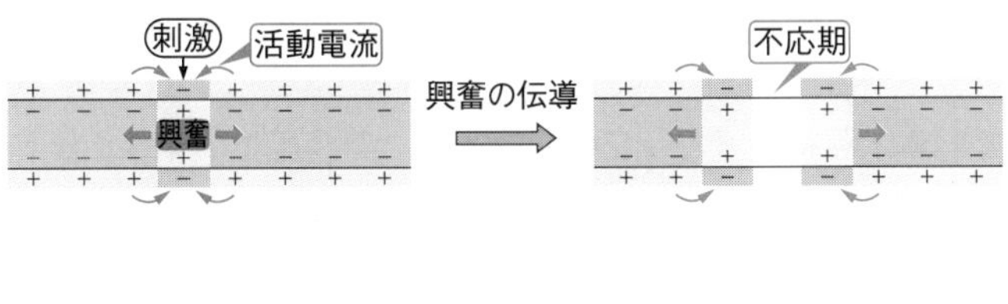

(3)　興奮の伝達

シナプスを経由して興奮が隣接する細胞に伝わることを興奮の伝達という。このとき、軸索の末端部ではアセチルコリンやノルアドレナリンなどの神経伝達物質が放出される。

シナプスでの興奮の伝達方向は一定で、逆方向には伝達されない。

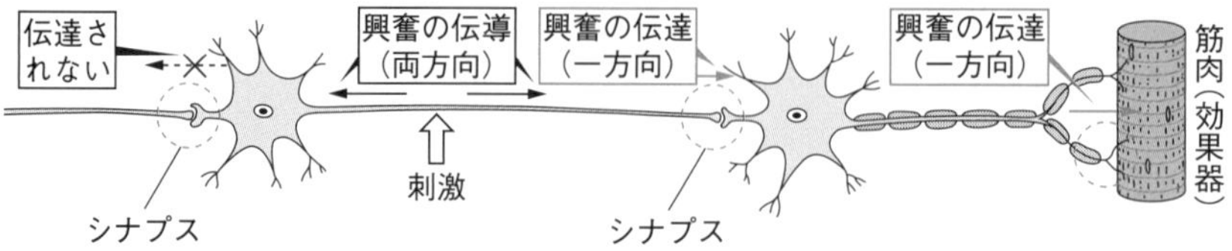

2　中枢神経系

1　脳を守る構造

(1)　髄膜

脳は重さ約1,300gで、髄膜(外側から**硬膜、くも膜、軟膜**)に包まれ、くも膜下腔(くも膜と軟膜の間)にある髄液により、保護されている。硬膜は、頭蓋正中部では大脳鎌として大脳半球を左右に分ける。後頭部では大脳と小脳を区切る小脳テントとなる。

髄膜

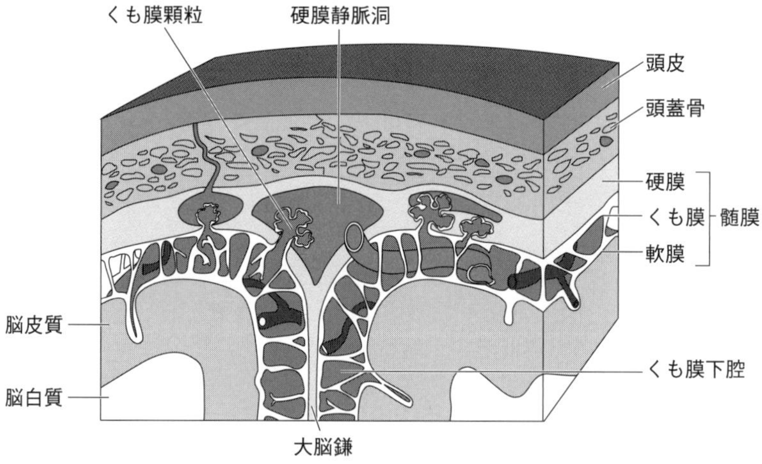

(2)　髄液

脳室の脳軟膜が脈絡叢を作り、ここで髄液が1日約400mL分泌される。髄液は脳室内を通り、脳、脊髄のくも膜下腔を循環する。くも膜下腔を走る脳の動脈の動脈瘤破裂によりくも膜下出血が起きると、くも膜下腔に血液が流れ込み、髄液が赤く染まる(血性髄液)。

(3)　脳室

髄液を満たしている空洞状の室で、左右の側脳室、第3脳室、第4脳室に分けられる。左右の側脳室はモンロー孔(室間孔)という細い通路で第3脳室につながっている。

2　脳の構造

脳は**大脳**・**延髄**・**橋**・**中脳**・**間脳**・**小脳**から成る。延髄・橋・中脳の3つを合わせて、**脳幹**という。

(1)　大脳

①　大脳の構造

脳

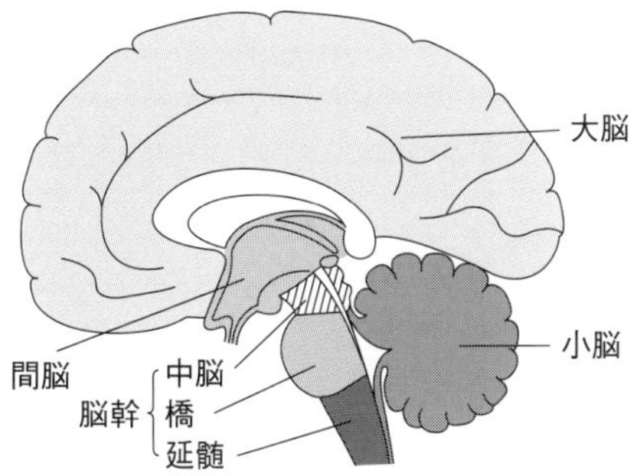

大脳は左脳と右脳に分けられる。正中部に左右をつなぐ神経線維が集まり、脳梁《のうりょう》がある。大脳の表面を**皮質**といい、**神経細胞体**が多く集まる**灰**《かい》**白質**《はくしつ》で覆われている。その下には**神経線維**が集まる**白質**があり、さらにその内部には**大脳基底核**という灰白質の部分がある。

大脳基底核は神経細胞体の集団で、尾状核《びじょうかく》、被殻《ひかく》、淡蒼球《たんそうきゅう》、前障《ぜんしょう》、扁桃体《へんとうたい》と、これらに隣接する間脳のルイス体(視床下核)などから成る。尾状核と被殻を合わせて線条体、被殻と淡蒼球を合わせてレンズ核という。

大脳の冠状断面

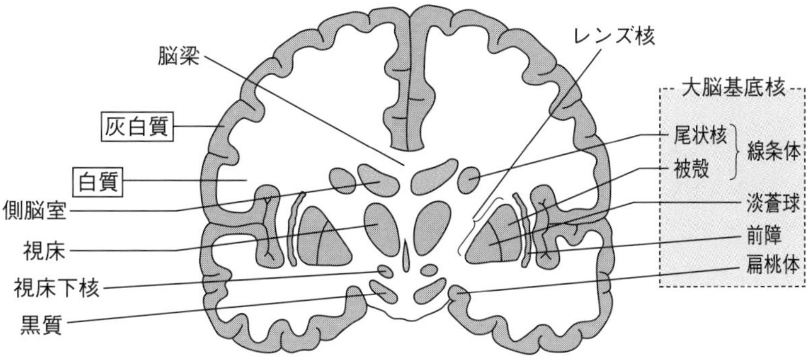

②　大脳皮質の機能

大脳皮質は、**前頭葉**・**頭頂葉**・**後頭葉**・**側頭葉**の4つに分けられる。大脳皮質のいくつかの領域は、運動野(中心前回)、体性感覚野(中心後回)など、分業して特定の機能を営んでいる。また、特定の機能と対応しない領域は連合野と呼ばれ、意識・思考・記憶などの精神活動をつかさどる。

大脳半球の外側面(左から見たところ)

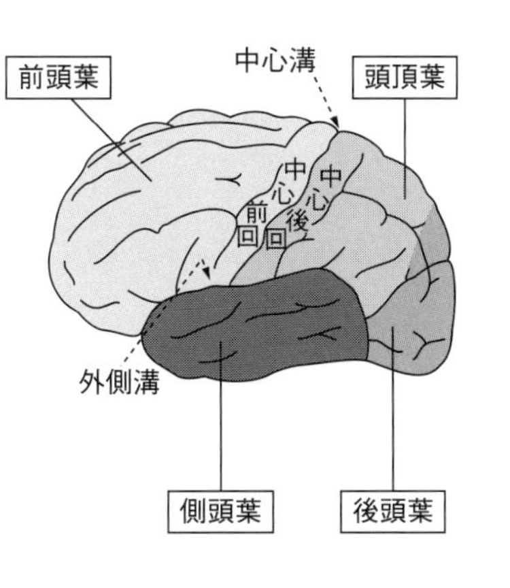

大脳皮質の機能

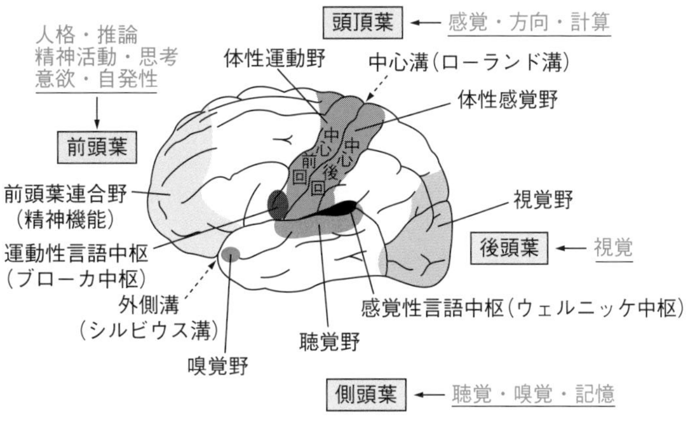

③　大脳基底核の機能

大脳基底核は、中脳の黒質などとともに**錐体外路系***の中枢であり、運動の調整や筋の緊張に関与する。この部位が障害されると、パーキンソン病のように、各種の筋緊張異常や不随意運動を主徴とした症状がみられる。

＊**錐体外路系**　運動に関与する中枢神経の中で、錐体路以外の部分を指す。円滑な運動、姿勢や筋緊張の保持に作用する。

④　大脳辺縁系

大脳の奥深くに存在する大脳基底核の外側を取り巻くようにあり、情動の表出、意欲、記憶や自律神経活動に関与している複数の構造物の総称である。生命維持や本能行動、情動行動に関与する。**海馬**は**記憶の形成**、扁桃体は情動の発現に大きな役割を果たしている。

(2)　脳幹

①　延髄

呼吸、心臓、血管運動、嘔吐、嚥下、発汗、唾液分泌など生命維持に欠かせない中枢があり、多くの脳神経が出入りしている。

②　橋

呼吸中枢があり、複数の神経核が存在する。背側に脳幹網様体があり、脳幹網様体は間脳から延髄にまで広がっており、大脳皮質や視床と連絡をもち、意識の保持などに関与している。

③　中脳

身体の平衡・姿勢を保つ中枢があり、中脳の障害で除脳硬直※が起こる。また、**瞳孔反射**(**対光反射**・輻輳《ふくそう》反射)など眼球運動に関する反射中枢がある。

※**除脳硬直**　四肢の抗重力筋の過緊張状態により過剰に進展した肢位で、延髄よりも中枢側で中脳・橋の損傷により発現する。両上肢は肘で伸展、前腕回内、手関節軽度屈曲、両下肢は各関節で伸展、足関節は底屈を示す。

(3)　間脳

①　視床

皮膚及び深部感覚(嗅覚以外)の中継所で、集められた知覚情報を分析して、大脳皮質の知覚中枢へ伝達する。

②　視床下部

視床の腹側にある。**自律神経系**の多くの中枢の他、**体温調節中枢**、**浸透圧中枢**(**体液量の調節**)、性中枢、**摂食中枢・満腹中枢**、**下垂体ホルモン**の調節中枢などがある。また、視床下部の視交叉上核には生体時計があり、**サーカディアンリズム**(**概日リズム**)**の調節**を行っている。

③　視床上部

視床の背側にあり、**松果体**を含む。

(4)　小脳

身体の平衡保持、協調運動の調節などを行う中枢があり、細かい動きや、スムーズな身体運動を可能にしている。

3 脊髄

(1) 脊髄の構造

脊髄の横断面

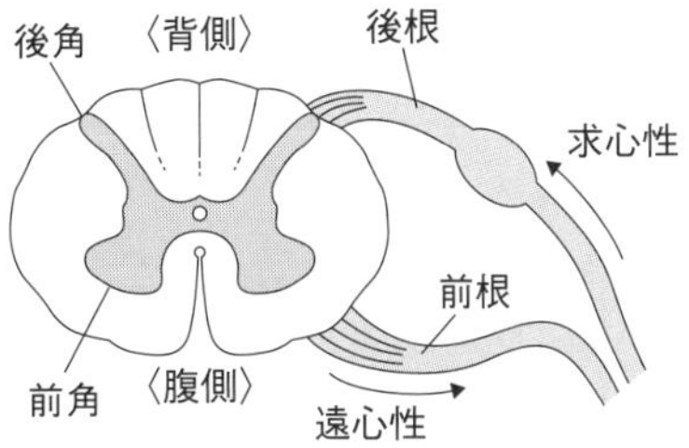

脊髄は脊柱管の中にあり、長さ40～45cm・太さ約1cmの円柱状をしている。上方では延髄につながり、下方は第1～2腰椎の高さで終わる。上から、頸髄・胸髄・腰髄・仙髄・尾髄に分けられる。横断面をみると、H字形の灰白質のまわりを白質が取り囲んでおり、灰白質の腹側への突出を**前角**、背側への突出を**後角**という。**前角にある神経細胞からは、前根を通って運動性(遠心性)神経が出ていく。**一方、末梢からの感覚情報を伝える**感覚性(求心性)神経は、後根の中を通って後角から脊髄に入る。**このように、前根－遠心性、後根－求心性という関係を、ベル・マジャンディの法則という。

(2) 脊髄の機能

脊髄には、末梢から脳へ感覚情報を伝える**上行性(求心性)伝導路**と脳から末梢へ命令を伝える**下行性(遠心性)伝導路**がある。

(3) 脊髄反射

伝導された感覚刺激に対して大脳まで伝導せずに脊髄で反応する伝導路もあり、これを**脊髄反射**という。脊髄反射には、膝蓋腱《しつがいけん》反射*などの伸張反射と、手足に痛み刺激が加わったときに反射的に手足を引っ込めるような屈曲反射がある。大脳を介さず意思とは無関係に行われる。

＊膝蓋腱反射　膝蓋骨の下にある腱をハンマーでたたいたときに下腿が前に動く反射。

3 末梢神経系

1 脳神経

脳から直接出入りする末梢神経を脳神経といい、**左右12対**ある。これを機能面からみると、**運動神経性**(骨格筋の運動)、**感覚神経性**(触覚や痛覚、嗅覚・視覚・味覚・聴覚など)と**副交感神経性**に分けられる。

脳神経の局在と神経の種類

脳神経	核の局在	運動神経性	感覚神経性	副交感神経性
Ⅰ　嗅神経	――	――	嗅覚	――
Ⅱ　視神経	――	――	視覚	――
Ⅲ　動眼神経	中脳	眼球運動、開眼	――	瞳孔収縮、レンズ厚調節
Ⅳ　滑車神経	中脳	眼球運動	――	――
Ⅴ　三叉神経	橋	咀嚼筋の運動を支配	顔面の知覚	――
Ⅵ　外転神経	橋	眼球運動	――	――
Ⅶ　顔面神経	橋	顔面表情筋の収縮、閉眼	味覚（舌の前2/3）	唾液、涙の分泌
Ⅷ　内耳神経	橋・延髄	――	聴覚、平衡覚	――
Ⅸ　舌咽神経	延髄	咽頭の筋の収縮	味覚(舌の後1/3)、舌・咽頭の感覚、頸動脈洞・頸動脈小体の感覚(血圧調節)	唾液の分泌
Ⅹ　迷走神経	延髄	嚥下運動、発声・構音	外耳道、鼓膜、耳介後部、軟口蓋の感覚	心臓(抑制)、気管・気管支(収縮)、消化管(促進)
Ⅺ　副神経	延髄	頭の捻転、肩甲骨挙上	――	――
Ⅻ　舌下神経	延髄	舌の運動	――	――

■球麻痺と偽(仮)性球麻痺

球麻痺は、**延髄**から出る舌咽神経、迷走神経、舌下神経が両側性に障害されて起こるもので、**嚥下障害**、**構音障害**(発声が不正となる)、舌の麻痺や萎縮、舌の線維束性攣縮をきたす。筋萎縮性側索硬化症、延髄部の梗塞・出血・腫瘍、重症筋無力症、筋ジストロフィーなどの疾患でみられる。

偽(仮)性球麻痺は、**延髄より上位にある皮質延髄路**(上位運動ニューロン)が両側性に障害されて起こるもので、**嚥下障害**、**構音障害**をきたす。両側性錐体路障害、錐体外路障害、多発性硬化症などの疾患でみられる。

2　脊髄神経

脊髄から出入りする末梢神経を脊髄神経といい**左右31対**ある。運動神経は脊髄の腹側(前根)から出て、感覚神経は背側(後根)から脊髄に入る。出口となる椎間孔の高さにより5つに分けられる。

脊柱と脊髄

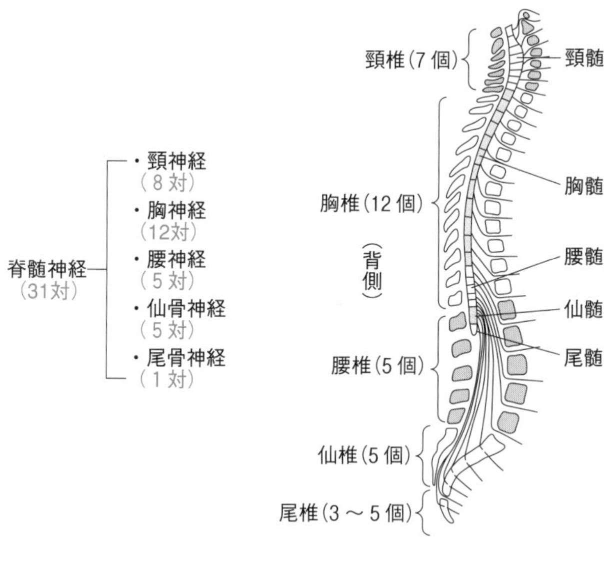

4　脳の血管支配

1　脳における血液循環路

脳には安静時心拍出量の約12.5%にあたる血流が供給されており、**内頸動脈**と**椎骨動脈**がすべての脳血流を供給している。また、安静時全身で消費される酸素量の約20%が脳で消費される。

(1)　内頸動脈

総頸動脈から起こる脳の**前方部**の栄養血管である。頭蓋内では眼動脈・前大脳動脈・中大脳動脈に分岐する。内頸動脈の起始部は**頸動脈洞**と呼ばれ、血圧の変動を感受する圧受容器として働く。

(2)　椎骨動脈

鎖骨下動脈から起こる脳の**後方部**の栄養血管である。頭蓋内では左右が合流して**脳底動脈**となり、再び左右に分かれて後大脳動脈となる。

> **■血液脳関門（BBB）**
> 脳の毛細血管と脳組織の間を隔てている構造のことで、脳に有害な成分が血管から漏出するのを防ぐ。グルコース、酸素、炭酸ガス、アルコール、麻酔薬、イオン、クレアチニン、尿素などの物質は血液脳関門を通過することができるが、たんぱく質やほとんどの抗生物質などは通過することができない。

内頸動脈と椎骨動脈

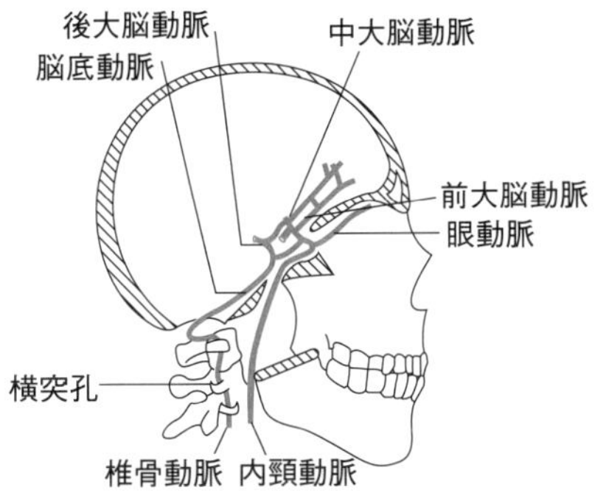

脳動脈の走行模式図

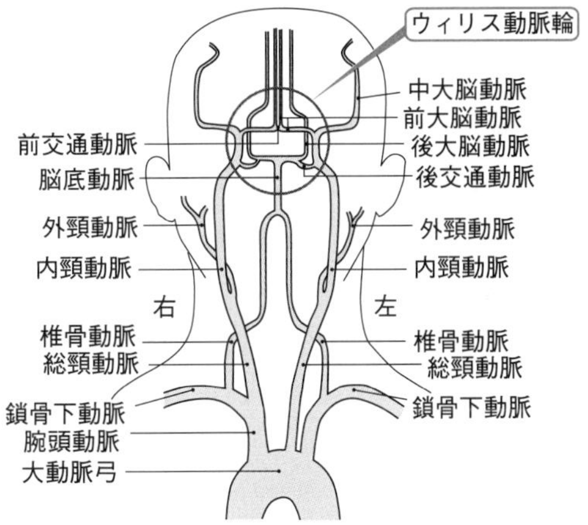

2　脳における主な動脈

(1)　前大脳動脈

大脳半球の内側面の大部分と、上外側面の上部との皮質を灌流する。この領域の血行障害では、下肢の運動麻痺・知覚障害が生じやすい。

(2)　中大脳動脈

大脳半球の外側面の大部分の皮質を灌流する。中大脳動脈の分布域は梗塞の好発部位である。この領域の血行障害では、顔面と上肢の運動・感覚障害、失語、半側空間無視などの症状が生じやすい。

(3)　後大脳動脈

大脳の側頭葉の内側面と下面及び後頭葉の大部分を灌流する。また、多くの中心枝は視床と中脳の一部を灌流する。この領域の血行障害では、視覚障害が生じやすい。

⑷　脳底動脈

橋の腹側面を上行し、左右の後大脳動脈に分かれる。この領域の血行障害では、意識障害や四肢麻痺が生じやすい。

■ウィリス動脈輪(大脳動脈輪)

前・中大脳動脈と後大脳動脈とは脳底で連絡し、全体としてウィリス動脈輪(大脳動脈輪)を作る。ウィリス動脈輪を作る動脈の分岐部の壁は比較的弱く、**動脈瘤**の好発部位となる。**くも膜下出血**は動脈瘤の破綻によって生じることが多い。

5　脳内神経伝達物質

1　神経伝達物質

神経伝達物質には多くの種類があり、アセチルコリン、アミノ酸(グルタミン酸、γ-アミノ酪酸、グリシンなど)、モノアミン(カテコールアミン、セロトニン、ヒスタミンなど)、ペプチド、プリン誘導体(アデノシン、ATP)に大別できる。

神経伝達物質は、神経終末にあるシナプス小胞に蓄えられており、カルシウムイオンの刺激によりシナプス小胞が開口して神経伝達物質が放出される。

2　主な神経伝達物質

⑴　アセチルコリン

副交感神経の節後線維、**運動神経**などから放出される代表的な神経伝達物質である。

⑵　グルタミン酸

中枢神経系に高濃度に含まれている神経伝達物質であり、大部分の興奮性シナプスで伝達物質としての役割を果たしている。

⑶　γ-アミノ酪酸(GABA)

中枢神経系における最も重要な抑制性神経伝達物質である。γ-アミノ酪酸はグルタミン酸から合成される。

⑷　カテコールアミン

チロシンから合成されるドーパミン、ノルアドレナリン、アドレナリンを総称してカテコールアミンという。ドーパミン分泌の異常はパーキンソン病、統合失調症と深く関連している。ノルアドレナリンは**交感神経の節後線維**から放出される主要な神経伝達物質である。

⑸　セロトニン

視床下部などにおける抑制性神経伝達物質であり、精神活動の安定性に関与する。セロトニンはトリプトファンから合成される。

6　自律神経

自律神経は交感神経と副交感神経から成り、その中枢は**間脳の視床下部**にある。脳や脊髄から出て、内臓の平滑筋や腺に分布し、主に臓器の機能を調節する。この調節は意思とは無関係に自律的に行われるもので、さらに大部分の臓器が両方の神経により拮抗的な支配を受けている(二重拮抗支配)。交感神経は、主に身体活動が活発になったときに働き、副交感神経はリラックスしているときに働く。

1 交感神経

胸髄・腰髄からの**脊髄神経**が前根を通って神経節に入り、交感神経節から各臓器に向かう。神経節より前を節前線維、神経節より後を節後線維という。交感神経の興奮により、心臓・呼吸は促進され、瞳孔は散大する。また、消化管運動は抑制される。

2 副交感神経

脳神経(Ⅲ：動眼神経、Ⅶ：顔面神経、Ⅸ：舌咽神経、Ⅹ：迷走神経)と仙髄から発する**脊髄神経**から成る。副交感神経の興奮により、心臓・呼吸は抑制され、瞳孔は縮小する。また、消化管運動は促進される。

自律神経

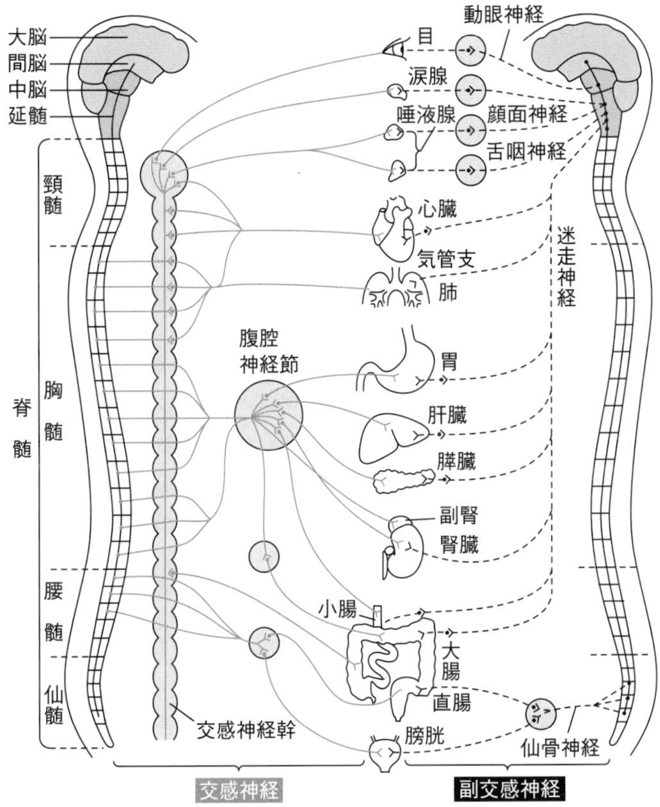

自律神経の作用

組織・器官		交感神経	副交感神経
眼	瞳孔	散大（瞳孔散大筋収縮）	縮小（瞳孔括約筋収縮）
	涙腺	――――	分泌促進
心臓	心拍数	増加	減少
	心筋	収縮力増大	収縮力減弱
肺	気管支平滑筋	弛緩	収縮
消化管	唾液腺	粘りのある唾液が少量分泌	希薄な唾液の分泌増加
	運動	抑制	亢進
	括約筋	収縮	弛緩
	消化液	分泌抑制	分泌促進
肝　臓		グリコーゲン分解	グリコーゲン合成
胆　嚢		弛緩	収縮
腎　臓		動脈収縮により尿産生減少	――――
副腎髄質		カテコールアミン分泌促進	――――
膀胱	膀胱壁（排尿筋）	弛緩（←排尿抑制）	収縮（←排尿促進）
	内尿道括約筋	収縮（←排尿抑制）	弛緩（←排尿促進）
皮膚	汗腺	分泌促進	――――
	立毛筋	収縮	――――
	血管	収縮	――――

3 自律神経の神経伝達物質

交感神経・副交感神経ともに、**節前線維**末端からは**アセチルコリン**が放出される。一方、**節後線維**末端からは、**交感神経**では**ノルアドレナリン**が、**副交感神経**では**アセチルコリン**が放出され、標的となる臓器を刺激する。ただし、汗腺などは交感神経支配であるが、例外的に節後線維末端からアセチルコリンが放出される。このようにノルアドレナリンを放出する線維をアドレナリン作動性線維、アセチルコリンを放出する線維をコリン作動性線維という。

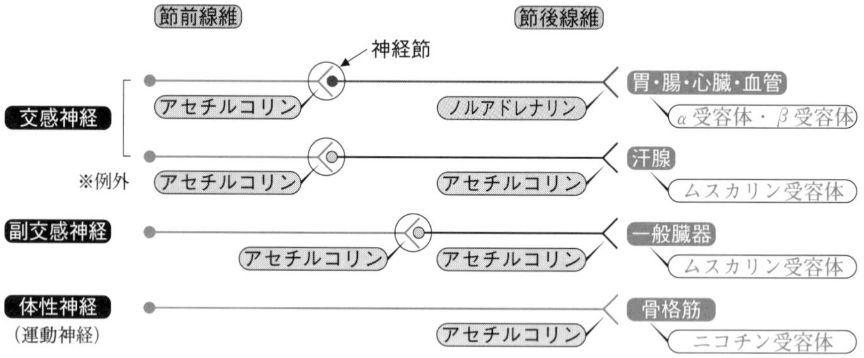

※神経節より中枢側を節前線維、末梢側を節後線維という。また、体性神経（運動神経）は神経節を持たない。

7　神経の伝導路

大脳の運動野（中心前回）の随意運動の指令は遠心性（下行性）伝導路を通して効果器に伝わり、末梢からの刺激は求心性（上行性）伝導路を通して感覚野に受け取られる。

1　運動神経系（下行性伝導路）

(1)　錐体路（皮質脊髄路）

大脳皮質からの随意運動の指令は、下行性伝導路を通り、脳幹及び脊髄前角の運動ニューロンへと伝達される。脊髄に向かう伝導路は延髄の錐体を通るため、錐体路と呼ばれる。錐体路は、手足の骨格筋を動かす運動神経の経路において、最も主要なものである。錐体路は、大脳皮質の運動野にはじまり、大脳の内包→中脳の大脳脚→延髄と下行し、途中、延髄下部の錐体で、大部分の線維が交叉する（**錐体交叉**）。この後、脊髄側索→脊髄**前角**→遠心性神経（運動神経）→効果器（筋）と下行する。

錐体路

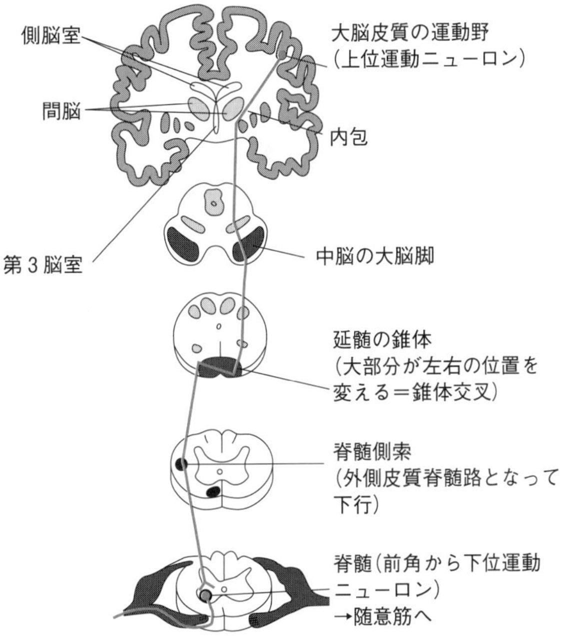

※両側の体幹を制御する伝導路などは錐体で交叉せず、脊髄前索（前皮質脊髄路）を通り、脊髄の各レベルで交叉している。

(2)　錐体路の障害

錐体路が障害されると、随意運動の麻痺、筋緊張の亢進、深部腱反射の亢進、病的反射の出現（バビンスキー反射など）などが現れる。錐体路障害を呈する疾患には、筋萎縮性側索硬化症（ALS）や髄膜炎などがある。

2　感覚神経系（上行性伝導路）

末梢の感覚器で受けた刺激は、感覚神経によって**後根**から脊髄に入り、大脳皮質へ伝えられて感覚として認識される。主として、感覚受容器→求心性神経（感覚神経）→脊髄→脳幹→視床→大脳の内包→大脳皮質の感覚野（中心後回）と上行する。大脳皮質に伝達される途中で**反射**が起こることも多い。

8　感覚器

感覚は、特殊感覚・体性感覚・内臓感覚の３つに分けられる。特殊感覚は脳神経により情報伝達が行われ、体性感覚は体性神経により、内臓感覚は自律神経により情報が伝達される。

- 感覚
  - 特殊感覚――味覚、嗅覚、視覚、聴覚、平衡覚
  - 体性感覚
    - 表在感覚（皮膚感覚）――触覚、圧覚、冷覚、温覚、痛覚
      ※皮膚・粘膜で感じる感覚
    - 深部感覚（固有感覚）――運動感覚、四肢の位置感覚、深部痛覚
      ※筋・腱・関節などで感じる感覚
  - 内臓感覚――渇き、悪心、空腹感、便意、尿意、内臓痛覚

特殊感覚と受容器

特殊感覚	受容器	脳神経
視覚	網膜（杆状体細胞と錐状体細胞）	Ⅱ　視神経
聴覚	蝸牛管〔コルチ器〕	Ⅷ　内耳神経
嗅覚	嗅上皮〔嗅細胞〕	Ⅰ　嗅神経
味覚	味蕾	Ⅶ　顔面神経（舌前2/3） Ⅸ　舌咽神経（舌後1/3）
平衡覚	前庭〔耳石器〕と半規管	Ⅷ　内耳神経

1　味覚

⑴　構造と機能

舌の表面には舌乳頭と呼ぶ突起が多数あり、その上皮内に**味蕾**がある。舌乳頭には、糸状乳頭、茸状乳頭、葉状乳頭、有郭乳頭の４種類があるが、**糸状乳頭に味蕾は含まれていない**。糸状乳頭は舌体に広く密集している白くビロード状にみえる乳頭で最も数が多く、物を舐め取るのに役立っている。味蕾の中には**味細胞**があり、ここで生じた味覚は大脳の味覚野へと伝えられる。味細胞の寿命は約10日であり、絶えず新生を繰り返している。このため、舌をやけどしても味覚の回復にはそれほどの時間を要しない。味蕾は数十個の味細胞を含み、個々の味細胞は特定の基本味のみを検知するが、１つの味蕾の中には５つの基本味（塩味、甘味、酸味、苦味、うま味）すべての味物質に対する味細胞が含まれているため、１つの味蕾は５種類の基本味を知覚する。

※従来、舌の部位によって味覚（塩・甘・酸・苦）の感受性が異なるとされてきたが、最近の研究では感受性に差はないとされる。

⑵　舌の神経

舌の前方２/３の味覚は**顔面神経**の、舌の後方１/３の味覚は**舌咽神経**の支配を受ける。また、舌の感覚には触覚、温度覚、痛覚の表在感覚も含まれており、舌前方２/３は三叉神経、後方１/３は舌咽神経により支配される。

舌の味覚の神経支配

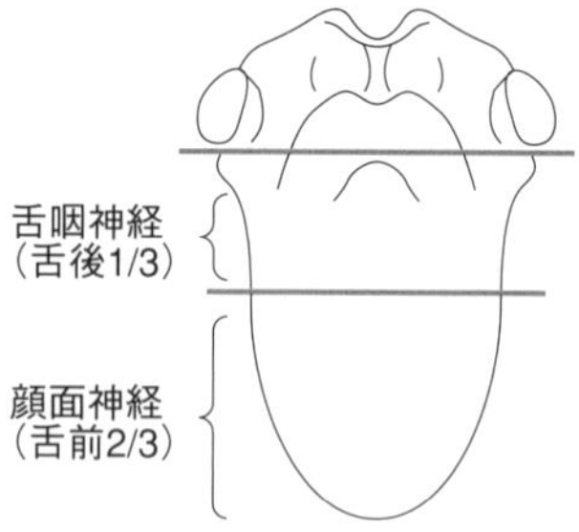

2　嗅覚

鼻腔上面の嗅上皮にある**嗅細胞**の集団がにおいの受容器である。嗅細胞の軸索は集まって嗅神経となり、鼻腔上壁にある篩骨の篩板に開いた孔を通って頭蓋腔に入り、篩板の上にある嗅球(嗅覚の一次中枢)に達する。嗅覚の刺激は、嗅索・嗅三角を経て大脳皮質の嗅覚野へと伝えられる。

嗅上皮

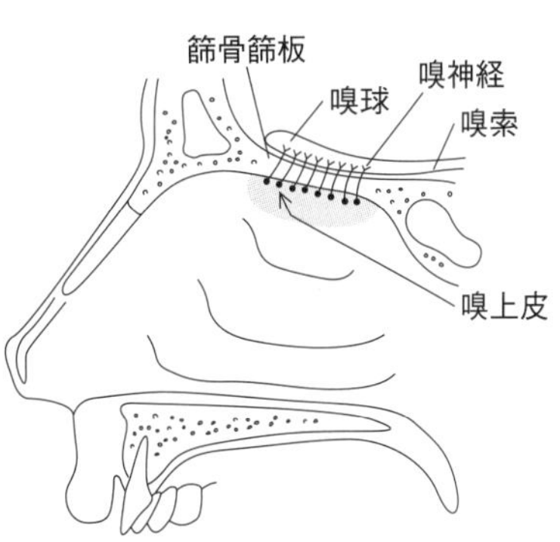

3　視覚

視覚は視覚器が光を受容することで生じる。視覚器の主部は眼球であり、眼に入ってきた光は、角膜→前眼房→虹彩→水晶体(レンズ)→硝子体を通って網膜に像を結ぶ。虹彩の中には瞳孔散大筋と瞳孔括約筋があり、虹彩の幅を変えて瞳孔の大きさを変える働きを担っている。瞳孔散大筋が収縮すると瞳孔は散大し、瞳孔括約筋が収縮すると瞳孔は縮小する。

眼球の構造

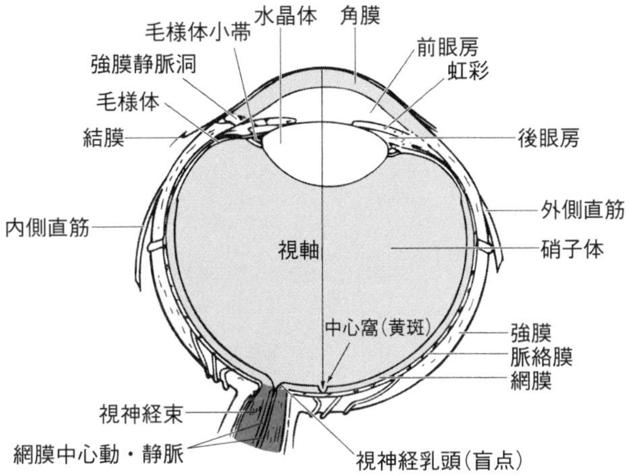

明暗調節

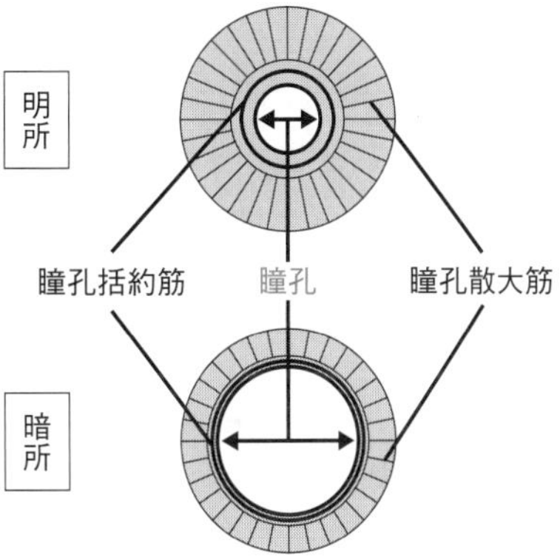

(1)　受容器(視細胞)

視覚の受容器は、網膜中の視細胞である。視細胞には錐体と杆体の2つがある。

①　錐体

中心窩(黄斑)に最も多く存在し、明るいところでの色覚の判別に関与する。物を正視するとき、その像が中心窩で結ばれると、最もはっきりと見える。

②　杆体

網膜の周辺部に多く存在し、暗いところでの明暗の判別に関与する。視紅(ロドプシン：感光物質)の再合成にはビタミンAが必要であるため、**ビタミンA欠乏症では夜盲症となる。**

③　盲点

網膜の視神経乳頭には視細胞がないため、光を感知できず、視覚がない。この部分を盲点(マリオットの盲点)という。

⑵　遠近調節

正視では、レンズ(水晶体)で屈折した光は網膜上に像を結ぶ。水晶体には弾力性があり、近くを見るときは毛様体収縮により水晶体を厚くして、遠くを見るときは毛様体弛緩により水晶体を薄くする。

①　近視

水晶体の屈折率が大きい、または眼球の前後径が長すぎるため、網膜の前方に結像する。凹レンズで矯正。

②　遠視

水晶体の屈折率が小さい、または眼球の前後径が短いため、網膜の後方に結像する。凸レンズで矯正。

③　乱視

角膜の水平方向と垂直方向で屈折率が異なる。円柱レンズで矯正する。

④　老視

中年以降、水晶体の弾性が弱まり、近い所を見るときに必要な調節ができなくなった状態。

4　聴覚・平衡覚

⑴　耳の構造

耳は音を聞くこと(聴覚)と、身体の動きや位置を感知して身体の平衡を保つこと(平衡覚)の2つの機能を担う。耳は、外耳・中耳・内耳の3つに大別される。

耳の構造

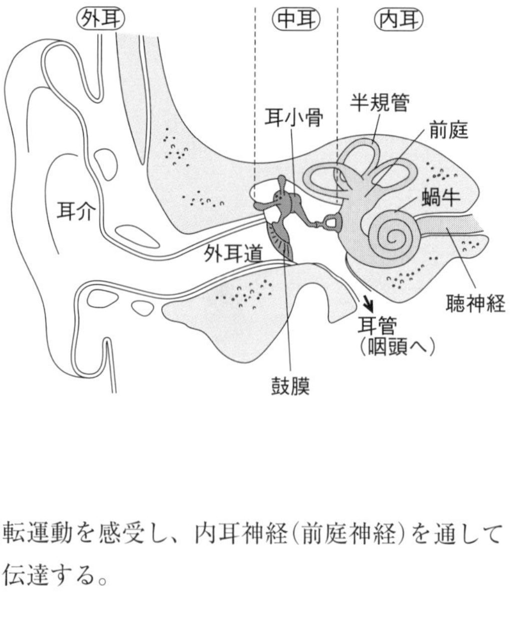

⑵　伝導路

①　聴覚

外耳と中耳を合わせて伝音系という。伝音系によって音波が内耳へ伝えられると、蝸《か》牛《ぎゅう》にあるコルチ器がこれを感受し、内耳神経(蝸牛神経)を通して大脳皮質側葉上部にある聴覚野へ情報を伝達する。

②　平衡覚

内耳にある前庭が身体の傾きを、半規管が回転運動を感受し、内耳神経(前庭神経)を通して身体の平衡維持を行う種々の運動中枢へ情報を伝達する。

9　脳血管疾患の分類

脳血管疾患とは、脳の急激な血液循環障害によって発症し、意識障害や片麻痺を伴う疾患のことで、一般に脳卒中と呼ばれている。加齢によりその発症頻度は増加する。高血圧症、糖尿病、脂質異常症などの生活習慣病との関連性が深い。

- 脳血管疾患
  - 血管の破綻（出血性）
    - くも膜下出血
    - 脳内出血
  - 血管の閉塞（閉塞性）――脳梗塞：脳血栓症、脳塞栓症、血流不全

10 くも膜下出血

くも膜下腔に出血した病態の総称をくも膜下出血といい、死亡者数は脳血管疾患の約10%を占める。

1 原因

(1) 脳動脈瘤の破裂

脳動脈瘤の破裂によって起こるものが大半を占める。動脈瘤は、先天的あるいは後天的に脆弱な脳血管壁の一部が、血流・血圧などのストレスにより膨れ、長い経過を経て形成される。主幹動脈、特に**ウィリス動脈輪**を形成している動脈の**分岐部**に好発する。再破裂を起こしやすく、再破裂時の死亡率は70〜80%と高い。脳動脈瘤の破裂は50歳代にピークがある。

(2) 脳動静脈の奇形

脳動静脈の奇形によって起こるものは全体の10〜15%を占める。脳動静脈奇形とは、動脈から毛細血管を経由せずに直接、静脈に短絡したもので、多くは、多数の異常血管のかたまりを形成している。脳動静脈奇形の破綻による出血は30歳代にピークがある。

2 症状

突然の激しい頭痛、嘔気・嘔吐、髄膜刺激症状（項部硬直[*1]、ケルニッヒ徴候[*2]など）、意識消失などを認める。また、続発症状として、脳血管れん縮[*3]、正常圧水頭症[*4]を認める。出血がくも膜下腔内に限局していれば、片麻痺や失語症を呈することは少ない。

*1 **項部硬直**　仰臥位で首を前屈させると、抵抗や疼痛を認める状態。

*2 **ケルニッヒ徴候**　仰臥位で足を股関節と膝関節で各々90度に屈曲させ、膝を伸展させようとしたとき、屈筋のれん縮のために膝を伸ばすことができない状態。

*3 **脳血管れん縮**　脳の動脈が収縮し狭窄するもので、血流障害が生じて脳梗塞を起こす。

*4 **正常圧水頭症**　くも膜下腔の癒着などで脳脊髄液循環が障害されて、徐々に脳室が拡大する疾患で、歩行障害・認知症・尿失禁の3主症状を特徴とする。

3 診断

(1) 画像検査

脳血管造影により動脈瘤の証明。CTによりくも膜下腔に**ヒトデ型の高吸収域像**（白っぽく写る）の描出。

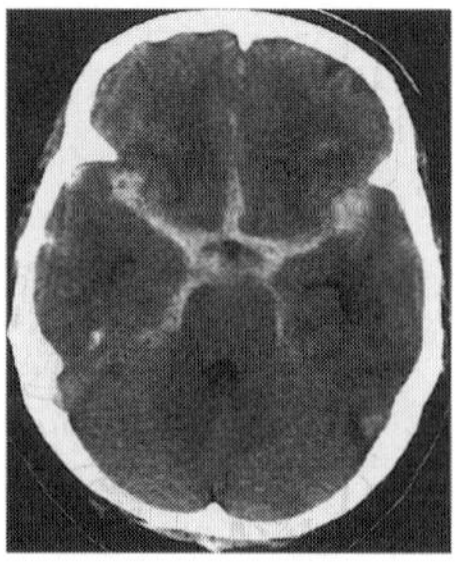
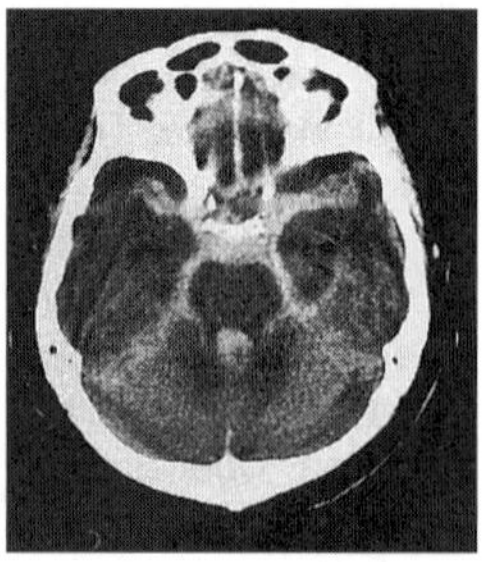

⑵　髄液検査

腰椎穿刺で血性髄液を認める。

4　治療

再破裂時の死亡率が極めて高いので、再破裂の予防のため、できるだけ早期に手術を行う。

11　脳内出血

脳の血管が破綻し、脳実質内に出血を起こしたもので、死亡者数は脳血管疾患の約30％を占める。40～60歳代に多く発生し、直接死因となる重篤な疾患である。出血の好発部位は**被殻**や**視床**であるが、橋や小脳などにも起こる。また、**日中の活動時に起こりやすい**。

1　原因

高血圧による場合が最も多い(高血圧性脳内出血)。他に、出血性素因、脳動静脈奇形の破綻ややもやもや病*などの異常血管からの出血、脳動脈瘤の破裂に伴う出血などがある。

＊もやもや病　脳の主幹動脈が進行性に閉塞され、脳底部に網状の異常血管が認められる疾患。

2　症状

症状は短期間で完成する。血腫で破壊された脳組織は再生されないので、後遺症を残すことになる。

⑴　被殻出血の場合

共同偏視(両眼が病変側を向いた状態で固定される)、片麻痺(病変と反対側の上下肢麻痺)、顔面神経麻痺、優位半球であれば失語症など

⑵　視床出血の場合

下方共同偏視(両眼が内側下方に向いた状態で固定される)、対光反射消失、病変と反対側の半身知覚麻痺、深部知覚麻痺など

⑶　橋出血の場合

縮瞳、呼吸異常、急激な昏睡、頻脈、四肢麻痺、バビンスキー反射陽性(足底の刺激で親指が反る)、除脳硬直(全身の筋肉が硬直する)など

⑷　小脳出血の場合

病巣反対側への共同偏視、起立・歩行不能、嘔吐、頭痛、めまいなど

3 診断

画像検査：CT により出血部の**高吸収域像**（白っぽく写る）の描出。

被殻出血

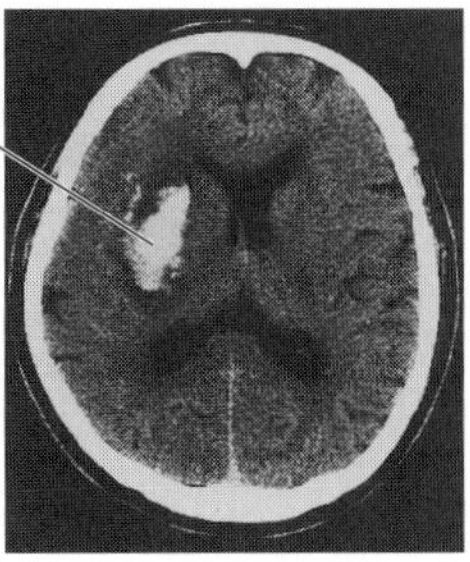

視床出血

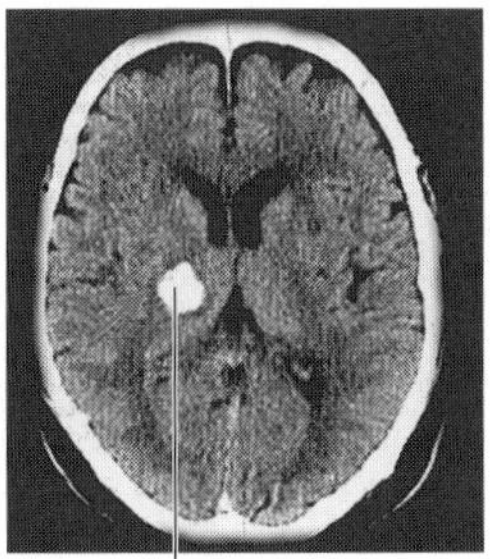

小脳出血

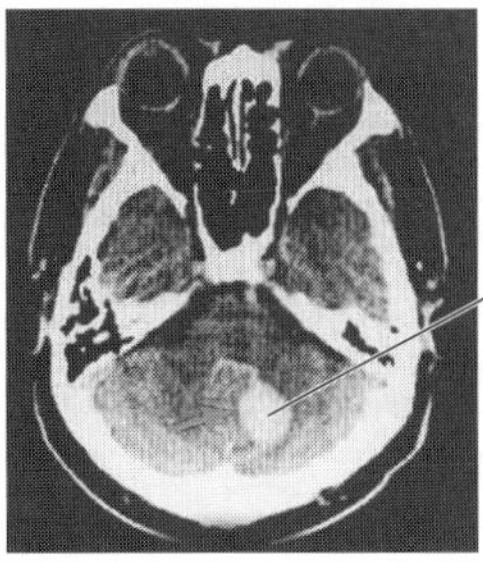

4 治療

(1) **急性期**：内科的療法、外科的療法

(2) **慢性期**

・再出血予防：適正血圧維持のため、肥満や過度の塩分摂取を避け、飲酒も控える。適度の運動を行う。

・リハビリテーション：機能訓練、言語療法など

12 脳梗塞

脳血管が閉塞することによって、灌流領域の脳組織が壊死に陥るもので、死亡者数は脳血管疾患の約55％を占める。

1 臨床病型による分類

	アテローム血栓性脳梗塞	心原性脳塞栓症	ラクナ梗塞（穿通枝梗塞）
経　緯	**脳主幹動脈（比較的太い脳動脈）のアテローム硬化**により、狭小化した血管が閉塞して起こる。	**心房細動**などの**心疾患**により、心臓内に血栓が形成され、その一部が血流に乗り、脳の動脈に詰まって起こる。	**細い脳動脈穿通枝**が閉塞して起こる。リポヒアリン変性と微小アテロームによる閉塞がある。
基礎疾患	**高血圧、糖尿病、脂質異常症など**	非弁膜症性心房細動、急性心筋梗塞、弁膜症など	**高血圧**、脂質異常症、糖尿病など
好発者	**動脈硬化の進行している中高年**	**心疾患を有する人**	**高血圧を有する高齢者**
梗塞巣の大きさ	中～大	大きい	小さい梗塞巣が多発
発症時刻	**睡眠中、安静時に多い**	**日中活動時に多い**	――――
発症経過 症　状 予　後	**階段状、進行性に症状が重症化する。TIA（一過性脳虚血発作）**の先行が約20～30％にみられる。	**突発的に発症**し、短時間で症状が完成する。**広範囲な梗塞巣となり、重篤な症状を呈する**。最も予後不良。	一般に軽症で、意識障害や失語・失行はみられない。予後は一般に良好だが、繰り返すと**脳血管性認知症やパーキンソン症候群の原因**となる。

2 発症機序による分類

	脳血栓症	脳塞栓症
経　緯	狭小化した血管の血管壁に血液成分が沈着し、凝塊を形成してしだいに大きくなった血栓が血管を閉塞する 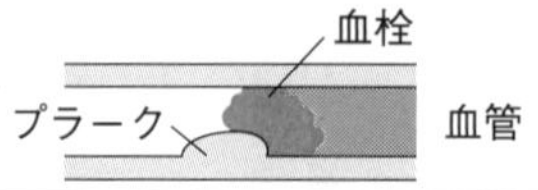 	脳以外の場所(主に心臓)にできた血栓が剥離し、脳へ移行して血管を閉塞する
基礎疾患	**高血圧、糖尿病、脂質異常症**など	**心疾患(弁膜症、心房細動、心筋梗塞)**など
発症年齢	中高年	若者～高年
前駆症状	頭痛、めまい、言語障害	伴わない
発症時刻	**夜間、睡眠中に多い**	**日中活動時に多い**
発症経過	**緩徐に発症**し、段階的に悪化する	**急性に発症**し、短時間で症状が完成する
好発部位	脳動脈の分岐部や屈曲部に発生	中大脳動脈などの主幹動脈に多く、そのため広範囲に障害が及ぶ
前駆症状としてのTIA*の有無	**多い**	少ない

＊**TIA(一過性脳虚血発作)**：局所の脳虚血や網膜虚血による短時間持続する局所神経症状発作であり、その持続は通常1時間未満であり、画像上、急性脳梗塞を示す証拠がないものと定義される。**一過性**の視力消失、脱力、片麻痺、しびれ、失語、めまいなどが出現し、短時間(多くは2～15分程度)で改善する。**脳梗塞の危険因子**であり、速やかに治療を開始する。一過性脳虚血発作後に脳梗塞を発症する頻度は10～20%で、そのうち約半数は2日以内に発症するといわれる。

3 症状

梗塞を起こした脳の部位によって症状は異なる。片麻痺(病変と反対側の上下肢麻痺)、構音障害(ろれつが悪くなる)、感覚障害(病変と反対側)、ウェルニッケ失語症(言語の理解が悪くなる)、ブローカ失語症(言語の理解はできるが自発語が出にくくなる)、嚥下障害、失行(物事のやり方がわからなくなる)、失認(物事が何であるかわからなくなる)、脳浮腫など。

4 診断

(1) 画像検査

発症直後の診断にはMRIを用いる。MRIでは、梗塞部の**高信号域像**(白っぽく写る)の描出。発症24時間以降のCTで梗塞部の**低吸収域像**(黒っぽく写る)の描出。MRA(磁気共鳴血管造影)や脳血管造影で脳動脈の狭窄・閉塞部位の検出。

(2) 心エコー検査、心電図検査(心疾患の既往がある場合や心房細動等の確認のため)

5 治療

(1) 急性期

血栓溶解療法、抗血小板療法、抗凝固療法、脳保護療法(フリーラジカルを抑えて梗塞の拡大を防止する)、抗脳浮腫療法、リハビリテーション

(2) 慢性期

危険因子の管理、抗血栓療法、外科的治療、リハビリテーション

13 認知症

1 認知症とは

認知症とは、「一度正常に達した認知機能が後天的な脳の障害によって持続性に低下し、社会生活や日常生活に支障を来すようになった状態」である。認知症や認知症様症状を来す疾患・病態は数多くあるが、脳血管性認知症、アルツハイマー病、レビー小体型認知症の3つで全体の80～90％を占める。

なお、**正常圧水頭症**や**慢性硬膜下血腫**、髄膜炎、甲状腺機能低下症、ビタミンB_1およびB_{12}欠乏症などは治療可能な認知症であり、早期の診断と適切な治療や処置が求められる。

■軽度認知障害（MCI）

軽度認知障害とは、年齢に見合わない記憶力の低下や主観的な物忘れなどの認知機能の低下はあるが、日常生活に大きな支障がなく、認知症と診断できるほど全般的な認知機能に問題のない状態をいう。将来的に認知症に移行する危険があるため、経過を観察する必要がある。また、早期に治療を開始することで認知症への移行を遅らせることができると考えられている。

2 症状

認知症の症状は、**行動・心理症状（BPSD：**Behavioral and Psychological Symptoms of Dementia）と**認知機能障害（中核症状）**に大別される。

(1) 行動・心理症状（BPSD）

認知機能障害を基盤に、身体的要因、環境的要因、心理的要因などの影響を受けて出現し、さまざまな症状を呈する。焦燥性興奮、攻撃性、脱抑制、**食行動異常**などの行動面の症状と、不安、うつ、幻覚、妄想をはじめとする心理症状がある。行動・心理症状は環境等の影響を受けるため、すべての認知症患者に出現するものではない。

認知症の認知機能障害と行動・心理症状

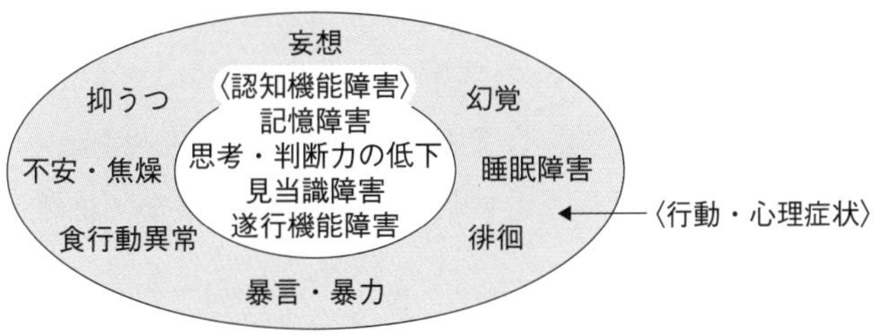

(2) 認知機能障害（中核症状）

認知症の中核となる症状で、脳の器質的病変によって生じる。

認知症で認められる主な認知機能障害

認知機能	症状名	症状の内容
全般性注意	全般性注意障害	必要な作業に注意を向けて、それを維持し、適宜選択、配分することができない。いろいろな作業でミスが増える。ぼんやりして反応が遅い。
遂行機能	遂行機能障害	物事を段取りよく進められない。
記憶	健忘	前向性健忘：発症後に起きた新たなことを覚えられない。 逆向性健忘：発症前のことを思い出せない。
言語	失語	発語、理解、呼称、復唱、読み、書きの障害。
	失書	書字の障害、文字想起困難や書き間違い。
計算	失算	筆算、暗算ができない。
視空間認知	構成障害	図の模写、手指の形の模倣などができない。
	地誌的失見当識	よく知っている場所で道に迷う。アルツハイマー病で初期から発現しやすい症状。
	錯視、幻覚※	無意味な模様などを人や虫などに見間違える。実際にはないものが見える。レビー小体型認知症で初期から発現しやすい症状。
行為	失行	肢節運動失行：細かい動きが拙劣で円滑な動きができない。 観念運動性失行：バイバイなどのジェスチャーができない。 観念性失行：使い慣れた道具をうまく使えない。
社会的認知	脱抑制	相手や周囲の状況を認識し、それに適した行動がとれない。

※幻覚は中核症状および行動・心理症状の双方でみられる。レビー小体型認知症における幻視やレム睡眠行動障害は中核症状と捉えられる。
（「認知症疾患診療ガイドライン2017」改）

3　主な認知症をきたす疾患とその特徴

(1)　脳血管性認知症

①　発症は急激で、脳血管障害をきっかけとして出現し、経過は段階的に増悪する。

②　症状は記憶障害、**夜間せん妄**、**感情失禁**など。人格、判断力、理解力は比較的保持される。脳血管病変部位に対応してさまざまな症状を示す、いわゆる「**まだら認知症**」を呈す。

(2)　アルツハイマー病

①　原因は、**アミロイドβたんぱく**とタウたんぱくの過剰蓄積と考えられている。**海馬**＊を中心とする側頭葉内側面から始まる**大脳の萎縮**、**大脳皮質の老人斑**、**アルツハイマー神経原線維変化**が特徴。

②　症状は記憶障害、失見当識、失行など知的機能も全体的に衰える。脳の萎縮は、記憶をつかさどる**海馬**＊から始まるため、**初期には記憶障害が目立つ**。

＊**海馬**　大脳辺縁系を構成する要素の一つで、記憶の形成に重要な役割を果たしている。海馬が障害されると、新たに記憶を形成することができなくなる。

(3)　レビー小体型認知症

①　レビー小体が、脳幹だけでなく大脳皮質にも出現する。後頭葉の血流低下がみられる。

②　症状は、認知機能の障害、**幻覚**（特に**幻視**）やそれに基づく妄想、**パーキンソン症候群**（**パーキンソニズム**）、**レム睡眠行動障害**などがみられる。

認知症の種類と特徴

	脳血管性認知症	アルツハイマー病	レビー小体型認知症	前頭側頭型認知症（ピック病）
好発年齢	50歳くらいからが多い	70歳くらいからが多い	50歳以降	50～60歳代に多い
性　別	男性に多い	女性に多い	男性に多い	性差なし
経　過	発症は急速で、進行は段階的	徐々に進行	徐々に進行	徐々に発症し、急速に進行
初発症状	頭痛、めまい、しびれ感、不眠、抑うつ、物忘れ	著明な記銘力障害、記憶障害、言語理解低下	睡眠時の異常行動（レム睡眠行動障害）、睡眠障害、抑うつ	著明な人格崩壊、反社会的行為（衝動的行動、窃盗、虚言など）、常同行動（繰り返しの散歩など）
病理所見	脳血管性動脈硬化、多発性脳梗塞（ラクナ梗塞）	側頭葉内側の萎縮（海馬の萎縮が著明）から始まる、脳室拡大、脳溝開大、アルツハイマー神経原線維と老人斑出現	大脳皮質周辺に多数のレビー小体の出現、神経細胞の脱落	大脳皮質（前頭葉、側頭葉）の限局萎縮、ピック細胞の出現
病　識	晩期まである程度保持	早期から欠如	早期から欠如	初期から全く欠如
精神症状	まだら認知症、夜間せん妄、記銘力障害	全般性認知症、末期には人格崩壊、性格変化、失見当識、保続、物盗られ妄想	せん妄、人格変化、幻覚（特に幻視）、錯乱	滞続言語（同一語句の反復）、人格変化、記憶障害、考え無精、時刻表的行動
感　情	感情失禁、易変化	多幸、平坦化、鈍化	無気力、興奮、錯乱を繰り返す日内変動が激しい	感情鈍麻、うつ傾向、無関心
合併症状	脳血管障害による片麻痺、運動麻痺、けいれん発作、失語、失認、失行	人物誤認などの失見当識、失語、失認、失行	パーキンソン症候群、自律神経障害（起立性低血圧など）、失語、失行	脳血管障害の既往はない、失語、錐体外路障害

4 治療

認知機能の改善とQOLの向上を目的として、薬物療法と非薬物療法を組み合わせて行う。

(1) 薬物療法

現在、認知機能障害（中核症状）を根本的に治療する薬物はないが、症状の進行を抑制するものとして、コリンエステラーゼ阻害薬（ドネペジルなど）やNMDA受容体拮抗薬（メマンチン）が用いられている。また、行動・心理症状（BPSD）に対しては向精神薬などが投与される。

(2) 非薬物療法

代表的なものに、認知機能訓練、認知刺激、運動療法、音楽療法、回想法[*1]、バリデーション療法[*2]などがある。

＊1　回想法：高齢者の過去の人生の歴史に焦点をあて、ライフヒストリーを聞き手が受容的、共感的、支持的に傾聴することを通じて、心を支えることを目的としている。

＊2　バリデーション療法：認知症者の虚構の世界を否定せずに感情を共有し、言動の背景や理由を理解しながら関わる手法。認知症の進行ステージに合わせて、言語的および非言語的コミュニケーション技法が示されている。

14 パーキンソン病

ドーパミンの分泌

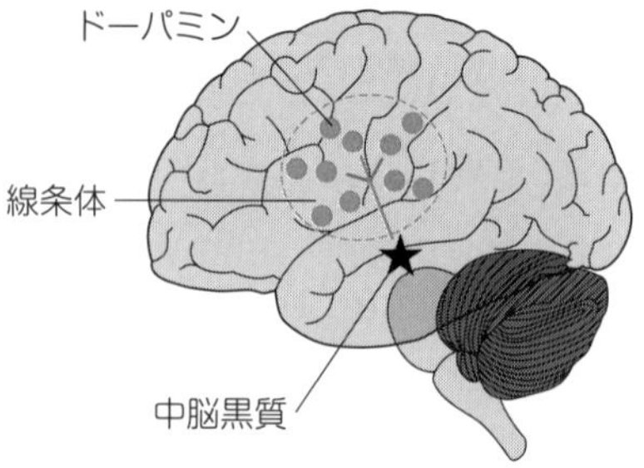

中脳黒質で産生されたドーパミンは、線条体に分泌される。

脳内のドーパミンが欠乏することで、全身に運動の指令がうまく伝わらず、体の動きが不自由になる神経変性疾患(ゆるやかに神経細胞が脱落していく原因不明の疾患の総称)である。主病変は**中脳黒質のドーパミン神経細胞の脱落**であり、その投射部位である大脳基底核の線条体(脳から全身への運動の指令を調節する)の**ドーパミン量の減少**が発症の原因とされている。残存する黒質ドーパミン神経細胞内に**レビー小体**が形成されることが知られている。

50歳代後半から60歳代に多く発症する**錐体外路系**の代表疾患であり、男女比はほぼ同じである。通常は遺伝しないが、一部は遺伝性である。

また、パーキンソン病以外にもパーキンソン病と類似した症状(パーキンソン症状)を呈する疾患は数多くあり、これらを総称して**パーキンソン症候群**(パーキンソニズム)という。原因疾患はパーキンソン病が最も多いが、多発性の脳梗塞が大脳基底核などに生じることによる脳血管性のパーキンソニズム、薬物の副作用による薬剤性のパーキンソニズムなどがある。

1 症状

安静時振戦(安静時の振るえ)、**筋固縮**(筋肉が硬く収縮していて、筋を他動的に伸展・屈曲すると抵抗がみられる)、**無動**(動作の緩慢による仮面様顔貌、小声、瞬目減少など)を3大徴候、これに**姿勢反射障害**(前傾姿勢、加速歩行、突進歩行、小刻み歩行、すくみ足など)を加えたものを4大徴候という。この他、便秘、起立性低血圧、排尿障害、発汗異常、脂漏性顔貌などの**自律神経症状**、抑うつ症状、幻覚・妄想、**認知症**などの**精神症状**などがみられることもある。

2 治療

(1) 薬物療法

レボドパ(L-ドーパ)を含む薬剤の投与が有効であるが、副作用として消化器症状、循環器症状、精神症状、ジスキネジア(不随意運動)がみられる。なお、牛乳や**高たんぱく質食**ではレボドパの**吸収が阻害**され、**ビタミン B_6 を多く食品**はレボドパの分解を促進して**薬効を減弱**させる。

(2)　**外科的療法**：脳深部刺激療法

■てんかん

脳内神経細胞の電気刺激は興奮と抑制のバランスが保たれているが、てんかん発作では脳内の電気刺激のバランスが崩れ、大脳皮質の神経細胞に過剰な興奮が突然起こる。食事療法として、**脂質が多く糖質が少ない食事でケトン体を熱源とするてんかん食**がある。

■重症筋無力症

神経筋接合部の興奮伝達が阻害され、筋の脱力、易疲労を起こす疾患。原因は、主として神経末端から分泌されるアセチルコリンを受け取る筋側の**アセチルコリン受容体**が抗体により障害を受けて減少するために起こる。自己免疫疾患。日内変動がある。寛解と増悪を繰り返し、呼吸筋麻痺が起こると予後不良。指定難病。

■筋萎縮性側索硬化症(ALS)

上位下位の**運動ニューロン**の障害によって起こる疾患。筋萎縮は**脊髄**の前角細胞の変性による。原因は不明。予後は極めて悪く、5年以内に**球麻痺**(延髄の病変)の悪化で死亡する。男性に多い。指定難病。

■多発性硬化症

脱髄疾患の1つで、**中枢神経系**の白質に好発する。髄鞘は破壊されるが、軸索や神経細胞は侵されない。原因は不明。発症年齢は20〜50歳代(特に20〜30歳代)と若く、女性に多い。多彩な神経症状が出現し、再発と寛解を繰り返し、徐々に増悪する。指定難病。

15　アルコール依存症

1　概要

アルコール依存症とは、アルコールに対する**精神的依存**(アルコールを飲まないとイライラして飲まないではいられないなど)と、**身体依存**(アルコールが切れると手指の振戦などの離脱症状が現れるなど)が認められるものをいう。

アルコール性の臓器障害(肝疾患、糖尿病など)を併発していることが多い。大量飲酒により**ビタミン B_1 が欠乏しウェルニッケ**[*1]**・コルサコフ症候群**[*2]をきたすこともある。

＊1 **ウェルニッケ症候群**　ニコチン酸、ビタミン B_1 の持続的欠乏により起こる。急性のせん妄(幻覚や妄想と四肢の振戦を伴うせん妄)、発熱、悪心、嘔吐、眼球麻痺、動向障害、けいれん発作などで始まり、傾眠、昏睡をきたし、死亡の危険性が高い。回復後、コルサコフ症候群が残ることが多い。

＊2 **コルサコフ症候群**　ビタミン B_1 の欠乏により起こる。多くはアルコール離脱による振戦せん妄の後に発症する。記銘力障害、健忘、失見当識、作話症が高度で長期に持続する。多発神経炎(知覚異常、腱反射消失、筋萎縮など)を伴うことが多い。

2　食事療法

断酒または飲酒量の低減を図る。経口摂取ができる場合は、低栄養状態を回復するため、高エネルギー・高たんぱく・高ビタミン食とする。合併症がある場合は、合併症の食事療法を考慮する。

肝細胞におけるアルコールの代謝経路

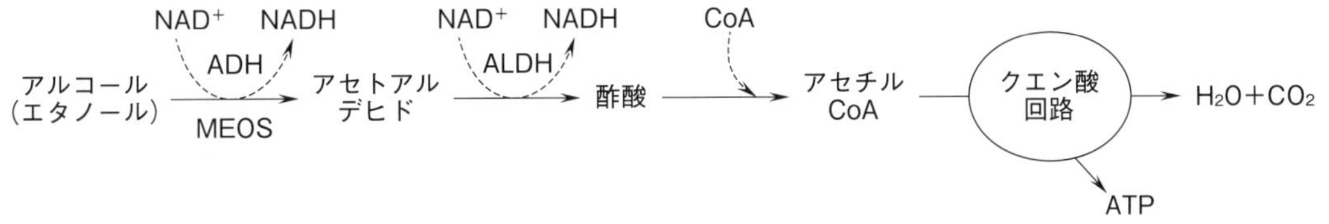

ADH：アルコール脱水素酵素
MEOS：ミクロソーム酸化酵素
ALDH：アルデヒド脱水素酵素
NAD^+：ニコチンアミド・アデニン・ジヌクレオチド
NADH：還元型 NAD

練習問題

神経系の構造と機能に関する記述である。正しいのはどれか。１つ選べ。

(1)　呼吸中枢は、脊髄にある。
(2)　視覚野は、側頭葉にある。
(3)　神経活動電位の伝導速度は、有髄線維が無髄線維より速い。
(4)　副交感神経の興奮は、瞳孔を散大させる。
(5)　脳神経は、31対である。

解　説　……………………………………………………………………………………　正答　(3)

(1)　誤り。呼吸中枢は、延髄や橋にある。延髄には生命維持に欠かせない中枢が存在している。
(2)　誤り。視覚中枢は、大脳皮質の後頭葉にある。側頭葉には、聴覚野や感覚性言語野(ウェルニッケ野)などがある。
(3)　正しい。髄鞘に覆われている有髄線維は、電位が髄鞘(ランビエ絞輪部)を飛び飛びに伝導(＝跳躍伝導)するため、髄鞘のない無髄線維よりも伝導速度が速い。
(4)　誤り。副交感神経の興奮は、瞳孔を縮小させる。交感神経の興奮が瞳孔を散大させる。
(5)　誤り。脳神経は、左右12対である。左右31対あるのは、脊髄神経である。

練習問題

神経系の構造と機能に関する記述である。正しいのはどれか。１つ選べ。

(1)　体温調節の中枢は、橋に存在する。
(2)　くも膜は、脳の表面に密着している。
(3)　交感神経の興奮は、小腸の運動を抑制する。
(4)　舌下神経は、味覚を伝達する。
(5)　錐体路は、筋からの深部感覚を伝達する。

解　説　……………………………………………………………………………………　正答　(3)

(1)　誤り。体温調節の中枢は、間脳の視床下部に存在する。
(2)　誤り。くも膜は、脳を覆う髄膜(外側から硬膜、くも膜、軟膜)の１つであり、硬膜と軟膜の間にある。
(3)　正しい。消化管の運動は、交感神経の興奮により抑制され、副交感神経の興奮により亢進される。
(4)　誤り。舌下神経は、運動神経性のみからなる(感覚神経性の働きをもたない)脳神経で、舌の運動を支配する。味覚を伝達する脳神経は、舌の前方２/３は顔面神経、舌の後方１/３は舌咽神経である。
(5)　誤り。錐体路は、大脳皮質の運動野→大脳の内包→中脳の大脳脚→延髄→脊髄側索→脊髄前角→筋へと指令を伝える下行性(遠心性)伝導路で、随意運動の情報を伝達する。筋からの深部感覚は、上行性(求心性)伝導路で伝えられる。

練習問題

脳血管疾患とそれを引き起こしやすい病態の組合せである。正しいのはどれか。1つ選べ。

(1)　脳出血――――――――――――――低血圧
(2)　くも膜下出血―――――――――――一過性脳虚血発作(TIA)
(3)　ラクナ梗塞――――――――――――心房細動
(4)　心原性脳塞栓症―――――――――――下肢深部静脈血栓症
(5)　アテローム血栓性脳梗塞――――――――脂質異常症

解　説 ……………………………………………………………………………… 正答　(5)

(1)　誤り。脳出血の原因となるのは、高血圧である。

(2)　誤り。くも膜下出血は、脳動脈瘤の破裂や脳動静脈の奇形が原因となる。一過性脳虚血発作(TIA)は、脳梗塞(特に脳血栓症)の前駆症状として臨床的に重要である。

(3)　誤り。ラクナ梗塞は、高血圧や脂質異常症などが原因となる。不整脈の一つである心房細動は、心原性脳塞栓症の原因となる。

(4)　誤り。下肢深部静脈血栓症は、肺血栓塞栓症の原因となる。

※PartⅠ-18-7「肺血栓塞栓症」を参照のこと。

(5)　正しい。アテローム血栓性脳梗塞は、動脈硬化、高血圧、糖尿病、脂質異常症などが原因となる。

練習問題

神経系疾患とその食事療法に関する記述である。正しいのはどれか。1つ選べ。

(1)　レビー小体型認知症では、まだら認知症がみられる。
(2)　アルツハイマー病には、ドーパミン補充が有効である。
(3)　パーキンソン病の原因は、アミロイドβたんぱくの脳内蓄積である。
(4)　てんかん食は、低糖質・高脂肪食である。
(5)　ウェルニッケ脳症は、ビタミンB_{12}の欠乏で起きる。

解　説 ……………………………………………………………………………… 正答　(4)

(1)　誤り。まだら認知症は、脳血管性認知症に特徴的な所見である。

(2)　誤り。アルツハイマー病の進行を抑制する薬として、コリンエステラーゼ阻害薬(ドネペジルなど)やNMDA受容体拮抗薬(メマンチン)が用いられている。ドーパミン補充が有効であるのはパーキンソン病である。

(3)　誤り。パーキンソン病の原因は、中脳黒質のドーパミン神経細胞の脱落によるドーパミン欠乏である。アミロイドβたんぱくの脳内蓄積が原因となるのは、アルツハイマー病である。

(4)　正しい。てんかん食は、低糖質・高脂肪食でケトン体を熱源とする。ケトン体は、脳のエネルギー源となる。

(5)　誤り。ウェルニッケ脳症は、ビタミンB_1の持続的欠乏で起きる。

22 呼吸器系

1 呼吸器系の構造と機能

外界からの空気は、鼻腔→咽頭→喉頭→気管→気管支→肺(肺胞)という経路で取り入れられる。

呼吸器系の概観

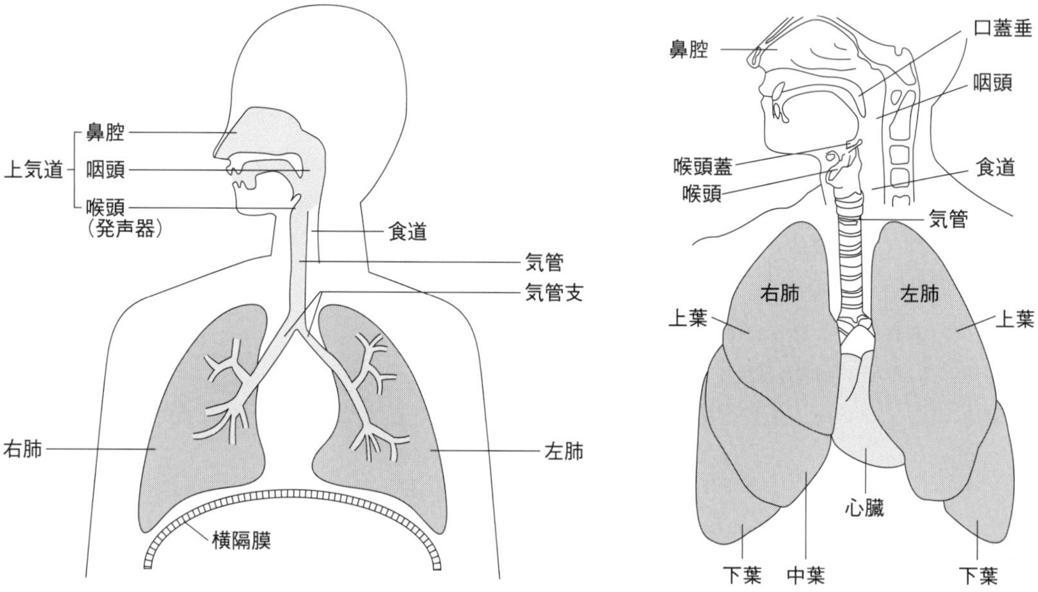

1 鼻腔

外鼻孔から咽頭に通じる器官で、鼻中隔により左右に仕切られ、両側壁から上・中・下鼻甲介が突出している。下鼻道には鼻涙管が開口する。

2 咽頭

頭蓋底に始まり食道までで、消化管の一部であり、気道の一部でもある。

3 喉頭

喉頭口に始まり気管までで、空気の通路であるとともに、発声器でもある。

喉頭腔の側壁に2対のヒダ(室ヒダ・声帯ヒダ)があり、声門とは声帯ヒダによって狭くなった腔で、発声器の働きをする。また、**喉頭蓋**は、喉頭や気管に食塊が入るのを防ぐため後ろへ折れ曲がり蓋をする役目を担っている。

4 気管・気管支

(1) 気管

気管は長さ約10cm、太さ2cmの管状器官で、**食道の前方(腹側)にある**。第6頸椎下縁の高さで喉頭に続き、第4～5胸椎の高さで左右の気管支に分かれる。

(2)　気管支

右気管支は太く短く、急傾斜(約25°)で右肺に入る。左気管支に比べ急傾斜であるため、**異物は右気管支に入りやすい**。左気管支は細く長く、緩い傾斜(約45°)で左肺に入る。

気管及び気管支の内面は**線毛上皮**で覆われ、粘液を分泌する気管腺が無数に備わっている。空気と一緒に入り込んでくる異物は粘液に吸い取られ、線毛の動きによって咽頭へ送り出され、痰となって吐き出される。

気管支平滑筋は、**交感神経で弛緩**し、**副交感神経で収縮**する。

気管・気管支の構造

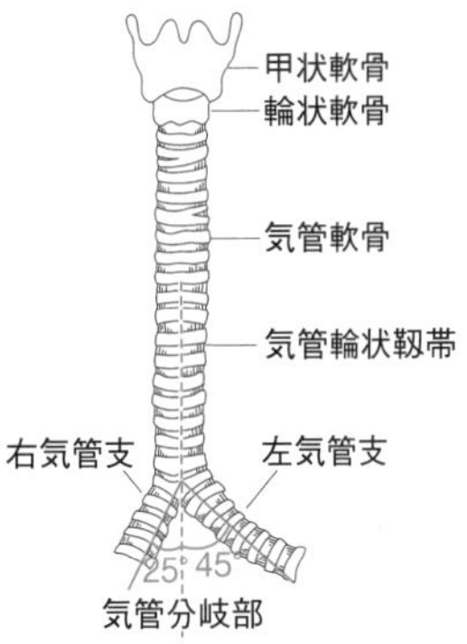

5　肺

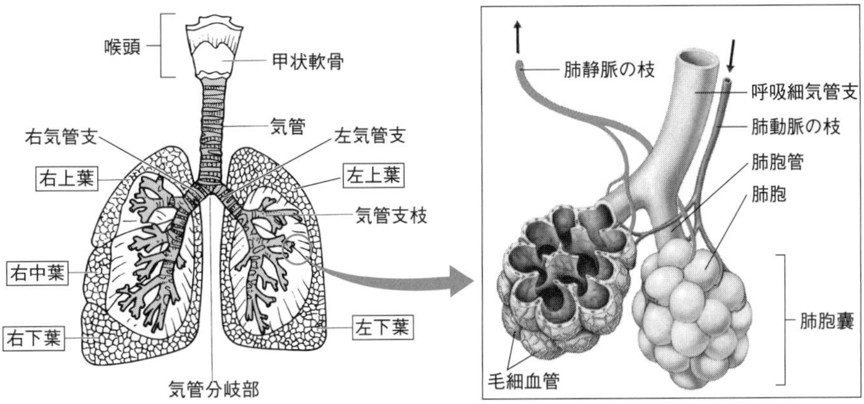

(1)　構造

右肺は左肺より大きい。**右肺**は上・中・下**3葉**、**左肺**は上・下**2葉**に分かれ、その表面は胸膜に包まれている。また、肺の構成単位は肺小葉で、呼吸細気管支とその末端部の**肺胞**から成る。肺胞は空気を含む小さな袋で、その壁には**毛細血管**が広がっている。細胞の内面は、**単層扁平上皮**で覆われ、この上皮と毛細血管の壁を通して、**外呼吸**(血液と空気の間のガス交換)が行われる。肺胞の数は左右合わせて2～7億個である。

■肺サーファクタント(表面活性物質)

Ⅱ型肺胞細胞から分泌される肺サーファクタントは、肺胞内の表面張力を低下させることで肺胞を膨らませる(肺胞が虚脱するのを防ぐ)働きがある。リン脂質のレシチン(ホスファチジルコリン)が主成分である。未熟児や早産で肺サーファクタントの産生が十分でない場合は、肺胞が拡張不全となってガス交換が障害され、呼吸窮迫症候群に陥りやすい。

(2)　血管系

①　肺動脈・肺静脈

ガス交換のための機能的血管である。肺胞の毛細血管は肺動脈から静脈血を受け取り、ガス交換を終えた後、動脈血として肺静脈から心臓へ戻る。

②　気管支動脈

胸大動脈から分岐する肺の組織を養う栄養血管である。

2 呼吸運動

1 内・外呼吸

内・外呼吸を合わせて呼吸という。

(1) 外呼吸

肺胞内の酸素(O_2)を血液に取り込み、血液中の二酸化炭素(CO_2)を**肺胞**内に排出することを、外呼吸という。

(2) 内呼吸

心臓から送り出された動脈血は全身に送られ、**末梢の毛細血管と体組織の間**でO_2とCO_2が交換される。これを内呼吸という。血液中の酸素は、大部分が赤血球のヘモグロビンによって運ばれる。

2 呼吸の仕組み

呼吸運動は吸息と呼息から成る。肺には自ら膨らんだり縮んだりする能力がないため、胸郭(胸骨、肋骨、肋軟骨、胸椎から成る籠状の骨格)の拡大と復元とにより、受動的に膨らまされたり縮まされたりすることで換気は行われる。

(1) 肺胞内圧と胸腔内圧

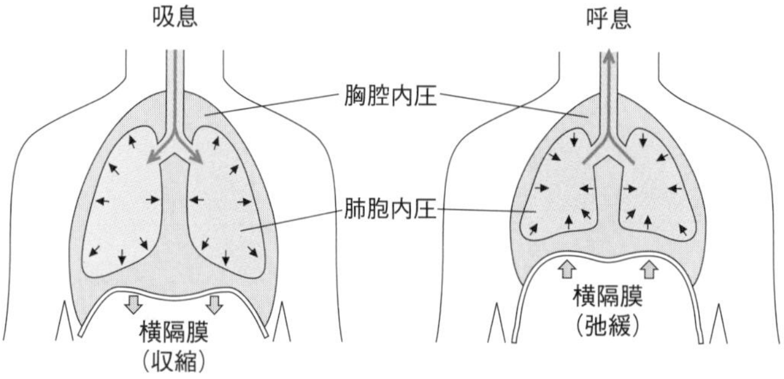

横隔膜が収縮→胸郭が拡大(胸腔の体積増大)→胸腔内圧低下→肺が膨らむ

横隔膜が弛緩→胸郭が元の大きさに戻る(胸腔の体積減少)→胸腔内圧上昇→肺が縮む

	吸息	呼息
気管	陰圧	陽圧
肺胞		
胸腔内		陰圧
横隔膜 外肋間筋	収縮	弛緩
内肋間筋		収縮(努力時)
胸郭	拡大	縮小
肋骨	挙上	下降

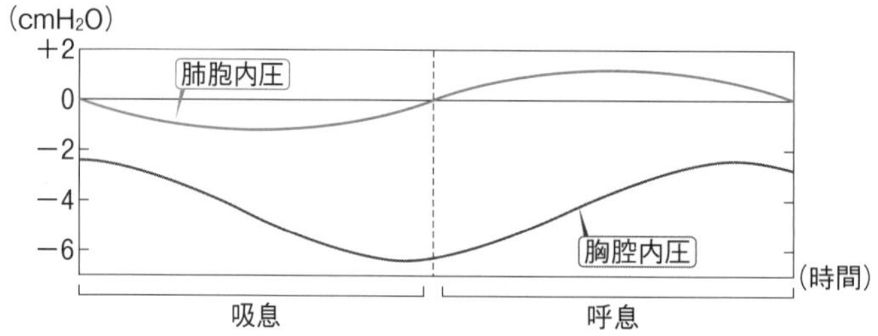

肺の表面と胸郭の内面は胸膜におおわれており、この空間を胸腔(胸膜腔)という。胸腔内圧は、安静呼息時でも**陰圧**を示すが(−2〜−4 cmH_2O)、吸息時には、横隔膜(胸腔の底を形成しているドーム型の骨格筋)が下がることで胸郭が拡大し、胸腔内圧はさらに陰圧となる(−6〜−7 cmH_2O)。空気は圧の高い方から低い方へと流れるため、空気が肺胞内に入り込み、肺が膨らむ。

一方、呼息時には、横隔膜と外肋間筋が弛緩し、胸郭が縮小することで肺がしぼむ。このとき、肺胞内圧は若干の陽圧となり、肺胞内の空気を外へ送り出す。

■補足説明
- ・閉鎖容器内のガス圧は、容器の容積に反比例する。つまり、胸郭が拡大すれば胸腔内圧は低下し、逆に胸郭が縮小すれば胸腔内圧は上昇する。
- ・大気圧(標準大気圧は760mmHg)より低いことを陰圧、高いことを陽圧という。
- ・空気は常に圧の高い所から低い所に流れる。つまり、肺胞内圧が陰圧の場合、空気は圧の低い肺内に流れ、圧差が存在している間、空気は肺に流入し続ける。逆に、肺胞内圧が陽圧の場合、空気は圧の高い肺内から圧の低い大気中へと出ていく。

(2)　呼吸筋

呼吸運動を行う筋を呼吸筋という。

安静時の吸息は、横隔膜と外肋間筋(肋骨と肋骨の間にはる筋)により行われる。**横隔膜**は**収縮**により**下方に移動**することで、**外肋間筋**は**収縮**により**肋骨を上方に引き上げる**ことで、胸郭を拡大させる。前者を**腹式呼吸**、後者を**胸式呼吸**、両者をともに使う呼吸を胸腹式呼吸という。安静時の吸息の約70～75％は、横隔膜の運動による。胸腹式呼吸が一般的であるが、妊娠時には増大した子宮によって横隔膜の動きが制限されるため、胸式呼吸が主体となる。

一方、安静時呼息は横隔膜・外肋間筋の**弛緩**(伸展された肺が自然に戻ろうとする動き)により胸郭が縮小することで、**受動的に**行われる。ただし、努力性呼息は内肋間筋の収縮により肋骨を強制的に引き下げることで行われる。

なお、横隔膜の周期的収縮は、頸髄から出る右左２本の**横隔神経**によって支配される。横隔膜には、胸腔と腹腔をつなぐ器官のために、３つの孔(大動脈裂孔、食道裂孔、大静脈孔)が開いている。

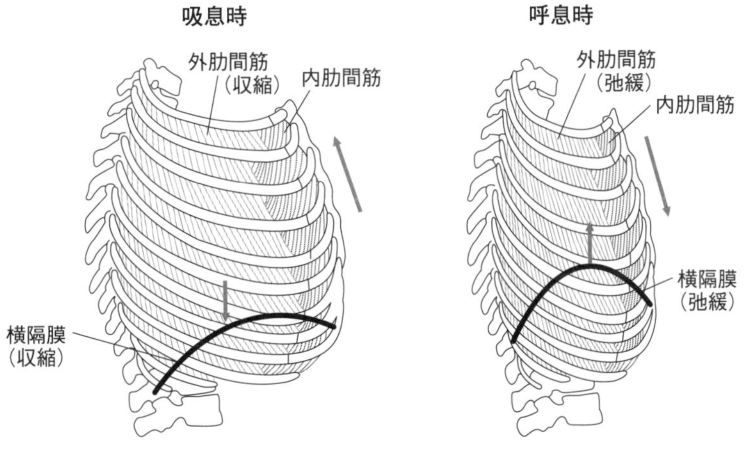

3　ガス交換

(1)　ガス分圧

肺胞内の空気と肺毛細血管内の血液との間でガス交換が行われるが、ガスの移動は分圧差に従う**拡散**によって起こる。酸素は、肺胞気と静脈血との100－40＝60mmHg の分圧差によって肺胞から毛細血管内へと移動する。二酸化炭素は逆に、肺胞気と静脈血との46－40＝６mmHg の分圧差によって静脈血から肺胞へと移動する。二酸化炭素の分圧差は酸素に比べて小さいが、**ガス拡散能**(肺胞から肺胞上皮および毛細血管内皮を介して赤血球へガスを運搬する能力)は二酸化炭素の方が酸素の20〜30倍ほど高いため、二酸化炭素の方が拡散速度は速い。

肺胞におけるガス交換に伴うガス分圧の変化

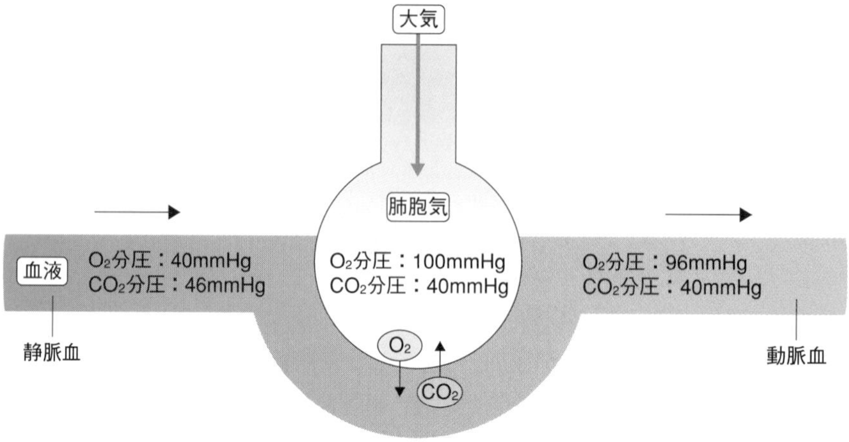

※動脈血の酸素分圧は加齢とともに低下し、60歳では88mmHg、80歳では83mmHg 程度となる。

(2)　酸素の運搬

血中の酸素の95％以上は、ヘモグロビンと結合して運ばれ(酸素化ヘモグロビン)、残りのごく一部が血漿中に溶解する。健康人では、血漿100mL 当たり標準状態で約20mL の酸素がヘモグロビンと結合して存在している。

酸素と結合したヘモグロビンの割合を**酸素結合度(飽和度)**といい、酸素分圧が上がるほど飽和度も上昇し、酸素分圧が下がるほど飽和度も低下する。この関係を表したのが酸素解離曲線である。右上のグラフより、肺で酸素化された血液が末梢組織で酸素を放出したとき、98－75＝23(％)の酸素を供給したことがわかる。酸素解離曲線が40mmHg 以下で急に下降しているのは、低酸素状態ではわずかな酸素分圧の低下で大量の酸素がヘモグロビンから解離することを意味している。

酸素解離曲線

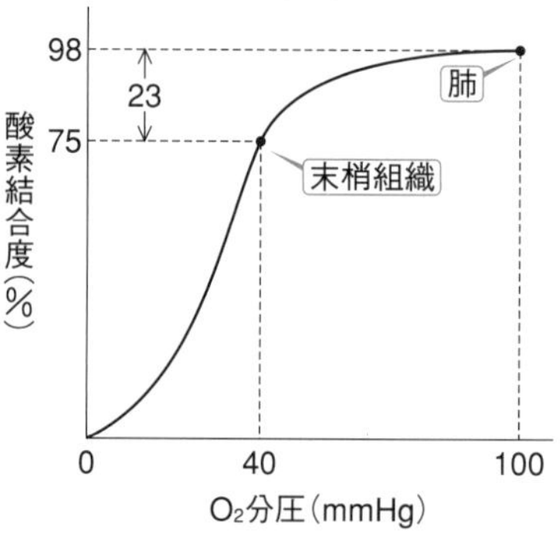

ボーア効果

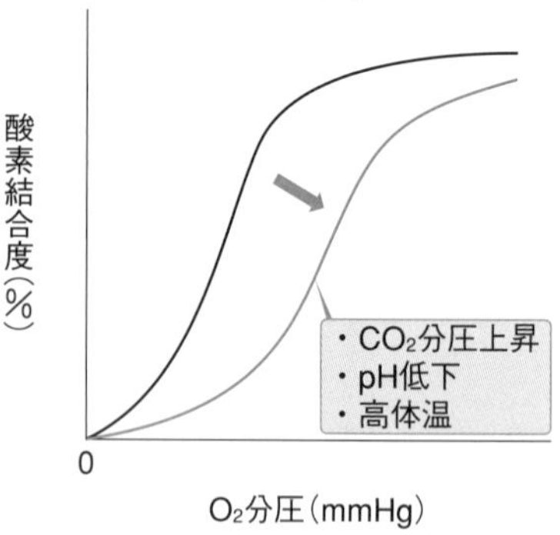

血中二酸化炭素量の変化に伴う赤血球内 pH の変化により酸素解離曲線が移動することを**ボーア効果**という。体液 pH の低下や体温の上昇により、赤血球に取り込まれる二酸化炭素量が増えて赤血球内 pH が低下すると、酸素解離曲線は右方へ移動してヘモグロビンの**酸素結合能力が低下**する。その結果、ヘモグロビンから酸素が遊離しやすくなり、酸素の不足する部位により多くの酸素を供給することができるようになっている。

(3)　二酸化炭素の運搬

血中の二酸化炭素のほとんど(約90％)は、**炭酸水素イオン(重炭酸イオン：HCO_3^-)**として運ばれる。二酸化炭素は、ガス交換における老廃物であるが、血漿緩衝作用による**pH の調節**においても重要な役割を果たしている。

血液ガスの正常値

動脈血酸素分圧（PaO_2）	88～102mmHg（Torr）
動脈血酸素飽和度（SaO_2）	96％以上
動脈血二酸化炭素分圧（$PaCO_2$）	36～46mmHg（Torr）
動脈血pH	7.35～7.45
血漿炭酸水素イオン（HCO_3^-）濃度 血漿重炭酸イオン（HCO_3^-）濃度	22～26mEq/L

■パルスオキシメータ

動脈血酸素飽和度を経皮的に測定できる装置。指先または耳朶《じだ》を光センサーではさんで測定する。測定値はSpO_2と表される。

4　肺気量

肺の中に含まれる空気の量を肺気量（呼吸気量）という。肺気量は、次の図のように区分される。

スパイログラム

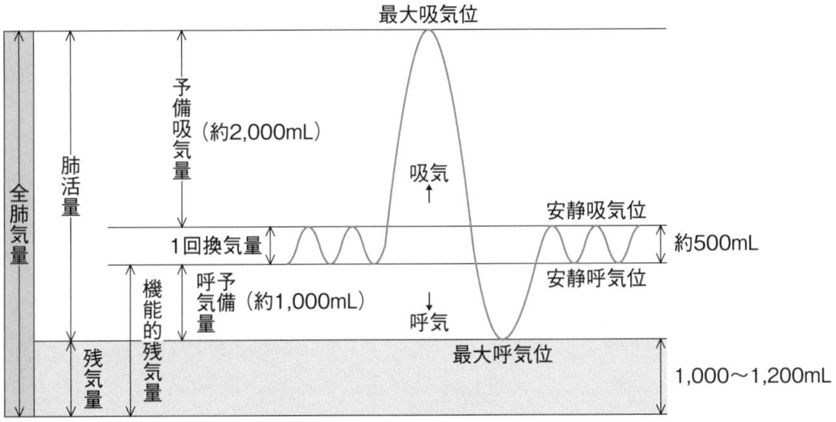

(1)　1回換気量

安静時呼吸に際して、1回の呼吸で肺に入る（または出る）空気の量を1回換気量という。成人男性で約500mLである。このうち、約150mLは、肺胞まで達することなく気道にとどまる。これを**解剖学的死腔**という。したがって、実際にガス交換に関わるのは、1回換気量から解剖学的死腔を引いたものであり、これを**肺胞換気量**という。

肺胞換気量＝1回換気量－解剖学的死腔

(2)　予備呼気量・予備吸気量

安静時呼息の後、さらに努力して吐き出すことのできる空気の量を予備呼気量、安静時吸息の後、さらに努力して吸い込むことのできる空気の量を予備吸気量という。

(3)　残気量

最大限に呼息を行っても、肺に残る空気があり、これを残気量という。成人男性で1,000～1,200mLである。安静呼息時には、残気量に予備呼気量を加えた空気が肺内に残るが、これを**機能的残気量**という。

(4)　肺活量

最大限に息を吸い込んだ後、最大限に息を吐き出したときに呼出される空気の量を肺活量（努力肺活量）という。肺活量は、

肺活量＝予備吸気量＋１回換気量＋予備呼気量＝全肺気量－残気量

で表される。成人男性で3,000～4,000mL（女性で2,000～3,000mL）である。

また、性、年齢、身長から算出される予測肺活量に対する実測値の割合を％で示したものを**％肺活量**という。％肺活量は、正常では**80％以上**であるが、肺の伸展性が制限されて、換気運動が障害されると減少する。

⑸　**１秒量と１秒率**

努力肺活量のうち呼出を開始してから最初の１秒間に呼出される空気量を１秒量、１秒量の努力肺活量に対する％を**１秒率**という。１秒率は、正常では**70％以上**であるが、気道に狭窄があると呼息がしにくくなるため減少する。

※**スパイロメトリー**　スパイロメーターを用いて呼吸器系全体の換気能力を評価する検査で、肺活量、肺気量分画、努力肺活量、１秒量などが測定でき、そこから％肺活量や１秒率を求めることができる。

5　呼吸運動の調節

身体には、動脈血の酸素分圧（PaO_2）の低下や二酸化炭素分圧（$PaCO_2$）の上昇を感知して、**延髄の呼吸中枢**に情報を送るための**化学受容器**が備わっている。化学受容器が興奮すると、呼吸中枢が刺激され、呼吸が促進される。

※**ヘーリング－ブロイエル反射**　吸息により肺が膨らむと、肺の伸展受容器がこれを感知し、その刺激が迷走神経を介して延髄に伝達され、吸息を呼息に切り替えさせる反射が起こる。これをヘーリング－ブロイエル反射という。ただし、成人の安静呼吸では、この反射はほとんど働いていないとされる。

⑴　**酸素受容体**

動脈血酸素分圧（PaO_2）の低下を鋭敏に感じるのは、**頸動脈小体**（総頸動脈が内頸動脈と外頸動脈に分岐する部分に存在）と**大動脈小体**（大動脈弓に存在）である。これらは**末梢性化学受容器**と呼ばれ、肺疾患により肺胞への酸素供給が不足したときなどに反応し、呼吸を促進させるとともに心拍数を増加させる。頸動脈小体からは舌咽神経によって、大動脈小体からは迷走神経によって延髄の呼吸中枢に刺激が伝えられる。

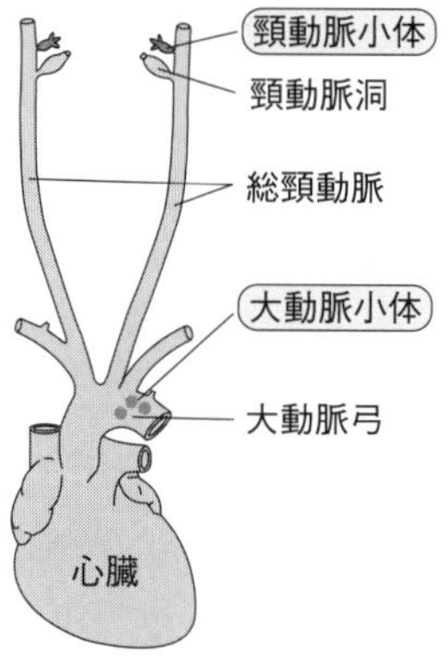

⑵　**二酸化炭素受容体**

動脈血二酸化炭素分圧（$PaCO_2$）の上昇を鋭敏に感じるのは、**延髄**にある**中枢性化学受容器**である。日常的な換気量の調節を行っている。

3　換気障害の分類

診断は、**スパイロメーター**を用いて行われる。

⑴　**拘束性換気障害**：肺胞の拡張が妨げられて（肺の伸展性が制限されて）換気が障害される。**肺容積の減少、％肺活量の減少（80％未満）、残気量の低下**を主症状とする。

吸えな～い

肺炎、間質性肺炎、肺線維症、じん肺。

⑵　**閉塞性換気障害**：気道が狭窄・閉塞することによって呼出時に呼出が障害される。**１秒率低下（70％未満）、気道閉塞、残気量の上昇**を主症状とする。

吐けな～い

気管支喘息、慢性閉塞性肺疾患（COPD）、びまん性汎細気管支炎。

(3)　**混合性換気障害**：両者混合。重症閉塞性肺疾患、重症じん肺。

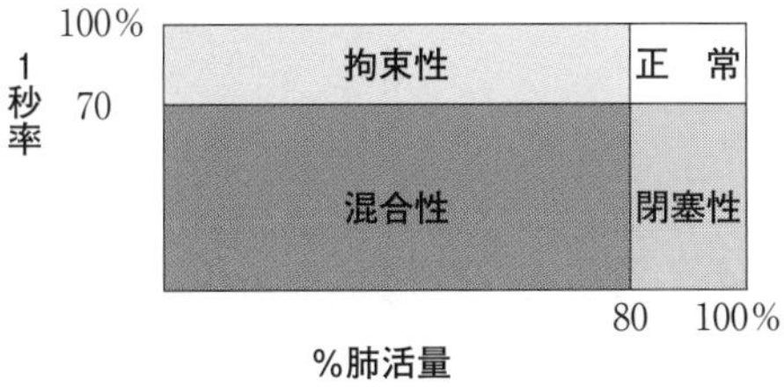

4　慢性閉塞性肺疾患（COPD）

慢性閉塞性肺疾患（COPD）は、**たばこ煙**を主とする有害物質を長期に吸入曝露することなどで生じる肺疾患であり、呼吸機能検査で**気流閉塞**を示す。気流閉塞は末梢気道病変と気腫性病変が様々な割合で複合的に関与し起こる。臨床的には徐々に進行する**労作時の呼吸困難**や**慢性の咳・痰**を示すが、これらの症状に乏しいこともある。COPD は長期の喫煙歴がある中・高年者に好発し、**発症率は年齢とともに上昇**する。**男性**に多い。

1　危険因子

(1)　**外因性危険因子**

たばこ煙（COPD 患者の約90%には喫煙歴がある）、大気汚染、呼吸器感染症、職業性のほこりやヒューム、化学物質への曝露など

(2)　**内因性危険因子（遺伝素因）**：α_1－アンチトリプシン欠損症など

※α_1－アンチトリプシンは肺の主要な抗たんぱく分解酵素で、その欠損により、肺の組織破壊と気腫の増大を招く。

2　症状

(1)　**臨床所見**

呼吸困難（息切れ）、**慢性の咳・痰**、喘鳴、**体重減少**、食欲不振

(2)　**身体所見**

呼吸延長、呼気時の**口すぼめ呼吸**、**樽状胸郭**、胸鎖乳突筋の肥大、**チアノーゼ**、ばち指*、聴診上の呼吸音の減弱

※これらは病期がある程度進行してからみられることが多い。

＊ **ばち指**　手足の指の末梢指節の軟部組織が腫大することによって、爪の彎曲度が増大した状態。

(3)　**臨床検査・画像診断における所見**

①　胸部 X 線：肺野の透過性亢進、横隔膜の平低化

②　胸部 CT：気腫性変化、気道壁の肥厚

③　動脈血ガス分析：労作時に**低酸素血症（動脈血酸素分圧 PaO_2 の低下）**がみられる。病態の進行とともに安静時にもみられるようになる。さらに病期が進行したり増悪時には、肺胞低換気のために**高二酸化炭素血症（動脈血二酸化炭素分圧 $PaCO_2$ の上昇）**がみられ、**呼吸性アシドーシス**を呈する。

④　呼吸機能検査：**肺拡散能力の低下、肺気量の増大（過膨張）、肺コンプライアンス*高値**

＊**肺コンプライアンス**　肺のやわらかさや伸展性を示す指標である。肺コンプライアンスが大きいということは、柔らかく伸展しやすい肺であることを意味し、逆に、肺コンプライアンスが小さいということは、硬く伸展しにくい肺であることを意味する。

3　病期分類

病　期		％１秒量（予測１秒量に対する比率）
Ⅰ期	軽度の気流閉塞	80％以上
Ⅱ期	中等度の気流閉塞	50％以上80％未満
Ⅲ期	高度の気流閉塞	30％以上50％未満
Ⅳ期	きわめて高度の気流閉塞	30％未満

※気管支拡張薬投与後の１秒率70％未満が必須。
（日本呼吸器学会『COPD診断と治療のためのガイドライン2022〔第６版〕』）

4　栄養状態

・高頻度に**体重減少**を認める。

・血清アルブミンは比較的保たれるが、急速代謝回転たんぱく質（RTP）であるトランスサイレチンやレチノール結合たんぱく質は有意に低下する。

・**分枝アミノ酸（BCAA）濃度が低下する（フィッシャー比が低下する）。**

・**安静時エネルギー消費量が予測値の120～140％に増大する。**これは、気流閉塞や肺過膨張による換気効率の低下に伴う呼吸筋酸素消費量増大のために、**代謝が亢進する**ことが主因と考えられる。

・栄養障害により脂質の燃焼が亢進するため、**呼吸商が低下**する。

5　治療

・**禁煙**が最も効果的である。

・感染症が重症化しやすくかつ慢性閉塞性肺疾患の増悪原因となることから、**インフルエンザワクチンと肺炎球菌ワクチン**の接種を行う。特にインフルエンザワクチンは重篤な増悪を減少させ、死亡率を約50％減少させるという報告がある。

・薬物療法の中心は**気管支拡張薬**で、抗コリン薬、**β_2刺激薬**、メチルキサンチンがある。また、中等度以上の気流閉塞を有し、増悪を繰り返す症例に対しては吸入ステロイド薬の追加を考慮する。

・呼吸リハビリテーションは、COPDの呼吸困難の軽減、運動耐容能の改善、健康関連QOLの改善に有効である。

※呼吸リハビリテーションの中核となる構成要素は、運動療法、セルフマネジメント教育、栄養療法、心理社会的サポート、及び導入前後、維持期の定期的な評価である。

・重症例では酸素療法（長期酸素療法：LTOT／在宅酸素療法：HOT）を行う。

6　食事療法

・代謝が亢進しているので**高エネルギー食**とする。体重を増加させるには、**実測安静時エネルギー消費量の1.5倍以上**のエネルギー摂取が必要である。

・筋たんぱく質量を保持するため、**高たんぱく質食**(1.2～1.5g/kg 標準体重/日)とする。
・**分枝アミノ酸(BCAA)を多く含む食品を積極的に摂取**する。
・脂質は、病態に応じて**35～50%エネルギー**を目安とする。
・食後の腹部膨満感や呼吸困難感を訴えることが多いため、１日４～６回の**頻回食**とする。
・消化管でガス(CO_2ガス)を発生しやすい食物や炭酸飲料水は避ける。
・呼吸筋の機能維持に必要な**リン**、**カリウム**、**カルシウム**、**マグネシウム**を十分に摂取する。
・骨粗鬆症の合併頻度が高いため、**カルシウム**を十分に摂取する。
・血清ビタミンＤの減少を高率に認めるため、**ビタミンＤ**を十分に摂取する。
・経腸栄養剤を補充する場合、安定期患者では標準的な経腸栄養剤を用いる。人工呼吸管理を考慮するような高 CO_2 血症があれば、**脂質のエネルギー比率が高く**、消化吸収が容易でエネルギー変換が速い **MCT**(中鎖脂肪酸トリグリセリド)、抗炎症作用がある ***n*－３系脂肪酸**を含有する経腸栄養剤が有用となる可能性がある。

5　気管支喘息

可逆性気流制限、気道過敏性亢進、気道炎症を特徴とする疾患であり、**閉塞性換気障害**の１つである。気管支平滑筋の収縮、気管支粘膜の浮腫などによって気流制限をきたし呼吸困難を呈するが、治療によりあるいは自然に気流制限(１秒率)は改善する。患者の気道は気管支収縮物質(ヒスタミン、ロイコトリエンなど)などのさまざまな刺激に対して過敏になっており、程度の弱い刺激に対しても過敏に反応する。喘息の気道炎症には多くの好酸球の浸潤がみられる。

1　分類

(1)　アトピー型喘息

ハウスダスト・ダニ・花粉・ペットの毛などの吸入性アレルゲンや、卵・牛乳・そばなどの食事性アレルゲンが原因となって起こる。**IgE 抗体**が関与する。**小児期に発症することが多く**、アトピー性皮膚炎を合併している場合も多い。季節の変わり目に増悪しやすい。小児期に発症した患者の大半は思春期に寛解する。

(2)　非アトピー型喘息

気道感染などを契機に発症することが多い。中年以降の発症が多く、寛解はまれである。

2　症状

(1)　喘息発作

①　**夜間または明け方に多い。**
②　飲酒、運動、薬剤、食物、ペット、気道感染、気象状況、精神的ストレス、妊娠・出産などが発作の誘因となる。
③　**呼気性呼吸困難**、**起坐呼吸**、呼気の延長、**チアノーゼ**。
④　**喘鳴**《ぜんめい》(ヒューヒュー、ゼーゼーという音)、湿性咳嗽《がいそう》、喀痰《かくたん》。
⑤　頭痛、胸部圧迫感、乾性ラ音(連続性ラ音)。

喘息発作の強さ

大発作	身動きできない、単語しか話せない、失禁、意識消失
中発作	仰臥位になれない(**起坐呼吸**)、文節しか話せない
小発作	苦しいが仰臥位になれる、文章を話せる
喘鳴のみ	ゼーゼーするが息苦しさはない

(2)　気道収縮、気管支粘膜浮腫、粘液分泌亢進。

(3)　アスピリン喘息では慢性副鼻腔炎を合併していることが多い。

3　治療

(1)　**原因療法**

原因となるアレルゲン(ハウスダスト、動物の毛、食物など)を除去する。

(2)　**薬物療法**

気管支拡張薬(β_2**刺激薬**など)や抗炎症薬(ステロイド薬など)を用いる。

(3)　**食事療法**

食物アレルゲンや食品添加物の摂取及び香辛料は発作を誘発するため、避ける。

6　肺炎

病原体などの有害因子によって、肺胞及び肺間質に炎症が生じた疾患である。肺の柔軟性が低下し、次第に肺が硬くなるため、肺容積が減少し、呼吸による肺の収縮や膨張ができにくくなる。**拘束性換気障害**の１つである。

肺炎が起こる場所による肺炎の分類

市中肺炎	**病院外**で日常生活をしている人に発症する肺炎。肺炎球菌、インフルエンザ菌、マイコプラズマ、クラミジアなどが原因微生物となることが多い。
院内肺炎	**入院後48時間以降**に新たに発症した肺炎。基礎疾患があり、免疫能が低下している患者に生じやすい(**日和見感染**であることが多い)。メチシリン耐性黄色ブドウ球菌(MRSA)、緑膿菌などが原因微生物となることが多い。
医療・介護関連肺炎	介護施設や在宅で医療ケアや介護を受けている人に発症する肺炎。多くは高齢者肺炎や誤嚥性肺炎であるが、耐性菌肺炎や日和見感染による肺炎も含まれる。

原因微生物による肺炎の分類

細菌性肺炎	一般細菌感染による肺炎。肺炎球菌、インフルエンザ菌、黄色ブドウ球菌などが主な原因細菌である。
非定型肺炎	**一般細菌以外の原因微生物**の感染による肺炎。マイコプラズマ肺炎、クラミジア肺炎、ウイルス性肺炎などが相当する。細菌性肺炎に比べて、咳嗽が強く喀痰をあまり認めない。白血球の増加が軽度にとどまる。

1　細菌性肺炎

(1)　**特徴**

黄色ブドウ球菌による肺炎は、小児では膿胸になりやすい。またメチシリン耐性黄色ブドウ球菌(MRSA)による院内感染を引き起こしやすい。

(2)　**症状**

膿性痰を伴うことが多く、肺炎球菌では錆色の痰が特徴。

(3) 診断

胸部X線検査で浸潤性の陰影。末梢血では白血球(特に好中球)の増加。

(4) 治療

広域ペニシリンが用いられるが、MRSAではバンコマイシンが効果あり。

2 マイコプラズマ肺炎

(1) 特徴

5～20歳代の若年者に多い。学校などで集団感染することが多い。

(2) 症状

細菌性に比べて全身症状は少なく、激しい乾性咳嗽と高熱が特徴。

(3) 診断

胸部X線検査ではすりガラス様陰影。寒冷凝集反応は陽性。補体結合反応による抗体価が高値。赤血球沈降速度は亢進するが、白血球は増加しない。

(4) 治療

ペニシリンは無効で、エリスロマイシン(マクロライド系抗菌薬)やミノサイクリン(テトラサイクリン系抗菌薬)が効果あり。

※細胞壁合成阻害剤であるペニシリン系の抗菌薬は、細胞壁をもたないマイコプラズマには機能しないため、リボソームにおけるたんぱく質合成を阻害するマクロライド系やテトラサイクリン系の抗菌薬を用いる。

3 ニューモシスチス肺炎

(1) 特徴

日和見感染症の代表的なもので、免疫機構が低下した状態のとき(悪性腫瘍、エイズ、代謝障害、免疫抑制薬使用中など)に発症する。

(2) 症状

発熱、乾性咳嗽、呼吸困難。

(3) 診断

胸部X線検査ではすりガラス様陰影。動脈血ガス分析では低炭酸ガス分圧を伴う低酸素血症。ニューモシスチス・イロヴェチ(真菌)の検出。

(4) 治療

ST合剤(スルファメトキサゾールとトリメトプリムの合剤)が用いられる。

4 誤嚥性肺炎

(1) 特徴

嚥下機能異常によって、気道内へ食物や、嘔吐に伴い逆流した胃内容物、口腔内雑菌を誤嚥することにより発症した肺炎の総称で、**高齢者の肺炎の原因として多い**。高齢者では、夜間など自分で気づかないうちに口腔内の雑菌混じりの唾液を気道に誤嚥する**不顕性誤嚥**(ムセはなし)によるものが多い。病巣は気管支の分岐角度から右下葉に多いが、上葉や中葉にもみられる。高齢者の誤嚥性肺炎は急速に進行し致死率も高いので、急性期には適切な治療を要する。

※左気管支に比べて右気管支のほうが太く急傾斜であるので、唾液などの口腔内容物は右気管支に誤嚥しやすく、座位のとれる患者では重力に従って下へと流れていくため、病巣は下葉に好発する。なお、寝たきりの患者では肺の背側に流れやすい。

⑵　治療

嫌気性菌を多く含む口腔内容物を誤嚥することが多いため、嫌気性菌にも有効な抗菌薬を投与する。また、個々の症例にあわせて嚥下訓練を実施する。気道に嚥下する細菌を少なくするために、体位(頭位挙上)に留意し、**口腔ケア**による口腔内細菌叢の改善、薬物による咳反射の向上などが重要である。

■胸水

肺と胸郭の内側を覆う膜を**胸膜**といい、胸壁側を壁側胸膜、肺を覆う側を臓側胸膜(肺胸膜)と呼ぶ。この2つの胸膜に囲まれた空間を**胸膜腔**といい、胸膜腔にはごく少量の漿液(胸膜液)が含まれ、両胸膜の表面を潤して滑らかにし、呼吸の際の摩擦を防いでいる。この胸膜腔に過剰な液体が貯留した状態が胸水である。胸水は、呼吸器疾患や心臓・肝臓・腎臓疾患でみられ、肺の一部を押しつぶす。**がん性胸膜炎**、**結核性胸膜炎**、**肺炎**、膠原病などではたんぱく成分を多く含む**滲出《しんしゅつ》性胸水(炎症が原因)**が認められ、一方、心不全、肝硬変、ネフローゼ症候群などの心臓・肝臓・腎臓疾患ではたんぱく成分の少ない**漏出《ろうしゅつ》性胸水**(炎症以外の原因)が認められる。

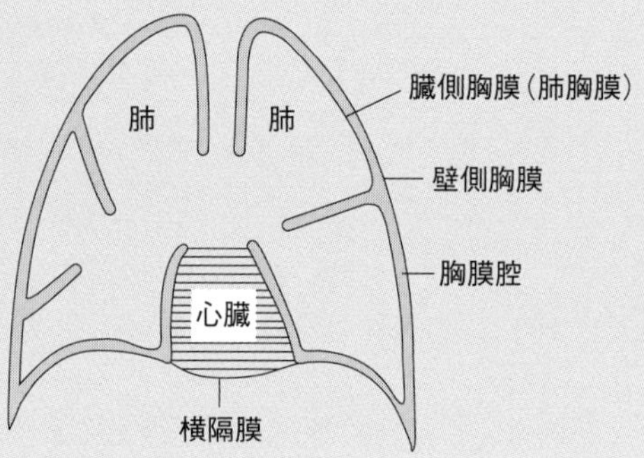

7　肺結核症

結核菌*による感染、もしくは再燃により肺に病変を生じた状態である。宿主の抵抗力が強ければ、第一次(初感染)結核症の段階で治癒する。抵抗力が著しく弱い場合や、結核菌の毒性が強い場合は、第二次結核症(数年以上を経て発症する)へと進展していく。

初期には無症状で経過する場合が多く、徐々に感冒様症状、発熱、咳嗽、喀痰、疲労感、寝汗などを伴うようになる。進展すると悪寒戦慄、高熱、呼吸困難、胸痛、喀血。

＊**結核菌**　好気性グラム陽性杆菌(細菌)、抗酸菌、直射日光に弱いが乾燥・寒冷に強い。酸素分圧の高い臓器（肺など）で増殖し、病変を形成。結核菌の代謝産物や分泌たんぱくであるツベルクリンの希釈液の皮内注射で、結核感染の有無を調べることができる(**ツベルクリン反応**)。

8　肺線維症

特発性間質性肺炎*や他の原因で間質に進行性線維化が起こる疾患で、**拘束性換気障害**の1つである。**肺コンプライアンスが減少**する。50歳以上の男性で、喫煙者に多い。通常は、乾性咳嗽と労作時の息切れがみられ、四肢にばち指を認めることが多い。完治は望めず、予後不良なことが多い。

＊ **特発性間質性肺炎** 原因不明の間質性肺炎のこと。

9 じん肺症

長期間にわたって空気中の無機粉塵《ふんじん》(シリカ、アスベストなど)を吸入することにより、それが肺に沈着して肺に非可逆的な線維性の病変をきたした疾患で、**拘束性換気障害**の１つである。**肺コンプライアンスが減少**する。粉塵作業に従事する労働者に多く、職業病の１つとされている。初期には無症状に経過し、自覚症状として、息切れ、動悸、労作時の呼吸困難、咳嗽、喀痰などがみられる。

10 肺水腫

肺の毛細血管から水分や血球成分が血管外(間質部)に漏出し、異常に貯留している状態。肺間質のみの水分貯留を間質性肺水腫、肺間質を越えて肺胞腔内にも水分貯留をきたした状態を肺胞性肺水腫という。

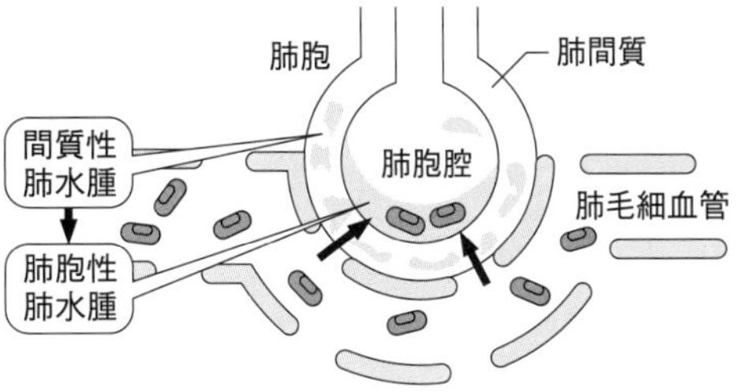

1 原因

肺毛細血管圧の上昇、肺毛細血管壁の透過性亢進、血漿膠質浸透圧の低下、**左心不全・うっ血性**心不全、**腎不全**、有害物質の吸引

2 症状

呼吸困難、起坐呼吸、喘鳴、頻脈、呼吸数増加、淡血性泡沫痰(漿液性でピンク色)、冷汗、チアノーゼ、右心不全が進行した場合は頸静脈怒張。

3 治療

(1) 基礎疾患の治療

(2) 酸素吸入

(3) 薬物療法：利尿薬、強心薬、カテコールアミン、血管拡張薬の与薬。

(4) 補助陽圧呼吸：人工呼吸器を使用し、終末呼気圧に５～10cmH_2O 陽圧呼吸(PEEP)をかける。

(5) 腎不全、尿毒症を生じたときは血液透析。

11 肺がん

1 分類

(1) **原発性**：気管支肺胞系の上皮細胞より発生するがんで、増加傾向にある。

(2) **続発性**：甲状腺がん、胃がん、乳がん、肝がん、子宮がんなどからの**転移**。

原発性組織型分類

組織型	扁平上皮がん	腺がん	小細胞がん	大細胞がん
頻度	約30%	約50%	約15%	約1～2%
発生部位	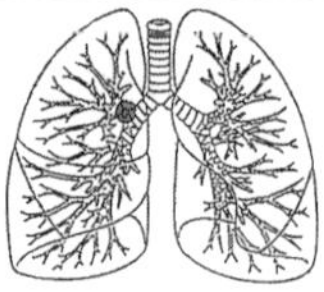 肺門部に多い	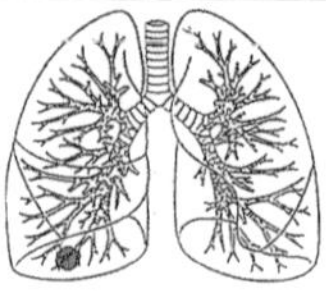 末梢部に多い	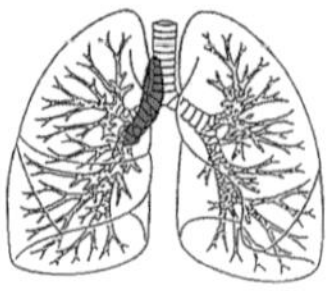 肺門縦隔に多い	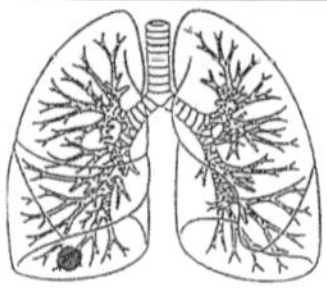 末梢部に多い
喫煙との関係	大	小	大	小～中
進行の速さ	緩やか	比較的遅い	速い	速い
転移	少ない	しやすい	非常にしやすい	しやすい

2 原因

(1) 喫煙：最も多い。**ブリンクマン指数（喫煙年数×1日の喫煙本数）**が**400以上**になると肺がんのリスクが高くなり、**600以上**では危険性が極めて高くなる。

(2) 年齢：40歳以上の**男性に多く**、男女比＝3：1（女性は腺がんが最も多い）。

(3) 職業：石綿（アスベスト）やクロム・ヒ素等を吸い込む職業に多い。

(4) 大気汚染

(5) 家族歴

3 症状

咳嗽・喀痰・血痰・喀血・胸痛、呼吸困難、体重減少、全身倦怠感、心悸亢進、リンパ節腫大、嗄声《させい》（かすれ声）、上大静脈症候群（右側は上大静脈の圧迫により、上半身の静脈がうっ滞し、顔や上肢が腫脹し、頸静脈・胸壁静脈の怒張をみる）など。

練習問題

呼吸器系の構造と機能に関する記述である。正しいのはどれか。1つ選べ。

(1) 左肺は、上葉、中葉、下葉からなる。

(2) 横隔膜は、呼気時に弛緩する。

(3) 内呼吸は、肺胞で行われるガス交換である。

(4) 血中二酸化炭素分圧の上昇は、ヘモグロビンの酸素結合能力を高める。

(5) 肺活量は、残気量を含む。

解　説 ……………………………… 正答 (2)

(1) 誤り。左肺は上葉と下葉の2葉からなり、右肺は上葉、中葉、下葉の3葉からなる。

(2) 正しい。横隔膜は、呼気時に弛緩し（胸腔が狭くなる）、吸気時に収縮する（胸腔が広くなる）。

(3) 誤り。内呼吸は、末梢組織における酸素と二酸化炭素のガス交換である。肺胞で行われるガス交換は外呼吸である。

(4) 誤り。血中二酸化炭素分圧の上昇は、ヘモグロビンの酸素結合能力を低下させる。これにより、組織がヘモグロビンから酸素を受け取りやすくなる。

(5) 誤り。肺活量は残気量を含まない。全肺気量から残気量を除いたものが肺活量である。

練習問題

COPD に関する記述である。正しいのはどれか。１つ選べ。

(1) 安静時エネルギー消費量の低下

(2) 肺の過膨張

(3) 血中酸素分圧の上昇

(4) 血中二酸化炭素分圧の低下

(5) 全身筋肉量の増加

解　説 ………………………………………………………………………………… 正答 (2)

(1) 誤り。安静時エネルギー消費量は、予測値の120～140％に増大する。

(2) 正しい。

(3) 誤り。血中酸素分圧は低下する。

(4) 誤り。血中二酸化炭素分圧は上昇する(発症初期では正常である場合が多い)。

(5) 誤り。全身筋肉量は減少する。COPD 患者では高頻度に体重減少が認められる。

練習問題

70歳、男性。高 CO_2 血症を認める COPD 患者である。この患者の栄養管理に関する記述である。最も適当なのはどれか。１つ選べ。

(1) たんぱく質摂取量は、0.5g/kg 標準体重/日とする。

(2) 脂肪の摂取エネルギー比率は、40％E とする。

(3) 炭水化物の摂取エネルギー比率は、80％E とする。

(4) カルシウム摂取量は、300mg/日とする。

(5) リン摂取量は、500mg/日とする。

解　説 ………………………………………………………………………………… 正答 (2)

(1) 適当でない。たんぱく質摂取量は、1.2～1.5g/kg 標準体重/日を目安とする。

(2) 適当。脂肪は呼吸商が低いため、体内での二酸化炭素発生量が少なく換気系への負担が少ない。また、脂肪は 9 kcal/g であり代謝亢進に伴う栄養障害をきたしやすい COPD 患者にとってエネルギーの摂取効率もよい。

(3) 適当でない。炭水化物の摂取エネルギー比率は、30～50％E を目安とする。

(4) 適当でない。COPD では骨粗鬆症を合併しやすいため、カルシウムの十分な摂取が必要である。「日本人の食事摂取基準(2020年版)」では、70歳、男性のカルシウムの推奨量は750mg/日とされている。

(5) 適当でない。COPD では換気障害から呼吸筋の活動が亢進しており、リンは呼吸筋の機能維持に必要であるため、その十分な摂取が必要である。「日本人の食事摂取基準(2020年版)」では、70歳、男性のカルシウムの目安量は1,000mg/日とされている。

23 運動器(筋・骨格)系

1 骨格系の構造と機能

1 骨の構造

成人の骨格は約200個の骨で形成され、それらが連結して骨格を構成する。骨の重さは体重の15～20%を占める。形状により、長骨、短骨、扁平骨などがある。

全身の骨格

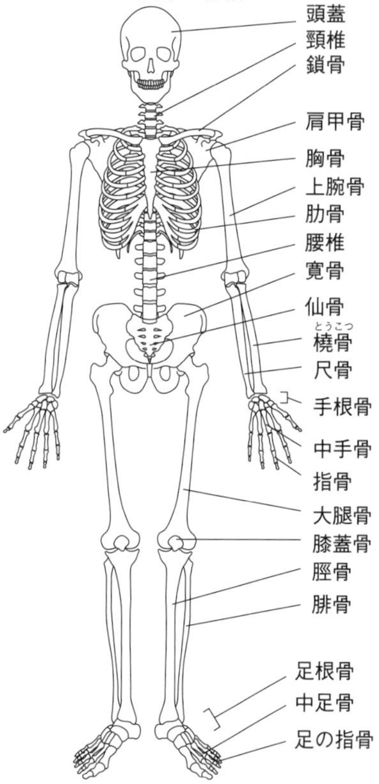

長骨の構造

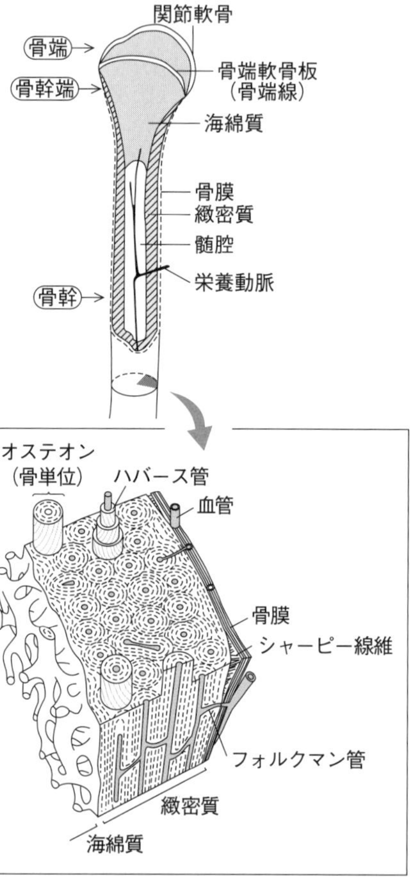

(1) **骨膜**

骨表面(関節の表面を除く)を覆う膜状の結合組織で、骨の保護や**骨の成長・再生**を行う。また、血管や神経が多く分布し、骨の栄養と知覚をつかさどる。骨膜と骨質は、シャーピー線維によって強固に結合する。

(2) **骨質**

長骨の骨幹は厚い**緻密《ちみつ》質**(皮質骨)から成り、内部はスポンジ状の**海綿《かいめん》質**(海綿骨)になっている。緻密質を縦に走る**ハバース管**と垂直に走る**フォルクマン管**内を血管が通っている。骨端部は、主に海綿質で構成されている。また、長骨の骨幹の中央部は**髄腔**という空間になっている。

(3)　**骨髄**

骨髄は、海綿質及び髄腔中のすき間を満たしている。造血機能があるものを**赤色骨髄**という。骨髄は年齢とともに造血機能を失い、脂肪に富む**黄色骨髄**となる。**幼児はすべての骨髄が赤色骨髄である。**成人においては、体幹骨(椎骨、胸骨、肋骨、腸骨など)で赤色骨髄を残す。

2　骨の機能

(1)　身体の支柱となる。姿勢保持のための脊椎骨や下肢骨など。

(2)　脳や内臓などを囲み保護する。内部の器官を保護している肋骨や頭蓋骨など。

(3)　付着する筋によって動かされ、運動器として働く。骨格筋の付着部としての四肢骨及び体幹骨など。

(4)　**カルシウム**、リン、**マグネシウム**の貯蔵の場となる(体内のカルシウムの99%、リンの85%、マグネシウムの60～65%が骨に貯蔵されている)。

(5)　**造血組織**として働く(赤色骨髄)。

■脊柱

脊柱は体幹の骨格を形成する中心となるもので、体を支える支柱となる。また、脊髄を保護する役割も担う。脊柱は椎骨が積み重なってできており、上から順に、頸椎、胸椎、腰椎、仙椎、尾椎に分けられる。これらは生理的に彎曲しており、頸椎と腰椎は前彎、胸椎と仙椎、尾椎は後彎している。

脊柱(左側面)

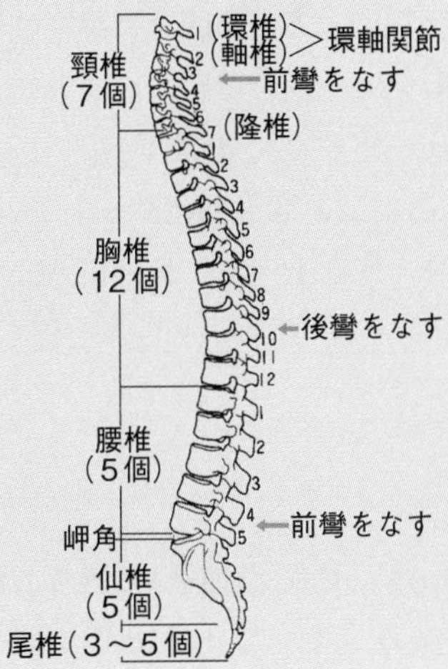

3　骨の発生と成長

(1)　**骨の組成**

骨組織は細胞成分と細胞外基質(骨基質)から成り、主な細胞成分は、**骨芽細胞**、骨細胞、**破骨細胞**の3つである。また、骨基質の主な無機成分は**リン酸カルシウム(ヒドロキシアパタイト)**、主な有機成分は**コラーゲン**である。

●**骨芽細胞**：骨基質たんぱく質(コラーゲンなど)を産生・分泌し、**骨形成**(造骨)を行う。

●**骨細胞**：骨芽細胞が分化したもの。骨の維持・調節を行う。

●**破骨細胞**：骨基質を分解・吸収し、**骨吸収**(溶骨)を行う。血清カルシウム濃度、血清リン濃度を調節する。

(2) 骨基質の石灰化

骨芽細胞の分泌するコラーゲンを中心に**類骨**(石灰化されていない骨基質)が形成され、類骨のすき間にリン酸カルシウムが沈着して骨基質の**石灰化**が起きる。骨を鉄筋コンクリートの建物に例えると、コラーゲン線維＝鉄骨、リン酸カルシウム＝セメントといえる。石灰化には、**ビタミンK**依存性の**オステオカルシン**が関与している。

(3) 骨の発生

まず軟骨が形成され、ついで軟骨が二次的に新生する骨組織で置き換えられ骨となる軟骨内骨化と、軟骨形成の過程を経ず直接に骨組織が形成される膜内骨化の2つの様式がある。長骨の長軸方向の成長には軟骨内骨化が、横軸方向の成長には膜内骨化が関与する。

(4) 骨の成長

長骨の場合、骨幹と上下の骨端の3か所から骨化していくが、骨化が進むと、骨幹と骨端の間に板状に軟骨が残る。これを骨端軟骨という。骨の長さの成長は、骨端軟骨が成長し、それが骨化することで行われ、太さの成長は骨膜で行われる。思春期になって**成長ホルモンの分泌が低下**すると、**骨端軟骨**は消失し、**骨端線**となり成長が止まる。

また、骨端軟骨の他に、関節面にも関節軟骨という軟骨が残り、これが骨端を成長させるとともに、関節面に加わる外力や、関節面での摩擦を緩衝し、骨を保護している。

(5) 骨のリモデリング(骨形成と骨吸収)

骨は成長を終えた後も、**破骨細胞による骨吸収**と**骨芽細胞による骨形成**とが一定の秩序で行われ、骨の**リモデリング**(新陳代謝)を繰り返している。成人においては、骨の形成量と吸収量はバランスが保たれており、骨量は一定に保たれている。このバランスは、**副甲状腺ホルモン(PTH)**、**カルシトニン**、**エストロゲン**、**活性型ビタミンD**、力学的負荷などの影響を受ける。何らかの原因によって骨吸収が骨形成を上回ると骨量(骨密度)の減少が起こり骨粗鬆症となり、逆の場合は、骨硬化が起こる。

4 関節

骨と骨とを連結する部位を関節という。

骨と骨の間のすき間を関節腔といい、**滑液《かつえき》**(関節液)で満たされている。滑液は粘り気の強い無色あるいは淡黄色の透明の液体(弱アルカリ性)で、**ヒアルロン酸**を多く含み、関節面の潤滑油の役割を担っている。また、関節腔は関節包に包まれており、関節包の内壁にある**滑膜《かつまく》**が滑液を分泌する。

関節の表面に骨膜はなく、硝子軟骨から成る**関節軟骨**に覆われる。

関節の一般構造

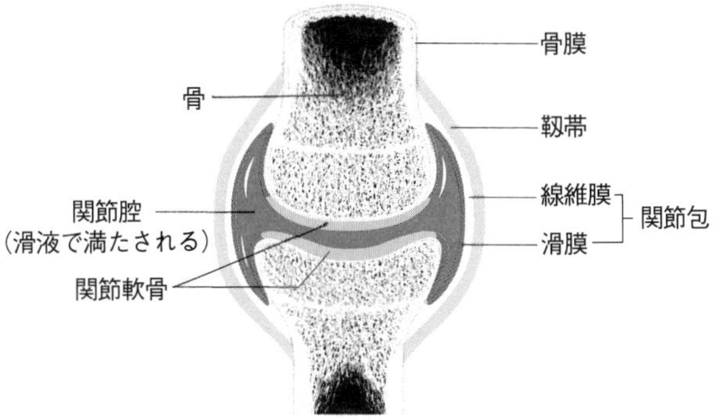

5 軟骨

関節の表面を覆う**関節軟骨**は骨と骨とのクッションの役割を、骨幹と骨端の間にある**骨端軟骨**は成長期の長軸方向の骨の成長に関与する。軟骨には通常、神経や血管はなく、関節軟骨は滑液から、骨端軟骨は周囲の血管からの拡散によって物質代謝が行われている。軟骨の主な固形成分は**コラーゲン**と**プロテオグリカン**(コンドロイチンなど)で、水分は65〜80%含まれる。

6 靱帯

靱帯は骨と骨の間に張って、関節の結合力を強化したり、関節運動の方向や範囲を制限したりする。弾性力の強い線維から成る。靱帯が過度に伸展を受けて損傷された状況を捻《ねん》挫《ざ》という。

2 骨格筋の構造と機能

1 構造

筋線維はひものように細長い1つの細胞で、**多数の核**が存在する。筋線維が集まって結合組織で束ねられたものを筋束といい、これがさらに集まって骨格筋となる。

筋線維は**筋原線維**の集合体で、筋原線維の中には暗く見える部分と明るく見える部分が交互に並んでおり、これらが縞模様に見えるので、**横紋筋**と呼ばれる。暗い部分をA帯、明るい部分をI帯という。

さらに筋原線維は、**アクチン**を主成分とする細いフィラメントと、**ミオシン**を主成分とする太いフィラメントから成る。I帯では細いフィラメントのみが、A帯では細いフィラメントと太いフィラメントの2種類がみられる。

骨格筋を構成する各単位間の関係

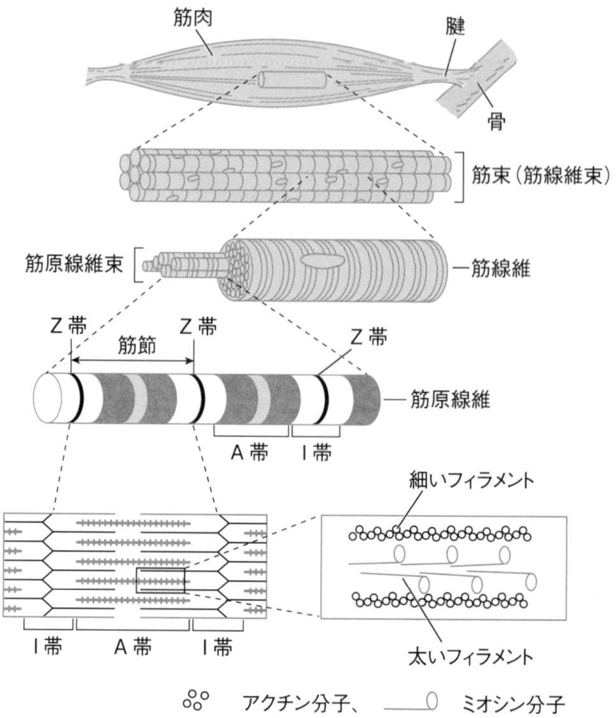

2　筋収縮の仕組み

① インパルス（神経線維の中を伝わっていく活動電位）が神経筋接合部に到達すると、運動神経終末から神経伝達物質の**アセチルコリン**が放出され、筋細胞膜が興奮する。

② 興奮が**筋小胞体**（滑面小胞体）に達する。

③ 筋小胞体から**カルシウムイオン**が放出される。

④ カルシウムイオンが、細いフィラメントに存在するトロポニンと結合し、トロポミオシンによる筋収縮抑制作用が解除される。

⑤ **細いアクチンフィラメントが太いミオシンフィラメントの間に滑り込み**、筋収縮が起こる（A 帯の長さは変わらず、I 帯の長さが短くなる）。この際、ミオシン頭部に含まれる ATP 分解酵素が ATP を ADP に分解する。このときに放出されるエネルギーがアクチンとミオシンの滑走を起こし、筋収縮が起こる。

⑥ 興奮が消失すると、カルシウムイオンはトロポニンからはずれ、再びトロポミオシンによる筋収縮抑制作用が働き、筋は弛緩する。

筋収縮の仕組み

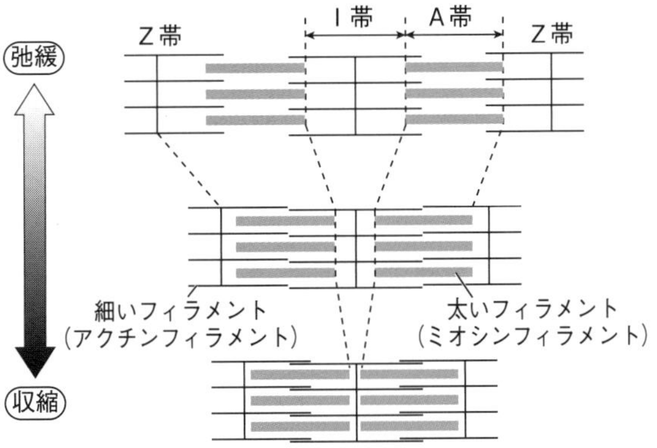

筋肉の収縮過程におけるカルシウムイオンの役割

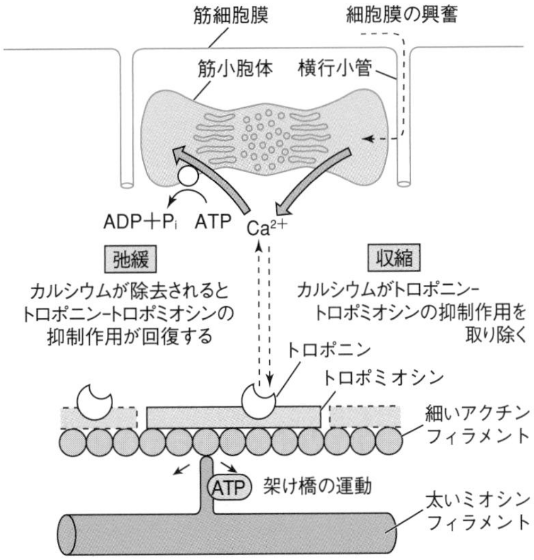

3 白筋と赤筋

骨格筋には、速く収縮する筋線維を多く含む**白筋**と、ゆっくり収縮し持続時間の長い筋線維を多く含む**赤筋**がある。1つの筋には白筋と赤筋がモザイク状に混在し、その含有量により筋の性質が異なる。

	収縮速度	疲労	直径	ミトコンドリア	ミオグロビン	グリコーゲン	運動	例
白　筋 (速筋、Ⅱ型)	速い	速い	太い	少ない	少ない	多い	短距離走 無酸素系	上腕二頭筋 大腿筋
赤　筋 (遅筋、Ⅰ型)	遅い	遅い	細い	多い	多い	少ない	長距離走 有酸素系	ヒラメ筋 脊柱起立筋

なお、加齢により骨格筋は萎縮していくが、**白筋は赤筋より早期に萎縮**する。このため、高齢期では持久的有酸素運動能力より瞬発的な運動能力の低下が著しい。

3 骨粗鬆症

骨粗鬆症は、「**骨強度の低下**を特徴とし、**骨折のリスクが増大**しやすくなる**骨格疾患**」と定義され、**閉経以後の女性に好発する**。なお、骨強度は**骨密度**(単位体積当たりの骨塩量)と**骨質**の2つの要因からなる。海綿骨では骨の代謝回転が速いため、皮質骨よりも顕著に骨強度が低下する。

骨粗鬆症発症の具体的要因は、若年期における不十分な最大骨量、**閉経**による**エストロゲン欠乏**、**カルシウム**や**ビタミンD**、**ビタミンK欠乏**と、その結果としての**副甲状腺ホルモン**による骨吸収作用亢進、また**加齢**によ

年齢による骨量の変動

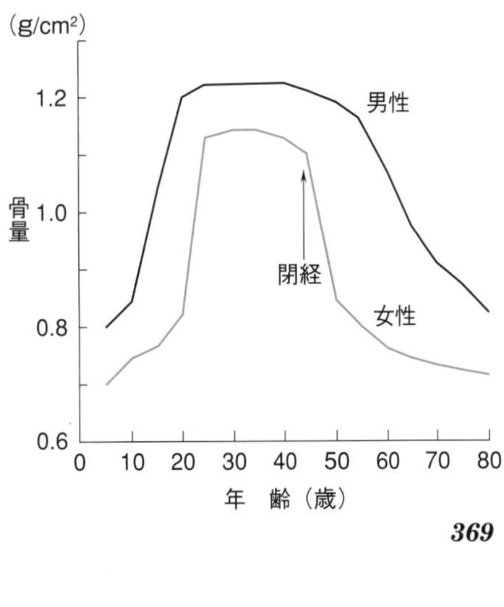

る筋力低下や**寝たきり**の不動による力学的負荷の低下などである。

腰痛、円背《えんぱい》(背中が丸くなること)、身長低下を主症状とし、椎体圧迫骨折(胸腰椎に好発)、大腿骨近位部(頸部)骨折、橈骨《とうこつ》遠位端骨折を起こしやすい。

※エストロゲンは、破骨細胞の働きを抑制し、骨吸収を抑える。

1　骨粗鬆症性骨折の危険因子

女性、高齢、低骨密度、既存骨折、カルシウム摂取不足、低体重(低BMI)、喫煙、アルコールやカフェインの多飲、運動不足、日照不足、ステロイド薬服用、骨折家族歴など

※アルコール・カフェインは、カルシウムの尿中排泄を促進する。

2　原発性骨粗鬆症と続発性骨粗鬆症

主に閉経や加齢が原因となる原発性骨粗鬆症と、その他要因による続発性骨粗鬆症に分類される。

続発性骨粗鬆症の原因

内分泌性	**副甲状腺機能亢進症**、**クッシング症候群**、甲状腺機能亢進症、性腺機能不全など
栄養性	**胃切除後**、神経性食欲不振症、吸収不良症候群、ビタミンC欠乏症、ビタミンAまたはD過剰
薬　物	**ステロイド薬**、抗痙攣薬、ワーファリン（抗血液凝固薬)、性ホルモン低下療法治療薬、SSRI(抗うつ薬)、メトトレキサート(抗がん剤、抗リウマチ薬)、ヘパリン(抗血液凝固薬）など
不動性	全身性(**臥床安静**、対麻痺、廃用症候群、宇宙旅行)、局所性(骨折後など)
先天性	骨形成不全症、マルファン症候群
その他	**糖尿病**、関節リウマチ、アルコール多飲(依存症)、**慢性腎臓病(CKD)**、**慢性閉塞性肺疾患(COPD)**など

(『骨粗鬆症の予防と治療ガイドライン2015年版』)

3　診断基準

原発性骨粗鬆症の診断は、脆弱性骨折の有無と骨密度値に基づいて行う。骨密度測定は、X線を用いる**DXA**《デキサ》**(DEXA、二重エネルギーX線吸収測定法)**などで行う。

※骨量の測定法として、診断には精度の高いDXAを用いるが、スクリーニング検査ではQUS(定量的超音波測定法)が広く用いられている。QUSは、踵骨に超音波を照射し、超音波の伝播速度と減衰率から骨量を測定する方法である。DXAに比べて精度は低いが、放射線被曝がなく簡易に測定できる。

原発性骨粗鬆症の診断基準(2012年度改訂版)

Ⅰ．脆弱性骨折あり 1．椎体骨折または大腿骨近位部骨折あり 2．その他の脆弱性骨折があり、骨密度がYAM*の80%未満
Ⅱ．脆弱性骨折なし 骨密度がYAMの70%以下または−2.5SD以下

＊YAM　若年成人平均値(young adult mean)。腰椎では20〜44歳、大腿骨近位部では20〜29歳。

(『骨粗鬆症の予防と治療ガイドライン2015年版』)

なお、**原発性骨粗鬆症では、血清カルシウム値、血清リン値及び血清骨型アルカリフォスファターゼ（BAP)*値は正常範囲内**であり、血液・尿検査などは続発性骨粗鬆症や他の疾患との鑑別のために必要である。

■骨代謝マーカー

骨吸収マーカーと**骨形成マーカー**があり、血液または尿検査により骨代謝状態を評価する。骨代謝マーカーは薬物選択の指針としても用いられる。なお、骨代謝マーカーの値には日内変動があり、朝は高く、午後に低下する。検体の採取は早朝空腹時が適している。

原発性骨粗鬆症診療で用いられる骨代謝マーカー

マーカー名		検体
骨吸収マーカー	Ｉ型コラーゲン架橋Ｎ‐テロペプチド	血清、尿
	Ｉ型コラーゲン架橋Ｃ‐テロペプチド	
	酒石酸抵抗性酸フォスファターゼ‐５b	血清
	デオキシピリジノリン	尿
骨形成マーカー	**骨型アルカリフォスファターゼ(BAP)**	血清
	Ｉ型プロコラーゲン‐Ｎ‐プロペプチド	

(『骨粗鬆症の予防と治療ガイドライン2015年版改』)

4　食事療法

骨粗鬆症の治療時に推奨される食品と過剰摂取を避けた方がよい食品

推奨される食品	過剰摂取を避けた方がよい食品
・**カルシウム**を多く含む食品 (牛乳・乳製品、小魚、緑黄色野菜、大豆・大豆製品) ・**ビタミンＤ**を多く含む食品 (魚類、きのこ類) ・**ビタミンＫ**を多く含む食品 (納豆、緑色野菜) ・**果物**と**野菜** ・**たんぱく質** (肉、魚、卵、豆、牛乳・乳製品など)	・**リン**を多く含む食品 (加工食品、一部の清涼飲料水) ・**食塩** ・**カフェイン**を多く含む食品 (コーヒー、紅茶) ・**アルコール**

※１日にカルシウムは700～800mg、ビタミンＤは10～20μg、ビタミンＫは250～300μg の摂取が推奨される。

(『骨粗鬆症の予防と治療ガイドライン2015年版』)

5　運動療法

運動療法の骨密度上昇効果が認められている。骨密度を上昇させるための有酸素荷重運動、筋力訓練、ウォーキング、椎体骨折を予防するための背筋強化訓練、転倒を予防するための筋力訓練、バランス訓練(片脚起立)などが推奨される。

6　薬物療法

ビスホスホネート薬(骨吸収を阻害)、SERM《サーム》(ラロキシフェン、バゼドキシフェン)が第一選択薬となる場合が多い。他に、活性型ビタミンD$_3$製剤、女性ホルモン薬(結合型エストロゲンなど)、カルシウム薬、ビタミンK$_2$薬、カルシトニン薬などが用いられる。なお、ビスホスホネート製剤は、カルシウム、マグネシウムなどの金属イオンを多く含む経口剤や食品と同時に摂取すると不溶性のキレートを形成して吸収が抑制される。

4　骨軟化症・くる病

ビタミンD欠乏を基盤とするカルシウム代謝障害による骨基質への**石灰化障害**のことで、**小児**の骨成長期に起こるものを**くる病**、成長がとまった**成人**に起こるものを**骨軟化症**という。全身的な骨成長障害と骨格の変形を起こす。胃・十二指腸切除後、膵臓疾患、肝・胆道疾患ではビタミン吸収障害が起こるので、ビタミンD摂取が十分であっても欠乏症が起こることがある。また、**完全母乳栄養**ではくる病の発症リスクが高い。

血清カルシウム値と血清リン値は低下し、血清骨型アルカリフォスファターゼ(BAP)値は上昇する。

5　変形性関節症

関節軟骨をはじめとする関節構成体の退行性疾患をいい、疼痛や関節可動域制限、関節変形などを呈する。原疾患のない**一次性**と、何らかの原疾患に続発して発症する**二次性**(続発性)とに分類される。好発部位は**股関節**、**膝関節**、頸椎、腰椎であり、**中高年に多い**。治療には、保存療法(理学療法、運動療法、装具療法、薬物療法など)と外科的療法(骨切り術、人工関節置換術など)がある。

1　変形性股関節症

先天性股関節脱臼や亜脱臼、関節脱臼治療後の骨頭変形、骨折、関節炎などに続発する**二次性**のものが大半を占める。**40〜50歳以上の女性に多い**。初期には、長距離歩行や過激な労働の後に疼痛が出現するが、病態が進展すると、持続的な疼痛となる。

2　変形性膝関節症

変形性関節症の中で**最も頻度が高く、50歳以上の肥満女性に多い**。関節軟骨の加齢現象(関節軟骨が年齢とともに弾力性を失い、遣い過ぎにより摩耗して関節が変形)による**一次性**のものが大半を占める。初期には、歩行や立ち上がり動作時に疼痛が出現し、膝関節の腫脹が生じる。病態が進展すると、関節水腫(過量の関節液の貯留)や膝関節の変形(O脚)などがみられる。

6　サルコペニア、廃用性筋萎縮、ロコモティブシンドローム

1　サルコペニア

サルコペニアは、筋肉量の低下、及び筋力の低下または身体機能の低下と定義される。末梢神経支配の減退、筋たんぱく合成能の低下、ホルモンの影響、栄養摂取量の減少、呼吸循環器系機能の低下などが要因として考えられている。サルコペニアは転倒や死亡の増加をもたらし、高齢者のQOLを損なうためその予防が重要である。サルコペニアの予防・治療には、筋肉に負荷をかけて行うトレーニング法であるレジスタンス運動が効果的とされる。

サルコペニアの存在は、高齢者の「ふらつき」、「転倒・骨折」、「フレイル」に関連し、身体機能障害や要介護状態との関連性が強い。

※「sarco《サルコ》」は筋肉、「penia《ペニア》」は減少・喪失を意味するギリシャ語である。

※フレイルについては、Part I -12-1 4「フレイル」を参照のこと。

サルコペニア診断基準

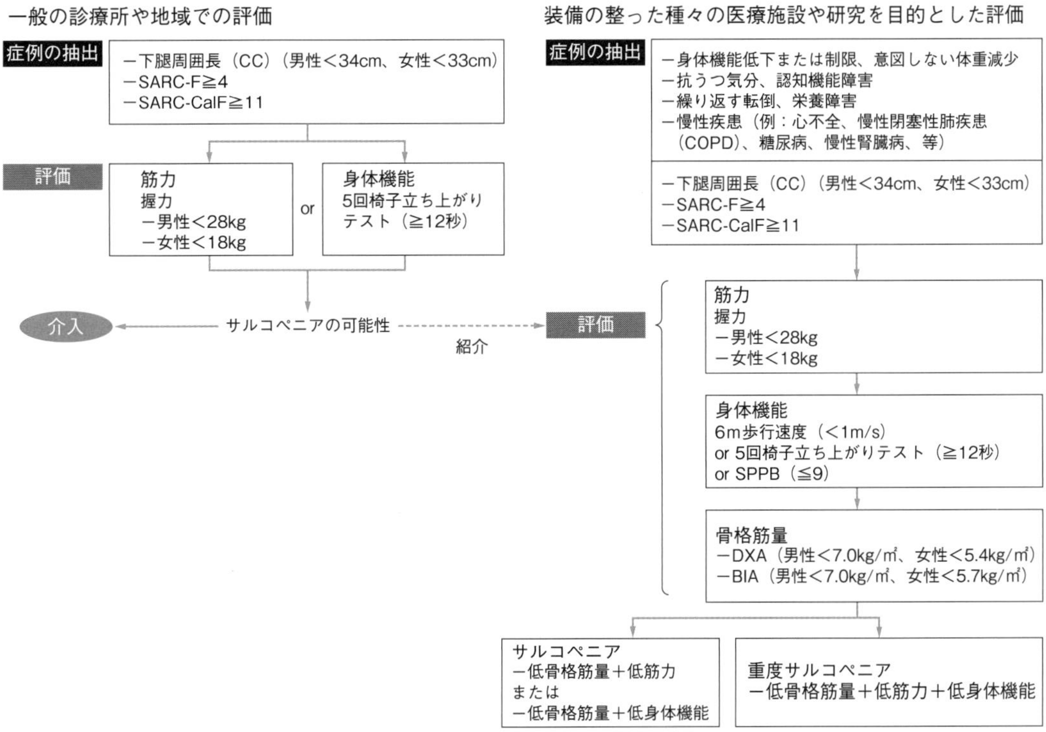

（AWGS2019による）

※SARC-F：サルコペニアのスクリーニングツールで、Strength(S；力の弱さ)、Assistance walking(A；歩行補助具の有無)、Rising from a chair(R；椅子からの立ち上がり)、Climbing stairs(C；階段を登る)、Falls(F；転倒)の５項目で構成されている。なお、SARC-CalF はSARC-F に下腿周囲長を追加して評価を行う。

※SPPB：高齢者の下肢機能を評価する目的に開発されたツールで、サルコペニアの評価にも用いられる。バランステスト、歩行テスト、椅子立ち上がりテストの３項目で構成されている。

サルコペニアの分類

原発性	**年齢が関与したサルコペニア**	年齢以外明らかな原因なし
二次性	**活動量に関連したサルコペニア**	ベッド上安静、不活発な生活習慣、体調不良、無重力状態
	疾病が関与するサルコペニア	進行した臓器不全(心臓、肺、肝臓、腎臓、脳)、炎症性疾患、悪性腫瘍、内分泌疾患
	栄養が関与するサルコペニア	摂食不良、吸収不良、食思不振

※悪液質もサルコペニアの亜系と考える。

■フレイル・サイクル

フレイルの原因の1つにサルコペニアが存在する。低栄養が存在すると、サルコペニアにつながり、活力低下、筋力低下、身体機能低下を誘導し、活動度、消費エネルギー量の減少、食欲低下をもたらし、さらに栄養不良状態を促進させるというフレイル・サイクルが構築される。

フレイル・サイクル

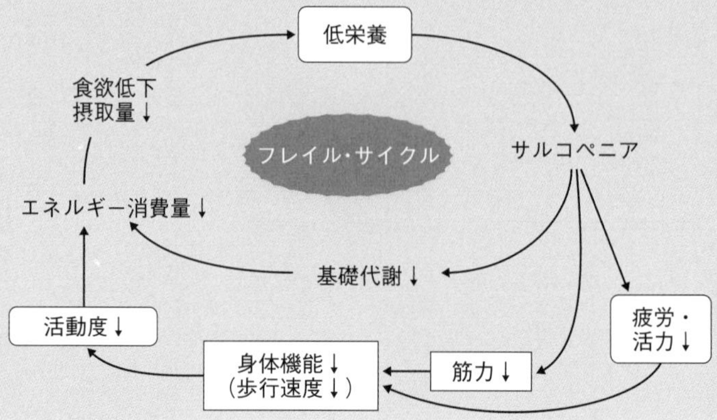

2　廃用性筋萎縮

廃用性筋萎縮とは、ギプス固定や長期臥床など**筋肉を使用しない**ことによって生じる筋原性萎縮をいう。動かせない部位では等尺性運動を、動かせる部位では等張性運動を含む筋力訓練を積極的に行う。

3　ロコモティブシンドローム(運動器症候群)

骨、関節、筋肉といった運動器の障害により、「立つ」「歩く」といった日常生活での移動機能が低下し、将来要支援・要介護になる可能性の高い状態をいう。

〈ロコモティブシンドロームの7つのチェック項目〉

① 片脚立ちで靴下がはけない
② 家の中でつまずいたりすべったりする
③ 階段を上がるのに手すりが必要である
④ 家のやや重い仕事が困難である(掃除機の使用、布団の上げ下ろしなど)
⑤ 2kg程度の買い物をして持ち帰るのが困難である(1リットルの牛乳パック2個程度)
⑥ 15分くらい続けて歩くことができない
⑦ 横断歩道を青信号で渡りきれない

※このうち、1つでも該当すれば、ロコモティブシンドロームが疑われるとされる。

〈ロコモ度テスト〉

ロコモティブシンドロームか、そうではないのか、簡単な3つの指標でロコモ度を評価し、「ロコモ度2」の場合に専門医の受診を勧める内容となっている。

① 立ち上がりテスト(下肢筋力を調べる)
② 2ステップテスト(歩幅を調べる)
③ ロコモ25(身体の状態・生活状況を調べる)

●ロコモ度１：移動機能の低下が始まっている状態

筋肉やバランス力が落ちてきているため、ロコモーショントレーニングを始めとする運動を習慣づける必要がある。また、十分なたんぱく質とカルシウムを含んだバランスのとれた食事を摂るように気をつける。

●ロコモ度２：移動機能の低下が進行している状態

自立した生活ができなくなるリスクが高くなっている。特に痛みを伴う場合は、何らかの運動器疾患が発症している可能性もあるため、整形外科専門医の受診を勧める。

練習問題

運動器系の構造と機能に関する記述である。**誤っている**のはどれか。１つ選べ。

(1)　橈骨は、前腕の骨である。

(2)　骨膜は、骨折時の骨再生に関与している。

(3)　靭帯は、骨と骨を連結する。

(4)　可動関節は、関節包で覆われている。

(5)　骨格筋は、平滑筋である。

解　説 ………………………………………………………… **正答**　(5)

(1)　正しい。橈骨は、前腕の母指側にある細長い骨である。

(2)　正しい。骨膜は骨表面を覆う膜状の結合組織で、骨の保護や骨の成長・再生を行う。

(3)　正しい。靭帯は強靭な結合組織の短い束で、骨と骨を連結し関節を形作る。

(4)　正しい。可動関節は、線維膜と滑膜からなる関節包で覆われている。

(5)　誤り。骨格筋と平滑筋は区別される。筋組織には、骨格を支持し動かす骨格筋と、心臓壁を作る心筋と、心臓以外の内臓や血管壁を作る平滑筋の３種類がある。

※Part Ⅰ-1-5 2(3)「筋組織」を参照のこと。

練習問題

原発性骨粗鬆症に関する記述である。正しいのはどれか。１つ選べ。

(1)　骨吸収は、閉経後に低下する。

(2)　骨型アルカリフォスファターゼ（BAP）は、骨吸収マーカーである。

(3)　低カルシウム血症となる。

(4)　食塩摂取過剰は、リスク因子である。

(5)　治療には、副腎皮質ステロイド薬が用いられる。

解　説 ………………………………………………………… **正答** (4)

(1)　誤り。骨吸収は閉経後に亢進する。閉経によって、骨吸収抑制作用のあるエストロゲンの分泌が減少するためである。

(2)　誤り。骨型アルカリフォスファターゼは、骨形成マーカーである。骨型アルカリフォスファターゼは骨代謝回転の亢進した海綿骨の骨量とよく相関することから、骨形成マーカーとして有用とされている。

(3)　誤り。原発性骨粗鬆症では、血清カルシウム値、血清リン値、血清アルカリフォスファターゼ値は正常範囲内に保たれる。

(4)　正しい。食塩の他、リン、カフェイン、アルコールなどの過剰摂取も骨粗鬆症のリスク因子となる。

(5)　誤り。治療には、ビスホスホネート薬、SERM《サーム》が第一選択薬となる場合が多い。なお、副腎皮質ステロイド薬には骨吸収促進、骨形成抑制作用があり、その長期投与は骨粗鬆症のリスク因子である。

練習問題

運動器系疾患に関する記述である。正しいのはどれか。1つ選べ。

(1)　骨粗鬆症は、骨の石灰化障害である。

(2)　変形性関節症では、関節軟骨の肥大が起こる。

(3)　大腿骨頸部(近位部)骨折は、男性での発生率が高い。

(4)　関節リウマチでは、多発関節炎が起こる。

(5)　サルコペニアでは、骨格筋量が増加している。

解　説 ………………………………………………………… **正答** (4)

(1)　誤り。骨粗鬆症では、骨吸収が骨形成を上回り、骨密度が低下する。骨の石灰化障害はビタミンＤ欠乏を基盤としており、小児ではくる病、成人では骨軟化症となる。

(2)　誤り。変形性関節症とは、関節の退行性変性を基盤とした慢性の疼痛性疾患を指す。関節軟骨の変性と摩耗(すり減り)が起こり、疼痛や関節可動域制限などを呈する。

(3)　誤り。大腿骨頸部(近位部)骨折は、骨粗鬆症が進んだ状態での転倒などが主な原因となるため、閉経後の女性での発生率が高い。

(4)　正しい。関節リウマチは、多発性の関節炎症を主症状とする自己免疫疾患である。炎症を起こした滑膜は血管新生を起こしながら増殖を始めるため、関節が腫脹して疼痛をきたす。

※Part Ⅰ-26-4 3「関節リウマチ」を参照のこと。

(5)　誤り。サルコペニアでは、骨格筋量が減少している。

24 生殖器系

1 女性生殖器の構造と機能

1 卵巣

卵巣は母指頭大の扁平な器官で、左右に1つずつある(重さ約7g)。卵子の発生・成熟・排卵を行う生殖器としての機能と、エストロゲン(卵胞ホルモン)、プロゲステロン(黄体ホルモン)などのホルモンを分泌する内分泌器としての機能がある。

卵巣は**種々の発育段階の卵胞**や黄体・白体がみられる皮質(表層部)と、血管・リンパ管・神経に富む髄質(中心部分)に区分される。

女性の骨盤内臓器

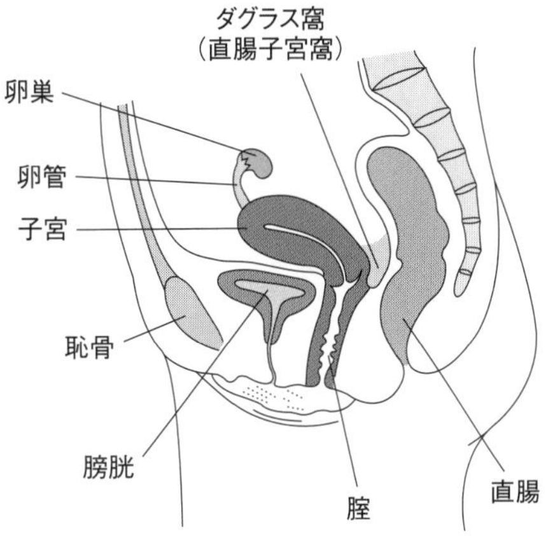

(1) 卵胞

卵子を1個ずつ内包する袋を**卵胞**という。**卵巣皮質内**には胎生期で約700万個の未熟な**原始卵胞**があるが、思春期・生殖年齢の頃には約30万個に減る。生殖年齢になると、毎月15～20個の原始卵胞が発育し始める。一次卵胞、二次卵胞といった段階を経て、1つだけが**成熟卵胞(グラーフ卵胞)**へと成長する。月経周期14日目ごろには、卵巣表面に移動したグラーフ卵胞が破れて、卵子が腹腔内へ放出される(**排卵**)。**卵胞はエストロゲンを分泌する**。

(2) 黄体

排卵した卵胞は**黄体**に変わる。卵子が受精して子宮内膜に着床すると(妊娠成立※)、増大して妊娠黄体となり、胎盤完成まで持続する。受精しない場合は、14日前後で退縮を始め、**白体**となる。**黄体はエストロゲンとプロゲステロンを分泌する**。

※妊娠の成立については、PartⅢ-4-1 1を参照のこと。

卵胞の発育〔卵巣断面〕

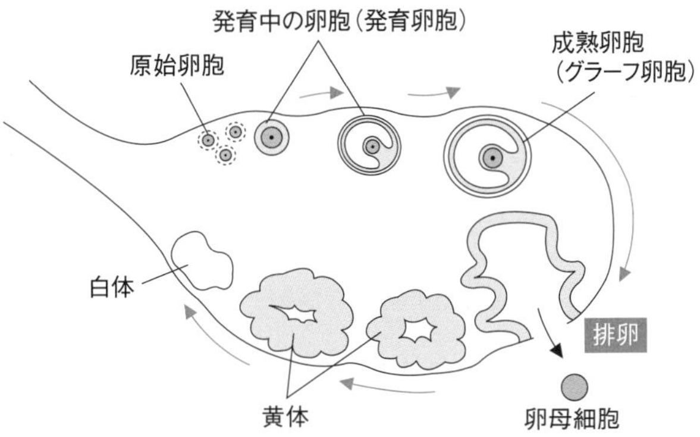

2　卵管・子宮・腟

⑴　卵管

　卵巣から排卵された卵細胞を子宮へ運ぶ10～15cm の管である。卵巣から排出された卵子は**卵管采《さい》**で受け止められ、**卵管膨大部**で受精する。卵管粘膜は円柱上皮からなり、線毛細胞と粘液分泌細胞を有する。

⑵　子宮

　膀胱と直腸の間に位置し、重さ50g、高さは７cm 程度である。上部から底部、体部、頸部に区分される。子宮壁は、①子宮内膜(基底層と機能層の二層)、②筋層、③子宮外膜(漿膜)の３層から成る。受精卵の保持と胎児の発育・娩出に関与する。

　子宮後壁の直腸との間のくぼみを**ダグラス窩(直腸子宮窩)**という。ダグラス窩は腹腔と連続し、腹腔内の出血や膿が溜まりやすい。

⑶　腟

　子宮に続く長さ７～10cm の管状器官で、粘膜上皮は重層扁平上皮である。腟内ではデーデルライン杆菌がグリコーゲンを分解して乳酸を産生し、酸性度を高めることにより、細菌の侵入を防いでいる。

卵巣・卵管・子宮・腟

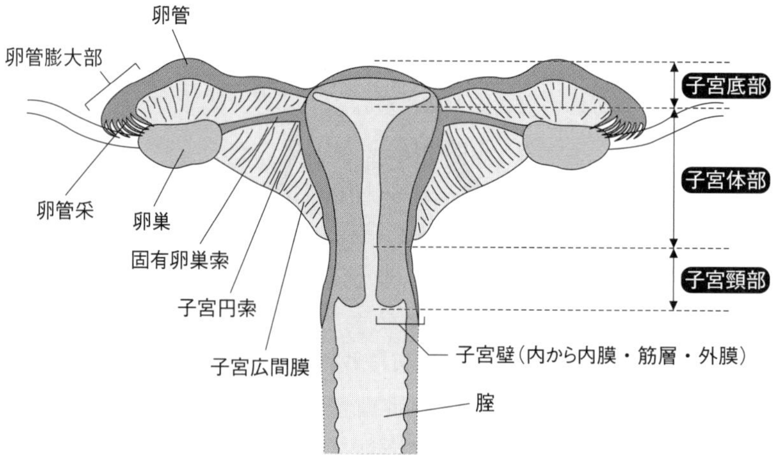

3　乳房

乳房

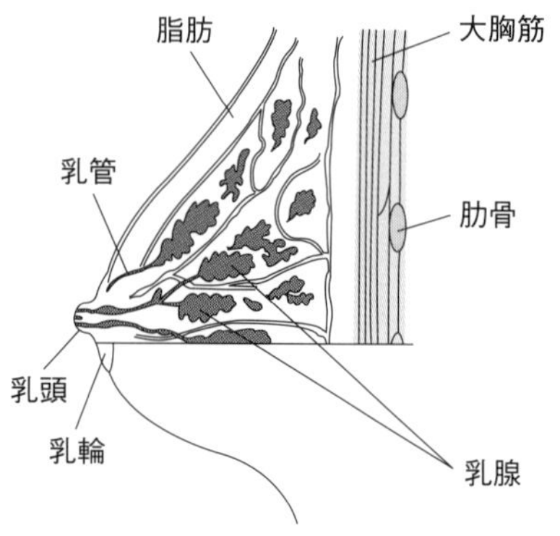

　大胸筋の上に存在し、乳腺と脂肪組織から成る。乳頭の周りには輪状の乳輪があり、メラニン色素が沈着している。また、乳輪の皮膚には、アポクリン汗腺である乳輪腺(モントゴメリー腺)が存在する。

　乳腺には血管やリンパ管が多く分布しており、その発育には**エストロゲン**が関与する。

　乳腺にはしばしばがんが発生し、このときリンパ行性に腋窩リンパ節に転移しやすい。

※分娩後、下垂体前葉から分泌される**プロラクチン**により**乳汁の産生が促進**され、下垂体後葉から分泌される**オキシトシン**により授乳時の**乳汁射出が促進**される。

2　女性の性周期

1　性周期

成熟した女性では、毎月規則正しく、平均28日の周期で子宮内膜の剥離に伴う出血がみられる。これを月経という。こうした性周期は、卵巣で起こる卵胞の成熟過程である卵巣周期と、それに伴って卵巣から分泌されるホルモンによって引き起こされる子宮の周期的変化（子宮周期）に分けて考えることができる。

(1)　卵巣周期

卵巣周期は、卵胞期（卵胞の発育）・排卵期・黄体期（黄体の形成）の３期に分類され、これは視床下部・下垂体系によるコントロールを受けている。具体的には、卵巣は**下垂体前葉**から分泌される**卵胞刺激ホルモン（FSH）**と**黄体形成ホルモン（LH）**によって支配され、**卵巣**から女性ホルモンである**エストロゲン（卵胞ホルモン）**、**プロゲステロン（黄体ホルモン）**が分泌される。この女性ホルモンによって子宮内膜に周期的変化が起こり、子宮周期が形成される。

①　卵胞期

卵胞刺激ホルモンにより、原始卵胞の発育が始まり、成熟卵胞（グラーフ卵胞）が形成される。卵胞からは**エストロゲン**が分泌される。

②　排卵期

排卵直前にエストロゲンの分泌がピーク（１回目）に達すると、**正のフィードバック**が働き、下垂体から大量の**黄体形成ホルモンが分泌される（LH サージ）**。黄体形成ホルモンは**排卵**を促し、成熟卵胞から卵子が放出される。

③　黄体期

排卵をした卵胞は、黄体形成ホルモンの作用により**黄体**に変化し、**プロゲステロン**を分泌する。同時に**エストロゲン**も分泌され、ともに黄体期中期に分泌がピーク（エストロゲンは２回目）に達する。

(2)　子宮周期

子宮周期（月経周期）は、月経期・増殖期・分泌期の３期に分類される。子宮周期は卵巣周期の変化に伴って分泌される女性ホルモン（エストロゲン、プロゲステロン）の分泌量によってコントロールされるため、子宮周期と卵巣周期は極めて密接な関係にあり、**子宮周期の増殖期・分泌期は卵巣周期の卵胞期・黄体期に一致**する。

①　増殖期

卵胞から分泌される**エストロゲンの作用で、子宮内膜が増殖し**、肥厚する。

②　分泌期

排卵後、黄体から**プロゲステロン**・エストロゲンの分泌が増加し、さらに子宮内膜の増殖が進む。**分泌活動も活発化**し、栄養素を含む粘液が分泌され、受精卵の着床を容易にする。また、**プロゲステロンの作用で、基礎体温が上昇する**。

③　月経期

排卵から14日前後でエストロゲン、プロゲステロンの分泌が急激に減少すると、子宮内膜の機能層が剥離し、出血が生じる（月経）。

性周期

		卵胞期		排卵期	黄体期
卵巣周期		FSHにより卵胞の成熟が始まる。		FSH、LHの分泌がピークに達し、成熟卵胞から卵子が放出される。	排卵した卵胞は、LHによって黄体に変わる。
	ホルモン	卵胞からエストロゲンが分泌される。		排卵直前にエストロゲンの分泌がピークに達し、大量のLHが分泌される。	黄体からプロゲステロンとエストロゲンが分泌される。中期に分泌がピークに達する。
子宮周期		月経期	増殖期		分泌期
		子宮内膜（機能層）がはがれ出血する。	卵胞から分泌されるエストロゲンにより子宮内膜が肥厚する。		黄体から分泌されるプロゲステロンが肥厚した子宮内膜を維持するとともに、分泌腺が活発化する。

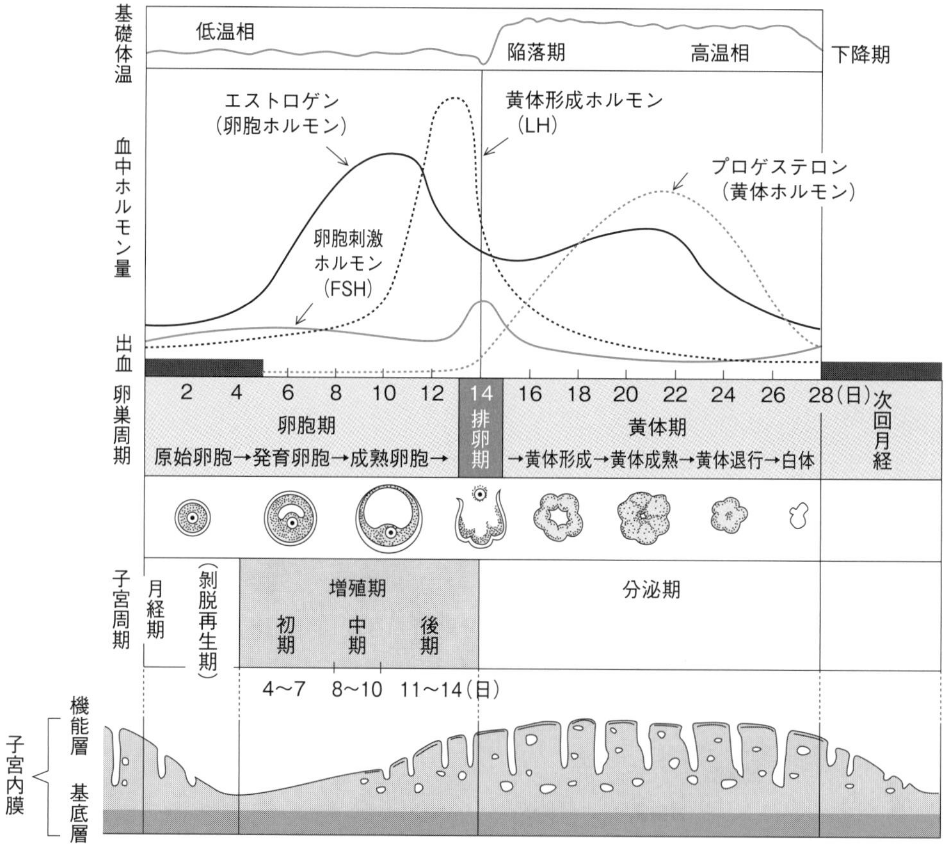

2　性周期とホルモン

性周期は、視床下部－下垂体－卵巣系のホルモンによりコントロールされている。

性周期に関与する主なホルモン

ホルモン名	分泌部位	作用
性腺刺激ホルモン放出ホルモン(GnRH)＊	視床下部	下垂体前葉に作用し、性腺刺激ホルモン(FSH、LH)の分泌を促進する。
卵胞刺激ホルモン(FSH)	下垂体前葉	卵胞の発育を促進する。(男性では精子形成を促進。)
黄体形成ホルモン(LH)		排卵を誘発し、排卵後の卵胞の黄体形成を促す。(男性では精巣に作用してテストステロンの分泌を促進、調整。)
エストロゲン(卵胞ホルモン)	卵巣	卵胞の成長を促進し、子宮内膜を増殖させる。
プロゲステロン(黄体ホルモン)		子宮内膜を分泌期にし、排卵後の体温を上昇させる。

＊性腺刺激ホルモン放出ホルモン(GnRH)　黄体形成ホルモン放出ホルモン(LHRH)とも呼ばれる。
※卵胞刺激ホルモン(FSH)と黄体形成ホルモン(LH)を併せてゴナドトロピン(性腺刺激ホルモン)という。

3　男性生殖器の構造と機能

1　男性生殖器官の構造

(1)　精巣

睾丸とも呼ばれ、**精子を作る**実質性器官で陰嚢内にある。精巣の中には曲がりくねった多数の精細管があり、この中には精子のもとになる精細胞と、それを支える**セルトリ細胞**がある(セルトリ細胞は、精子形成細胞の保持・保護、栄養供給、貪食などに関わる)。また、精細管の外の間質には**ライディッヒ細胞**があり、男性ホルモンの**テストステロン**を分泌する。

(2)　精路

①　精巣上体(副睾丸)

精巣の上端から後縁に付着し、精巣で作られた精子は成熟しながらここを通り尾部に貯蔵され、射精時に精管へと送られる。

②　精管

全長40～50cmの管で、精巣上体から始まり、陰嚢の中を上行し、精管膨大部で左右の精管が近づき、射精管へ移行する。その後、前立腺を貫いて尿道へ続く。

(3)　付属生殖腺

①　精嚢

膀胱の後方で、精管膨大部の外側にあり、下端は精管とともに射精管に連なる。精液の一部をなす果糖を含むアルカリ性の液を分泌し、この分泌液が精子に運動性を与える。

②　前立腺

尿道起始部や射精管を取り囲む。乳白色の前立腺液を分泌し、精子に運動性を与える。前立腺は**直腸の前面に位置し**、直腸指診で腹側より触れることができ、前立腺肥大や前立腺がんの発見に役立つ。

③　尿道球腺（カウパー腺）

前立腺下方にあり、女性のバルトリン腺にあたる。透明粘稠な粘液を分泌し、尿道海綿体の下壁に開く。

男性生殖器系（背後より）

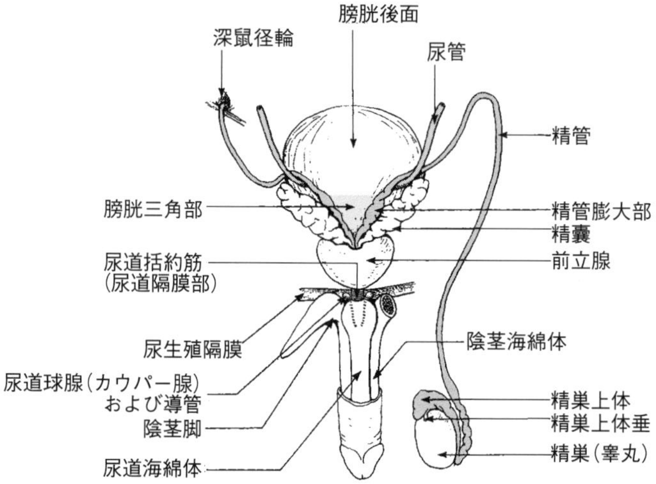

2　精子形成

精巣の**ライディッヒ細胞**で分泌された**テストステロン**によって、精細管で**精子形成**が行われる。また、テストステロンの分泌は、下垂体前葉から分泌される**黄体形成ホルモン（LH）**の調節を受ける。精巣を出た精子は精巣上体の尾部で貯留・成熟したのち、精路・尿道を進み、途中で精嚢や前立腺からの運動性を与える分泌液により運動が促進され精液となる。精液は尿道から射出される。

■生殖器の分化と発達

男女の発生初期の胚子は、男性生殖器と女性生殖器の原基の両方を備えており、胚子が**Y染色体**をもつ場合には男性生殖器への分化が起こり、Y染色体をもたない場合には女性生殖器へと分化する。

性腺が未分化の時期は、男女ともに生殖路の原基である**ウォルフ管**と**ミュラー管**がみられるが、Y染色体があると、ウォルフ管は男性生殖路（精巣上体管・精管・射精管が発生）となり、ミュラー管は退縮する。一方、Y染色体がない場合には、ミュラー管は女性生殖路（卵管・子宮・腟が発生）となり、ウォルフ管は退縮する。

内生殖器の性分化

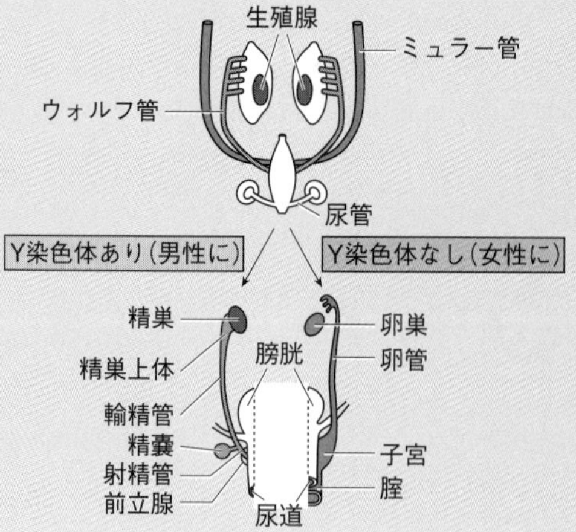

4 子宮筋腫

子宮に発生する**良性の平滑筋腫**で、**エストロゲン依存性**疾患である。35歳以上の女性の約20〜30％、40歳以上では約40〜50％にみられる。無症状の場合が約半数であり、検診などで偶然見つかることが多い。一般に閉経すると症状は軽快し筋腫のサイズは徐々に縮小するため、主に症状のある未閉経の症例が治療対象となる。

1 症状

過多月経、不正子宮出血、月経困難症、下腹部腫瘤感・圧迫感、腰痛、貧血など。不妊症や流産の原因となることもある。

2 治療

(1) 外科的治療

(2) 薬物治療：ゴナドトロピン放出ホルモンアゴニスト（エストロゲンの分泌量を抑制）

5 子宮内膜症

子宮内膜類似組織が子宮内腔以外の部位に異所性に発生する疾患で、ダグラス窩、卵巣、腹膜などに発生することが多い。**エストロゲン依存性**疾患である。生殖年齢女性の約７〜10％にみられるとされる。

1 症状

疼痛、**不妊**、月経困難症、過多月経など。

2 治療

(1) 薬物治療：低容量エストロゲン・プロゲスチン配合薬、黄体ホルモン、ダナゾール、ゴナドトロピン放出ホルモンアゴニスト、疼痛に対してNSAIDsなど

(2) 外科的治療

6 子宮頸がん

子宮頸膣部に発生するがんで、多くが**扁平上皮がん**であるが、年々腺がんの割合が上昇している。20〜40歳代の多産婦に好発する。

ヒトの皮膚や粘膜の上皮に感染してイボを形成する**ヒトパピローマウイルス（HPV）**のうちの数十種類の型が原因ウイルスとして明らかにされているが、HPV16型が最もよくみられる。

小学校６年〜高校１年相当の女子を対象に、**HPVワクチン**の定期接種が行われており、公費により接種を受けることができる。ワクチンは間隔をあけて合計３回接種する。

1　症状

不正性器出血、帯《たい》下《げ》(おりもの)の増量などがあるが、初期は無症状のこともある。進行とともに持続性の出血、悪臭を伴う帯下、疼痛(腰痛、坐骨神経痛、下肢痛)、尿路閉塞などが生じる。

2　診断

細胞診・組織診、コルポスコピー(子宮腟部の内視鏡検査)など。

3　治療

臨床進行期に準じて治療を行う。

(1)　外科的療法

(2)　放射線治療

(3)　化学療法

7　子宮体がん

子宮体部の子宮内膜に発生するがんで、ほとんどが**腺がん**である。**閉経後**に発症することが多く、40歳代後半～60歳代に好発する。また、不妊、未経産婦、肥満・糖尿病・高血圧の合併などは発症のリスク因子といわれる。近年、増加傾向にある。進展が緩徐であるため、予後は子宮頸がんより良好である。

1　症状

不正性器出血、血性帯下、陣痛様下腹部痛など。

2　診断

子宮内膜細胞診、子宮内膜組織診など。

3　治療

(1)　外科的療法が第一選択

(2)　化学療法、放射線療法、ホルモン療法など

8　乳がん

乳房に発生する**腺がん系**の悪性腫瘍で、成因に関連する因子としては、**エストロゲン**の作用と遺伝的背景が指摘されている。年齢が上昇するほど罹患率は高くなり、閉経後の乳がんが増加傾向にある。発生部位として、**乳房外側上部(上外四分円)**の頻度が高い。発育は迅速で、血行性(肺、脳、肝臓、骨)やリンパ行性(鎖骨上リンパ節、胸骨傍リンパ節、腋窩リンパ節)に転移する。早期の場合は予後良好であるが、再発および転移の場合は予後不良となる。

1 危険因子

高年齢、未婚、授乳経験なし、早い初経、遅い閉経、肥満、良性乳腺疾患の既往、乳がんの家族歴など。

2 症状

(1) 腫瘤は無痛性で片側性。境界は比較的不明瞭で凹凸不整。約80%が硬く触れる。

(2) 血性乳頭分泌。

(3) 進行とともに癒着し移動困難となり、乳房の変形をきたす(えくぼ症状)。

3 診断

問診、触診、視診、**マンモグラフィ**(単純 X 線乳房撮影)、超音波検査で乳がんを疑った場合、細胞診の後、組織診(針生検、外科的生検)で確定診断を行う。

4 治療

(1) 外科的療法：乳房温存術、乳房切除術。センチネルリンパ節生検陽性の場合は、加えて腋窩リンパ節郭清を行う。

＊**センチネルリンパ節生検** 乳がん摘出術の術前または術中にセンチネルリンパ節のみを摘出し、がんの転移の有無を調べること。

(2) 放射線療法：術後および骨や脳への遠隔転移に対して行われる。

(3) ホルモン療法：エストロゲンの作用を抑制するホルモン療法を行う。

(4) 化学療法

(5) 分子標的治療薬：がん細胞にのみ効果を発揮するので、抗がん剤よりも副作用が軽い。

9 前立腺肥大症

一般に、前立腺の移行領域にある尿道周囲腺が腫大して辺縁領域や中心領域を圧迫することにより起こる疾患である。前立腺は50歳を超えると腫大傾向を示す。加齢によるホルモンバランスの変化が原因と考えられている。前立腺肥大症が前立腺がんに進行することはない。

1 症状

夜間頻尿、排尿時間の延長、尿意切迫感。進行すると残尿量が増すことによる頻尿、飲酒時の急性尿閉。重症になると溢流《いつりゅう》性尿失禁、慢性的な尿閉。放置しておくと水腎症*などを起こし、腎機能障害をもたらす。

＊**水腎症** 尿路通過障害により、その上方の腎盂や腎杯に尿がうっ滞することで、腎盂・腎杯が拡張している状態をいう。両側に水腎症が生じた場合は腎後性急性腎不全となる。前立腺肥大症、前立腺がん、膀胱がん、神経因性膀胱などが水腎症の原因となる。

2　診断

直腸指診（鶏卵大に肥大した前立腺、硬さは均等で弾性、表面は平滑）、残尿測定・尿流測定、前立腺超音波検査など。血清 PSA（前立腺特異抗原）は正常あるいは軽度上昇。

3　治療

(1)　薬物治療：まず薬物療法を行う。前立腺平滑筋弛緩作用をもつα_1遮断薬やホスホジエステラーゼ（PDE）5阻害薬が基本。

(2)　手術療法：重症例や難治例で適応。経尿道的前立腺切除術、ホルミウムレーザー前立腺核出術など

10　前立腺がん

前立腺がんのほとんどが**腺がん**であり、前立腺辺縁領域に好発する。欧米諸国では男性悪性腫瘍の中で最も頻度の高いものの1つであり、日本でも発生頻度は増加している。典型的な**高齢者型がん**で、50歳以降になると加齢とともに罹患率は著しく上昇する。骨盤内リンパ節や**骨**に転移しやすい。

1　症状

初期は無症状で、ある程度腫瘍が増大すると排尿障害や血尿、尿閉による水腎症などがみられる。さらに病期が進むと、会陰部痛、下肢の浮腫、転移による骨痛などが現れる。

2　診断

直腸指診（石のように硬く表面に凹凹がある腫瘤）、経直腸的超音波検査、血清**PSA（前立腺特異抗原）の上昇**など。前立腺針生検による組織検査で確定診断。骨転移は骨シンチグラフィ。

3　治療

(1)　外科的療法

(2)　ホルモン療法：前立腺がんの発育に必要な**男性ホルモン（アンドロゲン）**の**作用を抑制**するホルモン療法を行う。

(3)　放射線療法

練習問題

生殖器系の構造と機能に関する記述である。正しいのはどれか。1つ選べ。

(1) 卵胞刺激ホルモン(FSH)は、テストステロンの分泌を刺激する。

(2) 精子には、22本の染色体が存在する。

(3) テストステロンは、前立腺から分泌される。

(4) 性周期の卵胞期には、エストロゲンの分泌が高まる。

(5) 性周期の黄体期には、子宮内膜が脱落する。

解 説 ………………………………………………………………………………… 正答 (4)

(1) 誤り。卵胞刺激ホルモン(FSH)は、男性ではセルトリ細胞を刺激し、精子の形成を促す。男性ホルモンのテストステロンの分泌を刺激するのは黄体形成ホルモン(LH)である。また女性では、卵胞刺激ホルモンは卵胞の発育を促進し、黄体形成ホルモンは排卵を誘発し、排卵後の卵胞の黄体形成を促す。

(2) 誤り。精子には23本の染色体が存在する。

※Part I - 1 - 4 1(2)「減数分裂」を参照のこと。

(3) 誤り。テストステロンは、精巣のライディッヒ細胞から分泌される。

(4) 正しい。エストロゲンは卵胞で産生され、卵胞が成熟する卵胞期には分泌が高まる。

(5) 誤り。性周期の黄体期には、プロゲステロンとエストロゲンの分泌が高まり、子宮内膜の増殖・肥厚が進む。なお、子宮内膜が脱落するのは月経期である。

練習問題

生殖器疾患に関する記述である。正しいのはどれか。1つ選べ。

(1) 前立腺肥大症は、20～40歳代に好発する。

(2) 前立腺がんでは、血清 PSA 値が低下する。

(3) 子宮筋腫は、エストロゲン依存性である。

(4) 子宮頸がんは、HTLV-1感染と関係が深い。

(5) 子宮体がんには、扁平上皮がんが多い。

解 説 ………………………………………………………………………………… 正答 (3)

(1) 誤り。前立腺肥大症は、高齢男性に好発する。

(2) 誤り。前立腺がんでは、血清 PSA(前立腺特異抗原)値が上昇する。PSA は前立腺がんの腫瘍マーカーである。

(3) 正しい。

(4) 誤り。子宮頸がんは、ヒトパピローマウイルス(HPV)感染と関係が深い。HTLV-1(成人T細胞白血病ウイルスI型)感染は、成人T細胞白血病の原因となる。

(5) 誤り。子宮体がんのほとんどは腺がんである。なお、子宮頸がんには扁平上皮がんが多い。

25 血液・造血器

1 血液

1 血液の成分

(1) 血液の組成

血液は**血球**という細胞成分と、**血漿**という液体成分から成り、全血液量は体重の約８％を占める。血球には**赤血球**、**白血球**、**血小板**があり、**骨髄**(胎児では肝臓・脾臓)の**多能性幹細胞**(**造血幹細胞**)の分化によって作られる。血液が凝固した後に残る液体は**血清**と呼ばれ、これは血漿から**フィブリノーゲン**を除いたものである。

血液の組成

- 血液
  - 細胞成分＝血球（45％）
    - 赤血球
    - 白血球
      - 顆粒球 —— 好中球、好酸球、好塩基球
      - 無顆粒球 — リンパ球、単球
    - 血小板
  - 液体成分＝血漿（55％）
    - フィブリノーゲン
    - 血清

(2) 多能性幹細胞

血液細胞の分化

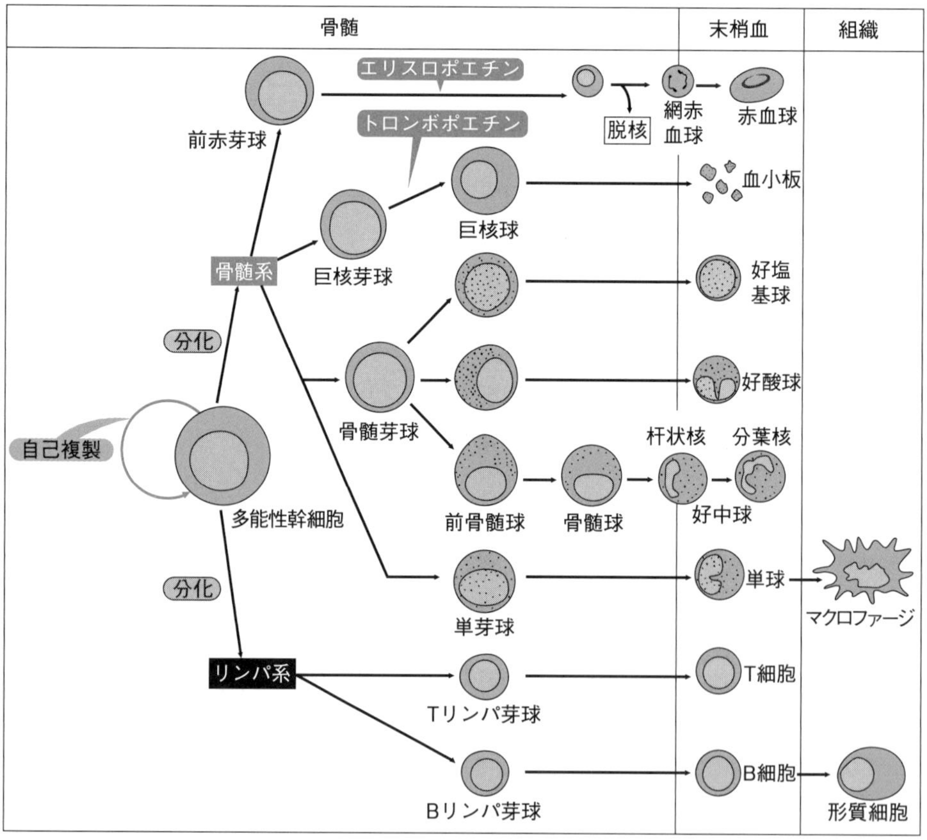

※Tリンパ球は骨髄で産生されるが、胸腺において成熟する。

2　血液の働き

(1)　赤血球

赤血球は、中央部にくぼみのある円盤状の細胞で、**無核**である。また、**ミトコンドリア**などの細胞小器官も**持たない**。このような特徴的な形態により、赤血球は狭い毛細血管内でもその形を自由に変形させて通過できるので、身体のすみずみに酸素を運搬することができる。また、中央部にくぼみがあるため、球状よりも表面積が広く、酸素を効率よく運搬することができる。赤血球のエネルギー源となるのは**グルコースのみ**で、エネルギー産生は**解糖系**に依存している。

①　赤血球数

赤血球数(RBC)の基準値は、男性で430万～530万/μL、女性で380万～480万/μLである。また、血液中に占める赤血球の容積を**ヘマトクリット(Ht)**といい、男性で40～52%、女性で34～45%である。

②　赤血球の機能

赤血球の最も基本的な役割は**酸素 O_2 の運搬**である。それを行うのは、赤血球の大部分を占める**ヘモグロビン**である。ヘモグロビンは**ヘム**という**鉄**を含んだ色素と、グロビンというたんぱく質からできており、4つの酸素結合部位をもつ。ヘモグロビンは酸素と結合して**酸素化ヘモグロビン**となり、酸素の不足した組織へ酸素を供給する。酸素を放出した後のヘモグロビンは**還元ヘモグロビン**と呼ばれる。

一方、組織から放出された二酸化炭素 CO_2 は、赤血球中の炭酸脱水素酵素によって HCO_3^-(炭酸水素イオン)に変換されて肺に運ばれ、CO_2 として排出される。

ヘモグロビン量(Hb)の基準値は、男性で13～17g/dL、女性で12～15g/dLである。

※ヘモグロビンは酸素より一酸化炭素と200倍以上も結合しやすいため、火事などでは一酸化炭素中毒を起こしやすい。

※還元ヘモグロビンが増加した状態を**チアノーゼ**という。

③　赤血球の産生・破壊

赤血球は骨髄系幹細胞から分化した**赤芽球**から作られる。赤芽球系細胞の分化・増殖を促進し赤血球数を増加させる物質として、**腎臓**から分泌される**エリスロポエチン**という物質がある。

赤血球の寿命は**約120日**で、老化した赤血球は主に**脾臓**や肝臓で**破壊**される。このときヘモグロビンは鉄を失って、黄色をした**ビリルビン**として胆汁中に排出される。ビリルビンは腸に運ばれて、ウロビリノーゲンそしてステルコビリンとなり、糞便中に排出される。また、遊離した鉄は**トランスフェリン**と結合して肝臓や脾臓に運ばれ、**フェリチン**として貯えられ、必要に応じて骨髄での赤血球産生に利用される。

※ビリルビン代謝については、Part I-13-2 3「その他の症候・病態」の「ビリルビンの生成と代謝」を参照のこと。

④　貧血

赤血球の減少した状態を貧血という。酸素を運ぶ赤血球が足りないために、全身が酸素不足になる。それを補うため、呼吸数、心拍数の増加が起こる。一般には**WHOの基準**により**ヘモグロビン値**が**成人男性**は**13g/dL未満**、**成人女性**や小児は**12g/dL未満**、妊婦や幼児は11g/dL未満に減少した状態をいう。

赤血球の大きさを基準値と比べて、小さいものを**小球性**、大きいものを**大球性**、基準内のものを**正球性**という。また、ヘモグロビンの濃度によって、**低色素性**と**正色素性**がある。貧血の原因としては、次のようなものがある。

●鉄、ビタミンB_{12}、葉酸など、赤血球産生に必要な物質の不足

鉄の不足は、**小球性低色素性**を呈する**鉄欠乏性貧血**を招く(**女性に多い**)。一方、ビタミンB_{12}、葉酸の不足では、**大球性正色素性**を呈する**巨赤芽球性貧血**を招く。

●赤血球の寿命短縮

赤血球が寿命を迎える前に何らかの原因で破壊されてしまうことを**溶血**という。**溶血性貧血**は**正球性正色素性**を呈するもので、しばしば黄疸、脾腫がみられる。遺伝や自己免疫性(Ⅱ型アレルギー)、過度な運動によるものがある。

●骨髄の造血機能低下

再生不良性貧血が代表で、**正球性正色素性**を呈する。汎血球減少症を呈し、骨髄では造血細胞が減少する。

●腎機能の低下

CKDでは、赤血球の産生を促進するホルモンである**エリスロポエチンの分泌量が減少**して、**正球性正色素性**を呈する**腎性貧血**を招く。

赤血球恒数による貧血の分類

	鉄欠乏性貧血	巨赤芽球性貧血	溶血性貧血	再生不良性貧血	腎性貧血
平均赤血球容積(MCV)	79fL 以下	99fL 以上	80～98fL	80～98fL	80～98fL
平均赤血球へモグロビン濃度(MCHC)	29％以下	30～36％	30～36％	30～36％	30～36％
平均赤血球へモグロビン量(MCH)	27pg 以下	33pg 以上	28～32pg	28～32pg	28～32pg
分　類	小球性低色素性	大球性正色素性	正球性正色素性	正球性正色素性	正球性正色素性

※平均赤血球容積：基準値80～98fL　　平均赤血球へモグロビン濃度：基準値30～36％
平均赤血球へモグロビン量：基準値28～32pg

(2) 白血球

白血球は無色、**有核**の細胞である。顆粒球(好中球、好酸球、好塩基球)、リンパ球、単球の3つがある。このうち、好中球が最も多く、次いでリンパ球が多い。成熟好中球の寿命は約2～3日である。

白血球数(WBC)の基準値は、4,000～8,000/μLである。主な役割は**免疫**で減少すると易感染状態となる。

①　顆粒球

1)好中球

顆粒球の95％を占める。細菌の毒素や組織の破壊産物などがあると、その濃度の高い方向へアメーバのように偽足をのばして移動(遊走)する。また、血管壁を通過して組織中へも移動する。そして、細菌などの異物や組織破壊産物を細胞内に取り込み、好中球のリソソームに含まれる加水分解酵素や活性酸素によりそれを消化する(**貪食作用**)。

細菌感染や外傷などの組織障害が起こり**炎症**が生じると、好中球はその部位に集合する。同時に炎症部位から放出される物質によって骨髄が刺激され、好中球の産生と放出が増加する。したがって、体内に炎症があると好中球が増加し、結果として白血球数が増加する。なお、好中球の増加は**急性期**における炎症で顕著にみられる。

※炎症の経過については、Part Ⅰ-12-2 3を参照のこと。

2)好酸球

顆粒球の4％を占める。顆粒中の物質が寄生虫を障害する他、ヒスタミンを中和し、**アレ**

ルギー反応を抑制する。このため、寄生虫症やアレルギー性疾患の際には好酸球が増加する。

3）好塩基球

顆粒球の１％を占める。顆粒中に**ヒスタミン**と抗凝固作用のあるヘパリンを含む。ヒスタミンは血管拡張作用があり、炎症反応を引き起こす。

②　リンパ球

白血球の約30％を占める。顆粒は含まない。**Ｔリンパ球**が70～80％、**Ｂリンパ球**が20～30％である。リンパ球も骨髄で産生されるが、Ｔリンパ球はその後、**胸腺**において**成熟**する。リンパ球は脾臓やリンパ管に常在するが、リンパ管を経て循環血液中に流入し、再び脾臓やリンパ節に戻る循環を繰り返している。リンパ球は、**免疫**を担当する細胞として極めて重要である。

③　単球

顆粒球と同様に偽足を出して運動することができる。血管外へ遊走して組織内に定着し、**マクロファージ**となる。マクロファージの**食作用**は好中球より強く、また食べた抗原に関する情報をリンパ球に伝える（**抗原提示**）ことで**免疫**にも大きく関与している。

⑶　血小板

血小板は、**無核**の円盤状の細胞で、骨髄系幹細胞から分化した**巨核球**から作られる。血小板の産生は、肝臓で作られる**トロンボポエチン**により促進される。主な役割は**止血作用**である。血管壁が損傷すると、血小板が粘着・凝集し、血小板血栓が作られる。同時に血小板から**セロトニン**が遊離し、血管の収縮が起こり、止血が促進される。また、血小板で合成・分泌される**トロンボキサン**には**血小板凝集促進作用**、**PAI-１**にはプラスミノーゲンアクチベーター（PA）を特異的かつ即時的に阻害することで**線溶系反応を制御**する作用がある。血小板の寿命は約７～10日である。

血小板数（Plt）の基準値は、15万～35万/μLである。減少すると出血傾向になる。

⑷　血漿

①　血漿の成分

約90％が水分で、残りの大部分は血漿たんぱく質で、その他に糖（グルコース）、脂質、無機塩類（Na^+、Cl^-、K^+など）、ホルモン、酵素、老廃物などが含まれている。血漿と等張のグルコースの濃度は**５％**、食塩水の濃度は**0.9％**である。

②　血漿たんぱく質

アルブミンと**グロブリン**に大別される。両者の比率を**A/G比**といい、基準値は**1.2～2.0**である。肝疾患（肝硬変、慢性肝炎）やネフローゼ症候群ではアルブミンの減少から、感染症ではグロブリンの増加から、A/G比が低下する。

●アルブミン

肝臓で合成され、血漿たんぱく質のうち最も多くを占める。主な役割は、**血漿膠質浸透圧の維持**と無機イオンや脂肪等の**物質輸送**である。

●グロブリン

α、β、γに分けられ、αとβはアルブミン同様、肝臓で合成され、**物質輸送**に働く。γグロブリン（IgG、IgM、IgA、IgE、IgD）は**免疫グロブリン（抗体）**のことで、**免疫機構**に働く。γグロブリンは、**Ｂリンパ球**から分化した**形質細胞**で産生される。

3 血液の凝固

(1) 止血の機序

止血は、**血小板による一次止血**と**凝固因子による二次止血**によって行われる。

まず、血管壁の損傷により出血すると、損傷部位に血小板が粘着・凝集し、血小板血栓が作られると同時に、血管の収縮により止血が促進される(一次止血)。

次いで、血漿に含まれる第Ⅰ～ⅩⅢ(Ⅵは欠番)までの凝固因子が活性化され、二次止血が行われる。最終的に二次止血では、第Ⅹ因子の作用により**プロトロンビン**(第Ⅱ因子)が活性化されてできた**トロンビン**により、**フィブリノーゲン**(第Ⅰ因子)が**フィブリン**(線維素)に変換され、フィブリンが血小板血栓を網目状に包むことにより、血栓が補強される。この作用を血液凝固といい、血液凝固の反応は凝集した血小板の細胞膜上で速やかに進行する。

最後に損傷部位の修復が進むと、酵素の**プラスミン**などの作用によってフィブリンが分解され、不要になった血栓が溶解される。これを**線溶**という。

血液凝固と線溶

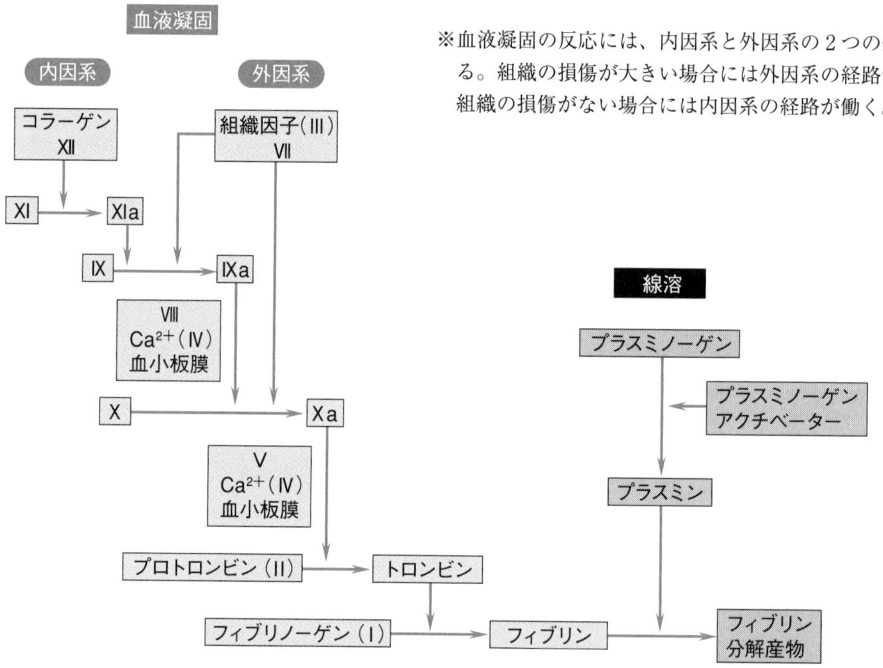

※血液凝固の反応には、内因系と外因系の2つの経路がある。組織の損傷が大きい場合には外因系の経路が働き、組織の損傷がない場合には内因系の経路が働く。

※Ⅰ～ⅩⅢは凝固因子を示す。またaがついたものは、活性化された凝固因子であることを意味する。

※**カルシウムイオン(第Ⅳ因子)以外の凝固因子はすべてたんぱく質である。**

※**プロトロンビン(第Ⅱ因子)、第Ⅶ因子、第Ⅸ因子、第Ⅹ因子の産生はビタミンK依存性である。**肉《にく》(Ⅱ、Ⅸ)と納豆《なっとう》(Ⅶ、Ⅹ)と覚える。抗生物質の大量使用や腸切除などにより**ビタミンK**の吸収が阻害されると凝固機能が低下する。

※凝固因子は**肝臓**で生成されるため、**肝疾患**では**出血傾向**となる。

■プロトロンビン時間(PT)

外因系の血液凝固能力を測定する検査。外因系凝固因子(Ⅶ因子)、共通系凝固因子(Ⅹ、Ⅴ、Ⅱ、Ⅰ因子)のいずれかが不足している、または機能が低下していると、PTが延長する。

■活性化部分トロンボプラスチン時間(APTT)

内因系の血液凝固能力を測定する検査。内因系凝固因子(Ⅻ、Ⅺ、Ⅸ、Ⅷ因子)及び共通系凝固因子(Ⅹ、Ⅴ、Ⅱ、Ⅰ因子)のいずれかが不足している、または機能が低下していると、APTTが延長する。

4　ABO 式血液型

赤血球の表面に存在する抗原により分類され、表現型は A 型、B 型、AB 型、O 型の 4 種類である。表現型ごとにそれぞれ赤血球表面の抗原、血清中の抗体の有無が異なる。A 抗原は抗 A 抗体と、B 抗原は抗 B 抗体と結合し凝集を起こすため、輸血の際に問題となる(**血液型不適合輸血**)。血液型不適合による副作用を未然に防止するため、輸血前に**交差適合試験(クロスマッチ)**が行われる。

血液型と凝集原、凝集素

血液型（表現型）		A型（40%）	B型（20%）	AB型（10%）	O型（30%）
遺伝子型		AA、AO	BB、BO	AB	OO
凝集素（血清中の抗体）		抗B抗体	抗A抗体	なし	抗A抗体 抗B抗体
凝集原（赤血球表面の抗原）		A抗原	B抗原	A抗原 B抗原	なし
赤血球凝集反応 (+)反応あり (−)反応なし	抗A血清（αを含む）に対する反応	(+)	(−)	(+)	(−)
	抗B血清（βを含む）に対する反応	(−)	(+)	(+)	(−)
輸血製剤ラベル		黄色	白色	桃色	空色

2　鉄欠乏性貧血

鉄欠乏によりヘモグロビン合成が障害されて起こる貧血。**小球性低色素性貧血**をきたす。

1　原因

(1)　**月経過多、子宮筋腫、消化管潰瘍、消化器がんなどによる出血**

(2)　**胃切除後、慢性胃炎などによる鉄吸収障害**

(3)　偏食、ダイエット、ベジタリアンなどによる不適切な食事

(4)　妊娠

2　症状

(1)　貧血症状(全身倦怠感、皮膚・粘膜の蒼白、息切れ、動悸、頻脈、めまいなど)

(2)　**匙状爪(スプーンネイル)**、嚥下痛、舌炎、口角炎、氷や生米を食する行動

3　診断

(1)　血液検査：**網赤血球*の減少、血清フェリチン低値、血清トランスフェリンの増加、血清鉄の減少、UIBC(不飽和鉄結合能)の増加、TIBC(総鉄結合能)の増加**。

＊網赤血球　成熟赤血球になる前段階の幼若な赤血球で、その測定により骨髄の造血能を推定することができる。新生児では高値を示す。溶血性貧血、大量出血後、貧血治療初期に高度増加を認めることがある。

(2)　骨髄検査：赤芽球の過形成、鉄芽球の減少。

4　治療

(1)　経口鉄剤

① 貧血が改善しても、貯蔵鉄(フェリチン)を蓄積させるために**数か月服用を継続**する必要があるため、自己判断で中止しない。

② 胃刺激作用があるため、食後に内服する。

③ 黒色便になることを説明する。

④ 非ヘム鉄の吸収を促進させるために、ビタミンCや動物性たんぱく質を補給する。

⑤ 副作用(胃腸障害、急性鉄中毒)の観察。

(2)　非経口的鉄剤：静脈外にもれたとき(局所の疼痛、腫張)は温湿布。

(3)　食事療法

鉄を十分に補い、食事摂取基準の推奨量・目安量を目標に、良質のたんぱく質・ビタミンなどの栄養素も十分に補給する。

① 吸収のよいヘム鉄を多く含むレバー・魚介類・肉類や、ほうれんそう(非ヘム鉄)などの食品を選択する。

② 鉄を補強した食品(鉄強化牛乳など)を利用する。

③ ビタミンCやクエン酸は鉄の吸収を促進するため、食後に柑橘類を摂るとよい。

④ 鉄の吸収は胃酸で増強するため、胃酸の分泌上昇目的で、柑橘類、梅干し、酢の物などの酸味の強い食品を摂るのもよい。

※ヘム鉄と非ヘム鉄については、Part I-15-5 7 (2)「吸収・代謝」を参照のこと。

■血清鉄

人体には3～4gの鉄が存在し、その70%はヘモグロビン、ミオグロビン及びヘム酵素として存在し(機能鉄)、20～30%はフェリチンやヘモシデリンとして肝臓、脾臓、筋肉などに存在する(貯蔵鉄)。血清中には約3～4mgしか存在しない。

血清中の鉄はすべてトランスフェリンに結合している。トランスフェリンの中には鉄と結合していないものがあり、正常な人ではトランスフェリンの約3分の1が鉄と結合し、残りの3分の2は鉄と結合していない。

すべてのトランスフェリンと結合できる鉄の総量を**総鉄結合能(TIBC)**、未結合のトランスフェリンと結合できる鉄量を**不飽和鉄結合能(UIBC)**といい、これらの間には以下のような関係がある。

総鉄結合能(TIBC)＝血清鉄＋不飽和鉄結合能(UIBC)

総鉄結合能の増減はトランスフェリンの増減を意味し、トランスフェリンの増減は、肝臓での産生の増減、体外への喪失(腎臓または腸管から)によって影響を受ける。トランスフェリンの産生は、鉄欠乏性貧血時に増加し、重症肝障害や感染症で低下する。

■鉄欠乏性貧血の進行

鉄の消費には順序があり、それに従って貧血症状も徐々に出現する。

①貯蔵鉄の減少：**血清フェリチンの減少**。血清鉄及びヘモグロビン鉄の減少はみられない。
↓　この時点では、潜在性鉄欠乏で貧血症状は出現しない。

②血清鉄の減少：**血清トランスフェリン、総鉄結合能及び不飽和鉄結合能の増加**。ヘモグロビン鉄の減少はみられない。
↓　この時点では、潜在性鉄欠乏で貧血症状は出現しない。

③ヘモグロビン鉄の減少：**血清ヘモグロビンの減少**。軽度の鉄欠乏性貧血で貧血症状が出現する。
↓

④組織鉄の減少：体内の総鉄量が激減し、細胞の代謝が障害される。重度の鉄欠乏性貧血。

3　再生不良性貧血

骨髄の赤血球系、顆粒球系、血小板系の**造血機能が低下**することで起こる貧血。赤血球、白血球、血小板のすべてが減少する(**汎血球減少**)。**正球性正色素性貧血**である。

1　原因

(1)　先天性：ファンコニ貧血(常染色体潜性遺伝が考えられており、奇形を伴う)。

(2)　後天性：原因不明の特発性のもの(指定難病)。
　　薬物(抗がん剤、クロラムフェニコール)、放射線等による続発性。

2　症状

赤血球減少による貧血症状、血小板減少による出血傾向、白血球減少による感染症状

3　診断

(1)　血液検査：赤血球・白血球・血小板同時減少の汎血球減少、網赤血球減少。

(2)　骨髄検査：造血細胞の減少、脂肪髄の増加(造血幹細胞が脂肪に置換される)、相対的リンパ球の増加(好中球の減少に比べてリンパ球の減少が軽度であるため)。

4　治療

原因の除去、男性ホルモン・たんぱく同化ホルモン、造血幹細胞移植、免疫抑制療法、成分輸血(洗浄赤血球、血小板)

4　巨赤芽球性貧血

ビタミンB_{12}や葉酸の欠乏によって、**DNA合成が障害**されて核の成熟障害をきたし、骨髄に**巨赤芽球**が認められる貧血の総称。平均赤血球ヘモグロビン量は高値を示す**大球性正色素性貧血**である。

※**巨赤芽球**は核、細胞質ともに大きく、核が未成熟なのに対し、細胞質はほぼ正常に成熟する。巨赤芽球の多くは未成熟のまま骨髄内でアポトーシスにより死滅し、末梢血にはほんの一部しか現れない(**無効造血**)。赤芽球系以外の細胞でもこのような変化が起こるため、**汎血球減少**を呈する。

※**無効造血**　芽球が正常に血球に分化できないため、血管内へ放出される以前に骨髄で破壊されること。無効造血は溶血と異なり、骨髄内で幼若な血球が破壊されるので、網赤血球数が低下する。

1　原因

(1)　**ビタミンB_{12}欠乏**

①　**菜食主義、慢性アルコール中毒**などによる摂取不足。

②　**胃切除(全摘)**により、胃粘膜に存在する壁細胞から分泌される**内因子(キャッスル因子)**が欠乏し、ビタミンB_{12}の吸収ができなくなる。

※胃切除(全摘)の後、ビタミンB_{12}を投与しないと、**約5年**で巨赤芽球性貧血を発症する。胃の部分切除の場合は鉄欠乏性貧血が多くみられる。

③　**自己免疫が関与する胃粘膜萎縮**により、内因子が欠乏し、ビタミンB_{12}の吸収ができなくな

る。⇒　**悪性貧血**

※慢性萎縮性胃炎に伴う腸上皮化生は胃がんのリスク因子であり、悪性貧血では胃がんの発症リスクが高まる。

④　小腸疾患による吸収障害。

⑤　肝障害などによる利用障害。

⑥　妊娠や悪性腫瘍などによる需要増大。

⑵　**葉酸欠乏**

①　**アルコール中毒**や偏食による摂取不足。

②　小腸の病変や薬剤(**サラゾスルファピリジン**、抗痙攣薬、経口避妊薬等)による吸収障害。

③　肝障害などによる利用障害。

④　妊娠や悪性腫瘍などによる需要増大。

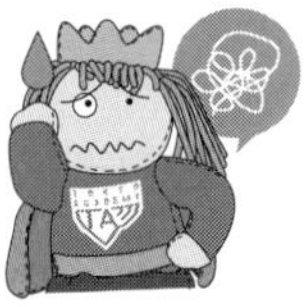

2　症状

①　貧血症状

②　軽度の黄疸

③　消化器症状(舌乳頭の萎縮による**ハンター舌炎**による舌の痛み(ビタミン B_{12}欠乏で生じる)、口角炎、口内炎、食欲不振、無酸症、反復する下痢と便秘)

④　**神経症状**(亜急性連合脊髄変性症)〔上下肢の知覚異常、しびれ感、歩行障害、腱反射の減弱、位置覚障害〕⇒ 一般に、**葉酸欠乏ではみられない**。

3　診断

①　血液検査：**過分葉好中球の出現**、**無効造血**による赤血球・白血球・血小板の減少(**汎血球減少**)、網赤血球の減少。

②　骨髄検査：赤芽球系の過形成、巨赤芽球の出現。

③　生化学的検査：血清ビタミン B_{12}低値または血清葉酸低値、間接型ビリルビン・血清 LDH (LD)の上昇、血清ハプトグロビンの低下。

④　胃内視鏡検査：悪性貧血であれば、萎縮性胃炎の像を呈し、無酸症を示す。

4　治療

ビタミン B_{12}欠乏ではビタミン B_{12}を、葉酸欠乏では葉酸を補充する。ビタミン B_{12}吸収障害の場合は、原則、**ビタミン B_{12}の筋肉注射**を行う。貧血の改善が不十分な場合は、鉄欠乏を合併している場合があるので、鉄剤を投与する。改善された後も、数か月に1度の割合で終生ビタミン B_{12}注射を続ける。

※ビタミン B_{12}欠乏症に対して葉酸を投与すると、ビタミン B_{12}の需要が増大し神経症状の悪化をきたす。

5　溶血性貧血

赤血球の破壊亢進により赤血球が減少するために起こる貧血。**正球性正色素性貧血**となる。

1　原因

（1）　先天性：遺伝性球状赤血球症。末梢血中に小型球状赤血球が出現する。

（2）　後天性：赤血球膜上の抗原に対する自己抗体によって赤血球が障害され、寿命が短縮する**自己免疫性溶血性貧血**など。**血液型不適合輸血**でも起こりうる。また、マラソンや他のスポーツなどで、足底に強い衝撃が加わることにより、物理的に赤血球が破砕されることでも起こる（**スポーツ貧血**）。

2　症状：貧血症状、**黄疸（間接型ビリルビンが優位となる）**、**胆石**、**脾腫**、発熱、悪心

3　診断

（1）　血液検査：**網赤血球の増加**、球状赤血球の出現。

（2）　生化学的検査：**間接型ビリルビン**・血清 LDH（LD）・**尿中ウロビリノーゲンの増加**。特に溶血性黄疸の際には**間接型ビリルビンが著明に増加する**。血清**ハプトグロビン*減少**。

（3）　骨髄検査：正球性赤芽球の増加。

＊**ハプトグロビン**　血清たんぱく質の一つで、主に肝臓で産生される。溶血によって血液中にヘモグロビンが遊離されると、迅速かつ強固に結合して、正常な代謝経路である肝臓に運び分解処理する（遊離ヘモグロビンの毒性を中和するとともに、腎臓からのヘモグロビン喪失を防止する）働きを担っている。血管内溶血があると、ハプトグロビンの消費が亢進するため、血中濃度が低下する。一方、炎症性疾患では血中濃度が上昇する。

4　治療

（1）　輸血　　（2）　遺伝性球状赤血球症では、脾臓の摘出。

（3）　自己免疫性溶血性貧血では、**副腎皮質ステロイド薬**や免疫抑制薬を与薬。

（4）　足底に強い衝撃が加わり生じるスポーツ貧血では運動制限。

（5）　黄疸に対する援助

■サラセミア

特定のグロビン鎖の生合成が選択的に抑制され、α 鎖と非 α 鎖産生にアンバランスを生じた状態となり、溶血性貧血をきたす常染色体顕性遺伝性疾患である。異常なヘモグロビンをもつ赤血球は、骨髄や脾臓で破壊される。溶血性貧血としては例外的に、ヘモグロビン合成障害による**小球性低色素性貧血**を呈する。

6　白血病

白血病は、白血球が悪性腫瘍のように異常に増殖して生じた血液・造血疾患である。幼若白血球が病的増殖を起こしたものを急性白血病、成熟白血球が病的増加を起こしたものを慢性白血病という。

1　原因：不明。放射線被曝、発がん物質、ウイルス、染色体異常の因子。

2　急性白血病

増殖する細胞の分化の方向によって急性骨髄性白血病と急性リンパ性白血病に分けられる。

(1) 症状

貧血症状、発熱、出血(鼻出血、歯肉出血、性器出血、紫斑等)。

(2) 診断

① 末梢血液検査、骨髄穿刺、生検等　② 赤血球、血小板減少

③ 細胞組織化学検査：ミエロペルオキシダーゼ反応(骨髄性では陽性、リンパ性では陰性)

④ 染色体解析、遺伝子解析

(3) 治療

化学療法(作用機序の異なる抗がん剤を数種類組み合わせて行う)、造血幹細胞移植、感染症の対症療法、貧血・出血に対する成分輸血

3 慢性骨髄性白血病

巨大脾腫が特徴で、徐々に発病し、3～4年で急性化することが多い。成人男子に多い。

(1) 症状

全身倦怠感、脾腫による左上腹部の圧迫感、軽度の貧血症状

(2) 診断

① 好中球のアルカリフォスファターゼ染色が低下。

② 約90％にフィラデルフィア染色体がみられる(顆粒球、赤芽球、巨核球の染色体異常)。遺伝子異常。

(3) 治療

化学療法、造血幹細胞移植、感染症の対症療法、貧血・出血に対する成分輸血

7 多発性骨髄腫

形質細胞の悪性腫瘍。50歳以降に発生し、60歳代が最も多い。

1 症状

(1) 貧血症状

(2) 骨破壊による疼痛、骨折、腰痛、特に体動時に増強する。

(3) 対麻痺(腫瘤が脊髄を圧迫した場合)

(4) アミロイドーシスを伴うと心不全、巨大舌、関節痛が起こる。

(5) 進行すると高カルシウム血症、腎機能低下による尿毒症が起こることがある。

2 診断

(1) 骨髄検査：多数の骨髄腫細胞の証明。

(2) 血清検査：Mたんぱく・血清カルシウム・アルカリフォスファターゼ(ALP)の増加。

(3) 血液検査：正球性正色素性貧血、赤血球沈降速度の亢進。

(4) 骨X線検査：骨打ち抜き像(明るく透き通って見える)、骨融解像、病的骨折(頭蓋骨、肋骨、脊椎骨に多い)。

(5) 尿検査：ベンス－ジョーンズたんぱく質*の証明。

＊ベンスージョーンズたんぱく質　腫瘍細胞が分泌したγグロブリンのＬ鎖が尿中に排泄されたものである。

3　治療

(1)　化学療法：抗がん剤と副腎皮質ステロイド剤との併用。

(2)　対症療法：疼痛の緩和。骨折、腎不全、高カルシウム血症対策。

8　播種《はしゅ》性血管内凝固症候群(DIC)

播種性血管内凝固症候群は、様々な基礎疾患に合併して**凝固系が亢進**し、全身の細小血管内に**微小血栓が多発**して臓器障害が起こる病態である。形成された血栓を溶かすために線溶系の亢進も起こり、**凝固と線溶が繰り返され**、この過程で血小板やフィブリノーゲンなどの凝固因子は大量に消費され枯渇する。

1　基礎疾患

敗血症、その他重症感染症、白血病(特に急性前骨髄球性白血病)、分娩時の出血、常位胎盤早期剝離、羊水塞栓、熱傷、外傷、手術後、ショック、がん性悪液質、各種疾患の末期

2　症状

(1)　出血：紫斑、口腔内出血、下血、吐血、血尿、関節内出血、脳内出血。

(2)　血栓：肺塞栓など臓器の虚血症状。

3　検査

(1)　血液検査：**血小板・フィブリノーゲンの減少**、プロトロンビン時間・活性化部分トロンボプラスチン時間(APTT)の延長、出血時間の延長、赤血球沈降速度の遅延。

(2)　血清検査：**フィブリン分解産物(FDP)の増加**。

4　治療

原因疾患の治療、ヘパリン療法、濃縮血小板血漿・新鮮凍結血漿輸血、アンチトロンビンⅢ製剤・たんぱく分解酵素阻害薬の与薬、出血防止、止血管理

9　血友病

先天性の血液凝固因子の活性化障害で、伴性潜性遺伝。通常、患者は男性である。血友病Ａ(第Ⅷ因子の欠乏)と血友病Ｂ(第Ⅸ因子の欠乏)に分けられ、頻度はＡ：Ｂ＝５：１である。

1　症状

(1)　出血：関節内出血が特徴(膝関節、肘関節)。鼻出血、歯肉出血、血腫形成。

(2)　関節痛、運動制限、関節拘縮。

2　検査

出血時間は正常、血液凝固時間の延長(プロトロンビン時間は正常、活性化部分トロンボプラスチン時間の延長)。

3　治療

(1)　欠乏因子の補充：血液濃縮製剤の自己注射の方法を指導する。

(2)　新鮮血輸血

(3)　出血の予防と出血時の処置法の指導：家族を含めて指導する。

10　特発性血小板減少性紫斑病(ITP)

骨髄における血小板産生は正常であるが、産生された**自己抗体によって血小板寿命が短縮**する自己免疫疾患である。**点状出血**の皮下出血、鼻出血、歯肉出血などの症状がみられる。急性型と慢性型があり、急性型は小児に多く、慢性型は成人女性に多い。急性型はウイルス感染が先行して急激に出血症状が出現するが、予後良好である。

近年、ITPと**ヘリコバクター・ピロリ菌**との関連性が指摘されており、「成人ITP治療の参照ガイド2019改訂版」によると、ITP患者でピロリ菌陽性である場合、抗菌剤でピロリ菌除菌を行うと半数以上の患者で血小板数が増加することから、ピロリ菌が陽性の場合にはまず除菌療法の実施を推奨している。

練習問題

血液系に関する記述である。正しいのはどれか。１つ選べ。

(1)　赤血球の寿命は、約21日である。

(2)　赤芽球の分裂・増殖は、エリスロポエチンにより抑制される。

(3)　血小板は、核をもつ。

(4)　単球が血管外へ遊走すると、マクロファージになる。

(5)　肥満細胞は、異物を貪食する。

解　説　……………………………………………………………………　正答　(4)

(1)　誤り。赤血球の寿命は、約120日である。

(2)　誤り。赤芽球の分裂・増殖は、腎臓で産生されるエリスロポエチンにより促進される。

(3)　誤り。血小板及び(成熟)赤血球は、核をもたない。なお、白血球は核をもつ。

(4)　正しい。マクロファージは強い貪食能をもち、老廃物の処理や好中球が貪食できない微生物などに対する防御を担うとともに、外来性抗原の提示を行う。

(5)　誤り。好中球やマクロファージは貪食能をもつが、肥満細胞は貪食能をもたない。肥満細胞は、ヒスタミンなどの化学伝達物質を放出して、Ⅰ型アレルギーや炎症反応を引き起こす。

練習問題

血液系疾患に関する記述である。正しいのはどれか。１つ選べ。

(1)　血友病は、ビタミンＫ欠乏により起きる。

(2)　播種性血管内凝固症候群(DIC)では、血小板減少がみられる。

(3)　鉄欠乏性貧血では、不飽和鉄結合能(UIBC)が低下する。

(4)　溶血性貧血では、血清ハプトグロビン値は上昇する。

(5)　再生不良性貧血は、葉酸欠乏により起きる。

解　説　……………………………………………………………………　正答　(2)

(1)　誤り。血友病は、血液凝固因子(第Ⅷ因子または第Ⅸ因子)の先天性欠乏により起きる。

(2)　正しい。

(3)　誤り。鉄欠乏性貧血では、トランスフェリンの産生が亢進するため、不飽和鉄結合能(UIBC)、総鉄結合能(TIBC)ともに上昇する。

(4)　誤り。溶血性貧血では、溶血の亢進に伴いハプトグロビンの消費が増大するため、血清ハプトグロビン値は低下する。

(5)　誤り。再生不良性貧血は、造血幹細胞の減少により血球産生が障害されることで起きる。後天性の場合は、原因不明のものと、薬物・化学物質・放射線などによるものがある。先天性の場合は、ファンコニ貧血などが原因となる。葉酸欠乏により起きる貧血は、巨赤芽球性貧血である。

練習問題

53歳、男性。胃全摘術を７年前に受けている。４週間前から、動悸、息切れ、舌の痛みを感じ、また、１週間前からは、四肢のしびれ、歩行障害が出現した。眼瞼結膜蒼白の所見あり。血清鉄値、フェリチン値は正常であった。この患者の臨床検査に関する記述である。**誤っている**のはどれか。１つ選べ。

(1)　血清ビタミンB_{12}値の低下

(2)　MCV 値の上昇

(3)　白血球数の上昇

(4)　血小板数の低下

(5)　血清間接ビリルビン値の上昇

解　説 ………………………………………… 正答　(3)

〈アセスメント〉

①　胃全摘術を７年前に受けている ⇒ 胃内因子欠乏のためビタミンB_{12}の吸収が困難、肝臓に貯えられていたビタミンB_{12}も枯渇

②　動悸、息切れ、眼瞼結膜蒼白 ⇒ 貧血症状

③　舌の痛み ⇒ 消化器症状(舌乳頭の萎縮によるハンター舌炎の疑い)

④　四肢のしびれ、歩行障害 ⇒ 神経症状(亜急性連合脊髄変性症)

⑤　血清鉄値、フェリチン値正常 ⇒ 鉄欠乏状態ではない

上記より、ビタミンB_{12}欠乏による巨赤芽球性貧血であると推測できる。

(1)　正しい。

(2)　正しい。巨赤芽球性貧血は大球性正色素性貧血を呈する。したがって、平均赤血球容積(MCV)値が上昇する(99fL 以上)。

(3)　誤り。無効造血により赤血球数、白血球数、血小板数は低下する(汎血球減少症)。

(4)　正しい。(3)の解説参照。

(5)　正しい。無効造血により赤芽球が骨髄内で破壊される(髄内溶血)ため、間接ビリルビン値は上昇し、軽度の黄疸がみとめられる。

26 免疫、アレルギー

1 免疫機構

1 免疫

傷害や疾患を防御能をもって撃退する能力を免疫といい、**非特異的防御機構（自然免疫）**と**特異的防御機構（獲得免疫）**の２つに分けられる。

(1)　**非特異的防御機構（自然免疫）**

生まれつき備わっている防御能で、１つの微生物を特異的に認識するようなことはなく、**すべての微生物に対して同じように作用**する。免疫における初期警告系をなすもので、生体に接近しようとする微生物を防ぎ、また接近してしまった微生物を除去する仕組みである。外界防御である第１線の防御と、内部防御である第２線の防御がある。

第１線の防御は、表皮、粘膜、粘液〔気道・胃腸管で微生物を捕える〕、鼻毛、線毛〔微生物や塵を上気道から捕え除く〕、涙器官、唾液、尿、皮脂〔防御酸性膜を皮膚表面につくる〕、**リゾチーム**〔一部の細菌細胞壁を溶解する。汗、涙、唾液、鼻汁、組織液中に存在する〕、胃液、腟分泌物〔酸性度を高めて細菌の侵入・増殖を防ぐ〕などが担っている。

第２線の防御は、**インターフェロン**〔未感染細胞をウイルス感染から守る〕、**補体系**〔微生物を融解する、貪食を促進する〕、**トランスフェリン**や**ラクトフェリン**などの鉄結合たんぱく質、抗微生物作用たんぱく質〔樹状細胞や肥満細胞を呼び寄せる〕、**ナチュラルキラー細胞（NK細胞）**〔リンパ球の一種でウイルス感染細胞や腫瘍細胞を非自己と認識して破壊する〕、**好中球**や**マクロファージ**といった**食細胞**〔異物粒子を取り込む〕、炎症、発熱などが担っている。

(2)　**特異的防御機構（獲得免疫）**

非特異的防御機構を突破してしまった微生物を特異的に認識※し、身体を守る生体機能をいう。異物として認識され、免疫応答を誘導するような物質を**抗原**という。特異的防御機構は、生後成長するにつれて獲得されるもので、リンパ球の**Ｔ細胞**と**Ｂ細胞**が担っている。特定の異分子（抗原）に**特異的**であること、最初の抗原を**記憶**し、２回目にはより急速でより強い反応（二次免疫反応）が生じることが特性であり、この点で非特異的防御機構と区別される。

※「特異的に認識する」とは、１つの抗体はある特定の抗原しか認識できないことを意味する。

2 免疫系の主な細胞

(1)　**Ｔ細胞（Ｔリンパ球）**

胸腺で分化し、免疫系全体をコントロールする。細胞傷害性Ｔ細胞（キラーＴ細胞）、ヘルパーＴ細胞、制御性Ｔ細胞*（レギュラトリーＴ細胞）などに機能分化する。

＊制御性Ｔ細胞　免疫反応を抑制したり、終了に導く働きをもつ。

(2)　**Ｂ細胞（Ｂリンパ球）**

骨髄で作られ、**形質細胞**に分化して、さまざまな**抗体産生**を行う。

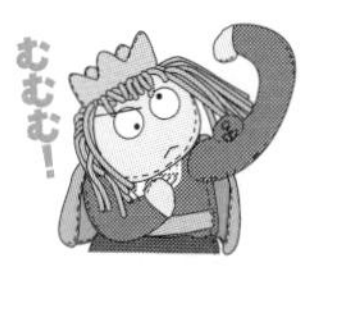

(3)　**マクロファージ（単球）**

強力な**食作用**をもち、抗原を取り込んでＴ細胞に提示する（**抗原提示**）。

⑷　**樹状細胞**

複雑な形をした多数の樹状の突起をもつ**食細胞**であり、**強力な抗原提示能力**をもつ。全身の組織・器官に分布する。皮膚にあるものはランゲルハンス細胞と呼ばれる。

3　特異的防御機構の種類

特異的防御機構には、Ｂ細胞が形質細胞に分化して抗体を産生することにより行われる体液性免疫と、Ｔ細胞が直接抗原を排除することにより行われる細胞性免疫がある。この２つが協同して働き、特異的防御機構を担っている。

⑴　**細胞性免疫**

主役は**T細胞**である。マクロファージや樹状細胞により抗原提示を受けたＴ細胞（感作Ｔ細胞）は、機能を分化させる。分化したＴ細胞は、直接抗原を攻撃・破壊したり、Ｂ細胞に攻撃を命じたりする。このＴ細胞（細胞傷害性Ｔ細胞）が直接抗原を攻撃する反応を、細胞性免疫という。

⑵　**体液性免疫**

主役は**B細胞**である。マクロファージや樹状細胞により抗原提示を受け分化したＴ細胞のうち、ヘルパーＴ細胞が**サイトカイン**（インターロイキン）を放出してＢ細胞を活性化・増殖させる。活性化されたＢ細胞は、提示された抗原に対応した**抗体**を産生するために**形質細胞**（抗体産生細胞）に分化する。作り出された抗体は抗原と結びつき、これを無力化する。このように、Ｂ細胞の抗体産生によって行われる反応を、体液性免疫という。

細胞性免疫と体液性免疫

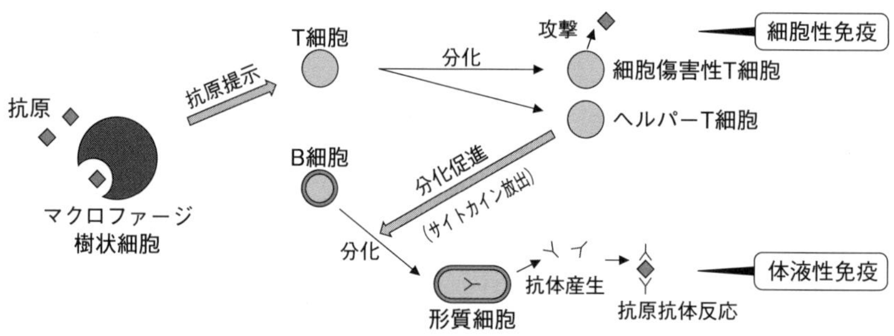

■**能動免疫と受動免疫**

特異的防御機構は、免疫を獲得する過程により**能動免疫**と**受動免疫**に分けられる。能動免疫とは、**自ら**抗原を排除する過程で、その抗原に対する特異的免疫を獲得することをいう。一方、受動免疫とは、**他の個体**で起こった免疫反応により得られた抗体などを他の個体に与えることで一時的に免疫を得ることをいう。

特異的防御機構（獲得免疫）	**能動免疫**	ワクチン接種、病後免疫など
	受動免疫	母体からの抗体移動（IgG、IgA）、血清療法など

4　抗体(antibody)、免疫グロブリン(immuno globulin)

B細胞が**形質細胞**に分化し、抗体が産生される。抗体は、特定の抗原と特異的に結合し(抗原抗体反応)、少しでも構造の異なる抗原とは結合することができない。抗体が認識して結合する抗原の特定の構造単位を**エピトープ**という。抗体は血清中に存在するたんぱく質の一種で、**免疫グロブリン**(γグロブリン)とも呼ばれる。免疫グロブリンは、２本の長い**H鎖**(重鎖：heavy chain)と２本の短い**L鎖**(軽鎖：light chain)の計４本のポリペプチドから成り、基本構造はＹ字型をしている。

抗体(免疫グロブリン)の基本構造

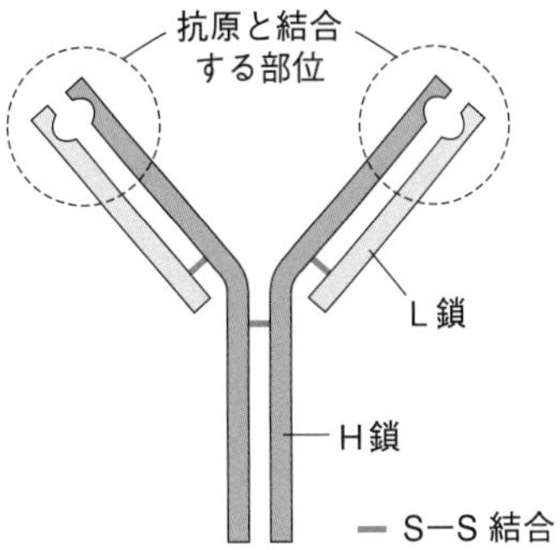

(1)　抗体の主な作用

●**中和作用**：血液中や粘膜中に分泌され、抗原(微生物や毒素など)に結合して無力化する。この抗体を中和抗体という。

●**オプソニン作用**：食細胞による貪食を促す。

●**補体系の活性化**：補体と協力して膜侵襲複合体を形成して抗原を攻撃する。

(2)　抗体の種類

抗体は、Ｈ鎖の種類の違いから次の５つに分類される。なお、Ｌ鎖はすべて共通である。

① **IgG**

胎盤通過性あり。母親から受け取ったIgGは胎児に**後天免疫(受動免疫)**を与え、生後３～６か月存在する。正常人では免疫グロブリンの約75％を占め、**最も多く存在する**。感染の**治癒期**に上昇して、感染防御に働く。単量体として存在する。

② **IgM**

分子量が最も大きい。全体の中で約10％を占める。抗原刺激後**最も早く出現する**が短期間で下降していく。赤血球凝集能や殺菌能が高い。**五量体**(５個の同一の基本分子ユニットからなるポリマー)として存在する。

③ **IgA**

全体の中で約15％を占める。単量体の血清型と二量体の分泌型がある。分泌型では唾液、涙、母乳、鼻汁、気管支、消化管などに分泌され、粘膜表面を覆って病原体の侵入を防ぐ。**母乳(特に初乳)に多く含まれ**、乳児に**受動免疫**を与える。

④ **IgE**

気道、消化管粘膜、リンパ節で作られ、血中では最も少ない(全体の約0.001％)。**Ⅰ型アレルギー**を引き起こす**レアギン抗体**※で、**肥満細胞**や**好塩基球**と結びつきやすい。単量体として存在する。

※**レアギン抗体**　体内に侵入したアレルゲンに対して産生される抗体で、アレルギー疾患の原因となる。

⑤ **IgD**

生物学的機能はまだよくわかっていないが、Ｂ細胞の活性に必要と考えられている。

2 アレルギー

1 アレルギーの分類

免疫反応は生体を防御するための仕組みであるが、アレルギーはこの反応が過剰に起こることで、炎症や組織傷害など自己にとって不都合な状態を生じることをいう。

反応の起こり方により、**抗体(免疫グロブリン)**の関与する**Ⅰ～Ⅲ・Ⅴ型**と**T細胞**が関与する**Ⅳ型**の5つに分類される。

また、アレルゲン等の侵入により、複数臓器に全身性にアレルギー症状が惹起され、生命に危機を与えうる過敏反応を**アナフィラキシー**といい、アナフィラキシーに血圧低下や意識障害を伴う場合を**アナフィラキシーショック**という。アナフィラキシーの多くは**IgE**が関与する免疫学的機序により発生し、最も多くみられる誘因は食物、昆虫(ハチ、蟻)の毒、薬剤である。アナフィラキシーの発症初期には進行の速さや最終的な重症度の予測が困難であり、数分で死に至ることもある。

アレルギー反応の5型

		責任因子	例
体液性免疫	Ⅰ型	IgE(レアギン抗体)	気管支喘息、アレルギー性鼻炎、花粉症、食物・薬物・ハチ毒などによるアナフィラキシーショック、食物アレルギー
	Ⅱ型	IgM、IgG	血液型不適合輸血、自己免疫性溶血性貧血、特発性血小板減少性紫斑病、重症筋無力症
	Ⅲ型	主にIgG(免疫複合体)	急性糸球体腎炎、全身性エリテマトーデス、関節リウマチ
細胞性免疫	Ⅳ型	T細胞	移植時の急性拒絶反応、接触皮膚炎、ツベルクリン反応※
体液性免疫	Ⅴ型	IgG	バセドウ病

※ツベルクリン反応は、Ⅳ型アレルギー反応を利用した結核感染の有無を調べる検査である。

(1) Ⅰ型アレルギー〔即時型アレルギー〕

抗原(アレルゲン)と接触後、数秒から数分で反応を起こすことから、即時型アレルギーと呼ばれる。**肥満細胞**や**好塩基球**のFcレセプターに結合した**IgE**(レアギン抗体)に抗原が結合すると、細胞が活性化されて、**ヒスタミン**などの化学伝達物質が細胞外に放出される。さらに、活性化された細胞では細胞膜にも変化が生じ、膜の構成成分であるアラキドン酸からロイコトリエンやプロスタグランジンなどが合成され、細胞外に放出される。これらのメディエーター(仲介物質)により組織に炎症反応が起こる。

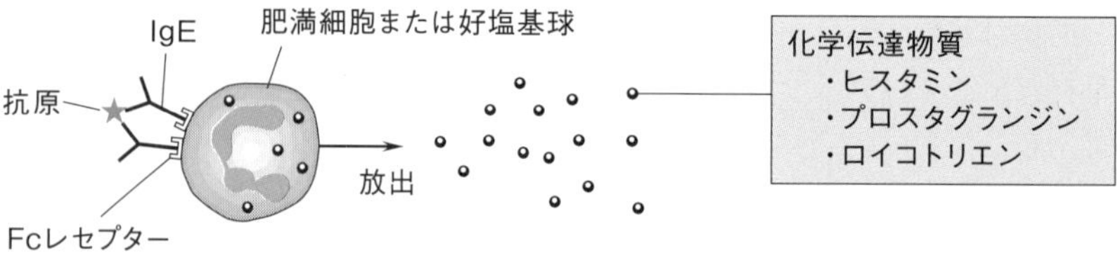

(2) Ⅱ型アレルギー〔細胞傷害型アレルギー〕

自己抗体(**IgG**または**IgM**)が細胞や組織に結合して活性化した**補体**による細胞融解や、食細胞による貪食が起こる。

(3) Ⅲ型アレルギー〔免疫複合体型アレルギー〕

抗体(主にIgG)が抗原と結合して免疫複合体を形成し、それが組織に沈着して炎症を起こす。

また、**補体**の活性化も関与している。

(4)　**Ⅳ型アレルギー〔遅延型アレルギー〕**

抗原に接触後、24〜48時間後に反応が起こるため、遅延型アレルギーと呼ばれる。感作*Ｔ細胞が関与する細胞性免疫反応である。

＊**感作**　特定の抗原と２回目以降の接触があった場合に、免疫反応が起こりやすくなっている状態。

(5)　**Ⅴ型アレルギー〔刺激型アレルギー〕**

自己抗体がある種の**受容体に結合**し、本来、受容体に結合する物質(リガンド)と同様にその細胞を**刺激**することで起こる。基本的な機序はⅡ型アレルギーと同じであるが、細胞が刺激されることが特徴である。

2　アレルギー疾患の治療

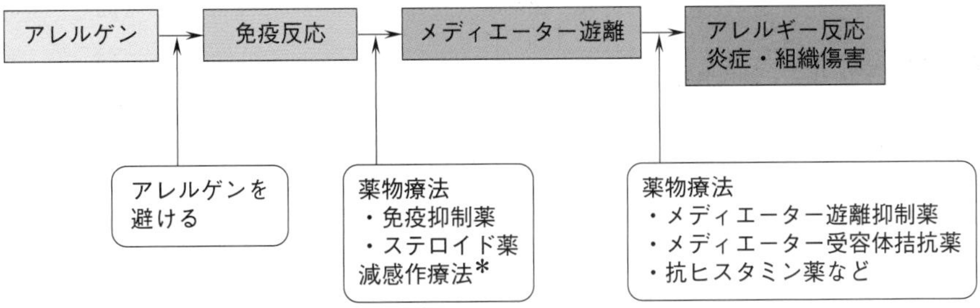

＊**減感作療法**　アレルゲン抽出液を少しずつ増量しながら患者に投与し、症状の軽減をはかることを目的とする抗原特異的免疫療法。アレルギー性鼻炎、気管支喘息、ハチ毒アレルギーの治療に用いられるが、食物がアレルゲンの場合には適応とならない。

3　アナフィラキシー症状出現時の対応

アナフィラキシーショックでは、**アドレナリン**の投与が第一選択となる。医師の治療を受けるまでの間に症状の進行を一時的に緩和する補助治療薬であり、**咽頭浮腫による呼吸障害や末梢血管拡張による血圧低下の改善**に即効性がある。アナフィラキシーの既往がある患者やリスクの高い患者には、アドレナリン自己注射薬(エピペン®)が処方される。エピペン®使用後は直ちに医療機関を受診する。

なお、保育所及び学校において、緊急の場に居合わせた関係者が、エピペン®を使用できない状況にある本人の代わりに注射することは医師法違反とはならない。

3　食物アレルギー

「食物によって引き起こされる抗原特異的な免疫学的機序を介して生体にとって不利益な症状が惹起される現象」と定義され、多くは**IgE抗体が関与するⅠ型アレルギー**である。少量の食物によっても起こる。食物アレルギーは、消化器機能が未熟な乳幼児に起こりやすく、年齢とともに耐性が獲得(**寛解**：成長に伴う消化管機能と免疫学的機能の成熟により、食物アレルギー症状を呈さなくなること)される場合が多い。

乳幼児期に発症する食物アレルギー児は、その後、喘息、アレルギー性鼻炎、アトピー性皮膚炎などを高頻度に発症する、いわゆる**アレルギーマーチ***をたどるリスクが高い。

＊アレルギーマーチ　アレルギー体質を有する人が原因と発症臓器を異にして、次から次へといくつかのアレルギー疾患を発症していく現象のこと。

1　IgE 依存性食物アレルギーの臨床型分類

臨床型	発症年齢	頻度の高い食物	耐性の獲得（寛解）	アナフィラキシーショックの可能性	食物アレルギーの機序
食物アレルギーの関与する乳児アトピー性皮膚炎[※1]	乳児期	鶏卵、牛乳、小麦など	多くは寛解	（＋）	主に IgE 依存性
即時型症状（蕁麻疹、アナフィラキシーなど）	乳児期～成人期	**乳児～幼児：** 鶏卵、牛乳、小麦、ピーナッツ、木の実類、魚卵など **学童～成人：** 甲殻類、魚類、小麦、果物類、木の実類など	鶏卵、牛乳、小麦は寛解しやすいが、その他は寛解しにくい	（＋＋）	IgE 依存性
食物依存性運動誘発アナフィラキシー（FDEIA）[※2]	学童期～成人期	小麦、エビ、果物など	寛解しにくい	（＋＋＋）	IgE 依存性
口腔アレルギー症候群（OAS）[※2]	幼児期～成人期	果物、野菜、大豆など	寛解しにくい	（±）	IgE 依存性

※1　**アトピー性皮膚炎**　増悪と軽快を繰り返す瘙痒のある湿疹を主病変とする疾患であり、患者の多くはアトピー素因（気管支喘息、アレルギー性鼻炎、結膜炎、アトピー性皮膚炎の家族歴・既往歴、IgE を産生しやすい素因）を持つ。

※2　FDEIA と OAS は、以前は「特殊型」に分類されていたが、成人を中心に高頻度で認められることから現在その分類は削除されている。

（AMED 研究班による『食物アレルギーの診療の手引き2020』）

●食物依存性運動誘発アナフィラキシー

原因食物を摂取後に運動することによってアナフィラキシーが誘発される病型で、原因食物摂取から 2 時間以内に誘発されることが多い。原因食物は**小麦**や**甲殻類**が多い。

●口腔アレルギー症候群

IgE 抗体を介した口腔粘膜に限局する即時型アレルギー症状を呈する病型で、食物摂取直後から始まり、口唇・口腔・咽頭のかゆみ、イガイガ、血管浮腫などをきたす。原因食物は**果物**、**生野菜**、**豆**が多い。

2　特殊な病態

(1)　花粉－食物アレルギー症候群

花粉アレルギーでは果物や野菜に含まれるアレルゲンと**交差反応***し、食物アレルギー症状を呈する場合がある。主に IgE 抗体を介した口腔アレルギー症候群を呈する。

＊交差反応　異なるたんぱく質に共通の構造をした抗原決定基（**エピトープ**：特異的 IgE 抗体が結合する部位）が存在すると、IgE 抗体は両者に結合する。これを**交差抗原性**といい、交差抗原性に起因して症状が誘発されることを交差反応という。

(2)　ラテックス－フルーツ症候群

ラテックス*アレルギーでは果物や野菜に含まれるアレルゲンと交差反応し、アナフィラキシーを含む即時型症状や口腔アレルギー症候群を呈する場合がある。リスクの高い食品として**アボカド**、**栗**、**バナナ**、**キウイフルーツ**がある。

＊ラテックス　天然ゴムの成分。

3　原因となる食物

母乳を含めすべての食物が原因となりうるが即時型食物アレルギーの原因食物で最も多いのは**鶏卵(主に卵白)**であり、牛乳、木の実類、小麦の順となっている。なお、木の実類によるアレルギーは近年増加傾向にあり、クルミが最多で、カシューナッツ、マカダミアナッツ、アーモンドの順となっている。

※食物アレルゲンの本体は、大部分が食物に含まれる**たんぱく質**である。
※18歳以上の原因食品の１位は小麦となっている。

■新生児・乳児食物蛋白誘発胃腸症(新生児・乳児消化管アレルギー)

消化管アレルギーのうち、新生児から乳児期に嘔吐、下痢、体重増加不良などの消化器症状を呈するものは非IgE依存性で細胞性免疫に関わるものが多く、新生児・乳児食物蛋白誘発胃腸症と呼ばれる。頻度の高い食物は牛乳で、多くは耐性を獲得する。

■仮性アレルゲン

食物中に自然に含まれている化学物質や保存中に産生される化学物質の中で、アレルギー類似症状を引き起こすものがある。これを仮性アレルゲンと呼び、ヒスタミン、チラミン、セロトニン、サリチル酸などの化学物質を含む食物で起こることが知られている。症状の出現はアレルギー反応(抗原抗体反応)に基づくものではなく、含まれている物質の薬理作用による。

4　症状

全身に現れ、多様な症状を示すが、特に**皮膚**に現れることが多い。

食物アレルギーの症状

皮　膚		紅斑、蕁麻疹、血管浮腫、瘙痒、灼熱感、湿疹
粘　膜	**眼症状**	結膜充血・浮腫、瘙痒、流涙、眼瞼浮腫
	鼻症状	鼻汁、鼻閉、くしゃみ
	口腔咽頭症状	口腔・咽頭・口唇・舌の違和感・腫脹
呼吸器		咽頭違和感・瘙痒感・絞扼感、嗄声、嚥下困難、咳嗽、喘鳴、陥没呼吸、胸部圧迫感、呼吸困難、チアノーゼ
消化器		悪心、嘔吐、腹痛、下痢、血便
神　経		頭痛、活気の低下、不穏、意識障害、失禁
循環器		血圧低下、頻脈、徐脈、不整脈、四肢冷感、蒼白(末梢循環不全)

(AMED研究班による『食物アレルギーの診療の手引き2020』)

5　診断

臨床症状、**特異的IgE抗体検査**、皮膚プリックテスト、食物除去試験、**食物経口負荷試験***など

＊**食物経口負荷試験**　アレルギーが確定しているか疑われる食品を単回または複数回に分割して摂取させ、症状の有無を確認する検査。食物アレルギーの最も確実な診断法であり、確定診断及び耐性獲得の確認を主な目的として実施する。症状出現時に迅速に対応できる体制にあることが必須で、専門医のいる病院で実施する。

6　栄養食事指導

食事指導では症状発現回避のための**食物除去(アレルゲン除去)**を行うが、その除去が過剰とならないように**必要最小限の除去**を心掛ける。症状を誘発しない範囲の量の摂取や、加熱※・調理によりアレルゲン性が低下して摂取できるものは、除去せずに摂取するように指導する。しかし、重篤

なアレルギー症状が出現する危険性が高い量や食物は除去して、**安全性を確保**する。除去した食物により不足する可能性のある栄養素を**他の食品で補う**よう指導する。たとえば、牛乳の代替に牛乳アレルゲン除去調製粉乳や大豆乳、小麦の代替に米粉を利用することができる。

※卵白に含まれる**オボムコイド**、牛乳に含まれる**カゼイン**、小麦に含まれる**グルテニン・グリアジン**は、熱安定性が高いたんぱく質で**加熱による変性を受けにくい**。

食物アレルギーの栄養食事指導の流れ

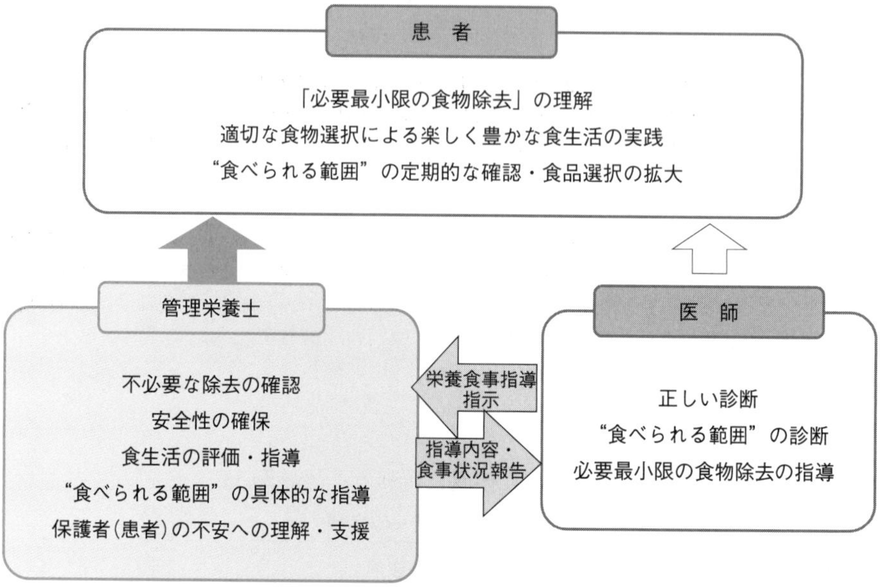

(厚生労働科学研究班による『食物アレルギーの栄養食事指導の手引き2022』)

※必要最小限の除去とは

1）食べると症状が誘発される食物だけを除去する。
　“念のため”、“心配だから”といって、必要以上に除去する食物を増やさない。
　検査から原因と疑われ除去している場合には、必要に応じて食物経口負荷試験を実施し、診断を確定する。

2）原因食物でも、症状が誘発されない“食べられる範囲”までは食べることができる。
　“食べられる範囲”の量を除去する必要はなく、むしろ食べられる範囲までは積極的に食べるように指導することが望ましい。

なお、食物アレルゲン完全除去であっても、一般に除去不要な食品は以下の通りである。

一般的に除去が不要な食品一覧

	除去不要の食品
鶏卵アレルギー	卵殻カルシウム
牛乳アレルギー	乳糖、牛肉
小麦アレルギー	しょう油、酢、麦茶
大豆アレルギー	しょう油、みそ、大豆油
ゴマアレルギー	ゴマ油
魚アレルギー	かつおだし、いりこだし
肉類アレルギー	エキス

AMED研究班による『食物アレルギーの診療の手引き2020』

7　食物アレルギーの発症予防

・ハイリスク児(両親・同胞に一人以上のアレルギー患者がいる児)に対する**妊娠中と授乳中の母親の食物除去は推奨されない。**

・食物アレルギーの発症予防を目的に**離乳食の開始を遅らせることは推奨されない。**

・アトピー性皮膚炎の乳児では、鶏卵の摂取が遅いほど鶏卵アレルギーを発症するリスクが高まることから、アトピー性皮膚炎の治療を十分に行った上で、鶏卵アレルギー発症予防を目的に、医師の管理のもと、生後6か月から鶏卵の微量摂取を開始することが推奨されている。

4　自己免疫疾患

自己の組織や細胞を“非自己”と認識することで起こる病態を自己免疫疾患という。その際に、自己の組織や細胞に対して産生される抗体を**自己抗体**という。特定の臓器に対して組織障害が起こる臓器特異的自己免疫疾患と、全身の複数の臓器が障害される全身性自己免疫疾患に大別される。

1　全身性エリテマトーデス(SLE：systemic lupus erythematosus)

原因不明の多臓器障害性の全身性炎症性疾患で、紫外線、ウイルス感染、外科手術、妊娠・出産などが誘因となる。遺伝的素因がある。男女比は約1：9で、20～40歳代の出産可能な**女性に多い。ループス腎炎**が最も高頻度にみられる臓器障害であるが、まれに中枢神経、心、肺などの生命予後に直結する病変をきたすことがある。指定難病。

※lupus(ループス)はラテン語で「狼」の意味。皮膚にできる発疹が、狼に噛まれた痕のような赤い紅斑であることに由来する。

2　強皮症(全身性硬化症)

結合組織の病変により、**皮膚硬化**や**レイノー現象**(冷たいものに触れると手指が蒼白～紫色になる症状)を主症状とする原因不明の全身性疾患である。線維化、血管障害、免疫異常の3つの異常が病態を形成する。男女比は約1：12で、30～50歳代の**女性に多い**。指定難病。

3　関節リウマチ(RA：rheumatoid arthritis)

関節内に存在する**滑膜の炎症**を特徴とする原因不明の全身性炎症性疾患で、**多発関節炎**を主病変とする。遺伝的素因に環境的素因が加わり、自己免疫反応が誘発されると考えられている。関節滑膜にリンパ球が浸潤し、血管新生と滑膜の増殖が起こり、増殖した滑膜からは関節や軟骨を破壊する数々の因子が産生され、関節や軟骨が**変形**・機能障害をきたす。最初は手足の指関節が左右対称性に腫れて、朝の起床時にこわばりを感じる。男女比は約1：3～4で、40～50歳代の**女性に多い**。関節リウマチでは、**リウマトイド因子**などの自己抗体が診断に利用される。

なお、関節リウマチに血管炎をはじめとする関節以外の症状を認め、難治性もしくは重症な病態を伴う場合を悪性関節リウマチといい、悪性関節リウマチは指定難病である。

4 シェーグレン症候群

涙腺・唾液腺などの外分泌腺の**慢性炎症**によって、**涙液・唾液の分泌が低下**する疾患で、様々な自己抗体の出現を認める。眼と口腔内の乾燥症状（ドライアイ、ドライマウスなど）以外に、リンパ節腫脹、関節炎、間質性肺炎、間質性腎炎、レイノー現象などもみられる。関節リウマチ、全身性エリテマトーデス、強皮症などに合併する二次性と、これらの合併のない一次性に分類される。男女比は約１：10～12で、中年**女性に多い**。指定難病。

主な自己免疫疾患

疾　患		特徴・症状
全身性	全身性エリテマトーデス（SLE）	**蝶形紅斑**、発熱、関節炎、**ループス腎炎**、日光過敏症、口内炎、脱毛
	強皮症（全身性硬化症）	**レイノー現象**、皮膚硬化、肺線維症、強皮症腎クリーゼ（腎臓血管の障害による高血圧）、**食道蠕動の低下**による**逆流性食道炎**や**嚥下障害**
	関節リウマチ（RA）	**指関節のこわばり**（左右対称性）、**関節の疼痛・腫脹・発赤・変形・拘縮**、皮下結節、易疲労感、脱力感、体重減少、食欲低下、全身の血管炎（心臓、肺、消化管、眼など）
	シェーグレン症候群	**涙腺・唾液腺の分泌物低下**（眼の乾燥、口腔内乾燥）
臓器特異的	橋本病	甲状腺機能低下（易疲労感、体重増加、徐脈、冷え症、発汗低下、**皮膚の乾燥**、便秘、甲状腺腫）
	バセドウ病	甲状腺ホルモン過剰分泌。**甲状腺腫**、**眼球突出**、**頻脈**、体重減少、多汗、皮膚の湿潤、下痢
	自己免疫性溶血性貧血	貧血症状（疲労感、動悸・息切れ、めまい、頭痛）、黄疸、胆石、脾腫
	特発性血小板減少性紫斑病（ITP）	皮膚の点状・斑状出血、歯肉出血、鼻血、タール便、血尿
	重症筋無力症	全身の筋力低下、易疲労感、眼瞼下垂、複視、嚥下・発語困難、呼吸困難

■膠原病のスクリーニングに有効な自己抗体

膠原病とは、全身の結合組織（骨・軟骨・腱など）や血管に「フィブリノイド変性」と呼ばれる特徴的な所見が認められる疾患の総称で、自己抗体が炎症に関与していると考えられている。

以下の自己抗体は、膠原病を疑うときのスクリーニングのために利用されることが多い。

自己抗体	特　徴	陽性率の高い疾患
リウマトイド因子（RF）	IgG の Fc 部分に対する抗体	関節リウマチ シェーグレン症候群
抗核抗体（ANA）	細胞の核内に存在するたんぱく質に対する自己抗体の総称	混合性結合組織病 全身性エリテマトーデス 強皮症（全身性硬化症）

練習問題

免疫に関する記述である。正しいのはどれか。1つ選べ。

(1) ナチュラルキラー(NK)細胞は、特異的免疫を担う。

(2) 細胞傷害性T細胞は、体液性免疫を担う。

(3) T細胞は、免疫グロブリンを産生する。

(4) マクロファージは、抗原提示を行う。

(5) IgEは、免疫グロブリン中で最大の分子量をもち、初期防御に関与する。

解説 ………… 正答 (4)

(1) 誤り。NK細胞は、非特異的免疫を担う。

(2) 誤り。細胞傷害性T細胞は細胞性免疫(抗体を産生せず直接抗原を攻撃する機構)を担う。体液性免疫(抗体を産生して抗原抗体反応により抗原を無力化する機構)を担うのはB細胞(形質細胞)やヘルパーT細胞である。

(3) 誤り。免疫グロブリン(抗体)を産生するのは、B細胞が分化した形質細胞である。B細胞は、ヘルパーT細胞が放出するサイトカインで活性化し、形質細胞に分化する。

(4) 正しい。マクロファージや樹状細胞などは、取り込んだ抗原をペプチドまで分解し、細胞表面に提示する(抗原提示)。

(5) 誤り。IgEではなく、IgMである。IgEはⅠ型アレルギー反応に関与する。

練習問題

アレルギーに関する記述である。正しいのはどれか。1つ選べ。

(1) Ⅰ型アレルギー反応には、ヒスタミンが関与する。

(2) Ⅱ型アレルギー反応は、細胞性免疫による。

(3) 自己免疫性溶血性貧血は、Ⅲ型アレルギー反応である。

(4) Ⅳ型アレルギー反応は、免疫複合体の組織沈着により生じる。

(5) 花粉症は、Ⅳ型アレルギー反応である。

解説 ………… 正答 (1)

(1) 正しい。Ⅰ型アレルギー反応は、IgEが肥満細胞や好塩基球の受容体に結合し、炎症メディエーターであるヒスタミンなどを放出させることにより起こる。

(2) 誤り。Ⅱ型アレルギー反応は、体液性免疫による。細胞性免疫によるのは、T細胞が担うⅣ型アレルギー反応のみである。

(3) 誤り。自己免疫性溶血性貧血は、Ⅱ型アレルギーである。赤血球に結合する自己抗体ができ、赤血球が破壊されて起こる。

(4) 誤り。免疫複合体の組織沈着により生じるのは、Ⅲ型アレルギーである。Ⅲ型アレルギーは、抗体が抗原と結合して免疫複合体を形成し、それが組織に沈着して炎症を起こすものである。

(5) 誤り。花粉症は、Ⅰ型アレルギーである。日本においてはスギ花粉が抗原となる場合が多い。

練習問題

食物アレルギーの病態と栄養管理に関する記述である。**誤っている**のはどれか。１つ選べ。

(1)　最も多い症状は、皮膚症状である。

(2)　食後の運動で、アナフィラキシーショックが誘発される。

(3)　アナフィラキシーショック時には、エピペン®を用いる。

(4)　バナナは、交差抗原を含む。

(5)　小麦は、加熱によりアレルゲン性が低下する。

解　説 ……………………………………………… 正答　(5)

(1)　正しい。

(2)　正しい。これを食物依存性運動誘発アナフィラキシーという。

(3)　正しい。エピペン®はアドレナリン自己注射薬で、アナフィラキシーショック治療の第一選択薬である。

(4)　正しい。バナナは、ブタクサ花粉やラテックス（天然ゴム製品の成分）と交差反応性を示しやすい。

(5)　誤り。小麦のたんぱく質（グリアジン、グルテニンなど）は熱安定性が高いため、加熱によるアレルゲン性の低下は期待できない。

練習問題

自己免疫疾患に関する記述である。正しいのはどれか。１つ選べ。

(1)　橋本病では、甲状腺機能は亢進する。

(2)　強皮症では、嚥下障害がみられる。

(3)　関節リウマチでは、蝶形紅斑がみられる。

(4)　シェーグレン症候群では、唾液分泌が増加する。

(5)　全身性エリテマトーデス（SLE）は、男性に多い。

解　説 ……………………………………………… 正答　(2)

(1)　誤り。橋本病では、20～30％の症例で甲状腺機能が低下する。

(2)　正しい。強皮症では、食道蠕動の低下により逆流性食道炎や嚥下障害がみられる。

(3)　誤り。蝶形紅斑（頬から鼻にかけてみられる左右対称の丘疹状の紅斑）がみられるのは、全身性エリテマトーデス（SLE）である。

(4)　誤り。シェーグレン症候群では、唾液や涙液の分泌が低下する。

(5)　誤り。全身性エリテマトーデス（SLE）は、20～40歳代の出産可能な女性に多い。

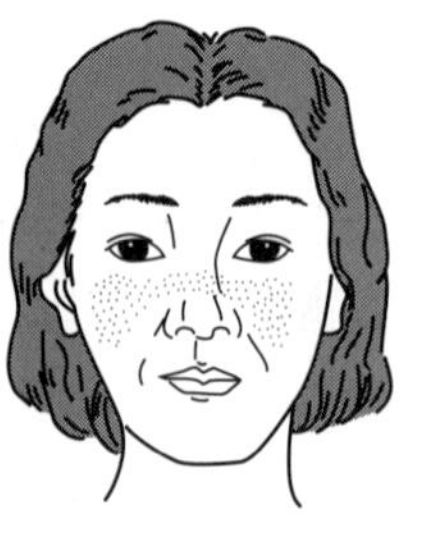

蝶形紅斑

27 感染症

1 感染症とは

生体内に病原性の微生物が侵入・共生し、臓器や組織あるいは細胞の中で増殖し始めることを感染といい、その結果引き起こされる炎症性変化を感染症という。感染しても発病しない状態を、不顕性感染という。

感染症の成立には、①病原体の存在、②病原体の感染力、③接種菌量、④感染経路、⑤侵入部位、⑥宿主の感受性・抵抗力の6つの要因が必要である。逆に、これらのうち1つでも阻止できれば感染症を予防することが可能である。

2 感染経路

1 接触感染

直接接触あるいは器具などを介した間接接触により感染する。性感染症(STD)、疥癬《かいせん》、MRSA(メチシリン耐性黄色ブドウ球菌)など。

2 飛沫感染

咳、くしゃみ、会話などで飛び散った直径5μm以上の飛沫を吸い込むことにより感染する。飛沫は1m以内に落下し、空気中に浮遊し続けることはない。髄膜炎菌、インフルエンザ菌、百日咳菌、マイコプラズマ、インフルエンザウイルス、風疹ウイルス、ムンプス(流行性耳下腺炎：おたふくかぜ)ウイルスなど。

3 空気感染(飛沫核感染)

咳、くしゃみ、会話などで飛び散った直径5μm以下の飛沫核(病原微生物を含む飛沫が気化したあとの小粒子)を吸い込むことにより感染する。飛沫核は長時間空気中に漂い、空気の流れによって広くまき散らされる。結核菌、麻疹ウイルス、水痘ウイルスなど。

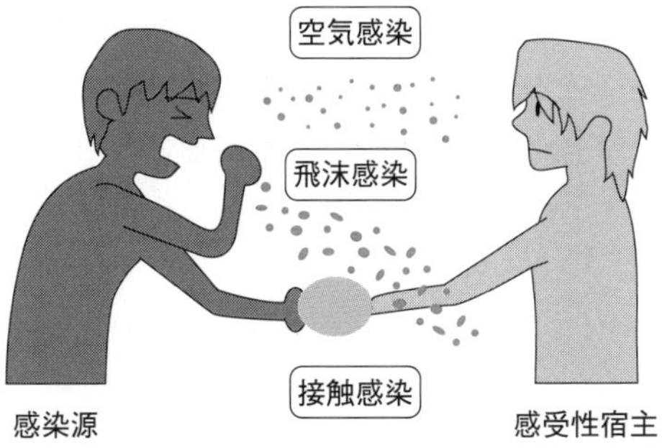

4 経口感染

病原微生物や保菌者の糞便・尿・吐しゃ物などで汚染された食品・水などを経口摂取することにより感染する。腸管出血性大腸菌、サルモネラ属菌、コレラ菌、赤痢菌、腸チフス菌、A型・E型肝炎ウイルスなど。

5 節足動物媒介感染

蚊、ダニ、ノミなどによって媒介される。日本脳炎〔蚊〕、黄熱〔蚊〕、デング熱〔蚊〕、マラリア〔蚊〕、重症熱性血小板減少症候群〔ダニ〕、リケッチア症〔ダニ、シラミ、ノミ〕など。

6 その他の感染経路

- **経皮感染**：病原体が皮膚を通過して感染する。ツツガムシ病、ブルセラ症など。
- **輸血や切創事故による感染**：B型・C型肝炎ウイルス、HIV（ヒト免疫不全ウイルス）など。
- **母子感染**：病原体が胎盤、産道、母乳の経路で母体から胎児・新生児に感染する。HTLV-1（ヒトT細胞白血病ウイルスⅠ型）、B型肝炎ウイルス、HIV、風疹ウイルス、サイトメガロウイルス、トキソプラズマなど。

※同一世代、同一集団の病原体伝播を**水平感染**、母子感染を**垂直感染**という。

3 感染症の症状

1 発熱

微生物の産生物質や毒素などにより、視床下部のセットポイントが上昇することによって血管収縮や熱産生増加が起き、体温が上昇する。

※プロスタグランジン等のエイコサノイドにより発熱が起こる。

2 発疹

発疹が感染症診断のきっかけになることが多い。発疹の出現時期・場所・性状・変化などを、注意深く観察することが重要である。

点状出血、紫斑、膿疱、丘疹、壊死性膿痂疹、出血性・水疱性皮疹、結節などがある。

3 下痢

感染症においては、急性下痢が90％以上を占めている。病原微生物の種類により、毒素型・毒素産生型・腸管付着型・サイトトキシン産生型・腸管組織侵入型に分類される。

一般に腹痛や嘔吐を伴い、下痢の性状は水溶性または血性となる。

4 意識障害

敗血症、肺炎、腸チフス、マラリア、細菌性・ウイルス性髄膜炎などの場合に起こることがある。

5 咳嗽・喀痰

喉頭炎、軽い気管支炎、ウイルス性肺炎などでは痰を伴わない咳となり、初期の結核・真菌症では痰を伴わないか、漿液性の痰のことが多く、細菌性肺炎などでは膿性の痰を伴う咳となる。

4　日和見感染症

抗がん剤療法・免疫抑制療法・放射線療法を行っている人や、AIDS(後天性免疫不全症候群)患者などの免疫状態が低下した易感染者では、健常者では感染が成立しないような弱毒病原体に感染しやすい。このような感染症を**日和見感染症**といい、緑膿菌感染症、**ニューモシスチス肺炎**、結核、**カンジダ症**、トキソプラズマ肺炎・脳症、クリプトコッカス感染症などを発症する。抗生物質の長期内服で菌交代現象が生じた場合にも日和見感染症がもたらされる。

■菌交代現象

抗生物質の長期投与により、疾患の原因菌だけでなくその抗生物質に感受性のある常在菌が消失すると、それに代わって病原菌あるいは耐性菌(投与抗生物質に耐性のある菌)が繁殖し、新たな感染症が引き起こされることをいう。気道・創傷における緑膿菌感染症が代表例である。

■常在菌叢

正常な消化管、口腔、皮膚などには一定の細菌群が定着しており、病原菌と拮抗してその定着・繁殖を防ぐ環境である常在菌叢を形作っている。常在菌叢の代表例には、大腸菌、乳酸桿菌、ビフィズス菌、連鎖球菌、表皮ブドウ球菌などがある。

5　病原微生物による感染症の分類

病原微生物による感染症の分類

細菌感染症	結核、らい病、コレラ、ジフテリア、赤痢、ペスト、百日咳、緑膿菌、淋病、梅毒、破傷風、レジオネラ症、MRSA(メチシリン耐性黄色ブドウ球菌)、VRE(バンコマイシン耐性腸球菌)、細菌性食中毒など
マイコプラズマ感染症	マイコプラズマ肺炎など
クラミジア感染症	性器クラミジア感染症、トラコーマ(結膜炎)、肺炎、気管支炎、オウム病など
リケッチア感染症	ツツガムシ病、発疹チフスなど
ウイルス感染症	インフルエンザ、流行性耳下腺炎(おたふくかぜ)[*1]、麻疹、風疹、ポリオ、水痘・帯状疱疹、手足口病[*2]、流行性角結膜炎[*3]、咽頭結膜熱(プール熱)[*3]、ウイルス性肝炎、ノロウイルス、AIDS[*4]、成人Ｔ細胞白血病、SARS(重症急性呼吸器症候群)、新型コロナウイルス(COVID-19) 重症熱性血小板減少症候群(SFTS)、エボラ出血熱、黄熱、日本脳炎、狂犬病、デング熱、天然痘、ラッサ熱など
真菌感染症	カンジダ症、汗疱状白癬(みずむし)、ニューモシスチス肺炎、肺クリプトコッカス症、アスペルギルス症など
寄生虫感染症 (原虫を含む)	マラリア、赤痢アメーバ、トキソプラズマ症、アニサキス症、エキノコックス症、横川吸虫、回虫、無鉤条虫など
プリオン病	クロイツフェルト・ヤコブ病、BSE(牛海綿状脳症)など

＊1 流行性耳下腺炎(おたふくかぜ)　ムンプスウイルスにより起こる。
＊2 手足口病　主にコクサッキーＡ群ウイルス16型とエンテロウイルス71型により起こる。
＊3 流行性角結膜炎・咽頭結膜熱(プール熱)　アデノウイルスにより起こる。
＊4 AIDS　HIV(ヒト免疫不全ウイルス)により起こる。

●**細菌**：原核細胞をもつ単細胞微生物。自己単独で増殖できる。

●**マイコプラズマ**：細菌のように細胞壁をもたず、細菌よりも小さい。自己単独で増殖できる。

●**クラミジア**：大きさは細菌の約３分の１。生きた細胞内でしか増殖できない。節足動物の媒介を必要としない。

●**リケッチア**：大きさは細菌よりもやや小さい。生きた細胞内でしか増殖できない。節足動物の媒介を必要とする。

- **ウイルス**：大きさは20～30nm で**最も小さな病原微生物**である。DNA あるいは RNA とたんぱく質から成る。生きた細胞内でしか増殖できない。
- **真菌**：下等真核生物で、細胞壁をもつ。光合成機能はない。**日和見感染症を起こしやすい。**

■主な病原細菌のグラム染色性と形態

グラム染色は細菌検査に使用される染色法の１つで、検体をスライドグラスに塗抹乾燥させて染色液で染色後、顕微鏡で観察する。グラム陽性菌は濃青紫色に、グラム陰性菌は淡赤色に染め分けられる。

		グラム陽性菌	鞭毛	芽胞
球菌		ブドウ球菌	−	−
		連鎖球菌	−	−
		肺炎球菌	−	−
杆菌		ジフテリア菌	−	−
	抗酸菌	結核菌	−	−
		癩菌	−	−
		炭疽菌	−	+
	嫌気性菌	破傷風菌	+	+
		ボツリヌス菌	+	+
		ガス壊疽菌群（ウェルシュ菌のみ鞭毛なし）	+	+

	グラム陰性菌	鞭毛	芽胞
	淋菌	−	−
	髄膜炎菌	−	−
腸内細菌群	サルモネラ（チフス菌・パラチフス菌を含む）	+	−
	大腸菌	+	−
	赤痢菌	−	−
	ペスト菌	−	−
ビブリオ	コレラ菌	+	−
	腸炎ビブリオ	+	−
	緑膿菌	+	−
	百日咳菌	−	−
	インフルエンザ菌	−	−

6　市中感染と医療関連感染

通常の生活環境で感染したものを**市中感染**、医療施設や在宅医療の場などの医療が行われる場で感染したものを**医療関連感染**と呼び、院内感染は医療関連感染に含まれる。医療関連感染には、カテーテル関連尿路感染、カテーテル関連血流感染、人工呼吸器関連肺炎、手術部位感染などがあり、MRSA（メチシリン耐性黄色ブドウ球菌）を含む黄色ブドウ球菌、大腸菌、腸球菌、緑膿菌、カンジダ属菌などが原因となることが多い。

7　主な感染症

1　HIV 感染症（AIDS：後天性免疫不全症候群）

HIV（ヒト免疫不全ウイルス）は**レトロウイルス**（逆転写酵素を有するウイルス）の一種で、**RNA ウイルス**である。

(1)　感染経路

性行為感染、血液感染、母子感染

※感染源は、多量の HIV を含む**精液**、**膣分泌液**、**血液**、**母乳**である。なお、汗、尿、唾液を介しては感染しない。これは、HIV が外部環境下では弱いウイルスであるからである。

(2)　症状

①　急性感染期

３～８週間の潜伏期の後、リンパ節腫脹や発熱、下痢、倦怠感などのインフルエンザ様症状を呈する。

② **無症候期**

通常、急性感染期の後数年間は無症状の時期が続く。

③ **AIDS 発症期**

体内の**CD 4 陽性 T リンパ球**(免疫系の司令塔)が著しく減少し、中枢神経症状、**日和見感染**、**カポジ肉腫**や悪性リンパ腫などの悪性腫瘍を合併する。HIV 感染者に日和見感染症またはまれな悪性腫瘍が発生した場合、AIDS 発症と定義される。

※HIV は、CD 4 陽性 T リンパ球に**感染**して**破壊**していく。CD 4 陽性 T リンパ球数の減少は免疫機能の低下をもたらし、感染者を免疫不全へと導く。

2 性感染症(STI、STD)

性行為によって感染する疾患を総称して性感染症(STI、STD)と呼ぶ。

●**法定性病**：淋病、梅毒、軟性下疳《げかん》、鼠径《そけい》リンパ肉芽腫

●**性器に限局する疾患**：性器ヘルペス症、尖圭《せんけい》コンジローマ、クラミジア感染症、トリコモナス腟炎、腟カンジダ症、毛虱《けじらみ》症など

●**全身性疾患**：AIDS、A 型・B 型肝炎、サイトメガロウイルス感染症、梅毒、疥癬症など

3 敗血症

感染が原因で重篤な全身症状を呈した状態を敗血症という。発熱ないしは低体温、頻呼吸、頻脈などの症状を呈する。心内膜炎や留置カテーテルが原因感染巣となることが多い。敗血症に循環不全(血圧低下)を伴うものを**敗血症性ショック**という。

4 中枢神経感染症

中枢神経感染症には、**髄膜炎**、**脳炎**、脳腫瘍などがあり、重篤な症状を起こすことが多い。髄膜炎は、中枢神経感染症の中で最も頻度の高い疾患で、ウイルス性、細菌性、真菌性、結核性髄膜炎に分類される。主症状は、発熱、意識障害、頭痛、髄膜刺激症状(項部硬直、ケルニッヒ徴候など)である。

5 インフルエンザ

急激な発熱、咽頭痛、全身倦怠感、関節痛などを主症状とする呼吸器系感染症であり、冬季に流行する。インフルエンザウイルスは**RNA ウイルス**で、A 型、B 型、C 型に分類される。感染力が強く、**パンデミック(世界的大流行)**を起こすのは**A 型**である。さらに、A 型インフルエンザは、ウイルス表面のたんぱく質であるヘモアグルチニン(H)とノイラミニダーゼ(N)の H と N の種類によって H1N1、H5N1 などに分類される。新種のインフルエンザウイルスに罹患すると、免疫をもっていないため、重症化しやすい。また、乳幼児や高齢者では、二次的に細菌性肺炎を合併することがあり、重症化しやすい。

6 風疹(三日ばしか)

風疹ウイルスの飛沫感染による発疹性熱性疾患で、小児や若年成人に多い。多くは軽症で治癒す

るが、**妊娠初期の妊婦が感染した場合は、胎児に先天奇形(先天性風疹症候群)が生じやすい**(発症頻度は30～50％)。症状は、白内障、緑内障、小眼球症、難聴、心疾患、歯の欠損などである。

7　カンジダ症

カンジダ症は、**真菌**のカンジダ属菌によるもので、**日和見感染症**である。カンジダ属菌はヒトに常在しており、健康であれば感染することはない。皮膚カンジダ症、口腔カンジダ症(口腔粘膜などに白苔がみられる)、食道カンジダ症(食道粘膜に白苔、潰瘍、出血がみられる)、腟カンジダ症などの表在性カンジダ症と、カンジダ血症などの深在性カンジタ症に分類される。

8　レジオネラ症

レジオネラ属菌は**グラム陰性桿菌**に分類され、空調の冷却水、循環式温泉浴槽、家庭用24時間風呂、噴水などの**人工環境水**に多く棲息する。これらの環境水から生じたレジオネラ属菌の付着した空気中の浮遊粒子(エアロゾル)を経気道的に肺に吸引することによって感染が成立する。４類感染症である。レジオネラ肺炎では発熱、筋肉痛、呼吸器症状、意識障害などの症状がみられ、低酸素血症を示す場合に適切な抗菌薬治療が行われなければ、しばしば死に至る。

8　治療

1　化学療法薬

(1)　抗生物質

各種細菌性感染症に有効で、殺菌性と静菌性に分類される。ペニシリン系、セフェム系、バンコマイシン、アミノ配糖体系(ストレプトマイシン、ゲンタマイシン)等は殺菌性抗生物質、テトラサイクリン系、マクロライド系は静菌性抗生物質である。**MRSA(メチシリン耐性黄色ブドウ球菌)にはバンコマイシンなどが効果的である。**近年**VRE(バンコマイシン耐性腸球菌)**の出現により、院内感染の問題がますます深刻化しつつある。VREにはリネゾリドなどが有効である。なお、ほとんどの抗生物質がウイルスには効果を示さない。

※殺菌作用は菌を死滅させる作用、静菌作用は、菌を死滅させることはできないが、菌の増殖や発育を抑制する作用。

■MRSAとVRE

1941年に実用化されたペニシリンに対して、数年をおかずペニシリナーゼを産生する黄色ブドウ球菌が出現した。これに対して、ペニシリンを改良したメチシリンが合成されたが、これに対しても間もなく、耐性を獲得したメチシリン耐性黄色ブドウ球菌(MRSA)が現れた。

その後、MRSAに対しバンコマイシンが開発されたが、これに耐性を示す腸球菌(バンコマイシン耐性腸球菌〔VRE〕)が現れ、VREによる院内感染が欧米で急増するようになった。我が国でも1995年にVRE感染例が報告されている。

(2)　**合成抗菌剤**：広域感染症に有効。サルファ剤、キノロン系剤。

(3)　**抗ウイルス薬**：ウイルス性疾患に有効。アシクロビル等。

(4)　**インターフェロン**：肝炎ウイルスに有効。

(5)　**抗真菌薬**：白癬菌、カンジダ、アスペルギルス、クリプトコッカス等に有効。

2　免疫グロブリン療法

複数の抗生物質を３日間投与しても感染症の症状がよくならない場合、適切な抗生物質と免疫グロブリン製剤を同時に使用する治療法である。

9　化学療法と薬剤耐性菌

ある抗生物質が抗菌作用を発揮できる病原体の範囲をスペクトラム(抗菌域)という。スペクトラムの広い化学療法薬を長期に連用すると、**菌交代現象**が現れる。したがって、できるだけ菌種を同定し、スペクトラムの狭い薬剤を用いることが望ましい。

10　ワクチン

ワクチンは、免疫記憶を誘導することにより感染症を予防したり軽症化したりする。感染症を引き起こさない程度のワクチンをあらかじめ投与して記憶させておき、病原体に曝露した際には、効率よく免疫応答が起きて病原体を排除、弱体化する。ワクチンには病原体そのものと、病原体を構成する物質などをもとに作ったものとがある。

ワクチンの種類と特性

種　類	主な適応疾患	特　性　等
生ワクチン	結核(BCG)、麻疹、風疹、流行性耳下腺炎、水痘、ロタウイルス感染症	・生きた病原体の毒性・発病力を弱めたもので、その病気にかかった場合と同様に免疫をつけようとするもの。**体内で病原体が増殖**して免疫を高めていく。 ・１回の接種で５～15年程度免疫が持続するとされる。 ・副反応として弱毒ウイルスによる感染症状を呈したり、まれにアナフィラキシーなどのアレルギー反応がみられる。 ・**妊婦や免疫不全者では禁忌である。**
不活化ワクチン	百日咳、ポリオ、日本脳炎、インフルエンザ、Hib(ヘモフィルスインフルエンザ菌ｂ型)、肺炎球菌、子宮頸がん、Ａ型肝炎、Ｂ型肝炎	・病原体を殺して毒性をなくし、免疫をつくるのに必要な成分を取り出して作ったもの。**体内で病原体は増殖しない。** ・免疫の獲得が弱く、**複数回の接種が必要**。 ・副反応として局所反応(注射部位の発赤など)がみられる。 ・子宮頸がんのヒトパピローマウイルス（HPV）ワクチン、Ｂ型肝炎ワクチンは組換えたんぱくワクチン。
トキソイド	ジフテリア、破傷風	・細菌がつくる毒素を精製し無毒化したもの。**不活化ワクチンの一種。**
mRNA ワクチン DNA ワクチン ウイルスベクターワクチン	新型コロナウイルス感染症	・ウイルスを構成するたんぱく質の遺伝情報。 ・投与された遺伝情報をもとに体内でウイルスのたんぱく質を作り、そのたんぱく質に対する抗体が作られることで免疫を獲得する。

練習問題

感染症に関する記述である。正しいのはどれか。1つ選べ。

(1) 結核は、新興感染症である。
(2) 麻疹の感染経路は、経口感染である。
(3) MRSA(メチシリン耐性黄色ブドウ球菌)の感染経路は、接触感染である。
(4) エイズ(AIDS)では、CD 4 陽性リンパ球が増加する。
(5) 妊婦の麻疹感染は、胎児奇形を生じやすい。

解説 ………… 正答 (3)

(1) 誤り。結核は、再興感染症である。再興感染症とは、既知の感染症で、既に公衆衛生上問題とならない程度にまで患者数が減少していた感染症のうち、再び流行し始め、患者数が増大した感染症のことをいう。
(2) 誤り。麻疹は空気感染(飛沫核感染)により感染する。麻疹のウイルスはとても小さく飛沫核として空気中に長時間漂うため、感染力が極めて強い。
(3) 正しい。
(4) 誤り。エイズ(AIDS)では、CD 4 陽性リンパ球(免疫系の司令塔)が著しく減少する。
(5) 誤り。胎児奇形を生じやすいのは、風疹に感染した場合である。麻疹感染では、風疹のような先天性障害を生じる確率は低い。

練習問題

感染症と原因微生物に関する組合せである。正しいのはどれか。1つ選べ。

(1) 手足口病――――――――リケッチア
(2) ニューモシスチス肺炎――――細菌
(3) 流行性耳下腺炎――――――クラミジア
(4) 流行性角結膜炎――――――マイコプラズマ
(5) 帯状疱疹――――――――ウイルス

解説 ………… 正答 (5)

(1) 誤り。手足口病は、コクサッキーウイルスやエンテロウイルスによる感染症である。リケッチアは、ツツガムシ病や発疹チフスなどの原因となる。
(2) 誤り。ニューモシスチス肺炎は、真菌の一種であるニューモシスチス・イロヴェチによる感染症である。
(3) 誤り。流行性耳下腺炎は、ムンプスウイルスによる感染症である。クラミジアは、トラコーマやオウム病などの原因となる。
(4) 誤り。流行性角結膜炎は、アデノウイルスによる感染症である。マイコプラズマは、マイコプラズマ肺炎などの原因となる。
(5) 正しい。帯状疱疹は、水痘・帯状疱疹ウイルスの再活性化で発症する。神経節の走行に沿って帯状の赤い発疹と水疱が出現し、疼痛を伴う。

part Ⅱ

基礎栄養学
（「人体の構造と機能及び疾病の成り立ち」との重複部分を除く）

1 栄養の概念

1 栄養の定義

生物が外界から存在に必要な物質を摂取して生命を維持する営みを**栄養(nutrition)**といい、その取り入れる物質を**栄養素(nutrient)**という。栄養素のうち、生命を維持するのに必要なエネルギーを供給する炭水化物(糖質)、脂質、たんぱく質は熱量素に、生体成分を合成するたんぱく質、無機質、脂質は構成素に、生体内の種々の化学反応を調節するビタミン、無機質、たんぱく質は調節素(保全素)に分類される。

ヒトが要求するすべての栄養素をバランスよく含有する完全食品は存在しないので、栄養素をバランスよく摂取するためには、さまざまな食品を組み合わせて摂取する必要がある。

2 栄養学の歴史

エネルギー代謝に関する研究

人　名	業　績
ラボアジェ	1783～1785年、有機化合物が燃焼して二酸化炭素と水ができることから、呼吸も燃焼も同じ現象であることを発見し、エネルギー代謝における基礎事項を明らかにした。
ルブネル	1891年、動物の体表面積と代謝熱量とが比例することを示し、エネルギー消費測定の計算方法を確立した。エネルギー源として糖質と脂肪は交換可能であることを証明した(**ルブネルのエネルギー等価の法則**)。 1902年、糖質、たんぱく質、脂質それぞれ1g当たりの生理的熱量を4.1、4.1、9.3kcalと定めた。また、食事摂取に伴う熱発生を調べ、たんぱく質摂取が最も代謝量の増加をきたすことを示した(**特異動的作用、食事誘発性熱産生**)。
アトウォーター	1903年、消化吸収率を考慮した三大栄養素の生理的燃焼値を糖質4kcal/g、脂質9kcal/g、たんぱく質4kcal/gであると発表した。この数値はアトウォーターの生理的燃焼価換算係数として現在も使用されている。
レビ	1906年、食後12時間後の静かに寝ている状態でのエネルギー代謝量を基礎代謝と命名した。
クレブス	1937年、クエン酸を使用した実験からクエン酸回路を発見した。

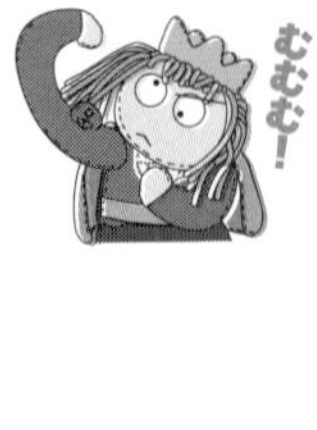

三大栄養素の研究

人　名	業　績
プラウト	1827年、牛乳から糖、油状及び卵白様物質を分離したことを発表し、1834年、炭水化物、脂質、たんぱく質を三大栄養素として位置づけた。
ロイクス	1831年、でんぷんが唾液によって糖に変わることを発見した。
ミアール	1845年、唾液からジアスターゼを調製した。
ベルナール	1844年、膵液に脂肪をグリセロールと脂肪酸に分解する作用があることを発見した。 1873年、ショ糖をグルコースとフルクトースに分解するインベルターゼを腸液中に発見した。
ムルダー	1838年、たんぱく質をプロテインと命名した。
リービッヒ	19世紀後半、食品中の窒素はほとんどがたんぱく質に由来することを見い出し、食品たんぱく質の栄養価は窒素の含有量に基づくものとした。
ケルダール	1883年、たんぱく質の硫酸分解による窒素定量法を開発した。
クヌープ	1905年、脂肪酸分解におけるβ-酸化説を提唱した。
トーマス	1909年、生物価の概念を導入した。
バー夫妻	1929年、リノール酸とリノレン酸が必須脂肪酸であることを発見した。
ローズ	1936年、不可欠アミノ酸(必須アミノ酸)のスレオニンを発見し、不可欠アミノ酸の概念を確立した。

ビタミン・無機質の研究

人　名	業　績
ガーン	1748年、骨の主成分はリン酸カルシウムであると発表した。
フォルスター	1873年、無機質のうちいくつかは生命に必須で、食物から摂らなければならないことを発表した。
ホプキンス	1906年、シロネズミにたんぱく質、脂質、糖質から成る飼料に必要な無機質を加えても、長期に生存することはできず、少量の乳を与えることで正常な成長をすることを発見し、乳汁には未知の微量な副栄養素が含まれていると発表した。ノーベル生理学・医学賞受賞。
マッカラム	1913年に副栄養素にはバターなどに含まれて成長促進作用をもつ脂溶性Aと、1915年に粗製乳糖中に含まれて抗麻痺作用のある水溶性Bがあることを発表した。
高木兼寛	1882年、脚気の原因が食事によるものと考え、米麦混合食を主食とした食改善によって海軍での脚気発生を防ぐことに成功した。
エイクマン	1897年、ニワトリの白米病を発見し、米ぬかの投与によって脚気を治癒できることを証明した。ノーベル生理学・医学賞受賞。
フンク	1911年、米ぬか、酵母などから抗脚気因子(ビタミンB_1)を結晶として抽出し、翌年にはこれをビタミンと命名した。
鈴木梅太郎	1912年、米ぬかの有効成分(ビタミンB_1)を分離し、オリザニンと命名した。
ドラモンド	1920年、これまでに発見された脂溶性AをビタミンA、水溶性CをビタミンC、抗脚気因子をビタミンBと命名した。
ダム	1929～1930年、血液凝固に必要な因子を発見し、ビタミンKと命名した。

3　遺伝形質と栄養の相互作用

1　生活習慣病と遺伝子多型

(1)　生活習慣病の発症因子

生活習慣病の発症の多くは、遺伝因子と環境因子によって規定されている。つまり、特定の何種類かの遺伝子の変化が生活習慣病の素地となり、これに生活習慣(食習慣、運動習慣、休養、喫煙、飲酒など)が重なり合うことによってはじめて発症する。したがって、生活習慣病の遺伝因子をもった人でも、生活習慣を改善することにより、その発症を抑制したり、遅延させたりすることが期待できる。

(2)　遺伝子多型

ヒトゲノムの配列の99.9%は万人に共通であるが、0.1%(約300万個の塩基)は個々人によって異なっている。このゲノムDNAの配列の個体差が集団の1%以上の頻度でみられるものを一般に**遺伝子多型**という。

遺伝子多型のうち、1つの塩基が他の塩基に置き換わっているものを**遺伝子1塩基多型(SNP、スニップ)**と呼び、SNPはヒトゲノム上で最も数多く存在する多型である。一部のSNPは、疾患へのかかりやすさやかかりにくさ、薬剤の有効性や副作用、太りやすいといった体質などに影響を与えていると考えられており、さまざまな分野で研究が進められている。これまでに、次の表のような生活習慣病関連遺伝子が報告されている。

遺伝子多型と病態との関連が示されている生活習慣病関連遺伝子

肥満	**β_3アドレナリン受容体**、脱共役たんぱく質UCP-1など
糖尿病	インスリン受容体、アディポネクチン、**β_3アドレナリン受容体**、PPARγ、カルパイン10など
高血圧	アンジオテンシン変換酵素、アンジオテンシノーゲン、アンジオテンシンⅡ受容体など
脂質異常症(高脂血症)	リポたんぱく質リパーゼ、LDL受容体、アポたんぱく質など
骨粗鬆症	ビタミンD受容体、エストロゲン受容体、Ⅰ型コラーゲンなど

■β_3アドレナリン受容体

β_3アドレナリン受容体は脂肪組織に特異的に発現し、**脂肪分解とエネルギー代謝の亢進**に関与する。このため、β_3アドレナリン受容体遺伝子の変異(64番目のアミノ酸であるトリプトファンがアルギニンに置換したSNP)は、脂肪分解とエネルギー代謝を低下させて、肥満や糖尿病の発症リスクを高める。

β_3アドレナリン受容体遺伝子の変異

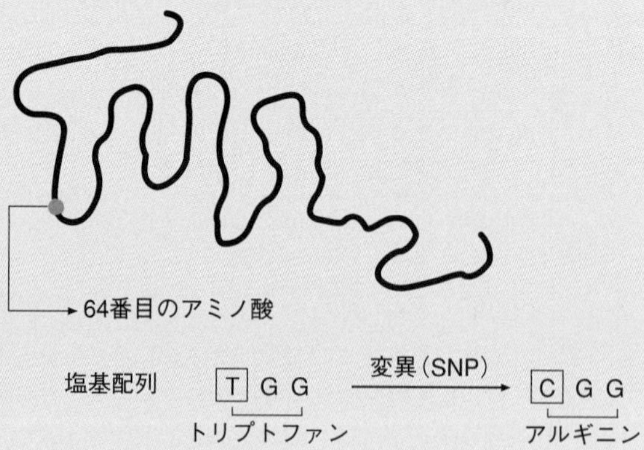

■遺伝要因と疾患

① **単一遺伝子疾患**：ある１つの遺伝子の異常(突然変異)により発症するもの。フェニルケトン尿症、メープルシロップ尿症、ホモシスチン尿症、糖原病、ウイルソン病、ハンチントン病、家族性大腸ポリポーシス、血友病、色覚異常など数千種類以上の疾患がある。

② **多因子疾患**：遺伝子多型と生活習慣などの様々な環境因子の複合により発症するもの。

③ 遺伝因子が全く関与しないもの

2 倹約(節約)遺伝子仮説

倹約遺伝子仮説とは、1962年にアメリカのジェームス・ニールが、肥満や２型糖尿病が世界的に急増した原因を説明するために提唱した仮説である。**倹約遺伝子**とは、食物から摂取したエネルギーを効率よく体内に蓄積し、できるだけそのエネルギーを温存しようとする遺伝子のことを指し、標準型の遺伝子に何らかの変異が起こることにより生じたものと考えられている。

倹約遺伝子をもつことは、飢餓にさらされることの多かった過去の人類の歴史においては有利に機能してきたが、現在の先進諸国のような飽食の中にあっては不利に機能し、肥満や２型糖尿病の発症リスクを高めることになっている。β_3アドレナリン受容体、脱共役たんぱく質 UCP-１(体熱産生を亢進させる)、PPARγ(脂肪の蓄積を促進させる。12番目のアミノ酸であるプロリンがアラニンに置換したSNPが存在すると、脂肪蓄積が抑制され、２型糖尿病の発症リスクが低下する。)など数多くの遺伝子が倹約遺伝子として報告されており、日本人にはこれらの倹約遺伝子が欧米人に比べ高頻度に存在している。

3 栄養指標としての遺伝子型

栄養素の代謝状態などを個人の遺伝子型と関連づけて研究することにより、特定の遺伝子型を信頼性の高い栄養指標として利用できる期待が高まっている。たとえば、倹約遺伝子をもつ人に対して、「食事摂取基準」に示された基準ではなく、脂肪分解やエネルギー代謝の低下を考慮した上で、個人に適したエネルギー及び栄養素摂取量を算出して栄養管理を行うことによって、肥満や糖尿病の発症を予防できる可能性がある。

このように、遺伝子情報を活用して健康増進や疾患の予防・改善を目的とした、個人に最適な栄養管理を目指す新しい栄養学は「**テーラーメード(オーダーメード)栄養学**」と呼ばれている。

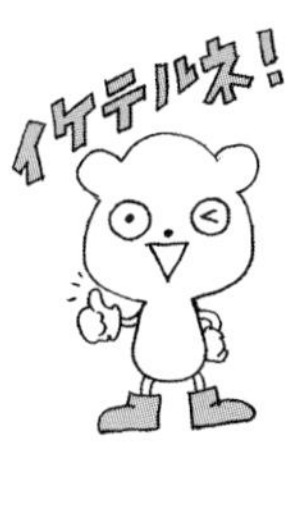

練習問題

栄養学の歴史に関する記述である。正しいのはどれか。１つ選べ。

(1)　ルブネル(Rubner M)は、特異動的作用(食事誘発性熱産生)を発見した。

(2)　クレブス(Krebs HA)は、呼吸が燃焼と同じ現象であることを明らかにした。

(3)　ラボアジェ(Lavoisier AL)は、米ぬかの抗脚気因子をビタミンと命名した。

(4)　フンク(Funk C)は、不可欠アミノ酸(必須アミノ酸)の概念を確立した。

(5)　ローズ(Rose WC)は、クエン酸が酸化されてオキサロ酢酸になる回路を発見した。

解　説 …………………………………………………………………… 正答　(1)

(1)　正しい。ルブネルはまた、糖質、たんぱく質、脂質それぞれ１g 当たりの生理的熱量を4.1、4.1、9.3kcal と定めた。

(2)　誤り。呼吸と燃焼が同じ現象であることを明らかにしたのはラボアジェである。

(3)　誤り。米ぬかや酵母などから抗脚気因子を抽出し、ビタミンと命名したのはフンクである。

(4)　誤り。不可欠アミノ酸の概念を確立したのはローズである。

(5)　誤り。クエン酸が酸化されてオキサロ酢酸になる回路(クエン酸回路、TCA 回路、クレブス回路)を発見したのはクレブスである。

練習問題

遺伝子発現と栄養に関する記述である。正しいのはどれか。１つ選べ。

(1)　１遺伝子につき、１つの遺伝子多型が存在する。

(2)　少ないエネルギーを効率よく利用するように働く遺伝子型がある。

(3)　個人の遺伝子多型は、食習慣で変わる。

(4)　生活習慣病の発症には、遺伝素因は関与しない。

(5)　ヒト遺伝子の塩基配列には、個人差はない。

解　説 …………………………………………………………………… 正答　(2)

(1)　誤り。１遺伝子につき、遺伝子多型が存在しない場合もあれば、複数存在する場合もあり、１つとは限らない。

(2)　正しい。このような遺伝子は倹約遺伝子と呼ばれ、β_3アドレナリン受容体遺伝子の変異はこの例である。

(3)　誤り。個人の遺伝子多型は一生変わらない。

(4)　誤り。生活習慣病の発症には、遺伝素因も関与する。生活習慣病の多くは、遺伝素因に環境素因が組み合わさることによって発症する。

(5)　誤り。ヒトゲノムの配列の99.9％は万人に共通であるが、残り0.1％には個人差がみられる。この個人差を遺伝子多型という。

2 食物の摂取

1 摂食中枢と満腹中枢

摂食行動は**間脳の視床下部**で調節されている。その中心的な役割を果たしているのが、**視床下部外側野**に存在する**摂食中枢**と、**視床下部腹内側核**に存在する**満腹中枢**である。

この２つの中枢は、胃の状態などの神経信号や、血中濃度による化学信号、大脳皮質からの五感による感覚信号などによって調節される。

〔摂食中枢・満腹中枢に作用する主な調節因子〕

- **胃の状態**：飢餓状態 ⟶ 摂食中枢を刺激　　胃壁の伸展 ⟶ 満腹中枢を刺激
- **動脈と静脈の血糖値の差**：小さい ⟶ 摂食中枢を刺激　　大きい ⟶ 満腹中枢を刺激
- **血中遊離脂肪酸**：増加 ⟶ 摂食中枢を刺激
- **気温**：寒冷刺激 ⟶ 摂食中枢を刺激　　暑熱刺激 ⟶ 満腹中枢を刺激

2 ペプチド性摂食調節因子

1 レプチン――摂食抑制

レプチンは主として**脂肪細胞から分泌**されるペプチドホルモンで、体脂肪量に応じて血中に放出される。したがって、単純性肥満では血中レプチン濃度が上昇する。（にもかかわらず体脂肪量が減少しないのは、レプチン抵抗性による作用不足の状態にあると考えられている。）

レプチンは、間脳の視床下部にある受容体に作用して**摂食を抑制**し、エネルギー消費を増大、体脂肪量を減少させる。

2 グレリン――摂食促進

グレリンは絶食時に主として**胃から分泌**されるペプチドホルモンで、脳のさまざまな部位にある受容体に作用して**摂食を促進**し、エネルギー消費を抑制、体重を増加させる。グレリンとレプチンは摂食行動に関して拮抗的に作用する。なお、グレリンは成長ホルモンの分泌を強力に促進する。

摂食の調節因子

摂食促進要因（因子）	摂食抑制要因（因子）
摂食中枢の興奮	満腹中枢の興奮
血糖値の低下（空腹時）	血糖値の上昇（食後）
血中遊離脂肪酸濃度の上昇	
胃が空になる（胃壁の収縮）	胃壁の伸展
動脈血と静脈血の血糖値差の縮小	動脈血と静脈血の血糖値差の拡大
グレリン、ニューロペプチドY、オレキシン、ガラニン	レプチン、コレシストキニン、ニューロテンシン、グルカゴン様ペプチド－1（GLP-1）、セロトニン、インスリン

練習問題

食物摂取と生体リズムに関する記述である。正しいのはどれか。１つ選べ。

(1)　摂食行動は、ストレスの影響を受けない。

(2)　食欲は、迷走神経の影響を受ける。

(3)　摂食中枢は、動脈中と静脈中のグルコース濃度の差が大きいと、興奮する。

(4)　レプチンの分泌は、体脂肪率が上昇すると減少する。

(5)　消化酵素の日内リズムは、食事の影響を受けない。

解　説　……………………………………………………………………………… 正答　(2)

(1)　誤り。ストレスは食欲や食行動に大きな影響を与え、摂食障害を引き起こすことも少なくない。

(2)　正しい。胃の収縮・伸展やレプチン、グレリンなどのホルモン分泌による刺激は、迷走神経を介して摂食中枢や満腹中枢に伝えられる。

(3)　誤り。摂食中枢は、動脈中と静脈中のグルコース濃度の差が小さい時に興奮する。

(4)　誤り。レプチンの分泌は、体脂肪率が上昇すると増加する。

(5)　誤り。栄養素の消化・吸収や代謝に関する酵素系などのリズムは、食事摂取の周期性に同調する。

練習問題

食物摂取と生体リズムに関する記述である。正しいのはどれか。１つ選べ。

(1)　空腹時には、血中の遊離脂肪酸が減少する。

(2)　生体リズムは、摂食行動によって影響される。

(3)　味は、甘味、酸味、苦味、塩味、辛味の５つを基本味とする。

(4)　食欲の中枢は、小脳に存在する。

(5)　セロトニンは、食欲を促進する。

解　説　……………………………………………………………………………… 正答　(2)

(1)　誤り。血中遊離脂肪酸濃度は、空腹時に高く、食後で低い。

(2)　正しい。

(3)　誤り。甘味、酸味、苦味、塩味、旨味の５つである。

(4)　誤り。食欲の中枢は、間脳の視床下部に存在する。

(5)　誤り。セロトニンは食欲を抑制する。

「消化・吸収と栄養素の体内動態」「糖質の栄養」「脂質の栄養」「たんぱく質の栄養」についてはPart Ⅰ-7～10に、また、「ビタミンの栄養」「ミネラルの栄養」についてはPart Ⅰ-15に含めて記載しましたので、そちらで学習してください。

3 水・電解質の栄養的意義

1 水の出納

水はヒトの体内に最も多く存在する構成成分である。ヒトの体内の水分含有率は、加齢とともに低下する。また、脂肪組織は水分含量が少ないので、脂肪組織の多い女性や肥満者は、一般に水分含有率が低い。

※年齢別の水分量については、Part I -11- 3 2「性・年齢別の水分量」を参照のこと。

1 水の機能

- 物質の生体内輸送や排泄(溶媒としての機能)
- 栄養素の消化・吸収(溶媒としての機能)
- 栄養素の代謝反応の場(溶媒としての機能)
- 体液の酸塩基平衡や浸透圧の調節(溶媒としての機能)
- 化学反応における反応体
- 体温の調節(比熱が大きく、熱伝導率が高いことによる)
- 潤滑剤・防護

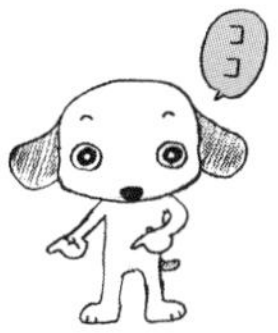

2 水の出納

成人の1日の水の出納量〈例〉

供給(mL)		排泄(mL)	
飲料水	1,200	尿(随意尿＋不可避尿)	1,500
食物中の水	1,000	不感蒸泄	900
代謝水	300	糞便その他	100
合　計	2,500	合　計	2,500

※不可避水分摂取量＝不可避尿量＋不感蒸泄量＋糞便中の水分量－代謝水量

成人の1日の水の出納量は約2,500mLで、供給された量と等しい水分量が排泄されている。水の主要な供給は飲料水と食物中に含まれる水であるが、これ以外に食事中の栄養素が代謝されることにより産生される水分である**代謝水が200〜300mL/日**ある。糖質1gからは0.56g、脂質1gからは1.07g、たんぱく質1gからは0.43gの代謝水が産生される。

一方、水の主要な排泄は尿としての排泄である。尿のうち、**約500mL/日は**、老廃物を含む体内での代謝産物を排泄するために必要な尿量であり、**不可避尿**《ふかひにょう》と呼ばれる。不可避尿量は、水分摂取量の影響を受けない。尿総量から不可避尿を差し引いた尿は**随意尿**《ずいいにょう》と呼ばれ、摂取した水分量により変動する。また、無意識のうちに、呼気や皮膚(体表面)から水分が蒸散されており、これを**不感蒸泄**《ふかんじょうせつ》という。1日当たりの不感蒸泄量は、一般に15mL×現体重kgで計算されるが、不感蒸泄によって失われる水分量は**外界温度**や**体温**の影響を受け、外界温度が30℃から1℃上昇するごとに15〜20%増加し、体温が1℃上昇するごとに約15%増加する。なお、汗は不感蒸泄に含まれない。

見かけの水分出納以外に、消化管へも消化液として7,000〜8,000mL/日の水が分泌されるが、そのほとんどが再吸収されるため、糞便中への水の排泄量は約100mL/日と少ない。

2　電解質の代謝

1　脱水

体内の水分及び塩分(主にNa)が減少した状態を**脱水**といい、**水分欠乏型脱水(高張性脱水)**、**塩分欠乏型脱水(低張性脱水)**、混合型脱水(等張性脱水)に分類される。

なお、濃度の異なる液が細胞膜で仕切られている場合、浸透圧の低い液(低張液)から浸透圧の高い液(高張液)へ水が移行する。

(1)　水分欠乏型脱水(高張性脱水、一次性脱水)

Naに比べて水分が多く喪失し、細胞外液が濃縮されて**浸透圧が高くなった状態**である。したがって、水分欠乏型脱水では、**水は細胞内から細胞外へ移行する**。水分の摂取不足、高度発汗、尿崩症、腎不全の利尿期などで起こる。強い口渇感と尿量の減少がみられるが、細胞外液量が比較的保たれているため、血圧低下はあまりみられない。

水分欠乏型脱水

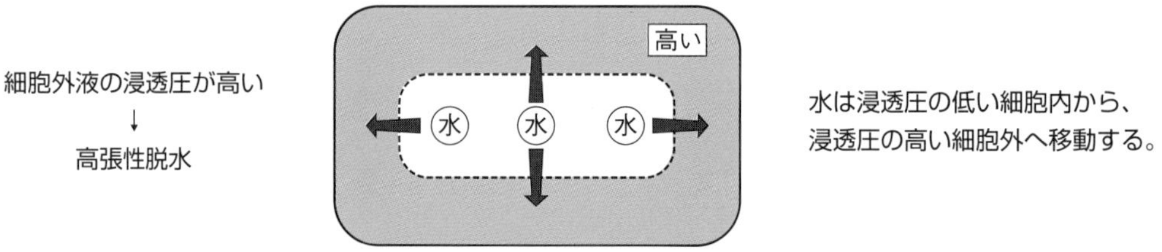

(2)　塩分欠乏型脱水(低張性脱水、二次性脱水)

水分に比べてNaが多く喪失し、細胞外液の**浸透圧が低くなった状態**である。したがって、塩分欠乏型脱水では、**水は細胞外から細胞内へ移行する**。嘔吐、下痢、出血、高度発汗後の水分のみの補給などで起こる。細胞外液の減少により循環血液量が低下するため、血圧低下、頭痛、めまい、吐き気、立ちくらみなどの循環器症状や皮膚ツルゴール低下*などの症状が現れる。また、脳の細胞内に水が溜まった場合には脳浮腫となる。水分欠乏型脱水に比べて、口渇感はあまり強くない。

*　**皮膚ツルゴール低下**　皮膚の緊張(張り)がなくなること。皮膚を指でつまんだとき、指を離した後も皮膚のしわがすぐには消えない状態。

塩分欠乏型脱水

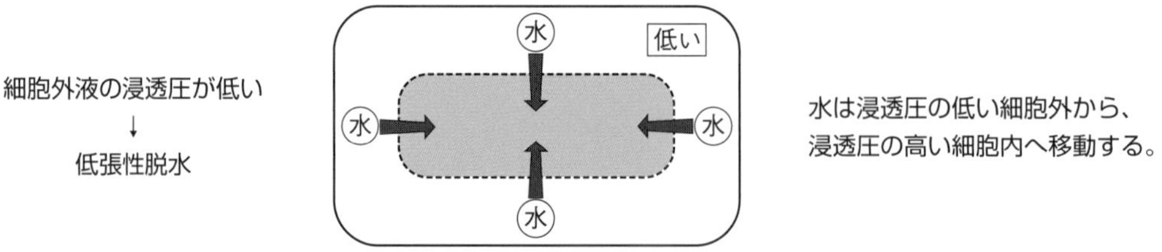

(3)　混合型脱水(等張性脱水)

水分とNaが同時にほぼ同じ割合で喪失して起こる脱水である。細胞外液量の減少と考えることができるので、一般には塩分欠乏型脱水(低張性脱水)と同様の症状を呈する。臨床での脱水のほとんどが混合型脱水である。

水分欠乏率と症状

水分欠乏率	症　状
1%	大量の汗、喉の渇き
2%	強い渇き、めまい、吐き気、ぼんやりする、重苦しい、食欲減退、血液濃縮、尿量減少、血液濃度上昇　※3%を超えると、汗が出なくなる
4%	全身脱力感、動きの鈍り、皮膚の紅潮化、いらいらする、疲労及び嗜眠、感情鈍麻、吐き気、感情の不安定(精神不安定)、無関心
6%	手足のふるえ、ふらつき、熱性抑うつ症、混迷、頭痛、熱性こんぱい、体温上昇、脈拍・呼吸の上昇
8%	幻覚、呼吸困難、めまい、チアノーゼ、言語不明瞭、疲労増加、精神錯乱
10〜12%	筋痙攣、ロンベルグ徴候(閉眼で平衡失調)、失神、舌の膨張、せん妄及び興奮状態、不眠、循環不全、血液濃縮及び血液減少、腎機能不全
15〜17%	皮膚がしなびてくる、飲み込み困難(嚥下不能)、目の前が暗くなる、目がくぼむ、排尿痛、聴力損失、皮膚の感覚鈍化、舌がしびれる、眼瞼硬直
18%	皮膚のひび割れ、尿生成の停止
20%以上	生命の危険、死亡

2　浮腫

組織間隙に水分が異常に貯留した状態を**浮腫**という。浮腫は毛細血管圧の上昇、膠質浸透圧の低下、リンパ管閉塞、毛細血管の透過性の亢進、Na貯留などによって起こる。

※浮腫の詳細については、Part I-13-2 2(2)「浮腫」を参照のこと。

練習問題

水・電解質の代謝に関する記述である。正しいのはどれか。1つ選べ。

(1)　栄養素の代謝で産生する水は、不感蒸泄で喪失する水より多い。
(2)　糞便中に排泄される水分量は、尿量より多い。
(3)　不可避尿量は、水分摂取量の影響を受けない。
(4)　消化管に流入する水の約50%が吸収される。
(5)　ナトリウムイオン濃度は、組織間液に比べて細胞内液で高い。

解　説 …………………………………………… 正答 (3)

(1)　誤り。栄養素の代謝で産生する水(代謝水)は200〜300mL/日、不感蒸泄量は約900mL/日で、不感蒸泄量の方が多い。
(2)　誤り。糞便中に排泄される水分量は約100mL/日、尿量は約1,500mL/日で、尿量の方が多い。
(3)　正しい。不可避尿量は、水分摂取量の影響を受けず、約500mL/日で一定である。
(4)　誤り。消化管内には摂取水分に加えて消化液由来の水分(7,000〜8,000mL/日)も流入するが、そのほとんど(糞便中に排泄される約100mL/日の水分以外)は再吸収される。
(5)　誤り。ナトリウムイオン濃度は、組織間液(細胞外液)で高い。細胞内液で濃度が高い陽イオンは、カリウムイオンである。

練習問題

水・電解質の代謝に関する記述である。正しいのはどれか。１つ選べ。

(1)　体内水分量の60～70％は、組織間液である。

(2)　不感蒸泄では、電解質の喪失はない。

(3)　不感蒸泄量は、体温が上昇すると減少する。

(4)　水分欠乏型脱水では、細胞内液量は変わらない。

(5)　栄養素１g当たりの代謝水は、脂質が最も少ない。

解　説 ………………………………………………………………… 正答 (2)

(1)　誤り。組織間液は、体内水分量の約25％(体重の約15％)である。

(2)　正しい。不感蒸泄とは、発汗以外で皮膚の表面や呼気から蒸発する水分(水蒸気)のことである。なお、発汗は電解質の喪失を伴う。

(3)　誤り。不感蒸泄量は、体温が１℃上昇するごとに約15％増加する。

(4)　誤り。水分欠乏型脱水では、細胞内の水分が細胞外に移動するため、細胞内液量は減少する。

(5)　誤り。各栄養素１g当たりの代謝水は、脂質1.07g、糖質0.56g、たんぱく質0.43gで、脂質が最も多い。

練習問題

体液調節の異常に関する記述である。正しいのはどれか。１つ選べ。

(1)　水分欠乏型脱水では、細胞外液は低張になる。

(2)　塩分欠乏型脱水では、細胞外液は高張になる。

(3)　浮腫は、細胞質内に水分が貯留した状態をいう。

(4)　乳幼児では、腎機能が未発達なので脱水が起こりやすい。

(5)　抗利尿ホルモンは、尿細管での水分の再吸収を抑制する。

解　説 ………………………………………………………………… 正答 (4)

(1)　誤り。水分欠乏型脱水では、細胞外液は高張になる。激しい発汗などによる水分排泄過剰と極度の水分摂取不足によって起こる。

(2)　誤り。塩分欠乏型脱水では、細胞外液は低張になる。下痢、嘔吐、出血など多量の体液喪失によって起こる。

(3)　誤り。浮腫は、組織間隙に水分が異常に貯留した状態をいう。

(4)　正しい。乳幼児では、腎機能が未熟であるため尿の濃縮率が低く、老廃物を排泄するのに多くの水分を必要とするため、体水分を失いやすい。

(5)　誤り。抗利尿ホルモン(バソプレシン)は、集合管における水分の再吸収を促進し、尿量を減少させる。

4　エネルギー代謝

1　エネルギー代謝の概念

1　エネルギーの単位

わが国の栄養学では、生体内で発生するエネルギーは栄養素の燃焼によるものであることから、燃焼熱の量を表すcal(カロリー)をエネルギーの単位として用いるが、国際的にはJ(ジュール)を用いることが推奨されている。

- 1 cal(カロリー)：1 mLの水を1気圧の下で1℃上げるのに必要なエネルギー量。1 cal＝4.184J
- 1 J(ジュール)　：1 N(ニュートン)の力で1 m移動させるのに必要なエネルギー量。

2　物理的燃焼値と生理的燃焼値

(1)　物理的燃焼値

栄養素(糖質、脂質、たんぱく質)をボンブカロリーメーター(ボンブ熱量計)内で完全に酸化燃焼させたときに発生するエネルギー量を**物理的燃焼値**という。

1 g当たり　糖質：4.1kcal　　脂質：9.45kcal　　たんぱく質：5.65kcal

(2)　生理的燃焼値

生体内では、摂取した栄養素がすべて消化・吸収されるわけではない。各栄養素によって異なる消化吸収率と、生体で利用されなかったエネルギー量を考慮したものを**生理的燃焼値**という。

1 g当たり　糖質：4 kcal　　脂質：9 kcal　　たんぱく質：4 kcal

これらの数値は**アトウォーター係数**と呼ばれている。

※物理的燃焼値と生理的燃焼値の差がたんぱく質で大きい理由は、生体内では、たんぱく質は尿素、尿酸、クレアチニンといった窒素化合物を産生し、これらの窒素化合物はエネルギーを残したまま尿中に排泄されるからである。なお、糖質と脂質は、生体内で最終的に二酸化炭素と水に代謝され、そのほとんどすべてがエネルギーとして利用される。

2　エネルギー消費量

1　基礎代謝量(BMR)

基礎代謝量とは、身体的・精神的に安静な状態で代謝される最小のエネルギー代謝量であって、生きていくために必要な最小のエネルギー代謝量である。

(1)　基礎代謝の測定法

前日の夕食後12～16時間経過し、食物が完全に消化・吸収された状態になっている**早朝空腹時**、快適な温度条件下(20～25℃)、**仰臥・覚醒**している状態で測定する。

実測することは難しいため、実際は日本人の食事摂取基準による性・年齢階層別基礎代謝基準値を用いて概量を算出する。

基礎代謝量(kcal)＝基礎代謝基準値(kcal/kg/日)×体重(kg)

⑵　基礎代謝に影響を与える要因

- **体表面積**：体表面積の大きさに比例する。
- **年　　齢**：体重当たりの基礎代謝は、年齢とともに低下する。
- **性　　別**：女性より男性の方が高い。これは女性のほうが男性よりも体格が小さく、体脂肪率が高いためである。
- **体　　格**：筋肉質の人は脂肪質の人に比べて高い。除脂肪体重（LBM）に比例する。
- **体　　温**：体温が１℃上がると、代謝量は約13％増加すると考えられている。
- **ホルモン**：甲状腺ホルモン・副腎髄質ホルモンの分泌量が多いと、基礎代謝も高い。
- **季　　節**：夏低く、冬高い。
- **栄養状態**：低栄養状態ではエネルギー消費を抑える適応現象が起こるため、低くなる。
- **妊　　娠**：妊娠時は高い。
- **身体活動レベル**：身体活動量の多い人は高い。

2　安静時代謝量

安静時代謝量とは、仰臥位や坐位で静かに休息している状態で消費されるエネルギー量のことである。安静時代謝量は基礎代謝量の10～20％増しとなる。日常生活では、食物が完全に消化・吸収された状態ではないため、**食事誘発性熱産生の影響**を受ける。

また、生体は絶えず熱放射を行っており、低温環境下では筋肉を緊張させて代謝機能を高め熱産生を増加し、高温環境下では筋肉を弛緩させて代謝機能を低下させ熱産生を減少させる。

3　睡眠時代謝量

睡眠時代謝量とは、睡眠時に消費されるエネルギー量のことであり、**基礎代謝量とほぼ同じ**とされている。

4　活動時代謝量

⑴　メッツ（METs）

メッツ（METs）は、身体活動の強度を示す指標であり、各種身体活動におけるエネルギー消費量が座位安静時代謝量の何倍に相当するかを示したものである。安静状態を維持するために必要な酸素量3.5mL/kg/分を１単位としたもの（座って安静にしている状態が１メッツに相当）である。

⑵　身体活動レベル（PAL）

身体活動レベルは身体活動量を示す簡便な指標であり、推定エネルギー必要量を算出するために用いられる。「日本人の食事摂取基準（2020年版）」では「Ⅰ（低い）」「Ⅱ（ふつう）」「Ⅲ（高い）」の３区分としている。

身体活動レベルは、１日のエネルギー消費量を基礎代謝量で除して求める。

$$\text{身体活動レベル（PAL）} = \frac{\text{１日のエネルギー消費量}}{\text{基礎代謝量}}$$

※PartⅢ-２-３ 1 ⑵「身体活動レベル」を参照のこと。

5 食事誘発性熱産生（DIT）

食事誘発性熱産生とは、食物を食べることによってエネルギー代謝が亢進することをいい、**特異動的作用（SDA）**とも呼ばれる。たんぱく質のみを単独で摂取した場合の代謝量は、エネルギー摂取量の約30％、糖質のみでは約６％、脂質のみでは約４％である。**たんぱく質の値が高い**のは、その合成・分解にエネルギーを多く使用するためである。また、通常の混合食の場合には８～10％である。

DIT によるエネルギーは**運動のエネルギーには利用できず**熱となって放散（消費）されてしまうが、低温環境下では体温の維持に役立つ。

3 臓器別エネルギー代謝

安静時における主な臓器・組織のエネルギー代謝をみると、**骨格筋**は体重の約40％を占めるため、全身のエネルギー代謝量からみた場合は最もエネルギー代謝量が大きい。

単位重量当たりでは、**心臓**、**腎臓**におけるエネルギー代謝量が最も大きく、**脂肪組織**におけるエネルギー代謝量が最も小さい。

身体機能全体を統括する**脳**のエネルギー代謝も単位重量当たりで非常に高く、全体の比率でもそのエネルギー代謝は20％にもなる。

全身及び主な臓器・組織のエネルギー代謝

臓器・組織	重量（kg）	エネルギー代謝量（kcal/kg/日）	エネルギー代謝量（kcal/日）	比率（％）
全身	70	24	1,700	100
骨格筋	28.0	13	370	22
脂肪組織	15.0	4.5	70	4
肝臓	1.8	**200**	360	21
脳	1.4	**240**	340	**20**
心臓	0.33	**440**	145	9
腎臓	0.31	**440**	137	8
その他	23.16	12	277	16

体重70kg で、体脂肪率が約20％の男性を想定（Gallagher, D. et al., 1998の表より作表）
出典：医学書院　系統看護学講座　栄養学

4 エネルギー代謝の測定法

1 直接法

外気と熱との交流を完全に遮断した部屋（代謝チャンバー）に人が入り、身体から放出される熱量を室内に循環する水に吸収させて、その温度上昇から放出された熱量を直接測定する。

2 間接法

呼気（一定時間内に消費した酸素の量と排出した二酸化炭素の量）や尿中に排泄された物質から、体内で燃焼した糖質、脂質、たんぱく質の消費量を算出して熱量を求める。

(1) ダグラスバッグを用いた呼気採取法

マスクを装着し、ダグラスバッグに呼気を採集して、酸素と二酸化炭素の濃度をガス分析器によって測定し、ガスメータによって呼気の容量を計測する。

(2)　ヒューマンカロリーメーターを用いた測定法

激しい身体活動を除いた日常生活におけるエネルギー消費量を測定する方法で、人の入った室内の酸素と二酸化炭素濃度、室内からのガスサンプル流量を経時的に計測する。

(3)　二重標識水法(DLW 法)

通常の日常生活におけるエネルギー消費量を長期間にわたって正確に測定できる方法である。二重標識水($^{2}H_2{}^{18}O$)を一定時間摂取し、体内の安定同位体の自然存在比よりも高い状態にし、これが再び自然存在比に戻るまでの間に尿中に排泄された安定同位体の経時変化からエネルギー消費量を推定する。

(4)　心拍数記録法

(5)　歩数記録法

(6)　行動時間調査法(タイムスタディ)

(7)　質問紙法

3　呼吸商(RQ)

体内で栄養素が燃焼したときに消費した酸素量に対する排出した二酸化炭素量の割合を**呼吸商**という。呼吸商は栄養素によって一定した値となる。

$$RQ=\frac{CO_2\text{排出量}}{O_2\text{消費量}}$$

〈糖質が完全燃焼した場合〉

$$C_6H_{12}O_6 + 6\,O_2 \rightarrow 6\,CO_2 + 6\,H_2O \qquad \therefore\ \text{呼吸商}=\frac{6}{6}=1.0$$

〈脂質が完全燃焼した場合〉 例：トリステアリン

$$2\,C_{57}H_{110}O_6 + 163O_2 \rightarrow 114CO_2 + 110H_2O \qquad \therefore\ \text{呼吸商}=\frac{114}{163}\fallingdotseq 0.7$$

〈たんぱく質が完全燃焼した場合〉

尿中に排泄された窒素1gは体内で6.25gのたんぱく質が燃焼したことを示す。このとき、酸素は5.92L 消費され、二酸化炭素は4.75L 発生する。

よって、尿中に排泄された窒素量が Ng とすると、

$5.92\times N$＝たんぱく質の燃焼で消費された酸素量

$4.75\times N$＝たんぱく質の燃焼で発生した二酸化炭素量

$$\therefore\ \text{呼吸商}=\frac{4.75N}{5.92N}\fallingdotseq 0.8$$

4　非たんぱく質呼吸商(NPRQ)

たんぱく質を除いた糖質と脂質の燃焼によって排出された二酸化炭素の量と消費された酸素の量の比を**非たんぱく質呼吸商**(NPRQ)という。NPRQ の値から糖質と脂質の燃焼比を知ることができる。糖質の燃焼割合が増加すると値は大きくなり、脂質の燃焼割合が増加すると値は小さくなる。

$$NPRQ=\frac{\text{全}CO_2\text{排出量}-(N\times 4.75)}{\text{全}O_2\text{消費量}-(N\times 5.92)}$$

練習問題

基礎代謝量に関する記述である。正しいのはどれか。１つ選べ。

(1)　安静座位で測定する。
(2)　発熱時に低下する。
(3)　除脂肪体重に比例して増大する。
(4)　甲状腺機能が低下すると、増大する。
(5)　低栄養状態で増大する。

解　説 ………………………………………………………………………… 正答　(3)

(1)　誤り。仰臥位・覚醒状態で測定する。
(2)　誤り。基礎代謝量は、発熱時に増大する。
(3)　正しい。除脂肪体重とは、体重から体脂肪を除いた筋肉、骨、内臓などの総重量のことである。
(4)　誤り。甲状腺機能の亢進により、基礎代謝量が増大する。
(5)　誤り。基礎代謝量は、低栄養状態で低下する。

練習問題

エネルギー代謝に関する記述である。正しいのはどれか。１つ選べ。

(1)　身体活動レベル(PAL)は、１日の総エネルギー消費量を安静時代謝量で除して求める。
(2)　メッツ(METs)は、身体活動時のエネルギー消費量を座位安静時代謝量で除して求める。
(3)　食事誘発性熱産生で発生したエネルギーは、運動に利用できる。
(4)　食事誘発性熱産生は、たんぱく質よりも脂肪を摂取した場合が大きい。
(5)　脂肪の燃焼では、消費する酸素と発生する二酸化炭素のモル数は同じである。

解　説 ………………………………………………………………………… 正答　(2)

(1)　誤り。身体活動レベル(PAL)は、総エネルギー消費量を基礎代謝量で除して求める。
(2)　正しい。メッツ(METs)は、身体活動の強度を示す指標である。
(3)　誤り。食事誘発性熱産生によるエネルギーは運動に利用できない。低温環境下で体温維持に貢献するほかは、熱となって放散される。
(4)　誤り。食事誘発性熱産生は、たんぱく質のみを摂取した場合はエネルギー摂取量の約30%、脂肪のみでは約４%である。
(5)　誤り。脂肪の燃焼では、消費する酸素と発生する二酸化炭素のモル比は10：７である。なお、糖質の燃焼では、消費する酸素と発生する二酸化炭素のモル数は同じである。

練習問題

エネルギー代謝の測定に関する記述である。正しいのはどれか。１つ選べ。

(1)　直接法では、体温の変化を測定する。

(2)　二重標識水法では、呼気中の安定同位体の経日的変化を測定する。

(3)　呼吸商は、酸素消費量を二酸化炭素産生量で除して求める。

(4)　グルコースのみが燃焼した場合の呼吸商は0.7である。

(5)　たんぱく質の燃焼量(g)は、尿中窒素排泄量(g)に6.25を乗じて求める。

解　説 ………………………………………………………………………… 正答 (5)

(1)　誤り。直接法では、身体から発散する熱量を室内に循環する水に吸収させて、その水の温度上昇から熱量を直接測定する。

(2)　誤り。二重標識水法では、尿中に排泄される安定同位体の経時的変化を測定する。

(3)　誤り。呼吸商は、二酸化炭素産生量を酸素消費量で除して求める。

(4)　誤り。グルコースのみが完全燃焼した場合の呼吸商は1.0である。

(5)　正しい。たんぱく質が燃焼(酸化)する際には、必ず窒素を含んだ分解産物を尿として排泄する。したがって、尿中窒素排泄量を測定し、その値に窒素・たんぱく質換算係数の6.25(たんぱく質の窒素含有量16%⇒１÷0.16＝6.25)を乗ずると、たんぱく質燃焼量が求められる。

part

III

応用栄養学

1　栄養ケア・マネジメント

1　栄養ケア・マネジメントの概要

栄養ケア・マネジメントとは、個人や集団の栄養状態を最適にするための機能や方法、さらに手順を効率的に行う栄養ケアのためのシステムをいう。栄養ケア・マネジメントの最終目標は、対象者の栄養状態や健康状態を改善して**QOLを向上**させることにある。

栄養スクリーニング項目の要件として、**簡便**でかつ**侵襲性がなく**(もしくは侵襲性が低く)、妥当性と信頼性があり、感度と敏感度が高いことが求められる。

栄養ケア・マネジメントの過程

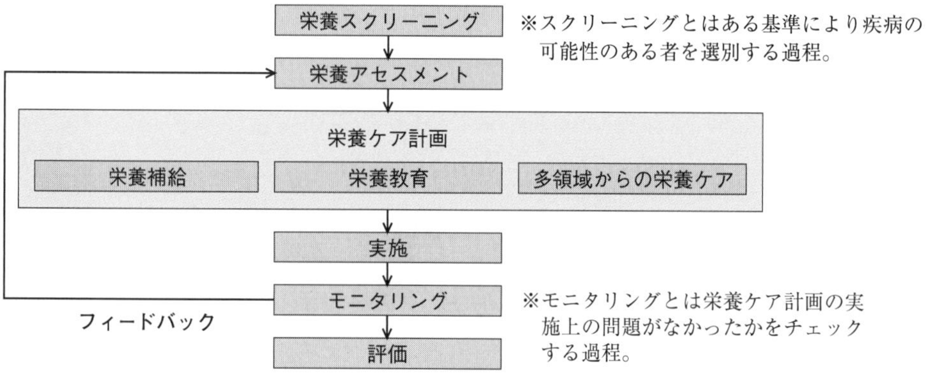

2　栄養アセスメントの方法

栄養アセスメントとは、対象者の栄養状態をさまざまな指標を用いて客観的に把握し、身体状況や栄養状態を判定する過程をいう。栄養アセスメントの種類には、**静的アセスメント**と**動的アセスメント**があり、また、栄養状態を調べる主な方法には、**問診・観察**、**身体計測**、**臨床検査**、**食事調査**があり、それらを総合的に評価する。

1　静的アセスメントと動的アセスメント

(1)　**静的アセスメント**

個人の**一時点**における栄養状態の評価で、個人の1回の計測値を、一般健常人の集団から得られた基準値と比較して評価する。身体計測値、免疫能、代謝回転の遅い臨床検査値が指標となる。

(2)　**動的アセスメント**

個人の計測値を**経時的**に観察して、その**変化**により栄養状態を評価するもので、栄養教育や治療効果判定を行うことができる。窒素出納や代謝回転の速いRTPなどが指標となる。

静的栄養アセスメント指標と動的栄養アセスメント指標の例

静的栄養アセスメント指標	血清アルブミン値、血清コレステロール値、血中ヘモグロビン値、HbA1c、クレアチニン身長係数、末梢血総リンパ球数、遅延型皮膚過敏反応、BMI、身長・体重、上腕三頭筋部皮下脂肪厚、上腕三頭筋面積、ウエスト周囲長など
動的栄養アセスメント指標	血清レチノール結合たんぱく質値、血清トランスサイレチン値、血清トランスフェリン値、窒素出納、尿中3-メチルヒスチジン値、フィッシャー比、呼吸商、安静時エネルギー消費量など

2 身体計測

(1) 身長・体重

身長と体重から体格指数を算出し、栄養状態や**肥満**の判定を行う。また、体重は測定時のみを評価するのではなく、体重増加率・減少率や健康時との比較などもあわせて評価する。

BMI(Body Mass Index)は国際的に使用されている体格指数で、日本人において各種疾病異常の合併率が最も少ないのが**BMI 22kg/m^2**であるという結果より、標準体重はBMI 22kg/m^{2}を基準として求める。

●**標準体重(kg)＝身長(m)^2 × 22**

体格指数と判定基準

体格指数	対象	計算式	判定基準
BMI	成人	$\frac{体重(kg)}{身長(m)^2}$	18.5未満：やせ 18.5～25未満：標準 25以上：肥満
カウプ指数	乳幼児	$\frac{体重(g)}{身長(cm)^2} \times 10$	年齢により異なる。詳細については、PartⅢ-7-2 1(1)「カウプ指数」を参照のこと。
ローレル指数	学童	$\frac{体重(kg)}{身長(cm)^3} \times 10^7$	100以下：やせ 130付近：標準 160以上：肥満 ※ただし、 身長110～129cm：180以上 130～149cm：170以上 150cm 以上 ：160以上 を肥満とする。

※BMIとカウプ指数は単位(kgとg、mとcm)が異なるだけで、考え方は同じ。

また、寝たきりや、腰が曲がってまっすぐな姿勢を保つことが困難な場合には、**膝下高から身長を推定することができる**。膝下高は、足関節とひざ関節を直角に曲げ、かかとから膝上までを測定する。膝下高から推定身長を求める計算式は幾通りかあるが、いずれも**膝下高**と**年齢**から算出するものである。なお、性別により計算式は異なる。

(2) 皮下脂肪厚

上腕三頭筋部と肩甲骨下部の皮下脂肪を測定し、体脂肪量を評価する。その和が、男性で40mm以上、女性で50mm以上を肥満と判定する。

(3) 上腕周囲長、上腕筋囲、上腕筋面積

上腕周囲長と上腕三頭筋部皮下脂肪厚を測定し、**骨格筋量**を評価する。次の式によって上腕筋囲と上腕筋面積を算出する。なお、上腕三頭筋部皮下脂肪厚は、通常、上腕背側部で測定する。

●**上腕筋囲(cm)＝上腕周囲長(cm)－0.314 × 上腕三頭筋部皮下脂肪厚(mm)**

●**上腕筋面積(cm^2)＝〔上腕筋囲(cm)〕^{2} ÷ 4π**

(4)　下腿周囲長

下腿周囲径の最も大きい部分を測定し、**下腿筋量**を評価する。ただし、筋ジストロフィーなどの筋肉萎縮が著しい神経筋疾患がある場合は、栄養状態の良否にかかわらず低値を示す場合が多い。また、下腿浮腫がある場合は高値となるので、測定前には脛骨前面を圧迫し、圧痕残存の有無を必ず確認する。

(5)　体脂肪率

体脂肪率の測定方法には水中体重測定法や二重エネルギーX線吸収測定法(DEXA)などがあるが、最も簡便で一般的な方法が**生体電気インピーダンス法(BIA)**で、生体に微弱な電気を通し、その電気抵抗の差から体脂肪率を測定する方法である。

※生体電気インピーダンス法(BIA)は、**脂肪の電気抵抗値が高く**(脂肪はほとんど電流を通さない)、筋肉や水分の電気抵抗値が低い性質を利用しており、体水分や体温の変化による影響を受ける。具体的には、食事、入浴、激しい運動、脱水、発熱などの影響を受ける。

(6)　ウエスト・ヒップ比

ウエストとヒップを測定し、その比(ウエスト÷ヒップ)を求めることにより、体脂肪の分布を評価する。すなわち、**内臓脂肪型肥満**か**皮下脂肪型肥満**かを区別する。欧米では、ウエスト・ヒップ比が男性で1.0以上、女性で0.9以上あれば内臓脂肪型肥満の可能性が高い。

なお、日本肥満学会の内臓脂肪型肥満の診断基準は次のとおりである。

内臓脂肪型肥満の診断基準

診断方法	判定
内臓脂肪型肥満のスクリーニングに用いる身体計測指標として、立位、呼気時に計測した**臍周囲長**(ウエスト周囲長)を用いる。ただし、WHO 基準でのウエスト周囲長は肋骨弓下縁と上前腸骨棘の中間点としている。	BMI 25以上で、**男性**のウエスト周囲長**85cm** 以上、**女性**のウエスト周囲長**90cm** 以上を上半身肥満の疑いとする。
上半身肥満の疑いと判定された例に対し、腹部CT 法により呼気時の臍レベル断面像を撮影し、内臓脂肪面積を計測する。	男女とも内臓脂肪面積100cm^{2}以上を内臓脂肪型肥満と診断する。

肥満のタイプ

タイプ	体型	内臓断面図	脂肪細胞	ポイント
内臓脂肪型	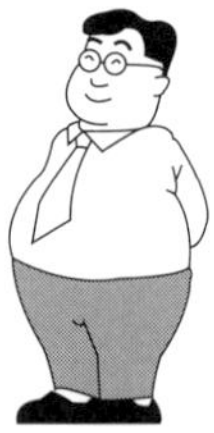 (リンゴ型)	内臓脂肪 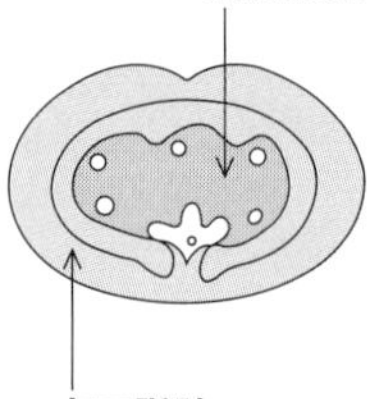 皮下脂肪	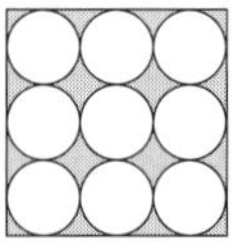 サイズが大きい	・男性に多い。 ・生活習慣病の発症と関連する。
皮下脂肪型	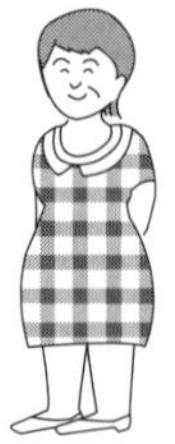 (洋ナシ型)	内臓脂肪 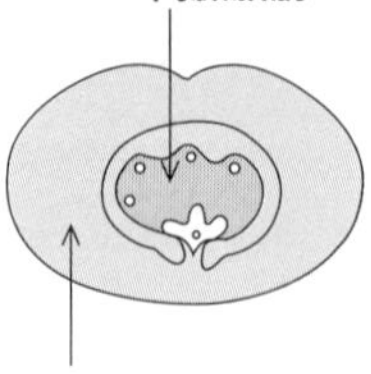 皮下脂肪	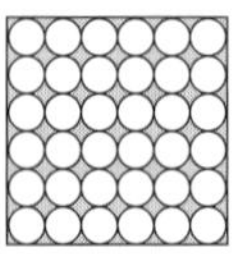 数が増える	・女性に多い。 ・生活習慣病の発症と関連しない。

3　臨床検査

アセスメント指標と推定できる栄養状態

アセスメント指標		推定できる栄養状態
血清アルブミン		**長期間のたんぱく質栄養状態と肝臓のたんぱく質合成能を反映**。半減期は2～3週間。
RTP	血清レチノール結合たんぱく質	**短期間のたんぱく質栄養状態と肝臓のたんぱく質合成能を反映**。半減期は0.5日。
RTP	血清トランスサイレチン	**短期間のたんぱく質栄養状態と肝臓のたんぱく質合成能を反映**。肝機能の回復に伴って速やかに上昇する。半減期は2～3日。
RTP	血清トランスフェリン	**短期間のたんぱく質栄養状態を反映**。鉄欠乏性貧血では高値を示す。半減期は7～10日。
血清フェリチン		**鉄栄養(貯蔵鉄)状態を反映**。潜在性鉄欠乏状態の判定に用いられる。
ヘマトクリット(Ht)		全血液容積中に占める赤血球の容積比率(%)。
血清コリンエステラーゼ		**肝臓のたんぱく質合成能の指標**であり、アルブミンよりも鋭敏に変化する。低栄養や肝機能障害で低値を示す。
HbA1c		**測定日前1～2か月の平均血糖値を反映**。赤血球の寿命が短縮される貧血では、血糖値と比べて低値を示すので注意が必要。
血清グリコアルブミン		**測定日前約2週間の平均血糖値を反映**。HbA1cより短期の血糖コントロール状態の指標となる。
血清1,5-アンヒドログルシトール		**糖質代謝の指標となる**。血糖変動との間に時間的なズレが少ないため、血糖コントロール状況の判断や薬物の効果判定が的確に行える。**血糖コントロールが悪いと低値を示す**。
血中・尿中C-ペプチド		**内因性インスリン分泌能の指標となる**。1日尿中C－ペプチド排泄量から1日のインスリン分泌量が推定できる。
血清トリグリセリド		**脂質代謝の指標となる**。摂取エネルギー量の過剰により高値を示す。
血清LDL-コレステロール		**脂質代謝の指標となる**。動脈硬化性疾患の評価指標として優れている。
赤血球トランスケトラーゼ活性		活性の低下は、**ビタミンB_1欠乏**を示す。
尿中窒素排泄量		**たんぱく質摂取量を推定**。臨床の場では、尿中窒素排泄量を用いて**窒素出納**を求める。
窒素出納		負の場合は体たんぱく質異化優位、正の場合は同化優位と判定する。
尿中クレアチニン排泄量		**骨格筋量の指標となる**。
クレアチニン身長係数		**骨格筋量の指標となる**。クレアチニン身長係数が60～80%で中等度、60%未満で高度の栄養障害と判定。 ・クレアチニン身長係数＝$\frac{\text{24時間尿中クレアチニン排泄量(mg/日)}}{\text{標準24時間尿中クレアチニン量(mg/日)}}\times 100$ ・標準24時間尿中クレアチニン量(mg/日)＝標準体重(kg)×クレアチニン排泄基準値 ※クレアチニン排泄基準値：男性23mg/kg標準体重、女性18mg/kg標準体重
尿中3-メチルヒスチジン		**筋たんぱく質異化量を反映**。筋たんぱく質の分解により遊離し、ほとんど再利用されることなくそのまま尿中に排泄される。
尿・血中ケトン体		ケトン体増加でエネルギー源としての脂質利用亢進(糖質利用低下)を推定できる。
末梢血総リンパ球数		**免疫能の指標。栄養状態の悪化により低値を示す**。

4　身体徴候

身体徴候と推定できる栄養状態

身体部位	栄養状態と徴候
眼球結膜	・ビタミンＡ欠乏で眼球結膜乾燥症がみられる。 ・黄疸では黄染がみられる。
舌	・鉄欠乏性貧血、悪性貧血、ビタミンB_6欠乏で舌乳頭の萎縮(悪性貧血ではハンター舌炎)をきたす。 ・ペラグラ、ビタミンB_2欠乏でイチゴ舌を呈する。
口唇・口腔粘膜	・色調は貧血の診断に有用である。 ・ビタミンB_2欠乏症では口角炎、口唇全体の発赤、腫脹、白色の鱗屑がみられる。
毛髪	・毛根の径は栄養状態を反映する。 ・クワシオルコルでは脱毛と毛髪の退色、赤色化がみられる。 ・悪性貧血では年齢不相応の白髪がみられる。
皮膚	・ビタミンＡ欠乏で角化増殖を伴った皮膚乾燥症、ビタミンB_2欠乏で脂漏性皮膚炎がみられる。 ・貧血では蒼白になる。 ・黄疸では黄染がみられる。 ・脂質異常症では黄色腫がみられる。 ・塩分欠乏型脱水(低張性脱水)ではツルゴール(皮膚の張り)が低下する。
爪	・高度の低アルブミン血症が長期間続くと、帯状の白線をみることがある。 ・鉄欠乏性貧血では、薄く弱くなり、高度になると匙状爪(スプーンネイル) を呈する。

3　栄養ケア・栄養プログラムの計画と実施・評価

1　栄養ケア・栄養プログラムの計画

栄養アセスメントにより抽出された課題の中から**優先順位**を考え、課題を改善するための**実施可能**な方法を検討する。この際、**資源**や**費用**について、無理なく実施できるものを選択する。

2　栄養ケア・栄養プログラムの目標設定

目標は、目標達成までの期間により**長期目標**、**中期目標**、**短期目標**の３段階に分けて設定することが多い。

種類	期間	目標内容
長期目標	１年程度	達成したい課題を実現するため、まず最終目標を定める。健康状態・栄養状態の改善、QOL の向上が目標となる。
中期目標	６か月以上	長期目標を達成するための具体策となる、中期目標を定める。
短期目標	数週間～３か月	対象者が最も達成しやすく、短期間で成果の得られる目標にする。例として、間食をしない、飲酒は１合までにする、毎日体重を測定するなど。

3　栄養ケア・栄養プログラムの実施

(1)　栄養補給

栄養補給の方法は、経口栄養補給法、経腸栄養補給法、静脈栄養補給法がある。栄養アセスメントの結果と設定目標に応じ、栄養補給法の決定、必要栄養量の算定をし栄養補給を実施する。栄養補給の目標は、対象者の健康状態や栄養状態をより良い状態にすることである。

※栄養補給法の詳細については、PartⅣ-３「栄養・食事療法と栄養補給法」を参照のこと。

(2)　栄養指導

栄養指導には個人指導と集団指導がありその学習形態にもさまざまなものがある。その時々に応じた形態を用いる。栄養指導の目標は、対象者やその家族が自らの手によって食事や栄養補給を改善できるようになることである。

(3)　他領域との連携

栄養ケアの実施においては、対象者とその家族や栄養関係者だけではなく、医療・保健・福祉の関係機関・組織とその従事者である医師、看護師、薬剤師、ヘルパーなどとの連携・調整が必要である。栄養士・管理栄養士だけでは効果的、実質的なケアができないので他領域の専門家からの意見や技術的援助を得て効果的にケアを行っていくことが必要となる。

4　栄養ケア・栄養プログラムの評価

評価は、プログラムのアセスメント・計画段階から実施途中、プログラム終了後に随時行いその結果をフィードバックする。この結果を元に必要に応じてプログラムの修正を行い、次のプログラムへと生かしていく。また、経済評価や各評価を総合した総合評価も行う。

5　PDCA サイクル

PDCA サイクルとは、典型的なマネジメントサイクルの1つで、計画(Plan)、実行(Do)、評価(Check)、改善(Action)のプロセスを順に実施する。最後の Action では、Check の結果から次回の Plan につなげる。このらせん状のプロセスによって、品質(栄養ケア・栄養プログラム)の維持・向上および継続的な業務改善活動を推進するマネジメント手法が PDCA サイクルである。

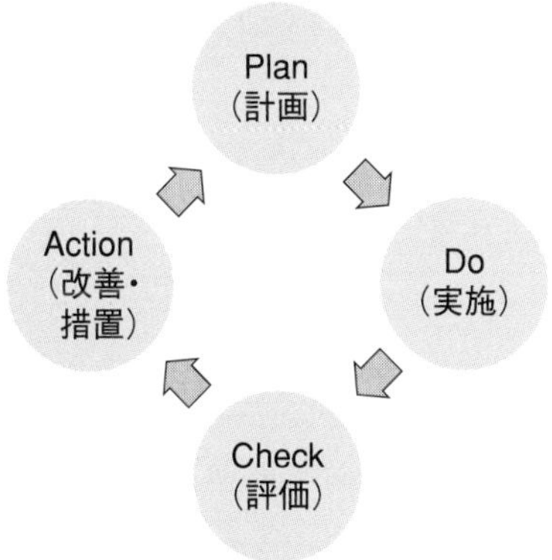

Plan：アセスメント結果から目標を設定し、それを実行するための計画を立てる

Do：他領域との連携をとり、計画を実施する(栄養ケア、栄養教育)

Check：実施内容が計画や目標に沿ったものであるか確認する

Action：実施内容が計画や目標に沿っていない部分を調べて処置をする

練習問題

栄養ケア・マネジメントに関する記述である。正しいのはどれか。1つ選べ。
(1) 栄養スクリーニングは、侵襲性が高い。
(2) 栄養アセスメントは、栄養状態を評価・判定する。
(3) 栄養診断は、疾病を診断する。
(4) 栄養ケア計画の目標設定には、優先順位をつけない。
(5) モニタリングは、最終的な評価である。

解　説 ……………………………………………………… 正答 (2)

(1) 誤り。栄養スクリーニングに用いられる指標は、簡便で侵襲性が低い(もしくはない)ことなどが要件となる。
(2) 正しい。
(3) 誤り。栄養診断は、対象者の栄養状態を診断する。
(4) 誤り。栄養ケア計画に複数の目標が設定される場合は、緊急性や重要性の高いものから優先順位をつける。
(5) 誤り。モニタリングは、対象者の栄養ケア計画に実施上の問題点がなかったかを評価・判定する過程であり、中間的な評価である。

練習問題

静的栄養アセスメントの指標である。正しいのはどれか。1つ選べ。
(1) 血清アルブミン値
(2) 血清トランスフェリン値
(3) 血清レチノール結合たんぱく質値
(4) 血清トランスサイレチン値
(5) フィッシャー比

解　説 ……………………………………………………… 正答 (1)

(1) 正しい。血清アルブミンの半減期は2～3週間と比較的長く、静的アセスメントの指標として用いられる。
(2)～(4) 誤り。動的アセスメントの指標である。血清トランスフェリン(半減期7～10日)、血清レチノール結合たんぱく質(半減期0.5日)、血清トランスサイレチン(半減期2～3日)は急速代謝回転たんぱく質(RTP)であり、短期間のたんぱく質栄養状態を反映する。
(5) 誤り。動的アセスメントの指標である。フィッシャー比は、血中の分枝アミノ酸(BCAA)と芳香族アミノ酸(AAA)のモル比(BCAA/AAA)であり、肝硬変における栄養状態の指標などとして用いられる。

※Part Ⅰ-17-13 3 「フィッシャー比」を参照のこと。

練習問題

身体計測値とそれにより推定される指標の組合せである。正しいのはどれか。１つ選べ。

(1)　下腿周囲長――――――――身長

(2)　肩甲骨下部皮下脂肪厚―――上腕筋囲

(3)　膝下高―――――――――上腕筋面積

(4)　ウエスト周囲長――――――内臓脂肪面積

(5)　上腕周囲長――――――――体脂肪率

解　説 ………………………………………………………………………… 正答　(4)

(1)　誤り。下腿周囲長から下腿筋量を推定することができる。下腿周囲長は疾患や浮腫、長時間座位等の影響を受けやすいため、計測する際にはこれらに留意する必要がある。

(2)　誤り。肩甲骨下部皮下脂肪厚から体脂肪量を推定することができる。

(3)　誤り。膝下高から身長を推定することができる。

(4)　正しい。ウエスト周囲長が男性85cm 以上、女性90cm 以上は内臓脂肪面積$100cm^2$以上に相当し、内臓脂肪型肥満である。

(5)　誤り。上腕周囲長から骨格筋量を推定することができる。上腕は浮腫を起こしにくいため、身体計測の指標として信頼性がある。

練習問題

栄養アセスメントに用いる血液検査項目と病態の組合せである。正しいのはどれか。１つ選べ。

(1)　クレアチニン――――――――糖代謝異常

(2)　HbAlc――――――――――――脂質代謝異常

(3)　C－ペプチド――――――――低栄養

(4)　トリグリセリド――――――――骨塩量低下

(5)　ヘマトクリット――――――――貧血

解　説 ………………………………………………………………………… 正答　(5)

(1)　誤り。血清クレアチニンは、腎機能障害などのスクリーニング指標として用いられる。

(2)　誤り。HbA1c は過去１～２か月間の平均血糖値を反映し、糖代謝異常のスクリーニング指標として用いられる。

(3)　誤り。血中・尿中C－ペプチドは、内因性インスリン分泌能の指標である。低栄養の指標となるのは、血清アルブミンなどである。

(4)　誤り。血清トリグリセリドは、脂質代謝異常のスクリーニング指標として用いられる。骨塩量とは、骨に含まれるミネラル(カルシウムやリンなど)の量のことで、X 線を用いるDXA(DEXA：二重エネルギー X 線吸収測定法)などで測定する。

(5)　正しい。ヘマトクリット(Ht)は、全血液容積中に占める赤血球の容積比率(％)で、貧血の診断などに用いられる。

2　食事摂取基準（2020年版）

1　食事摂取基準の概念

「日本人の食事摂取基準」は、健康増進法に基づき厚生労働大臣が定めるものとされ、国民の健康の保持・増進を図る上で摂取することが望ましいエネルギー及び栄養素の量の基準を示すものである。**「2020年版」の使用期間は、令和 2 (2020)年度から令和 6 (2024)年度の 5 年間**である。

1　食事摂取基準の目的と基本的概念

(1)　**対象**：健康な個人及び健康な者を中心として構成されている集団

・生活習慣病等に関する危険因子を有していたり、また、高齢者においてはフレイルに関する危険因子を有していたりしても、おおむね自立した日常生活を営んでいる者及びこのような者を中心として構成されている集団は含まれる。

＊具体的には、歩行や家事などの身体活動を行っている者であり、体格(BMI)が標準より著しく外れていない者。

＊フレイルについては、フレイルを健常状態と要介護状態の中間的な段階に位置づける考え方を採用している。

・疾患を有していたり、疾患に関する高いリスクを有していたりする個人及び集団に対して、治療を目的とする場合は、食事摂取基準におけるエネルギー及び栄養素の摂取に関する基本的な考え方を理解した上で、その疾患に関連する治療ガイドライン等の栄養管理指針を用いることになる。

(2)　**目的**

●**健康の保持・増進**

●**高齢者の低栄養予防・フレイル予防**

●**生活習慣病の発症予防・重症化予防**

(3)　**摂取源**：食事として経口摂取される通常の食品

・耐容上限量については、いわゆる健康食品やサプリメント（通常の食品以外の食品）由来のエネルギーと栄養素も含むものとする（**葉酸**と**マグネシウム**は、通常の食品以外の食品からの摂取のみを対象とする）。耐容上限量以外の指標については、通常の食品からの摂取を基本とするが、通常の食品のみでは必要量を満たすことが困難なものとして、胎児の神経管閉鎖障害のリスク低減のために、妊娠を計画している女性、妊娠の可能性がある女性及び妊娠初期の女性に付加する**葉酸**に限り、通常の食品以外の食品に含まれる葉酸の摂取について提示されている。

(4)　**摂取期間**

・「1日当たり」を単位としているが、短期間（例えば1日間）の食事の基準を示すものではなく、**習慣的な摂取量の基準を与えるものである**。これは、栄養素摂取量は日間変動が大きいことに加え、食事摂取基準で扱っている健康障害がエネルギー及び栄養素の習慣的な摂取量の過不足によって発生するためである。

2　設定指標

(1)　指標の目的と種類

	目　　的	種　　類
エネルギー	摂取の過不足の回避	目標とするBMIの範囲 ※参考表として推定エネルギー必要量
栄養素	摂取不足の回避	推定平均必要量、推奨量 ※これらを推定できない場合の 代替指標：目安量
	過剰摂取による健康障害の回避	耐容上限量
	生活習慣病の予防	目標量

なお、食事摂取基準で扱う**生活習慣病は、高血圧、脂質異常症、糖尿病及び慢性腎臓病(CKD)が基本**とされているが、日本において大きな健康課題であり、栄養素との関連が明らかであるとともに栄養疫学的に十分な科学的根拠が存在する場合には、**その他の疾患も適宜含める**とされている。また、**脳血管疾患及び虚血性心疾患**は、生活習慣病の重症化に伴って生じると考え、**重症化予防の観点から扱う**こととしている。

(2)　エネルギーの指標

エネルギーについては、エネルギーの摂取量及び消費量のバランス(エネルギー収支バランス)の維持を示す指標として、**BMI**が用いられている。

目標とするBMIの範囲(18歳以上)※1､2

年齢(歳)	目標とするBMI(kg/m^2)
18～49	18.5～24.9
50～64	20.0～24.9
65～74※3	21.5～24.9
75以上※3	21.5～24.9

※1　男女共通。あくまでも参考として使用すべきである。
※2　観察疫学研究において報告された総死亡率が最も低かったBMIを基に、疾患別の発症率とBMIとの関連、死因とBMIとの関連、喫煙や疾患の合併によるBMIや死亡リスクへの影響、日本人のBMIの実態に配慮し、総合的に判断し目標とする範囲を設定。
※3　高齢者では、フレイルの予防及び生活習慣病の発症予防の両者に配慮する必要があることも踏まえ、当面目標とするBMIの範囲を21.5～24.9kg/m^{2}とした。

なお、①エネルギー必要量の概念は重要であること、②目標とするBMIの提示が成人に限られていること、③エネルギー必要量に依存することが知られている栄養素の推定平均必要量の算出に当たってエネルギーの必要量の概数が必要となること、などから、**推定エネルギー必要量が参考表として示されている。**

(3) 栄養素の指標

<table>
<tr><td>推定平均必要量(EAR)</td><td>・ある対象集団において測定された必要量の分布に基づき、母集団における必要量の平均値の推定値を示すもの。つまり、当該集団に属する50%の者が必要量を満たす(同時に、50%の者が必要量を満たさない)と推定される摂取量。</td></tr>
<tr><td>推奨量(RDA)</td><td>・ある対象集団において測定された必要量の分布に基づき、母集団に属するほとんどの者(97～98%)が充足している量。推奨量は、推定平均必要量が与えられる栄養素に対して設定され、推定平均必要量を用いて算出される。
・推奨量＝推定平均必要量×(1＋2×変動係数)
　　　＝推定平均必要量×推奨量算定係数</td></tr>
<tr><td>目安量(AI)</td><td>・特定の集団における、ある一定の栄養状態を維持するのに十分な量。十分な科学的根拠が得られず「推定平均必要量」が算定できない場合に算定する。
・次の三つの概念のいずれかに基づく値(どの概念に基づくものであるかは、栄養素や性・年齢区分によって異なる)
①　特定の集団において、生体指標等を用いた健康状態の確認と当該栄養素摂取量の調査を同時に行い、その結果から不足状態を示す者がほとんど存在しない摂取量を推測し、その値を用いる場合：対象集団で不足状態を示す者がほとんど存在しない場合には栄養素摂取量の中央値を用いる。
②　生体指標等を用いた健康状態の確認ができないが、健康な日本人を中心として構成されている集団の代表的な栄養素摂取量の分布が得られる場合：原則、栄養素摂取量の中央値を用いる。
③　母乳で保育されている健康な乳児の摂取量に基づく場合：母乳中の栄養素濃度と哺乳量との積を用いる。</td></tr>
<tr><td>耐容上限量(UL)</td><td>・健康障害をもたらすリスクがないとみなされる習慣的な摂取量の上限量。
・ヒトを対象として通常の食品を摂取した報告に基づく場合：
　　UL=NOAEL[*1]÷UF[*2] (UFには1から5の範囲で適当な値を用いた)
・ヒトを対象としてサプリメントを摂取した報告に基づく場合、又は、動物実験やin vitroの実験に基づく場合：
　　UL=LOAEL[*3]÷UF(UFには10を用いた)
＊1　NOAEL：健康障害非発現量(健康障害が発現しないことが知られている習慣的な摂取量の最大値)
＊2　UF：不確実性因子
＊3　LOAEL：最低健康障害発現量(健康障害が発現したことが知られている習慣的な摂取量の最小値)</td></tr>
<tr><td>目標量(DG)</td><td>・生活習慣病の発症予防を目的として、特定の集団において、その疾病のリスクや、その代理指標となる生体指標の値が低くなると考えられる栄養状態が達成できる量で、現在の日本人が当面の目標とすべき摂取量。
<table>
<tr><th>栄養素の特徴</th><th>算定方法</th><th>栄養素</th></tr>
<tr><td>望ましいと考えられる摂取量よりも現在の日本人の摂取量が少ない場合</td><td>範囲の下の値だけを算定</td><td>食物繊維、カリウム</td></tr>
<tr><td>望ましいと考えられる摂取量よりも現在の日本人の摂取量が多い場合</td><td>範囲の上の値だけを算定</td><td>飽和脂肪酸、
ナトリウム(食塩相当量)</td></tr>
<tr><td>生活習慣病の発症予防を目的とした複合的な指標</td><td>構成比率を算定</td><td>エネルギー産生栄養素バランス〔たんぱく質、脂質、炭水化物(アルコールを含む)が、総エネルギー摂取量に占めるべき割合〕</td></tr>
</table></td></tr>
</table>

食事摂取基準の各指標を理解するための概念図

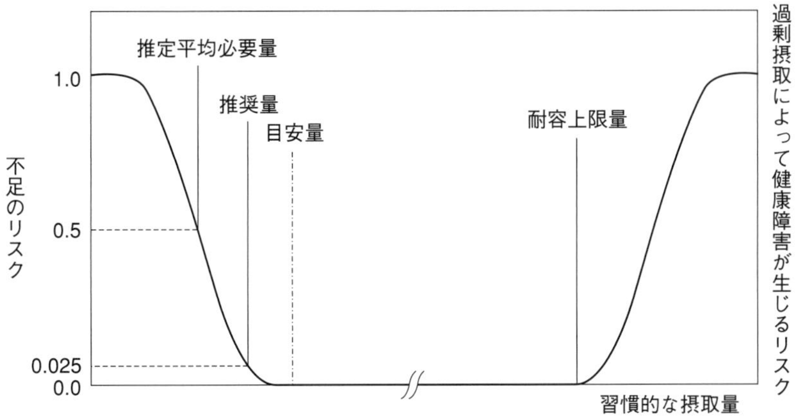

縦軸は、個人の場合は不足又は過剰によって健康障害が生じる確率を、集団の場合は不足状態にある者又は過剰摂取によって健康障害を生じる者の割合を示す。

不足の確率が推定平均必要量では0.5(50%)あり、推奨量では0.02～0.03(中間値として0.025)（2～3％又は2.5%)あることを示す。耐容上限量以上の量を摂取した場合には過剰摂取による健康障害が生じる潜在的なリスクが存在することを示す。そして、推奨量と耐容上限量との間の摂取量では、不足のリスク、過剰摂取による健康障害が生じるリスクともに0(ゼロ)に近いことを示す。

目安量については、推定平均必要量及び推奨量と一定の関係を持たない。しかし、推奨量と目安量を同時に算定することが可能であれば、目安量は推奨量よりも大きい(図では右方)と考えられるため、参考として付記した。

目標量は、ここに示す概念や方法とは異なる性質のものであることから、ここには図示できない。

目標量の算定に付したエビデンスレベル[※1､2]

エビデンスレベル	数値の算定に用いられた根拠	栄養素
D1	介入研究又はコホート研究のメタ・アナリシス、並びにその他の介入研究又はコホート研究に基づく。	たんぱく質、飽和脂肪酸、食物繊維、ナトリウム(食塩相当量)、カリウム
D2	複数の介入研究又はコホート研究に基づく。	—
D3	日本人の摂取量等分布に関する観察研究(記述疫学研究)に基づく。	脂質
D4	他の国・団体の食事摂取基準又はそれに類似する基準に基づく。	—
D5	その他	炭水化物[※3]

※1　複数のエビデンスレベルが該当する場合は上位のレベルとする。

※2　目標量は食事摂取基準として十分な科学的根拠がある栄養素について策定するものであり、エビデンスレベルはあくまでも参考情報である点に留意すべきである。

※3　炭水化物の目標量は、総エネルギー摂取量(100%エネルギー)のうち、たんぱく質及び脂質が占めるべき割合を差し引いた値である。

(4)　策定した食事摂取基準

基準を策定した栄養素と設定した指標※1（1歳以上）

栄養素			推定平均必要量(EAR)	推奨量(RDA)	目安量(AI)	耐容上限量(UL)	目標量(DG)
たんぱく質※2			○$_{b}$	○$_{b}$	—	—	○※3
脂　質		脂質	—	—	—	—	○※3
		飽和脂肪酸※4	—	—	—	—	○※3
		n－6系脂肪酸	—	—	○	—	—
		n－3系脂肪酸	—	—	○	—	—
		コレステロール※5	—	—	—	—	—
炭水化物		炭水化物	—	—	—	—	○※3
		食物繊維	—	—	—	—	○
		糖質	—	—	—	—	—
エネルギー産生栄養素バランス※2			—	—	—	—	○※3
ビタミン	脂溶性	ビタミンA	○$_{a}$	○$_{a}$	—	○	—
		ビタミンD※2	—	—	○	○	—
		ビタミンE	—	—	○	○	—
		ビタミンK	—	—	○	—	—
	水溶性	ビタミンB$_1$	○$_{c}$	○$_{c}$	—	—	—
		ビタミンB$_2$	○$_{c}$	○$_{c}$	—	—	—
		ナイアシン	○$_{a}$	○$_{a}$	—	○	—
		ビタミンB$_6$	○$_{b}$	○$_{b}$	—	○	—
		ビタミンB$_{12}$	○$_{a}$	○$_{a}$	—	—	—
		葉酸	○$_{a}$	○$_{a}$	—	○※7	—
		パントテン酸	—	—	○	—	—
		ビオチン	—	—	○	—	—
		ビタミンC	○$_{x}$	○$_{x}$	—	—	—
ミネラル	多量	ナトリウム※6	○$_{a}$	—	—	—	○
		カリウム	—	—	○	—	○
		カルシウム	○$_{b}$	○$_{b}$	—	○	—
		マグネシウム	○$_{b}$	○$_{b}$	—	○※7	—
		リン	—	—	○	○	—
	微量	鉄	○$_{x}$	○$_{x}$	—	○	—
		亜鉛	○$_{b}$	○$_{b}$	—	○	—
		銅	○$_{b}$	○$_{b}$	—	○	—
		マンガン	—	—	○	○	—
		ヨウ素	○$_{a}$	○$_{a}$	—	○	—
		セレン	○$_{a}$	○$_{a}$	—	○	—
		クロム	—	—	○	○	—
		モリブデン	○$_{b}$	○$_{b}$	—	○	—

※1　一部の年齢区分についてだけ設定した場合も含む。
※2　フレイル予防を図る上での留意事項を表の脚注として記載。
※3　総エネルギー摂取量に占めるべき割合(%エネルギー)。
※4　脂質異常症の重症化予防を目的としたコレステロールの量と、トランス脂肪酸の摂取に関する参考情報を表の脚注として記載。
※5　脂質異常症の重症化予防を目的とした量を飽和脂肪酸の表の脚注に記載。
※6　高血圧及び慢性腎臓病(CKD)の重症化予防を目的とした量を表の脚注として記載。
※7　通常の食品以外の食品からの摂取について定めた。
a　集団内の半数の者に不足又は欠乏の症状が現れ得る摂取量をもって推定平均必要量とした栄養素。
b　集団内の半数の者で体内量が維持される摂取量をもって推定平均必要量とした栄養素。
c　集団内の半数の者で体内量が飽和している摂取量をもって推定平均必要量とした栄養素。
x　上記以外の方法で推定平均必要量が定められた栄養素。

推定平均必要量から推奨量を算定するために用いられた変動係数と推奨量算定係数の一覧

変動係数	推奨量算定係数	栄養素
10%	1.2	ビタミンB_1、ビタミンB_2、ナイアシン、ビタミンB_6、ビタミンB_{12}、葉酸、ビタミンC、カルシウム、マグネシウム、鉄（6歳以上）、亜鉛、銅、セレン
12.5%	1.25	たんぱく質
15%	1.3	モリブデン
20%	1.4	ビタミンA、鉄（6か月～5歳）、ヨウ素

(5) 栄養素の指標の概念と特徴

栄養素の指標の概念と特徴－値の算定根拠となる研究の特徴－

	推定平均必要量（EAR） 推奨量（RDA） 〔目安量（AI）〕	耐容上限量（UL）	目標量（DG）
値の算定根拠となる主な研究方法	実験研究、疫学研究（介入研究を含む）	症例報告	疫学研究（介入研究を含む）
対象とする健康障害に関する今までの報告数	極めて少ない～多い	極めて少ない～少ない	多い

栄養素の指標の概念と特徴－値を考慮するポイント－

	推定平均必要量（EAR） 推奨量（RDA） 〔目安量（AI）〕	耐容上限量（UL）	目標量（DG）
算定された値を考慮する必要性	可能な限り考慮する（回避したい程度によって異なる）	必ず考慮する	関連する様々な要因を検討して考慮する
対象とする健康障害における特定の栄養素の重要度	重要	重要	他に関連する環境要因が多数あるため一定ではない
健康障害が生じるまでの典型的な摂取期間	数か月間	数か月間	数年～数十年間
算定された値を考慮した場合に対象とする健康障害が生じる可能性	推奨量付近、目安量付近であれば、可能性は低い	耐容上限量未満であれば、可能性はほとんどないが、完全には否定できない	ある（他の関連要因によっても生じるため）

(6) 年齢区分

乳児については、前回と同様に、「出生後6か月未満（0～5か月）」と「6か月以上1歳未満（6～11か月）」の**2つに区分**されたが、特に成長に合わせてより詳細な年齢区分設定が必要と考えられた**エネルギー及びたんぱく質**については、「出生後6か月未満（0～5か月）」及び「6か月以上9か月未満（6～8か月）」、「9か月以上1歳未満（9～11か月）」の**3つの区分**で表されている。

1～17歳を小児、18歳以上を成人としている。なお、**高齢者**については、65歳以上とし、年齢区分については、**65～74歳、75歳以上の2つの区分**が設けられている。

2 食事摂取基準の活用

1 活用の基本的考え方

健康な個人又は集団を対象として、健康の保持・増進、生活習慣病の予防のための食事改善に、食事摂取基準を活用する場合は、**PDCAサイクル**に基づく活用を基本とする。まず、食事摂取状況の**アセスメント**により、エネルギー・栄養素の摂取量が適切かどうかを評価する。食事評価に基づき、**食事改善計画の立案**、**食事改善**を**実施**し、それらの**検証**を行う。検証を行う際には、食事評価を行う。検証結果を踏まえ、計画や実施の内容を**改善**する。

食事摂取基準の活用と PDCA サイクル

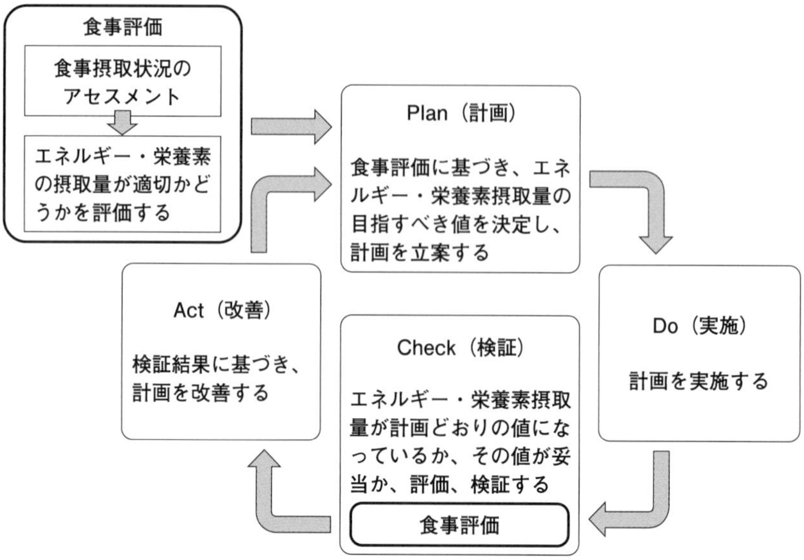

2　食事摂取状況のアセスメント

食事摂取、すなわちエネルギー及び各栄養素の摂取状況を評価するためには、食事調査によって得られる摂取量と食事摂取基準の各指標で示されている値を比較することによって行うことができる。ただし、**エネルギー摂取量の過不足の評価**には、**BMI 又は体重変化量**を用いる。

(1)　アセスメントの留意点

・食事調査によって得られる摂取量には必ず**測定誤差**が伴う。このため、実施する食事調査について、より高い調査精度を確保するため、調査方法の標準化や精度管理に十分配慮するとともに、食事調査の測定誤差の種類とその特徴、程度を知ることが重要である。食事調査の測定誤差で特に留意を有するのは、**過小申告・過大申告**と**日間変動**の２つである。

※過小申告・過大申告のうち、出現頻度が高いのは過小申告であり、その中でも特に留意を要するものはエネルギー摂取量の過小申告である。

・食事調査からエネルギー及び各栄養素の摂取量を推定する際には、食品成分表を用いて栄養価計算を行う。そのため食品成分表の栄養素量と実際にその摂取量を推定しようとする食品の中に含まれる栄養素量は必ずしも同じではなく、そうした誤差の存在を理解した上で対応しなければならない。

・エネルギーや栄養素の摂取量が適切かどうかの評価は、生活環境や生活習慣等を踏まえ、対象者の状況に応じて臨床症状や臨床検査値も含め、総合的に評価する必要がある。なお、臨床症状や臨床検査値は、対象とする栄養素の摂取状況以外の影響も受けた結果であることに留意する。

(2)　食事調査

食事摂取状況に関する調査方法には、陰膳法、食事記録法、24時間食事思い出し法、食物摂取頻度法、食事歴法、生体指標などがあり、それぞれの特徴によって長所と短所があることに留意し、食事調査の目的や状況に合わせて適宜選択する必要がある。

食事摂取基準は、習慣的な摂取量の基準を示したものであることから、その活用における調査では、習慣的な摂取量の推定が可能な食事調査法を選択する必要がある。

長期間の平均的な摂取量を個人レベルで評価するためには、実施負担や精度管理上の課題が存在するため、食事摂取基準の活用場面での目的や状況を考慮した場合、**習慣的な摂取量の推定に適した食事調査法として、食物摂取頻度法と食事歴法が挙げられる**とある。また、食事調査では摂取量の推定精度が低い栄養素があり、そうした場合には、尿などの生体指標を用いて推定する方法も考慮する必要があるとされている。

最近、食事(料理)の写真を撮影し、その情報を用いて食品の種類と量(摂取量)を推定し、栄養価計算に用いる方法も用いられるようになってきているが、画像認識能力など開発段階であり、撮影もれの問題、習慣的摂取量を把握する方法ではないなどの問題とともに、その利用には慎重さが望まれるとされている。

食事摂取状況に関する調査法のまとめ

	概　要	長　所	短　所	習慣的な摂取量を評価できるか	利用に当たって特に留意すべき点
食事記録法	・摂取した食物を調査対象者が自分で調査票に記入する。重量を測定する場合(秤量法)と、目安量を記入する場合がある(目安量法)。食品成分表を用いて栄養素摂取量を計算する。	・対象者の記憶に依存しない。 ・ていねいに実施できれば精度が高い。	・対象者の負担が大きい。 ・対象者のやる気や能力に結果が依存しやすい。 ・調査期間中の食事が、通常と異なる可能性がある。 ・データ整理に手間がかかり、技術を要する。 ・食品成分表の精度に依存する。	・多くの栄養素で長期間の調査を行わないと不可能。	・データ整理能力に結果が依存する。 ・習慣的な摂取量を把握するには適さない。 ・対象者の負担が大きい。
24時間食事思い出し法	・前日の食事、又は調査時点からさかのぼって24時間分の食物摂取を、調査員が対象者に問診する。フードモデルや写真を使って、目安量を尋ねる。食品成分表を用いて、栄養素摂取量を計算する。	・対象者の負担は、比較的小さい ・比較的高い参加率を得られる。	・熟練した調査員が必要 ・対象者の記憶に依存する。 ・データ整理に時間がかかり、技術を要する。 ・食品成分表の精度に依存する。	・多くの栄養素で複数回の調査を行わないと不可能。	・聞き取り者に特別の訓練を要する。 ・データ整理能力に結果が依存する。 ・習慣的な摂取量を把握するには適さない。
陰膳法	・取得した食物の実物と同じものを、同量集める。食物試料を化学分析して、栄養素摂取量を計算する。	・対象者の記憶に依存しない。 ・食品成分表の精度に依存しない。	・対象者の負担が大きい。 ・調査期間中の食事が通常と異なる可能性がある。 ・実際に摂取した食品のサンプルを、全部集められない可能性がある。 ・試料の分析に、手間と費用がかかる。		・習慣的な摂取量を把握する能力は乏しい。
食物摂取頻度法	・数十〜百数十項目の食品の摂取頻度を、質問票を用いて尋ねる。その回答を基に、食品成分表を用いて栄養素摂取量を計算する。	・対象者１人当たりのコストが安い。 ・データ処理に要する時間と労力が少ない。 ・標準化に長けている。	・対象者の漠然とした記憶に依存する。 ・得られる結果は質問項目や選択肢に依存する。 ・食品成分表の精度に依存する。 ・質問票の精度を評価するための、妥当性研究を行う必要がある。	・可能。	・妥当性を検証した論文が必須。また、その結果に応じた利用に留めるべき。(注)ごく簡易な食物摂取頻度調査票でも妥当性を検証した論文はほぼ必須。
食事歴法	・食物摂取頻度法に加え、食行動、調理や調味などに関する質問も行い、栄養素摂取量を計算に用いる。				
生体指標	・血液、尿、毛髪、皮下脂肪などの生体試料を採取して、化学分析する。	・対象者の記憶に依存しない。 ・食品成分表の精度に依存しない。	・試料の分析に、手間と費用がかかる。 ・試料採取時の条件(空腹か否かなど)の影響を受ける場合がある。摂取量以外の要因(代謝・吸収、喫煙・飲酒など)の影響を受ける場合がある。	・栄養素によって異なる。	・利用可能な栄養素の種類が限られている。

3 個人の食事改善を目的とした活用

食事調査を行い、食事摂取基準を活用して個人の摂取量から摂取不足や過剰摂取の可能性等を推定する。その結果に基づいて、食事摂取基準を活用し、摂取不足や過剰摂取を防ぎ、生活習慣病の発症予防のための適切なエネルギーや栄養素の摂取量について目標とする値を提案し、食事改善の計画、実施につなげる。

食事改善（個人）を目的とした食事摂取基準の活用の基本的概念

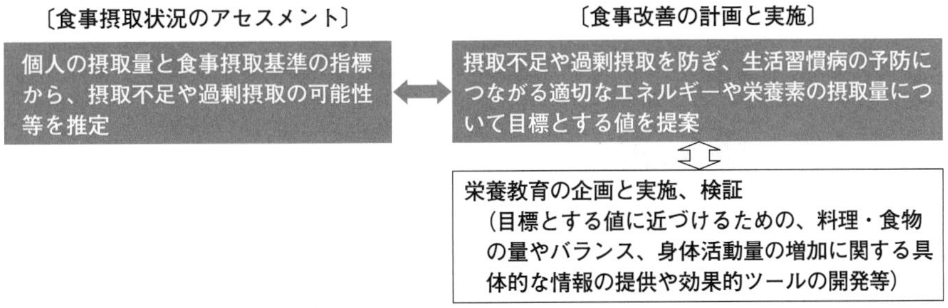

個人の食事改善を目的として食事摂取基準を活用する場合の基本的事項

目　的	用いる指標	食事摂取状況のアセスメント	食事改善の計画と実施
エネルギー摂取の過不足の評価	体重変化量 BMI	・体重変化量を測定 ・測定されたBMIが、目標とするBMIの範囲を下回っていれば「不足」、上回っていれば「過剰」のおそれがないか、他の要因も含め、総合的に判断	・BMIが目標とする範囲内に留まること、又はその方向に体重が改善することを目的として立案 〈留意点〉おおむね4週間ごとに体重を計測記録し、16週間以上フォローを行う
栄養素の摂取不足の評価	推定平均必要量 推奨量 目安量	・測定された摂取量と推定平均必要量及び推奨量から不足の可能性とその確率を推定 ・目安量を用いる場合は、測定された摂取量と目安量を比較し、不足していないことを確認	・推奨量よりも摂取量が少ない場合は、推奨量を目指す計画を立案 ・摂取量が目安量付近かそれ以上であれば、その量を維持する計画を立案 〈留意点〉測定された摂取量が目安量を下回っている場合は、不足の有無やその程度を判断できない
栄養素の過剰摂取の評価	耐容上限量	・測定された摂取量と耐容上限量から過剰摂取の可能性の有無を推定	・耐容上限量を超えて摂取している場合は耐容上限量未満になるための計画を立案 〈留意点〉耐容上限量を超えた摂取は避けるべきであり、それを超えて摂取していることが明らかになった場合は、問題を解決するために速やかに計画を修正、実施
生活習慣病の発症予防を目的とした評価	目標量	・測定された摂取量と目標量を比較。ただし、発症予防を目的としている生活習慣病が関連する他の栄養関連因子及び非栄養性の関連因子の存在とその程度も測定し、これらを総合的に考慮した上で評価	・摂取量が目標量の範囲に入ることを目的とした計画を立案 〈留意点〉発症予防を目的としている生活習慣病が関連する他の栄養関連因子及び非栄養性の関連因子の存在と程度を明らかにし、これらを総合的に考慮した上で、対象とする栄養素の摂取量の改善の程度を判断。また、生活習慣病の特徴から考えて、長い年月にわたって実施可能な改善計画の立案と実施が望ましい

4 集団の食事改善を目的とした活用

食事摂取基準を適用し、食事摂取状況のアセスメントを行い、集団の摂取量の分布から、摂取不足や過剰摂取の可能性がある者の割合等を推定する。その結果に基づいて、食事摂取基準を適用し、摂取不足や過剰摂取を防ぎ、生活習慣病の発症予防のための適切なエネルギーや栄養素の摂取量について目標とする値を提案し、食事改善の計画、実施につなげる。

集団の食事改善を目的とした食事摂取基準の活用の基本的概念

〔食事摂取状況のアセスメント〕

集団の摂取量やBMIの分布と食事摂取基準の指標から、摂取不足や過剰摂取の可能性がある人の割合等を推定

⇔

〔食事改善の計画と実施〕

摂取不足の者の割合をできるだけ少なくし、過剰摂取の者の割合をなくし、生活習慣病の発症予防につながる適切なエネルギーや栄養素の摂取量について目標とする値を提案

⇕

公衆栄養計画の企画と実施、検証
（目標とする値に近づけるための食行動・食生活に関する改善目標の設定やそのモニタリング、改善のための効果的な各種事業の企画・実施等）

集団の食事改善を目的として食事摂取基準を活用する場合の基本的事項

目　的	用いる指標	食事摂取状況のアセスメント	食事改善の計画と実施
エネルギー摂取の過不足の評価	体重変化量 BMI	・体重変化量を測定 ・測定されたBMIの分布から、BMIが目標とするBMIの範囲を下回っている、あるいは上回っている者の割合を算出	・BMIが目標とする範囲内に留まっている者の割合を増やすことを目的として計画を立案 〈留意点〉一定期間をおいて2回以上の評価を行い、その結果に基づいて計画を変更し、実施
栄養素の摂取不足の評価	推定平均必要量 目安量	・測定された摂取量の分布と推定平均必要量から、推定平均必要量を下回る者の割合を算出 ・目安量を用いる場合は、摂取量の中央値と目安量を比較し、不足していないことを確認	・推定平均必要量では、推定平均必要量を下回って摂取している者の集団内における割合をできるだけ少なくするための計画を立案 ・目安量では、摂取量の中央値が目安量付近かそれ以上であれば、その量を維持するための計画を立案 〈留意点〉摂取量の中央値が目安量を下回っている場合、不足状態にあるかどうかは判断できない
栄養素の過剰摂取の評価	耐容上限量	・測定された摂取量の分布と耐容上限量から、過剰摂取の可能性を有する者の割合を算出	・集団全員の摂取量が耐容上限量未満になるための計画を立案 〈留意点〉耐容上限量を超えた摂取は避けるべきであり、超えて摂取している者がいることが明らかになった場合は、問題を解決するために速やかに計画を修正、実施
生活習慣病の発症予防を目的とした評価	目標量	・測定された摂取量の分布と目標量から、目標量の範囲を逸脱する者の割合を算出する。ただし、発症予防を目的としている生活習慣病が関連する他の栄養関連因子及び非栄養性の関連因子の存在と程度も測定し、これらを総合的に考慮した上で評価	・摂取量が目標量の範囲に入る者又は近づく者の割合を増やすことを目的とした計画を立案 〈留意点〉発症予防を目的としている生活習慣病が関連する他の栄養関連因子及び非栄養性の関連因子の存在とその程度を明らかにし、これらを総合的に考慮した上で、対象とする栄養素の摂取量の改善の程度を判断。また、生活習慣病の特徴から考え、長い年月にわたって実施可能な改善計画の立案と実施が望ましい

3　参考表として示された「推定エネルギー必要量」

参考表　推定エネルギー必要量(kcal/日)

性　別	男　性			女　性		
身体活動レベル※1	Ⅰ	Ⅱ	Ⅲ	Ⅰ	Ⅱ	Ⅲ
0～5(月)	−	550	−	−	500	−
6～8(月)	−	650	−	−	600	−
9～11(月)	−	700	−	−	650	−
1～2(歳)	−	950	−	−	900	−
3～5(歳)	−	1,300	−	−	1,250	−
6～7(歳)	1,350	1,550	1,750	1,250	1,450	1,650
8～9(歳)	1,600	1,850	2,100	1,500	1,700	1,900
10～11(歳)	1,950	2,250	2,500	1,850	2,100	2,350
12～14(歳)	2,300	2,600	2,900	2,150	2,400	2,700
15～17(歳)	2,500	2,800	3,150	2,050	2,300	2,550
18～29(歳)	2,300	2,650	3,050	1,700	2,000	2,300
30～49(歳)	2,300	2,700	3,050	1,750	2,050	2,350
50～64(歳)	2,200	2,600	2,950	1,650	1,950	2,250
65～74(歳)	2,050	2,400	2,750	1,550	1,850	2,100
75以上(歳)※2	1,800	2,100	−	1,400	1,650	−
妊婦(付加量)※3　初期				+50	+50	+50
中期				+250	+250	+250
後期				+450	+450	+450
授乳婦(付加量)				+350	+350	+350

※1　身体活動レベルは、低い、ふつう、高いの三つのレベルとして、それぞれⅠ、Ⅱ、Ⅲで示した。
※2　レベルⅡは自立している者、レベルⅠは自宅にいてほとんど外出しない者に相当する。レベルⅠは高齢者施設で自立に近い状態で過ごしている者にも適用できる値である。
※3　妊婦個々の体格や妊娠中の体重増加量、胎児の発育状況の評価を行うことが必要である。
注1　活用に当たっては、食事摂取状況のアセスメント、体重及びBMIの把握を行い、エネルギーの過不足は、体重の変化又はBMIを用いて評価すること。
注2　身体活動レベルⅠの場合、少ないエネルギー消費量に見合った少ないエネルギー摂取量を維持することになるため、健康の保持・増進の観点からは、身体活動量を増加させる必要がある。

1　推定エネルギー必要量の算定方法

成人(18歳以上)では、推定エネルギー必要量を次式で算出している。

推定エネルギー必要量(kcal/日)＝基礎代謝量(kcal/日)×身体活動レベル

(1)　基礎代謝量

基礎代謝量(kcal/日)＝基礎代謝基準値(kcal/kg 体重/日)×参照体重(kg)

として算出される。基礎代謝量とは、覚醒状態で必要な最小限のエネルギーであり、早朝空腹時に快適な室内(室温など)において安静仰臥位・覚醒状態で測定される。

参照体重における基礎代謝量

性　別	男　性			女　性		
年　齢	基礎代謝基準値（kcal/kg 体重/日）	参照体重（kg）	基礎代謝量（kcal/日）	基礎代謝基準値（kcal/kg 体重/日）	参照体重（kg）	基礎代謝量（kcal/日）
1～2（歳）	61.0	11.5	700	59.7	11.0	660
3～5（歳）	54.8	16.5	900	52.2	16.1	840
6～7（歳）	44.3	22.2	980	41.9	21.9	920
8～9（歳）	40.8	28.0	1,140	38.3	27.4	1,050
10～11（歳）	37.4	35.6	1,330	34.8	36.3	1,260
12～14（歳）	31.0	49.0	1,520	29.6	47.5	1,410
15～17（歳）	27.0	59.7	1,610	25.3	51.9	1,310
18～29（歳）	23.7	64.5	1,530	22.1	50.3	1,110
30～49（歳）	22.5	68.1	1,530	21.9	53.0	1,160
50～64（歳）	21.8	68.0	1,480	20.7	53.8	1,110
65～74（歳）	21.6	65.0	1,400	20.7	52.1	1,080
75以上（歳）	21.5	59.6	1,280	20.7	48.8	1,010

■参照体位

食事摂取基準の策定において参照する体位（身長・体重）は、性及び年齢区分に応じ、日本人として平均的な体位を持った者を想定し、健全な発育及び健康の保持・増進、生活習慣病の予防を考える上での参照値として提示している。

0～17歳の参照体位は、日本小児内分泌学会・日本成長学会合同標準値委員会による小児の体格評価に用いる身長、体重の標準値を基に、年齢区分に応じて、当該月齢及び年齢区分の中央時点における中央値を引用している。また、18歳以上の参照体位は、「平成28年国民健康・栄養調査」における当該の性及び年齢区分における身長・体重の中央値とし、女性については妊婦・授乳婦を除いて算出している。

⑵　身体活動レベル

身体活動レベル別にみた日常生活の内容

身体活動レベル		日常生活の内容
レベルⅠ〔低い〕	1.50（1.40～1.60）	生活の大部分が座位で、静的な活動が中心の場合
レベルⅡ〔ふつう〕	1.75（1.60～1.90）	座位中心の仕事だが、職場内での移動や立位での作業・接客等、通勤・買い物での歩行、家事、軽いスポーツ、のいずれかを含む場合
レベルⅢ〔高い〕	2.00（1.90～2.20）	移動や立位の多い仕事への従事者、あるいは、スポーツ等余暇における活発な運動習慣を持っている場合

年齢階級別にみた身体活動レベルの群分け（男女共通）

身体活動レベル	レベルⅠ（低い）	レベルⅡ（ふつう）	レベルⅢ（高い）
1～2（歳）	—	1.35	—
3～5（歳）	—	1.45	—
6～7（歳）	1.35	1.55	1.75
8～9（歳）	1.40	1.60	1.80
10～11（歳）	1.45	1.65	1.85
12～14（歳）	1.50	1.70	1.90
15～17（歳）	1.55	1.75	1.95
18～29（歳）	1.50	1.75	2.00
30～49（歳）	1.50	1.75	2.00
50～64（歳）	1.50	1.75	2.00
65～74（歳）	1.45	1.70	1.95
75以上（歳）	1.40	1.65	—

2　小児

推定エネルギー必要量（kcal/日）

＝基礎代謝量（kcal/日）×身体活動レベル＋エネルギー蓄積量（kcal/日）

成長に伴う組織増加分のエネルギー（エネルギー蓄積量）

性別	男性				女性			
年齢等	A．参照体重	B．体重増加量	組織増加分		A．参照体重	B．体重増加量	組織増加分	
			C．エネルギー密度	D．エネルギー蓄積量			C．エネルギー密度	D．エネルギー蓄積量
	（kg）	（kg/年）	（kcal/g）	（kcal/日）	（kg）	（kg/年）	（kcal/g）	（kcal/日）
0～5（月）	6.3	9.4	4.4	115	5.9	8.4	5.0	115
6～8（月）	8.4	4.2	1.5	15	7.8	3.7	1.8	20
9～11（月）	9.1	2.5	2.7	20	8.4	2.4	2.3	15
1～2（歳）	11.5	2.1	3.5	20	11.0	2.2	2.4	15
3～5（歳）	16.5	2.1	1.5	10	16.1	2.2	2.0	10
6～7（歳）	22.2	2.6	2.1	15	21.9	2.5	2.8	20
8～9（歳）	28.0	3.4	2.5	25	27.4	3.6	3.2	30
10～11（歳）	35.6	4.6	3.0	40	36.3	4.5	2.6	30
12～14（歳）	49.0	4.5	1.5	20	47.5	3.0	3.0	25
15～17（歳）	59.7	2.0	1.9	10	51.9	0.6	4.7	10

3　乳児（月齢区分は、0～5か月、6～8か月、9～11か月）

推定エネルギー必要量（kcal/日）＝総エネルギー消費量（kcal/日）＋エネルギー蓄積量（kcal/日）

4　妊婦・授乳婦

（1）妊婦：付加量

妊婦のエネルギー付加量（kcal/日）

＝妊娠による総消費エネルギーの変化量（kcal/日）＋エネルギー蓄積量（kcal/日）

・いずれの身体活動レベルにおいても初期50kcal/日、中期250kcal/日、後期450kcal/日。

・妊婦の最終体重増加量を11kgとして算出。

（2）授乳婦：付加量

授乳婦のエネルギー付加量（kcal/日）

＝母乳のエネルギー量（kcal/日）－体重減少分のエネルギー量（kcal/日）

・いずれの身体活動レベルにおいても350kcal/日。

・母乳のエネルギー量は、泌乳量を0.78L/日、また母乳中のエネルギー含有量を663kcal/Lとして算出。

4　たんぱく質策定の概要

・推定平均必要量（1歳以上）は、**窒素出納法**で得られた**たんぱく質維持必要量**を用いて策定されている。指標アミノ酸酸化法については、まだその質・量ともに十分ではないことから、今回の策定では採用されていない。

・たんぱく質維持必要量は、1歳以上全ての年齢区分に対して男女ともに0.66g/kg体重/日とされている（この維持必要量は、良質な動物性たんぱく質における維持必要量）。

・18歳以上の日常食混合たんぱく質の利用効率は90%、推奨量算定係数は1.25とされている。したがって、

推奨量＝たんぱく質維持必要量÷日常食混合たんぱく質の利用効率×推奨量算定係数

＝0.66g/kg体重/日÷0.9×1.25≒0.92g/kg体重/日

・目標量は、たんぱく質摂取量は低すぎても高すぎても他のエネルギー産生栄養素とともに主な生活習慣病の発症予防及び重症化予防に関連することから、範囲として設定されている。**目標量の下限**は、推奨量以上であり、かつ高齢者においてはフレイル等の発症予防も考慮した値であることが望ましいが、フレイルの発症予防を目的とした量を算定することは難しいため、少なくとも推奨量以上とし、**高齢者については**摂取実態とたんぱく質の栄養素としての重要性を鑑みて、**他の年齢区分よりも引き上げられている**。**目標量の上限**は、成人における各種の代謝変化への影響や、高齢者における高窒素血症の発症を予防する観点などから、**1歳以上の全年齢区分において20%エネルギー**とされている。

・**耐容上限量**は、最も関連が深いと考えられる腎機能への影響が考慮されるべきではあるが、明確な根拠となる報告が十分ではないことから、**設定されていない**。

5　脂質策定の概要

・脂質の目標量を設定する主な目的は、飽和脂肪酸の過剰摂取を介して発症する生活習慣病を予防することにあるから、上限は、飽和脂肪酸の目標量の上限を考慮して設定されている。一方、下限は、必須脂肪酸の目安量を下回らないように設定されている。

・**飽和脂肪酸**は、高LDLコレステロール血症の主な危険因子の一つであり、循環器疾患(冠動脈疾患を含む)の危険因子でもあることから、生活習慣病の発症予防の観点から**3歳以上で目標量(上限のみ)が設定**されている。

・$n-6$系脂肪酸及び$n-3$系脂肪酸は、必要量を算定するために有用な研究が十分存在しないため、現在の日本人の摂取量の中央値に基づいて目安量が設定されている。

・**コレステロール**は体内でも合成されるため、目標量の設定は難しいが、脂質異常症及び循環器疾患予防の観点から過剰摂取とならないようにする必要があり、**脂質異常症の重症化予防の目的からは、200mg/日未満に留めることが望ましい**とされている。

・**トランス脂肪酸**は、飽和脂肪酸と同様に、冠動脈疾患に関与する栄養素である。トランス脂肪酸は人体にとって不可欠な栄養素ではなく、健康の保持・増進を図る上で積極的な摂取は勧められないことから、その摂取量は1%エネルギー未満に留めることが望ましく、**1%エネルギー未満でもできるだけ低く留めることが望ましい**とされている。

6　炭水化物策定の概要

・**炭水化物の目標量**は、炭水化物(特に糖質)がエネルギー源として重要な役割を担っていることから、**アルコールを含む**合計量として、**たんぱく質及び脂質の残余**として目標量(範囲)が設定されている。ただし、食物繊維の摂取量が少なくならないように、炭水化物の質に留意が必要であるとされている。

・糖類の過剰摂取が肥満やう歯の原因となることは広く知られているが、日本人の糖類の摂取量の把握が現状では困難であることから、目標量は設定されていない。

・**食物繊維**は、摂取量不足が生活習慣病の発症率又は死亡率に関連していることから、**3歳以上で目標量(下限のみ)が設定**されている。食物繊維の理想的な目標量は成人では24g/日以上と考えられるが、現在の日本人の摂取実態を鑑み、その実行可能性を考慮して、これよりも低く設定された点に留意するとある。

7　エネルギー産生栄養素バランス策定の概要

・エネルギー産生栄養素バランスは、「エネルギーを産生する栄養素(energy-providing nutrients、macronutrients)、すなわち、たんぱく質、脂質、炭水化物(**アルコールを含む**)とそれらの構成成分が総エネルギー摂取量に占めるべき割合(%エネルギー)」としてこれらの構成比率が示されている。

・これらの栄養バランスは、エネルギーを産生する栄養素及びこれらの栄養素の構成成分である各種栄養素の摂取不足を回避するとともに、生活習慣病の発症予防及び重症化予防を目的としている。

・エネルギー産生栄養素バランスの策定は、**たんぱく質の目標量(範囲)が初め**に定められ、**次に飽和脂肪酸の目標量(上限)**が算定され、それを参照して**脂質の目標量(上限)**が算定されている。また、必須脂肪酸($n-3$系脂肪酸、$n-6$系脂肪酸)の目安量を参照して**脂質の目標量(下限)**が算定され、これらの合計摂取量の**残余が炭水化物の目標量(範囲)**とされている。

8　ビタミン策定の概要

1　脂溶性ビタミン

・脂溶性ビタミンは摂取量の日間変動が比較的に大きい栄養素である。そのために、習慣的な摂取量や習慣的な給与量を把握した上で、食事摂取基準で定められた値と比較するように努めることが望まれるとされている。

・ビタミンDは、多くの日本人で欠乏又は不足している可能性がある。しかし、摂取量の日間変動が非常に大きく、摂取量の約8割が魚介類に由来し、日照でも産生されるという点で、必要量を算定するのが難しいため、アメリカ・カナダの食事摂取基準で示されている推奨量から日照による産生量を差し引いた上で、摂取実態を踏まえた目安量が設定されている。**日照によりビタミンDが産生されることを踏まえ**、フレイル予防を図る者はもとより、**全年齢区分を通じて、日常生活において可能な範囲内での適度な日光浴を心掛ける**とともに、ビタミンDの摂取については、**日照時間を考慮**に入れることが重要であるとされている。

・脂溶性ビタミンの摂取と生活習慣病の発症予防及び重症化予防に関しては十分な科学的根拠がなく、目標量及び重症化予防を目的とした量は設定されていない。

・ビタミンEについて、日本食品標準成分表2020年版(八訂)では、α-、β-、γ-、δ-トコフェロールの4種をビタミンEとして収載しているが、血中及び組織中に存在するビタミンE同族体の大部分がα-トコフェロールであることより、**α-トコフェロールのみ**を指標にビタミンEの食事摂取基準が策定されている。

2 水溶性ビタミン

・**ビタミンB_1**及び**ビタミンB_2**は、それぞれの体内量が飽和する最小摂取量をもって推定平均必要量とされた。また、**ビタミンC**は、心臓血管系の疾病予防効果及び抗酸化作用を発揮できる最小摂取量をもって推定平均必要量とされている。いずれも**欠乏症を回避する最小摂取量を基に設定した値ではない**ことに注意するとある。例えば、災害時の避難所における食事提供の計画・評価のために当面の目標とする栄養の参照量として活用する際には留意が必要であるということである。

・ビタミンB_6は、体内量が適正に維持される最小摂取量をもって推定平均必要量とされている。

・**ナイアシン、ビタミンB_{12}及び葉酸は、欠乏の症状を予防できる最小摂取量をもって推定平均必要量とされている。**

・**妊娠を計画している女性、妊娠の可能性がある女性及び妊娠初期の妊婦は、胎児の神経管閉鎖障害のリスク低減のために、通常の食品以外の食品に含まれる葉酸(狭義の葉酸)を400μg/日摂取することが望まれるとされている。**

・葉酸は、推定平均必要量及び推奨量は通常の食品から摂取される葉酸を対象として設定され、耐容上限量はサプリメント等から摂取される葉酸を対象として設定されている。

・水溶性ビタミンの摂取と生活習慣病の発症予防及び重症化予防に関しては十分な科学的根拠がなく、目標量及び重症化予防を目的とした量は設定されていない。

■葉酸の定義と分類

葉酸は、狭義には、*p*-アミノ安息香酸にプテリン環が結合し、もう一方にグルタミン酸が結合した構造を持つ。化学名はプテロイルモノグルタミン酸である。これは自然界には稀にしか存在せず、**私たちが摂取するのはサプリメントや葉酸の強化食品など、通常の食品以外の食品に含まれるものに限られ、人為的に合成されたものである。**これを「**狭義の葉酸**」と呼ぶ。

一方、食品中には異なる構造を持ったプテロイルモノグルタミン酸の誘導体が複数存在し、その大半はN^5-メチルテトラヒドロ葉酸であり、これらは**ポリグルタミン酸型**として存在する。これら食品中に存在する葉酸をまとめて、「**食事性葉酸**」と呼ぶ。

日本食品標準成分表2020年版(八訂)は、葉酸(食事性葉酸)の含有量を狭義の葉酸の重量として記載しており、食事摂取基準でも狭義の葉酸の重量が設定されている。

3　ビタミンの推定平均必要量（成人）の設定根拠

推定平均必要量（EAR）の設定根拠の概要

ビタミンA	ビタミンA欠乏症を示さないで、肝臓内ビタミンA貯蔵量の最低値を維持できる量から算定。
ビタミンB_1	（欠乏症の予防を指標とはせず、）尿中にビタミンB_1の排泄量が増大し始める摂取量から算定。 エネルギー摂取量当たりで算定。
ビタミンB_2	（欠乏症の予防を指標とはせず、）尿中にビタミンB_2の排泄量が増大し始める摂取量から算定。 エネルギー摂取量当たりで算定。
ナイアシン	欠乏症のペラグラの発症を予防できる最小摂取量から算定。 エネルギー摂取量当たりで算定。
ビタミンB_6	神経障害の発生などのビタミンB_6欠乏に起因する障害が観察された報告を基に判断し、血漿ピリドキサール5′-リン酸（PLP）濃度を30nmol/Lに維持できる量から算定。 たんぱく質摂取量当たりで算定。
ビタミンB_{12}	欠乏症の悪性貧血を予防できる最小摂取量から算定。悪性貧血患者にビタミンB_{12}を筋肉内注射し、血液学的性状（平均赤血球容積が101fL未満）及び血清ビタミンB_{12}濃度（100pmol/L以上）を適正に維持するために必要な量から算定。
葉　　酸	欠乏症の巨赤芽球性貧血を予防できる最小摂取量から算定。体内の葉酸栄養状態を表す中・長期的な指標である赤血球中葉酸濃度を305nmol/L以上に維持できる量。
ビタミンC	（壊血病の予防を指標とはせず、）心臓血管系の疾病予防効果及び有効な抗酸化作用が期待できる量として算定。

9　ミネラル策定の概要

1　多量ミネラル

・ナトリウム、カリウム、マグネシウム及びリンについては、通常の食品からの摂取において欠乏症は生じないと考えられるとされている。

・成人のナトリウム（食塩相当量）については、摂取実態と実施可能性を踏まえた上で、高血圧及び慢性腎臓病の発症予防の観点から目標量（上限）が設定されている。具体的には、**WHOが推奨している量（5g/日未満）と平成28年国民健康・栄養調査における摂取量の中央値との中間値**とされている。また、高血圧症及び慢性腎臓病の重症化予防のために摂取すべき量も国内外のガイドラインを踏まえて設定されている。

・ナトリウムの推定平均必要量は、食塩相当量として成人で1.5g/日程度と推定されているが、この値は摂取実態からかけ離れているため、推奨量は設定されていない。しかしながら、この値が持つ意味は大きいとされている。

・**カリウム**については、WHOが提案する高血圧予防のための望ましい摂取量と、日本人の摂取量に基づき、**3歳以上で目標量（下限）が設定**されている。すなわち、後者は前者よりも低いため、設定された目標量は前者よりも低いことに留意すべきであるとされている。

・カルシウムについては、日本人を対象とした出納試験は近年実施されていないため、要因加算法を用いて設定された。また、耐容上限量は、日本人の通常の食品からの摂取で超えることはまれであるが、サプリメント等を使用する場合に注意すべきである。

・マグネシウムについては、不足や欠乏を招く摂取量を推定することは難しいため、出納試験によってマグネシウムの平衡を維持できる必要量を推定して設定されている。また、通常の食品以外からの摂取量の耐容上限量が設定されている。

2　微量ミネラル

・微量ミネラルの必要量の算定に有用な日本人のデータは少ないため、**マンガンを除き**、欧米諸国で得られたデータを基に推定平均必要量及び推奨量が設定されている。
・**鉄**については、要因加算法を用いて推定平均必要量及び推奨量が設定されている。要因加算法は出納法に比べ、その信頼度は理論的に低いため、活用に当たっては注意を要するとある。特に、女性の必要量は月経血の有無及びその量に大きな影響を受けるため、貧血の有無等を個別に把握するなど、**食事摂取基準は柔軟に用いる**ことが勧められるとされている。
・マンガンについては、マンガンの平衡維持量を大幅に上回ると推定される日本人の摂取量に基づき、目安量が設定されている。
・微量ミネラルの摂取と生活習慣病の発症予防及び重症化予防に関しては十分な科学的根拠がなく、目標量及び重症化予防を目的とした量は設定されていない。
・微量ミネラルについては、通常の食生活で過剰摂取が生じる可能性はないが、サプリメント等の不適切な利用に伴って過剰摂取が生じる可能性は否定できないとされている。

3　ミネラルの推定平均必要量（成人）の設定根拠

推定平均必要量（EAR）の設定根拠の概要

ナトリウム	不可避損失量（便・尿・皮膚・その他から排泄される総量）を補う量から算定。
カルシウム	要因加算法を用いて設定。体内蓄積量、尿中排泄量、経皮的損失量の合計を見かけの吸収率で除して算定。
マグネシウム	出納試験結果による平衡維持量から算定。
鉄	要因加算法を用いて算定。 **【男性・月経のない女性】** 基本的鉄損失÷吸収率　　※吸収率は15％（0.15） **【月経のある女性】** （基本的鉄損失＋月経血による鉄損失）÷吸収率 ※月経血による鉄損失は0.55mg/日、吸収率は15％（0.15） **【妊婦の付加量】** 合計鉄必要量÷吸収率 ※合計鉄必要量は胎児中への鉄貯蔵、臍帯・胎盤中への鉄貯蔵、循環血液量の増加に伴う鉄需要の合計量。吸収率は初期が15％（0.15）、中期・後期が40％（0.4）
亜　鉛	総排泄量を補う真の吸収量の達成に必要な摂取量から算定。
銅	銅の平衡維持量と血漿・血清銅濃度を銅の栄養状態の指標として設定。
ヨウ素	甲状腺への蓄積量から算定。
セレン	克山病のような欠乏症予防の観点で設定。 血漿グルタチオンペルオキシダーゼ活性値が飽和値の2/3となるときの摂取量から算定。
モリブデン	出納試験結果による平衡維持量から算定。

エネルギー、各栄養素の食事摂取基準については、巻末資料の「3　日本人の食事摂取基準（2020年版）」に記載しましたので、そちらで学習してください。

練習問題

日本人の食事摂取基準（2020年版）に関する記述である。正しいのはどれか。１つ選べ。

(1)　75歳以上で目標とするBMI（kg/m^2）は、20.0～24.9である。
(2)　RDAは、生活習慣病の予防を目標とした指標である。
(3)　食物繊維のDGは、６歳以上の年齢区分で設定されている。
(4)　*n*－３系脂肪酸は、AIが設定されている。
(5)　成人男子のナトリウム（食塩相当量）のDGは、8.0g/日未満である。

解　説　……………………………………………………………………　正答 (4)

(1)　誤り。75歳以上で目標とするBMIは、21.5～24.9kg/m^2である。
(2)　誤り。RDA（推奨量）は、集団に属するほとんどの人（97～98%）が充足している量である。生活習慣病の予防を目標とした指標はDG（目標量）である。
(3)　誤り。食物繊維のDG（目標量）は、３歳以上で設定されている。
(4)　正しい。*n*－３系脂肪酸、*n*－６系脂肪酸ともにAI（目安量）が設定されている。
(5)　誤り。成人男子のナトリウムのDG（目標量）は、食塩相当量で7.5g/日未満である。なお、成人女子のナトリウムの目標量は、食塩相当量で6.5g/日未満である。

練習問題

日本人の食事摂取基準（2020年版）における、ビタミンのULに関する記述である。正しいのはどれか。１つ選べ。

(1)　ビタミンAでは、カロテノイドを含む。
(2)　ビタミンEでは、α-トコフェロール以外のビタミンEを含む。
(3)　ナイアシンでは、ナイアシン当量としての量で設定されている。
(4)　ビタミンB_6では、食事性ビタミンB_6としての量で設定されている。
(5)　葉酸では、プテロイルモノグルタミン酸としての量で設定されている。

解　説　……………………………………………………………………　正答 (5)

(1)　誤り。プロビタミンAであるカロテノイドは、UL（耐容上限量）を考慮したビタミンA摂取量の算出には含めない。理由は、β-カロテンの過剰摂取によるプロビタミンAとしての過剰障害は、胎児奇形や骨折も含めて知られていないからである。
(2)　誤り。ビタミンEでは、α-トコフェロールのみを指標として策定している。
(3)　誤り。ナイアシンのULは、強化食品由来及びサプリメント由来のニコチン酸あるいはニコチンアミドの量で設定されている。
(4)　誤り。ビタミンB_6のULは、ピリドキシンとしての量で設定されている。
(5)　正しい。

3　成長・発達・加齢

1　成長・発達・加齢とは

●**成長**：身長が伸びたり体重が増えたりするなど、**身体の大きさが増大**すること。Growth

●**発達**：身体の各組織が機能的に成熟し、その**機能が増加・進歩**すること。Development

●**加齢**：物理的時間の経過。成人期以後の加齢に伴う不可逆的な機能低下を**老化**と呼ぶ。

2　成長・発達の一般的原則

1　時間的方向性

出生後の運動発達は、首のすわり→寝返り→お座り→つかまり立ち→一人歩きというように、**どの子どもにおいても一定の順序で進む**。

2　連続性と段階性

成長発達は連続的であるが、**一定の速度では進行しない**。また、諸器官は同じペースで発達しない。臓器・組織別に発育曲線が異なる。**神経系は臓器の中で最も早く発育し、生殖器は思春期まではほとんど発育がみられない。リンパ系組織は12歳頃には成人以上の組織の増大があり、20歳には成人のレベルに縮小する**。

スキャモンの発育曲線

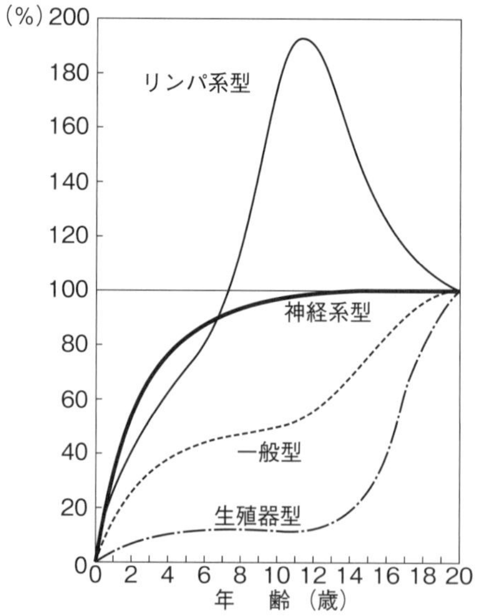

体組織の発育を、20歳の発育を100として各年齢における百分比で表したもので、４型に分類している。

●**一般型**：身長、体重、骨格、筋肉、呼吸器、消化器、腎、心、血液量など

●**神経系型**：頭囲、脳、脊髄、視覚器など

●**リンパ系型**：胸腺、リンパ節、扁桃など

●**生殖器型**：精巣、卵巣、子宮など

3　臨界期の存在

諸器官・諸機能の成長と発達には決定的に重要な時期があり、この時期に正常な発達が妨げられると、不可逆的な機能障害をもたらすことがある。

4 部位的・機能的方向性

頭部→下方、中枢→末梢という基本的な方向性がある。

発達の方向性

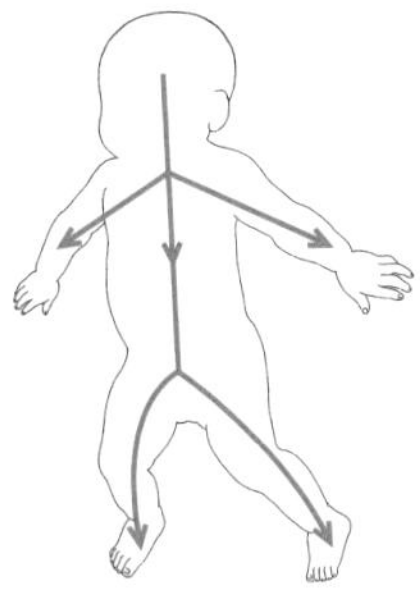

5 個体差

環境などの影響を受けて個体差が現れる。

3 加齢に伴うライフステージ

<table>
<tr><th colspan="2">ライフステージ</th><th>およその年齢</th><th>国家試験頻出ワード</th></tr>
<tr><td colspan="2">新生児期</td><td>生後０～28日未満</td><td rowspan="2">「授乳・離乳の支援ガイド」、離乳の開始・完了、哺乳反射、離乳食、フォローアップミルク、手づかみ食べ、大泉門、小泉門、新生児黄疸、母乳性黄疸、カウプ指数、乳歯、乳幼児身体発育曲線、体重当たりの体水分量、低出生体重児、鉄欠乏性貧血、新生児頭蓋内出血とビタミンK、乳糖不耐症、先天性代謝異常、乳幼児突然死症候群</td></tr>
<tr><td colspan="2">乳児期</td><td>生後28日～１歳未満</td></tr>
<tr><td rowspan="3">小児期</td><td>幼児期</td><td>１～５歳</td><td>カウプ指数、スキャモンの発育曲線、粗大運動と微細運動の発達順序、間食、肥満、脱水、クワシオルコル、マラスムス、周期性嘔吐症</td></tr>
<tr><td>学童期</td><td>６～11歳</td><td>ローレル指数、肥満、やせ、う歯、鉄欠乏性貧血、学校保健統計調査</td></tr>
<tr><td>思春期</td><td>10～18歳</td><td>思春期発育急進現象（思春期スパート）、カルシウム蓄積量、エストロゲン、卵胞刺激ホルモン（FSH）、黄体形成ホルモン（LH）、皮下脂肪量、神経性やせ症、鉄欠乏性貧血、月経異常</td></tr>
<tr><td rowspan="3">成人期</td><td>青年期</td><td>18～29歳</td><td rowspan="3">閉経期のホルモン分泌（エストロゲン減少、卵胞刺激ホルモン・黄体形成ホルモン増加）、更年期障害、骨粗鬆症、生活習慣病、メタボリックシンドローム、脂質異常症、高尿酸血症、高血圧、虚血性心疾患</td></tr>
<tr><td>壮年期</td><td>30～49歳</td></tr>
<tr><td>実年期</td><td>50～64歳</td></tr>
<tr><td colspan="2">高齢期</td><td>65歳以上</td><td>細胞内水分割合減少、筋たんぱく質減少、肺活量減少、収縮期血圧上昇、消化液分泌低下、味覚閾値上昇、糸球体濾過値低下、咀嚼・嚥下機能低下、テロメアの短縮、老年症候群、ロコモティブシンドローム、サルコペニア、フレイル、褥瘡、嚥下障害、誤嚥性肺炎、低栄養、脱水、便秘、尿失禁、骨粗鬆症、変形性膝関節症、白内障、うつ、バーセルインデックス、口腔ケア</td></tr>
<tr><td colspan="2">妊娠期</td><td>―</td><td>ヒト絨毛性ゴナドトロピン、プロゲステロン、エストロゲン、妊娠中の推奨体重増加量、循環血液量の増加、妊婦の食事摂取基準、葉酸欠乏と神経管閉鎖障害のリスク、ビタミンA過剰摂取と胎児奇形、妊娠高血圧症候群、妊娠糖尿病、鉄欠乏性貧血、脂質異常症、妊娠悪阻</td></tr>
<tr><td colspan="2">授乳期</td><td>―</td><td>オキシトシン、プロラクチン、吸啜刺激、射乳、喫煙とプロラクチン分泌低下、初乳、成熟乳、分泌型IgA、ラクトフェリン、母乳栄養、人工栄養、調乳、授乳婦の食事摂取基準</td></tr>
</table>

練習問題

成長、発達、加齢に関する記述である。正しいのはどれか。1つ選べ。

(1)　体重が出生時の約3倍になるのは、4歳頃である。

(2)　小腸のラクターゼ活性は、離乳完了後に上昇する。

(3)　血清 IgA 濃度は、生後上昇する。

(4)　唾液分泌量は、高齢者では増加する。

(5)　胸腺重量は、成人期に最大となる。

解　説 ……………………………………………………………………………… 正答 (3)

(1)　誤り。体重が約3倍になるのは1歳前後である。4歳頃には出生時体重の約5倍になる。

(2)　誤り。ラクターゼ活性は在胎35週以後に急速に増加し、40週頃には成熟している。離乳期に入り乳汁摂取量が減少すると、ラクターゼ活性は低下する。

(3)　正しい。IgA は胎盤通過性がなく、初乳に多く含まれているため、その血清濃度は生後上昇する。乳児自身が IgA を分泌するのは生後3か月頃からである。

(4)　誤り。高齢者では唾液分泌量は減少する。

(5)　誤り。胸腺重量は思春期に最大となり、その後次第に減少していく。

※PartⅢの、(1)は6－1 1(1)①「体重」を、(2)は6－1 3(4)①「糖質」を、(3)は6－1 6「免疫系」を、(4)は12－2 2「咀嚼・嚥下機能」を、(5)は8－1 3(2)「免疫系」を参照のこと。

練習問題

成人期以降の加齢に伴う身体的変化である。正しいのはどれか。1つ選べ。

(1)　腎血流量は、増加する。

(2)　収縮期血圧は、上昇する。

(3)　糸球体濾過量は、増加する。

(4)　肺活量は、増加する。

(5)　細胞内テロメアは、長くなる。

解　説 ……………………………………………………………………………… 正答 (2)

(1)　誤り。加齢に伴い腎血流量は減少する。

(2)　正しい。加齢に伴い血管は硬くなり弾力性が低下する。大動脈の血管弾力性の低下は、収縮期血圧を上昇させる。

(3)　誤り。加齢に伴う腎動脈硬化やネフロン数の減少により、糸球体濾過量(GFR)は減少する。

(4)　誤り。加齢に伴い肺の弾性収縮力が低下し、呼吸筋力も低下するため、肺活量が減少し、残気量が増大する。

(5)　誤り。加齢に伴い細胞内テロメアは短縮する。テロメアの長さは、細胞分裂のたびに短縮する。

※(1)～(5)は Part Ⅰ-12-1「加齢に伴う変化」を参照のこと。

4　妊娠期

1　妊娠

1　妊娠の成立・維持

妊娠の成立とは、卵巣から**排卵**された卵子が射精された精子と出会って**卵管膨大部**で**受精**し、卵割(受精卵の細胞分裂)しながら子宮腔内へと運ばれて**着床**した時点をいう。**着床**とは、運ばれた受精卵が子宮内膜に接着し、さらに埋没するまでの過程をいう。着床は、受精後７日前後に始まり、12日頃に完了する。

妊娠の成立

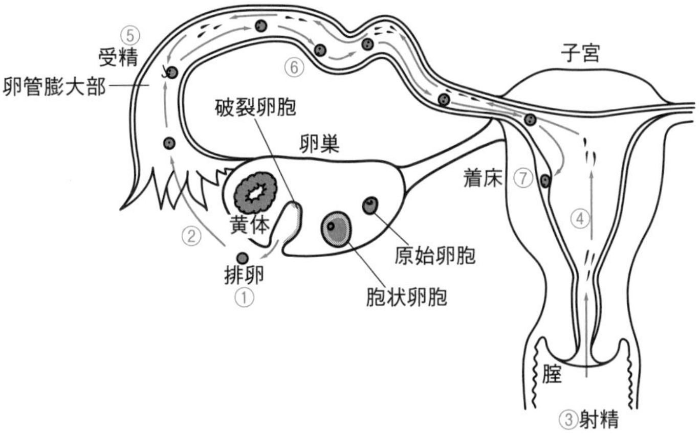

分娩予定日は最終月経日の初日を０日として数え、**満280日**、**40週**として計算する。妊娠13週６日までを**初期**、14週０日～27週６日までを**中期**、28週０日以降を**後期**という。また、妊娠22週未満で妊娠が終了した場合を**流産**、22週以上37週未満で生児を出産した場合を**早産**、37週以上42週未満を**正期産**、42週以上を**過期産**という。

<table>
<tr><th>時期</th><th colspan="14">初期</th><th colspan="14">中期</th></tr>
<tr><th>月</th><th colspan="4">第１月</th><th colspan="4">第２月</th><th colspan="4">第３月</th><th colspan="4">第４月</th><th colspan="4">第５月</th><th colspan="4">第６月</th><th colspan="4">第７月</th></tr>
<tr><th>週</th><th>0</th><th>1</th><th>2</th><th>3</th><th>4</th><th>5</th><th>6</th><th>7</th><th>8</th><th>9</th><th>10</th><th>11</th><th>12</th><th>13</th><th>14</th><th>15</th><th>16</th><th>17</th><th>18</th><th>19</th><th>20</th><th>21</th><th>22</th><th>23</th><th>24</th><th>25</th><th>26</th><th>27</th></tr>
<tr><td></td><td colspan="22">流産</td><td colspan="6">早産</td></tr>
<tr><td>母体の状態</td><td colspan="4"></td><td colspan="4">つわりが始まる
血液量の増加</td><td colspan="4">尿意頻数
便秘</td><td colspan="4">安定期に入る
胎盤が完成</td><td colspan="4">体重増加</td><td colspan="4"></td><td colspan="4">貧血になりやすい</td></tr>
<tr><td>保健指導</td><td colspan="4"></td><td colspan="4">胎児奇形の防止</td><td colspan="4">流産の予防
喫煙・飲酒指導</td><td colspan="4">栄養指導</td><td colspan="4">妊婦体操</td><td colspan="4">塩分制限
体重増加の指導</td><td colspan="4">呼吸法の指導</td></tr>
</table>

<table>
<tr><th>時期</th><th colspan="17">後期</th></tr>
<tr><th>月</th><th colspan="4">第８月</th><th colspan="4">第９月</th><th colspan="4">第10月</th><th colspan="5"></th></tr>
<tr><th>週</th><th>28</th><th>29</th><th>30</th><th>31</th><th>32</th><th>33</th><th>34</th><th>35</th><th>36</th><th>37</th><th>38</th><th>39</th><th>40</th><th>41</th><th>42</th><th>43</th><th>44</th></tr>
<tr><td></td><td colspan="9">早産</td><td colspan="5">正期産</td><td colspan="3">過期産</td></tr>
<tr><td>母体の状態</td><td colspan="4">軽度の下肢浮腫</td><td colspan="4">胃部圧迫感</td><td colspan="6">胃部・横隔膜の圧迫
尿意頻数</td><td colspan="3"></td></tr>
<tr><td>保健指導</td><td colspan="4">早産の防止
腹圧の防止</td><td colspan="4">妊娠高血圧症候群の防止</td><td colspan="6">乳管開通法</td><td colspan="3"></td></tr>
</table>

※胎児のすべての主要な構造が形成される妊娠７週目までの時期を**胎芽**といい、それ以後を**胎児**という。

2　母体の変化

(1)　体重

妊娠月数が進むにつれて体重は増加し、5か月末で約4kg、10か月末には**約11(10～12)kg**増加する。新生児及びその付属物のほか、母体では水分・たんぱく質・脂肪が増加している。

(2)　消化器系

初期に**つわり**や**悪阻《おそ》**が現れ、食欲不振となることが多い。肥大した子宮が胃や腸管を圧迫するため、胃のもたれや**便秘**がみられる。便秘予防には、繊維分の多い食事や適度な運動を心がける。

(3)　泌尿器系

子宮の圧迫のため、妊娠中は膀胱容量が減少し、**頻尿**になることが多い。また、一過性の尿糖がみられることがある。

(4)　血液

妊娠後半期に入ると**母体の循環血液量は著しく増加する**。妊娠経過に伴い、中性脂肪やLDLコレステロールは増加し、**脂質異常症**となりやすい。

(5)　内分泌・代謝系

受精卵が子宮内膜に着床(妊娠)すると胎盤が形成され、ここから**ヒト絨毛性ゴナドトロピン(hCG)**が分泌される。このホルモンが黄体を成熟させ、妊娠の状態を維持する。胎盤の形成が進むと、胎盤から**プロゲステロン**(黄体ホルモン)、**エストロゲン**(卵胞ホルモン)、**甲状腺刺激ホルモン**、**ヒト胎盤性ラクトゲン(hPL)**が分泌される。妊娠中期以降は胎盤が妊娠の維持に重要な役割をもつホルモンの分泌の場となる。

また、基礎代謝は胎児や胎盤・母体側の組織量の増加、ホルモン分泌の変化などにより亢進し、後期には妊娠前の+20%になる。

妊娠による母体の生理学的変化

器官・機能	変化の傾向	妊娠による変化
循環器	●循環血液量↑ ●降圧系　↑	●循環血液量↑　➡血漿：約40%↑　赤血球：約20%↑ ➡赤血球数、Hb、Htがみかけ上↓ ➡鉄欠乏性貧血になりやすい ●末梢血管抵抗↓　➡血圧→～↓
血　液	凝固能↑　線溶系↓ (分娩時の胎盤剥離による出血に備える)	●白血球数↑(9,000～12,000/μL)〔多核白血球、骨髄球の増加による〕 ●血液凝固能↑　➡血小板→　フィブリノーゲン·凝固因子↑　赤沈↑ ●線溶系↓　➡播種性血管内凝固(DIC)の危険性↑
消化器	減　弱	●妊娠初期につわり(悪心・嘔吐) ●消化管運動↓　➡便秘・痔
呼吸器	亢　進	●腹式呼吸　➡胸式呼吸(子宮による横隔膜挙上のため) ●呼吸数↑　残気量↓
腎・泌尿器	亢　進	●腎血流量(RPF)↑➡腎肥大、糸球体濾過率(GFR)↑ ●GFR↑　➡BUN・血清クレアチニン値・血清尿酸値↓ ●子宮による膀胱圧迫・GFR↑➡尿意頻回
内分泌	亢　進	●エストロゲン・プロゲステロン↑➡FSH、LH↓
代　謝	●基礎代謝　↑ ●耐糖能　↓ ●脂質代謝　↑ ●たんぱく質代謝↑	●糖代謝：インスリン抵抗性↑➡高インスリン血症 ●脂質代謝：コレステロール↑　遊離脂肪酸(FFA)↑ ●たんぱく質代謝：異化・同化↑

胎盤から分泌されるホルモンの働き

ヒト絨毛性ゴナドトロピン(hCG)	妊娠黄体を刺激し、エストロゲン、プロゲステロンを分泌させる。絨毛組織から多量に分泌され、妊娠4週ごろには母体尿中に検出されるため、**初期の妊娠判定**に用いられる。
プロゲステロン	排卵を抑制する。子宮筋の緊張を抑制し、妊娠を維持する。
エストロゲン	子宮や胎児の発育を促す。
ヒト胎盤性ラクトゲン(hPL)	胎児に優先的にグルコースを供給するために、母体のグルコース取り込みを抑制する(**母体のインスリン抵抗性増大**)。同時に、母体への栄養補給のために、脂肪分解を促進する。

2 妊娠期の栄養アセスメントと栄養ケア

1 妊婦の食事摂取基準(2020年版)

(1) 推定エネルギー必要量の付加量

妊娠中に適切な栄養状態を維持し正常な分娩をするために、妊娠前と比べて余分に摂取すべきと考えられるエネルギー量が、妊娠期別に付加量として示されている。

(2) 推定平均必要量、推奨量の設定が可能な栄養素の付加量

非妊娠時の年齢階級別における食事摂取基準を踏まえた上で、妊娠期特有の変化、すなわち胎児発育に伴う蓄積量と妊婦の体蓄積量を考慮し、付加量が設定されている。

(3) 目安量の設定に留まる栄養素

原則として、胎児の発育に問題ないと想定される日本人妊婦の摂取量の中央値が用いられており、これらの値が明らかでない場合には、非妊娠時の値が目安量として用いられている。

妊婦のエネルギーと主な栄養素の付加量

	付 加 量	参 考
エネルギー	推定エネルギー必要量　**初期+50kcal/日** 推定エネルギー必要量　**中期+250kcal/日** 推定エネルギー必要量　**後期+450kcal/日**	・基礎代謝は妊娠により亢進し、後期には妊娠前の+20%になる。 ・**妊娠による総消費エネルギーの変化量**と**エネルギー蓄積量**から設定。
たんぱく質	推定平均必要量 **初期:+0g/日、中期:+5g/日、後期:+20g/日** 推奨量 **初期:+0g/日、中期:+5g/日、後期:+25g/日**	
葉酸	推定平均必要量　+200μg/日(中期及び後期のみ) 推奨量　+240μg/日(中期及び後期のみ)	・妊娠時(中期・後期)は、葉酸の分解及び排泄が促進されるとする報告がある。 ・妊婦(初期)にはこの付加量は適用しない。
ビタミンA	推定平均必要量 **初期・中期:+0μgRAE*/日、後期:+60μgRAE*/日** 推奨量 **初期・中期:+0μgRAE*/日、後期:+80μgRAE*/日**	・過剰摂取は**胎児奇形**のリスクを高める
ビタミンC	推定平均必要量　+10mg/日 推奨量　+10mg/日	・新生児の壊血病を防ぐことができるといわれている摂取量を参考に設定。
カルシウム	付加量なし	**・妊娠高血圧症候群などの胎盤機能低下がある場合は、カルシウム付加は相当量が必要である**
鉄	推定平均必要量 **初期:+2.0mg/日、中期・後期:+8.0mg/日** 推奨量 **初期:+2.5mg/日、中期・後期:+9.5mg/日**	鉄需要の増加要因 ①胎児の成長に伴う鉄貯蔵 ②臍帯、胎盤中への鉄貯蔵 ③循環血液量の増加に伴う赤血球の増加

*RAE=レチノール活性当量

■妊婦のカルシウム付加量について

新生児の身体に含まれるカルシウムは、その大半が妊娠後期に母体から供給される。妊娠中は、母体の代謝動態が変化し、**腸管からのカルシウム吸収率は著しく増加する**(非妊娠時23±８%に対し、妊娠後期には42±19%)。その結果、カルシウムは胎児側へ蓄積される。同時に通常より多く取り込まれたカルシウムは、母親の尿中排泄量を著しく増加させる。そのため、**付加量は必要がないと判断された。**

なお、摂取量が食事摂取基準における**推奨量未満の妊婦は推奨量を目指す。妊娠高血圧症候群などにより胎盤機能低下がみられる場合**(カルシウム吸収率が増加しないため)**には付加を行う。**

2　妊娠期に特に注意すべき栄養素・食品

(1)　葉酸と神経管閉鎖障害(無脳症、二分脊椎、髄膜瘤など)発症の予防

神経管閉鎖障害とは、胎児の神経管ができるとき(受胎後およそ28日)に上手くつながらない先天性異常である。多くの場合、妊娠を知るのは神経管ができる時期よりも遅いため、妊娠に気づく前の段階から葉酸を十分に摂取していることが大切となる。この時期に葉酸サプリメントを摂取することにより、**神経管閉鎖障害**のリスクが低減することが明らかになっている。厚生労働省では、神経管閉鎖障害を予防するためには、通常の食事に加えて、**サプリメントや食品中に強化される葉酸として１日400μg** 摂取することを勧めている。

(2)　ビタミンＡの過剰摂取と胎児奇形

ビタミンＡは上皮細胞、器官の成長や分化*に関与するために、妊娠期には重要なビタミンである。しかし、**ビタミンＡは過剰摂取により先天奇形が増加する**ことが報告されており、特に妊娠初期の過剰摂取に注意する。

＊分化とは、本来１つであった細胞が目的に応じて異なった細胞に変化していくことである。

(3)　魚介類を通じたメチル水銀摂取

魚介類は、自然界の食物連鎖を通じて特定の地域等にかかわりなく微量の水銀を含有しているが、その含有量は一般に低いため健康に害を及ぼすものではない。しかし、**一部の魚介類についてはメチル水銀濃度が高いものも見受けられ**、妊婦がこれらのメチル水銀濃度が高い魚に偏って摂取することにより、胎児の**中枢神経に影響**を与える可能性が示唆されている。

食品安全委員会では、**妊婦のメチル水銀の耐容週間摂取量を2.0μg/kg体重/週**とし、これをもとに厚生労働省より、妊婦が注意すべき魚介類の種類とその摂食量の目安が示されている。

なお、魚介類は**良質なたんぱく質や胎児の神経系の器官形成に必要なEPA、DHA**、アラキドン酸等の高度不飽和脂肪酸をその他の食品に比べ多く含み、また魚由来のn－３系脂肪酸の摂取が少ない場合には早産や低出生体重児のリスクも高いという報告も見られ、魚介類は健やかな妊娠と出産のためのバランスの良い食事には欠かせないものである。この注意事項が誤った認識で捉えられないよう留意が必要である。

(4)　リステリア菌による食中毒

リステリア菌に高濃度に汚染された食品を摂取することによりリステリア症が発症する。一般的にはリステリア菌が少量の場合は健康な人は発症しないと考えられているが、妊娠中や乳幼児、高齢者、免疫不全者、基礎疾患のある者は健康な人よりも感染しやすいと報告されている。**妊娠中にリステリア菌に感染すると、胎盤を通じて胎児に感染し、流産、死産の原因ともなる。**

厚生労働省作成のパンフレットの中では、妊娠中に避けた方が良い食べ物として加熱殺菌していないナチュラルチーズ、肉や魚のパテ、生ハム、スモークサーモンをあげている。また、リス

テリア菌は低温増殖性がその特徴でもあるため冷蔵庫を過信せず、食べる前に十分加熱するようにとしている。

3 妊娠期中の生活習慣

(1) 喫煙

妊娠中の喫煙は、胎盤への血液を減少させて胎児への酸素や栄養分の供給を妨げるため、低出生体重児のリスクと出生後の乳幼児突然死症候群のリスクを高める。喫煙者には禁煙を指導する。

■乳幼児突然死症候群（SIDS）

それまでの健康状態及び既往歴からその死亡が予測できず、しかも死亡状況調査及び解剖検査によってもその原因が同定されない、原則として１歳未満の児に突然の死をもたらした症候群。日本ではおよそ6,000～7,000人に１人の乳児がこの病気で死亡していると推定されている（平成25年：125人）。生後２か月から６か月に多く、まれに１歳以上でも発症することがある。

≪SIDSから赤ちゃんを守る３つのポイント：厚生労働省≫

① うつぶせ寝は避ける
② たばこはやめる
③ できるだけ母乳で育てる

(2) 飲酒

妊娠中の過度の飲酒は、子宮内発育遅延や顔面奇形・知能障害などを主症状とする胎児性アルコール症候群をもたらすので、禁酒が望ましい。

(3) カフェイン

コーヒーや茶などに多く含まれるカフェインは、動物実験で催奇形性が指摘されているとともに、日常的なコーヒーの多飲が流早産や低出生体重児のリスクを高めるとの報告もあるので、カフェインを多く含む飲料の多飲は控える。

4 妊娠前からはじめる妊産婦のための食生活指針（令和３年（2021年）３月策定）

「妊娠前からはじめる妊産婦のための食生活指針」は、平成18年（2006年）２月に策定された「妊産婦のための食生活指針」を基に、新たなエビデンスを検証して見直されたものである。「日本人の食事摂取基準（2020年版）」及び「妊産婦のための食事バランスガイド」とあわせて活用する。

妊娠前からはじめる妊産婦のための食生活指針
～妊娠前から、健康なからだづくりを～

●妊娠前から、バランスのよい食事をしっかりとりましょう

若い女性では「やせ」の割合が高く、エネルギーや栄養素の摂取不足が心配されます。主食・主菜・副菜を組み合わせた食事がバランスのよい食事の目安となります。１日２回以上、主食・主菜・副菜の３つをそろえてしっかり食べられるよう、妊娠前から自分の食生活を見直し、健康なからだづくりを意識しましょう。

●「主食」を中心に、エネルギーをしっかりと

炭水化物の供給源であるごはんやパン、めん類などを主材料とする料理を主食といいます。妊娠中、授乳中には必要なエネルギーも増加するため、炭水化物の豊富な主食をしっかり摂りましょう。

●不足しがちなビタミン・ミネラルを、「副菜」でたっぷりと

各種ビタミン、ミネラルおよび食物繊維の供給源となる野菜、いも、豆類(大豆を除く)、きのこ、海藻などを主材料とする料理を副菜といいます。妊娠前から、野菜をたっぷり使った副菜でビタミン、ミネラルを摂る習慣を身につけましょう。

●「主菜」を組み合わせてたんぱく質を十分に

たんぱく質は、からだの構成に必要な栄養素です。主要なたんぱく質の供給源の肉、魚、卵、大豆および大豆製品などを主材料とする料理を主菜といいます。多様な主菜を組み合わせて、たんぱく質を十分に摂取するようにしましょう。

●乳製品、緑黄色野菜、豆類、小魚などでカルシウムを十分に

日本人女性のカルシウム摂取量は不足しがちであるため、妊娠前から乳製品、緑黄色野菜、豆類、小魚などでカルシウムを摂るよう心がけましょう。

●妊娠中の体重増加は、お母さんと赤ちゃんにとって望ましい量に

妊娠中の適切な体重増加は、健康な赤ちゃんの出産のために必要です。不足すると、早産やSGA(妊娠週数に対して赤ちゃんの体重が少ない状態)のリスクが高まります。不安な場合は医師に相談してください。

●母乳育児も、バランスのよい食生活のなかで

授乳中に、特にたくさん食べなければならない食品はありません。逆に、お酒以外は、食べてはいけない食品もありません。必要な栄養素を摂取できるように、バランスよく、しっかり食事をとりましょう。

●無理なくからだを動かしましょう

妊娠中に、ウォーキング、妊娠水泳、マタニティピクスなどの軽い運動をおこなっても赤ちゃんの発育に問題はありません。新しく運動を始める場合や体調に不安がある場合は、必ず医師に相談してください。

●たばことお酒の害から赤ちゃんを守りましょう

妊娠・授乳中の喫煙、受動喫煙、飲酒は、胎児や乳児の発育、母乳分泌に影響を与えます。お母さん自身が禁煙、禁酒に努めるだけでなく、周囲の人にも協力を求めましょう。

●お母さんと赤ちゃんのからだと心のゆとりは、周囲のあたたかいサポートから

お母さんと赤ちゃんのからだと心のゆとりは、家族や地域の方など周りの人々の支えから生まれます。不安や負担を感じたときは一人で悩まず、家族や友人、地域の保健師など専門職に相談しましょう。

妊産婦のための食事バランスガイド

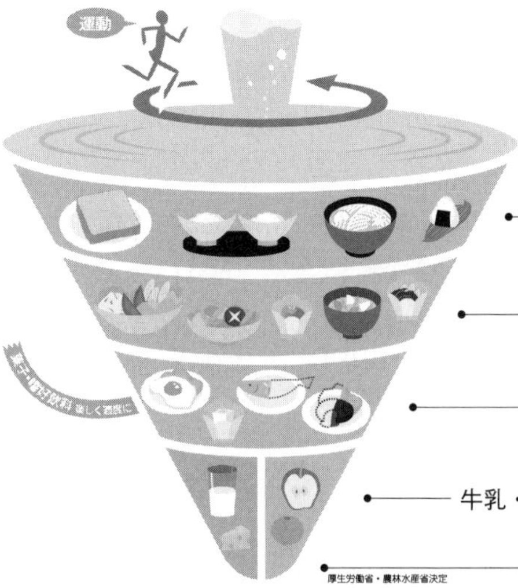

	1日分付加量			
	非妊娠期	妊娠初期	妊娠中期	妊娠後期 授乳期
主食	5～7	−	−	＋1
副菜	5～6	−	＋1	＋1
主菜	3～5	−	＋1	＋1
牛乳・乳製品	2	−	−	＋1
果物	2	−	＋1	＋1

3　妊娠期の栄養と病態・疾患及び栄養ケアのあり方

1　つわり、妊娠悪《お》阻《そ》

妊娠初期にみられる、胸やけ・食欲不振・嗜好の変化などの症状を**つわり**といい、妊婦の８割程度が経験するとされる。悪心、嘔吐、唾液分泌増加などの消化器系症状を伴うこともあるが、妊娠４～５か月になると症状は次第に回復する。空腹時に嘔気をおぼえやすいので、妊婦の嗜好に応じ、１回に少量ずつ食事の間に間食をとる。嘔気により水分が失われる場合には水分補給に留意する。

つわりが悪化し、脱水症状や栄養障害、代謝障害などをきたすような状態を**妊娠悪阻**という。栄養障害により**ビタミン B_1**が欠乏すると、**ウェルニッケ症候群**を合併することがある。妊娠悪阻で極端な栄養障害のある場合は、輸液による水分と栄養素の補給を行う。

※つわりの発生は、経産婦よりも初産婦に多い。

2　妊娠性貧血

妊婦の貧血の多くが**鉄欠乏**によるものであり、わが国ではWHOの妊娠性貧血基準値に沿って、**ヘモグロビン11.0g/dL以下、ヘマトクリット33.0%以下**を診断基準としている。妊娠中は月経が停止するため鉄損失は少ないが、胎児の発育ならびに母体の生理的な循環血液量の増加によって鉄の需要量は増加している。これに食事による鉄の供給が追いつかないと鉄欠乏状態になる。妊娠性貧血では、子宮内発育遅延(IUGR)、早産などの頻度が上昇する。

また、妊娠中は**循環血液量が増え、24～36週頃には非妊娠時に比べ約40～50%増加**するが、**血漿成分が約40%増加**するのに対し、**血球成分は約20%の増加**にとどまる。このため血液は**希釈状態**となりヘモグロビン濃度やヘマトクリット値は低下する。これは**生理的貧血(みかけ上の貧血)**といわれ、胎盤や臓器の血液量を増加させると同時に血液を希釈することにより、血液粘度を低下させて血栓形成を予防するのに役立っていると考えられている。

3　妊娠高血圧症候群（2018年５月の日本産科婦人科学会学術集会承認の新定義・分類による）

⑴　定義と病型分類

妊娠時に高血圧を認めた場合、**妊娠高血圧症候群**とする。妊娠高血圧症候群は次のように分類される。

病型分類

病　　型	定　　義
妊娠高血圧腎症	１）妊娠20週以降に初めて高血圧を発症し、かつ、たんぱく尿を伴うもので、分娩12週までに正常に復する場合。 ２）妊娠20週以降に初めて発症した高血圧に、たんぱく尿を認めなくても、基礎疾患のない肝機能障害、進行性の腎障害、脳卒中、神経障害、血液凝固障害のいずれかを認める場合で、分娩12週までに正常に復する場合。 ３）妊娠20週以降に初めて発症した高血圧に、たんぱく尿を認めなくても子宮胎盤機能不全を伴う場合。
妊娠高血圧	妊娠20週以降に初めて高血圧を発症し分娩12週までに正常に復する場合で、かつ妊娠高血圧腎症の定義に当てはまらないもの。
加重型妊娠高血圧腎症	１）高血圧が妊娠前あるいは妊娠20週までに存在し、妊娠20週以降にたんぱく尿、もしくは基礎疾患のない肝機能障害、脳卒中、神経障害、血液凝固障害のいずれかを伴う場合。 ２）高血圧とたんぱく尿が妊娠前あるいは妊娠20週までに存在し、妊娠20週以降にいずれかまたは両症状が増悪する場合。 ３）たんぱく尿のみを呈する腎疾患が妊娠前あるいは妊娠20週までに存在し、妊娠20週以降に高血圧が発症する場合。 ４）高血圧が妊娠前あるいは妊娠20週までに存在し、妊娠20週以降に子宮胎盤機能不全を伴う場合。
高血圧合併妊娠	高血圧が妊娠前あるいは妊娠20週までに存在し、加重型妊娠高血圧腎症を発症していない場合。

⑵　重症について

次の①②のいずれかに該当するものを重症と規定する。なお、軽症という用語はハイリスクでない妊娠高血圧症候群と誤解されるため、原則用いない。

①　妊娠高血圧・妊娠高血圧腎症・加重型妊娠高血圧腎症・高血圧合併妊娠において、血圧が次のいずれかに該当する場合

●収縮期血圧：160mmHg 以上の場合

●拡張期血圧：110mmHg 以上の場合

②　妊娠高血圧腎症・加重型妊娠高血圧腎症において、母体の臓器障害または子宮胎盤機能不全を認める場合

※たんぱく尿の多寡による重症分類は行わない。

⑶　関連疾患

①　子癇

妊娠20週以降に初めて痙攣発作を起こし、てんかんや二次性痙攣が否定されるものをいう。痙攣発作の起こった時期によって、妊娠子癇・分娩子癇・産褥子癇と称する。子癇は大脳皮質での可逆的な血管原性浮腫による痙攣発作と考えられているが、後頭葉や脳幹などにも浮腫を来たし、各種の中枢神経障害を呈することがある。

②　妊娠高血圧症候群に関連する中枢神経障害

皮質盲、可逆性白質脳症、高血圧に伴う脳出血および脳血管攣縮などが含まれる。

③　HELLP 症候群

妊娠中・分娩時・産褥時に溶血所見、肝機能障害、血小板数減少を同時に伴い、他の偶発合併症によるものではないものをいう。いずれかの症候のみを認める場合は、HELLP 症候群とは記載しない。

④　肺水腫

妊娠高血圧症候群では血管内皮機能障害から血管透過性を亢進させ、しばしば浮腫をきたす。重症例では、浮腫のみでなく肺水腫を呈する。

⑤　周期性心筋症

心疾患の既往のなかった女性が、妊娠・産褥期に突然心不全を発症し、重症例では死亡に至る疾患である。妊娠高血圧症候群は重要なリスク因子となる。

(4)　食事療法と生活習慣の改善

予防・治療のための食事としては、比較的**高たんぱく質食**（腎機能障害がない場合）・**減塩・高カリウム食**を心がける。ただし、極端な塩分制限は、母体循環血液量を減少させて病態を悪化させるおそれがあるため、勧められていない。また、**脂質内容の適正化**を図り、脂質の給源は不飽和脂肪酸を多く含む植物性油脂と魚油を中心とする。妊娠中の体重増加量が多いと妊娠高血圧症候群の発症率が高まるので、体重増加のコントロールは重要である。適度な運動をとり入れ、また家庭や職場環境に配慮して精神的に落ち着いた生活を送ることも大切である。

妊娠高血圧症候群の栄養管理指針

エネルギー摂取（総カロリー）	・非妊娠時 BMI 24kg/m^2未満の妊婦　30kcal×標準体重（kg）＋200kcal/日 ・非妊娠時 BMI 24kg/m^2以上の妊婦　30kcal×標準体重（kg）/日
塩分摂取量	・6～7g/日程度　※極端な塩分制限はしない。
水分摂取量	・1日尿量500mL 以下や肺水腫では、前日尿量に500mL を加える程度に制限するが、それ以外は制限しない。口渇を感じない程度の摂取が望ましい。
たんぱく質摂取量	・1.0g/日×標準体重（kg）（予防には1.2～1.4g/日×標準体重（kg）が勧められる）
その他生活指導	・動物性脂肪と糖質は制限し、高ビタミン食とすることが望ましい（予防には1日900mg の食事摂取カルシウムに加え、1～2g/日のカルシウム摂取が有効との報告もある。また、海藻中のカリウムや魚油、肝油（不飽和脂肪酸）、マグネシウムを多く含む食品には高血圧予防効果があるとの報告もある） ・安静、ストレスを避ける（予防には軽度の運動、規則正しい生活が勧められる）

（日本産科婦人科学会1998より、一部改）

4　妊娠糖尿病

妊娠糖尿病とは、「妊娠中に初めて発見または発症した糖尿病に至っていない糖代謝異常」と定義され、妊娠中の明らかな糖尿病及び糖尿病合併妊娠は含めない。妊娠糖尿病の危険因子には、尿糖陽性、糖尿病家族歴、肥満、過度の体重増加、巨大児出産の既往、加齢などがある。

妊娠糖尿病は**胎児奇形**や**巨大児分娩**、**新生児低血糖**（児のインスリン分泌が亢進しているため低血糖となる）などを起こしやすく、厳格な血糖コントロールが必要である。

妊娠糖尿病と診断された場合、母体の糖代謝異常が出産後一旦改善しても、一定期間後に糖尿病を発症するリスクが高いので、産後も定期的に耐糖能異常があるかどうかスクリーニングを受けることが大切であり、同時に食事や運動に気をつけていく必要がある。

※妊娠糖尿病の詳細については、Part I-16-3 10「妊娠と糖尿病」を参照のこと。

5 妊婦のやせと肥満

(1) やせ

妊娠中の体重増加が不足すると、早産や児が在胎週数に対して小さく産まれるリスクが高まる。

(2) 肥満

肥満は妊娠・出産に対して次のような影響を及ぼす。

●**脂質異常症**及びインスリン抵抗性の増大(**妊娠高血圧症候群**のほか、**妊娠糖尿病**、急性膵炎、脂肪肝、肝炎、胆汁うっ帯、血栓性静脈炎などの危険因子となる)

●**分娩時間の延長**、微弱陣痛*、産科出血、胎児機能不全などの異常分娩の増加

＊微弱陣痛　子宮の収縮が弱く、分娩時間が延長することをいう。

●巨大児出産、晩期産による母体への負荷の増大

妊婦の生活においては運動が制約されるため、安定期に入ったら軽度な運動を付加してエネルギーの消費を図りつつ、食事管理を中心に肥満を予防する。特に、摂取エネルギー及び脂質摂取量の適正化、便秘予防のための食物繊維摂取などに留意する。

妊娠中の体重増加指導の目安＊1

妊娠前の体格＊2		体重増加指導の目安
低体重(やせ)	：BMI 18.5kg/m²未満	12～15kg
普通体重	：BMI 18.5kg/m²以上25.0kg/m²未満	10～13kg
肥満(1度)	：BMI 25.0kg/m²以上30.0kg/m²未満	7～10kg
肥満(2度以上)	：BMI 30.0kg/m²以上	個別対応(上限5kgまでが目安)

＊1　「増加量を厳格に指導する根拠は必ずしも十分ではないと認識し、個人差を考慮したゆるやかな指導を心がける。」産婦人科診療ガイドライン産科編2020　より
＊2　日本肥満学会の肥満度分類に準じた。

練習問題

妊娠母体の生理的変化に関する記述である。正しいのはどれか。1つ選べ。

(1)　循環血液量は、減少する。
(2)　血液凝固能は、低下する。
(3)　腸管のカルシウム吸収率は、上昇する。
(4)　インスリンの感受性は、増大する。
(5)　血中ヒト絨毛性ゴナドトロピン(hCG)値は、妊娠初期よりも末期に高い。

解　説 ……………………………………………………………………… 正答　(3)

(1)　誤り。循環血液量は、妊娠24～36週には、非妊娠時に比べて40～50%増加する。
(2)　誤り。分娩時の胎盤剝離による出血に備え、血液凝固能は上昇する。このため、血漿フィブリノーゲンなどの血液凝固に関与する因子は増加する。
(3)　正しい。
(4)　誤り。ヒト胎盤性ラクトゲン(hPL)などの影響により、インスリン抵抗性が増大する。これにより、妊婦の食後血糖値は非妊娠時に比べて上昇する。
(5)　誤り。血中ヒト絨毛性ゴナドトロピン値は、妊娠初期に上昇し、その後低下していく。

練習問題

日本人の食事摂取基準（2020年版）において、妊婦に付加量が設定されている栄養素である。**最も適切な**のはどれか。１つ選べ。

(1)　ビタミンA
(2)　ナイアシン
(3)　ナトリウム
(4)　カルシウム

解　説　………………………………………………………………………………　正答　(1)

(1)　適切。妊婦に付加量が設定されている栄養素は、たんぱく質、ビタミンA・B_1・B_2・B_6・B_{12}、葉酸、ビタミンC、マグネシウム、鉄、亜鉛、銅、ヨウ素、セレンである。
(2)　適切でない。妊婦では、トリプトファン-ニコチンアミド転換率が非妊娠時に比べて増大するため、エネルギー要求量の増大に伴う必要量をまかなっている。そのため、ナイアシンの付加量は設定されていない。
(3)　適切でない。ナトリウムは通常の食事で十分補えるので、付加量は設定されていない。
(4)　適切でない。妊娠中は母体の代謝動態が変化し、腸管からのカルシウム吸収率が著しく増加する。また、過剰に母体に取り込まれたカルシウムは、母親の尿中排泄量を著しく増加させる。そのため、付加量は設定されていない。

練習問題

妊娠期の糖代謝異常に関する記述である。**誤っている**のはどれか。１つ選べ。

(1)　妊娠糖尿病とは、妊娠中に発症した明らかな糖尿病のことをいう。
(2)　妊娠糖尿病の診断基準は、非妊娠時の糖尿病の診断基準とは異なる。
(3)　妊娠糖尿病では、巨大児を出産する可能性が高い。
(4)　肥満は、妊娠糖尿病発症のリスク因子である。
(5)　糖尿病合併妊娠では、インスリン療法を行う。

解　説　………………………………………………………………………………　正答　(1)

(1)　誤り。妊娠糖尿病は、妊娠中に初めて発見または発症した、糖尿病に至っていない糖代謝異常である。
(2)・(5)　正しい。糖尿病合併妊娠は、非妊娠時より糖尿病であった者が妊娠した場合をいう。
※Part Ⅰ-16-3 10「妊娠と糖尿病」を参照のこと。
(3)　正しい。この他、胎児奇形、新生児低血糖などを起こしやすい。
(4)　正しい。この他、尿糖陽性、糖尿病家族歴、過度の体重増加、巨大児出産の既往、加齢などもリスク因子である。

5　授乳期

1　授乳期の生理的特徴

1　体重・体組成の変化

(1)　体重

分娩直後は胎児・羊水・胎盤などの排出により4～6kgの減少をみるが、その後、子宮の退縮や**悪露《おろ》***、循環血液量の減少に伴い体重は減少する。妊娠中に増加した約3kgの脂肪は、産後**3～6か月**でもとに戻すことが望ましい。

＊悪露　分娩に伴う膣からの分泌物。分娩直後の血性悪露から次第に淡色化し、約4週間で白色悪露になる。

(2)　内分泌系

エストロゲン、プロゲステロンなどの内分泌系の濃度は減少して約1週間で妊娠前の状態に戻り、下垂体前葉から分泌される**プロラクチン**や下垂体後葉から分泌される**オキシトシン**などの産褥期・授乳期に特徴的なホルモン分泌が高まる。

■復古現象
妊娠・分娩による母体の形態や機能の変化が妊娠前の状態に戻ることを**復古現象**といい、その期間を産褥期という。子宮の復古は**オキシトシン**の作用による。

2　エネルギー代謝の変化

分娩から産褥期にかけて代謝は大きく変化し、妊娠に伴って亢進していた代謝は分娩後約10日でもとに戻る。妊娠中に蓄積された脂肪やたんぱく質は貯蔵エネルギーとして、分娩、悪露、乳汁産生から授乳活動により消費される。

2　母乳栄養

1　乳汁分泌の機序

乳腺組織は、妊娠中にエストロゲン、プロゲステロンの作用により著しく発達するが、これらのホルモンにより下垂体前葉からの**プロラクチン**の作用が抑制されているので乳汁は分泌されない。胎児・胎盤を排出すると**プロラクチン**が作用して乳汁が産生され、分泌が促される。乳児が乳頭を吸引すると、その刺激により**オキシトシン**が分泌され、乳腺周囲の筋上皮細胞を収縮させて乳汁が射出(**射乳**)される。なお、ニコチンはプロラクチンの分泌を抑制するため、喫煙によって、母乳分泌量は低下する。

※分娩後数日間の母乳分泌は少ないが、この時期に頻繁に乳頭を吸わせることが母乳分泌を促進する。
※乳汁量は、分娩後3～4日目から急激に増え、5か月までは増加するが、その後は徐々に減少する。1日平均780mLとされるが、個人差が大きい。

2　初乳・成熟乳

分娩後３～５日に分泌される乳汁を**初乳**といい、移行乳を経て、分娩後10日目頃からの乳汁を**成熟乳**という。

(1)　初乳

淡い黄色を呈し、粘稠《ねんちゅう》、濃厚で分泌量は少ない。たんぱく質及び免疫に関わる**分泌型IgA**（**免疫グロブリンA**）や**ラクトフェリン**などの濃度が高く、**感染防御**に役立っている。一方、**脂質と乳糖の濃度は低い**ので、成熟乳よりもエネルギー量が少ない。

(2)　成熟乳

白色、不透明でかすかな甘味がある。**脂質**と**乳糖**が増え、新生児に必要な栄養素をまんべんなく含んでいる。

3　母乳と牛乳の成分比較

（100ｇ当たり）

	母乳（成熟乳）	牛乳（普通牛乳）
エネルギー（kcal）	61	61
たんぱく質（ｇ）	1.1	3.3
脂質（ｇ）	3.5	3.8
飽和脂肪酸（ｇ）	1.32	2.33
一価不飽和脂肪酸（ｇ）	1.52	0.87
多価不飽和脂肪酸（ｇ）	0.61	0.12
炭水化物（ｇ）	7.2	4.8
カルシウム（mg）	27	110
鉄（mg）	0.04	0.02
ビタミンK（μg）	1	2
ビタミンC（mg）	5	1

（「日本食品標準成分表2020年版（八訂）」より）

①　**たんぱく質**は、牛乳が母乳の**３倍**含まれ、またその組成が異なる。

	母乳	牛乳
カゼイン	30％（～40％）	78％
乳清（ホエイ）たんぱく質	70％（～60％）	22％

■ソフトカードとハードカード

乳が胃に入るとペプシンや塩酸の作用によりカゼインの凝固（カード）を形成する。このカードの固いものをハードカード、柔らかいものをソフトカードという。母乳（ソフトカード）は牛乳（ハードカード）よりも消化に要する時間や胃内停滞時間が短い。

②　**脂質**の含有量としては差がないが、その組成に違いがある。母乳はリノール酸、α－リノレン酸、EPA、DHAなどの**不飽和脂肪酸**が多く、牛乳は**飽和脂肪酸**が多い。なお、母乳の脂肪酸組成は、母親の食事内容の影響を受ける。

③　**糖質**は、母乳が牛乳に比べ**1.5倍**多く、そのほとんどが乳糖である。

④　カルシウムは牛乳に多く、また鉄は母乳、牛乳ともに少ない。

■調製粉乳

食品衛生法によると、調製粉乳とは「生乳、牛乳若しくは特別牛乳又はこれらを原料として製造した食品を加工し、又は主要原料とし、これに乳幼児に必要な栄養素を加え粉末にしたものをいう。」とされている。調製粉乳は牛乳成分の欠点を補い、母乳の成分に近づけたものである。乳児用調製粉乳は特別用途食品であり、成分基準が健康増進法に規定されている。

■特発性乳児ビタミンK欠乏性出血症（新生児特発性頭蓋内出血）

母乳にビタミンKが少ないこと、生後1か月前後の新生児では腸内細菌叢によってビタミンKが産生されないことから、生後1～2か月の母乳栄養児に頭蓋内出血が起こることがある。予防として、出生後、生後1週または産科退院時のいずれか早い時期、1か月健診時の計3回**ビタミンK_2シロップ剤**を経口投与する。完全母乳栄養児には生後3か月までビタミンK_2シロップ剤を週1回投与する方法もある。

4　母乳栄養の意義

母乳は乳児の適切な発育と母体の速やかな回復にとって最も自然な、そして最も理想的な栄養法である。その利点として以下のことがあげられる。

①　罹患率や死亡率が低い…感染防御因子が豊富に含まれている。
②　消化吸収がよい…内臓に対する代謝上の負担が少ない。
③　乳児の精神発達に好影響…母子関係が確立し、その後の人間形成に好影響を与える。
④　アレルギー性疾患が少ない…母乳のたんぱく質は非抗原性でアレルギーを起こしにくい。
⑤　清潔である…完全に近い無菌状態で分泌される。
⑥　母体の回復が早い…哺乳により子宮筋を収縮させて子宮の復古を促す。
⑦　母性愛を育てる効果がある…母親としての精神的な満足感が得られる。
⑧　経済的である…粉乳、哺乳瓶などを購入する必要がなく、燃料も不要である。

以上のほか、母乳の味や匂い、温度が乳児に適している。

■「母乳育児成功のための10のステップ（2018年改訂）」
――「赤ちゃんに優しい病院運動」を実施しようとする産科施設等のための実践ガイダンスより――

【重要な管理方法】

1a　母乳代替品のマーケティングに関する国際規約及び関連する世界保健総会の決議を確実に遵守する。
1b　定期的にスタッフや両親に伝達するため、乳児の授乳に関する方針を文書にする。
1c　継続的なモニタリングとデータマネジメントのためのシステムを構築する。
2　スタッフが母乳育児を支援するための十分な知識、能力と技術を持っていることを担保する。

【臨床における主要な実践】

3　妊婦やその家族と母乳育児の重要性や実践方法について話し合う。
4　出産後できるだけすぐに、直接かつ妨げられない肌と肌の触れ合いができるようにし、母乳育児を始められるよう母親を支援する。
5　母乳育児の開始と継続、そしてよくある困難に対処できるように母親を支援する。
6　新生児に対して、医療目的の場合を除いて、母乳以外には食べ物や液体を与えてはいけない。
7　母親と乳児が一緒にいられ、24時間同室で過ごすことができるようにする。
8　母親が乳児の授乳に関する合図を認識し、応答出来るよう母親を支援する。
9　母親に哺乳瓶やその乳首、おしゃぶりの利用やリスクについて助言すること。
10　両親と乳児が、継続的な支援やケアをタイムリーに受けることができるよう、退院時に調整すること。

（WHO/UNICEF）

3　授乳期の栄養アセスメントと栄養ケア

1　授乳婦の食事摂取基準（2020年版）

(1)　推定エネルギー必要量の付加量

正常な妊娠・分娩を経た授乳婦が授乳期間中に妊娠前と比べて余分に摂取すべきと考えられるエネルギー量が、付加量として示されている。

(2)　推定平均必要量及び推奨量の設定が可能な栄養素の付加量

母乳含有量を基に、付加量が設定されている。

(3)　目安量の設定に留まる栄養素

原則として、児の発育に問題ないと想定される日本人授乳婦の摂取量の中央値が用いられており、これらの値が明らかでない場合には、非授乳時の値が目安量として用いられている。

授乳婦の付加量

	付加量		付加量
エネルギー※	推定エネルギー必要量　＋350kcal/日	ビタミンA	推奨量　＋450μgRAE/日
たんぱく質	推奨量　＋20g/日	カルシウム	付加量なし
ビタミンB_1	推奨量　＋0.2mg/日	鉄	推奨量　＋2.5mg/日
ビタミンB_2	推奨量　＋0.6mg/日	銅	推奨量　＋0.6mg/日
ナイアシン	推奨量　＋3mgNE/日	亜鉛	推奨量　＋4mg/日
ビタミンB_6	推奨量　＋0.3mg/日	セレン	推奨量　＋20μg/日
葉酸	推奨量　＋100μg/日	ヨウ素	推奨量　＋140μg/日
ビタミンB_{12}	推奨量　＋0.8μg/日	マグネシウム	付加量なし
ビタミンC	推奨量　＋45mg/日	モリブデン	推奨量　＋3μg/日

※エネルギー付加量は**母乳のエネルギー量**と**体重減少分のエネルギー量**から設定。

■授乳婦のカルシウム付加量について

授乳中は、腸管でのカルシウム吸収率が非妊娠時に比べて軽度に増加し、母親の尿中カルシウム排泄量は減少することによって、通常よりも多く取り込まれたカルシウムが母乳に供給される。そのため**付加量は必要ないと判断された**。

2　授乳期の生活習慣

授乳期間中の食生活については、授乳成分との関連を考慮することが必要である。

(1)　喫煙

喫煙習慣のある場合、**ニコチンがプロラクチンの分泌を抑制**するため、非喫煙習慣の者に比べて乳汁分泌量が少なく、特に産後、日数が経過するに従いその差は大きくなる。また、ニコチンは血液中と同じ濃度で母乳中へ分泌される。乳児の傍らでの喫煙は乳幼児突然死症候群の大きな危険因子となる。

(2)　飲酒

授乳婦にアルコールを負荷すると、摂取後30分から1時間以内にエタノールが母乳中に出現し、アルコールが短時間で乳児に移行することが知られている。また、長期的な飲酒、多量の飲酒の場合には、喫煙と同様プロラクチンの分泌が抑制されるため乳汁分泌量が低下する。

4　人工栄養法

母乳栄養が実行できない場合に、母乳以外の乳汁で育てることを**人工栄養**という。また、母乳が不足するときや母親が就労しているなど、全部を母乳栄養でまかなうことができない場合に、調製粉乳も用いて乳児の栄養を行うことを**混合栄養**という。

■母乳栄養が実行できない場合
①母親が重篤な感染症に罹患している場合
　HTLV-1(**成人T細胞白血病**)、HIV(AIDS)、サイトメガロウイルス等に母親が感染すると、母乳を介して児に感染することがある。
②母親にアレルギーがある場合
③児の神経系や口腔機能に障害があり正常吸啜《きゅうてつ》ができない場合
④母親がアルコールや嗜好品を多用している場合
⑤母親が児に影響を及ぼす薬剤を服用している場合
⑥泌乳量が少なく児に満足を与えられない場合

5　調乳

調乳とは、乳児の月齢や発育状態などに応じて、乳製品を配合調整することである。なお、この作業を行う際には衛生面に配慮することが重要となる。

1　無菌操作法

煮沸消毒した哺乳びんの中で粉乳を溶かす方法。乳自体が衛生的に安全で、殺菌の必要がない場合にとられる方法である。家庭で行う場合や保育所などで乳児数が少ない場合にこの方法が適している。

①　哺乳びん、乳首、調乳に用いる器具(粉乳計量用スプーン、ロート、乳首ばさみなど)をなべに入れ、煮沸消毒する。
②　なべの蓋をさかさにしてその上に器具を置き、乾かす。
③　哺乳びんに、沸騰させて70℃以上に冷ました湯を規定量の半分入れ、これに粉乳を計り入れてよく振って溶かす。
④　残りの湯を定量まで入れて再度振り、乳首をつけ体温程度に冷まして与える。

2　終末殺菌法

溶かした粉乳を哺乳びんに入れ、哺乳びんごと加熱消毒する方法。乳自体に殺菌の必要があり、1日分や何回か分をまとめて作る場合にとられる方法である。**乳児院や保育所など集団で多人数分**の調乳を行う場合には、安全性が高く、省力化にも役立つこの方法が適している。

①　調乳用のなべに50～60℃の規定量の湯と粉乳を入れ、なるべく泡を立てないように撹拌《かくはん》して溶かす。
②　哺乳びんに定量を入れ、乳首とキャップをつけ、口をゆるく締める。
③　蒸し器に並べ、哺乳びんの半分の高さくらいまで湯を入れ100℃で5分間加熱消毒する。
④　哺乳びんのキャップをしっかり締め、冷水で冷やしてから冷蔵庫で保管する。

⑤　授乳ごとに１本ずつ取り出して適温にあたためて与える。

哺乳ビンを用いた粉ミルクの調乳方法

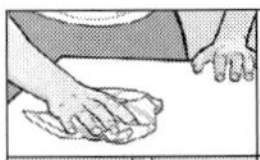	①粉ミルクを調乳する場所を清掃・消毒します。	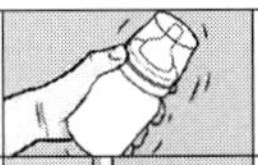	⑦やけどしないよう、清潔なふきんなどを使って哺乳ビンを持ち、中身が完全に混ざるよう、哺乳ビンをゆっくり振るまたは回転させます。
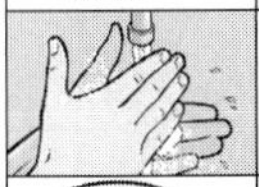	②石鹸と水で手を洗い、清潔なふきん、又は使い捨てのふきんで水をふき取ります。	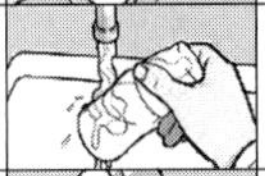	⑧混ざったら、直ちに流水をあてるか、冷水又は氷水の入った容器に入れて、授乳できる温度まで冷やします。このとき、中身を汚染しないよう、冷却水は哺乳ビンのキャップより下に当てるようにします。
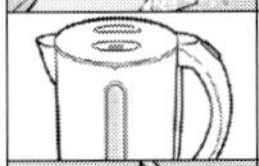	③飲用水※を沸かします。電気ポットを使う場合は、スイッチが切れるまで待ちます。なべを使う場合は、ぐらぐらと沸騰していることを確認しましょう。	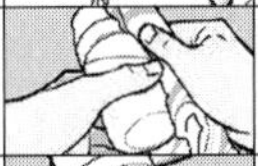	⑨哺乳ビンの外側についた水を、清潔なふきん、又は使い捨てのふきんでふき取ります。
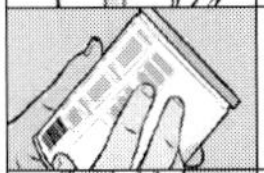	④粉ミルクの容器に書かれている説明文を読み、必要な水の量と粉の量を確かめます。加える粉ミルクの量は説明文より多くても少なくてもいけません。	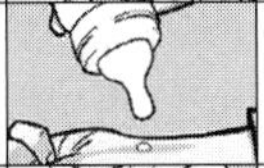	⑩腕の内側に少量のミルクを垂らして、授乳に適した温度になっているか確認します。生暖かく感じ、熱くなければ大丈夫です。熱く感じた場合は、授乳前にもう少し冷まします。
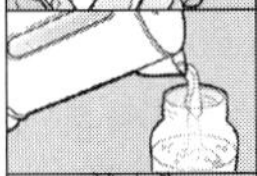	⑤やけどに注意しながら、洗浄・殺菌した哺乳ビンに正確な量の沸かした湯を注ぎます。**湯は70℃以上に保ち**、沸かしてから30分以上放置しないようにします。	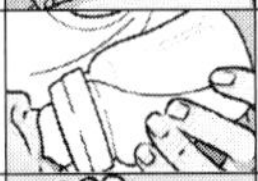	⑪ミルクを与えます。
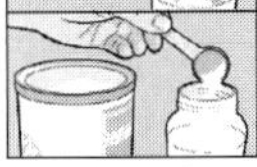	⑥正確な量の粉ミルクを哺乳ビン中の湯に加えます。	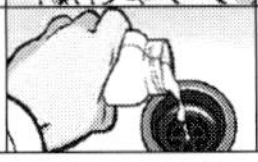	⑫調乳後２時間以内に使用しなかったミルクは捨てましょう。

※①水道水②水道法に基づく水質基準に適合することが確認されている自家用井戸等の水③調製粉乳の調整用として推奨される、容器包装に充填し、密栓又は密封した水のいずれかを念のため沸騰させたものを使用しましょう。

※ミルクを温める際には、加熱が不均一になったり、一部が熱くなる「ホット・スポット」ができ乳児の口にやけどを負わす可能性があるので、電子レンジは使用しないでください。

（FAO/WHO 共同作成「乳児用調製粉乳の安全な調乳、保存及び取扱いに関するガイドラインの概要」より）

■エンテロバクターサカザキ（坂崎菌）

ヒトや動物、環境中に確認される多数の菌種を含む細菌であり、特に乳幼児の髄膜炎や腸炎の発生に関係しているとされている。感染した乳幼児の20～50％が死亡したという事例の報告もある。近年海外において、**調製粉乳へのエンテロバクターサカザキの混入による健康被害が発生している。**2004年２月のFAO/WHO 専門家会合の報告によると、**本菌は70℃以上の温度で速やかに不活性化**するとされている。また、社団法人日本乳業協会は、医療機関に対し、育児用調製粉乳について80℃前後の熱湯による調乳、または調乳後、一旦80℃前後に加熱後冷却する方法を推奨している。

練習問題

母乳に関する記述である。正しいのはどれか。１つ選べ。

(1)　乳汁の分泌は、エストロゲンによって促進される。

(2)　母乳中の免疫物質は、主にIgGである。

(3)　プロラクチンは下垂体前葉から分泌される。

(4)　授乳期間の平均１日当たり泌乳量は約1.5Lである。

(5)　母乳のエネルギーのうち脂肪由来のものは約20％である。

解　説 ………………………………………… 正答 (3)

(1)　誤り。乳汁の分泌は、プロラクチンによって促進される。

(2)　誤り。母乳中の免疫物質は、主にIgAである。

(3)　正しい。

(4)　誤り。授乳期間の平均１日当たり泌乳量は約780mLである。

(5)　誤り。母乳のエネルギーのうち脂肪由来のものは約50％である。

練習問題

母乳の成分に関する記述である。正しいのはどれか。1つ選べ。

(1)　エネルギー量は、成熟乳より初乳が多い。

(2)　乳糖は、初乳より成熟乳に多く含まれる。

(3)　ラクトフェリンは、初乳より成熟乳に多く含まれる。

(4)　たんぱく質は、牛乳の約2倍含まれている。

(5)　脂肪酸組成は、母親の食事内容に影響されない。

解　説　…………　正答　(2)

(1)　誤り。初乳はたんぱく質が多く、成熟乳は糖質や脂質が多く含まれるので、エネルギー量は、初乳より成熟乳が多い。

(2)　正しい。

(3)　誤り。ラクトフェリンやIgAなど感染防御物質は、成熟乳より初乳に多く含まれる。

(4)　誤り。たんぱく質は、牛乳の約1/3しか含まれていない。

(5)　誤り。母乳中の脂肪やビタミンには、母親の食事内容が影響しやすい。

練習問題

授乳期に関する記述である。正しいのはどれか。1つ選べ。

(1)　プロラクチンは、射乳を起こす。

(2)　エストロゲンは、吸啜刺激により分泌が増加する。

(3)　新生児特発性頭蓋内出血の予防には、経口ビタミンK_2シロップ剤が有効である。

(4)　喫煙は、プロラクチン分泌を促進する。

(5)　「日本人の食事摂取基準(2020年版)」において、カルシウム付加量が設定されている。

解　説　…………　正答　(3)

(1)　誤り。射乳を起こすのは、オキシトシンである。

(2)　誤り。吸啜刺激により分泌が増加するのは、オキシトシンやプロラクチンである。エストロゲンの分泌は分娩後、減少する。

(3)　正しい。

(4)　誤り。喫煙はプロラクチン分泌を抑制する。

(5)　誤り。カルシウム付加量は設定されていない。

6　新生児期・乳児期

1　新生児期・乳児期の生理的特徴

生後28日未満を**新生児期**といい、生後１歳未満を**乳児期**という。

1　体重・身長・胸囲・頭囲

(1)　平成22年乳幼児身体発育調査結果による身体発育値

①　体重(50パーセンタイル値[*])

男子：出生時3.00kg→２～３か月未満5.84kg→１年０～１か月未満9.24kg

女子：出生時2.94kg→２～３か月未満5.42kg→１年０～１か月未満8.68kg

●**体重は、生後３か月で出生時の約２倍、１年で約３倍となる。**

＊50パーセンタイル値　パーセンタイル値とは、全体を100として小さい方から数えて何番目に当たるかを示す数値であり、50パーセンタイル値は**中央値**(平均値とは異なることに注意)を示す。

②　身長(50パーセンタイル値)

男子：出生時49.0cm→１年０～１か月未満74.8cm→３年６～12か月未満98.6cm

女子：出生時48.5cm→１年０～１か月未満73.4cm→３年６～12か月未満97.4cm

●**身長は、生後１年で出生時の約1.5倍、3.5～４年で約２倍となる。**

③　胸囲(50パーセンタイル値)

男子：出生時32.0cm→１年０～１か月未満46.1cm→４年０～６か月未満52.9cm

女子：出生時31.6cm→１年０～１か月未満44.8cm→４年０～６か月未満51.6cm

④　頭囲(50パーセンタイル値)

男子：出生時33.5cm→１年０～１か月未満46.2cm→４年０～６か月未満50.5cm

女子：出生時33.0cm→１年０～１か月未満45.1cm→４年０～６か月未満49.6cm

●**出生時は胸囲より頭囲が大きいが、生後１年でほぼ等しくなり、その後は胸囲が頭囲を上回る。**なお、頭囲は、生後４年で出生時の約1.5倍となる。

(2)　生理的体重減少

新生児は出生後、一時的に体重が５～10％減少するが、７～10日で回復する。これは、生後不《ふ》感蒸泄《かんじょうせつ》[*1]、胎便[*2]の排出や排尿によるものであり、**生理的体重減少**とよばれる。

＊１　不感蒸泄　皮膚や肺からの水分損失

＊２　胎便　生後すぐに排泄する便。黒緑色、粘稠で、嚥下した羊水、腸粘膜細胞などが含まれる。授乳が始まると、黄色がかった移行便となり、５～６日で普通便となる。

(3)　大泉門・小泉門

出生直後は頭蓋骨の縫合が不完全であるため、泉門と呼ばれる隙間が空いている。前部には大泉門、後部には小泉門といった頭蓋骨の開いた部分がある。**小泉門は生後まもなく閉鎖**するが、**大泉門は１歳半ごろまでに閉鎖**する。

■乳幼児身体発育調査の身体計測の手技(厚生労働省「乳幼児身体発育調査の概要」より一部抜粋)

(1)　**体重の計測**

ア　乳児の場合は授乳直後の計測はさけてください。また、幼児の場合はあらかじめ排便、排尿をすませておきます。

イ　原則として全裸で計測します。**2歳未満の乳幼児は仰向けか座位で秤の台かかごにのせます。**おむつを敷いたり、乳児を布でつつんで計測するときは、その重量を差し引きます。**2歳以上の幼児は台秤に正しく立たせて計測します。**

ウ～オ　略

(2)　**身長の計測**

身長計測の場合、**2歳未満の場合と2歳以上とでは計測方法が異なる**ので注意してください。

ア　2歳未満の乳幼児の場合

・全裸にした児を**仰向けにして**身長計の台板上にねかせます。

・補助者は児の頭頂点を固定板につけ、耳眼面(耳珠点と眼窩点とがつくる平面)が台板と垂直になるように頭部を保持します(図1参照)。

・計測者は乳児の片側に立ち、乳児の頭に近い方の手で乳児の両膝をかるく台板におさえて下肢を伸展させます(図1参照)。

・もう一方の手で移動板をすべらせて乳児の足のうらにあて、足のうらが台板と垂直な平面をなすようにします。

・1mm単位まで計測します。

図1　仰臥位身長の計測

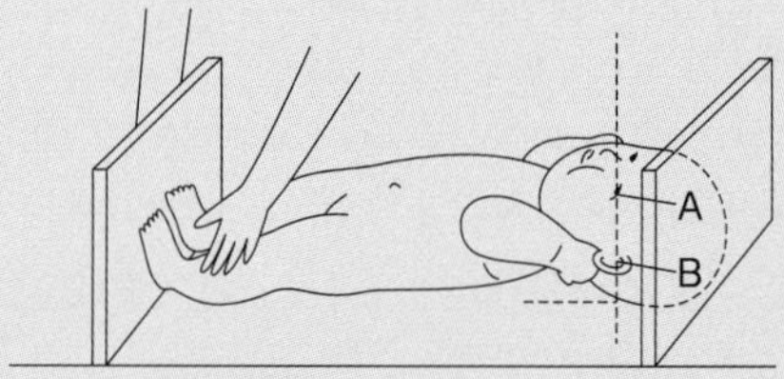

眼窩点(A)と耳珠点(B)とを結んだ直線か台板(水平面)に垂直になるように頭を固定します。
図では頭部を保持するための手を省略しています。

イ　2歳以上の幼児の場合

・全裸か又はパンツ1枚にして、学童用または普通の身長計を用いて尺柱を背に**直立させて**計測し、1mm単位まで読みとります。

・足先は30°くらいの角度に開き、踵、臀部、胸背部が一直線に尺柱に接するようにします。胸をあまり張らないようにし、腹部をひかせるとよいです。また、両上肢はかるく手のひらを内側にして自然に垂らします。

・顎はひき、眼は水平の正面をみるようにします。すなわち、耳珠点と眼窩点がつくる平面が水平になるようにします(図2参照)。これには、補助者が幼児の顔面と同じくらいの高さから話しかけてやるとよいです。このとき、後頭部は必ずしも尺柱につかないこともありますから強く押しつけないでください。

・計測者は児の片側に立って、可動水平桿を一方の手で静かに下げてかるく頭頂部にふれて目盛を読みます。

・立位での測定がどうしても無理な場合は測定不能とします。寝かせての測定は不可です。

図2　立位身長の計測

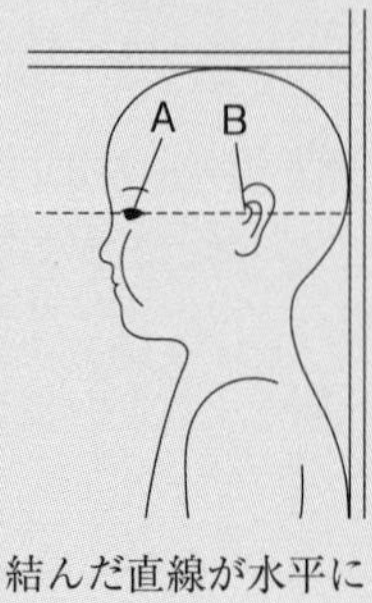

眼窩点(A)と耳珠点(B)とを結んだ直線が水平になるように頭を固定します。

(3)　胸囲の計測

ア　上半身を裸にし、**2歳未満の乳幼児は仰臥位**で、**2歳以上の幼児は立位**で計測します。

イ　両腕を軽く側方に開かせ、片手に巻尺を持ち、巻尺の背面から前方に廻します。巻尺は左右の乳頭点を通り、体軸に垂直な平面内にあるようにします(図3参照)。

ウ　巻尺は強くしめず、皮膚面からずり落ちない程度とします。

エ・オ　略

図3　胸囲の計測

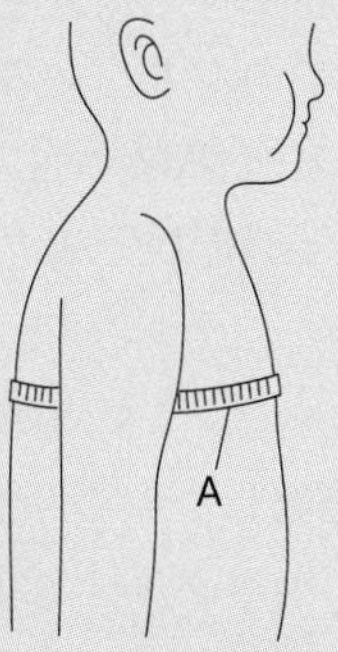

巻尺が左右の乳頭点(A)を通り、体軸に垂直な平面内にあるようにします。

(4)　頭囲の計測

ア　**2歳未満の乳幼児は仰臥位**で、**2歳以上の幼児は座位または立位**で、計測します。ただし、泣きあばれる場合は母親や付添人が抱いた状態でも構いません。

イ　計測者は一方の手に巻尺の0点を持ち、他方の手で後頭部の一番突出しているところを確認してあて、左右の高さを同じくらいになるようにしながら前頭部にまわして交差し、前頭部の左右の眉の直上を通る周径を計測します。このとき注意しなければならないことはひたいの突出部でなく眉の直上を通ることです(図4参照)。

ウ　略

図4　頭囲の計測

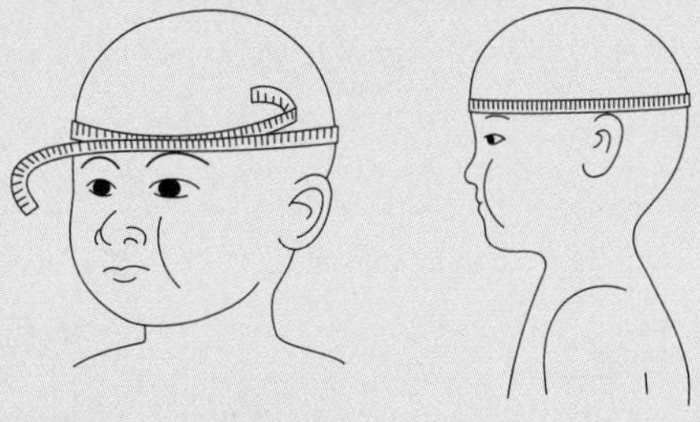

前方は左右の眉の直上、後方は後頭部の一番突出しているところを通る周径を計測します。前方はひたいの最突出部を通らないことに注意してください。

2　呼吸器系・循環器系

胎児期の肺は肺液で満たされており、**ガス交換は肺ではなく胎盤**で行われている。産道を通過する際、胸郭が圧迫され肺液は押し出される。出生すると同時に肺呼吸を開始する。出生後、胎児循環における卵円孔や動脈管は**機能的に閉鎖**し、成人型循環になる。

乳児期の呼吸運動は横隔膜による**腹式呼吸が主**である。成長に伴う胸骨の下降、筋肉・胸郭の発達、肺重量の増加などにより、2歳頃から胸式呼吸が加わって**幼児期は胸腹式呼吸**の型をとり、学童期以降は、肋骨の発達につれて胸式呼吸に移行する。また、学童期には呼吸数も成人と同程度になる。

※胎児循環の詳細については、Part I-18-1 2(2)「**胎児循環**」を参照のこと。

3 消化器系

⑴ 口腔

乳歯の萌出時期

〈下顎〉

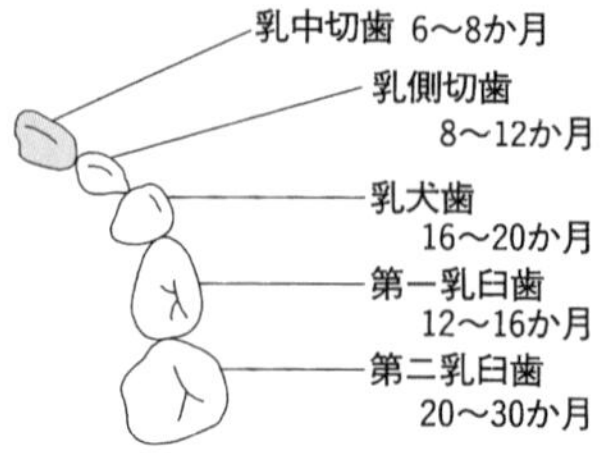

生後６～８か月頃に乳歯が生え始める(下顎の乳中切歯から生え始めることが多い)。最初に生える前歯は噛み切ることはできるが、すりつぶすことはできない。離乳期には舌やあごを使って噛む動作を覚えていく。１歳から３歳にかけて咀嚼に重要な第一・第二乳臼歯が生えることにより、噛む力が著しく高まる。**１歳で８本、２歳半～３歳で上下10本ずつ合計20本が生え揃う**。なお、乳歯の生え揃う２歳半～３歳に**咀嚼機能が完成**する。

⑵ 胃

新生児の胃の形は縦型(徳利状)で成人のような湾曲が少ない。また、噴門部近くの下部食道括約筋が未熟であるために胃内容物が逆流しやすく、**溢乳《いつにゅう》**や**吐乳**が起こりやすい。胃の容量は、成人では約1,500mLであるのに対し、出生直後は約30～40mL、新生児期は約50～150mL、５歳で700～800mLである。

⑶ 腸

腸の長さは、成人では身長の約4.5倍であるのに対し、新生児は約７倍、乳幼児は約６倍である。

出生直後は腸内細菌が存在していないが、乳汁を摂取することや母親と接触することにより次第に形成されていく。

⑷ 消化

①　糖質

アミラーゼの活性は生後２～３か月頃から増加し始め、２～３歳で成人と同じレベルとなる。また、**ラクターゼ**の活性は在胎35週以後に急速に増加し、40週頃には成熟している。離乳期に入り乳汁摂取量が減少すると、ラクターゼ活性は低下する。

②　脂質

膵リパーゼの活性は２～３歳で成人のレベルになる。新生児ではこの活性が低いこと、また胆汁酸プールも少ないことから中性脂肪の消化・吸収には不利である。新生児の膵リパーゼの低活性を補う機構として、胃液中のリパーゼ、母乳胆汁酸刺激リパーゼ(母乳中に含まれている)がある。

③　たんぱく質

トリプシンの活性は出生時は低いが、授乳に伴ってたんぱく質分解能は急速に増加し、生後２日で出生時の約４倍、１か月でほぼ成人値に達する。

4 腎機能

出生時の体表面積当たりの糸球体濾過量は成人の約20％、尿細管の再吸収能力は成人の10～40％であり、どちらも２歳前後で成人とほぼ同程度になる。このように新生児の腎機能は未熟であるため、新生児では脱水や電解質異常となりやすい。

5 体温調節

新生児は体温調節機能が未熟であるため、適応できる温度域が狭く、室温など環境温からの影響を受けやすい。これにより低体温や高体温になりやすい。

(1) 熱産生

乳幼児期以降では低温環境下ではふるえによる熱産生が行われるが、新生児ではふるえによる熱産生はなく、主に褐色脂肪組織の分解による熱産生が行われているのが特徴である。

(2) 熱喪失

熱喪失は一般に輻射、対流、蒸発、伝導により行われる。早産児や低出生体重児では体表面積は広く、皮下脂肪は薄いため、輻射や対流による熱喪失や不感蒸泄量が多いことによる熱喪失がある。このため熱喪失を最小限に抑え体温を維持するために保育器に収容する。

6 免疫系

胎児の免疫能力は早期から確立しているが、無菌的な子宮内の環境にいるため実際の抗体産生能力は不十分である。胎児へは、母体から胎盤を介して**IgG(免疫グロブリンG)**が移行する。出生後、新生児は自身で免疫グロブリンを産生し始めるが、母乳からも分泌型**IgA(免疫グロブリンA)**を受け取る。

母体由来のIgGは出生後減少し、生後6か月頃消失する。生後3か月頃は、母体由来のIgGが減少し、児産生のIgGが少ないため、最も免疫グロブリンが少ない時期となる。

血清免疫グロブリンの年齢による変化

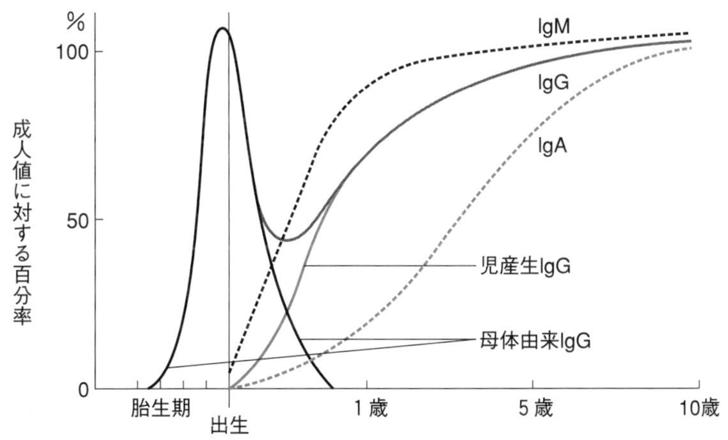

2 新生児期・乳児期の病態・疾患

1 低出生体重児

低出生体重児とは、出生体重2,500g未満の新生児のことである。

低出生体重児の特徴としては、①皮膚が薄く、皮下脂肪が少ないため低体温になりやすい、②不感蒸泄量が多く脱水症になりやすい、③肺でのガス交換、呼吸中枢の発達が不十分なため酸素欠乏症になりやすい、④吸啜、嚥下能力が弱い場合が多い、⑤妊娠後期に母体から移行する免疫抗体が少ないため、感染防御力が不十分である、などがあげられる。

■新生児の出生体重による分類
- ●4,000g 以上：巨大児
- ●2,500g 以上、身長45cm 以上で妊娠37週以降(正期産)の出生：成熟児
- ●2,500g 未満：低出生体重児
- ●1,500g 未満：極低出生体重児
- ●1,000g 未満：超低出生体重児

2　便秘

便秘とは、何らかの原因により便が長期間体内に停滞して水分が吸収されかたくなり、排便が困難になる状態をいう。食物量不足など食事に由来するものが多いが、腹圧不足、腸管運動の異常が原因で起こる場合もある。母乳栄養児の場合、機嫌が悪く、体重増加不良などの症状を伴う場合は母乳不足である場合が多いため、混合栄養に切り替えることが勧められる。

離乳後の便秘では、食物繊維不足、たんぱく質摂取過多、水分摂取不足などがその原因となるため、病的でない便秘の場合には、食物繊維の多い野菜・海藻・いも類やヨーグルト、水分を多めに与える。

3　乳糖不耐症

乳糖不耐症は、乳糖分解酵素である**ラクターゼ**の欠損または活性の低下により、乳糖が分解できず、これにより下痢が生じる。**乳糖を除去したミルクや食品を与える**。

乳糖不耐症には、**先天性**(先天的にラクターゼが欠損)のものと**二次性**のものがある。二次性乳糖不耐症は、細菌やウイルスに感染して腸管粘膜が傷害され、一時的にラクターゼ活性が低下することにより発症する。

4　貧血

乳児期の貧血のほとんどが**鉄欠乏性貧血**である。体内の鉄備蓄が少ない低出生体重児や急激な発育を認める乳児期から幼児期前半の児に発症することが多い(低出生体重児では生後2か月頃、成熟児では生後4～6か月頃)。

5　新生児黄疸と母乳性黄疸

新生児のほとんどに生後2～3日頃に黄疸が現れ、7～10日で自然に消失していく(**新生児黄疸**)。黄疸はビリルビンが血液中に増えて皮膚や眼球結膜が黄色くなる症状であるが、新生児期は溶血が盛んでビリルビンが増加するのに対し、肝臓の働きが未熟なため十分に処理できず、また腸に分泌されたビリルビンが腸管壁より再吸収されるために起こる生理的な症状である。

また、母乳栄養の場合には1～2か月頃まで軽い黄疸が続くことがあり、これを**母乳性黄疸**という。これは、母乳中に含まれるプレグナンジオール(プロゲステロンの生体内代謝物)や遊離脂肪酸が、ビリルビンのグルクロン酸抱合を抑制するためである。母乳性黄疸は一般に黄疸が日齢とともに軽減していくことが多いため、原則として母乳を中止する必要はない。

3　新生児期・乳児期の栄養アセスメントと栄養ケア

1　新生児期・乳児期の食事摂取基準（2020年版）

・乳児の月齢区分は、「0～5か月」、「6～11か月」の2つに区分されている。特に成長に合わせてより詳細な年齢区分の設定が必要と考えられた**エネルギー及びたんぱく質**については、**「0～5か月」、「6～8か月」、「9～11か月」の3区分**になっている。

・乳児では、**推定平均必要量や推奨量を決定するための臨床研究は容易ではない**。また、健康な乳児が摂取する母乳の質と量は乳児の栄養状態にとって望ましいものと考えられる。このような理由から、**乳児における食事摂取基準は目安量が算定**されている。具体的には、**母乳中の栄養素濃度と健康な乳児の哺乳量との積**となっている。

・エネルギーについては、摂取量と消費量のバランス（エネルギー収支バランス）を示す指標として成人でBMIを採用しているが、目標とするBMIの提示は成人に限られていることから、**乳児・小児では参考資料のエネルギー必要量を参照する**。

エネルギー・栄要素	月齢	0～5（月）		6～8（月）		9～11（月）	
	策定項目	男児	女児	男児	女児	男児	女児
エネルギー（kcal/日）	推定エネルギー必要量	550	500	650	600	700	650
たんぱく質（g/日）	目安量	10		15		25	
脂質（%エネルギー）	目安量	50		40			
カルシウム（mg/日）	目安量	200		250			
鉄（mg/日）	目安量	0.5		—			
	推定平均必要量	—		3.5			
	推奨量	—		5.0	4.5	5.0	4.5

2　授乳・離乳の支援ガイド（厚生労働省、2019年）

(1)　離乳の支援に関する基本的考え方

離乳とは、成長に伴い、母乳又は育児用ミルク等の乳汁だけでは不足してくるエネルギーや栄養素を補完するために、乳汁から幼児食に移行する過程をいい、その時に与えられる食事を離乳食という。

この間に子どもの摂食機能は、乳汁を吸うことから、食物をかみつぶして飲み込むことへと発達する。摂取する食品の量や種類が徐々に増え、献立や調理の形態も変化していく。また摂食行動は次第に自立へと向かっていく。

離乳については、子どもの食欲、摂食行動、成長・発達パターン等、子どもにはそれぞれ個性があるので、画一的な進め方にならないよう留意しなければならない。また、地域の食文化、家庭の食習慣等を考慮した無理のない離乳の進め方、離乳食の内容や量を、それぞれの子どもの状況にあわせて進めていくことが重要である。

離乳の支援にあたっては、子どもの健康を維持し、成長・発達を促すよう支援するとともに、健やかな母子、親子関係の形成を促し、育児に自信がもてるような支援を基本とする。特に、子どもの成長や発達状況、日々の子どもの様子をみながら進めること、無理させないことに配慮する。また、離乳期は食事や生活リズムが形づくられる時期でもあることから、生涯を通じた望ましい生活習慣の形成や生活習慣病予防の観点も踏まえて支援することが大切である。この時期から生活リズムを意識し、健康的な食習慣の基礎を培い、家族等と食卓を囲み、共に食事をとりながら食べる楽しさの体験を増やしていくことで、一人ひとりの子どもの「食べる力」を育むための支援が推進されることを基本とする。なお、離乳期は、両親や家族の食生活を見直す期間でもあるため、現状の食生活を踏まえて、適切な情報提供を行うことが必要である。

⑵　離乳の開始

離乳の開始とは、**なめらかにすりつぶした状態の食物を初めて与えた時**をいう。開始時期の子どもの発達状況の目安としては、首のすわりがしっかりして寝返りができ、５秒以上座れる、スプーンなどを口に入れても舌で押し出すことが少なくなる(**哺乳反射**[*1]**の減弱**)、食べ物に興味を示すなどがあげられる。その時期は**生後５～６か月頃**が適当である。ただし、子どもの発育及び発達には個人差があるので、月齢はあくまでも目安であり、子どもの様子をよく観察しながら、親が子どもの「食べたがっているサイン」に気がつくように進められる支援が重要である。

なお、離乳の開始前の子どもにとって、**最適な栄養源は乳汁(母乳又は育児用ミルク)**であり、**離乳の開始前に果汁やイオン飲料**[※]**を与えることの栄養学的な意義は認められていない**。また、**蜂蜜は、乳児ボツリヌス症**[*2]**を引き起こすリスクがあるため、１歳を過ぎるまでは与えない**。

＊１　**哺乳反射**　原始反射であり、探索反射、口唇反射、吸啜反射等がある。生まれた時から備えもつ乳首を取りこむための不随意運動で、大脳の発達とともに減少し、生後５～７か月頃に消失する。

＊２　**乳児ボツリヌス症**　食品中にボツリヌス毒素が存在して起こる従来のボツリヌス食中毒とは異なり、１歳未満の乳児が、芽胞として存在しているボツリヌス菌を摂取し、当該芽胞が消化管内で発芽、増殖し、産生された毒素により発症するもの。最悪の場合は死に至る。

※イオン飲料の多量摂取による乳幼児のビタミンB_1欠乏が報告されている。授乳期及び離乳期を通して基本的に摂取の必要はなく、必要な場合は、医師の指示に従うことが大切である。

⑶　離乳の進行

離乳の進行は、子どもの発育及び発達の状況に応じて食品の量や種類及び形態を調整しながら、食べる経験を通じて摂食機能を獲得し、成長していく過程である。食事を規則的に摂ることで生活リズムを整え、食べる意欲を育み、食べる楽しさを体験していくことを目標とする。食べる楽しみの経験としては、いろいろな食品の味や舌ざわりを楽しむ、手づかみにより自分で食べることを楽しむといったことだけでなく、家族等が食卓を囲み、共食を通じて食の楽しさやコミュニケーションを図る、思いやりの心を育むといった食育の観点も含めて進めていくことが重要である。

①　離乳初期(生後５か月～６か月頃)

離乳食を飲み込むこと、その舌ざわりや味に慣れることが主目的である。**離乳食は１日１回**与える。母乳又は育児用ミルクは、授乳のリズムに沿って子どもの欲するままに与える。

食べ方は、口唇を閉じて、捕食や嚥下ができるようになり、口に入ったものを舌で前から後ろへ送り込むことができる。

②　離乳中期(生後７か月～８か月頃)

生後７～８か月頃からは**舌でつぶせる固さのもの**を与える。**離乳食は１日２回**にして生活リズムを確立していく。母乳又は育児用ミルクは離乳食の後に与え、このほかに授乳のリズムに沿って母乳は子どもの欲するままに、ミルクは１日に３回程度与える。

食べ方は、舌、顎の動きは前後から上下運動へ移行し、それに伴って口唇は左右対称に引かれるようになる。食べさせ方は、**平らな離乳食用のスプーン**を下唇にのせ、上唇が閉じるのを待つ。

③　離乳後期（生後９か月～11か月頃）

歯ぐきでつぶせる固さのものを与える。**離乳食は１日３回**にし、食欲に応じて、離乳食の量を増やす。離乳食の後に母乳又は育児用ミルクを与える。このほかに、授乳のリズムに沿って母乳は子どもの欲するままに、育児用ミルクは１日２回程度与える。

食べ方は、舌で食べ物を歯ぐきの上に乗せられるようになるため、歯や歯ぐきで潰すことが出来るようになる。口唇は左右非対称の動きとなり、噛んでいる方向に依っていく動きがみられる。食べさせ方は、**丸み（くぼみ）のある離乳食用のスプーン**を下唇にのせ、上唇が閉じるのを待つ。

手づかみ食べは、**生後９か月頃から始まり**、１歳過ぎの子どもの発育及び発達にとって、**積極的にさせたい行動**である。食べ物を触ったり、握ったりすることで、その固さや触感を体験し、食べ物への関心につながり、自らの意志で食べようとする行動につながる。子どもが手づかみ食べをすると、周りが汚れて片付けが大変、食事に時間がかかる等の理由から、手づかみ食べをさせたくないと考える親もいる。そのような場合、**手づかみ食べが子どもの発育及び発達に必要**である理由について情報提供することで、親が納得して子どもに手づかみ食べを働きかけることが大切である。

(4)　離乳の完了

離乳の完了とは、**形のある食物をかみつぶすことができるようになり、エネルギーや栄養素の大部分が母乳又は育児用ミルク以外の食物から摂取できるようになった状態**をいう。その時期は**生後12か月から18か月頃**である。食事は１日３回となり、その他に１日１～２回の**補食**を必要に応じて与える。母乳又は育児用ミルクは、子どもの離乳の進行及び完了の状況に応じて与える。なお、離乳の完了は、**母乳又は育児用ミルクを飲んでいない状態を意味するものではない。**

食べ方は、手づかみ食べで前歯で噛み取る練習をして、一口量を覚え、やがて食具を使うようになって、自分で食べる準備をしていく。

(5)　食品の種類と調理

①　食品の種類と組合せ

与える食品は、離乳の進行に応じて、食品の種類及び量を増やしていく。

離乳の開始は、おかゆ（米）から始める。新しい食品を始める時には離乳食用のスプーンで１さじずつ与え、子どもの様子をみながら量を増やしていく。慣れてきたらじゃがいもや人参等の野菜、果物、さらに慣れたら豆腐や白身魚、固ゆでした卵黄など、種類を増やしていく。

離乳が進むにつれ、**魚は白身魚から赤身魚、青皮魚へ、卵は卵黄から全卵へと進めていく。**食べやすく調理した脂肪の少ない肉類、豆類、各種野菜、海藻と種類を増やしていく。脂肪の多い肉類は少し遅らせる。野菜類には緑黄色野菜も用いる。ヨーグルト、塩分や脂肪の少ないチーズも用いてよい。牛乳を飲用として与える場合は、鉄欠乏性貧血の予防の観点から、１歳を過ぎてからが望ましい。

離乳食に慣れ、１日２回食に進む頃には、穀類（主食）、野菜（副菜）・果物、たんぱく質性食品（主菜）を組み合わせた食事とする。また、家族の食事から調味する前のものを取り分けたり、薄味のものを適宜取り入れたりして、食品の種類や調理方法が多様となるような食事内容とする。

母乳育児の場合、生後６か月の時点で、ヘモグロビン濃度が低く、**鉄欠乏**を生じやすいとの報告がある。また、**ビタミンＤ欠乏**※の指摘もあることから、母乳育児を行っている場合は、適切な時期に離乳を開始し、鉄やビタミンＤの供給源となる食品を積極的に摂取するなど、進行を踏まえてそれらの食品を意識的に取り入れることが重要である。

フォローアップミルク＊**は母乳代替食品ではなく、離乳が順調に進んでいる場合は、摂取する必要はない**。離乳が順調に進まず鉄欠乏のリスクが高い場合や、適当な体重増加が見られない場合には、医師に相談した上で、必要に応じてフォローアップミルクを活用すること等を検討する。

※ビタミンＤ欠乏によるくる病の増加が指摘されている。ビタミンＤ欠乏は、ビタミンＤ摂取不足のほか日光照射不足が挙げられる。

＊**フォローアップミルク**　良質のたんぱく質、鉄、ビタミン、ミネラルを強化して調整された粉乳。鉄含有量(平均9.0mg/100g)は育児用ミルク(平均6.5mg/100g)の約1.4倍である。

②　調理形態・調理方法

離乳の進行に応じて、食べやすく調理したものを与える。子どもは細菌への抵抗力が弱いので、調理を行う際には衛生面に十分に配慮する。

食品は、子どもが口の中で押しつぶせるように十分な固さになるよう加熱調理をする。**初めは「つぶしがゆ」とし**、慣れてきたら粗つぶし、つぶさないままへと進め、軟飯へと移行する。野菜類やたんぱく質性食品などは、**始めはなめらかに調理し**、次第に粗くしていく。離乳中期頃になると、つぶした食べ物をひとまとめにする動きを覚え始めるので、飲み込み易いようにとろみをつける工夫も必要になる。

調味について、**離乳の開始時期は、調味料は必要ない**。離乳の進行に応じて、食塩、砂糖など調味料を使用する場合は、それぞれの食品のもつ味を生かしながら、**薄味**でおいしく調理する。油脂類も少量の使用とする。

離乳食の作り方の提案に当たっては、その家庭の状況や調理する者の調理技術等に応じて、手軽に美味しく安価でできる具体的な提案が必要である。

■乳児用液体ミルク

平成30年８月８日に乳児用調製液状乳(以下「乳児用液体ミルク」という。)の製造・販売等を可能とするための改正省令等が公布されるとともに、特別用途食品における乳児用液体ミルクの許可基準等が設定され、事業者がこれらの基準に適合した乳児用液体ミルクを国内で製造・販売することが可能となった。

液体ミルクとは

・乳児用液体ミルクは、液状の人工乳を容器に密封したものであり、常温での保存が可能なもの。
・調乳の手間がなく、消毒した哺乳瓶に移し替えて、すぐに飲むことができる。
・地震等の災害によりライフラインが断絶した場合でも、水、燃料等を使わず授乳することができるため、国内の流通体制が整い、使用方法等に関する十分な理解がされることを前提として、災害時の備えとしての活用が可能である。

離乳の進め方の目安

<table>
<tr><td colspan="2" rowspan="3"></td><td colspan="4">離乳の開始 ━━━━━━━━━━━━━━━━━━━━━━━━━━━━━━━━━━▶ 離乳の完了</td></tr>
<tr><td colspan="4">以下に示す事項は、あくまでも目安であり、子どもの食欲や成長・発達の状況に応じて調整する。</td></tr>
<tr><td>離乳初期
生後5～6か月頃</td><td>離乳中期
生後7～8か月頃</td><td>離乳後期
生後9～11か月頃</td><td>離乳完了期
生後12～18か月頃</td></tr>
<tr><td colspan="2">食べ方の目安</td><td>○子どもの様子をみながら1日1回1さじずつ始める。
○母乳や育児用ミルクは飲みたいだけ与える。</td><td>○1日2回食で食事のリズムをつけていく。
○いろいろな味や舌ざわりを楽しめるように食品の種類を増やしていく。</td><td>○食事リズムを大切に、1日3回食に進めていく。
○共食を通じて食の楽しい体験を積み重ねる。</td><td>○1日3回の食事リズムを大切に、生活リズムを整える。
○手づかみ食べにより、自分で食べる楽しみを増やす。</td></tr>
<tr><td colspan="2">調理形態</td><td>なめらかにすりつぶした状態</td><td>舌でつぶせる固さ</td><td>歯ぐきでつぶせる固さ</td><td>歯ぐきで噛める固さ</td></tr>
<tr><td colspan="6">1回当たりの目安量</td></tr>
<tr><td>Ⅰ</td><td>穀類(g)</td><td rowspan="7">つぶしがゆから始める。
すりつぶした野菜等も試してみる。

慣れてきたら、つぶした豆腐・白身魚・卵黄等を試してみる。</td><td>全がゆ
50～80</td><td>全がゆ
90～軟飯80</td><td>軟飯80～
ご飯80</td></tr>
<tr><td>Ⅱ</td><td>野菜・果物(g)</td><td>20～30</td><td>30～40</td><td>40～50</td></tr>
<tr><td rowspan="5">Ⅲ</td><td>魚(g)</td><td>10～15</td><td>15</td><td>15～20</td></tr>
<tr><td>又は肉(g)</td><td>10～15</td><td>15</td><td>15～20</td></tr>
<tr><td>又は豆腐(g)</td><td>30～40</td><td>45</td><td>50～55</td></tr>
<tr><td>又は卵(個)</td><td>卵黄1～
全卵1／3</td><td>全卵1／2</td><td>全卵1／2～2／3</td></tr>
<tr><td>又は乳製品(g)</td><td>50～70</td><td>80</td><td>100</td></tr>
<tr><td colspan="2">歯の萌出の目安</td><td></td><td>乳歯が生え始める。</td><td colspan="2">1歳前後で前歯が
8本生えそろう。

離乳完了期の後半頃に奥歯(第一乳臼歯)が生え始める。</td></tr>
<tr><td colspan="2">摂食機能の目安</td><td>口を閉じて取り込みや飲み込みが出来るようになる。
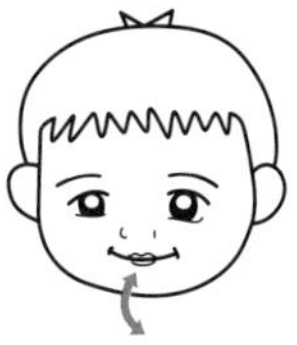</td><td>舌と上あごで潰していくことが出来るようになる。
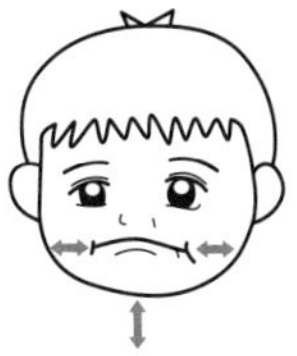</td><td>歯ぐきで潰すことが出来るようになる。
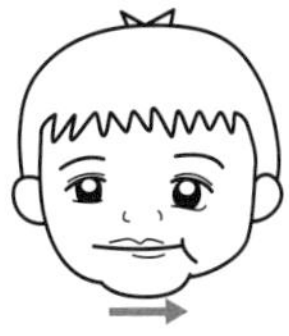</td><td>歯を使うようになる。</td></tr>
</table>

※衛生面に十分に配慮して食べやすく調理したものを与える

(厚生労働省「授乳・離乳の支援ガイド」)

練習問題

乳幼児期の生理的特徴に関する記述である。正しいのはどれか。１つ選べ。

(1)　脈拍数は、年齢とともに増加する。

(2)　体重当たりの体水分量は、成人に比較して少ない。

(3)　新生児の生理的黄疸は、生後２～３日頃に出現する。

(4)　乳歯は、生後２～３か月で生え始める。

(5)　血清免疫グロブリン(IgG)値は、生後３か月まで上昇する。

解　説　……………………………………………………………………　正答　(3)

(1)　誤り。脈拍数は、年齢とともに減少する。新生児の脈拍数は120～140回/分、乳児は100～130回/分、幼児は90～110回/分、学童は80～100回/分、成人は60～80回/分である。

※Part Ⅰ-18-1 3「心拍・脈拍」を参照のこと。

(2)　誤り。体重当たりの体水分量は、成人に比較して多い。新生児の体重当たりの体水分量は75～80%、乳児は65～70%、幼児～成人は55～60%である。

※Part Ⅰ-11-3 2「性・年齢別の水分量」を参照のこと。

(3)　正しい。生後２～３日頃に現れる生理的黄疸は、通常、７～10日で消失する。

(4)　誤り。乳歯は、生後６～８か月頃に生え始める。

(5)　誤り。IgG は、母体から胎盤を介して胎児に移行する。母体由来の IgG は出生後に減少し、生後６か月頃に消失する。生後３か月頃は、母体由来の IgG が減少し、児生成の IgG が少ないため、IgG 値が最も低い時期となる。

練習問題

離乳の進め方に関する記述である。正しいのはどれか。１つ選べ。

(1)　哺乳反射が活発になってきたら、離乳食を開始する。

(2)　離乳を開始して１か月を過ぎた頃から、離乳食は１日３回にする。

(3)　歯ぐきでつぶせる固さのものを与えるのは、生後９か月頃からである。

(4)　はちみつは、生後９か月頃より与えてよい。

(5)　卵は、卵白から全卵へ進めていく。

解　説　……………………………………………………………………　正答　(3)

(1)　誤り。哺乳反射の減弱が、離乳開始の目安の一つである。

(2)　誤り。離乳を開始して１か月を過ぎた頃から、離乳食は１日２回にする。離乳の開始は生後５～６か月頃が適当で、離乳食を１日２回にするのは生後７か月頃から、１日３回にするのは生後９か月頃からである。

(3)　正しい。

(4)　誤り。はちみつは、乳児ボツリヌス症予防のため、１歳を過ぎるまでは与えない。

(5)　誤り。卵のアレルゲンのほとんどは卵白に存在するため、卵は卵黄(固ゆで)から全卵へ進めていく。

7　幼児期

1　幼児の成長・発達

1　身長・体重・頭囲の増加

満1歳から5歳までの期間を幼児期といい、1～2歳を幼児期前期、3～5歳を幼児期後期に分ける。**幼児期の成長速度は乳児期に比べて緩やか**になる。身長は1歳から2歳にかけて約10cm伸びるが、2～3歳では8cmとその増加量は逓減し、4歳頃には出生時の2倍の約100cmとなる。体重は1歳から3歳にかけて約2kgずつ増え、4歳頃には出生時の5倍の約15kgとなる。また、頭囲は1歳から2歳にかけて約3cm、2～3歳で約1cm増え、4歳で約50cmとなる。

幼児期は発育の重点が体重から身長に移り、また骨格や筋肉の成長に伴って皮下脂肪が減少し、筋肉質の体型となる。

2　運動・精神機能の発達

(1)　運動機能の発達

筋肉、骨格や平衡器官、中枢神経系の発達により運動機能が向上し、運動量が増える。これに伴い、消費エネルギーも増加する。運動機能は**粗大運動**[*1]から**微細運動**[*2]へと発達する。幼児期の適切な運動は諸器官を刺激し、発達を導くため重要である。

＊1　**粗大運動**　歩く、跳ぶなどの全身運動　　＊2　**微細運動**　指先の細かい動きなど

(2)　精神機能の発達

スキャモンの発育曲線にみられるように、神経系はほかの器官よりも発育が早く、脳の重量は5～6歳で成人の約90%となる。この時期は、言語、知能、自我、情緒、社会性などあらゆる領域で著しい発達がみられる。

① **言語**

1歳頃までは擬声語がほとんどであるが、2歳になると急に語数が増え、3～4歳では会話によるコミュニケーションが可能となる。

② **情緒**

1歳では喜び、怒り、好き、嫌いなどの感情を表現し、2～3歳になると**自我**が芽生える。社会性の発達に従って情緒の分化がみられ、5歳児では成人の情緒の基本的なものがそろう。

③ **社会性**

乳幼児の生活習慣は食生活を中心に形成され、また最初の社会関係は母親との間に始まる。2～3歳頃には自己中心的な要求が強まり、**反抗期**に入るが、4～5歳頃には社会性が発達し、仲間と集団での遊びがみられる。5歳では友人に対する競争心や他人に譲る態度などが現れてくる。

幼児期における諸機能の標準的発達

		1歳	1歳半	2歳
運動機能	粗大行動	1人歩き	ボールを蹴る	階段の昇降 両足とび
	微細行動	親指と人差し指で物をつかむ	2個の積み木を積む	6～8個の積み木を積む
摂食行動		自分でコップを持って飲む 食事が約30分で終わる	自分でスプーンを持って食べる 1人で食べようとする ストローで飲む 家族と一緒に食事ができる	スプーンと茶碗を両手で使える こぼさないように飲める 「いただきます」「ごちそうさま」が言える
言語行動		意味のある単語を話す	1～2語文	2～3語文 疑問「これ何？」否定「違う」
生活習慣行動			排尿後に教える	靴をはく 便意を言葉で伝える

		2歳半	3歳	4歳	5歳
運動機能	粗大行動	ボールを投げる	片足立ち 三輪車に乗る	片足とび	スキップ
	微細行動		3個の積み木で橋をつくる 丸を模写	人物画（6部分）	四角を模写 ひもが結べる
摂食行動		1人でだいたい食事ができる	箸を使って食べる 箸と茶碗を両手で使える	完全に1人で食事ができる よく噛んで食べる こぼさないように食べる	間食を欲しがる
言語行動		2つの指示を理解する	1人称の代名詞、接続詞を使う 会話ができる	4～6語文	自分の住所が言える 3つの指示を理解する
生活習慣行動		簡単な挨拶をする	友達と遊ぶ 尿意を教える	歯を磨く 排尿の自立	集団で遊ぶ

2　幼児期の病態・疾患

1　肥満

成人の肥満判定にはBMIが広く用いられているが、成長過程にある小児では**肥満度**が用いられる。肥満度とは、性別・年齢別・身長別の標準体重に比べて実測体重の超過、不足分が何％に相当するかを表す指標で、**肥満度＝〔(実測体重－身長別標準体重)/身長別標準体重〕×100**で算出する。

肥満には、摂取エネルギーが消費エネルギーを上回るため脂肪が蓄積されて起こる**原発性（単純性）肥満**と、原因疾患のある**二次性（症候性）肥満**があり、幼児期の肥満の多くが原発性肥満である。幼児期の肥満は成人期の肥満に移行することが多いため、適切な食習慣と生活指導が必要である。良質なたんぱく質の摂取を維持しながら、過食を避けて糖質・脂質の摂取を控え、運動によるエネルギーの消費を図るよう心がける。この時期の肥満に対しては、体重減少を目指すのではなく、体重を微増に抑え、身長の伸びを待つことにより肥満を解消することが大切である。

肥満度による肥満とやせの判定基準

幼児（6歳未満）	
肥満度区分	**体格の呼称**
＋30％≦肥満度	ふとりすぎ
＋20％≦肥満度＜＋30％	ややふとりすぎ
＋15％≦肥満度＜＋20％	ふとりぎみ
－15％＜肥満度＜＋15％	ふつう
－20％＜肥満度≦－15％	やせ
肥満度≦－20％	やせすぎ

（日本肥満学会『肥満症診療ガイドライン2022』）

また、乳幼児の身体発育の評価には、**カウプ指数**または**身長体重曲線**を用いる。

(1)　カウプ指数

体重(g)÷身長(cm)²×10で求める。判定は、以下の通りであるが、年齢により異なっていることに留意する。

カウプ指数による発育状況の判定

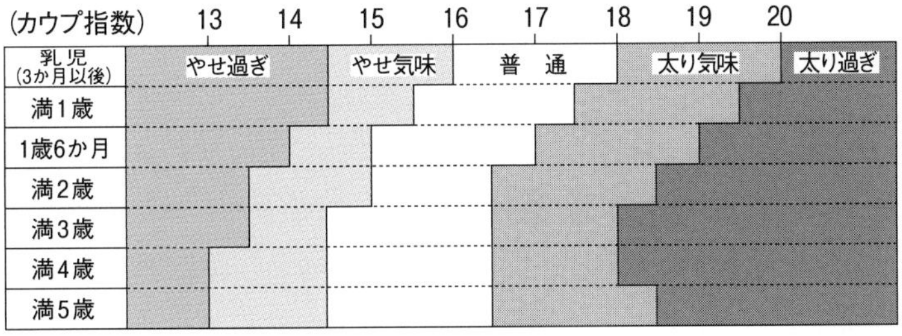

(2)　身長体重曲線

身長体重曲線は、10年ごとに行われる全国調査である「乳幼児身体発育調査」の結果を基に厚生労働省が作成している。以下の2010(平成22)年の調査結果から定められたものが最新である。

幼児の身長体重曲線(男)

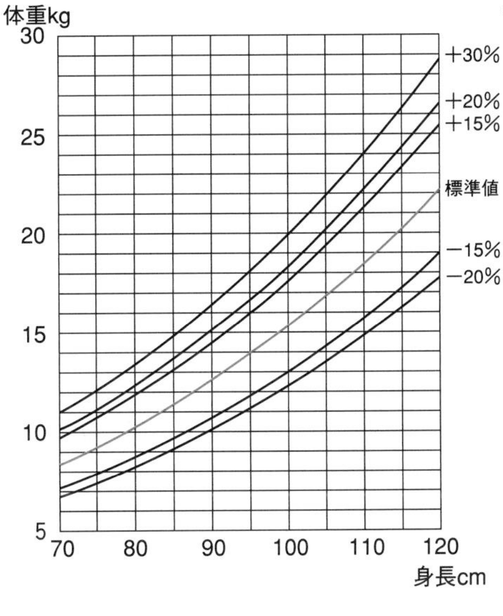

幼児の身長体重曲線(女)

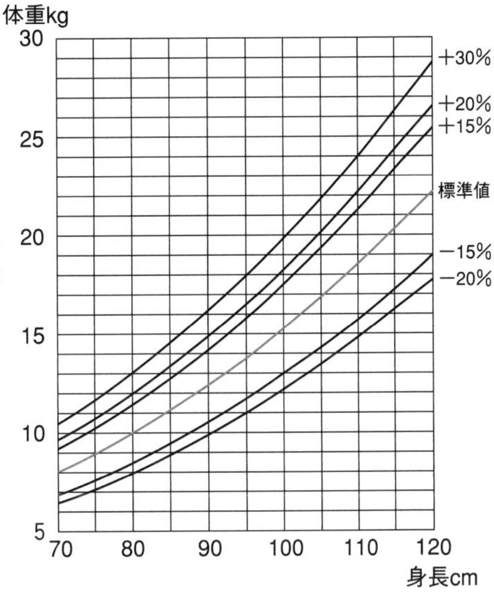

2　低栄養

幼児の低栄養による疾病の代表的なものに、たんぱく質が不足して起こる**クワシオルコル**と、エネルギーとたんぱく質の両方が不足して起こる**マラスムス**がある。日本では食糧事情により低栄養となることはほとんどなく、代謝障害や消化吸収障害を原因とするもののほか、**食欲不振**によるものがほとんどである。また、不適切な食事や食習慣の偏りにより低栄養をきたしている場合は、食品の種類や組合せ、投与量などを見直し、食生活の改善を図ることが大切である。

※Part I-15-1「たんぱく質・エネルギー栄養障害(PEM)」を参照のこと。

■Ｚスコア（SDスコア）法による身長の成長評価

Ｚスコア（SDスコア）とは、計測値が平均値からどのくらい離れているかを意味する指標で、同性・同年齢の平均値と標準偏差（SD）を用いた次の式で算出される。主に身長の成長評価に用いられ、－２SD以下の場合を「低身長」、＋２SD以上であれば「高身長」と判定する。低栄養の評価指標としてWHOが用いるなど、国際的に広く利用されている。

Ｚスコア＝（計測値－平均値）／標準偏差

3　脱水

乳幼児は成人に比べて容易に脱水になりやすい。その理由として以下の点があげられる。

①　体重に対する水分量が多い（新生児：約75～80％、乳児：約65～70％）。

②　細胞外液の割合が高い。

③　不感蒸泄量が多い。

④　腎機能が未熟で、尿濃縮能が低い（尿濃縮力は２歳前後で成人と同程度になる）。

⑤　感染や胃腸炎など脱水の原因疾患に罹患する機会が多い。

これらのことから、体重当たりの水分必要量は、乳児期で成人の約３倍、**幼児期で成人の約２倍**とされている。

不感蒸泄・尿量・１日の水分必要量（mL/kg/日）

	新生児	乳　児	幼　児	学　童	成　人
不感蒸泄	30	50	40	30	15
尿　　量	20～70	70～90	40～50	30～40	20～30
水分必要量	60～100	120～150	80～90	60～70	30～40

4　周期性嘔吐症

周期性嘔吐症は、**アセトン血性嘔吐症**または**自家中毒症**ともいわれるもので、不規則な間隔で**嘔吐を繰り返す症候群**である。好発年齢は２～10歳であるが、**６歳以下の幼児に多くみられる**。

感染や疲労、精神的な緊張やストレスなどが発症誘因となる。嘔吐によって飢餓状態が進行するためケトン体が生成され、**血中ケトン体が増加（アセトン血症）**する。

症状は、倦怠感、顔面蒼白、腹痛、食欲不振、反復性の嘔吐発作などである。

治療は、安静と輸液で全身状態を安定させ、嘔吐がおさまったら、水分補給とともに症状をみながら**糖質を主体とした脂質の少ない食事**を開始する。栄養状態が悪化しないよう注意しながら、食事内容を徐々に普通食にしていく。

5　う歯（虫歯）

う歯は、歯の硬組織の表面が細菌の酸産生により崩壊され、エナメル質から象牙質へと進行し実質欠損を形成する疾患である。う歯の発生には、⑴S. ミュータンスなどに代表されるう歯病原菌の数、⑵食事性基質（主に糖質）、⑶宿主および歯（歯質、歯並び、唾液、健康状態、生活習慣）などが関係している。

幼児は虫歯になりやすいが、その理由として歯の生え始めた後、２～３歳はエナメル質の形成が完全でないこと、砂糖を含んだ飲料やお菓子を好むことがあげられる。

6 偏食

食物の好き嫌いにより健康上の障害を生じる場合をいう。ただし、幼児の偏食は自我意識の発達による**生理的で一過性**なものであることが多く、正しい食習慣によって克服することが可能である。**偏食**や**食欲不振**の対策としては、次のようなものがある。

- 調理法や盛りつけ方に工夫をする。
- 盛りつける量を減らす。
- 食事前に空腹となるよう間食・運動などを調整する。
- 虫歯や食物アレルギーなど原因疾患を治療する。
- 楽しく食事をする雰囲気づくりをする。

また、保育者の食事態度や嗜好は児に大きく影響するため、家族に偏食があればまずそれを矯正し、多くの食材や調理形態による食事を体験させることが大切である。

3 幼児期の栄養アセスメントと栄養ケア

1 幼児期の食事摂取基準（2020年版）

１～５歳の身体活動レベルは、レベルⅡ（ふつう）の**１区分**だけである。

「2020年版」では、若いうちからの生活習慣病予防を推進するため、**飽和脂肪酸、食物繊維、カリウム**について、**幼児期の目標量が新たに設定された**。なお、１～２歳については目標量を算定する根拠が乏しいことなどにより設定されていない。

年　齢		1～2歳		3～5歳	
性　別		男子	女子	男子	女子
推定エネルギー必要量		950kcal/日	900kcal/日	1,300kcal/日	1,250kcal/日
たんぱく質		推奨量　20g/日		推奨量　25g/日	
		目標量　13～20※%エネルギー			
脂質	脂質	目標量　20～30※%エネルギー			
	飽和脂肪酸	―		目標量　10※%エネルギー以下	
炭水化物	炭水化物	目標量　50～65※%エネルギー			
	食物繊維	―		目標量　8g/日以上	
カリウム		（目安量　900mg/日）		目標量　1,400mg/日以上	
カルシウム		推奨量　450mg/日	推奨量　400mg/日	推奨量　600mg/日	推奨量　550mg/日
鉄		推奨量　4.5mg/日		推奨量　5.5mg/日	

※範囲に関しては、おおむねの値を示したものであり、弾力的に運用すること。

2 間食

幼児の体重当たりに対するエネルギー及び栄養素量は、身体発育と活発な身体活動を反映して成**人よりも多いが**、咀嚼能力や消化吸収機能が十分でないため、一度に多くの食物を摂取することができない。３回の食事では１日の必要量を充足できないため、１～２回の間食を含めた栄養配分を行う（**間食は１日の総エネルギー摂取量の10～20%程度**の量を目安とする）。

また、幼児期の体重当たりの水分必要量も成人より多いため、間食では**水分補給**を行うこともその大切な意義となっている。

練習問題

幼児期に関する記述である。正しいのはどれか。１つ選べ。

(1)　カウプ指数による発育状況判定では、男女差を考慮する。
(2)　運動機能の発達は、微細運動が粗大運動に先行する。
(3)　１年間当たりの体重増加率は、乳児期より高い。
(4)　体水分に占める細胞外液量の割合は、成人より高い。
(5)　総エネルギー摂取量の30～40％を間食から摂取する。

解　説 ……………………………………………………………… 正答 (4)

(1)　誤り。カウプ指数の判定基準に男女差はない。なお、年齢により判定基準は異なる。
(2)　誤り。運動機能の発達は、粗大運動が微細運動に先行する。粗大運動は歩く、跳ぶなどの全身運動であり、微細運動は指先の細かい動きなどである。
(3)　誤り。体重増加率は、乳児期が最も高い。
(4)　正しい。このため、幼児では脱水を起こしやすい。
(5)　誤り。総エネルギー摂取量の10～20％を目安とする。

練習問題

幼児期の栄養に関する記述である。正しいのはどれか。１つ選べ。

(1)　基礎代謝基準値(kcal/kg 体重/日)は、成人より低い。
(2)　推定エネルギー必要量は、成長に伴うエネルギー蓄積量を含む。
(3)　間食は、幼児の好きなだけ摂取させてよい。
(4)　咀しゃく機能は、１歳頃に完成される。
(5)　クワシオルコルでは、主にエネルギー摂取量が不足している。

解　説 ……………………………………………………………… 正答 (2)

(1)　誤り。基礎代謝基準値は１～２歳が最も高く、年齢階級が上がるにつれ低下していく。
(2)　正しい。17歳までの推定エネルギー必要量には、成長に伴う組織増加分のエネルギー(エネルギー蓄積量)が含まれている。
(3)　誤り。間食は１日の総エネルギー摂取量の10～20％程度の量を目安とし、１日１～２回とする。
(4)　誤り。咀しゃく機能は、乳歯の生え揃う３歳頃に完成される。
(5)　誤り。エネルギー摂取量が不足しているのはマラスムスである。クワシオルコルでは、たんぱく質の欠乏が主体である。

8　学童期

1　学童期の成長・発達

1　身長・体重の増加

6～11歳(小学校１～６年生)までを**学童期**という。身長・体重の増加は、学童期前半は比較的緩やかであるが、後半は著しい。６～９歳では、身長は約５cm、体重は約３kg 増加する。９歳までは、身長・体重ともに男子のほうが優位に推移するが、女子の発育のピークが９～11歳であるのに対し、男子のピークは12～14歳であるため、**女子の身長・体重は一時的に男子を上回る**。また、学童期後半を過ぎると**第二次性徴**が出現する。

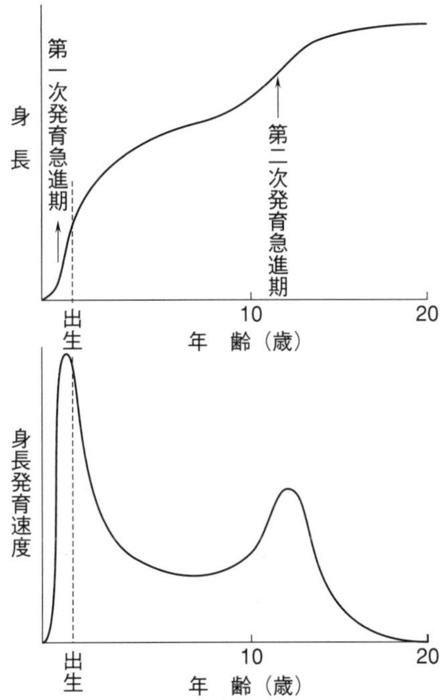

身長発育の一般的経過

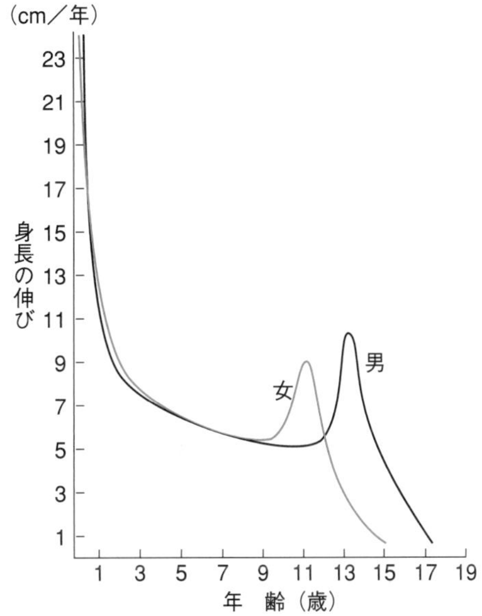

身長発育速度曲線の男女差

2　歯の発育

6歳頃から乳歯が抜けはじめ、**永久歯**がこれにかわる。第一大臼歯(６歳臼歯)が生え、次いでほぼ乳歯の発生順序に従って14歳頃までに**28本**が生える。第三大臼歯(親知らず)がすべてはえ揃うと**32本**となる。

永久歯の萌出時期

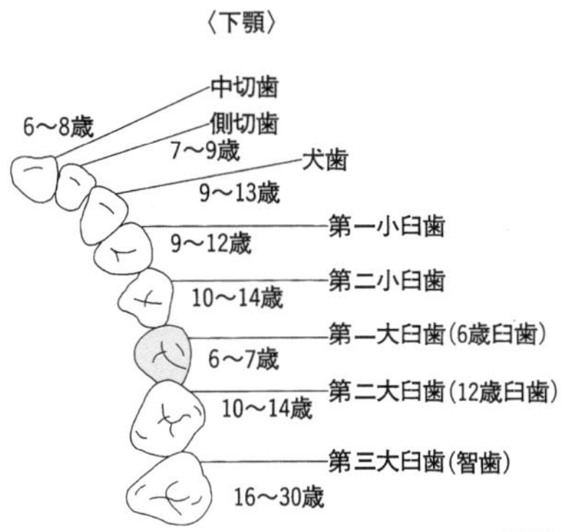

3 脳・免疫系の発達

(1) 脳

脳はほかの身体諸器官よりも早期に発達するため、5～6歳までにその重量は成人の約90％となる。学童期はゆっくりと発達し、学習能力などに関連した知識を蓄積する。

(2) 免疫系

免疫機能と関連の深いリンパ組織、胸腺、扁桃などのリンパ器官は著しく発達して成人期の2倍ほどになり、以後は成人の組織状態に落ち着く。リンパ組織や胸腺の発育に伴い、感染への抵抗力が増加する。

※脳、リンパ組織の発達速度については、Part Ⅲ-3-2 2「連続性と段階性」にある**スキャモンの発育曲線**を参照のこと。

4 精神・運動機能の発達

(1) 精神機能

親からの自立を目指し、次第に**自己管理能力**が発達する。また自己中心性から脱却し、友人との付き合いを通して社会性を養う時期でもある。直観を主とした考え方から論理的、抽象的な思考が可能となり、理解力、記憶力の発達も著しい。

(2) 運動機能

筋肉や骨格の発達に伴い、運動能力の伸びは著しい。粗大運動(全身運動)においては徐々に技巧的な運動が可能になり、微細運動は8歳頃から著しく発達して精巧さや速さが増す。

※学童期は、身体的・精神的な成熟ともに女子のほうが男子を上回る時期である。

2 学童期の病態・疾患

1 肥満とやせ

幼児期と同様、年齢6～17歳の児童・生徒の肥満判定には**肥満度**が用いられる。文部科学省の学校保健統計調査では、6～17歳の児童・生徒において、肥満度が20％以上の者を肥満傾向児、－20％以下の者を痩身傾向児としている。「令和4年学校保健統計調査」によると、肥満傾向児の割合は小学校高学年が最も高く、痩身傾向児の割合は10歳以降は約2～3％台となっている。

肥満度による肥満とやせの判定基準

児童生徒(6歳以上18歳未満)	
肥満度区分	体格の呼称
+50%≦肥満度	高度肥満
+30%≦肥満度<+50%	中等度肥満
+20%≦肥満度<+30%	軽度肥満
−20%<肥満度<+20%	普通
−30%<肥満度≦−20%	軽度やせ
肥満度≦−30%	高度やせ

(日本肥満学会『肥満症診療ガイドライン2022』)

また、発育や栄養状態の評価として、乳幼児期には**カウプ指数**が用いられるのに対し、学童期には**ローレル指数***が適用される。

＊**ローレル指数**　$\frac{体重(kg)}{身長(cm)^3}\times 10^7$ で求められる。詳細については、Part Ⅲ-1-2 2「**身体計測**」を参照のこと。

(1) 肥満

この時期の肥満は成人期の肥満に移行しやすい。肥満の原因としては遺伝的要因のほか、過食、運動不足、ストレス、不規則な生活習慣など環境的要因があげられる。摂取エネルギーが消費エネルギーを上回ることにより起こる**原発性（単純性）肥満**が多い。小児期の肥満は発育異常をはじめ、脂質異常症、高血圧、耐糖能の低下などの**生活習慣病**との関連が指摘されている。小児肥満に対する主な治療法は、食事療法、運動療法、家族ぐるみの認知行動療法（グラフ化体重日記、生活自己管理チェックテストの自己記載、定期的な評価）である。

「令和４年学校保健統計調査」によると、肥満傾向児の出現率は男子10歳、女子11歳で最も高くなっている（10歳男子：15.11％、11歳女子：10.47％）。

■小児の内臓脂肪型肥満の判定

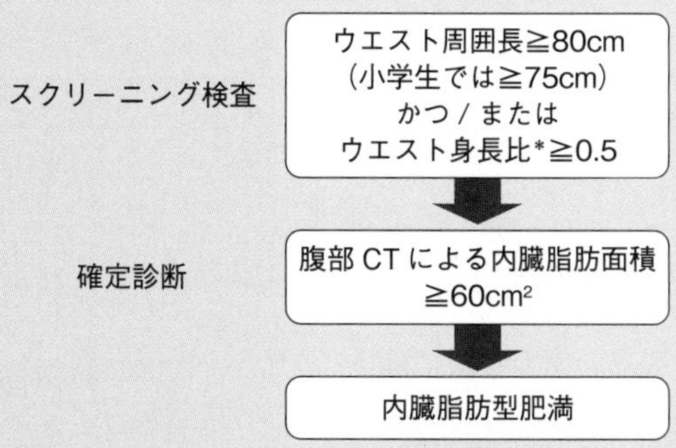

＊ウエスト身長比＝ウエスト周囲長（cm）÷身長（cm）

（日本肥満学会『肥満症診療ガイドライン2022』）

■小児メタボリックシンドロームの診断基準

①ウエスト周囲径：80cm 以上
　ただし、「ウエスト周囲長（cm）÷身長（cm）」が0.5以上の場合もウエスト周囲長増加とする。
②血中脂質：中性脂肪値120mg/dL 以上、かつ／または HDL コレステロール値40mg/dL 未満
③血圧：収縮期血圧125mmHg 以上、かつ／または拡張期血圧70mmHg 以上
④空腹時血糖：100mg/dL 以上
※①があり、②～④のうち２項目を有する場合、小児メタボリックシンドロームと診断する。

（日本肥満学会『肥満症診療ガイドライン2022』）

(2)　やせ

「令和４年学校保健統計調査」による、痩身傾向児の出現率は男女とも10歳以降は約２～３％台となっているが、15歳男子では4.43％と最も高い値になっている。

2　う歯（虫歯）

「令和４年学校保健統計調査」における虫歯のある児童・生徒の割合は、小学校37.02％、中学校28.24％、高校38.30％で、すべての学校種で過去最低値であった。虫歯のある児童・生徒の割合は、昭和50年代半ばをピークにその後は**減少傾向**にある。

3　近視

「令和４年学校保健統計調査」における裸眼視力1.0未満の児童・生徒の割合は、小学校37.88％、中学校61.23％、高校71.56％で、年齢が高くなるにつれておおむね増加傾向となっている。

3　学童期の栄養アセスメントと栄養ケア

1　学童期の食事摂取基準(2020年版)

6歳以降は、身体活動レベルの個人差を考慮するために、**成人と同じ3区分**とされている。

年　齢		6～7歳		8～9歳		10～11歳	
性　別		男子	女子	男子	女子	男子	女子
推定エネルギー必要量 (身体活動レベルⅡ)		1,550kcal/日	1,450kcal/日	1,850kcal/日	1,700kcal/日	2,250kcal/日	2,100kcal/日
たんぱく質		推奨量　30g/日		推奨量　40g/日		推奨量　45g/日	推奨量　50g/日
		目標量　13～20[※1]%エネルギー					
脂質	脂質	目標量　20～30[※1]%エネルギー					
	飽和脂肪酸	目標量　10[※1]%エネルギー以下					
炭水化物	炭水化物	目標量　50～65[※1]%エネルギー					
	食物繊維	目標量　10g/日以上		目標量　11g/日以上		目標量　13g/日以上	
カリウム		目標量　1,800mg/日以上		目標量　2,000mg/日以上		目標量 2,200mg/日以上	目標量 2,000mg/日以上
カルシウム		推奨量 600mg/日	推奨量 550mg/日	推奨量 650mg/日	推奨量 750mg/日	推奨量 700mg/日	推奨量 750mg/日
鉄		推奨量　5.5mg/日		推奨量 7.0mg/日	推奨量 7.5mg/日	推奨量 8.5mg/日	推奨量 8.5(12.0)[※2]mg/日

※1　範囲に関しては、おおむねの値を示したものであり、弾力的に運用すること。
※2　(　)内は、月経血ありの値である。

練習問題

学童期の栄養・発育と肥満に関する記述である。正しいのはどれか。1つ選べ。

(1)　日本人の食事摂取基準(2020年版)の学童期の身体活動レベルは、3区分である。
(2)　永久歯は、8歳前後で生えそろう。
(3)　原発性肥満より二次性肥満が多い。
(4)　学童期の肥満は、成人の肥満に移行しにくい。
(5)　肥満傾向児の割合は、高学年より低学年で高い。

解説 ………………………………………………………………… 正答 (1)

(1)　正しい。身体活動レベルは、6～74歳が3区分であり、6歳未満が1区分、75歳以上が2区分である。
(2)　誤り。永久歯は14歳頃までに生えそろう。
(3)　誤り。学童期の肥満は、二次性肥満より原発性肥満が多い。
(4)　誤り。学童期の肥満は、成人肥満に移行しやすい。
(5)　誤り。肥満傾向児の割合は、低学年より高学年で高い。

9 思春期

1 思春期の成長・発達

1 成長急伸

思春期とは、第二次性徴の出現から完成までの期間(およそ10～18歳)をいい、乳児期に次いで成長の著しい時期である。急速に成長することを成長急伸といい、この時期をスパート期とも呼ぶ。思春期における女子のスパートのピークは9～11歳、男子は12～14歳付近であり、女子のスパートのピークの方が男子より**2～3年早い**。

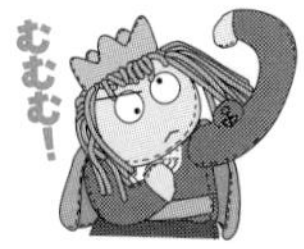

2 第二次性徴

第二次性徴とは性ホルモン(男子：精巣からのテストステロンなど　女子：卵巣からの**エストロゲン**など)などの変化により、内外の生殖器官が成熟することである。男子では骨格や筋肉が発達し、ひげが生え、声変わりや精通などがみられる。女子では乳房の発育が始まり、体の線が丸みを帯び、初潮がみられる。初潮(12歳前後が平均)の起こる**2～3年前**からエストロゲンの分泌量が徐々に増加し始める。

3 精神発達

思春期では身体と精神のバランスがとりにくく、精神的に不安定になりやすい。自己主張も強くなり、第二反抗期となる。

2 思春期の栄養と病態・疾患、生活習慣

1 摂食障害

やせを主徴とする神経性食欲不振症と、過食と嘔吐を繰り返す神経性過食症に分けられる。

(1) **神経性やせ症(神経性食欲不振症)**

神経性やせ症(神経性食欲不振症)は、拒食症、思春期やせ症ともいわれ、**心因性**の摂食障害である。**器質的疾患がない**にもかかわらず、極端なやせ、食行動異常(不食、多食、隠れ食いなど)、やせ願望、**無月経**、徐脈、低血圧、低体温、脱毛、**活動性の亢進**などがみられる。男性に比べ**女性に多い**。非常にやせていても、ボディイメージの障害(やせていてもそのことを認識できないというもの)があるため、**本人は病識に乏しい**。標準体重に近づくことは太ることと考え、体重増加を拒むことが多い。

旧厚生省診断基準

1．標準体重の－20％以上のやせ
2．食行動の異常（不食、多食、隠れ食いなど）
3．体重や体型についてのゆがんだ認識（体重増加に対する極端な恐怖など）
4．発症年齢：30歳以下
5．（女性ならば）無月経
6．やせの原因と考えられる器質性疾患がない

（厚生省特定疾患・神経性食欲不振症調査研究班、1998年による）

神経性やせ症／神経性無食欲症（神経性食欲不振症）の診断基準（DSM－Ⅴ）

A．必要量と比べてカロリー摂取を制限し、年齢、性別、成長曲線、身体的健康状態に対する有意に低い体重に至る。有意に低い体重とは、正常の下限を下回る体重で、子どもまたは青年の場合は、期待される最低体重を下回ると定義される。
B．有意に低い体重であるにもかかわらず、体重増加または肥満になることに対する強い恐怖、または体重増加を妨げる持続した行為がある。
C．自分の体重または体型の体験の仕方における障害、自己評価に対する体重や体型の不相応な影響、または現在の低体重の深刻さに対する認識の持続的欠如。

（Diagnostic and Statistical Manual of Mental Disorders, Fifth Edition, 2013）

(2)　神経性過食症

神経性過食症は、本人の意図に反して多量の食物を摂取してしまう状態のもので、過食症ともいわれる。体重は肥満からやせまでさまざまである。生理的な反応による過食ではなく、拒食の反動としての心理的欲求によるものであり、過食後に食べてしまったことを後悔し、意図的な**嘔吐**を繰り返す。嘔吐のほか、下剤や利尿薬の乱用、過度の運動、絶食などの異常行動をとり、体重増加を防ごうとする。

(3)　摂食障害の治療・栄養教育

治療に際しては心身両面からのアプローチが必要で、**心理療法**（**認知行動療法***が一般的）、**家族療法**、食事療法などを並行的に行うことが重要である。食行動の異常について、全面的に否定せず、共感を示しながら、栄養や食事に関する正しい知識を教育し、食行動の矯正を図る。神経性食欲不振症では、当初は食べることに恐怖を覚えるため、患者が好む食べやすい食品を容認しつつ、段階的に摂取エネルギーを確保する。

＊**認知行動療法**　行動科学理論に基づき、不適応的な認知に気づかせ、思考習慣を変化させることによって不適応行動を変容させる心理療法の1つ。

2　貧血

思春期にみられる貧血の多くは**鉄欠乏性貧血**である。著しい成長のために循環血液量が増加するが、造血がこれに追いつかない場合、貧血となる。女子では**月経**の開始に伴う出血による貧血もみられる。また、激しいスポーツによるスポーツ性貧血*を起こす者も多い。

※スポーツ性貧血については、Part Ⅲ-13-4 2「スポーツ性貧血」を参照のこと。

3　起立性調節障害

起立性調節障害とは、めまいや立ちくらみなどの症状のほかに、吐き気、嘔吐、腹痛、精神の無力症状など種々の訴えを示す症候群である。思春期に多くみられるので、成長過程における生理的現象の一部であると考えられている。

3　思春期の栄養アセスメントと栄養ケア

1　思春期の食事摂取基準（2020年版）

身体発育や性成熟に伴い、各栄養素の必要量は**最大ゾーン**にあり、男女の差が拡大する。

特にカルシウムについて、**1日当たりの蓄積量と吸収率が急激に増加**し、骨量の増加スピードが最大となる。高齢期の骨粗鬆症予防のためにも、この時期の継続的なカルシウムの摂取強化は重要である。カルシウムは、全年代を通じて**男女とも12～14歳で最も高い推奨量が設定されている。**

カルシウムの体内蓄積量と見かけの吸収率

年齢	体内蓄積量（mg/日）		見かけの吸収率（%）	
	男性	女性	男性	女性
1～2歳	99	96	40	40
3～5歳	114	99	35	35
6～7歳	99	86	35	35
8～9歳	103	135	35	35
10～11歳	134	171	40	45
12～14歳	242	178	45	45
15～17歳	151	89	45	40
18～29歳	38	33	30	30
30～49歳	0	0	27	25
50～64歳	0	0	27	25
65～74歳	0	0	25	25
75歳以上	0	0	25	25

思春期のエネルギーと主な栄養素の食事摂取基準

年　齢		12～14歳		15～17歳	
性　別		男子	女子	男子	女子
推定エネルギー必要量（身体活動レベルⅡ）		2,600kcal/日	2,400kcal/日	2,800kcal/日	2,300kcal/日
たんぱく質		推奨量　60g/日	推奨量　55g/日	推奨量　65g/日	推奨量　55g/日
		目標量　13～20[※1]%エネルギー			
脂質	脂質	目標量　20～30[※1]%エネルギー			
	飽和脂肪酸	目標量　10[※1]%エネルギー以下		目標量　8[※1]%エネルギー以下	
炭水化物	炭水化物	目標量　50～65[※1]%エネルギー			
	食物繊維	目標量　17g/日以上		目標量19g/日以上	目標量18g/日以上
カリウム		目標量　2,400mg/日以上		目標量 3,000mg/日以上	目標量 2,600mg/日以上
カルシウム		推奨量1,000mg/日	推奨量800mg/日	推奨量800mg/日	推奨量650mg/日
鉄		推奨量 10.0mg/日	推奨量　8.5 (12.0)[※2]mg/日	推奨量 10.0mg/日	推奨量　7.0 (10.5)[※2]mg/日

※1　範囲に関しては、おおむねの値を示したものであり、弾力的に運用すること。
※2　（　）内は、月経血ありの値である。

練習問題

思春期の女子に関する記述である。正しいのはどれか。１つ選べ。

(1)　思春期発育急進現象(思春期スパート)の開始は、男子より遅い。

(2)　卵胞刺激ホルモン(FSH)の分泌量は、思春期前に比べ低下する。

(3)　カルシウム蓄積速度は、思春期前半に最大となる。

(4)　貧血の多くは、巨赤芽球性貧血である。

(5)　神経性やせ症(神経性食欲不振症)は、男子より少ない。

解　説　……………………………………………………　正答　(3)

(1)　誤り。思春期スパートの開始は、女子の方が男子より２～３年早い。

(2)　誤り。卵胞刺激ホルモン(FSH)の分泌量は、思春期前に比べ増加する。卵胞刺激ホルモンは下垂体前葉から分泌されるホルモンで、卵胞の成熟と精子形成に働く。

※女性における血中ゴナドトロピン(卵胞刺激ホルモン、黄体形成ホルモン)濃度は、胎生期と出生直後の乳児期前半頃にピークがみられる。その後、血中濃度は小児期には低値であるが、思春期が到来すると徐々に上昇していき、次第に１か月周期の定期的な振動が開始される。そして、50歳前後の閉経期に向かって血中濃度は再び上昇する。

(3)　正しい。

(4)　誤り。思春期の貧血の多くは鉄欠乏性貧血である。思春期の著しい成長により循環血液量が増加するため鉄の需要が増大するが、供給とのバランスがとれない場合に貧血となる。女子では、月経開始による出血(鉄損失の増大)も貧血の一因となる。

(5)　誤り。神経性やせ症患者のほとんどは、30歳以下の女性である。

練習問題

神経性やせ症(神経性食欲不振症)の症候である。正しいのはどれか。１つ選べ。

(1)　血清トリヨードサイロニン(T_3)値の上昇

(2)　高カリウム血症

(3)　頻脈

(4)　食行動異常

(5)　活動量の低下

解　説　……………………………………………………　正答　(4)

(1)　誤り。神経性やせ症ではエネルギー消費が抑制されるため、血清トリヨ－ドサイロニン(甲状腺ホルモンの１つ)値の上昇はみられない。

(2)　誤り。神経性やせ症の患者には、過食してすぐ吐き出す、下剤や利尿薬などを用いて体外に排泄するという不適切な代償行為を行うケ－スが多く、カリウムを損失する。そのため、低カリウム血症をきたすことが多い。

(3)　誤り。徐脈がみられる。

(4)　正しい。不食、多食、隠れ食いなどの食行動異常がみられる。

(5)　誤り。活動量の増加(活動性の亢進)がみられる。

10 成人期

成人期は、若年成人期(思春期以降～29歳)、壮年期(30～49歳)、実年期(50～64歳)に分けることができる。30歳を過ぎると臓器機能が年齢の推移とともに直線的に低下していき、代謝能力の低下が起こる。また、基礎代謝量の低下と身体活動量の低下によりエネルギー必要量も低下する。これに習慣的なエネルギーの過剰摂取やライフスタイルの欧米化が加わり、**メタボリックシンドローム**や**生活習慣病の発症**がみられるようになる。

※メタボリックシンドロームの詳細については、PartⅠ-16-2「メタボリックシンドローム」を参照のこと。

「日本人の食事摂取基準(2020年版)」において成人期に目標量が算定されている栄養素

年　齢	18～29歳		30～49歳		50～64歳	
性　別	男性	女性	男性	女性	男性	女性
たんぱく質	13～20※%エネルギー				14～20※%エネルギー	
脂質	20～30※%エネルギー					
飽和脂肪酸	7%エネルギー以下					
炭水化物	50～65※%エネルギー					
食物繊維	男性：21g/日以上　女性：18g/日以上					
食塩相当量	男性：7.5g/日未満　女性：6.5g/日未満					
カリウム	男性：3,000mg/日以上　女性：2,600mg/日以上					

※範囲に関しては、おおむねの値を示したものであり、弾力的に運用すること。

練習問題

「日本人の食事摂取基準(2020年版)」に基づいた18～64歳におけるエネルギー比率の目標量についての記述である。正しいのはどれか。1つ選べ。

(1)　たんぱく質の範囲は、15～20%である。

(2)　総脂質の上限は、25%である。

(3)　飽和脂肪酸の下限は、7%である。

(4)　*n*－6系脂肪酸の上限は、10%である。

(5)　炭水化物の上限は、65%である。

解　説 ………………………………………… 正答 (5)

(1)　誤り。たんぱく質の範囲は、18～49歳が13～20%エネルギー、50～64歳が14～20%エネルギーである。

(2)　誤り。脂質の範囲は20～30%エネルギーである。

(3)　誤り。飽和脂肪酸は7%エネルギー以下とされており、上限が7%である。

(4)　誤り。*n*－6系脂肪酸に目標量は設定されていない。*n*－6系及び*n*－3系脂肪酸に設定されている指標は目安量である。

(5)　正しい。炭水化物の範囲は50～65%エネルギーである。

11 更年期(閉経期)

1 更年期の生理的変化

更年期とは、卵巣機能が生理的に減退し、停止するまでの期間をいい、閉経前後の数年間を指す。閉経年齢の平均は約50歳であり、更年期は個人差があるものの、年齢的には45〜55歳に相当する。更年期では、卵胞数の減少に伴い、卵巣からの**エストロゲンの分泌は減少する**。また、排卵が起こらなくなるため、排卵後の卵巣にある黄体から分泌される**プロゲステロンも減少する**。

※エストロゲンには、破骨細胞の働きを抑制して骨吸収を抑える作用がある。エストロゲンの分泌が減少する更年期では骨吸収が亢進して骨粗鬆症のリスクが高まる。

エストロゲンの分泌低下によって、次のような種々の変化が起き、さまざまな症状を誘導する。

- **下垂体前葉からの卵胞刺激ホルモン(FSH)と黄体形成ホルモン(LH)の分泌増加**
  →ホルモンバランスの崩れ→自律神経失調症

エストロゲンの分泌調節

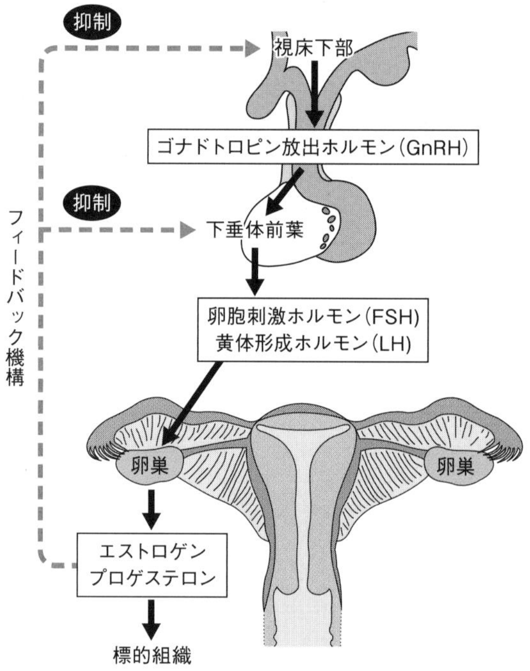

卵巣からのエストロゲンの分泌が低下すると、ネガティブ・フィードバック機構による上位ホルモンの分泌が抑制されず、下垂体前葉からの卵胞刺激ホルモン(FSH)と黄体形成ホルモン(LH)の分泌が増加する。FSH と LH を併せて**ゴナドトロピン(性腺刺激ホルモン)**という。

- **血清 LDL コレステロール値の上昇・HDL コレステロール値の低下、血管の弾力性低下**
  →動脈硬化症、脂質異常症→虚血性心疾患

※エストロゲンの分泌が減少する更年期では、血管内皮細胞における**一酸化窒素(NO)の産生も低下**する。一酸化窒素は、血管拡張、平滑筋細胞増殖抑制、血小板凝集抑制など多面的に作用するので、**エストロゲンの抗動脈硬化作用**に深く関係していると考えられている。

●**インスリン感受性の低下→ 2 型糖尿病**

※血中のインスリン濃度に見合ったインスリン作用が得られない状態をインスリン感受性の低下という。

●**骨吸収の促進→骨密度の低下→骨粗鬆症**

2　更年期の栄養と病態・疾患及び栄養ケアのあり方

1　更年期障害

更年期に起こる不定愁訴を主訴とした症候群を**更年期障害**といい、50～60%の女性にみられる。**顔面潮紅**、**ほてり**、**のぼせ**、冷え性、心悸亢進、発汗亢進、頭痛、めまい、肩こり、腰痛などの自律神経症状と、**抑うつ**、**不眠**、いらだち、気力減退、疲労感などの精神神経症状がみられる。治療として、心理療法、薬物療法(ホルモン補充療法など)、対処療法が用いられる。

2　骨粗鬆症

閉経によるエストロゲン分泌量の低下や加齢により骨密度が減少し、骨粗鬆症を発症しやすくなる。特に更年期以降の女性に多くみられる。

※骨粗鬆症の詳細については、Part I-23-3「骨粗鬆症」を参照のこと。

練習問題

更年期の女性に起こる変化である。正しいのはどれか。1つ選べ。

(1)　血清 HDL-コレステロール値の上昇

(2)　エストロゲン分泌量の増加

(3)　黄体形成ホルモン(LH)分泌量の増加

(4)　卵胞刺激ホルモン(FSH)分泌量の減少

(5)　骨吸収の抑制

解　説　……………………………………………………………………………　正答　(3)

(1)　誤り。エストロゲンにはHDLの生成亢進作用やLDLの組織への取り込み促進作用があるため、エストロゲン分泌の減少する更年期には、血清 HDL-コレステロール値は低下し、血清 LDL-コレステロール値は上昇する。

(2)　誤り。エストロゲンの分泌は減少する。

(3)　正しい。

(4)　誤り。卵胞刺激ホルモン(FSH)の分泌は増加する。卵胞刺激ホルモンと黄体形成ホルモンを併せて性腺刺激ホルモン(ゴナドトロピン)という。

(5)　誤り。エストロゲンには骨吸収抑制作用があるため、エストロゲン分泌の減少する更年期には、骨吸収が亢進し、骨吸収が骨形成を上回ることで骨密度が低下する。このため、骨粗鬆症のリスクが高まる。

12 高齢期

1 高齢期と老化

一般に65歳以上を高齢期というが、さらに65～74歳を前期高齢者、75歳以上を後期高齢者と呼んで区分することもある。

加齢に伴い、ほとんどの組織で**実質細胞の数が減少し**、その結果、**組織重量は減少する**。それに伴って組織の生理的・代謝的機能が減衰し、生体機能の**恒常性維持に障害をきたし老化が**もたらされる。老化には、加齢による生理的老化と疾病による病的老化の２つがあり、生理的老化は、自然環境、放射線・紫外線、化学物質、病原性微生物、生活習慣などの外的環境因子に大きく影響される。

2 高齢期の生理的特徴

1 感覚機能

(1) 視覚

・水晶体の弾力性低下、毛様体筋の萎縮による調節力の低下(40歳以降自覚：老視、老眼)、暗順応の低下、視野の狭窄、色覚の低下

(2) 聴覚

・聴力の低下(**高音域**より始まる)、語音の弁別能力の低下(母音よりも子音が聞き分けにくい)

(3) 味覚

・**味覚感受性が低下するため、味覚閾値は上昇する。**一般に塩味の閾値上昇が大きいといわれるが、個人差が大きい。

2 咀嚼・嚥下機能

・唾液分泌量の低下、歯の欠損、舌の運動機能の低下などにより、**咀嚼機能が低下**する。予防として、**口腔ケア**が大切である。

・**嚥下反射が低下**し、食物が食道に行かず気管に入ってしまう**誤嚥**を起こしやすくなる。誤嚥は気管支炎や**肺炎**を起こす原因になる。誤嚥を防ぐためには、顎《あご》を引いた姿勢をとるようにして食べさせるとよい。

・脳血管障害(脳卒中)、パーキンソン病、認知症などの疾患により嚥下障害となることがある。

・咀嚼・嚥下障害は、糖質などの軟らかい食品の摂取量を増加させ、**たんぱく質、ビタミン、ミネラル、食物繊維不足**の原因となる。

・咀嚼・嚥下障害の程度に応じ、食物に**とろみ**をつける、切り方を工夫する、ミキサー食にするなど調理方法を工夫する。

※嚥下障害の詳細については、PartⅠ-17-2「嚥下障害」を参照のこと。

3 消化・吸収機能

・消化管粘膜の**萎縮**により、消化酵素、粘液、胃酸、膵液などの分泌量や消化酵素の活性が低下し、消化不良を起こしやすくなる。

・腸の蠕動運動機能が低下し、**慢性便秘**を起こしやすくなる。

消化酵素活性の加齢変化

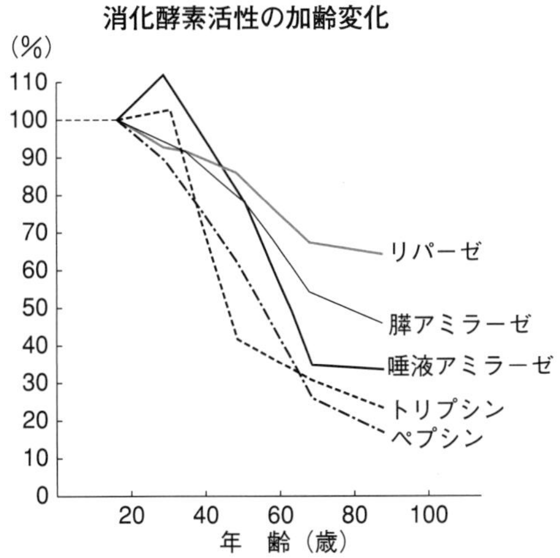

4 代謝機能

・活性組織量の低下により、体重当たりの**基礎代謝量が低下**する。

・インスリン分泌量の減少、インスリン感受性の低下により、**耐糖能*****が低下**する。このため、空腹時血糖値は一般に上昇する。また、**体脂肪の増加**は、インスリン感受性を低下させる。

→ 2 型糖尿病の危険性

＊**耐糖能**　上昇した血糖値を速やかに正常レベルに低下させる機能。

・恒常性維持機能が低下するため、脂質異常症、高血糖、高尿酸血症などを起こしやすくなる。

・たんぱく質合成速度及び分解速度が低下する。肝臓におけるアルブミン合成速度も低下し、血清アルブミン値が低下する。

5 体組成

・体組成は加齢に伴って変化し、**体たんぱく質と細胞内水分の割合が減少し、体脂肪の割合が増加する**。これは**筋肉量の低下**によるものである。なお、細胞外水分の割合はあまり変化しない。

・**結合組織においてコラーゲンが増加するため、総体たんぱく質に占めるコラーゲンの割合は増加する**。なお、**骨組織におけるコラーゲン量は減少**する。

体組成の経時的変化

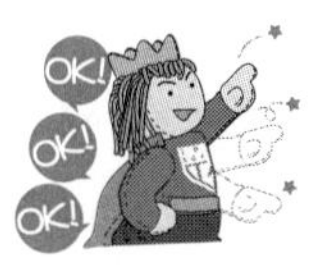

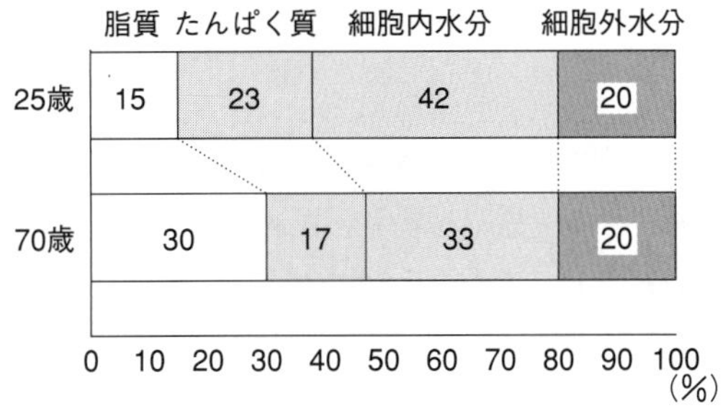

6 身体活動レベルの低下と日常生活動作(ADL)の低下

循環、呼吸、運動機能の低下、精神的意欲の減退などにより、身体活動レベルや日常生活動作(ADL)能は低下する。ADLの低下した高齢者では、低栄養になりがちである。

(1) ADL(日常生活動作)

移動、食事、排泄、入浴など、日常生活を営むために不可欠な機能のこと。ADLの指標の1つにバーセルインデックス(BI)がある。

バーセルインデックス

食事	自立(10) 部分介助(5) 全介助(0)
車椅子から ベッドへの移乗	自立(15) 軽度の部分介助または監視を要す(10) 座ることは可能であるがほぼ全介助(5) 全介助または不可能(0)
整容	自立(洗面、整髪、歯みがき、ひげ剃り)(5) 部分介助または全介助(0)
トイレ動作	自立(10) 部分介助(5) 全介助または不可能(0)
入浴	自立(5) 部分介助または全介助(0)
歩行	45m以上の歩行、補装具の使用の有無は問わない(15) 45m以上の介助歩行、歩行器の使用を含む(10) 歩行不能の場合、車椅子にて45m以上の操作可能(5) 上記以外(0)
階段昇降	自立(10) 介助または監視を要する(5) 不能(0)
着替え	自立(10) 部分介助(5) 上記以外(0)
排便 コントロール	失禁なし(10) 時に失禁あり(5) 上記以外(0)
排尿 コントロール	失禁なし(10) 時に失禁あり(5) 上記以外(0)

ADL　合計　　　点

(2) IADL(手段的日常生活動作)

電話の使用、買い物、家事、交通機関の利用、服薬・金銭の管理など、社会生活を送る上で必要となる、ADLより高度な機能のこと。一般に、IADLの障害はADLの障害に先立って起こる。高齢者の生活自立度を評価するには、ADLだけでなく、IADLも考慮する必要があるといわれる。

7 食事摂取量の低下

- 食欲不振により食事摂取量が減少し、**低栄養**及び**水分不足状態**に陥りやすい。このため、食べたいものを食べやすいよう調理する、色彩や香り、配膳や盛り付け等に配慮し食欲を引き出す、楽しい食事の雰囲気作りをするなどの工夫が大切である。
- 渇中枢機能の低下により口渇感が鈍くなるため、**水分不足状態**に陥りやすい。→**脱水**の危険性

3 高齢期の疾患・病態

高齢期における疾病構造の特徴として、以下の点があげられる。

① 症状や障害に個人差が大きく、非定型であることが多い。
② 複数の疾患に罹患していることが多い。
③ 症状の長期化や合併症を起こしやすい。
④ 薬剤による副作用を起こしやすい。
⑤ 意識障害や精神障害を起こしやすい。
⑥ 廃用症候群*が現れやすい。
⑦ 疾患の発症や予後に、心理、社会、環境からの影響を受けやすい。
⑧ 病態や検査の基準値、薬剤に対する反応が若年者と異なることがある。

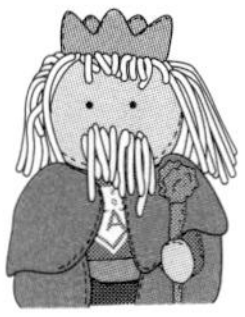

＊**廃用症候群** 生体器官の活動が制限されることで臓器の組織が萎縮し、本来の機能に支障をきたした状態。生活の不動性によって生じるもので、寝たきりや安静状態が長く続く場合などにみられる。筋萎縮や関節拘縮、心肺機能低下、褥瘡、骨粗鬆症、起立性低血圧、抑うつ、便秘などの症状が多重に現れる。老年症候群と共通した部分も多い。

1 低栄養(たんぱく・エネルギー栄養障害：PEM)

加齢に伴う生理的、社会的及び経済的問題は、高齢者の栄養状態に影響を与える。高齢者の代表的な低栄養の要因には次のようなものがある。

① 社会的要因：独居、介護力不足・ネグレクト、孤独感、貧困
② 精神的心理的要因：認知機能障害、うつ、誤嚥・窒息の恐怖
③ 加齢の関与：嗅覚・味覚障害、食欲低下
④ 疾病要因：臓器不全、炎症・悪性腫瘍、疼痛、義歯など口腔内の問題、薬物副作用、咀嚼・嚥下障害、日常生活動作障害、消化管の問題(下痢・便秘)
⑤ その他：不適切な食形態の問題、栄養に関する誤認識、医療者の誤った指導

低栄養の評価は、体重減少率、BMI、上腕周囲長、血清アルブミン値、食事量などから総合的に行う。

2 褥瘡《じょくそう》(床ずれ)

身体に加わった外力(圧迫、ずれ、摩擦など)が骨と皮膚表層の間の軟部組織の血流を低下・停止させ、この状況が一定時間持続されて組織が不可逆的な阻血性障害に陥った病態を褥瘡という。発症してからの時間経過によって、**発赤**、**水疱**、**びらん**、**潰瘍**といった病変を形成する。

褥瘡は**寝たきり**や麻痺などの障害により同じ姿勢を保つことが原因で起こる。さらに、**栄養状態の不良**、浮腫、**失禁や多汗による湿潤**、摩擦、加齢、貧血などは褥瘡の危険因子となる。栄養アセスメント指標の１つである**血清アルブミン値**が3.5g/dL 以下では褥瘡発生のリスクが高いとされている(高齢者の場合は3.0g/dL 以下を用いて評価することもある)。また、褥瘡発生の危険因子として特に注意すべき疾患として、うっ血性心不全、骨盤骨折、脊髄損傷、**糖尿病**、脳血管疾患、慢性閉塞性肺疾患(COPD)が挙げられている。

好発部位は、皮下脂肪組織が少なく、生理的に骨が突出している**仙骨部**、**大転子部**、踵骨部、腸

骨部、坐骨部などである。

体位による褥瘡発生部位

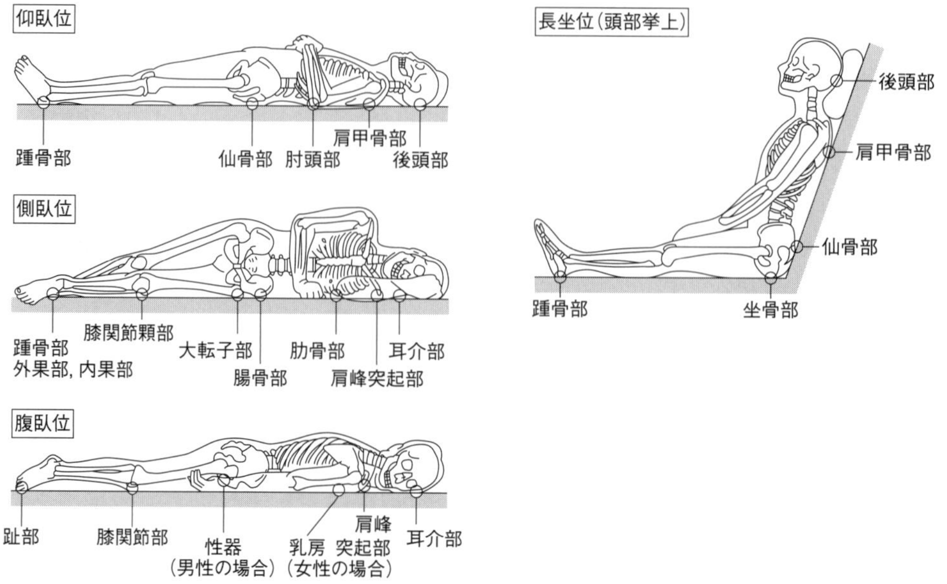

褥瘡の発生リスクを予測・評価する方法として、一般に**ブレーデンスケール**が用いられている。また、褥瘡の重症度（深さ）を評価する方法としては、**DESIGN-R**（日本）やNPUAP（アメリカ）、EPUAP（ヨーロッパ）の分類などが用いられている。

ブレーデンスケール

	1点	2点	3点	4点
知覚の認知	全く知覚なし	重度の障害あり	軽度の障害あり	障害なし
湿潤	常に湿っている	たいてい湿っている	ときどき湿っている	めったに湿っていない
活動性	臥床	坐位可能	ときどき歩行可能	歩行可能
可動性	全く体動なし	非常に限られる	やや限られる	自由に体動する
栄養状態	不良	やや不良	良好	非常に良好
摩擦とずれ	問題あり	潜在的に問題あり	問題なし	――――

※最低6点、最高23点。点数が低いほど褥瘡発生率が高まる。

治療は、体位変換やクッション、マットレスなどの利用による**体圧分散**（圧力・ずれ力の排除）とスキンケア、内的要因である栄養状態の改善を行った上で薬剤による局所療法を行う。

栄養管理においては、褥瘡治癒のための必要エネルギーとして**基礎エネルギー消費量の1.5倍以上を補給すること**（NPUAP/EPUAPガイドラインにおいては30～35kcal/kg体重/日）、創傷治癒の過程で毛細血管新生と線維芽細胞が出現し、通常より多くのたんぱく質が必要となるため、**必要量に見合ったたんぱく質を補給すること**（NPUAP/EPUAPガイドラインにおいては1.25～1.5g/kg体重/日）が勧められている。また、亜鉛、アスコルビン酸（ビタミンC）、アルギニン、L-カルノシン、*n*-3系脂肪酸、コラーゲン加水分解物なども疾患を考慮した上で補給するとよい。さらに、褥瘡患者は脱水になりやすいため、**適切な水分補給**に留意する。

なお、悪性腫瘍、心血管疾患、肝硬変、**糖尿病**などの疾患や副腎皮質ステロイド薬や抗がん剤の使用は、褥瘡治癒を遷延させる危険因子である。

3 認知症

認知症は、**誤嚥**や**摂食行動異常**の原因となりうる。認知症による摂食行動異常は、食べたことを忘れて何度も食事を要求したり、食欲のコントロールが不能になり過食になったり、食べる意欲をなくし拒食になったり、食べる行為そのものを忘れたり、味覚がなくなったり、食べ物の識別ができず異食になるなどさまざまな形で現れる。

認知機能の評価法には、**改訂長谷川式簡易知能評価スケール**(**HDS－R**)や**MMSE**(Mini Mental State Examination)などがある。

※認知症の詳細については、Part I -21-13「**認知症**」を参照のこと。

改訂長谷川式簡易知能評価スケール(HDS－R)

1	お歳はいくつですか？　(2年までの誤差は正解)		0　1
2	今日は何年の何月何日ですか？　何曜日ですか？ (年月日、曜日が正解でそれぞれ1点ずつ)	年 月 日 曜日	0　1 0　1 0　1 0　1
3	私たちがいまいるところはどこですか？ (自発的にでれば2点、5秒おいて家ですか？　病院ですか？　施設ですか？のなかから正しい選択をすれば1点)		0　1　2
4	これから言う3つの言葉を言ってみてください。あとでまた聞きますのでよく覚えておいてください。 (以下の系列のいずれか1つで、採用した系列に○印をつけておく) 1：a) 桜　b) 猫　c) 電車　　2：a) 梅　b) 犬　c) 自動車		0　1 0　1 0　1
5	100から7を順番に引いてください。(100－7は？、それからまた7を引くと？　と質問する。最初の答えが不正解の場合、打ち切る)	(93) (86)	0　1 0　1
6	私がこれから言う数字を逆から言ってください。(6-8-2、3-5-2-9を逆に言ってもらう、3桁逆唱に失敗したら、打ち切る)	2-8-6 9-2-5-3	0　1 0　1
7	先ほど覚えてもらった言葉をもう一度言ってみてください。 (自発的に回答があれば各2点、もし回答がない場合以下のヒントを与え正解であれば1点)　a) 植物　b) 動物　c) 乗り物		a：0　1　2 b：0　1　2 c：0　1　2
8	これから5つの品物を見せます。それを隠しますのでなにがあったか言ってください。 (時計、鍵、タバコ、ペン、硬貨など必ず相互に無関係なもの)		0　1　2 3　4　5
9	知っている野菜の名前をできるだけ多く言ってください。(答えた野菜の名前を右欄に記入する。途中で詰まり、約10秒間待ってもでない場合にはそこで打ち切る) 0～5＝0点、6＝1点、7＝2点、8＝3点、9＝4点、10＝5点		0　1　2 3　4　5

※30点満点中、20点以下を認知症の疑いありとする。

MMSE

	質問内容	回答	得点
1	今年は何年ですか いまの季節は何ですか 今日は何月何日ですか 今日は何曜日ですか	年 月 日 曜日	／5
2	ここは都道府県でいうとどこですか ここはなに市ですか ここはなに病院ですか ここは何階ですか ここはなに地方ですか（例：東北地方）	 市 病院 階 地方	／5
3	これから言う三つの言葉を言ってみてください あとでまた聞きますのでよく覚えておいてください 例：1）サクラ・猫・電車　2）みかん・はさみ・車 何回くりかえしたか	 回	／3
4	100から7を順番に引いてください	93, 86, 79, 72, 65	／5
5	3で提示した物品名を再度言ってもらう		／3
6	（時計を見せながら）これは何ですか （鉛筆を見せながら）これは何ですか		／2
7	次の文章を繰り返してもらう（1回のみ） 「みんなで、力を合わせて綱を引きます」		／1
8	（3段階の命令） 「大きい方の紙を取ってください」 「それを半分に折ってください」 「それを私にください」		／3
9	次の文章を読んで、その指示に従ってください 「目を閉じてください」		／1
10	（何か文章を書いてください）		／1
11	（次の図形を書いてください）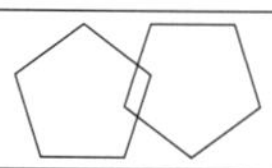		／1
		得点合計	／30

※30点満点中、23点以下を認知症の疑いありとする。
（注）設問3：1語に1秒かけ、繰り返してもらう。この段階でいくつ答えられたかで採点をする。この時、一つでも誤答や思い出せない物品があれば、最高6回まで同じことを繰り返す。これは設問5の前提になるもので、もし6回行っても全問正解できない場合は、設問5は無意味となる。
設問4：この設問では計算力だけでなく、注意の集中についても検査しているため、計算の途中で「93引く7は？」などと前段階の答えをいってはならない。
設問10：自発的な文章を書いてもらうのであって、検者が例文を示してはならない。ここでいう文章とは、主語と述語があり、意味のあるものでなければならない。
設問11：角が10個あり、二つの五角形が交叉していることを得点の条件とする。

4　脱水

高齢者は、さまざまな要因により脱水のリスクが高くなる。脱水の予防として、口渇感がなくても、一定量の水分を定期的に補給するよう心がけることが大切である。ただし、水分の過剰摂取は、心臓や腎臓の機能低下などで**浮腫**を招くことがあるので注意が必要である。

〈高齢者が脱水となる主な要因〉

① 体内の水分貯蔵の減少

※筋肉量の減少に伴い細胞内水分が減少する。細胞外水分が減少すると、細胞内水分により補正する仕組みになっているが、細胞内水分が減少している高齢者では、脱水になりやすい。

② 渇中枢機能の低下　　③ 食物摂取量の減少

④ 腎機能の低下

※体内の水分が不足すると、腎において水分の再吸収力（尿濃縮能）が高まり、体水分量を調節する。このため、尿濃縮能の低下した高齢者では、脱水になりやすい。

⑤　**意図的な水分摂取の控え**

※頻尿、尿失禁、下痢の不安から、また、嚥下障害のある人は誤嚥をおそれて水分を控える傾向にある。

⑥　**利尿薬服用による尿量の増加**

※高血圧や心不全等の治療薬

5　尿失禁

成人において、尿が不随意に膀胱から漏れ出す状態を**尿失禁**といい、身体運動機能や認知機能の低下、**骨盤底筋群**の弛緩（弱化）、膀胱の萎縮、**前立腺肥大症**などの疾患、排尿に関する神経の障害などにより、高齢者では尿失禁を起こしやすい。尿失禁は、不眠、尿路感染、褥瘡、自信喪失、うつ状態、社会活動範囲の狭まり（外出や社会参加の断念）などをもたらし、QOL の大きな低下につながる。

尿失禁の分類

分　類		特　徴
機能性尿失禁		排尿機能は正常であるが、身体運動機能の低下や認知症などのために、トイレへの移動が間に合わなかったり、トイレでの排泄動作ができずに漏れる。
器質性尿失禁	切迫性尿失禁	膀胱壁の不随意な収縮により突然に尿意を感じ、我慢できずに漏れてしまう。パーキンソン病、過活動膀胱、脳梗塞の後遺症などでみられる。
	腹圧性尿失禁	**骨盤底筋群**の弛緩により、**咳やくしゃみ**をした時、重い荷物を持った時など、腹圧上昇時に起こる。経産婦である**中年以降の女性**に多くみられる。
	溢流《いつりゅう》性尿失禁	慢性的な尿閉（膀胱内の尿が尿道より排泄できなくなった状態）で、残尿量が大量になると膀胱内圧が上昇し、少量ずつ尿が漏れ出る。前立腺肥大症などでみられる。
	反射性尿失禁	膀胱に尿が溜まると、尿意がないのに排尿が起こる。脊髄損傷、神経疾患などでみられる。
	完全尿失禁（真性尿失禁）	尿道括約筋の損傷や機能異常により、膀胱に尿が保持できず、だらだらと尿が漏れる。術後の膀胱神経の損傷時などにみられる。

6　老人性白内障

老人性白内障は加齢による**水晶体の混濁**で、70～80歳になると、ほとんどすべての人にみとめられる。

7　高齢者総合機能評価（CGA）

高齢者総合機能評価（CGA）は、高齢者を身体的、精神心理的、社会環境の側面から包括的に評価するためのツールである。確立された一定の評価手技に則って測定・評価するが、目的や高齢者の状態によって用いられる評価指標は異なってくる。CGA を行うことによって、高齢者の生活上の問題を抽出することができ、それによって疾患管理や生活介助の具体策、リスクマネジメントを講じることができる。また、CGA は、多職種連携によるチーム医療の共通言語となるツールであり、チーム内で評価結果を共有することで、高齢者の QOL の維持・向上を目指した総合的ケアの実施につなげることができる。

診察時の生活機能低下のスクリーニングとして用いられるものに **CGA 7** がある。CGA 7 は最も簡易な総合機能評価方法であり、次の表で示すように 7 つの評価項目により評価する。5 分以内で実施可能であり、臨床心理士など特別な技術者を必要とせず、スクリーニング検査としての感度が高い。CGA 7で問題があった場合は、「次へのステップ」に示されたより詳細な総合機能評価を実施する。

CGA 7

項目番号	質問	調査内容	正否と大まかな解釈	次へのステップ
①	＜外来患者＞ 診察時に被験者の挨拶を待つ	意欲	正：自分から進んで挨拶する 否：挨拶ができない⇒意欲の低下	Vitality Index
	＜入院患者・施設入所者＞ 自ら定時に起床するか、もしくはリハビリテーションへの積極性で判断		正：自ら定時に起床する、またはリハビリテーションその他の活動に積極的に参加する 否：起床できない、またはリハビリテーションその他の活動に積極的に参加できない⇒意欲の低下	
②	「これから言う言葉を繰り返して下さい（桜、猫、電車）」、「あとでまた聞きますから覚えておいて下さい」	認知機能	正：可能（できなければ④は省略） 否：復唱ができない⇒難聴、失語などがなければ中等度の認知症が疑われる	MMSE または HDS-R
③	＜外来患者＞ 「ここまでどうやって来ましたか？」	手段的 ADL	正：自分でバス、電車、自家用車を使って移動できる 否：付き添いが必要⇒虚弱か中等度の認知症が疑われる	IADL 尺度
	＜入院患者・施設入所者＞ 「普段バスや電車、自家用車を使ってデパートやスーパーマーケットに出かけますか？」			
④	「先程覚えていただいた言葉を言って下さい」	認知機能	正：ヒントなしで全部正解。認知症の可能性は低い 否：遅延再生（近時記憶）の障害⇒軽度の認知症が疑われる	MMSE または HDS-R
⑤	「お風呂は自分ひとりで入って、洗うのに手助けは要りませんか？」	基本的 ADL	正：⑥は失禁なし、もしくは集尿器で自立。入浴と排泄が自立していれば他の基本的 ADL も自立していることが多い 否：入浴、排泄の両者ができない⇒要介護状態の可能性が高い	バーセルインデックス
⑥	「失礼ですが、トイレで失敗してしまうことはありませんか？」			
⑦	「自分が無力だと思いますか？」	情緒・気分	正：無力と思わない 否：無力だと思う⇒うつの傾向がある	GDS－15

4　高齢期の栄養アセスメントと栄養ケア

高齢者が自立した生活を送り、また、心身の健康を保持しながら **QOL** の向上を図るためには、栄養ケア及び栄養教育の果たす役割は極めて大きい。

高齢期の機能低下や栄養状態は**個人差が大きく**、また、高齢者の多くが、何らかの**疾患**を有している。そのため、栄養ケア及び栄養教育にあたっては、年齢だけでなく、**個人の特徴**に十分に注意を払うことが必要である。

1　高齢期の食事摂取基準（2020年版）

(1)　エネルギー

65歳以上では、**フレイルの予防**及び**生活習慣病の発症予防**の両者に配慮する必要があることを踏まえて、当面**目標とする BMI の範囲を21.5～24.9kg/m^2**としている。また、参考表として示された推定エネルギー必要量の算定に用いる身体活動レベルは、**65～74歳でⅠ（低い）＝1.45、Ⅱ（ふつう）＝1.70、Ⅲ（高い）＝1.95、75歳以上でⅠ（低い）＝1.40、Ⅱ（ふつう）＝1.65**とされている。

⑵ たんぱく質

フレイル及びサルコペニアの発症予防を目的とした場合、65歳以上の高齢者では少なくとも1.0g/kg 体重/日以上のたんぱく質を摂取することが望ましい。

「2020年版」では、高齢者のフレイル予防の観点から、総エネルギー量に占めるべきたんぱく質由来エネルギー量の割合(%エネルギー)について、**65歳以上の目標量の下限が13%エネルギーから15%エネルギーに引き上げられた**。

⑶ ビタミンD

65歳以上でも、18〜64歳と同じ値が算定されている(目安量：8.5μg/日)。

ビタミンDは、**カルシウム代謝**や**骨代謝**に密接に関わっており、高齢者においては骨粗鬆症との関連が以前より注目されている。ビタミンDは、腸管でのカルシウム吸収を促すことから、カルシウム摂取量が相対的に少ない日本人にとって重要な栄養素である。低ビタミンD状態は、身体機能の低下、筋力の減少、血中副甲状腺ホルモン濃度の増加、転倒及び骨折のリスク、フレイルのリスクが高いことが報告されている。

ビタミンDは、**紫外線**を浴びることにより皮膚でも産生されるため、**適度な日光浴**は有効な手段である。

練習問題

高齢者の身体機能に関する記述である。正しいのはどれか。１つ選べ。

(1) 身体機能の個人差は、小さくなる。
(2) 食物の胃内滞留時間は、短縮する。
(3) 嚥下反射は、低下する。
(4) 温冷感は、鋭敏になる。
(5) 口渇感は、鋭敏になる。

解 説 ………………………………………………………………………… 正答 ⑶

(1) 誤り。高齢者では、それまでの生活習慣や社会環境の違いなどにより、身体機能の個人差は大きくなる。
(2) 誤り。加齢による胃蠕動運動の低下、胃液分泌量の減少、消化酵素活性の低下などにより、食物の胃内滞留時間は長くなる。
(3) 正しい。高齢者では、嚥下運動をつかさどる筋肉の筋力低下などにより、嚥下反射は低下する。このため、誤嚥を起こしやすくなる。
(4) 誤り。加齢による皮膚感覚の低下により、温冷感は鈍化する。
(5) 誤り。加齢による渇中枢機能の低下により、口渇感は鈍化する。このため、飲水行動が減少して脱水症を起こしやすくなる。

練習問題

褥瘡に関する記述である。**誤っている**のはどれか。１つ選べ。

(1)　評価法には、DESIGN-R®がある。

(2)　肩甲骨部は、好発部位である。

(3)　十分なエネルギー摂取が、必要である。

(4)　滲出液がみられる時には、水分制限を行う。

(5)　予防には、除圧管理が有効である。

解　説　…………………………………………………………………………………… 正答　(4)

(1)　正しい。DESIGN-R®は、日本褥瘡学会が開発した褥瘡状態判定スケールである。褥瘡の重症度を分類するとともに、治癒過程を数量化することを目的に開発された。

(2)　正しい。肩甲骨部は、仰臥位や長坐位における好発部位である。

(3)　正しい。基礎エネルギー消費量の1.5倍以上の十分なエネルギー摂取が必要である。

(4)　誤り。滲出液がみられる時には、たんぱく質の補給を行う。また褥瘡患者では、脱水や循環不全を生じやすいので、適切な水分摂取が必要である。

(5)　正しい。褥瘡の予防には、体位変換やクッションなどを用いた体圧分散などの除圧管理が有効である。

練習問題

Ｋ介護保険施設に勤務する管理栄養士である。デイサービス利用者の食事指導を実施している。対象者は、76歳、女性。身長150cm、体重42kg、BMI 18.7kg/m^2。この１年間で体重が２kg減少した。最近、歩行速度が遅くなり、疲労感が強くなった。この利用者に対して、食事バランスガイドを用いて普段の食生活をたずねた。特に留意すべき料理区分として、**最も適切な**のはどれか。１つ選べ。

(1)　主食

(2)　主菜

(3)　副菜

(4)　菓子・嗜好飲料

解　説　…………………………………………………………………………………… 正答　(2)

75歳以上の目標とするBMI(21.5〜24.9kg/m^2)と照らし合わせると、対象者のBMI 18.7kg/m^2は低体重と判断できる。さらに、この１年間に２kgの体重減少、歩行速度低下、疲労感の増大などから低栄養が憂慮されるため、特にたんぱく質の摂取状況に注目する必要がある。したがって、たんぱく質の供給源として、「主菜」の区分に特に留意すべきである。

13 運動・スポーツと栄養

1 運動とエネルギー代謝

1 エネルギー供給系の分類

身体活動は、筋肉中の高エネルギーリン酸化合物である**ATP(アデノシン三リン酸)**が、ADP(アデノシン二リン酸)とリン酸に加水分解されるときに発生するエネルギーによって行われる。

ATP の加水分解

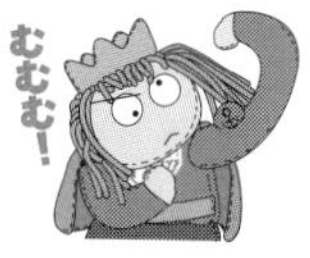

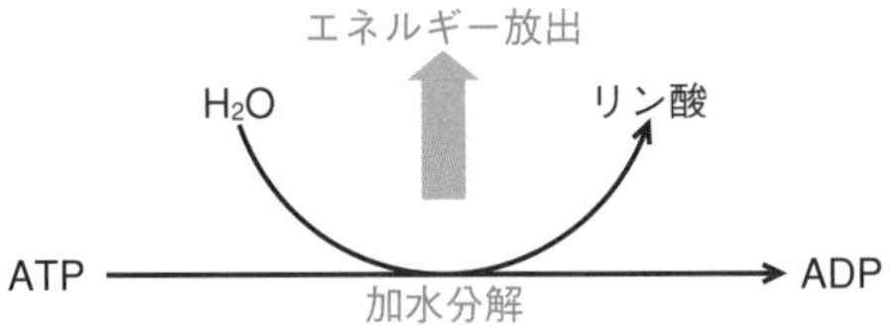

しかし、筋肉中に蓄えられたATPは少量であるため数秒で枯渇する。運動を持続するためには、新しくATPを合成する必要がある。ATP供給系には、酸素を必要としない**無酸素性エネルギー代謝**と酸素を必要とする**有酸素性エネルギー代謝**がある。

(1)　**無酸素性エネルギー代謝**

無酸素性エネルギー代謝には**ATP−クレアチンリン酸(CP)系**と**乳酸系(解糖系)**の2つがあり、どちらも細胞質内で行われる。**短時間の激運動**のエネルギー源となる。

①　**ATP−クレアチンリン酸(CP)系**

筋肉中に蓄えられた**クレアチンリン酸**が、クレアチンとリン酸に分解される際に放出されるエネルギーにより、ADPからATPが合成される。

②　**乳酸系(解糖系)**

筋**グリコーゲン**や血中**グルコース**がピルビン酸にまで分解される過程でATPが合成される。同時に**乳酸**も産生される。筋肉中に蓄積した乳酸は、筋肉疲労の原因となる。

(2)　**有酸素性エネルギー代謝**

糖質、脂質、たんぱく質がクエン酸回路で酸化され、最終的に水と二酸化炭素にまで分解される過程でATPが合成される。ミトコンドリア内で行われ、**長時間の持続的な運動**のエネルギー源となる。

●ATP合成速度……ATP−クレアチンリン酸系＞乳酸系＞有酸素性

●ATP合成量………有酸素性＞乳酸系＞ATP−クレアチンリン酸系

2 糖質代謝と脂質代謝の転換

糖質が無酸素性及び有酸素性代謝過程でエネルギー供給が可能であるのに対して、脂質は有酸素性代謝でのみエネルギーの供給源となる。運動を行うと、筋肉収縮の初期には筋グリコーゲンが利用され、次に血中グルコースが主なエネルギー源となる。そして、**運動が長時間続く場合には、遊離脂肪酸が主として利用されるようになる**。

有酸素性代謝における糖質と脂質の利用割合は、運動強度によって異なり、運動強度が最大酸素摂取量の50％程度では、両者のエネルギー比率はほぼ同じであるが、**運動強度が高くなると糖質の利用比率が増大**し、最大運動ではほとんど糖質のみがエネルギー源となる。

3　有酸素運動と無酸素運動

(1)　**有酸素運動**：ウォーキング、ジョギング、水泳、サイクリングなどの持久力系スポーツ

運動に必要なエネルギー供給の主体が有酸素性代謝である運動を有酸素運動といい、低・中強度で、比較的長時間行うことができる運動で、赤筋によるところが大きい。筋肉疲労の原因となる乳酸の蓄積も少ない。有酸素運動は心臓、肺などの循環器系をはじめ、**全身持久力**を維持・増進する。エネルギー消費量も多く、主に**脂質をエネルギー源とする**ので、肥満、脂質異常症などの**生活習慣病の予防**や、**健康の維持・増進**のための運動として適している。

(2)　**無酸素運動**：短距離走、重量挙げなどのパワー系スポーツ

運動に必要なエネルギー供給の主体が無酸素性代謝である運動を無酸素運動といい、高強度で、短時間しか行うことができない運動で、白筋によるところが大きい。乳酸が多く蓄積する。無酸素運動により**筋力**や**瞬発力**を高めることができる。

4　最大酸素摂取量

酸素摂取量は、運動強度を高めていくと増加し、その後一定となる。個人が、単位時間に体に取り込むことができる酸素量の最大値を最大酸素摂取量といい、単位は**mL/kg/分**で表される。最大酸素摂取量が大きいほど多くのエネルギーを産生することができ、より高い強度の運動をより長い時間実施できる。すなわち、最大酸素摂取量は**全身持久力**を評価する指標となる。最大酸素摂取量を維持・増加するには、**有酸素運動**を行うとよい。

2　体力

1　体力の構成要素

体力には、身体活動を積極的に行うための行動体力と、病気やけが、様々なストレスなどに対抗して生命を維持するための防衛体力がある。

2　体力の測定項目と評価項目

測定項目	握力	上体起こし	長座体前屈	反復横とび	20mシャトルラン	50m走	立ち幅とび	ソフトボール投げ
評価項目	筋力	筋力 筋持久力	柔軟性	敏捷性	全身持久力	スピード	筋パワー （瞬発力）	巧緻性 筋パワー

3　健康増進と運動

運動不足は生活習慣病の大きな危険因子の１つであるため、適度な運動習慣を身に付けることは、健康の保持・増進にとって極めて重要である。さらに、体力や免疫力が低下しがちな高齢者にとって

は、適度な運動がQOLの向上と健康寿命の延伸につながることになる。厚生労働省は、ライフステージに応じた健康づくりのための身体活動(生活活動・運動)を推進することで健康日本21(第2次)の推進に資するよう、「健康づくりのための身体活動基準2013」を改訂し、「健康づくりのための身体活動・運動ガイド2023」を策定した。

1　運動と糖質代謝

運動によって糖質代謝は亢進され、**GLUT 4**による血中グルコースの筋細胞への取り込みが促進される。GLUT 4は、筋細胞や脂肪組織に存在するグルコース輸送体であり、インスリンが細胞膜に作用すると細胞質から細胞膜へ移動し、糖の取り込みを行う(**“インスリン依存性糖輸送機構”**)。筋細胞のGLUT 4は上記のインスリン依存性糖輸送機構の他に運動刺激による**“インスリン非依存性糖輸送機構”**も存在する。これは、運動による筋収縮によりAMPキナーゼが活性化され、これによりGLUT 4が細胞表面へ移動するものである。身体活動は、“インスリン依存性糖輸送機構”と“インスリン非依存性糖輸送機構”の糖輸送系の双方を高めることにより糖質代謝の改善に寄与する。

2　運動と脂質代謝

長期間の持続的な運動によって、脂肪分解、すなわち**トリグリセリド(中性脂肪)の代謝が促進**される。これに伴い、血清トリグリセリド濃度が低下するとともに、**血清HDLコレステロール濃度が上昇**し、LDLコレステロール濃度が低下する。このため、運動トレーニングには、生活習慣病の基盤となる**動脈硬化**に対して予防的な効果が期待できる。

■血清HDLコレステロール濃度が上昇する理由

エネルギー基質としての脂肪酸の供給の1つとして、血中のカイロミクロンやVLDLなどトリグリセリドを多く含むリポたんぱく質中のトリグリセリドの加水分解がある(他の供給として、脂肪組織中のトリグリセリドの加水分解)。運動によってカイロミクロンやVLDLの代謝が促進され、この代謝に伴い生成されるHDLが血中で増加するためである。

3　運動と高血圧

急性の運動時には心拍出量(1回に拍出される血液の量)の増加に伴い血圧が上昇する。運動時の血圧は、運動の種類、強度、運動時間などの影響を受ける。一方、**長期的な有酸素運動**では**降圧効果**が期待できる。これは、循環血漿量の減少による心拍出量の低下や、交感神経系の抑制による末梢血管抵抗の減少などの理由によるものと考えられている。

4　運動と骨密度

骨に力学的ストレスを加えると骨密度は増加する。有酸素荷重運動や筋力を発揮する運動は骨密度の増加効果が高く、**骨粗鬆症**の予防や治療に有効である。なお、筋量と骨塩量の増減には、体重を含めた重力刺激も影響することから、宇宙飛行による微小重力環境下や寝たきり状態で骨密度は低下する。

5　運動と免疫機能

免疫機能は、適度な運動の継続で向上するが、過度な運動ではむしろ低下すると考えられている。激しいトレーニングを行うスポーツ選手などでは、免疫機能低下に注意する。

6　運動のデメリット

- 虚血性心疾患、心不全、不整脈等の疾患がある場合の運動中の突然死
- 整形外科的障害や外傷
- 若年者での疲労骨折
- オーバートレーニング：運動により生じた疲労が十分に回復されることなく積み重ねられた慢性疲労の状態。免疫力が低下し、トレーニング効果が落ちた状態。　など

4　運動と栄養ケア

1　運動時の栄養必要量

(1)　炭水化物

筋グリコーゲン蓄積量が多いほど、運動持続時間は長くなる(全身持久力が高まる)。筋グリコーゲン量は炭水化物摂取量に伴って増減するため、**筋グリコーゲン量を増加させたい場合には高炭水化物食とする**。

また、炭水化物摂取量が十分であれば、たんぱく質がエネルギー源として使われることなく、体たんぱく質として有効に利用される(**炭水化物によるたんぱく質節約作用**)が、炭水化物摂取量が不足すると、筋たんぱく質がエネルギー源として使われ、筋肉量や筋力が低下する。

(2)　たんぱく質

たんぱく質は、**長時間の激しい運動時**にエネルギー源として使われ、その際、筋肉中の**分枝アミノ酸**(バリン、ロイシン、イソロイシン)が利用される。

運動時のたんぱく質必要量は、運動強度や継続時間、ストレス、発汗などの要因に左右されるが、一般には持久型スポーツ選手で、その必要量は1.2～1.4g/kg 体重/日、筋力トレーニングをしている選手で1.7～1.8g/kg 体重/日程度とされている。

(3)　ビタミン・ミネラル

ビタミンはエネルギー産生、たんぱく質合成、鉄やカルシウムの吸収などに関与しており、特に運動時にはエネルギー消費量の増大に伴い、**ビタミン B_1、ビタミン B_2、ナイアシン**の要求量が増大する。また、ミネラルは赤血球・筋肉・骨の生成、浸透圧の調整などに関与しており、特に激しいトレーニングや減量を繰り返す選手において、**鉄**やカルシウムが不足しやすい。このため、運動時には十分なビタミンやミネラルの摂取が必要で、食事摂取基準の推奨量または目安量から耐容上限量範囲までを目安とすることが望ましい。

2　スポーツ性貧血

激しい運動トレーニングに伴って発現する貧血をスポーツ性貧血といい、多くは**鉄欠乏性貧血**と**溶血性貧血**である。貧血の原因として以下のことが考えられている。

①　食事からの鉄の摂取不足

②　消化管や尿への流出による鉄不足

③　足底における衝撃や筋肉の収縮に伴う毛細血管の圧迫などによる溶血

④　循環血漿量の増大による血液希釈

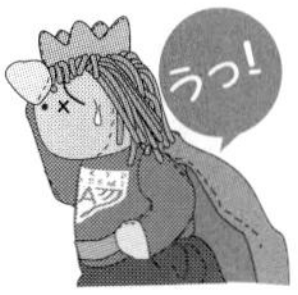

3　水分・電解質補給

平均的な１日の水分喪失量は約2.5Ｌであるが、高温環境下での運動時には10Ｌ以上もの水分が失われることがある。体水分量が２％低下すると、強い喉の渇きに加え、食欲の減退、血液濃縮、尿量の低下とともに運動能力や体温調節機能が低下する。高温環境下での脱水は、運動能力を低下させるだけでなく、**熱中症**などの危険な状態を招くおそれがあるので、安全確保の上でも運動中の水分補給は極めて重要である。発汗では、水分と**ナトリウム**などの**電解質**が失われるため、長時間の運動や多量の発汗がある場合には、電解質を含む飲料水を補給する。なお、運動中の水分補給は、**体温上昇を抑制**する。

4　食事内容と摂取のタイミング

(1)　運動前・運動中

運動直前の食事や血糖上昇率の高いグルコース・スクロース（ショ糖）の過剰摂取によって、運動中に**低血糖**に陥る（**インスリンショック**）ことがあるため、一般に、食事は運動開始時の３～４時間前に摂るのが望ましいとされている。また、**食物繊維**の多い食材は腹痛の原因になるので控えた方がよい。なお、運動直前や運動中の糖質補給には、インスリン分泌を刺激しにくいフルクトースやでんぷんが適している。

■インスリンショック
消化吸収の速いグルコースを大量に摂取すると、血糖値が急激に上昇し、同時にインスリンも大量に分泌される。その結果、血中グルコースの細胞内への取込みが急速に進み、血糖値が正常値以下に低下する。この状態をインスリンショックという。

(2)　運動後

運動後の炭水化物摂取時間が早いほど筋グリコーゲンの再合成量が多くなる。また、疲労回復を早める点からも、**運動直後のできるだけ早い時期**に**炭水化物**を摂取することが望ましい。**たんぱく質**においても同様に、筋肉量や筋力を効率よく増大させるためには、運動直後の早い時期に摂取することが望ましい。

5　グリコーゲンローディング

競技前にあらかじめ筋グリコーゲン蓄積量を増やし、**全身持久力を高める**ことを目的に開発された食事・運動処方を**グリコーゲンローディング**という。原理は、筋グリコーゲン量をほぼ完全に**枯渇**させると、その後の糖質摂取によって、筋グリコーゲン量が**もとのレベル以上に急速に回復**することにある。このような急速に起こる筋グリコーゲンの回復を超回復と呼ぶ。

6　ウェイトコントロール（減量）と運動・栄養

減量の目的は**体脂肪量の減少**であり、摂取エネルギー量を制限する食事療法と消費エネルギー量を増大させる運動療法とがある。食事制限のみで減量した場合には体重は見かけ上減少するが、体脂肪の減少は少なく、体たんぱく質(筋量)が減少し、運動機能や基礎代謝を低下させる。したがって、減量は食事制限と基礎代謝を高める運動療法を併用する方法が健康的かつ効果的である。また、食事制限ではエネルギー量を制限しつつも、たんぱく質やビタミン、ミネラルが不足しないよう注意することが大切である。

7　栄養補助食品の利用

栄養補助食品(サプリメント)の利用の目的は、あくまでも食事で不足しがちな栄養素を補うことである。安易に利用しないようにし、栄養補助食品依存による栄養素の過剰摂取に注意する。

■栄養学的エルゴジェニックエイズ

栄養学的エルゴジェニックエイズとは、身体機能や運動機能を向上させる効果が期待できる物質の総称であり、効率的なエネルギー補給(分枝アミノ酸、クレアチンなど)、エネルギー生産(ビタミンB群、コエンザイムQなど)、疲労回復(重炭素塩など)を図るためのものがある。しかし、多くの栄養学的エルゴジェニックエイズについて、その有効性の科学的根拠や長期摂取による安全性が確認されているわけではなく、現在研究中である。

8　健康づくりのための身体活動・運動ガイド

身体活動の目安として、厚生労働省から「健康づくりのための身体活動・運動ガイド2023」が公表されている。

健康づくりのための身体活動・運動ガイド

全体の方向性：個人差を踏まえ、強度や量を調整し、可能なものから取り組む
今よりも少しでも多く身体を動かす

<table>
<tr><th>対象者[※1]</th><th colspan="2">身体活動[※2](＝生活活動[※3]＋運動[※4])</th><th>座位行動[※6]</th></tr>
<tr><td>高齢者</td><td>歩行又はそれと同等以上の
(３メッツ以上の強度の)
身体活動を１日40分以上
(１日約6,000歩以上)
(＝週15メッツ・時以上)</td><td>運動
有酸素運動・筋力トレーニング・バランス運動・柔軟運動など多要素な運動を週３日以上
【筋力トレーニング[※5]を週２～３日】</td><td rowspan="2">座りっぱなしの時間が長くなりすぎないように注意する
(立位困難な人も、じっとしている時間が長くなりすぎないように少しでも身体を動かす)</td></tr>
<tr><td>成人</td><td>歩行又はそれと同等以上の
(３メッツ以上の強度の)
身体活動を１日60分以上
(１日約8,000歩以上)
(＝週23メッツ・時以上)</td><td>運動
息が弾み汗をかく程度以上の
(３メッツ以上の強度の)
運動を週60分以上
(＝週４メッツ・時以上)
【筋力トレーニングを週２～３日】</td></tr>
<tr><td>こども
(※身体を動かす時間が少ないこどもが対象)</td><td colspan="3">(参考)
・中強度以上(３メッツ以上)の身体活動(主に有酸素性身体活動)を１日60分以上行う
・高強度の有酸素性身体活動や筋肉・骨を強化する身体活動を週３日以上行う
・身体を動かす時間の長短にかかわらず、座りっぱなしの時間を減らす。特に余暇のスクリーンタイム[※7]を減らす。</td></tr>
</table>

※１　生活習慣、生活様式、環境要因等の影響により、身体の状況等の個人差が大きいことから、「高齢者」「成人」「こども」について特定の年齢で区切ることは適当でなく、個人の状況に応じて取組を行うことが重要であると考えられる。
※２　安静にしている状態よりも多くのエネルギーを消費する骨格筋の収縮を伴う全ての活動。
※３　身体活動の一部で、日常生活における家事・労働・通勤・通学などに伴う活動。
※４　身体活動の一部で、スポーツやフィットネスなどの健康・体力の維持・増進を目的として、計画的・定期的に実施する活動。
※５　負荷をかけて筋力を向上させるための運動。筋トレマシンやダンベルなどを使用するウエイトトレーニングだけでなく、自重で行う腕立て伏せやスクワットなどの運動も含まれる。
※６　座位や臥位の状態で行われる、エネルギー消費が1.5メッツ以下の全ての覚醒中の行動で、例えば、デスクワークをすることや、座ったり寝ころんだ状態でテレビやスマートフォンを見ること。
※７　テレビやDVDを観ることや、テレビゲーム、スマートフォンの利用など、スクリーンの前で過ごす時間のこと。

練習問題

運動時の身体への影響に関する記述である。正しいのはどれか。１つ選べ。

(1)　筋肉のクレアチンリン酸は、長時間の運動で利用される。

(2)　肝臓のグリコーゲンは、長時間の運動で減少する。

(3)　糖新生は、長時間の運動で抑制される。

(4)　速筋繊維は、有酸素運動により肥大する。

(5)　消化管の血流量は、激しい運動で増加する。

解　説 ………………………………………… 正答　(2)

(1)　誤り。筋肉中のクレアチンリン酸は、無酸素性エネルギー代謝に関与し、短時間の運動のエネルギー源となる。

(2)　正しい。

(3)　誤り。長時間の運動でエネルギー源が枯渇すると、糖新生が亢進する。

(4)　誤り。速筋(白筋)繊維は、無酸素運動によって肥大する。有酸素運動で発達するのは遅筋(赤筋)繊維である。

※Part Ⅰ-23-2 3「白筋と赤筋」を参照のこと。

(5)　誤り。激しい運動時には、筋肉などへの血流量が増加するため、消化管の血流量は減少する。

練習問題

習慣的な運動の身体への影響に関する記述である。正しいのはどれか。１つ選べ。

(1)　１回心拍出量は、減少する。

(2)　骨密度は、低下する。

(3)　筋肉のグルコースの取り込みは、増加する。

(4)　血清トリグリセリド値は、上昇する。

(5)　血清 HDL-コレステロール値は、低下する。

解　説 ………………………………………… 正答　(3)

(1)　誤り。習慣的な運動により、心筋収縮力が増大するため、１回拍出量は増加する。

(2)　誤り。習慣的な運動により、骨に力学的負荷が加わるため、骨密度は増加する。

(3)　正しい。習慣的な運動により、GLUT 4 による血中グルコースの筋細胞への取り込みが促進される。これにより、インスリン感受性が増大する。

(4)　誤り。習慣的な運動により、中性脂肪(トリグリセリド)の分解が促進されるため、血清トリグリセリド値は低下する。

(5)　誤り。習慣的な運動により、カイロミクロンや VLDL の分解が促進されるため、血清 HDL-コレステロール値は上昇する。

14 環境と栄養

1 ストレスと栄養ケア

1 恒常性の維持とストレッサー

カナダの生理学者ハンス・セリエは**ストレス学説**(1936年)を唱え、有害な外部刺激(**ストレッサー**)で生じる生体の恒常性(**ホメオスタシス**)の乱れ(歪み)を**ストレス**と規定した。現在では一般に、ストレスとストレッサーをまとめてストレスと呼んでいる。

ストレッサーの種類

物理的刺激	寒冷、高温、気圧、騒音、放射線、外傷など
化学的刺激	有害化学物質、悪臭など
生物的刺激	細菌、ウイルス、花粉、空腹、過労、睡眠不足など
心理・社会的刺激	緊張、不安、悲しみ、人間関係など

2 生体の適応性と自己防衛

生体にストレッサーが加わると、主に**内分泌系**、**自律神経系**、**免疫系**などの生体防御機構が相互に連携して、生体はホメオスタシスを維持しようと反応する。ハンス・セリエはこの生体防御(適応)反応を**汎適応症候群**と名付け、**警告反応期**、**抵抗期**、**疲はい期**の3期で経過すると考えた。

ストレスに対する生体の応答

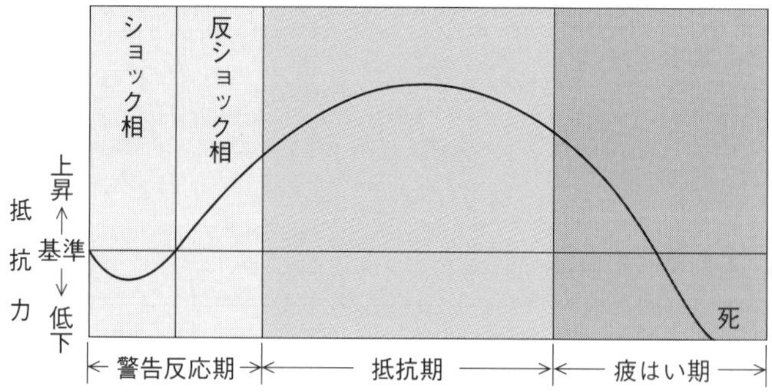

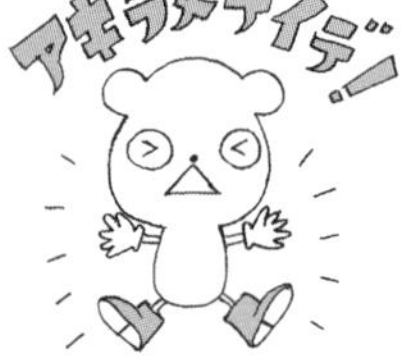

① **警告反応期(初期)**

●**ショック相**：生体が刺激にさらされてダメージを受けた状態。血圧、体温、血糖値などが低下し、神経系の活動や筋肉の緊張の低下がみられ、胃・十二指腸のびらん、出血が起こる。

●**反ショック相**：ショックに対する生体防御体制が整ってきた時期で、ショック相に相反した反応が起こる。すなわち、血圧、体温、血糖値は回復し、神経系の活動や筋肉の緊張が高まる。

② **抵抗期(中期)**

ストレスに対して生体が適応能力を獲得した時期で、一定の緊張状態で安定している。

③　疲はい期（後期）

ストレスが長時間持続すると生体の適応能力が限界を越え、抵抗力を失い病変や障害を生じ、重症な場合は死に至る。警告反応期のショック相と類似した生体現象が起こる。

3　ストレスによる代謝の変動

ストレッサーは大脳皮質で認知・評価され、次に大脳辺縁系に作用して情動や身体反応を引き起こす。これらの情動刺激は**視床下部**に伝えられ、次の図に示すように、まず**アドレナリン**や**ノルアドレナリン**の関与する**交感神経系・副腎髄質系**反応が起こり、長期に及ぶ適応では、**グルココルチコイド**の分泌が盛んになる**内分泌系**反応が亢進する。

ストレス時の生体反応

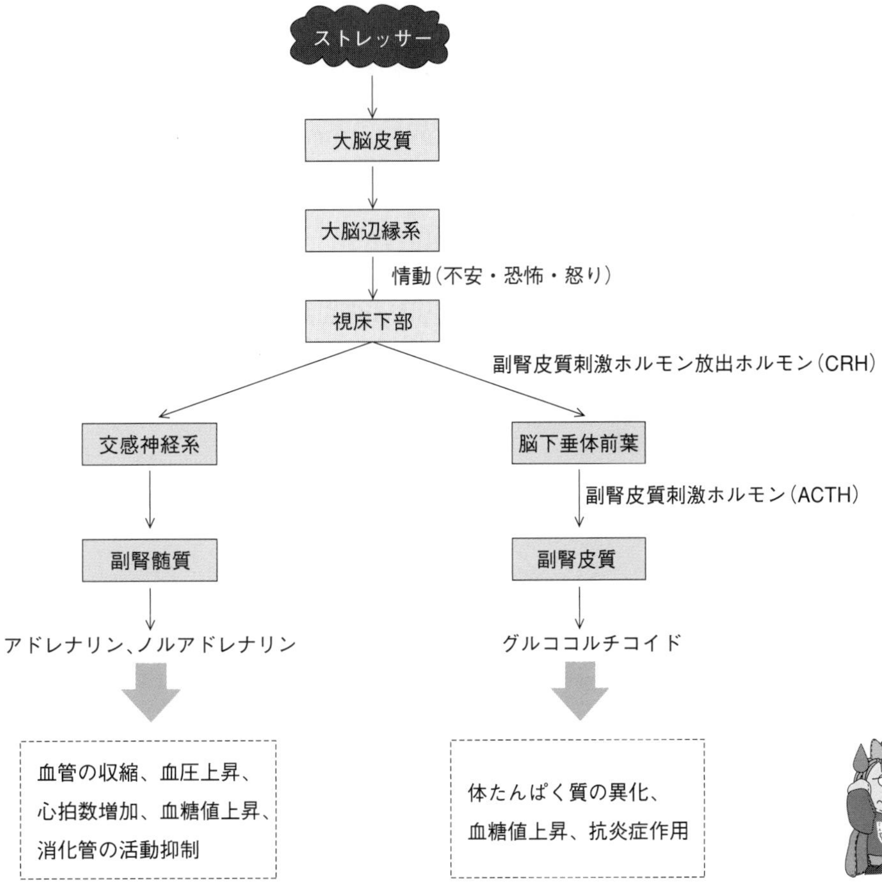

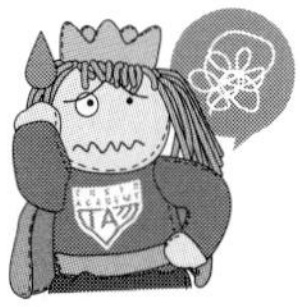

(1)　ストレスとエネルギー代謝

ストレス状態では栄養素の**異化が亢進**し、エネルギー消費量が高まるので、エネルギーの需要は増大する。

(2)　ストレスと糖質代謝

ストレス状態ではアドレナリン、ノルアドレナリンの分泌が増加することで、**肝グリコーゲン分解が促進**され、血中へのグルコースの放出が増加する。

⑶　ストレスと脂質代謝

ストレス状態ではアドレナリン、ノルアドレナリン、グルココルチコイドの分泌が増加することで、**脂肪組織における脂肪分解が促進**され、血中への遊離脂肪酸とグリセロールの放出が増加する。このように、ストレス状態では体脂肪もエネルギー源として利用される。

⑷　ストレスとたんぱく質代謝

ストレス状態ではグルココルチコイドの分泌が増加することで、**体たんぱく質(主として筋たんぱく質)分解が促進され、窒素出納が負に傾く**。このため、尿中窒素排泄量は増加する。外傷患者や手術後の患者においては、窒素出納はさらに負に傾く。

■ストレスと疾患

ストレスは、自律神経系、内分泌系を介して全身の諸臓器に影響を及ぼすが、中でも胃、十二指腸、心臓はその影響を強く受ける。

- **●消化管潰瘍**：ストレスによる胃粘液分泌の減少と胃酸分泌の増加などが原因
- **●心疾患**：ストレスによる血圧上昇、血小板凝集能の亢進などが原因
- **●糖尿病**：ストレスによる血糖値上昇、遊離脂肪酸の増加などが原因

4　ストレスと栄養

ストレス状態ではエネルギー代謝が亢進して栄養素の要求が増大する一方、消化・吸収機能は低下する。また、ストレス状態は食欲や食行動に大きな影響を与え、摂食障害(過食あるいは拒食など)を引き起こすことも少なくない。ストレスに対する生体の抵抗力を高めるためには、**良質なたんぱく質、ビタミン、無機質**などを十分に考慮したバランスのとれた食事を摂ること、規則正しい食生活を心がけることが重要である。

⑴　ストレスとビタミンＢ群

ビタミンＢ群は、エネルギー代謝や神経伝達物質の合成に関与しているため、ストレス状態ではその必要量が高まる。中でも、パントテン酸はグルココルチコイドの生成に関与しているので特に重要である。

⑵　ストレスとビタミンＣ

ビタミンＣは、グルココルチコイド、アドレナリン、ノルアドレナリンの生成に関与しているため、ストレス状態ではその必要量が高まる。さらに、ビタミンＣには抗酸化作用や免疫能回復作用といった生理機能もあり、ストレス状態におけるビタミンＣ供給は重要である。

※アドレナリン、ノルアドレナリンの生成にはビタミンＣとともに銅も関与している。

⑶　ストレスとビタミンＥ

ビタミンＥには、ビタミンＣと同様に抗酸化作用や免疫能回復作用があるため、ストレス状態におけるビタミンＥ供給は重要である。

⑷　ストレスとカルシウム・マグネシウム

カルシウムとマグネシウムには神経や筋肉の興奮を抑制・調整する働きがある。しかし、グルココルチコイド、アドレナリン、ノルアドレナリンはカルシウムとマグネシウムの尿中排泄を促進するため、カルシウムとマグネシウムはストレス状態で不足傾向となる。

2　高温・低温環境と栄養ケア

1　高温環境下

(1)　高温環境下での生体の反応

高温環境下では、温度上昇の情報が視床下部に伝わり、**副交感神経系**を刺激し、熱放散の促進及び熱産生の抑制に働く反応が起こる。具体的には、皮膚血管の拡張、**発汗**、エネルギー代謝の抑制などである。発汗は気化熱を介した体温調整に重要な役割を果たす。また、発汗等による体液量の減少に伴い副腎皮質からのアルドステロンの分泌が亢進し、ナトリウムの再吸収を促進するとともに、カリウムの分泌を増加させ体内への水分貯留を促す。これと同時に下垂体後葉からの**抗利尿ホルモン(バソプレシン)**の分泌が増加し、水の再吸収を促進して、尿排泄を抑制する。

(2)　高温環境下での症状

高温多湿の環境下で激しい労働や運動を行うと、脱水や脱塩などにより高体温となり、**熱中症**になることがある。熱中症は、症状によりⅠ度からⅢ度に分類される。熱中症の応急処置としては、涼しいところに寝かせて体温を下げ、嘔吐がない場合は**薄い食塩水**または**スポーツドリンク**を補給する。Ⅲ度熱中症の場合は生死にかかわるため、直ちに救急車を呼び医療機関へ搬送する。

日本救急医学会　熱中症分類2015

	症状	重症度	治療	臨床症状からの分類
Ⅰ度(応急処置と見守り)	めまい、立ちくらみ、生あくび、大量の発汗、筋肉痛、筋肉の硬直(こむら返り)、意識障害をみとめない		通常は現場で対応可能→冷所での安静、体表冷却、経口的に水分とNaの補給	熱けいれん 熱失神
Ⅱ度(医療機関へ)	頭痛、嘔吐、倦怠感、虚脱感、集中力や判断力の低下		医療機関での診察が必要→体温管理、安静、十分な水分とNaの補給(経口摂取が困難なときには点滴にて)	熱疲労
Ⅲ度(入院加療)	下記の3つのうちいずれかを含む ①中枢神経症状(意識障害、小脳症状、けいれん発作) ②肝・腎機能障害(入院経過観察、入院加療が必要な程度の肝または腎障害) ③血液凝固異常(急性期DIC診断基準〔日本救急医学会〕にてDICと診断)→Ⅲ度の中でも重症型		入院加療(場合により集中治療)が必要→体温管理(体表冷却に加え体内冷却、血管内冷却などを追加)、呼吸、循環管理、DIC治療	熱射病

(3)　高温環境下での栄養

高温環境下では、特に脱水症状を起こさないよう、**電解質(ナトリウム、カリウム)を含む水分**を十分に補給する。また、ストレス時と同様に代謝が亢進するので、たんぱく質、脂質、ビタミンB群、ビタミンCも適切に補給する。

2　低温環境下

(1)　低温環境下での生体の反応

低温環境下では、温度低下の情報が視床下部に伝わり、**交感神経系**を刺激し、熱産生の促進及び熱放散の抑制に働く反応が起こる。交感神経系が刺激されると、**ノルアドレナリン**の分泌が亢進し、皮膚血管の収縮、**非ふるえ熱産生**機構が働く。非ふるえ熱産生とは筋収縮以外の代謝過程による熱産生で、主に**褐色脂肪組織***において起こる。続いて、骨格筋の不随意的な収縮である**ふるえ**によって熱産生が増大する。低温環境下では、**アドレナリン**、**グルココルチコイド**、**甲状腺ホルモン**の分泌量が増加し熱産生を促進する。また、**基礎代謝量も増加する**。

※褐色脂肪組織の詳細については、Part I - 9 - 3 10(2)「褐色脂肪組織」を参照のこと。

(2)　低温環境下での症状

極度の低温環境下では凍傷(末梢組織の壊死)、凍死に至る。

(3)　低温環境下での栄養

低温環境下では、熱産生の増加のためにエネルギー代謝は亢進する。また、非ふるえ熱産生及びふるえに脂質の供給が必要であるため、**脂肪エネルギー比率の高い食事**とする。糖質やたんぱく質の代謝も亢進されるので、これらの栄養素及びビタミンB群、ビタミンCを補給する。

3　高圧・低圧環境と栄養ケア

1　高圧環境下

高圧環境となるのは主に潜水を行ったときである。高圧環境下では特に、**酸素中毒**と**減圧症**(**潜函病、ケイソン病**)が問題となる。

●**酸素中毒**：高濃度の酸素を吸入した際に起こる障害。脈拍・脈圧の減少、肺・気管支炎症、うっ血、浮腫などの症状がみられる。

●**減圧症**：高圧環境下から常圧環境下に**急激**に戻った場合に、血液や組織液に溶け込んだ**窒素が気泡化**し、血管内などに**塞栓を形成**することにより起こる障害。胸部圧迫感、筋肉・関節の痛み、身体麻痺などの症状がみられる。

高圧環境下では、消費エネルギー量を補給するために摂取エネルギー量を増加させ、疲労回復のためのビタミンB_1・B_2、酸素中毒予防のための抗酸化ビタミン(ビタミンA、C、E)を補給する。

2　低圧環境下

低圧環境は高所(高地)においてみられる。高山に登った場合、気圧低下による**低酸素状態**で、しばしば頭痛、めまい、心悸亢進・呼吸困難、吐き気、睡眠障害、脱力感などの症状を呈することがある。これは**高山病**と呼ばれており、重症時には死に至ることもある。

一方、高地に数週間滞在すると、**赤血球数やヘモグロビン濃度などが増加**し、酸素運搬能力が亢進して低圧環境に順応していく(**高地順応**)。

低圧環境下では、無酸素エネルギー代謝(解糖)の源となる**糖質**、赤血球の材料となる**良質なたんぱく質**や**ヘム鉄**を補給する。また、**食欲低下**や肺換気量の増大、口渇感の鈍化などにより**脱水状態**を招きやすいため、水分や電解質の補給に十分注意し、少量でも栄養価の高い食事とすることが望ましい。

4　無重力環境(宇宙空間)と栄養ケア

無重力環境(宇宙空間)では重力による刺激がないため、筋肉や骨にほとんど負荷がかからない。このため、筋肉は廃用性萎縮を起こし、**筋肉量が減少**する。骨は、骨ミネラル(カルシウムやリンなど)の損失が起こり、**骨密度が低下**するとともに**尿中カルシウム・リンなどの排泄量が増加**する。

また、無重力環境では重力の影響がないため、下半身の**血液が上半身や頭部へ移動**して、**顔面浮腫（ムーンフェイス）**がみられる。さらに、循環血液量のセンサーは上半身に多く存在するため、生体は循環血液量が増加したと判断して、循環血液量を減らす方向に反応し、**循環血液量が減少**する。

無重力環境では、カルシウムやビタミンＤなどを補給し、筋肉や骨に運動負荷をかける。

5　災害時の栄養

1　災害発生に伴う栄養問題

・飲料水の配給が限られるため水分の摂取量が減少すること、また、トイレに行く回数を減らすために水分の摂取を我慢することなどにより、**脱水症**、深部静脈血栓症／肺塞栓症（エコノミークラス症候群）、低体温症（夏季は熱中症）、慢性疾患の悪化などのリスクが高くなる。

・支援物資はおにぎり、パン、カップ麺などの炭水化物が主となり、野菜、肉、魚、乳製品などの生鮮食品が届かないため、たんぱく質やビタミン、ミネラル、食物繊維の不足が目立つ。

・冷たく硬い食品が多いために乳幼児や高齢者で食事摂取量が減少したり、食事療法が必要な患者ではストレスや栄養バランスの崩れなどにより疾患が悪化したりする。

2　災害時の栄養・食生活支援

健康・体力の維持のためには、**まずエネルギーの摂取量を確保する**ことが大切である。備蓄食糧、支援物資、各家庭からの持ち寄りなどの様々な方法で食べ物を確保し、各住民がエネルギーを摂れるようにする。そして、支援物資の状況をみながら、栄養表示を確認し、ビタミン・ミネラル・食物繊維の補給を可能な範囲で勧める。

災害時の食事や栄養補給の活動の流れ

フェイズ		フェイズ0 震災発生から24時間以内	フェイズ1 72時間以内	フェイズ2 4日目～1か月	フェイズ3 1か月以降
栄養補給		高エネルギー食品の提供 →	→	たんぱく質不足への対応 →	→
				ビタミン、ミネラルの不足への対応 →	→
被災者への対応		主食（パン類、おにぎり）を中心	炊き出し →	→	→
				弁当支給 →	→
		水分補給 →	→	→	→
		※代替食の検討 →	→	→	→
		・乳幼児			
		・高齢者（嚥下困難等）			
		・食事制限のある慢性疾患患者	巡回栄養相談 →	→	→
		糖尿病、腎臓病、心臓病		栄養教育（食事づくりの指導等） →	→
		肝臓病、高血圧、アレルギー		仮設住宅入居前・入居後	
				被災住宅入居者	
場所	炊き出し	避難所	避難所、給食施設	避難所、給食施設	避難所、給食施設
	栄養相談		避難所、被災住宅	避難所、被災住宅	避難所、被災住宅、仮設住宅

（平成23年4月　国立健康・栄養研究所／日本栄養士会「災害時の栄養・食生活支援マニュアル」）

避難所における食事提供の評価・計画のための栄養の参照量
表１―エネルギー及び主な栄養素について―

目的	エネルギー・栄養素	１歳以上、１人１日当たり
エネルギー摂取の過不足の回避	エネルギー	1,800～2,200kcal
栄養素の摂取不足の回避	たんぱく質	55g 以上
	ビタミン B_1	0.9mg 以上
	ビタミン B_2	1.0mg 以上
	ビタミン C	80mg 以上

表２―対象特性に応じて配慮が必要な栄養素について―

目的	栄養素	配慮事項
栄養素の摂取不足の回避	カルシウム	骨量が最も蓄積される思春期に十分な摂取量を確保する観点から、特に６～14歳においては、600mg/日を目安とし、牛乳・乳製品、豆類、緑黄色野菜、小魚など多様な食品の摂取に留意すること
	ビタミン A	欠乏による成長阻害や骨及び神経系の発達抑制を回避する観点から、成長期の子ども、特に１～５歳においては、300μgRE/日を下回らないよう主菜や副菜(緑黄色野菜)の摂取に留意すること
	鉄	月経がある場合には、十分な摂取に留意するとともに、特に貧血の既往があるなど個別の配慮を要する場合は、医師・管理栄養士等による専門的評価を受けること
生活習慣病の予防	ナトリウム(食塩)	高血圧の予防の観点から、成人においては、目標量(食塩相当量として、男性8.0g 未満/日、女性7.0g 未満/日)を参考に、過剰摂取を避けること

1　本参照量は、避難所生活が長期化する中で、栄養素の摂取不足を防ぎ、かつ生活習慣病を予防するため、栄養バランスのとれた適正量を安定的に確保する観点から、食事提供の評価を踏まえた計画の決定のための目安となる量として提示するものである。

2　本参照量は、平時において給食管理を目的として日本人の食事摂取基準(2015年版)を用いる場合の概念をもとに、以下の(1)～(3)を基本的考え方として設定することとした。したがって、「日本人の食事摂取基準(2020年版)」とは一部齟齬のある数値が含まれる。

(1)　エネルギー摂取の過不足については、利用者の体重の変化で評価することとなるが、参照量については、避難所ごとで利用者の年齢構成や活動量が異なることを勘案し、身体活動レベルⅠとⅡの推定エネルギー必要量を用いて算出し、幅を持たせて示すこととした(表１)。

(2)　たんぱく質、ビタミン B_1、ビタミン B_2 及びビタミン C については、栄養素の摂取不足を防ぐため、推定平均必要量を下回る者の割合をできるだけ少なくすることを目的とする。特に、たんぱく質については、体たんぱく質量の維持に十分な量を考慮して、参照量を設定することとした(表１)。

(3)　このほか、特定の対象集団について、栄養素の摂取不足を防ぐため配慮を要するものとしてカルシウム、ビタミン A 及び鉄について、また、生活習慣病の予防のため配慮を要するものとしてナトリウム(食塩)について、それぞれ配慮すべき事項を設けることとした(表２)。

なお、利用者の年齢構成等が把握できる場合は、平時と同様、食事摂取基準を活用することになるので、対象特性別の参照量は示さないこととした。

(平成30年８月１日　厚生労働省「避難所における食事の提供や評価等に係る留意事項について」)

3　特殊栄養食品ステーション

特殊栄養食品ステーションは、食事への配慮が必要な被災者への栄養・食事支援を迅速に行うために、大規模自然災害発生時、日本栄養士会が被災地現地において設置するものである。被災者からの相談を受けて、アレルギー対応食、乳児用ミルク、離乳食、嚥下困難者向けのおかゆなどの軟らかい食事を、必要に応じて提供する。

■日本栄養士会災害支援チーム（JDA-DAT：The Japan Dietetic Association-Disaster Assistance Team）

JDA-DATは、2011年3月11日に発生した東日本大震災をきっかけに日本栄養士会が設立したもので、災害時に栄養・食生活支援を通じて被災地支援、平時は防災活動などの支援を行う。国内外の大規模自然災害発生時、迅速に被災地での状況に応じた栄養・食生活支援活動を、医療・福祉・行政栄養部門と協力しながら行うことを目的としている。

練習問題

ストレス応答の抵抗期に関する記述である。正しいのはどれか。1つ選べ。

(1)　副交感神経の活動は、亢進する。

(2)　尿中窒素排泄量は、減少する。

(3)　糖新生は、亢進する。

(4)　血清ビタミンC値は、上昇する。

(5)　血中遊離脂肪酸値は、低下する。

解　説 ………………………………………… 正答 (3)

(1)　誤り。副交感神経の活動は抑制され、交感神経の活動が亢進する。

(2)　誤り。体たんぱく質の異化が亢進するため、尿中窒素排泄量は増加する。

(3)　正しい。グルココルチコイドの分泌亢進により、アミノ酸からの糖新生が亢進する。

(4)　誤り。ストレス時にはビタミンCの需要が増大するため、血清ビタミンC値は低下する。ビタミンCは、ストレス侵襲により増加するグルココルチコイド、アドレナリン、ノルアドレナリンなどの生合成に関与する。

(5)　誤り。アドレナリン、ノルアドレナリンの分泌亢進により、脂肪組織中のトリアシルグリセロールの分解が促進されるため、血中遊離脂肪酸値は上昇する。

練習問題

特殊環境とそれに対する身体の変化に関する記述である。正しいのはどれか。1つ選べ。

(1)　高温環境では、血中抗利尿ホルモン(ADH)濃度が低下する。
(2)　低圧環境では、血中ヘモグロビン濃度が低下する。
(3)　低圧環境から急激に加圧すると、体内の溶存ガスが気泡化する。
(4)　無重力環境では、循環血液量は増加する。
(5)　無重力環境では、尿中カルシウム排泄量が増加する。

解　説 ……………………………… 正答　(5)

(1)　誤り。発汗等により体液量が減少するため、水分を体内に保持しようと抗利尿ホルモン(腎臓での水の再吸収を促進して尿量を減少させる)の分泌が亢進する。
(2)　誤り。細胞への酸素運搬能力を高める(気圧低下による低酸素状態に適応する)ため、血中ヘモグロビン濃度が上昇する。
(3)　誤り。高圧環境から急激に減圧したときに、血液や組織液に溶け込んだ窒素が気泡化する。この気泡が血管内で塞栓を形成すると、減圧症を起こす。
(4)　誤り。無重力環境では、循環血液量は減少する。血液の分泌が上半身にシフトする無重力環境では、生体は循環血液量が増加したと判断して、これを減らす反応が生じる。
(5)　正しい。重力による刺激がなくなると、骨へのカルシウムの沈着が低下するため、尿中カルシウム排泄量が増加する。

練習問題

低温環境に曝露されたときに起こる身体変化に関する記述である。正しいのはどれか。1つ選べ。

(1)　ふるえによる産熱は、減少する。
(2)　基礎代謝量は、減少する。
(3)　血圧は、低下する。
(4)　皮膚血流量は、増加する。
(5)　アドレナリンの分泌は、増加する。

解　説 ……………………………… 正答　(5)

(1)　誤り。体温保持のため、ふるえによる熱産生は増大する。
(2)　誤り。基礎代謝量は増加する。
(3)　誤り。皮膚からの放熱を防ぐため皮膚血管が収縮し、これにより血圧は上昇する。
(4)　誤り。皮膚血管が収縮するため、皮膚血流量は減少する。
(5)　正しい。アドレナリンの他、グルココルチコイド、甲状腺ホルモンの分泌量が増加し、各組織での代謝が亢進し、熱生産を促進する。

part

Ⅳ

臨床栄養学

（「人体の構造と機能及び疾病の成り立ち」「応用栄養学」との重複部分を除く）

1　臨床栄養の概念

1　わが国の医療保険制度

医療保険制度は、国民が病気やけが、出産、死亡したときに、必要な医療給付や手当金の支給などを行うものである。1958（昭和33）年の国民健康保険法の全面改正により、全国民が何らかの医療保険に加入することが義務付けられ、1961（昭和36）年から**国民皆保険**が実現している。

2　診療報酬

診療報酬とは、公的医療保険が適用される保険診療を行った際に、その医療行為について医療機関に対して支払われる報酬の対価のことである。金額ではなく「点数」で表示され、**１点＝10円**で換算される。診療報酬明細書のことをレセプトという。診療報酬は厚生労働省が告示する診療報酬点数表に基づいて支払われ、その一部（現役世代は診療報酬の３割）は患者が支払い、それ以外は医療保険として保険者が支払う。診療報酬の改定は、原則２年に１度行われる。

わが国の診療報酬の支払いは、実際に行った医療行為ごとに報酬の支払いを受ける**出来高払い方式**をとってきたが、2003（平成15）年度より、特定機能病院の入院診療を対象に**包括払い方式**（定額支払い方式）が導入された。包括払い方式とは、実際に行った診療経費とは関係なく１日当たり定額の報酬が支払われる方式であり、診断群分類点数表に基づいて支払われる。

ここでは、栄養・食事管理に関連する主な診療報酬について解説する。

1　栄養食事指導料

厚生労働大臣が定める**特別食**[*1]**を必要とする患者等**に対して、医師の指示に基づき**管理栄養士**（**非常勤でも可**）が栄養指導を行った場合に、栄養食事指導料として診療報酬を算定できる。なお、**外来・入院・在宅患者訪問栄養食事指導の対象に、がん、摂食・嚥下機能低下**[*2]**、低栄養**[*3]**等の患者に対する治療食も含められる**（集団栄養食事指導の対象は特別食を必要とする患者のみ）。

＊1 **特別食**　特別食加算の対象となるものに、「高血圧症の患者に対する減塩食（塩分の総量が6.0g 未満）」「小児食物アレルギー患者（９歳未満）に対する小児食物アレルギー食」「尿素サイクル異常症食」「メチルマロン酸血症食」「プロピオン酸血症食」「極長鎖アシル-CoA 脱水素酵素欠損症食」「糖原病食」が加わる。ただし、小児食物アレルギー食は、外来栄養食事指導料及び入院栄養食事指導料に限る。また、高度肥満症の基準は肥満度＋40%以上または BMI が30以上である。

＊2 **摂食・嚥下機能低下**　医師が、硬さ、付着性、凝集性などに配慮した嚥下調整食（日本摂食嚥下リハビリテーション学会の分類に基づく）に相当する食事を要すると判断した患者であること。

＊3 **低栄養**　血中アルブミンが3.0g/dL 以下である患者、または医師が栄養管理により低栄養状態の改善を要すると判断した患者。

また、外来・入院・集団栄養食事指導においては**保険医療機関の屋内禁煙**が算定条件になっている。

栄養食事指導料

<table>
<tr><th colspan="2">種　　類</th><th>点数</th><th>時間</th><th>頻度</th><th>算定要件等</th></tr>
<tr><td rowspan="2">外来栄養食事指導料１[※1･5]</td><td>初回</td><td>①260点[※3]
②235点</td><td>概ね30分以上</td><td rowspan="4">月１回(ただし、初回の指導を行った月は２回まで可能)[※4]</td><td rowspan="8">・医師の指示に基づき管理栄養士が具体的な献立等によって指導を行う。
・患者ごとにその生活条件、嗜好を勘案した食事計画案等を必要に応じて交付し、療養のため必要な栄養の指導を行う。
・管理栄養士への指示事項は、当該患者ごとに適切なものとし、熱量・熱量構成、たんぱく質、脂質その他栄養素の量、病態に応じた食事の形態等に係る情報のうち医師が必要と認めるものに関する具体的な指示を含まなければならない。</td></tr>
<tr><td>２回目以降</td><td>①200点[※3]
②180点</td><td>概ね20分以上</td></tr>
<tr><td rowspan="2">外来栄養食事指導料２[※2]</td><td>初回</td><td>①250点[※3]
②225点</td><td>概ね30分以上</td></tr>
<tr><td>２回目以降</td><td>①190点[※3]
②170点</td><td>概ね20分以上</td></tr>
<tr><td rowspan="2">入院栄養食事指導料１[※1]</td><td>初回</td><td>260点</td><td>概ね30分以上</td><td rowspan="4">週１回、
入院中２回まで</td></tr>
<tr><td>２回目</td><td>200点</td><td>概ね20分以上</td></tr>
<tr><td rowspan="2">入院栄養食事指導料２[※2]</td><td>初回</td><td>250点</td><td>概ね30分以上</td></tr>
<tr><td>２回目</td><td>190点</td><td>概ね20分以上</td></tr>
<tr><td colspan="2">集団栄養食事指導料</td><td>80点</td><td>40分を超える</td><td>患者１人につき月１回、
入院患者は入院中２回まで</td><td>・特別食を必要とする複数の患者に対して、医師の指示に基づき管理栄養士が栄養指導を行う。
・１回の患者数は15人以下を標準とする。
・入院患者とそれ以外の患者が混在してもよい。
・集団栄養食事指導料と、外来栄養食事指導料または入院栄養食事指導料を同一日に併せて算定できる。</td></tr>
<tr><td rowspan="3">在宅患者訪問栄養食事指導料１[※1]</td><td>単一建物診療患者が１人の場合</td><td>530点</td><td rowspan="6">30分以上</td><td rowspan="6">月２回</td><td rowspan="6">・医師の指示に基づき、管理栄養士が患家を訪問し、患者の生活条件、嗜好等を勘案した食品構成に基づく食事計画案または具体的な献立等を示した栄養食事指導箋を患者またはその家族等に対して交付するとともに、当該指導箋に従い、食事の用意や摂取等に関する具体的な指導を行う。※調理実技を伴う指導の実施は必須ではない
・要した交通費は患家の負担とする。</td></tr>
<tr><td>単一建物診療患者が２～９人の場合</td><td>480点</td></tr>
<tr><td>上記以外の場合</td><td>440点</td></tr>
<tr><td rowspan="3">在宅患者訪問栄養食事指導料２[※2]</td><td>単一建物診療患者が１人の場合</td><td>510点</td></tr>
<tr><td>単一建物診療患者が２～９人の場合</td><td>460点</td></tr>
<tr><td>上記以外の場合</td><td>420点</td></tr>
</table>

※１　外来栄養食事指導料１、入院栄養食事指導料１、在宅患者訪問栄養食事指導料１は、保険医療機関の管理栄養士が当該保険医療機関の医師の指示に基づき、指導を行った場合に算定する。

※２　外来栄養食事指導料２、入院栄養食事指導料２、在宅患者訪問栄養食事指導料２は、**当該診療所以外**(公益社団法人日本栄養士会若しくは都道府県栄養士会が設置し、運営する「栄養ケア・ステーション」又は他の保険医療機関に限る。)**の管理栄養士**が当該診療所の医師の指示に基づき、指導を行った場合に算定する。

※３　①は対面で行った場合、②は情報通信機器等を活用した場合の点数。

※４　外来化学療法を実施している悪性腫瘍の患者に対して、医師の指示に基づき当該保険医療機関の管理栄養士が具体的な献立等によって月２回以上の指導をした場合に限り、月の２回目の指導時に200点(2,000円)を算定する。この場合の時間要件はない。

※５　外来化学療法を実施している悪性腫瘍の患者に対して、医師の指示に基づき当該保険医療機関の専門的な知識を有する管理栄養士が具体的な献立等によって指導を行った場合に限り、月１回に限り260点(2,600円)を算定する。

2　栄養情報連携料

入院栄養食事指導料を算定した患者に対して、退院後の栄養食事管理について指導を行った内容及び入院中の栄養管理に関する情報を示す文書を用いて説明し、これを他の保険医療機関等の**医師又は管理栄養士**に情報提供し、共有した場合に、入院中１回に限り算定(70点)する。また、前述に該当しない場合であって、**当該保険医療機関を退院後に他の保険医療機関等に転院又は入所する患**

者であって**栄養管理計画が策定されているもの**について、入院中の栄養管理に関する情報を示す文書を用いて当該他の保険医療機関等の**管理栄養士**に情報提供し、共有した場合に、入院中に１回に限り算定(70点)する。

※令和６年度診療報酬改定により、「栄養情報提供加算」は「栄養情報連携料」に名称変更された。

3　退院時共同指導料

患者の退院前に、**入院している医療機関と在宅療養を担う医療機関の双方の医療従事者が共同で指導や説明を行い、患者が退院した後の診療などの療養に必要な情報を提供**した場合に算定できる。

具体的には、退院後の在宅での療養上必要な説明及び指導について、退院後の在宅療養を担う医療機関の医師・看護師・薬剤師・**管理栄養士**・理学療法士・作業療法士・言語聴覚士・社会福祉士が、入院中の医療機関の医師・看護師・薬剤師・**管理栄養士**・理学療法士・作業療法士・言語聴覚士・社会福祉士と共同して行い、文書で情報提供した場合、入院中１回に限り、**退院後の在宅療養を担う医療機関側で「退院時共同指導料１(在宅療養支援診療所：1,500点、在宅療養支援診療所以外：900点)」を、入院中の医療機関側で「退院時共同指導料２(400点)」**を算定できる。

4　栄養サポートチーム加算

栄養障害を生じている患者または栄養障害を生じるリスクの高い患者に対して、医師、看護師、薬剤師及び管理栄養士等の栄養管理に係る専門的知識を有した多職種からなるチーム(栄養サポートチーム)が必要な診療を行ったとき、**栄養サポートチーム加算**として**週１回に限り、200点**を算定できる。ただし、入院栄養食事指導料、集団栄養食事指導料および乳幼児育児栄養指導料*は別に算定できない。１日当たりの算定患者数は、**１チームにつき概ね30人以内**とされている。なお、平成24年度診療報酬改定によって、専従要件を緩和した評価―栄養サポートチーム加算(特定地域)週１回100点―が新設された。

＊**乳幼児育児栄養指導料**　小児科を標榜する保険医療機関において、小児科を担当する医師が、３歳未満の乳幼児に対する初診時に、育児、栄養その他療養上必要な指導を行った場合に算定するもの。130点。

〔算定可能病床〕

一般病棟入院基本料、特定機能病院入院基本料(一般病棟、結核病棟、精神病棟)、専門病院入院基本料、療養病棟入院基本料、結核病棟入院基本料、精神病棟入院基本料、障害者施設等入院基本料

※療養病棟入院基本料、結核病棟入院基本料、精神病棟入院基本料又は特定機能病院入院基本料(結核病棟又は精神病棟に限る。)を算定している患者については、入院した日から起算して１月以内の期間にあっては週１回、入院した日から起算して１月を超え６月以内の期間にあっては月１回、障害者施設等入院基本料を算定している患者については月１回に限り所定点数に加算する。

〔栄養サポートチーム(NST)〕

当該保険医療機関内に、以下から構成される栄養サポートチームが設置されていることが算定要件となる。また、**以下のうちのいずれか１人は専従(他の業務との兼務不可)でなければならない。**ただし、当該栄養サポートチームが診療する患者数が**１日に15人以内**である場合は、いずれも専任で差し支えない。

・栄養管理に係る所定の研修を修了した専任の**常勤医師**
・栄養管理に係る所定の研修を修了した専任の**常勤看護師**

・栄養管理に係る所定の研修を修了した専任の**常勤薬剤師**
・栄養管理に係る所定の研修を修了した専任の**常勤管理栄養士**

なお、このほか、歯科医師、歯科衛生士、臨床検査技師、理学療法士、作業療法士、社会福祉士、言語聴覚士が配置されていることが望ましい。

〔対象となる患者〕

栄養管理計画を策定している患者のうち、以下のいずれかに該当する者が算定対象となる。

・栄養管理計画の策定に係る栄養スクリーニングの結果、**血中アルブミン値が3.0g/dL以下**であって、栄養障害を有すると判定された患者
・経口摂取又は経腸栄養への移行を目的として、現に**静脈栄養法を実施している患者**
・経口摂取への移行を目的として、現に**経腸栄養法を実施している患者**
・栄養サポートチームが、**栄養治療により改善が見込めると判断した患者**

5　糖尿病透析予防指導管理料

HbA1c 6.5%以上または内服薬やインスリン製剤を使用している外来糖尿病患者であって、医師が指導の必要性があると認めた**糖尿病腎症第2期以上**の患者(透析療法を行っている者を除く)に対し、透析予防診療チームが透析予防に係る指導管理※を行った場合に、**月1回に限り対面：350点、情報通信機器を用いた場合：305点**を算定する。また、専従要件を緩和した評価―糖尿病透析予防指導管理料(特定地域)〔対面：175点、情報通信機器を用いた場合：152点〕―もある。

※日本糖尿病学会の「糖尿病治療ガイド」等に基づき、患者の病期分類、食塩制限及びたんぱく制限等の食事指導、運動指導、その他生活習慣に関する指導など。

〔透析予防診療チーム〕

当該保健医療機関内に以下から構成される透析予防診療チームが配置されていることが算定要件となる。

・糖尿病指導の経験を有する専任の**医師**
・糖尿病指導の経験を有する専任の**看護師**または**保健師**
・糖尿病指導の経験を有する専任の**管理栄養士**

なお、このほか、薬剤師、理学療法士が配置されていることが望ましい。

6　摂食障害入院医療管理加算

摂食障害の患者に対して、医師、看護師、精神保健福祉士、公認心理師及び**管理栄養士**等による集中的かつ多面的な治療が計画的に提供されることを評価したものである。摂食障害による著しい体重減少が認められる者であって、**BMIが15kg/m^2未満**である患者に対して必要な治療を行ったとき、入院日数が30日以内で200点/日、31日以上60日以内で100点/日を加算する。

7　在宅患者訪問褥瘡管理指導料

褥瘡予防や管理が難しく重点的な褥瘡管理が必要な患者(褥瘡ハイリスク患者であって既に**DESIGN分類d2――真皮までの損傷――以上**の褥瘡があり、在宅で療養を行っている者)に対して、患者の同意を得て、当該保険医療機関の医師、**管理栄養士**又は当該保険医療機関以外の**管理栄養士**及び看護師又は連携する他の保険医療機関等の看護師が共同して、褥瘡管理に関する計画的な

指導管理を行った場合に、初回のカンファレンスから起算して６か月以内に限り、患者１人につき３回に限り750点を算定する。ただし、在宅患者訪問診療料、在宅患者訪問看護・指導料、在宅患者訪問栄養食事指導料は別に算定できない(カンファレンスを行う場合にあっては、この限りではない)。

8　緩和ケア診療加算における個別栄養食事管理加算

緩和ケア診療加算は、一般病床に入院する**悪性腫瘍**、**後天性免疫不全症候群**又は**末期心不全**の患者のうち、疼痛、倦怠感、呼吸困難等の身体的症状または不安、抑うつなどの**精神症状を持つ者**に対して、当該患者の同意に基づき、緩和ケアチームによる診療が行われた場合に算定できる。

緩和ケア診療加算を算定している悪性腫瘍の患者について、緩和ケアチームに**管理栄養士**が参加し、**患者の症状や希望に応じた栄養食事管理**を行った場合に、**個別栄養食事管理加算**(70点/日)を算定できる。

9　摂食嚥下機能回復体制加算

令和４年度診療報酬改定によって、中心静脈栄養や鼻腔栄養等を実施している患者の経口摂取回復に係る効果的な取組をさらに推進する観点から、摂食嚥下支援加算について要件及び評価が見直され、名称が「**摂食嚥下機能回復体制加算**」に変更された。

摂食嚥下機能回復体制加算

		摂食嚥下機能回復体制加算１	摂食嚥下機能回復体制加算２	摂食嚥下機能回復体制加算３
点　数		210点(2,100円)	190点(1,900円)	120点(1,200円)
算定要件	対象患者	摂食嚥下支援チームによる摂食・嚥下機能回復に係る取組によって摂食機能又は嚥下機能の回復が見込まれる患者		
	算定可能な従事者	◆摂食嚥下支援チームの設置(言語聴覚士以外は全員専任) ・医師又は歯科医師 ・適切な研修を修了した看護師又は専従の言語聴覚士 ・**管理栄養士** ◆カンファレンスに参加：必要に応じてその他職種も		◆専任の医師、看護師又は言語聴覚士
	算定対象とする医療サービスの内容	①内視鏡下機能検査又は嚥下造影の結果に基づいて、摂食嚥下支援計画書を作成 ②嚥下造影又は内視鏡下嚥下機能検査を実施(月１回以上) ③検査結果等を踏まえカンファレンスを実施(週１回以上) ④カンファレンスの結果に基づき、摂食嚥下支援計画書の見直し、嚥下調整食の見直し等を実施		
	日数・回数の要件	**週１回**		
施設基準	対象病棟・病床	**摂食機能療法**の算定可能医療機関		療養病床入院基本料のうち、療養病棟入院料１又は入院料２を算定している病床
	実績等	・鼻腔栄養、胃瘻、又は中心静脈栄養の患者の経口摂取回復率35％以上 ・実績(FIM[*1]及びFOIS[*2])の記録(全員・月に１回以上)	・実績(FIM[*1]及びFOIS[*2])の記録(全員・月に１回以上)	・中心静脈栄養を実施している患者のうち、「嚥下機能評価を実施の上、嚥下リハビリテーション等を行い、嚥下機能が回復し、中心静脈栄養を終了した患者」が１年に２人以上 ・実績(FIM[*1]及びFOIS[*2])の記録(全員・月に１回以上)

＊1 FIM　Functional Independence Measure　機能的自立度評価法　PartⅣ-1-4 3「ADL(Activities of Daily Living)」を参照のこと。
＊2 FOIS　Functional Oral Intake Scale

10　早期栄養介入管理加算

入院している患者に対して、治療室へ入室後早期から必要な栄養管理を行った場合に、早期栄養介入管理加算として、入室した日から起算して**７日を限度**として**１日につき250点（入室後早期から経腸栄養を開始した場合は、当該開始日以降は400点）**を所定点数に加算する。ただし、入院栄養食事指導料は別に算定できない。当該治療室内に集中治療室における栄養管理に関する十分な経験を有する**専任の管理栄養士**が配置されていること。

〔算定対象となる治療室〕

特定集中治療室管理料、救命救急入院料、ハイケアユニット入院医療管理料、脳卒中ケアユニット入院医療管理料、小児特定集中治療室管理料

11　周術期栄養管理実施加算

全身麻酔下で実施する手術を要する患者に対して、**専任の管理栄養士が医師と連携し**、周術期の患者の日々変化する栄養状態を把握した上で、**術前・術後の栄養管理を適切に実施した場合**に、１手術に１回270点を所定点数に算定できる。なお、入院栄養管理体制加算並びに早期栄養介入管理加算は別に算定できない。当該保険医療機関内に周術期の栄養管理について十分な経験を有する**専任の常勤の管理栄養士**が配置されていることが施設基準の一つとなっている。

12　入院栄養管理体制加算

特定機能病院入院基本料を算定している患者に対して、**管理栄養士が必要な栄養管理を行った場合**に、**入院初日及び退院時にそれぞれ１回に限り**、270点を算定できる。ただし、リハビリテーション・栄養・口腔・連携体制加算、栄養サポートチーム加算及び入院栄養食事指導料は別に算定できない。また、退院後の栄養食事管理に関する指導を行い、入院中の栄養管理に関する情報を文書を用いて患者に説明するとともに、他の保険医療機関等に提供した場合については、併せて**栄養情報連携料**（70点）を退院時に算定できる。当該病棟に**専従の常勤の管理栄養士を１名以上配置**することが施設基準の一つとなっている。

〔病棟の管理栄養士が行わなければならない事項〕

・入院前の食生活等の情報収集、入退院支援部門との連携、入院患者に対する栄養スクリーニング、食物アレルギーの確認、栄養状態の評価及び栄養管理計画の策定を行う。

・当該病棟に入院している患者に対して、栄養状態に関する定期的な評価、必要に応じたミールラウンド、栄養食事指導又は当該患者の病態等に応じた食事内容の調整等の栄養管理を行う。

・医師、看護師等と連携し、当該患者の栄養管理状況等について共有を行う。

13　回復期リハビリテーション病棟入院料１

回復期リハビリテーション病棟は、**脳血管疾患**または**大腿骨頸部骨折**等の患者に対して、**ADLの向上による寝たきりの防止**と**家庭復帰を目的としたリハビリテーション**を集中的に行うための病棟であり、回復期リハビリテーションを要する状態の患者が常時８割以上入院している病棟をいう。医療従事者の配置、重症患者の割合などにより６段階の病棟基準が定められている。**回復期リハビリテーション病棟入院料１**の算定にあたっては最も高い病棟基準が定められており、**専任の常勤の管理栄養士**の配置が基準の一つになっている。回復期リハビリテーション病棟入院料１は、１

日につき2,229点、生活療養を受ける場合にあっては2,215点である。なお、回復期リハビリテーション病棟入院料２～６を算定するに当たっても、専任の常勤の管理栄養士を配置することが望ましいとされている。

14　地域包括医療病棟入院基本料

高齢者の人口増加に伴い高齢者の救急搬送数が増加(特に軽症・中等症)しており、入院時の高齢患者の一定割合は低栄養リスク状態または低栄養である。また、一部の高齢患者では離床が進まず急性期の治療を受けている間にADLが低下して在宅復帰が遅くなる事例が報告されている。このような状況を踏まえ、令和６年度診療報酬改定によって、高齢者の急性疾患の治療とともに早期退院に向けたリハビリテーション及び栄養管理等を適切に提供する**地域包括医療病棟入院基本料**(１日につき3,050点)が新設された。

特定機能病院以外の病院で脳血管疾患等リハビリテーション料及び運動器リハビリテーション料の係る届出を行っている保健医療機関を算定対象としており、当該病棟に**専任の常勤の管理栄養士を１名以上配置**することが施設基準の一つとなっている。

15　リハビリテーション・栄養・口腔連携体制加算

急性期の治療を受けている間のADL低下を防ぐ取組を推進するとともに、リハビリテーション、栄養管理、口腔管理の連携・推進を図るため、令和６年度診療報酬改定によって、**リハビリテーション・栄養・口腔連携体制加算**(１日につき120点)が新設された。急性期医療において、入院患者のADLの維持・向上などを目的に早期の離床や経口摂取が図られるよう、リハビリテーション、栄養管理、口腔管理に係る多職種による評価と計画に基づき、多職種による取組を行った場合に、患者１人につき、当該計画を作成した日から起算して14日を限度に算定できる。

当該病棟に**専任の常勤の管理栄養士を１名以上配置**することが施設基準の一つとなっている。また、専任の管理栄養士は計画作成に当たり**原則入棟後48時間以内に、患者に対面の上、入院前の食生活や食物アレルギー等の確認、GLIM基準を用いた栄養状態の評価を行う**とともに、定期的な食事状況の観察、必要に応じた食事調整の提案などの取組を行うことが算定要件の一つとなっている。

■GLIM 基準

2018年に公開された世界初の低栄養診断国際基準で、低栄養の診断として初めて骨格筋減少を基準として採用している。GLIM 基準による低栄養診断のアルゴリズムでは、短時間に実施でき実施者を選ばない妥当性があるスクリーニングツール(MNA-SF など)によるリスク判定→アセスメント→診断→重症度判定の流れが提言されている。

GLIM 基準による低栄養診断のアルゴリズム

妥当性があるスクリーニングツールでリスクあり

↓

表現型基準	病因基準
①意図しない体重減少 ＞５%/６カ月または＞10%/６カ月以上 ②BMI 低値 ＜20(＜70歳)または＜22(＞70歳) ＜18.5(＜70歳)または＜20(＞70歳)* ③筋量減少 妥当性のある方法で減少を確認 四肢骨格筋指数(SMI)が 男性＜7.0kg/m^2　女性＜5.7kg/m^2 男性＜7.0kg/m^2　女性＜5.4kg/m^2 など	①食事摂取量低下/同化障害 ・推定必要量の50%以下が１週間以上持続 または摂取量減少が２週間以上持続 ・同化・吸収に悪影響を与える慢性的な消化器症状の存在 (嚥下障害・嘔気・下痢・便秘など) ②疾患/炎症 急性疾患/外傷または慢性疾患の存在

↓

表現型基準と病因基準の両者から１項目以上該当
＝低栄養と診断

↓

重症度判定(表現型基準に基づく)

16　栄養管理実施加算

平成24年度診療報酬改定によって、栄養管理実施加算を算定している医療機関が多いことから、栄養管理体制の確保を入院基本料及び特定入院料の要件とし、診療報酬体系の簡素化が行われた。すなわち、**栄養管理実施加算は廃止**され、その加算要件が入院基本料、特定入院料の算定条件に包括された。しかし、**有床診療所**において管理栄養士の確保が難しい実態を踏まえ、平成26年度診療報酬改定によって、**有床診療所**における栄養管理の入院料への包括化が見直され、再度、**有床診療所に限り、栄養管理実施加算**が設けられた。算定要件は、**常勤の管理栄養士が１名以上配置**されていること等で、**１日につき12点**を加算する。ただし、栄養管理実施加算と入院栄養食事指導料を併算定することはできない。

■診療報酬における入院基本料

・入院基本料とは、入院の際に行われる基本的な医学管理、看護、療養環境の提供を含む一連の費用を評価したものである。

・入院基本料等の施設基準等(「栄養管理体制の基準」より一部抜粋)

①当該病院である保険医療機関内に、**常勤の管理栄養士が１名以上配置されていること。**

②管理栄養士をはじめとして、医師、看護師、その他医療従事者が共同して栄養管理を行う体制を整備し、あらかじめ栄養管理手順(栄養スクリーニングを含む栄養状態の評価、栄養管理計画、定期的な評価等)を作成すること。

③入院時に患者の栄養状態を医師、看護職員、管理栄養士が共同して確認し、特別な栄養管理の必要性の有無について入院診療計画書に記載していること。

④③において、特別な栄養管理が必要と医学的に判断される患者について、栄養状態の評価を行い、医師、管理栄養士、看護師その他の医療従事者が共同して、当該患者ごとの栄養状態、摂食機能及び食形態を考慮した栄養管理計画を作成していること。

⑤栄養管理計画には、栄養補給に関する事項(栄養補給量、補給方法、特別食の有無等)、栄養食事相談に関する事項(入院時栄養食事指導、退院時の指導の計画等)、その他栄養管理上の課題に関する事項、栄養状態の評価の間隔等を記載すること。また、当該計画書又はその写しを診療録等に添付すること。

⑥当該患者について、栄養管理計画に基づいた栄養管理を行うとともに、栄養状態を定期的に評価し、必要に応じて栄養管理計画を見直していること。

※栄養管理体制に関する基準を満たすことができない保険医療機関(診療所を除き、別に厚生労働大臣が定める基準を満たすものに限る。)については、入院基本料の所定点数から１日につき40点を減算する。

3　入院時食事療養制度

入院時食事療養制度は、健康保険法等に基づき、医療保険の被保険者が保険医療機関に入院したときに、医療機関から受ける食事の提供について保険給付を行う制度である。

■1　入院時食事療養費

医療保険の被保険者が保険医療機関に入院したときは、療養の給付と併せて食事の給付を受けることができる。入院期間中の食事の費用は、健康保険から支給される**入院時食事療養費**と入院患者が支払う**標準負担額**で賄われる。入院時食事療養費の額は、厚生労働大臣が定める基準にしたがって算出した額から、平均的な家計における食材費と調理費を勘案して厚生労働大臣が定める標準負担額を控除した額となっている。

厚生労働大臣の算出 基準による食事療養費	－	平均的な家計の食費と 比較した標準負担額	＝	入院時食事療養費

入院時食事療養費は、保険者が被保険者に代わって医療機関にその費用を直接支払うことになっており、患者は標準負担額だけを支払う。一般所得の患者の標準負担額は490円/１食である。なお、入院時食事療養費は入院基本料に含まれるものではない。

(1)　入院時食事療養(Ⅰ)

基準を満たしていることを地方厚生(支)局長に届け出て受理された保険医療機関に入院している患者について、当該食事療養を行ったときに、１日につき３食を限度として**670円/１食**を算定する。ただし、市販の流動食(経腸栄養用製品)のみを経管栄養法で提供する場合は**605円/１食**を算定する。

(2)　入院時食事療養(Ⅱ)

入院時食事療養(Ⅰ)を算定する保険医療機関**以外**の保険医療機関に入院している患者について、食事療養を行ったときに、１日につき３食を限度として**536円/１食**を算定する。ただし、市販の流動食(経腸栄養用製品)のみを経管栄養法で提供する場合は**490円/１食**を算定する。

■入院時食事療養及び入院時生活療養の食事の提供たる療養に係る留意事項

1　一般的事項

(1)　届出は、当該保険医療機関の全病棟について包括的に行うことを原則とする。

2　入院時食事療養(Ⅰ)又は入院時生活療養(Ⅰ)の施設基準等

(1)　常勤の管理栄養士又は栄養士が食事療養部門の責任者となっていること。

(2)　医師、管理栄養士又は栄養士による検食が毎食行われ、その所見が検食簿に記入されていること。

(3)　普通食(常食)患者年齢構成表及び給与栄養目標量については、必要に応じて見直しを行っていること。

(4)　食事の提供に当たっては、喫食調査等を踏まえて、また必要に応じて食事箋、献立表、患者入退院簿及び食料品消費日計表等の食事療養関係帳簿を使用して食事の質の向上に努めること。

(5)　患者の病状等により、特別食を必要とする患者については、医師の発行する食事箋に基づき、適切な特別食が提供されていること。

(6)　適時の食事の提供に関しては、実際に病棟で患者に夕食が配膳される時間が、原則として午後６時以降とする。ただし、当該保険医療機関の施設構造上、厨房から病棟への配膳に時間を要する場合には、午後６時を中心として各病棟で若干のばらつきを生じることはやむを得ない。この場合においても、最初に病棟において患者に夕食が配膳される時間は午後５時30分より後である必要がある。

(7)　保温食器等を用いた適温の食事の提供については、中央配膳に限らず、病棟において盛り付けを行っている場合であっても差し支えない。

(8)　医師の指示の下、医療の一環として、患者に十分な栄養指導を行うこと。

2　入院時食事療養(Ⅰ)における加算

入院時食事療養(Ⅰ)においては、**特別食加算**と**食堂加算**が認められている。

(1)　特別食加算

特別食加算は、疾病治療の直接手段として、医師の発行する食事箋に基づき別に厚生労働大臣が定める特別食が提供されたときに、１日につき３食を限度として**76円/１食**を加算する。ただし、市販の流動食(経腸栄養用製品)のみを経管栄養法により提供したときは算定できない。加算の対象となる特別食とは、患者の年齢、病状等に対応した栄養量及び内容を有する治療食、無菌食及び特別な場合の検査食をいうものであり、治療乳を除く乳児の人工栄養のための調乳、離乳食、幼児食等並びに治療食のうちで単なる流動食及び軟食は除かれる。

特別食加算の対象となるものと対象とならないもの

		特別食加算の対象	特別食加算の対象外
治療食	腎臓食	・腎臓病患者に対する治療食 ・心臓疾患(**食塩相当量の総量が6.0g/日未満**)、妊娠高血圧症候群等に対する減塩食	・**高血圧症患者に対する減塩食**
	肝臓食	・肝庇護食、肝炎食、肝硬変食、閉鎖性黄疸食(胆石症及び胆嚢炎による場合も含む)等	
	糖尿食	・糖尿病患者に対する治療食	
	胃潰瘍食	・胃・十二指腸潰瘍食 ・**侵襲の大きな消化管(食道、胃、腸)手術の術後において胃潰瘍食に準ずる食事を提供する場合** ・クローン病、潰瘍性大腸炎等により腸管の機能が低下している患者に対する低残渣食	・流動食 ・手術前後に与える高カロリー食(左記条件下では対象)
	貧血食	・血中ヘモグロビン濃度が10g/dL 以下であり、その原因が**鉄分の欠乏に由来する**貧血患者に対する治療食	・鉄欠乏に由来しない貧血患者に対する治療食
	膵臓食	・膵臓病患者に対する治療食	
	脂質異常症食	・脂質異常症患者に対する治療食 ・高度肥満症患者(**肥満度が+70%以上またはBMIが35以上**)に対する治療食	
	痛風食	・痛風患者に対する治療食	
	てんかん食	・難治性てんかん(外傷性のものを含む)の患者に対し、グルコースに代わりケトン体を熱量源として供給することを目的に炭水化物量の制限及び脂質量の増加が厳格に行われた治療食 ・グルコーストランスポーター１欠損症またはミトコンドリア脳筋症患者に対する治療食	
	先天性代謝異常症食	・フェニルケトン尿症食、メープルシロップ尿症食、ホモシスチン尿症食、ガラクトース血症食	
	治療乳	・乳児栄養障害に対する直接調整する治療乳	・治療乳既製品(プレミルク等) ・添加含水炭素の選定使用等
無菌食		・無菌治療室管理加算*を算定している患者に対する治療食	
特別な場合の検査食		・**潜血食** ・入院患者に対して**大腸Ｘ線検査、大腸内視鏡検査**のために特に残渣の少ない調理済食品を使用した場合(外来患者に提供した場合は、保険給付の対象外)	・左記以外の一般の検査食

※経管栄養であっても、特別食加算の対象となる食事として提供される場合は、当該特別食に準じて算定することができる。

＊**無菌治療室管理加算**　保険医療機関において、白血病、再生不良性貧血、骨髄異形成症候群、重症複合型免疫不全症等の患者に対して、必要があって無菌治療室管理を行った場合に算定する。

(厚生労働省「入院時食事療養費に係る食事療養及び入院時生活療養費に係る生活療養の実施上の留意事項について」)

(2)　食堂加算

床面積が１床当たり**0.5m²以上**である食堂(談話室等の兼用も可)を備えている病棟または診療所に入院している患者(療養病棟入院患者を除く)について、食事の提供が行われたときに、**50円/１日**を加算する。病棟または診療所単位で算定する。保健医療機関は、食堂における食事が可能な患者については、食堂において食事を提供するように努める。

4　臨床栄養の用語

1　ノーマリゼーション

高齢者や障がい者といった社会的弱者が疎外されることなく誰もが社会の一員として、普通に生活できる社会が正常な姿であるとする考え方で、1958年にデンマークで起こり、1969年にスウェーデンのニリエによって提唱された。

2　QOL(Quality Of Life)

「生活の質」「人生の質」などと訳され、人々の生活を物質的な面から量的にのみとらえるのではなく、精神的な豊かさや満足度も含めて、質的にとらえる概念のことである。生活者自身の意識構造と生活の場の諸環境があり、両者のバランスや調和のある状態を質的に高めて充足した生活を求めるものである。

3　ADL(Activities of Daily Living)

「日常生活動作」と訳され、1人の人間が独立して生活するために行う、基本的な毎日繰り返される一連の身体的動作群のことをいう。具体的には、食事、更衣、整容、排泄、入浴、起居移動を指し、**ADLにより日常生活の自立度が評価できる。**なお、ADLでの動作を応用し、動作の範囲をさらに広げた活動動作のことを**IADL**(Instrumental Activities of Daily Living：**手段的日常生活動作**)といい、社会生活を送るうえで必要と考えられる活動の自立度の評価尺度として用いられている。食事の支度、買い物、家事動作、電話利用、金銭管理、趣味活動、公共交通機関の利用、服薬管理などを指す。ADLは、**バーセルインデックス**[*1]やFIM(機能的自立度評価表)[*2]などで評価する。

＊1 **バーセルインデックス**　食事、移乗・移動、トイレ動作、入浴、更衣などからなる10項目について、各々0，5，10，15点で評価する。自立度が高いほど点数が高くなる。最高点100点、最低点0点。PartⅢ-12-2 6「身体活動レベルの低下と日常生活動作(ADL)の低下」を参照のこと。

＊2 **FIM(機能的自立度評価表)**　13の運動項目(食事、移乗・移動、トイレ動作、入浴、更衣など)と5つの認知項目(理解、社会的交流、記憶など)について、各々1～7点で評価する。バーセルインデックスと同様、自立度が高いほど点数が高くなる。最高点126点、最低点18点。

4　クリニカルパス(クリティカルパス)

クリニカルパス(クリティカルパス)とは、一定の疾患をもつ患者に対して、入院時から退院時までに対応すべき検査、治療、処置、栄養ケアなどをエビデンスに基づいて整理し、**時間軸**に沿ってまとめたもので、**標準化されたケアプログラム**である。クリニカルパスにおいては、医師、看護師、管理栄養士、薬剤師、理学療法士、ケースワーカーなどからなる小委員会により、チームワークによる実際の医療行為を想定しながら、使用するクリニカルパスのフォーマット(縦軸に業務内容、横軸に時間を記すのが一般的)を作成していく。

クリニカルパスは、**医療の質の標準化、入院日数の短縮、医療行為の効率化、チーム医療の促進**を図り、さらに、経験の浅い医療従事者に対する系統的な教育ツールともなる。また、クリニカルパスは治療内容説明のシステムとして有効であるので、**インフォームド・コンセント**にも利用されている。

なお、クリニカルパスに示された基準から逸脱した事象を**バリアンス**といい、バリアンスを分析することは、クリニカルパスの見直し・改善に役立つ。バリアンスが発生した場合には、臨機応変に対応することが重要である。

5　リスクマネジメント

個人の努力に依存した事故防止策のみでは対応に限界があるため、「人間はエラーを起こす」ということを前提として、そのエラーが事故へつながらないように組織的な事故防止体制を整備することが、**リスクマネジメント**の考え方である。つまり、リスクマネジメントとは、リスクに関して、組織を指揮し管理する調整された活動であり、偶発的または人為的な事故を発生させない予防策と、万一事故が発生した場合の緊急時対応と再発防止体制が含まれる。

医療事故の原因究明を行い、事故に対して適切な予防策を構築するための報告書として、**インシデントレポート**[*]**(ヒヤリ・ハット報告書)**や**アクシデントレポート**(実際に起きた医療事故の報告書)がある。

＊**インシデントレポート**　患者に実害を及ぼすことはなかったが、日常診療の現場でヒヤリとしたりハットしたりした経験(インシデント)に関する報告書のこと。インシデントレポートは、個人のミスを責めるものではなく、再発防止のための重要な情報であり、これを分析することにより、これまで気がつかなかった誘因や原因等が明らかになり、有効な再発防止策を立てることができる。インシデントレポートでは、ミスに至るまでの事実を正確に記入し、情報を共有化できるようにする。当事者以外が報告してもよい。

6 医療の倫理、傷病者の権利

(1) ジュネーブ宣言

1948年の第2回世界医師会総会で採択された「医の倫理に関する規定」である。ヒポクラテスの誓いの倫理的精神を基につくられたものであり、道徳的・良識的配慮、人命の尊重、守秘義務、患者の非差別などが定められている。

(2) ヘルシンキ宣言

1964年の第18回世界医師会総会で採択された「ヒトを対象とする生物医学研究の倫理的原則」である。ナチスの人体実験の反省から生まれた「ニュルンベルグ綱領」を受けた倫理規範である。医学の進歩のためには人体実験が必要なことを明確に認めた上で、「被験者の利益は、科学と社会への寄与よりも優性されるべき」という原則を打ち出している。患者・被験者福利の尊重、本人の自発的・自由意志による参加、インフォームドコンセント取得の必要、倫理審査委員会の存在、常識的な医学研究であることなどを基本原則としている。

(3) リスボン宣言(患者の権利宣言)

1981年の第34回世界医師会総会で採択された「医療従事者が知っておくべき患者の権利」を提言したものである。以下の権利を提言している。

①　良質の医療を受ける権利
②　選択の自由
③　自己決定権
④　意識喪失患者の代理人の権利
⑤　法的無能力者の代理人の権利
⑥　情報に関する権利
⑦　秘密保持に関する権利
⑧　健康教育を受ける権利
⑨　尊厳性への権利
⑩　宗教的支援を受ける権利

(4) アドボカシー

当然守られるべき患者の権利を擁護あるいは支援するという考え方や取り組みを**アドボカシー**という。

7 インフォームド・コンセント(説明と同意)

患者は、自分の病気と医療行為について知る権利があり、治療方法を自分で決定する権利をもっている。そして医師は、患者に対して十分な情報提供を行い、患者の同意を得る義務がある。治療を進めるにあたり、患者が治療方針やその有効性・危険性などについて医師(その他の医療従事者も含む)から十分な説明を受け、疑問点を解消し、納得してその治療方針に同意することを**インフォームド・コンセント**という。

インフォームド・コンセントは、管理栄養士が患者に栄養指導を行う際にも必要な考え方で、管理栄養士は患者に対し、わかりやすい言葉で、科学的根拠に基づいた説明をしなければならない。

8 インフォームド・アセント

保護者の責任範囲にいる小児患者の治療に際して、医療従事者が保護者からのインフォームドコンセントを得るだけでなく、当事者の子どもに対しても治療に関する説明をして同意を取得することをいう。対象患者は、保護者の責任下にある6～7歳以上、14～15歳以下の子どもとされる。

9 セカンドオピニオン

患者が診断や治療を受けるにあたって、**主治医以外の医師**に意見を求めること、またはその求めた意見を**セカンドオピニオン**という。複数の医師の意見を聞くことで、いくつかの治療法の中から、より適した治療法を患者自身が選択していくべきという考え方に沿ったものである。

10 アドヒアランスとコンプライアンス

患者が治療に対して**積極的**に参加することを**アドヒアランス**、患者が医師の指示を正しく守って治療を受けることを**コンプライアンス**という。アドヒアランスは能動的な(患者に主体性がある)、コンプライアンスは受動的な(医療者が主導する)意味合いが強い。

11 レスパイトケア

介護の必要な高齢者や障害者などをケアしている家族の疲労を軽減するため、ケアを一時的に代替する地域支援サービスを**レスパイトケア**という。レスパイトとは、一時的中断、休息、息抜きの意味である。家族が介護などから解放される時間を作り、心身疲労や共倒れなどを防止することを目的としている。我が国では、ショートステイやデイサービス、デイケアなどにより行われている。

12 グリーフケア

大切な人を亡くして悲嘆に暮れる人を支援することを**グリーフケア**という。グリーフとは、深い悲しみを意味する。

13 災害時の医療

(1) トリアージ

患者の重症度を判別して**診療の優先度**を決めることを**トリアージ**という。災害時にはトリアージによって、医療スタッフや医薬品などの限られた資源が有効に活用できる。トリアージの結果、傷病者は4つのカテゴリーに分類され、優先度の高い順にⅠ、Ⅱ、Ⅲとし、不搬送・死亡群は0と表記する。また、トリアージの結果が他の救援者にもわかるよう、原則、傷病者の右手首にトリアージタッグと呼ばれるカードを付ける。トリアージタッグは、カテゴリーに応じてカラー部分を切り取り、タッグの最下部の色で傷病者の重症度・緊急度が一目でわかるものである。トリアージタッグの色は以下のように対応する。

順位	区分	識別	傷病者の状態
第1順位	Ⅰ	赤	生命を救うため、直ちに処置を必要とするもの
第2順位	Ⅱ	黄	多少治療が遅れても、生命に危険のないもの
第3順位	Ⅲ	緑	軽症で、ほとんど専門医の治療を必要としないもの
第4順位	0	黒	死亡または心肺蘇生を施しても蘇生の見込みのないもの

(2) DMAT《ディーマット》(Disaster Medical Assistance Team)

災害時に被災地に迅速に駆けつけ、救急治療を行うための専門的な訓練を受けた医療チームをDMATという。また、災害派遣精神医療チームをDPAT《ディーパット》(Disaster Psychiatric Assistance Team)といい、被災地の精神科医療と心的外傷後ストレス障害（PTSD)の予防など、被災地住民のメンタルヘルスを専門に行う。

練習問題

診療報酬における栄養食事指導料の算定に関する記述である。正しいのはどれか。１つ選べ。

(1)　集団指導の１回の人数は、20人以上である。
(2)　集団指導の１回の時間は、30分以内である。
(3)　がん患者に対する治療食は、外来栄養食事指導の算定対象となる。
(4)　入院栄養食事指導料は、入院中３回まで算定できる。
(5)　在宅患者訪問栄養食事指導に要した交通費も算定対象である。

解　説 ………………………………………………………………………… 正答　(3)

(1)　誤り。集団指導の１回の人数は、15人以下を基準とする。
(2)　誤り。集団指導の１回の時間は、40分以上である。
(3)　正しい。平成28年度診療報酬改定により、対象に含められた。
(4)　誤り。入院栄養食事指導料は、入院中２回まで(１週間に１回が限度)算定できる。
(5)　誤り。在宅患者訪問栄養食事指導に要した交通費は算定対象外であり、患家の負担となる。

練習問題

入院時食事療養(Ⅰ)の届出を行った保険医療機関において、特別食加算が算定できる治療食に関する記述である。正しいのはどれか。１つ選べ。

(1)　痛風の患者に、痛風食を提供した。
(2)　黄疸のない胆石症の患者に、肝臓食を提供した。
(3)　摂食・嚥下機能が低下した患者に、嚥下調整食を提供した。
(4)　高血圧の患者に、食塩相当量６g/日未満の減塩食を提供した。
(5)　８歳の食物アレルギー患者に、小児食物アレルギー食を提供した。

解　説 ………………………………………………………………………… 正答　(1)

(1)　正しい。
(2)　誤り。特別食加算を算定できるのは、黄疸を呈する胆石症の患者に肝臓食を提供した場合である。
(3)　誤り。嚥下調整食は、特別食加算が算定できる治療食に含まれない。
(4)　誤り。高血圧症患者に対する減塩食は、特別食加算が算定できる治療食に含まれない。なお、心臓疾患の患者に食塩相当量６g/日未満の減塩食を提供した場合や妊娠高血圧症候群の患者に対して減塩食を提供した場合には、腎臓食として特別食加算を算定できる。
(5)　誤り。小児食物アレルギー食は、特別食加算が算定できる治療食に含まれない。

練習問題

医療と臨床栄養に関する記述である。正しいのはどれか。1つ選べ。

(1)　クリニカルパスにより、チーム医療は不要になる。

(2)　クリニカルパスには、栄養指導を含めない。

(3)　リスクマネジメントには、リスクの特定が含まれる。

(4)　バリアンスは、情報開示に対する患者の権利である。

(5)　ターミナルケアにより、治療の標準化が図られる。

解　説 ………………………………………………………………… 正答 (3)

(1)　誤り。クリニカルパスにより、チーム医療の促進が図られる。クリニカルパスの活用にあたっては、職種間の情報共有が必要となる。

(2)　誤り。クリニカルパスに、栄養指導は含まれる。

(3)　正しい。リスクの特定とは、リスクを発見、認識及び記述するプロセスであり、リスクマネジメントに含まれる。

(4)　誤り。バリアンスとは、クリニカルパスに示された基準から逸脱した事象のことである。情報開示に対する患者の権利は、リスボン宣言(患者の権利宣言)で提言された。

(5)　誤り。ターミナルケアとは、終末期患者に対する終末期ケアのことである。治療の標準化がはられるものに、クリニカルパスがある。

練習問題

臨床栄養の用語とその説明の組合せである。正しいのはどれか。1つ選べ。

(1)　コンプライアンス――――痛みを抑える治療

(2)　アドヒアランス―――――患者側の治療への積極的な参加

(3)　ノーマリゼーション―――患者の重症度の判別

(4)　セカンドオピニオン―――患者の意思の確認

(5)　トリアージ―――――――別の専門職の意見を求めること

解　説 ………………………………………………………………… 正答 (2)

(1)　誤り。コンプライアンスとは、医療者からの指示を患者が遵守することである。

(2)　正しい。

(3)　誤り。ノーマリゼーションとは、障がい者と健常者が共に普通に生活できる社会が正常な姿であるとする概念である。

(4)　誤り。セカンドオピニオンとは、患者が主治医以外の医師に意見を求めること、またはその求めた意見のことである。

(5)　誤り。トリアージとは、患者の重症度を判別して診療の優先度を決定することである。

2　傷病者の栄養アセスメントと栄養投与量の算定

1　栄養スクリーニングと栄養アセスメント

1　栄養障害のスクリーニング方法

(1)　主観的包括的栄養評価法（SGA：Subjective Global Assessment）

主観的包括的評価（SGA）は、身体計測値や臨床検査値（血液・尿・糞便などの検査値）を用いず、健康状態の聴取や観察による臨床診査から栄養状態を評価する方法で、今日最も頻用されている栄養スクリーニングツールの一つである。

SGA の評価項目は、簡単な問診による病歴と身体所見で構成されており、栄養状態は〔良好／中等度の栄養不良／高度の栄養不良〕の 3 段階で評価する。

主観的包括的評価（SGA）用紙の例

A．病歴
1．体重変化
過去 6 か月間の体重減少量＿＿＿＿＿kg、減少率＿＿＿＿＿%
過去 2 週間の変化　□増加　□不変　□減少
2．食事摂取量の変化（平常時との比較）
□変化なし　□変化あり：期間＿＿＿＿＿週
食種：□固形食　□流動食（栄養量充足）　□流動食（未充足）　□絶食
3．消化器症状（2 週間以上継続）
□なし　□嘔気　□嘔吐　□下痢　□食欲不振
4．機能制限（活動性）
□なし　□あり：期間＿＿＿＿＿週
種類：□就労に制限あり　□歩行は可能　□寝たきり
5．栄養必要量に関係する疾患
初期診断＿＿＿＿＿＿＿＿＿
代謝亢進（ストレス）：□なし　□軽度　□中等度　□高度
B．身体所見（それぞれ 0 ＝正常、1 ＋＝軽度、2 ＋＝中等度、3 ＋＝高度）
皮下脂肪の減少（上腕三頭筋部、胸部）＿＿＿＿＿
骨格筋の減少（大腿四頭筋、三角筋）＿＿＿＿＿
踝部浮腫＿＿＿＿＿　仙骨部浮腫＿＿＿＿＿　腹水＿＿＿＿＿
C．SGA 評価
□A ＝栄養状態良好　□B ＝中等度の栄養不良　□C ＝高度の栄養不良

■客観的データ評価（ODA：Objective Data Assessment）

SGA に対し、臨床検査値などの客観的なデータに基づいて栄養評価を行う方法を客観的データ評価と呼ぶ。SGA は栄養障害が存在するか否かを短時間で判断する手段であるが、ODA は、栄養障害の型、不足している栄養素の種類、栄養障害の程度など、より深く詳細な栄養評価を行う手段である。ODA は、栄養療法の内容決定及び栄養療法開始後の効果判定にも有用である。

(2) MNA-SF（Mini Nutritional Assessment-Short Form：簡易栄養状態評価表）

問診票を主体とする簡便なスクリーニング法であるMNAをさらに簡便にして臨床現場に取り入れやすくしたものである。①食事量減少の有無、②体重減少の有無、③自力歩行の可否、④精神的ストレスや急性疾患経験の有無、⑤認知症またはうつ状態の有無、⑥BMI（BMIが測定できない場合は、ふくらはぎの周囲長）の６項目よりスクリーニング値を算出し、３段階〔栄養状態良好／栄養不良のおそれあり／栄養不良〕で評価する。**高齢者**の栄養スクリーニング法として感度、特異性が高いとされている。

2　栄養アセスメントに用いられる主な指標

	栄養指標
エネルギー	体重、体重増減率、BMI、上腕三頭筋部皮下脂肪厚、肩甲骨下部皮下脂肪厚、体脂肪率、ウエスト周囲径など
たんぱく質	上腕筋囲、上腕筋面積、血清総たんぱく質、血清アルブミン、血清コリンエステラーゼ、血清トランスフェリン、血清トランスサイレチン、血清レチノール結合たんぱく質、尿中クレアチニン排泄量、尿中３-メチルヒスチジン、尿中窒素排泄量、窒素出納など
鉄	ヘモグロビン、血清フェリチン、総鉄結合能、不飽和鉄結合能など
水	血清浸透圧、血清ナトリウム、口渇感、皮膚の乾燥など

3　栄養状態の判定基準

「日本病態栄養学会」の栄養評価ガイドラインでは、栄養状態は以下の基準をもとに、高度あるいは軽度～中等度の栄養不良に分類される。

栄養状態の判定基準

	A	B	C
栄養状態	良好	軽度から中等度の栄養不良	高度な栄養不良
体重変化	変化なし	１か月間で５％以下、あるいは６か月間で10％以下の体重減少、あるいは現在も体重が減少し続けている。	１か月間で５％以上、あるいは６か月間で10％以上の体重減少、現在も体重が減少し続けている。
食事摂取量	変化なし、あるいは増えている	明らかな摂取量の減少	２週間以上にわたり必要量の50～70％以下の摂取、あるいは１週間以上ほとんど摂れていない
筋肉の喪失	なし	軽度～中等度	高度の減少
皮下脂肪の減少	なし	軽度～中等度	高度の減少
BMI	18.5kg/m²以上	17.0～18.5kg/m²	17.0kg/m²未満
活動量	正常	中等度の機能低下あるいは最近の機能低下	かなり低下、ほとんどごろごろしている
疲れやすさ	なし	軽度みられる	高度あり
握力、脚力の低下	なし	軽度	高度の低下

※Aが主たるときにはAに、Cが主たるものはCに分類する。Bを中心にA、Cが混在するときはBとする。B、Cとされたものは介入を行う。Aについてはリスク評価を行う。

（日本病態栄養学会：栄養スクリーニング及び栄養アセスメント法　日本病態栄養学会誌2008）

4　人体における各組織の重量比

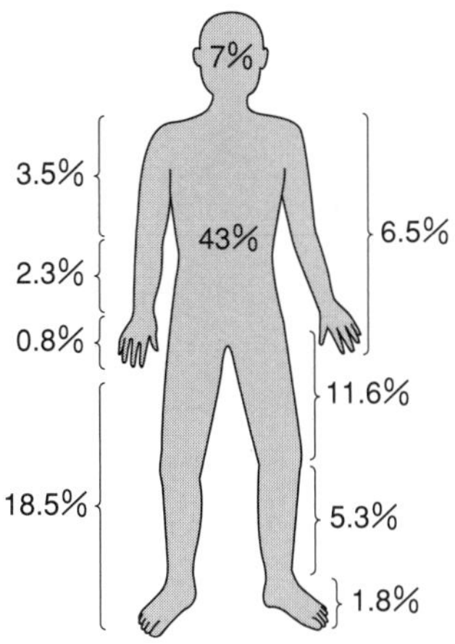

上肢や下肢を失った場合は、各部位の体重に占める割合によって標準体重を算出する。

例　片側の下肢を失った者の標準体重
　=健常者の標準体重×(1－0.185)
　片側の上肢を失った者の標準体重
　=健常者の標準体重×(1－0.065)

「栄養アセスメントの具体的方法」についてはPartⅠ-13-1「問診、診察」及びPartⅢ-1-2「栄養アセスメントの方法」に含めて記載しましたので、そちらで学習して下さい。

2　栄養投与量の算定

1　エネルギー投与量の算定

傷病者の推定エネルギー投与量は次式で算定される。

推定エネルギー投与量=基礎代謝量×活動係数×ストレス係数

(1)　**基礎代謝量**

臨床の場での基礎代謝量の算出には、**性別、現体重、身長、年齢**により求める**ハリス-ベネディクト(Harris-Benedict)の式**が広く用いられている。日本人の場合は、実測値より過大に推定する傾向にある。

※身長が測定できない場合は、膝下高から身長を推定する。PartⅢ-1-2 2(1)「身長・体重」を参照のこと。

ハリス-ベネディクトの式〔kcal/日〕

	式
男性	66.4730+13.7516×現体重(kg)+5.0033×身長(cm)－6.7550×年齢(歳)
女性	655.0955+9.5634×現体重(kg)+1.8496×身長(cm)－4.6756×年齢(歳)

(2)　**活動係数**

状　態	係　数	適応例
寝たきり	1.0～1.1	
ベッド上安静	1.2	
ベッド以外での活動	1.3	1日1時間程度の歩行
低い(身体活動レベルⅠ)	1.45～1.50	1日2時間程度の歩行や立位での活動
ふつう(身体活動レベルⅡ)	1.70～1.75	1日2時間程度の歩行および筋肉活動
高い(身体活動レベルⅢ)	1.95～2.00	1日2時間程度の歩行および重い筋肉活動

⑶　ストレス係数

術後や基礎代謝の亢進をきたす疾患や病態では、1.0～2.0のストレス係数が与えられている。

ストレス係数〈例〉

状　態		係　数	適応例・備考
手　術（術後３日後）	軽度	1.2	胆嚢・総胆管切除、乳房切除
	中等度	1.4	胃亜全摘、大腸切除
	高度	1.6	胃全摘、胆管切除
	超高度	1.8	膵頭十二指腸切除、肝切除、食道切除
外　傷	骨折	1.35	
	筋肉	1.25～1.5	
	頭部損傷	1.60	
	複合外傷	1.5～1.7	人工呼吸器使用の場合
	褥瘡	1.2～1.6	
感 染 症	軽度	1.2～1.5	流行性感冒など
	重症	1.5～1.8	敗血症など
熱　傷		1.0～2.05	熱傷範囲10％ごとに0.2増加
発　熱		1.2～1.8	36℃（平熱）から１℃上昇ごとに0.2増加
臓器障害		1.2～2.0	１臓器につき0.2増加
が　ん		1.1～1.3	
骨髄損傷		0.8～0.9	
アルコール依存症		0.85～0.9	

2　炭水化物投与量の算定

炭水化物摂取量として１日の総エネルギー量の**50～65％**が推奨されている。投与する糖質は、消化吸収障害の有無、耐糖能異常の有無などを把握して選択する。静脈栄養時ではエネルギー源として速やかに利用されるグルコースが、経腸栄養剤には浸透圧への影響が小さいデキストリンが用いられる。糖質の投与量を増加した場合は、**ビタミン B_1 の投与量も増加する**。

3　たんぱく質投与量の算定

臨床の場でのたんぱく質投与量の算出には、**24時間蓄尿での尿中尿素窒素**（UUN）を測定して求められる窒素出納が一般に用いられている。

窒素出納（g）＝摂取窒素量（g）－排泄窒素量（g）

＝〔たんぱく質摂取量（g）÷6.25〕－〔UUN（g/24時間）÷0.8*〕

＊÷0.8　尿中尿素窒素排泄量が体全体の窒素排泄量の80％を占めると考える。

または

窒素出納（g）＝〔たんぱく質摂取量（g）÷6.25〕－〔UUN（g/24時間）＋４（g）*〕

＊＋4（g）「尿中非尿素窒素２g＋便・皮膚からの窒素排泄量２g」と考える。

■たんぱく質量⇔窒素量の換算

通常、たんぱく質には16%の窒素が含まれると考えて、以下の式で換算する。また、窒素・たんぱく質換算係数の6.25は0.16の逆数（1÷0.16＝6.25）である。

①窒素量をたんぱく質量から求める場合

窒素量＝たんぱく質量×0.16　（または、窒素量＝たんぱく質量÷6.25）

②たんぱく質量を窒素量から求める場合

たんぱく質量＝窒素量÷0.16　（または、たんぱく質量＝窒素量×6.25）

たんぱく質の必要量は、手術、外傷、感染症、熱傷、高熱、極端な精神的ストレスによって増加する。たんぱく質の投与量を増加した場合は、**ビタミンB_6の投与量も増加する**。一方、腎機能障害や非代償性肝硬変などの肝性脳症を起こす病態では、たんぱく質の摂取制限を行う。

なお、たんぱく質の必要量は、エネルギーや他の栄養素の摂取量の影響を強く受けるため、これらの摂取量が不足している場合には、基準値のたんぱく質を摂取していてもたんぱく質が不足状態となる場合があることに留意する。

たんぱく質投与量基準値〔g/体重kg/日〕

健常成人	内科的病態（発熱・外傷なし）	外科的病態（合併症なし）	異化亢進の病態
0.93	1.1	1.1～1.6	1.6～4.2

■NPC/N比（非たんぱく質カロリー窒素比）

$$\text{NPC/N比}=\frac{\text{糖質によるエネルギー量}+\text{脂質によるエネルギー量}}{(\text{たんぱく質重量})\times 0.16}$$

NPC/N比は、たんぱく質量に対して他のエネルギー素材（糖質と脂質）をどれだけ用いれば、たんぱく質を効率よく利用できるかを示した指標である。窒素1gに対して150kcalの場合が最も効率よく窒素が利用されることが知られている。

また、式から明らかなように、総エネルギー量が同じである場合、NPC/N比は、たんぱく質量が多いときには小さい値を、たんぱく質量が少ないときには大きい値をとる。

疾患の状況やストレスの大きさに応じて必要とされるたんぱく質とエネルギー量が異なるため、状態にみあったNPC/N比の値が設定されている。

- ●非侵襲時……………………………………150～200程度
- ●腎機能が正常である安定期………………150～200程度
- ●高度侵襲時（重症な熱傷・外傷など）……80～100程度
- ●褥瘡が改善しない場合……………………80～100程度
- ●外傷など……………………………………100～150程度
- ●腎不全………………………………………300～500程度

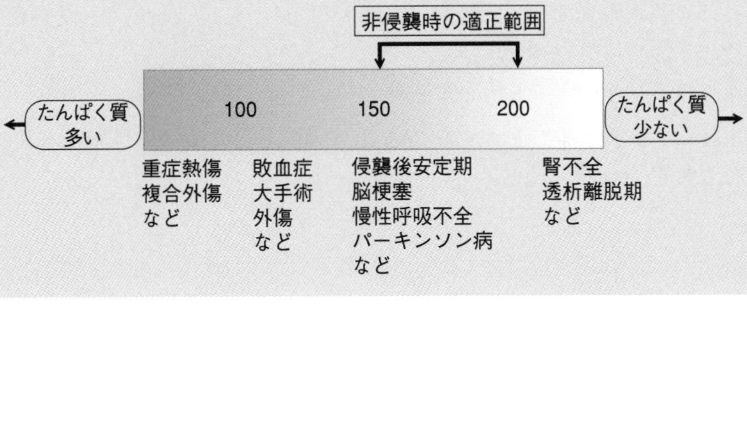

4　脂質投与量の算定

脂肪制限がなければ、脂肪エネルギー比率を**20〜30%**とする。膵炎、胆嚢炎、胆石症、クローン病、潰瘍性大腸炎、脂質異常症などでは、脂質の摂取制限を行う。

5　水分投与量の算定

1日の必要水分量は、成人で**30〜40mL/kg体重**とされている。体内水分の10%を喪失すると機能障害が出現し、20%以上喪失すれば死に至る。腎機能障害、心疾患、難治性浮腫、透析患者などでは、水分摂取制限(**前日尿量＋500mL**が目安)を行う。

輸液管理では、体内に入る水分量(IN)と体外に排出される水分量(OUT)のバランス、すなわち**水分出納**の確認が重要である。過剰な輸液は電解質バランスを崩したり、心臓や腎臓への負荷を大きくしたりする一方で、少ない場合には脱水症状を引き起こすことがある。

輸液患者の水分出納＝体内に入る水分量(IN)－体外に排出される水分量(OUT)

＝(輸液量＋経口摂取量＋代謝水)－(尿量＋便中水分量＋不感蒸泄量※＋排液量)

※体温が正常の場合、不感蒸泄量は15mL×現体重kgで概算できる

練習問題

傷病者の栄養管理における栄養投与量の算定に関する記述である。正しいのはどれか。1つ選べ。

(1)　ハリス‐ベネディクト(Harris-Benedict)の公式には、ストレス係数が用いられている。

(2)　寝たきり患者では、活動係数として1.0〜1.1を用いる。

(3)　たんぱく質制限食では、NPC/N比(非たんぱく質カロリー窒素比)は80〜100とする。

(4)　脂肪制限がなければ、脂肪はエネルギー比率を15%とする。

(5)　脱水時の1日水分補給量は、前日尿量＋300mLとする。

解　説 ……………………………………………………………………………… 正答 (2)

(1)　誤り。ハリス‐ベネディクトの公式には、ストレス係数は用いられていない。現体重、身長、年齢が用いられている。

(2)　正しい。

(3)　誤り。たんぱく質制限食では、NPC/N比は300〜500とする。また、非侵襲時では150〜200、高たんぱく投与では80〜100とする。

(4)　誤り。脂肪制限がなければ、脂肪エネルギー比率を20〜30%とする。

(5)　誤り。脱水時の1日水分補給量は、30〜50mL/体重kgとする。前日尿量＋300mLは、水分摂取制限の場合である。

練習問題

25％ブドウ糖基本輸液1, 200mL（1, 200kcal）、総合アミノ酸製剤600mL（400kcal、窒素量 9 g）、20％脂肪乳剤100mL（200kcal）を投与した。この時の NPC/N 比（非たんぱく質カロリー窒素比）である。正しいのはどれか。１つ選べ。

（1）　44
（2）　67
（3）　133
（4）　156
（5）　200

解　説 ……………………………………………………………………………… 正答（4）

NPC/N 比は、たんぱく質以外のエネルギー（つまり、糖質と脂質のエネルギーを合わせたもの）を窒素量で割って求める。糖質からのエネルギー量は1, 200kcal、脂質からのエネルギー量は200kcal であり、たんぱく質以外のエネルギー（非たんぱく質エネルギー）量は1, 200＋200＝1, 400kcal となる。窒素量は 9 g であるので、

NPC/N 比＝1, 400÷ 9 ≒155. 6≒156

練習問題

60歳、男性。腸閉塞で入院１週間目、補液量2, 000mL/日の中心静脈栄養管理を行っている。身長165cm、体重60kg、体温36. 5℃。尿量は800mL/日であった。代謝水を300mL/日としたときの１日の水分バランスの評価として、正しいのはどれか。１つ選べ。ただし、排便、排液による水分、電解質の喪失は考えないものとする。

（1）　約1, 500mL の正のバランスである。
（2）　約600mL の正のバランスである。
（3）　平衡状態である。
（4）　約600mL の負のバランスである。
（5）　約1, 500mL の負のバランスである。

解　説 ……………………………………………………………………………… 正答（2）

患者の水分出納＝体内に入る水分量－体外に排出される水分量
＝（輸液量＋代謝水）－（尿量＋不感蒸泄量）
＝（2,000mL＋300mL）－（800mL＋15mL×60kg）＝600mL

3　栄養・食事療法と栄養補給法

1　栄養補給法の種類

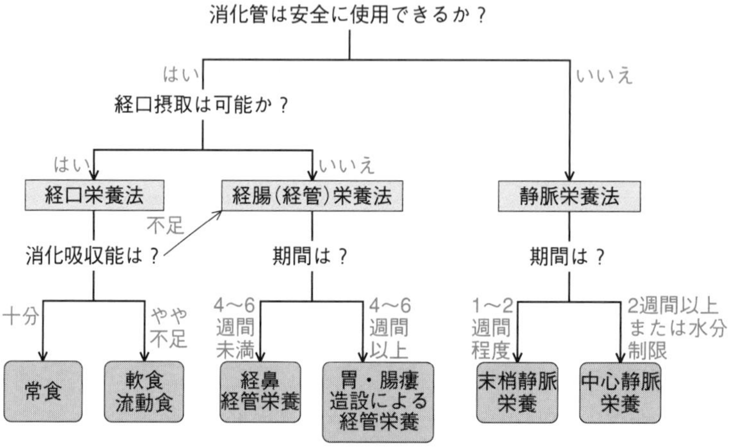

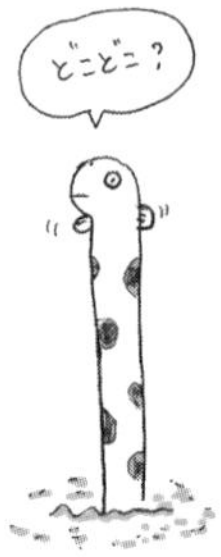

2　経口栄養法

経口栄養法とは、口から摂取した食物を咀嚼・嚥下・消化し、腸管から栄養素として吸収し、体内に取り入れる方法である。

1　病人食と介護食

(1)　病人食

傷病者に対して疾病の治療、ならびに健康の保持・増進、免疫機能の増大を図ることのできる食事をいう。

(2)　介護食

傷病者に限らず、摂食、咀嚼、嚥下などの機能が低下した対象者に対して、摂取しやすい形態に調理し、介護者が食事介助をして与える食事をいう。

2　病人食の種類

(1)　一般治療食

①　常食

米飯やパンを主食とした一般的な食事で、固形食、普通食ともいわれる。摂食・嚥下、消化、吸収等が正常な患者に用いられる。

②　軟食

常食より軟らかい食事をいい、発熱、食欲低下、咀嚼・嚥下困難、消化・吸収能力の低下、下痢などの場合や手術後に用いられる。

主食は粥で、粥の内容によって副食の材料や調理法も変化する。

■粥の種類

三分がゆ食＝全がゆ３：おもゆ７
五分がゆ食＝全がゆ５：おもゆ５
七分がゆ食＝全がゆ７：おもゆ３
全 が ゆ 食＝全がゆ10：おもゆ０

※おもゆは粥を炊いたときの水分の部分のこと。おもゆの割合が多くなればなるほど吸収されるエネルギーや栄養素の量が少なくなる。

③　流動食

おもゆ、スープ、ジュース、牛乳など固形物を含まない液状に調整された食事で、消化がよく、残渣や化学的・物理的刺激が少ない。各疾患の急性増悪期及び手術や絶食後に最初に摂取する食事として用いられる。目的は主として水分補給であるため、エネルギーや栄養素の補給は期待できない。

④　ブレンダー食（ミキサー食）

軟食の料理をブレンダーやミキサーにかけ流動状にしたもので、軟食と同等の栄養価が確保できる。食欲、消化、吸収等の能力には異常がないが、歯・口腔内の異常等で咀嚼ができない場合に使用する。

(2)　特別治療食

①　治療食

疾病治療の直接手段として、医師の発行する食事箋に基づいて提供される食事である。

１）疾患別分類

腎臓疾患食、肝・胆疾患食、糖尿病食などの疾患名を冠した名称を用いて食事を分類するもので、わが国で従来から行われている方法である。疾患別の食事療法の特徴を献立に反映しやすいが、すべての疾患に対応することは不可能である。また、食事療法を必要とする疾患を複数有している場合には、どの食種が適しているかがわかりにくくなる。

なお、特別食として診療報酬で加算が認められている食種は、PartⅣ-１-３ 2 (1)「特別食加算」に示した通りである。

２）主成分別分類

エネルギーコントロール食、たんぱく質コントロール食、脂質コントロール食、食塩制限食など栄養管理の目的に応じて食種を分類するもので、最近はこの方法を採用する医療機関が増えつつある。食事療法を必要とする疾患を複数有している患者に対して、適切な栄養素の食種を選びやすい。

●エネルギーコントロール食

低エネルギー食：800～1,600kcal/日程度。肥満症、糖尿病、脂質異常症（高脂血症）、脂肪肝など。

高エネルギー食：一般食以上（約2,500kcal/日以上）。低栄養、やせ、甲状腺機能亢進症など。

●たんぱく質コントロール食

低たんぱく食：たんぱく質０～60g/日程度。肝不全、非代償性肝硬変、急性糸球体腎炎、急性腎不全、糖尿病腎症など。

高たんぱく食：たんぱく質80g/日程度以上。熱傷、低栄養、やせ、貧血など。

●脂質コントロール食

低脂質食：脂質20～30g/日程度。膵炎、胆嚢炎、胆石症、急性肝炎、脂質異常症、動脈硬化など。

※治療食に含まれる飽和脂肪酸に対する多価不飽和脂肪酸の比率を高めた食事など、脂質の質を調整した食事もある。

●食塩制限食

軽度制限：塩分６～７g/日、中等度制限：塩分４～５g/日、高度制限：塩分１～３g/日、無塩食：塩分０g/日。高血圧、心疾患、脳血管疾患、動脈硬化、腎疾患、非代償性肝硬変など。エネルギーコントロール食やたんぱく質コントロール食への付加条件として適用される。

② **検査食**

食品や栄養素が臨床検査に及ぼす影響を排除するための食事である。

例　大腸検査食（注腸食）：大腸Ｘ線検査や大腸内視鏡検査を行う際の食事。腸内を空虚にすることを目的とした低残渣・低脂肪食。

潜血食：消化管出血を確認する際の食事。食品中の血液、鉄、銅、葉緑素などが混入しないように調整された食事。

乾燥食：腎尿細管の再吸収能を調べる際の食事。食事からの水分摂取をできるだけ減らした食事。

3　経腸栄養法（EN）

経腸栄養法は**経管栄養法**ともいい、上部消化管（胃、十二指腸、空腸上部）にチューブを挿入して流動食や経腸栄養剤を注入する方法である。腸管機能はあるが、摂食が困難であるなど経口摂取ができない場合に行われる。

1　経腸栄養の利点

●中心静脈栄養と比べて廉価である。

●中心静脈栄養と比べて生理的投与経路である。

●中心静脈栄養よりも感染症の危険が少ない。

●代謝性の合併症も少なく、比較的安全である。

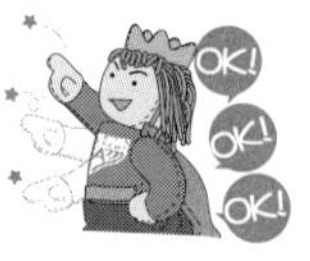

2　経腸栄養の適応疾患

比較的上部の消化器通過障害（食道がん、胃がんなど）、手術前・術後管理、熱傷時、悪性腫瘍に対する放射線・化学療法時、意識障害による摂食不能、重症例を除く活動期の炎症性腸疾患（クローン病、潰瘍性大腸炎など）、肝硬変、胆・膵疾患など。

3　経腸栄養の禁忌

汎発性腹膜炎、活動性の消化管出血、イレウス（腸閉塞）、病勢が重篤な活動期の炎症性腸疾患、難治性嘔吐、難治性下痢、ショック時など。

※以上の疾患の場合は、絶食として、中心静脈栄養を行う。

4　経腸栄養の投与ルート

経腸栄養の投与経路の選択

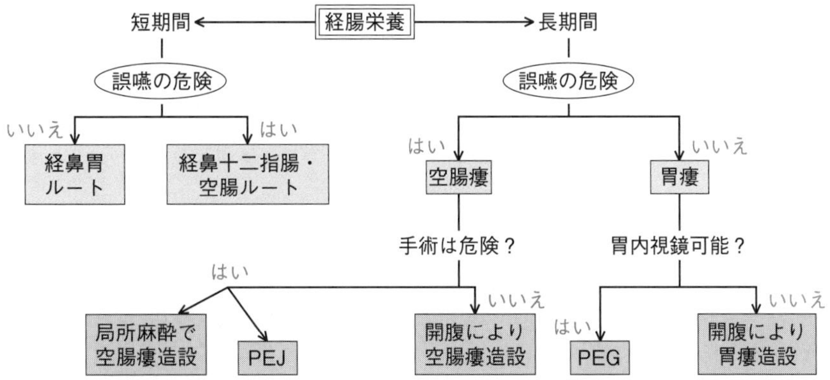

(1)　経鼻経管栄養（短期間の場合）

①　経鼻胃管ルート

鼻腔からチューブを挿入し、先端を胃に留置する。チューブの挿入は比較的容易であり、チューブを抜去すれば胃腸管に何も後遺症を残すことがない。**誤嚥を生じやすい**。鼻腔に常時チューブが挿入されているため、患者の不快感が強い。

②　経鼻十二指腸・空腸ルート

鼻腔からチューブを挿入し、先端を十二指腸または空腸上部に留置する。チューブは、X 線透視下で挿入する。胃食道逆流による誤嚥のリスクがある場合に選択される。

経腸栄養の投与ルート

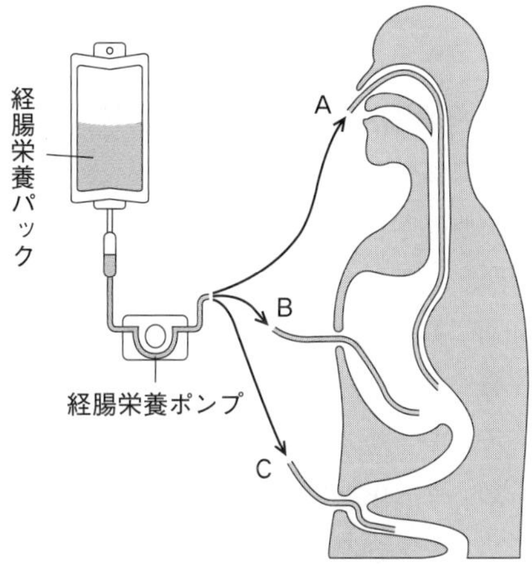

A ：経鼻胃管ルート
B ：胃瘻
C ：空腸瘻

(2)　胃・腸瘻造設による経管栄養（長期間の場合）

①　胃瘻

腹壁を介して胃内に直接チューブを挿入する。胃瘻造設には、胃内視鏡を用いる方法（**PEG：経皮内視鏡的胃瘻造設術**）と、開腹手術による方法の 2 つがあるが、手技の容易な PEG がより広く用いられている。患者の不快感は少ない。

②　空腸瘻

空腸上部に直接チューブを挿入する方法（PEJ：経皮内視鏡的空腸瘻造設術）と、PEG のルートから空腸上部へアクセスする方法（PEG－J）がある。胃がん、食道がん、膵がんなどの手術に際して術後の栄養管理のために行われることが多い。患者の不快感は少なく、栄養剤の逆流もないため誤嚥のリスクは極めて少ない。空腸は胃に比べて貯留能が小さいため**栄養剤を持続的に投与する**。また、細いチューブを用いる必要があるため、チューブの閉塞をきたしやすい。

5 投与方法

⑴ 持続投与

24時間または一定時間をかけて緩徐に投与する方法である。通常、栄養剤の投与速度は20mL/時程度から開始し、徐々に速くする。十二指腸や空腸に投与する場合には原則、持続投与を行う。

⑵ 間欠投与

１日数回に分けて投与する方法であり、１回200〜500mLを１〜２時間で投与する。

⑶ ボーラス投与

栄養剤を短時間で一度に注入する方法である。半固形化栄養剤を胃瘻から注入する場合などに行われる。

■半固形短時間摂取法

半固形化栄養剤を適切な量だけ(400〜600mL程度)**短時間**(５〜15分程度)で注入する方法であり、正常な胃の機能と消化吸収能をもつ患者が適応となる。**腸瘻の患者は適応にならない**。半固形化栄養剤の種類には、市販の半固形栄養剤、液体栄養剤に半固形化剤を添加するもの、食事をミキサーにかけるミキサー食がある。

従来の液体栄養剤による緩徐な注入法と比べ、①胃食道逆流や瘻孔からの逆流を防止することにより誤嚥性肺炎を防止できる、②注入時間の短縮により褥瘡を予防できるとともに患者のQOL改善と介護者の労働力が軽減できる、③胃本来の貯留能と排出能が発揮されることによりダンピング症状の予防や下痢の解消が期待できるなどのメリットがある。

6 経腸栄養剤の種類と成分

経腸栄養剤のカロリー密度は通常１kcal/mLであるが、水分制限時などでは２kcal/mLのものが使用される場合もある。また、肝不全、腎不全、耐糖能異常、慢性呼吸不全などの病態に対しては、エネルギーと栄養素組成が調整された病態別経腸栄養剤を選択する。

⑴ 天然濃厚流動食〔ミキサー食〕

天然食品をミキサーで液状にした流動食で、水分を少なくしたものである。繊維を含み、残渣も生じる。粘性が高いので太いチューブを使用する。適応対象は消化吸収機能が健常な患者である。

⑵ 半消化態栄養剤

天然食品を人工的に処理した栄養剤である。水分量は全量の80〜85%である。低残渣食であり、脂質も必要量が含まれている。ビタミンやミネラルもバランスよく加えられているが、濃厚流動食と同様に化学的に同定できない成分も含まれている。流動性に優れているので、細いチューブが使用できる。消化吸収機能が保たれている場合は、半消化態栄養剤が第一選択となる。

⑶ 消化態栄養剤

半消化態栄養剤からさらに進んだもので、栄養成分のほとんどすべてが消化されたものと同様な状態となっている栄養剤である。ビタミンやミネラルもバランスよく加えられている。残渣をほとんど生じない。水溶性溶剤であるので、細いチューブが使用できる。消化作用をほとんど必要とせず、ほぼそのまま吸収されるので、消化機能が低下している患者にも適応できる。**浸透圧が高い**(約600〜700mOsm《オスモル》/L)ため、浸透圧性**下痢**を起こしやすい。

⑷ 成分栄養剤(ED)

消化態栄養剤の一種で、すべての栄養素が化学的組成の明らかなものだけから構成されており、窒素源はすべて**結晶アミノ酸**である。脂質含有量が少ないので、脂肪を乳化した**脂肪乳剤の**

静脈内投与が必要である。病勢が重篤でない活動期の炎症性腸疾患(クローン病、潰瘍性大腸炎など)、短腸症候群や膵外分泌不全などの吸収不良症候群、重症急性膵炎に対する早期経腸栄養などで用いられる。

経腸栄養剤の種類

種類		消化	栄養素		浸透圧	食品、医薬品の別[※3]
天然濃厚流動食		必要	糖質	でんぷんが主体	普通	食品
			脂質	長鎖脂肪酸が多く含まれる		
			窒素源	食品たんぱく質		
人工濃厚流動食	半消化態栄養剤	ある程度必要	糖質	**デキストリン**[※1]が主体	普通	食品と医薬品の両方
			脂質	コーン油や大豆油などの長鎖脂肪酸、中鎖脂肪酸[※2]		
			窒素源	カゼイン、大豆たんぱく質		
	消化態栄養剤	ほぼ不要	糖質	**デキストリン**[※1]	高い	食品と医薬品の両方
			脂質	コーン油や大豆油などの長鎖脂肪酸、中鎖脂肪酸[※2]		
			窒素源	**アミノ酸、ジペプチド、トリペプチド**		
	成分栄養剤(ED)	不要	糖質	**デキストリン**[※1]	高い	医薬品
			脂質	少量しか含まれない		
			窒素源	結晶**アミノ酸のみ**		

※1 糖質源としてデキストリンが用いられるのは、消化吸収が容易であること、浸透圧への影響が小さいことによる。

※2 中鎖脂肪酸は門脈へ直接吸収され、長鎖脂肪酸と比較して肝臓でのエネルギー効率がよいので、吸収不全時の経腸栄養に適する。

※3 食品は食事指示箋でオーダーし、医薬品は医師の処方箋でオーダーする。

7　病態別経腸栄養剤の種類と特徴

(1)　肝不全用の経腸栄養剤

分枝アミノ酸を豊富に含有し、**フィッシャー比が高い**。肝性脳症を改善する。就寝前補食(LES)として用いても有用である。非代償期の肝硬変あるいは肝性脳症からの回復期にはよい適応である。

(2)　腎不全に用いる経腸栄養剤

水分、カリウム、ナトリウム、リン、マグネシウムなどの電解質、ビタミンA含有量などが制限されている。腎不全保存期と透析後ではたんぱく質の投与量が大きく異なるため、たんぱく質含有量の異なる種類がある。

(3)　耐糖能異常に用いる経腸栄養剤

脂質の割合を多くして糖質の割合を少なくした栄養剤、緩徐に吸収される糖質を用いることによって血糖上昇を抑制する栄養剤などがある。

(4)　慢性呼吸不全に用いる経腸栄養剤

低糖質高脂質含有の経腸栄養剤が、重症の換気不全から高二酸化炭素血症を認める場合に推奨されている。

※脂質は、糖質やたんぱく質と比べて、体内で燃焼した際に発生する二酸化炭素の量が少ない(呼吸商が低い)から。

(5)　周術期に用いる経腸栄養剤

グルタミン、アルギニン、RNA(核酸)、*n*−3系多価不飽和脂肪酸などは免疫増強作用のある栄養素(immunonutrients)とされており、これらの栄養素を強化した経腸栄養剤は**免疫賦活型経腸栄養剤(IED)**と呼ばれている。IEDは、術後感染症の発生を抑制し、在院日数を短くする。

免疫増強作用のある栄養素と機能

栄養素	機　能
グルタミン	・腸や免疫担当細胞の主要エネルギー ・腸管粘膜の萎縮軽減によるバクテリアル・トランスロケーションの予防 ・たんぱく質代謝改善
アルギニン※	・ホルモン分泌増加による免疫能賦活、創傷治癒効果の促進 ・核酸、ポリアミンの合成に必須 ・尿素サイクルの主要アミノ酸 ・一酸化窒素の前駆物質(免疫能賦活、微小循環動態の改善)
核酸	・細胞合成、たんぱく質合成増強 ・細胞性免疫能増強 ・腸管細胞維持
n－3系多価不飽和脂肪酸	・侵襲時の過剰な炎症反応抑制効果 ・細胞膜安定化作用 ・抗凝固作用
食物繊維	・腸粘膜萎縮予防、耐糖能改善、腸内細菌叢改善
ビタミンA・C・E	・抗酸化作用
亜鉛	・抗酸化作用、創傷治癒

※敗血症などの感染性侵襲時におけるアルギニン投与は、炎症を助長する可能性があるため禁忌。

8　経腸栄養法の合併症と対応

(1)　腹部症状

下痢が最も多く、この他、悪心、嘔吐、腹部膨満、腹痛なども起こる。

●**下痢**

栄養剤の投与速度※が速い、浸透圧が高い、温度が低い場合及び細菌繁殖などにより起こる。対応は、栄養剤の投与速度・濃度・温度などを調整し、必要があれば薬剤を投与する。

※通常の栄養剤投与速度は100～200mL/時である。下痢時には50mL/時程度に下げる。

(2)　代謝性の合併症

リフィーディング症候群、高浸透圧高血糖状態、必須脂肪酸欠乏、電解質異常、ビタミン・微量元素欠乏などが起こる。

●**高浸透圧高血糖状態**

術後や炎症性腸疾患などで耐糖能が低下している場合や、エネルギーの割に水分量が制限されている消化態栄養剤、成分栄養剤の投与中に起こりやすい。

※高浸透圧高血糖状態については、Part Ⅰ-16-3 9(2)「高浸透圧高血糖状態」を参照のこと。

●**必須脂肪酸欠乏**

脂質含量の少ない成分栄養剤の投与中に起こりやすい。対応は**脂肪乳剤**を静脈内投与する。

(3)　チューブ挿入・留置による合併症

誤挿入、消化管穿孔、経鼻法では**重篤な誤嚥性肺炎**、皮膚粘膜びらん、チューブ閉塞、静脈内への誤注入などが起こる。

9 在宅経腸栄養管理

(1) 実施条件

病態が急激に変化しない慢性期の安定した疾患であること、栄養低下ないし栄養障害のために長期の栄養管理が必要と判断されること、栄養管理により病態の改善が期待できること、患者ならびに家族が希望しそのための協力が得られることなどがあげられる。

(2) 保険適用(在宅成分栄養経管栄養法指導管理料)

算定の対象となるのは、栄養素の成分の明らかなもの(アミノ酸、ジペプチドまたはトリペプチドを主なたんぱく源とし、未消化態たんぱくを含まないもの：**成分栄養剤**または**消化態栄養剤**)を用いた場合のみである。単なる流動食について鼻腔栄養を行ったものなどは該当しない。

4 静脈栄養法(PN)

静脈栄養法は、栄養剤を静脈に直接注入する方法である。生理的栄養投与経路でないため、経腸栄養法と比べて不利な点は多いが、消化吸収機能が望めない患者や消化管の安静を必要とする患者、重症患者においては、重要な栄養補給手段である。中心静脈栄養法と末梢静脈栄養法がある。

1 中心静脈栄養法と末梢静脈栄養法

(1) 中心静脈栄養法(IVH、TPN)

高カロリー輸液(IVH)、**完全静脈栄養法**(TPN)とも呼ばれる。通常、鎖骨下静脈、内頸静脈から心臓に近い大静脈(右心房に入る2～3cm手前の上大静脈)までカテーテルを挿入して、**高濃度栄養剤**を投与する方法である。アクセスルートとしてはこの他、橈側皮《とうそくひ》静脈、尺側皮《しゃくそくひ》静脈、肘正中皮《ちゅうせいちゅうひ》静脈、大腿静脈(下大静脈内に留置)があるが、大腿静脈穿刺ではカテーテル感染の発症頻度が高く、深部静脈血栓症のリスクもあるため、緊急時または一時的使用にとどめる。

大量の血液によって瞬時に希釈されるため、高濃度、高浸透圧(**浸透圧比4～7程度**)、高カロリー栄養剤の注入が可能であり、持続注入を行うことによって**必要な栄養素を十分に補給することができる**。**長期間**の栄養管理が可能である。ただし、**致死的な合併症**が起こりやすいので注意が必要である。

中心静脈栄養に使用する静脈

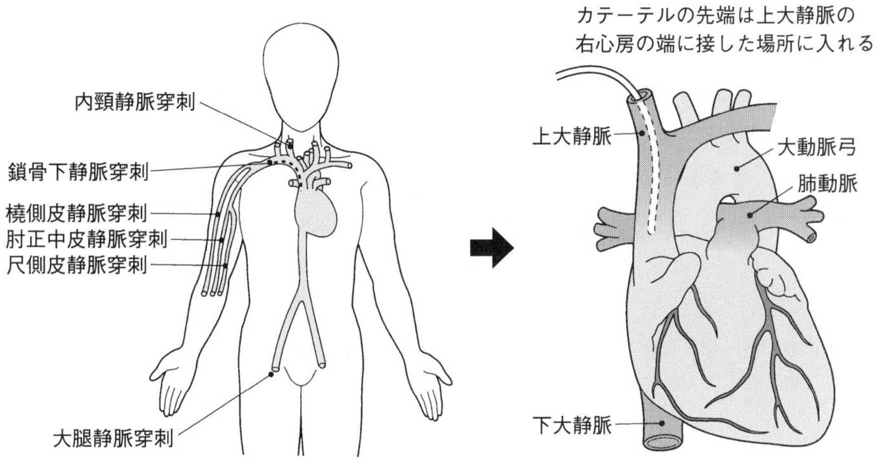

⑵　末梢静脈栄養法（PPN）

末梢の静脈から栄養剤を投与する方法で、主に前腕の橈側、尺側皮静脈を用いるが、この他、肘正中皮静脈、手背《しゅはい》皮《ひ》静脈、頸部の外頸静脈などが使われる。なお、下肢静脈は血栓形成をきたしやすいため、できるだけ下肢の静脈の使用を避ける。

主として、脱水症などへの緊急対応と経口および経腸栄養の短期的な不足を補う目的で広く行われている。また、術後の短期の絶食期間の維持輸液に用いられることも多い。末梢静脈では血流量が少ないため、高濃度液を注入すると**静脈炎**や**血管痛**が生じやすいので、**高濃度液は使用できない**。このため、末梢静脈栄養だけでは栄養素を十分に補給することは難しい。**短期間**の栄養管理に用いられる。

末梢静脈栄養に使用する主な静脈

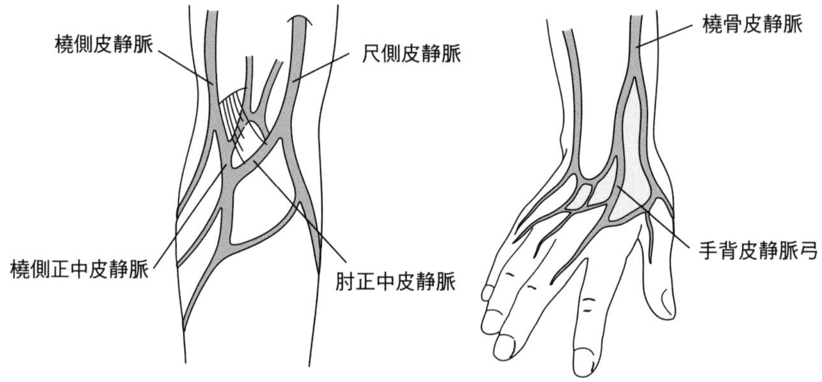

2　中心静脈栄養法の適応疾患

中心静脈栄養法は、原則として、経口栄養・経腸栄養を行うことができない（腸が使えない）、あるいは経口栄養・経腸栄養を行うことが治療上好ましくない場合に用いられる。絶対的適応は、イレウス（腸閉塞）、小腸広範囲切除、広範な小腸疾患、消化管縫合不全、急性腎不全、急性肝不全などである。

3　輸液の種類と成分

⑴　中心静脈輸液

①　基本液（糖・電解質）・アミノ酸製剤

高カロリー輸液用製剤のうち、基本液となるのは糖・電解質輸液剤である。微量元素として**亜鉛**が含まれている。糖質濃度によって、**開始液**（糖質濃度15％前後）と**維持液**（糖質濃度25～30％前後）に分けられる。成人のブドウ糖投与の維持上限速度は**5 mg/kg 体重/分**とする。糖・電解質輸液剤は単独で投与されるわけではなく、原則として**アミノ酸製剤**をこれに混合して用いられる。最近では、糖・電解質液とアミノ酸液が隔壁で仕切られており、使用直前に隔壁を破り両輸液剤を混合して使用するダブルバッグ製剤を使うのが一般的である。

※使用直前に糖・電解質液とアミノ酸液を混合するのは、糖質とアミノ酸を混合して放置するとアミノカルボニル反応を起こすからである。

②　脂肪乳剤

10％と20％の脂肪乳剤がある。主な組成は大豆油と卵黄レシチンで、*n*－6系脂肪酸が大部分を占める。成人の場合、投与速度は**0.1g/kg体重/時以下**の速度とし、中心静脈ラインの側管から投与可能である。また、浸透圧比が約1.0と他の輸液製剤に比べて低く、**末梢静脈からの投与も容易**である。

中心静脈からの脂肪乳剤の投与方法

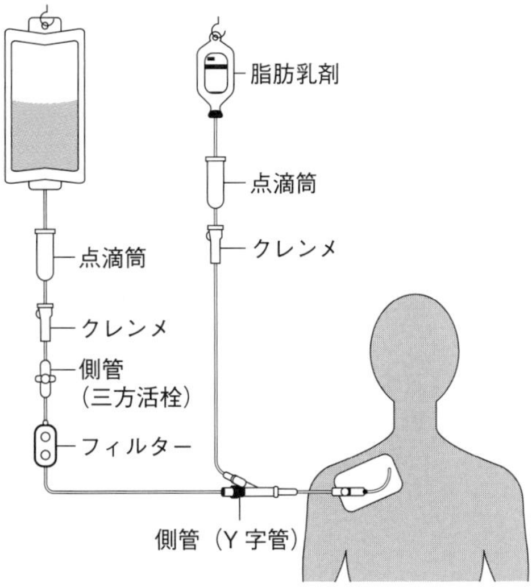

③　微量栄養素製剤

ビタミンや微量元素は、絶食を伴う高カロリー輸液には必須のものであり、投与していても欠乏となる場合が多い。特に**ビタミンB_1欠乏**による**乳酸アシドーシス**は生命の危機となるので注意が必要である。なお、高カロリー輸液用微量元素製剤には、**亜鉛、鉄、銅、マンガン、ヨウ素**が含まれている。

※糖代謝の補酵素であるビタミンB_1が不足すると、解糖経路においてピルビン酸からアセチルCoAへ変換されないため、代謝産物の乳酸が血中に蓄積されてしまい、乳酸アシドーシスを引き起こす。

(2)　末梢静脈輸液

糖・電解質輸液剤（通常はブドウ糖加電解質液）にアミノ酸製剤、脂肪乳剤、ビタミン剤を組み合わせて投与する。高浸透圧液とならないよう濃度を抑える（**浸透圧比3.0以下、浸透圧900mOsm《オスモル》/L以下**が一般的）。また、pHは6.7以上が理想的で、pHが低い場合は血管炎を引き起こす。

中心静脈輸液と末梢静脈輸液の比較

	中心静脈輸液	末梢静脈輸液
エネルギー量	高エネルギー輸液 1,500～2,500kcal/日	低エネルギー輸液 800～1,200kcal/日
ブドウ糖濃度	15～36％	7.5～12.5％
アミノ酸濃度	10～12％	2.7～3％
血漿浸透圧比	4～7程度	3以下
投与期間	長期（2週間～数年）	短期（1～2週間程度）
合併症	多い	少ない

■生理食塩液(0.9%NaCl 液)

生理食塩液の濃度は、ヒトの体液とほぼ等張の食塩水濃度であり、154mEq/L の Na^+と Cl^-が含まれる。細胞外液欠乏時やナトリウム欠乏時の輸液用電解質溶液のベースや、注射剤の希釈、皮膚・創傷面の洗浄などに使用される。なお、単位の「Eq」はイクイバレントと読み、当量(原子量や分子量を価数で割ったもの)と呼ばれる。生体の体液では電解質濃度が極めて低いので、Eq の 1/1000を単位として mEq を用いる。

154mEq を食塩(NaCl)量に換算すると、Na は原子量23の１価の陽イオン、Cl は原子量35.5の１価の陰イオンなので、NaCl　1当量(Eq)は(23＋35.5)÷１＝58.5g より、NaCl　1mEq は58.5mg。よって、154mEq＝154×58.5＝9009mg≒９g となる。したがって、154mEq/L の食塩水は、1L 中に９g の食塩を含むので、%濃度で表すと９÷1000×100＝0.9%となる。

■リンゲル液

生理食塩液に Ca^{2+}と K^+が加わった等張電解質液。循環血液量及び組織間液の減少時における細胞外液の補給・補正に使用される。

■１号液(開始液)

K^+を含まない低張電解質液。脱水症及び病態不明時の水分・電解質の初期補給として使用される。

4　静脈栄養の合併症と対応

(1)　カテーテルによる合併症

カテーテル感染症(敗血症)、血栓形成、気胸(鎖骨下静脈穿刺で多い)、空気塞栓、血管外輸液などの**致死的**な合併症が起こる。

●カテーテル感染症(敗血症)

カテーテル挿入部の不適切な消毒、輸液ルートの三方活栓内での細菌汚染、過剰な側管からの薬剤注入などにより起こる。カテーテル挿入部の定期的な消毒、三方活栓を廃止した新輸液ルートの使用などにより防止する。

(2)　代謝性の合併症

高浸透圧高血糖状態、低血糖、**リフィーディング症候群**、**肝機能障害**、**ビタミン B_1 欠乏による乳酸アシドーシス**、必須脂肪酸欠乏、電解質異常、微量元素欠乏などが起こる。高齢者や小児、重症患者に対しては、定期的な採血による血液学的検査を行って厳重に管理する。

(3)　長期絶食による合併症

長期にわたる中心静脈栄養(絶食状態)では**腸管粘膜が萎縮**し、吸収機能が低下する。また、腸管粘膜が萎縮すると、**腸管由来の免疫能が低下**(分泌型 IgA などの感染防御バリア機能が低下)し、腸管内の細菌や毒素が門脈から血中に入りやすくなる。この現象を**バクテリアル・トランスロケーション**といい、敗血症や菌血症、肝障害の原因にもなる。

5　在宅静脈栄養管理

(1)　実施条件(〜「在宅中心静脈栄養法ガイドライン」より〜)

・疾患の治療を入院して行う必要がなく、病態が安定していて(末期がん患者を除く)、在宅静脈栄養法によって生活の質が向上すると判断されるとき。

・医療担当者の在宅中心静脈栄養指導能力が十分で、院内外を含む管理体制が整備されているとき。

・医師が静脈栄養代謝及びその失調を理解しており、医師・看護師が注入管理に関連した合併症とその対処法をよく心得ている。

・病院における中心静脈栄養法管理を、医師、看護師、薬剤師、栄養士が協調して問題なく行っていること。在宅管理も訪問看護師や往診を含む協調のよいチーム医療体制で行える。
・患者と家族が中心静脈栄養法の理論や在宅静脈栄養法の必要性をよく認識して、両者が在宅静脈栄養法を希望し、家庭で輸液調整が問題なくでき、注入管理も安全に行えて合併症の危険性が少ないと判断されるとき。

(2)　**保険適用(在宅中心静脈栄養法指導管理料)**

対象となる患者は、原因疾患の如何にかかわらず、中心静脈栄養以外に栄養維持が困難な者で、当該療法を行うことが必要であると医師が認めた者とされている。

練習問題

経腸栄養法に関する記述である。正しいのはどれか。1つ選べ。

(1)　成分栄養剤の糖質は、マルトースである。
(2)　消化態栄養剤の窒素源は、たんぱく質である。
(3)　成分栄養剤の長期投与では、必須脂肪酸欠乏症が発生する。
(4)　半固形タイプの栄養剤は、胃瘻に使用できない。
(5)　意識障害時には、禁忌である。

解　説　…………　正答　(3)

(1)　誤り。デキストリンである。
(2)　誤り。アミノ酸またはジペプチド、トリペプチドである。
(3)　正しい。成分栄養剤の脂肪含有量はきわめて少ないため、脂肪乳剤の併用が必須である。
(4)　誤り。半固形タイプの栄養剤は胃瘻に使用できるが、空腸瘻には使用できない。
(5)　誤り。消化管が機能していれば、意識障害時は経腸栄養の適応となる。

練習問題

経鼻胃管により経腸栄養剤を投与した時に生じた下痢の原因である。**誤っている**のはどれか。１つ選べ。

⑴　乳糖を含むものを使用した。
⑵　浸透圧の低いものを使用した。
⑶　投与速度を400mL/時とした。
⑷　投与時の温度を４℃とした。
⑸　前日に溶解したものを使用した。

解　説 ……………………………………………………………………………… 正答 ⑵

⑴　正しい。下痢が起こる原因として、乳糖不耐症も考えられる。
⑵　誤り。下痢は、栄養剤の浸透圧が高い場合に起こりやすい。
⑶　正しい。栄養剤の投与速度が速い場合には下痢が起こりやすい。通常の栄養剤投与速度は100～200mL/時である。下痢時には、50mL/時程度にまで下げる。
⑷　正しい。栄養剤の温度が低い場合には下痢が起こりやすい。
⑸　正しい。調整から時間が経過した栄養剤は、細菌感染のリスクが高くなり、下痢の原因となる。

練習問題

静脈栄養法に関する記述である。正しいのはどれか。１つ選べ。

⑴　末梢静脈栄養では、１日に2,000kcalの輸液を行うことができる。
⑵　末梢静脈栄養では、血漿浸透圧の２倍濃度の溶液を投与できる。
⑶　末梢静脈栄養では、アミノ酸濃度30％の溶液を投与できる。
⑷　中心静脈栄養の基本輸液剤には、セレンが含まれる。
⑸　脂肪乳剤は、１g/kg標準体重/時で投与できる。

解　説 ……………………………………………………………………………… 正答 ⑵

⑴　誤り。末梢静脈栄養では、１日に800～1,200kcal程度しか投与できない。
⑵　正しい。末梢静脈栄養では、血漿浸透圧の３倍濃度以下とする。中心静脈栄養では、血漿浸透圧の４～７倍程度の高浸透圧溶液が投与できる。
⑶　誤り。末梢静脈栄養では、アミノ酸濃度2.7～３％とする。
⑷　誤り。中心静脈栄養の基本輸液剤にセレンは含まれていない。微量元素としては、亜鉛のみ含まれている。
⑸　誤り。成人の場合、脂肪乳剤の投与速度は0.1g/kg標準体重/時を超えないことが推奨される。

練習問題

中心静脈栄養法に関する記述である。**誤っている**のはどれか。１つ選べ。

(1)　アクセスルートには、大腿静脈がある。

(2)　鎖骨下静脈穿刺の合併症には、気胸がある。

(3)　カテーテルの先端は、左心房内に留置する。

(4)　１日に400g 以上のグルコースを投与できる。

(5)　ビタミンB_1欠乏による、乳酸アシドーシスをきたすことがある。

解　説 ……………………………………………………………………………… 正答 (3)

(1)　正しい。通常のアクセスルートは、鎖骨下静脈または内頸静脈である。

(2)　正しい。気胸とは、本来空気が存在しない胸腔内に何らかの原因で空気が入った状態であり、肺尖部が鎖骨下静脈に近いことから気胸を起こす可能性がある。

(3)　誤り。カテーテルの先端は、右心房に入る２～３cm 手前の上・下大静脈内に留置する。心房や心室に入ると、不整脈や心タンポナーデの原因となる。

> **■心タンポナーデ**
> 何らかの原因で心膜腔への液体の貯留が増えて、心臓そのものの拡張が妨げられる病態のことをいい、死に至ることもある。悪性腫瘍の心膜転移や心カテーテルによる穿刺などが原因となる。

(4)　正しい。高カロリー輸液用製剤を投与することができるので、最大500～600g 程度までのグルコースを投与できる。

(5)　正しい。ビタミンB_1欠乏により、解糖経路においてピルビン酸からアセチル CoA への変換が進まず、血中に乳酸が蓄積するためである。

練習問題

18歳、男性。身長172cm、体重63kg、BMI 21.3kg/m^2。１週間前から腹痛があり、38℃程度の発熱、嘔吐、少量の下血もみられたため近医を受診したところ、クローン病と診断され、イレウス状態であったため入院となった。入院当日の栄養投与法として、**最も適切な**のはどれか。１つ選べ。

(1)　経口からの流動食

(2)　経鼻チューブからの経腸栄養剤

(3)　末梢静脈からの維持輸液

(4)　中心静脈からの高カロリー輸液

解　説 ……………………………………………………………………………… 正答 (3)

(1)・(2)　適切でない。イレウス(腸閉塞)状態の患者に、消化管を用いる経口栄養法、経腸栄養法は禁忌である。

(3)　適切。嘔吐や下血、発熱による脱水症や栄養不足が懸念され、また、最適な介入によりこれらの症状は短期間(２週間以内)で改善する可能性が高いことから、末梢静脈栄養法にて維持輸液を投与するのが最適である。

(4)　適切でない。患者は普通体重であること、長期間(２週間以上)に渡り静脈栄養法による栄養管理が必要となる可能性が低いことから、合併症の発症リスクが高い中心静脈栄養法の選択は最適ではない。

4　薬と栄養・食事の相互作用

1　医薬品の作用・副作用

国家試験頻出の医薬品の作用・副作用

<table>
<tr><th>医薬品</th><th>主な作用</th><th>主な副作用</th><th>主な適応</th></tr>
<tr><td>ビグアナイド薬</td><td>肝臓での糖新生抑制</td><td>乳酸アシドーシス</td><td rowspan="8">糖尿病の血糖降下薬</td></tr>
<tr><td>チアゾリジン薬</td><td>骨格筋・肝臓でのインスリン抵抗性の改善</td><td>浮腫、心不全</td></tr>
<tr><td>α-グルコシダーゼ阻害薬</td><td>炭水化物の吸収分解遅延、食後血糖上昇の抑制</td><td>胃腸障害、放屁、肝障害</td></tr>
<tr><td>SGLT 2 阻害薬</td><td>腎臓での再吸収阻害による尿中ブドウ糖排泄促進</td><td>性器・尿路感染症、脱水、皮疹、ケトーシス</td></tr>
<tr><td>DPP-4 阻害薬</td><td>血糖依存性のインスリン分泌促進とグルカゴン分泌抑制</td><td>スルホニル尿素(SU)薬との併用で低血糖増強</td></tr>
<tr><td>GLP-1 受容体作動薬</td><td>血糖依存性のインスリン分泌促進とグルカゴン分泌抑制</td><td>胃腸障害、注射部位反応(発赤、皮疹)</td></tr>
<tr><td>スルホニル尿素(SU)薬</td><td>インスリン分泌の促進</td><td>肝障害、重篤で遷延性の低血糖、体重増加</td></tr>
<tr><td>速効型インスリン分泌促進薬(グリニド薬)</td><td>インスリン分泌の促進、食後高血糖の改善</td><td>肝障害、低血糖</td></tr>
<tr><td>HMG-CoA 還元酵素阻害薬(スタチン)</td><td>LDL 受容体の合成亢進による血中コレステロールの低下</td><td>横紋筋融解症</td><td>高 LDL コレステロール血症</td></tr>
<tr><td>アロプリノール</td><td>尿酸生成抑制</td><td>発疹</td><td rowspan="2">高尿酸血症、痛風</td></tr>
<tr><td>プロベネシド</td><td>尿酸排泄促進</td><td>尿路結石、発疹</td></tr>
<tr><td>コルヒチン</td><td>好中球の遊走を阻害</td><td>悪心・嘔吐、下痢</td><td>痛風発作の予防</td></tr>
<tr><td>マジンドール</td><td>中枢性の食欲抑制</td><td>肺高血圧症、依存性</td><td>高度肥満症</td></tr>
<tr><td>プロトンポンプ阻害薬</td><td rowspan="2">胃酸分泌抑制</td><td>下痢、便秘、悪心</td><td rowspan="2">胃・十二指腸潰瘍、胃食道逆流症</td></tr>
<tr><td>ヒスタミンH_2受容体拮抗薬</td><td>ショック、汎血球減少</td></tr>
<tr><td>5-アミノサリチル酸(5-ASA)製剤</td><td>抗炎症作用</td><td>無顆粒球症、再生不良性貧血</td><td>炎症性腸疾患(クローン病、潰瘍性大腸炎)</td></tr>
<tr><td>抗 TNF-α抗体製剤</td><td>抗炎症作用</td><td>感染症、結核、脱髄疾患、肺炎、肝機能障害</td><td>関節リウマチ、炎症性腸疾患(クローン病、潰瘍性大腸炎)</td></tr>
<tr><td>ラクツロース
ラクチトール</td><td>腸管のアンモニア産生・吸収を抑制、便秘改善</td><td>腹部膨満感、下痢</td><td>肝性脳症、高アンモニア血症</td></tr>
<tr><td>カルシウム拮抗薬</td><td>Ca チャネル阻害による血管拡張、血圧低下、抗不整脈</td><td>めまい、ふらつき、頭痛、頻脈・徐脈※</td><td>高血圧、狭心症、不整脈</td></tr>
<tr><td>アンジオテンシンⅡ受容体拮抗薬(ARB)</td><td rowspan="2">血管拡張、血圧低下、アルドステロンの分泌抑制(尿中ナトリウム排泄促進)、心保護</td><td>高 K 血症、血管浮腫</td><td rowspan="2">高血圧、慢性心不全</td></tr>
<tr><td>アンジオテンシン変換酵素(ACE)阻害薬</td><td>空咳、高 K 血症、血管浮腫</td></tr>
<tr><td>サイアザイド系利尿薬
ループ利尿薬</td><td>腎臓での Na 再吸収抑制による利尿降圧作用</td><td>低 K 血症、高尿酸血症、耐糖能低下</td><td>浮腫(腎疾患、心疾患、肝疾患)、高血圧</td></tr>
</table>

※　血圧低下作用が主体のものは頻脈、抗不整脈作用が主体のものは徐脈。

医薬品	主な作用	主な副作用	主な適応
抗アルドステロン薬 (K 保持性利尿薬)	**腎臓での Na 再吸収抑制による利尿降圧作用** K^+排泄抑制	高 K 血症、女性化乳房	高血圧、浮腫、原発性アルドステロン症 ※他の利尿薬で生じた低 K 血症の補正に適する。
α遮断薬	交感神経抑制	めまい、動悸	**高血圧**
β遮断薬		糖・脂質代謝に悪影響	**高血圧、狭心症、不整脈、心不全**
硝酸薬※1 (ニトログリセリン)	**血管拡張**	頭痛、動悸、めまい	**虚血性心疾患**、心不全
モルヒネ	**鎮痛**	便秘、悪心・嘔吐、眠気、呼吸抑制、依存性	**がん性疼痛、心筋梗塞の胸痛、術後疼痛**
ワルファリン	**血液凝固因子阻害による血栓形成抑制(抗凝固薬)**	出血	血栓塞栓症、心房細動
アスピリン (NSAIDs の 1 つ)	血小板凝集阻害による血栓形成抑制(抗血小板凝集薬)、抗炎症、鎮痛、解熱	**消化性潰瘍**、アスピリン喘息	虚血性心疾患、発熱や疼痛を伴う種々の疾患
エリスロポエチン製剤	**赤血球産生促進**(赤芽球への分化促進)	高血圧	**腎性貧血**
ビスホスホネート薬	**骨吸収阻害**	低 Ca 血症、顎骨壊死	**骨粗鬆症**
テオフィリン薬	**気管支拡張**	頭痛、動悸、頻脈性不整脈、悪心、嘔吐	**気管支喘息、COPD**
アドレナリン	**血管収縮、心臓刺激、気管支拡張**	肺水腫、呼吸困難、不整脈	**急性低血圧・ショック(アナフィラキシー)時の昇圧、心肺蘇生時**、気管支喘息
抗ヒスタミン薬	**アレルギー反応抑制**	口渇、眠気	アレルギー性鼻炎、気管支喘息、蕁麻疹
副腎皮質ステロイド薬	**抗炎症作用、免疫抑制**	**易感染性**、創傷治癒遅延	副腎機能不全、**ネフローゼ症候群、自己免疫疾患、気管支喘息**、炎症性腸疾患、溶血性貧血
	糖新生亢進	**血糖上昇**	
	たんぱく質分解促進	筋萎縮、小児の成長抑制	
	脂質分解促進 一部の組織では脂肪合成促進	脂質異常症、中心性肥満、**ムーンフェイス**	
	血圧上昇	高血圧	
	骨吸収促進、骨形成抑制	**骨粗鬆症**	
	胃酸分泌亢進	消化性潰瘍	
	食欲亢進	体重増加	
シクロスポリン	**免疫抑制**	**易感染性**	**臓器移植時(拒絶反応抑制)**
メトトレキサート (**葉酸代謝拮抗薬**:葉酸と類似した構造)	葉酸活性抑制による核酸合成阻害(**がん細胞の増殖抑制、免疫反応抑制**)	骨髄抑制、肝障害、腎障害、間質性肺炎	白血病、悪性リンパ腫、絨毛性疾患、関節リウマチ
D−ペニシラミン	リウマトイド因子の作用抑制、免疫調節作用、キレート作用	腎障害、血液障害、肝障害、**味覚障害**	関節リウマチ(RA)※2、ウィルソン病
レボドパ(L−ドーパ)	脳内で不足したドーパミンの補充	悪性症候群、悪心・嘔吐、ジスキネジア(不随意運動)	**パーキンソン病**

※1　硝酸薬には様々な剤形がある(舌下錠、スプレー剤、貼付剤、内服薬、注射剤)。
※2　かつては RA の治療に使用されていたが、近年はほとんど使用されていない。

2　栄養・食品が医薬品に及ぼす影響

栄養・食品	医薬品に及ぼす影響
ビタミンKを多く含む食品（納豆、クロレラ食品など）	**ワルファリン**の薬効を弱め、**抗凝固作用を減弱**させる。
ビタミンB_6を多く含む食品（エンドウ豆、空豆、アボカドなど）	ピリドキシン（ビタミンB_6）が末梢での**レボドパ**の分解を亢進して血中濃度を低下させ、**薬効を減弱**させる。
カルシウム、マグネシウム、アルミニウム、鉄などの金属イオンを多く含む食品	**ビスホスホネート薬**や一部の抗菌薬は、金属イオンと**不溶性のキレート**を作るため、**吸収が抑制**されて薬効が減弱する。
カフェインを多く含む食品（緑茶、紅茶、コーヒーなど）	**テオフィリン薬**はカフェインと構造が類似しており代謝分解が競合するため、**薬効が増強**して副作用である頭痛や動悸が強まる。
高たんぱく食	たんぱく質の加水分解により生じる一部のアミノ酸がレボドパの吸収と競合するため、**レボドパの吸収が阻害**される。
高脂肪食	胆汁酸の分泌が促進されるため、**脂溶性の薬物の吸収速度が高まり、血中濃度を上昇させる。**
セント・ジョーンズ・ワート（**セイヨウオトギリソウ**　抗うつ作用、抗ストレス作用あり）	**薬物代謝酵素（CYP 3 A 4）を誘導**して、薬物の血中濃度を低下させ、薬効を減弱させる。影響を受ける医薬品は、リトナビル（抗HIV薬）、ジギタリス製剤（強心薬）、テオフィリン薬、ワルファリン、経口避妊薬、シクロスポリンなど。
グレープフルーツジュース	消化管の**薬物代謝酵素（CYP 3 A 4）の活性を阻害**して薬物の血中濃度を上昇させ、**薬効を増強**させる。影響を受ける医薬品は、**カルシウム拮抗薬**や免疫抑制薬など。
牛乳	胃のpHが低いほどレボドパの可溶性は高まり、吸収率が上昇する。牛乳の摂取により胃のpHが上昇することで、**レボドパの吸収が阻害**される。また、腸管で溶ける（中性）薬の場合、牛乳によって胃のpHが上昇することで、腸ではなく胃で溶けてしまい吐き気などをもよおすことがある。
アルコール	アルコールを長期に飲用している場合、肝臓での薬物代謝機能が亢進し、薬効が減弱する。また、アルコールを飲用した直後では、肝臓の薬物代謝機能が低下するため、血液中にアルコールが存在する状態では薬効が増強される。

■内服薬の薬物代謝

経口投与された薬物は、消化管粘膜から吸収され、門脈を経て肝臓に運ばれる。薬物は体内にとっては異物であるので、すぐにこれを体外へ排泄しようとする機構が働き、主に肝臓や消化管粘膜で**薬物代謝酵素**による代謝（解毒）が行われる。つまり、薬物の一部は肝臓や消化管粘膜で化学構造が変化し、全身を巡る前にその薬効を失う（これを初回通過効果と呼ぶ）。そして、初回通過効果を免れた薬物だけが心臓に達し、全身へ送られて効果を発揮する。最終的には、薬物やその代謝物は主に尿中に排泄される。

なお、舌下部に薬物を投与する舌下投与では、薬物が門脈・肝臓を経由せず初回通過効果を免れるため、効果の強さや速効性が期待できる。

3　医薬品が栄養・食事に及ぼす影響

栄養・食事に及ぼす影響	主な医薬品
食欲増進	向精神薬、**副腎皮質ステロイド薬**
食欲低下	アンフェタミン類、抗がん薬、抗生物質、抗痙攣発現剤、**マジンドール**
味覚障害	**D-ペニシラミン**：亜鉛と結合し、**亜鉛欠乏**を起こす。 利尿薬、アスピリン
悪心・嘔吐	ジギタリス製剤、がん化学療法治療薬
腹部膨満感	セルロース誘導体を含むもの、**α-グルコシダーゼ阻害薬**
ビタミン欠乏	**ワルファリン**：**ビタミンK**の生成を阻害する。 経口避妊薬：葉酸、ビタミンB_2、B_6、B_{12}、Cが欠乏する。 **サラゾスルファピリジン**：**葉酸**の吸収を低下させることがある。
栄養素の吸収障害	メトトレキサート：カルシウムの吸収を障害する。 硫酸フラジオマイシン(抗生物質)：脂溶性ビタミンの吸収を障害する。

練習問題

食品が医薬品に及ぼす影響に関する記述である。正しいのはどれか。１つ選べ。

(1)　クロレラは、ワルファリンの効果を減弱する。

(2)　納豆は、HMG-CoA還元酵素阻害薬(スタチン)の効果を増強する。

(3)　グレープフルーツジュースは、カルシウム拮抗薬の効果を減弱する。

(4)　牛乳は、ビスホスホネート薬の効果を増強する。

(5)　セント・ジョーンズ・ワートは、スルホニル尿素(SU)薬の効果を増強する。

解　説 ………………………………………… 正答 (1)

(1)　正しい。クロレラや納豆などのビタミンKを多く含む食品は、ワルファリンの効果を減弱する。

(2)　誤り。納豆は、ワルファリンの効果を減弱する。

(3)　誤り。グレープフルーツジュースは、カルシウム拮抗薬の効果を増強する。これは、グレープフルーツジュースの成分が、薬物代謝(分解)酵素のCYP３Ａ４の活性を阻害して、カルシウム拮抗薬の血中濃度を上昇させるからである。

(4)　誤り。牛乳は、ビスホスホネート薬の効果を減弱する。これは、牛乳中のカルシウムとビスホスホネート薬がキレートを形成して吸収を抑制するからである。ビスホスホネート薬は腸での吸収効率が低く、食後に服用した場合、飲食物中の金属イオンとキレートを形成することでさらに吸収が悪くなるため、空腹時に十分量の水で服用し(食道にとどまって食道炎を起こすことがあるため)、服用後少なくとも30分は水以外の飲食物や他の薬剤を服用しない。

(5)　誤り。セント・ジョーンズ・ワートは、薬物代謝(分解)酵素を誘導して、抗HIV薬やジギタリス製剤(ジゴキシン)など多くの薬剤の血中濃度を低下させ、それらの薬の効果を減弱する。

練習問題

糖尿病治療薬とその主作用の組合せである。**誤っている**のはどれか。１つ選べ。

(1)　DPP-４阻害薬――――――――――インクレチン分解の抑制
(2)　SGLT２阻害薬―――――――――消化管での糖吸収の抑制
(3)　スルホニル尿素(SU)薬――――――インスリン分泌の促進
(4)　チアゾリジン薬―――――――――インスリン抵抗性の改善
(5)　ビグアナイド薬―――――――――肝臓での糖新生の抑制

解　説 ……………………………………………………………………… **正答** (2)

(1)　正しい。インクレチン(GLP-１、GIP)は分泌後、DPP-４によって速やかに分解・不活化されるが、DPP-４阻害薬によってこれを抑制できる。
(2)　誤り。SGLT２阻害薬は、腎臓の近位尿細管でのブドウ糖の再吸収を阻害することで、尿中へのブドウ糖の排泄を促進する。このため、SGLT２阻害薬服用により尿糖陽性となる。
(3)　正しい。スルホニル尿素(SU)薬は低血糖を起こしやすく、低血糖は遷延しやすい。
(4)　正しい。チアゾリジン薬は、骨格筋・肝臓でのインスリン抵抗性を改善する。
(5)　正しい。ビグアナイド薬は、主として肝臓での糖新生を抑制する。

練習問題

医薬品とその作用の組合せである。最も適当なのはどれか。１つ選べ。

(1)　サイアザイド系利尿薬―――――――――血清尿酸値低下
(2)　β遮断薬――――――――――――――――気管支拡張
(3)　カルシウム拮抗薬―――――――――――血管収縮
(4)　アンジオテンシン変換酵素阻害薬――――尿中ナトリウム排泄促進
(5)　アンジオテンシンⅡ受容体拮抗薬――――血清カリウム値低下

解　説 ……………………………………………………………………… **正答** (4)

(1)　適当でない。サイアザイド系利尿薬は、尿中へのナトリウム排泄を促進して血圧を低下させる。
(2)　適当でない。β遮断薬は、β_1受容体の遮断により交感神経を抑制して血圧を低下させる。気管支拡張薬には、β刺激薬やテオフィリン薬などがある。
(3)　適当でない。カルシウム拮抗薬は、カルシウムチャネルの阻害により血管平滑筋の収縮を抑制して血圧を低下させる。
(4)　適当。これは、アンジオテンシン変換酵素の作用を阻害されることで、アンジオテンシンⅠからアンジオテンシンⅡの生成が抑制され、結果的に副腎皮質からのアルドステロンの分泌が抑制されることによる。
(5)　適当でない。アンジオテンシンⅡ受容体拮抗薬は、副腎皮質からのアルドステロンの分泌を抑制するため、尿中へのカリウム排泄が抑制され血清カリウム値が上昇する。

5　栄養管理の記録

1　栄養管理記録の意義

1　診療録・看護記録・栄養管理記録

(1)　診療録(カルテ)

医師が記載する記録。栄養食事指導料算定のためには、医師が診療録に**管理栄養士への栄養指導指示事項**を記載し、管理栄養士が患者ごとに栄養指導記録を作成するとともに、当該栄養指導記録に指導を行った献立または食事計画の例について総カロリー、栄養素別の計算及び指導内容の要点を明記する必要がある。

(2)　看護記録

看護師が記載する記録。

(3)　栄養管理記録

医師、看護師、管理栄養士、薬剤師などの医療従事者が、患者に行われた栄養ケアについて記載する記録。医療従事者間で統一された方法や共通の言語で、簡潔にわかりやすく記載することが重要である。

記録の方法としては、**問題志向型システム(POS)**を用いるとよい。

2　栄養管理記録の意義

- 当該患者に対して、的確で一貫した栄養管理・栄養指導が実施できる。
- 医療従事者が情報を共有することができる。
- 医療従事者が共通の目的意識をもつことができる。
- 今後の症例に対しての栄養管理・栄養指導に役立てることができる。

2　問題志向型システム(POS)の活用

1　POS の概念

POS(Problem Oriented System)とは、患者が抱えている医学的、心理的、社会的、経済的、生活環境、食習慣などの問題を全般的に解決するためのシステムで、問題解決過程を医療従事者が系統的に記録して示したものである。

2　POS の活用

POS は、①POMR(問題志向型診療記録：Problem Oriented Medical Record)の作成、②実施した記録の監査、③実施した記録の修正の 3 段階からなる。

(1)　POMR の作成

POMR は次の 4 つから構成される。

①　基本データ（データベース）

患者の問題点を抽出するためのデータで、患者のプロフィール、主訴、現病歴、既往歴、家族歴、身体計測値、臨床検査値、服薬状況、食事摂取状況、栄養摂取状況、食習慣、食行動などが該当する。

②　問題リスト

基礎データや問診で明らかになった問題点を**重要な順にリストアップ**したもので、＃１、＃２、＃３、……のように番号をつけて列挙する。問題点は、現在問題となっているアクティブプロブレムと、経過するに従って解決されたインアクティブプロブレムに分けられ、これらの項目が明確になるよう記録する。

③　初期計画

問題リストで列挙した**問題ごとに**ケアの**目標**を設定し、どのように対応するかの**計画**を作成したもの。計画は、診断計画（Dx）、治療計画（Rx）、教育計画（Ex）に分けて立案する。

１）診断計画（Dx）

患者の状態把握のための検査や、治療・教育を行うために必要な情報の収集計画を記載する。

２）治療計画（Rx）

薬物治療、外科的治療、食事療法などの治療のための計画を記載する。

３）教育計画（Ex）

患者や家族に対する病状・検査・治療などの説明や、安静度・食事などに対する教育の計画を記載する。

④　経過記録

初期計画に従って実施したケアの内容の経過を記録したもの。読みやすく整理されて記載されていることが重要である。

１）叙述的記録（SOAP方式）

主観的データ（S）、客観的データ（O）、評価（A）、計画（P）の４つの要素に分けて記録したもの。

●主観的データ（S：Subjective data）

患者や家族から得た情報で、自覚症状、訴え、考え方、その他の発言など。

●客観的データ（O：Objective data）

身体計測値、臨床検査値、病状、食事摂取状況、患者を観察して得た情報、医師・看護師・管理栄養士などの医療従事者の所見など。

●評価（A：Assessment）

実施された治療や教育の評価・分析を行う。効果が認められていない場合は、その原因となる問題点を明確にする。

●計画（P：Plan）

治療に際して問題点を明確にし、その問題解決のための具体的な方法を計画する。診断計画（Dx）、治療計画（Rx）、教育計画（Ex）に分けて立案する。

２）フローシート（経過一覧表）

治療経過、栄養管理、指導経過、身体計測値、臨床検査値などを経時的に一覧表にまとめたもの。

3）退院時要約

退院時に作成する。入院中の治療や教育の経過を要約し、評価したもの。退院時の問題点を明確にし、退院後の方針や計画も記録する。SOAP 方式で記載するとわかりやすい。

(2) 実施した記録の監査

POMR を監査し、ケアの過程や結果を評価する。チーム内のカンファレンスまたは指導者によって行われる。

(3) 実施した記録の修正

監査によって見い出された POMR の問題点を是正する。

■栄養管理プロセス（栄養ケアプロセス）、栄養診断、PES 報告書

栄養管理プロセスは、栄養管理システムや用語・概念の国際的な統一を目指し、アメリカ栄養士会の提案で始まった栄養管理の手法で、栄養アセスメント、栄養診断、栄養介入（計画と実施）、栄養モニタリングと評価の４段階で構成されている。

このうちの栄養診断では、栄養介入により解決、改善すべき特異的な課題を明確化して、「PES 報告書」と呼ばれる文章表現で記述する。P、E、S の各々の意味は次の通りで、具体的には、「S の根拠に基づき、E が原因となった（関係した）P の栄養状態と診断できる」というような簡潔な一文で記載する。

P：患者の栄養診断コードの表示

E：患者の栄養状態を悪化させている原因や要因

S：栄養診断した際に用いた栄養アセスメント検査値、徴候、症状

※PES：Problem Related to Etiology as Evidenced by Signs and Symptoms の略

※P には３領域70項目からなる国際標準化されたコードの中から、該当するものを選んで記載する。

練習問題

78歳、女性。BMI 17.5kg/m^2。大腿骨頸部骨折にて入院。入院前から、歩いて買い物に出かけるのが大変だったと訴えており、朝食はバナナ１本、昼食・夕食は配食サービス１食分を２回に分けて食べていた。エネルギー摂取量不足であった。１日の目標エネルギー量は、1,400kcal である。SOAP とその内容の組合せである。正しいのはどれか。１つ選べ。

(1)　S――BMI 17.5kg/m^2

(2)　O――目標エネルギー量は、1,400kcal/日

(3)　A――朝食は、バナナ１本

(4)　A――エネルギー摂取量不足

(5)　P――歩いて買い物に出かけるのが大変

解　説 ……………………………………………… 正答 (4)

(1)　誤り。身体計測値であり、O（客観的データ）に該当する。

(2)　誤り。問題解決のための具体的な目標エネルギー量であり、P（計画）に該当する。

(3)　誤り。食事摂取状況であり、O（客観的データ）に該当する。

(4)　正しい。評価・分析であり、A（評価）に該当する。

(5)　誤り。患者の訴えであり、S（主観的データ）に該当する。

6 疾患・病態別栄養管理

「栄養障害」「肥満と代謝疾患」「消化器疾患」「循環器疾患」「腎・尿路疾患」「内分泌疾患」「神経疾患」「呼吸器疾患」「血液系の疾患・病態」「筋・骨格疾患」「免疫・アレルギー疾患」「感染症」「癌」「摂食機能障害」における栄養ケア・マネジメントについてはPartⅠ-15～27に、また、「摂食障害」「乳幼児・小児疾患」「妊産婦・授乳婦疾患」「老年症候群」の栄養アセスメントと栄養ケアについてはPartⅢ-4～12に含めて記載しましたので、そちらで学習してください。

1 手術、周術期患者における栄養ケア・マネジメント

1 術前

(1) 術前の栄養状態と栄養評価

術前の栄養状態は、手術後に侵襲からの回復を左右する条件として極めて重要である。一般に、手術を受ける患者は、食欲減退による食事摂取量の減少、消化・吸収機能の低下、消化管出血などによって**低栄養状態**にある場合が多い。術前の低栄養状態は、手術侵襲からの回復の遅延、創部離開、縫合不全、術後感染症などをまねきやすい。

そのため、術前に栄養スクリーニング及び栄養アセスメントを行い、できる限り栄養状態を改善・補正しておくことが重要である。SGA(主観的包括的栄養評価法)、身体計測、血液検査、予後推定栄養指数などを用いて栄養状態を評価する。予後推定栄養指数とは、術前の栄養状態から手術の危険性を客観的に評価するもので、複数の検査値を組み合わせて求める。予後推定栄養指数にはいくつかの種類があるが、代表的なものにブズビー(Buzby)や小野寺の予後推定栄養指数がある。

Buzbyの予後推定栄養指数(PNI)

式	PNI(%)＝158－(16.6×Alb)－(0.78×TSF)－(0.22×TFN)－(5.8×DH) Alb：血清アルブミン値(g/dL)、TSF：上腕三頭筋部皮下脂肪厚(mm)、 TFN：血清トランスフェリン値(mg/dL)、 DH：遅延型皮膚反応*(0；反応なし、1；5mm未満、2；5mm以上)
評価	PNI≧50%：高度のリスク、40%≦PNI＜50%：中等度のリスク、PNI＜40%：軽度のリスク

＊**遅延型皮膚反応**　特定抗原に対する細胞性免疫能を推定する検査で、一般的にツベルクリン皮内反応が用いられる。低栄養状態では細胞性免疫能が低下するために反応が減弱する。正常では直径10mm以上の発赤を認めるが、5～10mmで軽度栄養障害、5mm未満で中等度以上の栄養障害が疑われる。

小野寺の予後推定栄養指数(PNI)

式	～StageⅣ消化器がん患者及びStageⅤ大腸がん患者が対象～ PNI＝(10×Alb)＋(0.005×TLC) Alb：血清アルブミン値(g/dL)、TLC：総リンパ球数(/mm^3)
評価	PNI≦40：切除・吻合禁忌

(2)　術前の栄養管理

軽度の低栄養で経口摂取が可能であれば、栄養指導などを行って栄養改善に努めてもらう。経口摂取ができない患者や経口摂取が好ましくない患者に対しては、静脈栄養や経腸栄養による栄養管理を行う。

また、特に侵襲の大きな消化器手術においては、周術期に(術前から)**免疫賦活型栄養剤**を用いる(**免疫賦活栄養**を行う)ことで、術後感染症などの合併症を減らすことが期待できる。

2　術後

(1)　術後侵襲に対する生体反応の推移(ムーアの分類)

	術後日数	臨床所見	代謝、内分泌状態等
第Ⅰ相 傷害期	直後から数日間	頻脈傾向、体温上昇、腸蠕動・分泌は減弱～消失	神経・内分泌系の反応が中心となる。カテコールアミン↑、グルココルチコイド↑、抗利尿ホルモン↑、成長ホルモン↑、グルカゴン↑、レニン－アンジオテンシン－アルドステロン系亢進、肝グリコーゲン分解促進、筋たんぱく質異化の促進、脂肪分解促進、尿中窒素排泄量の増加(窒素出納負)、抗利尿作用亢進(尿量減少、尿浸透圧↑)、血糖値↑(外科的糖尿病)、血圧↑
第Ⅱ相 転換期	3日前後から数日間	脈拍・体温正常、食欲・腸分泌運動の回復、体力回復は不十分	神経・内分泌系の反応は鎮静化に向かう。尿中窒素排泄量が減少し、窒素出納が負から正に戻る。水・電解質平衡が正常化していく。
第Ⅲ相 同化期	1～5週間	食欲良好、便通正常化	たんぱく質代謝が同化傾向となり、筋たんぱく質が回復する。創傷治癒機転が促進される。
第Ⅳ相 脂肪蓄積期	数か月間	体力の十分な回復、日常生活への復帰、体重の増加	筋たんぱく質の合成が進むとともに、脂肪が蓄積されていく。

(2)　術後の栄養管理

術後2～3日で経口摂取が可能となる場合や、絶食期間が1週間以内でかつ術前に低栄養状態でなかった場合は、水分・電解質の投与で十分である。術後、長期の絶食期間が必要な場合や術前から低栄養状態にあった場合は、積極的な栄養管理が必要である。積極的栄養管理の必要な場合の栄養投与経路は、原則的に**経腸栄養法・経口栄養法**を第一選択とし、消化管が安全に使用できない場合のみ静脈栄養法を行う。術後はできるだけ早期からの食事、あるいは経腸栄養を開始することで、腸のバリア機能、免疫能が維持され、バクテリアル・トランスロケーションを回避できることに加え、経腸栄養により腸管とその免疫能を刺激することは、腸管免疫ばかりでなく全身の免疫能を賦活化にもつながる。

消化器手術患者に術後経腸栄養管理を行うためには、経腸栄養法を行うアクセスルートを確保する必要がある。経鼻栄養カテーテルを利用する場合もあるが、多くは手術時に空腸瘻を造設する。

■術後イレウス(腸閉塞)

開腹手術後、手術操作に伴う腸管への機械的刺激、腹腔内の感染症、手術後の癒着、術後胆嚢炎などによってイレウスを起こすことがあり、これを術後イレウスという。手術時間が長い場合や開腹手術を繰り返し受けている患者、イレウスの既往がある患者、高齢の患者である場合には、術後イレウスの危険性が高まる。イレウスでは、腹痛、嘔吐、排便の停止、腹膜炎、ショックなどの多様な症状をきたす。術後イレウスを予防するためには、早期離床が効果的である。

2　クリティカルケアにおける栄養ケア・マネジメント

1　救急病態の特徴

(1)　侵襲に対する生体反応

重症外傷、重症熱傷、重症感染症、手術などの高度侵襲が加わった場合の生体反応は、ある程度共通した特徴を有する。

侵襲後、数時間は循環の維持を保つために**エネルギー消費量が一過性に低下する(干潮相)**。干潮相には、血液量、心拍出量、酸素消費量、体温などの低下も起こるので、医学的管理が中心となる。その後数日間は、**エネルギー消費量が増加する満潮相**となり**異化が亢進する**(主に筋たんぱく質の崩壊と脂肪組織の分解)。満潮相のたんぱく質欠乏は生命予後を悪化させるので、十分なたんぱく質供給が重要であり、一般に非侵襲時必要量の約1.2～2.5倍のたんぱく質が必要とされる。この後、たんぱく質や脂肪などが回復に向かう同化相となる。

侵襲後の生体の回復過程

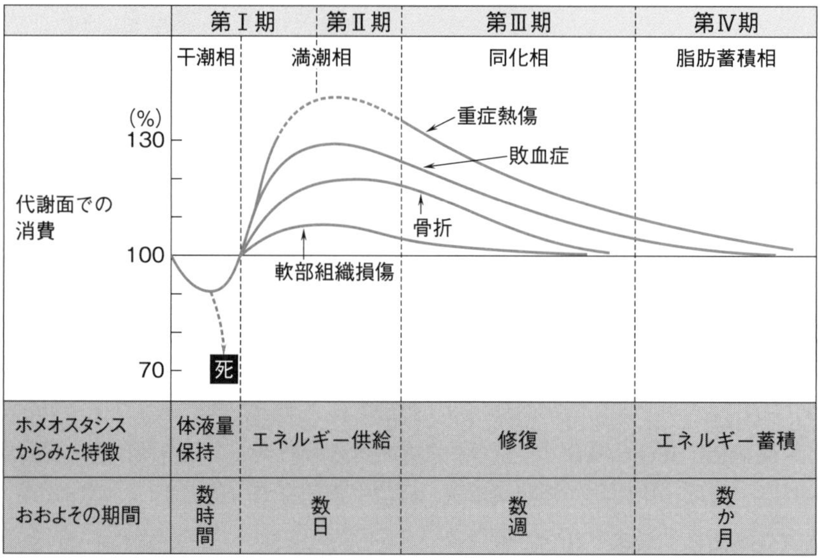

(2)　侵襲時の代謝の特徴

- **エネルギー代謝が亢進する(侵襲直後は一過性に低下する)。**
- **肝臓のグリコーゲンが分解**され、グルコースに変換される。
- **骨格筋たんぱく質が分解され(たんぱく質異化の亢進)、糖新生が促進する。**
- 尿中尿素窒素(UUN)、尿中クレアチニンが増加する。
- 組織の修復や種々の免疫たんぱく・凝固たんぱくの合成が亢進する。
- 脂肪組織に貯蔵されている**トリグリセリドが脂肪酸に分解**される。
- カテコールアミンなどがインスリンに対して抑制的に作用したり、あるいは血糖上昇作用のあるホルモンの影響によって**高血糖**となる。

侵襲下（異化作用亢進時）の栄養代謝

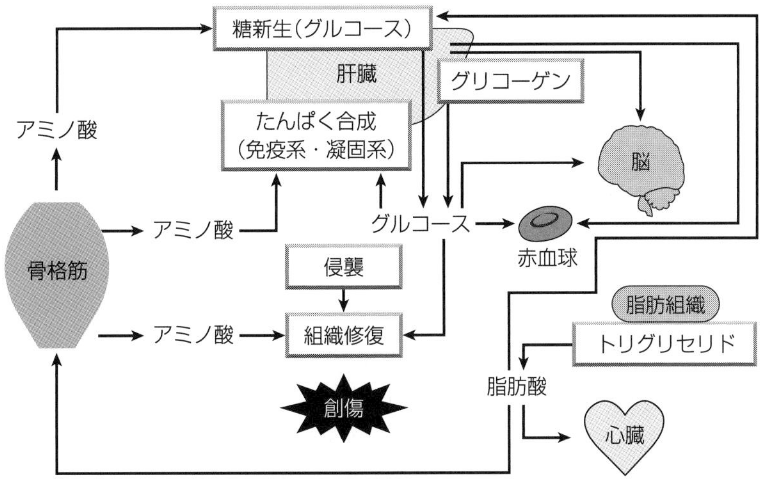

2　救急病態における栄養療法

(1)　投与経路

発症直後の急性期には、水分・電解質バランスなどの是正に有用な経静脈投与が中心となるが、消化管が使用可能であれば、原則として早期から、通常入院48時間以内に経腸栄養を開始する。

経腸栄養が経静脈栄養と比べて有利な点

- 安価である。
- 手技が容易である。
- 経静脈栄養では投与できない栄養素の投与が可能である。
- 消化管粘膜・細菌叢を正常に保ち、消化管透過性亢進を改善することで、バクテリアル・トランスロケーションを予防する。
- カテーテル感染を回避できる。
- 免疫力を向上させ、感染性合併症を減少させる。
- ストレスホルモン分泌を抑制し、異化・炎症反応を抑制する。
- 高血糖を生じにくい。

（日本静脈経腸栄養学会『静脈経腸栄養ハンドブック』）

(2)　エネルギー基質

基本的には、糖質50%、脂質30%、たんぱく質20%の比率で投与する。

(3)　重症患者における注意点

心不全・腎不全患者のような厳密な水分管理が必要な症例では、栄養投与に伴う水分過剰投与に注意する。また、重症患者におけるエネルギー過剰投与は、高血糖や高炭酸ガス血症などの原因となるとともに予後を悪化させる。

3　外傷

外的要因によって正常組織が離断、離解、または欠損した状態で損傷ともいう。外傷部位には、出血、疼痛、発赤、腫脹、皮下出血などがみられる。交通外傷が多い。

4　熱傷

皮膚に高温が作用したために起こる傷害である。表皮の発赤のみはⅠ度熱傷、水疱形成があればⅡ度熱傷、真皮全層、皮下組織の壊死があればⅢ度熱傷と診断される。熱傷の重症度は熱傷面積と熱傷深達度で判定され、重度の場合はクリティカルケアが必要となる。成人では体表面積の40％以上、乳幼児・高齢者では体表面積の30％以上の熱傷で生命に危険が及ぶ。広範囲熱傷では**全身性炎症反応症候群（SIRS）**、播種性血管内凝固症候群（DIC）、創感染が起きやすく、**血管透過性の亢進**により浮腫が急速に進行する。

エネルギー代謝が著しく亢進し、外傷や感染症と比べても顕著で、広範囲熱傷では通常の1.5～2倍のエネルギーを消費する。また、**たんぱく質異化も亢進**し、水分喪失量も増加する。

重症熱傷の治療では、血漿成分の著しい漏出が起こる急性期病態に対して、循環動態を安定させるために電解質輸液製剤の大量投与を行う。循環動態が安定したら、全身性炎症の防止、腸管上皮の萎縮防止などの点から、できるだけ早く経腸栄養を開始することが推奨されている。

■熱傷面積の算定「９の法則」「５の法則」

成人では、「９の法則」により、熱傷面積が全身体表面積の何％であるかを概算する。頭部を９％、胸部と背部が18％ずつ、上肢が９％ずつ、下肢を18％ずつとし、陰部を１％と概算する。なお、乳児や小児においては「５の法則」が用いられる。

また、小児も含めてより正確な評価を行うためには、「ランド・ブラウダーのチャート」を用いる。

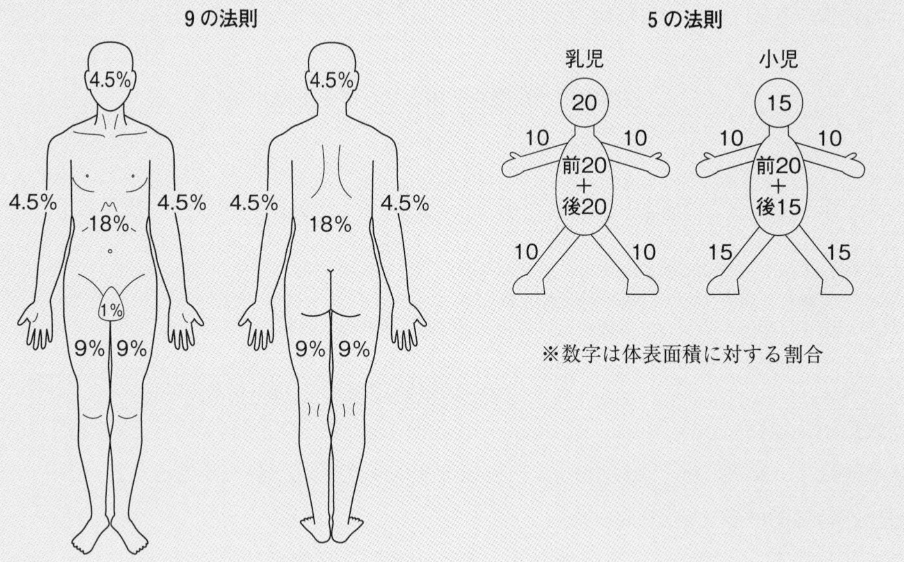

※数字は体表面積に対する割合

5　全身性炎症反応症候群（SIRS）

全身性炎症反応症候群とは、組織への侵襲により産生される大量の炎症性サイトカイン（インターロイキン、TNFなど）によって引き起こされる非特異的な全身性の炎症反応である。侵襲に対する生体反応が過剰となった結果である。感染症だけでなく、外傷、熱傷、急性膵炎、外科手術などでも全身性炎症反応症候群の病態を呈する。

発熱ないしは低体温（38℃以上、または36℃以下）、頻呼吸、頻脈などの症状を呈し、進行すると多臓器不全（MOF）、DIC（播種性血管内凝固症候群）などを合併して死に至る。

感染症、敗血症、全身性炎症反応症候群（SIRS）の概念

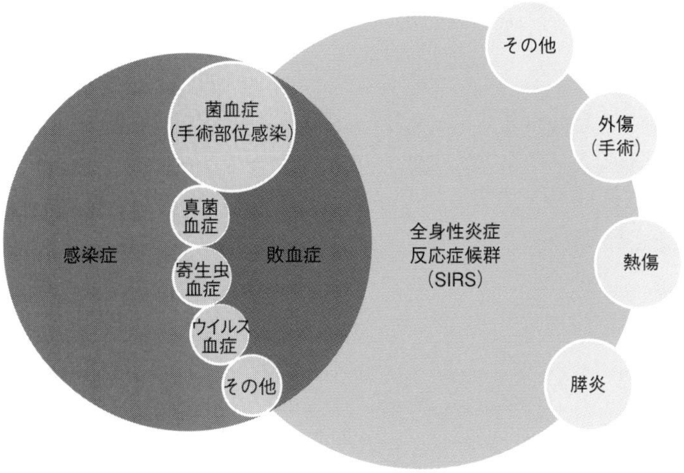

6　集中治療

急性機能不全によって生命に危険が及んでいる患者、あるいは危険が予測されると判断された患者は、集中的な全身管理が必要で、**集中治療室**（ICU）に収容される。ICUでは、専門的知識・技術を習得した医療スタッフが、24時間を通して高度な治療・援助を連続的に行う。

ICUでの治療・看護の対象となる病態・疾患には、大手術後、救急蘇生後、ショック、意識障害や昏睡、急性心不全、急性呼吸不全、重篤な代謝疾患（肝不全、腎不全、重症糖尿病など）、広範囲熱傷、急性薬物中毒などがある。

■ ICU（Intensive Care Unit）

日本麻酔科学会は、ICUを「内科系、外科系を問わず、呼吸、循環、代謝、その他の重篤な急性機能不全の患者を収容し、強力かつ集中的に治療及び全身管理を行い、その効果を期待する部門である」と定義している。対象とする患者の病態によって、以下のようにさらに専門的に細分化されている場合もある。

- ●CCU：冠疾患集中治療室
- ●SCU：脳卒中集中治療室
- ●NICU：新生児集中治療室
- ●PICU：小児集中治療室
- ●HCU：高度治療室

練習問題

重症熱傷患者の入院翌日の病態と栄養管理に関する記述である。正しいのはどれか。1つ選べ。

(1)　基礎代謝が、低下する。

(2)　血管透過性が、低下する。

(3)　健常時よりNPC/N比(非たんぱく質カロリー窒素比)を低くする。

(4)　グルタミンを制限する。

(5)　水分を制限する。

解　説 ………………………………………………………………………………… 正答 (3)

(1)　誤り。重症熱傷の受傷直後(数時間程度)はエネルギー代謝が一過性に低下するが、その後数日間はエネルギー代謝が亢進する。入院翌日の病態とあるので、基礎代謝は亢進する。

(2)　誤り。血管透過性は亢進する。そのため、浮腫が急速に進行する。

(3)　正しい。たんぱく質異化が亢進するため、健常時よりたんぱく質必要量が増加する。たんぱく質必要量が多いときにはNPC/N比を低くする。

※PartⅣ-2-2 3「たんぱく質投与量の算定」の「NPC/N比(非たんぱく質カロリー窒素比)」を参照のこと。

(4)　誤り。グルタミンの投与が推奨される。グルタミンは、たんぱく質合成を促進し、腸や免疫担当細胞のエネルギー源となるため、創傷治癒を促進して感染症の発生率や死亡率を低下させる。

(5)　誤り。重症熱傷の急性期には、血漿成分の著しい漏出が起こるため、循環動態を安定させるために電解質輸液製剤の大量投与を行う。

巻末資料

1 生化学の基礎知識

●ギリシャ語数詞●

1	2	3	4	5	6	7	8	9
モノ	ジ	トリ	テトラ	ペンタ	ヘキサ	ヘプタ	オクタ	ノナ

10	20	22	少数	多数
デカ	エイコサ	ドコサ	オリゴ	ポリ

●倍数を表す接頭語●

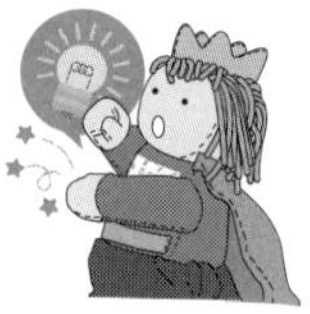

k	d	c	m	μ
キロ	デシ	センチ	ミリ	マイクロ
10^3	10^{-1}	10^{-2}	10^{-3}	10^{-6}

●化学反応の意味●

酸　化	物質に酸素が付加される。または、物質から水素や電子が失われる。 酸化と還元は同時に起こる(一方が酸化されると、必ず他方は還元される)。
還　元	物質から酸素が失われる。または、物質に水素や電子が付加される。
加水分解	水を付加して分解する。
脱水結合	水が失われて結合する。
加リン酸分解	リン酸を付加して分解する。

●主なイオン式●

原子が電気を帯びたものをイオンといい、+(正)の電荷をもつものを陽イオン、−(負)の電荷をもつものを陰イオンと呼ぶ。

H^+	水素イオン(プロトン)	Cl^-	塩素イオン(塩化物イオン)
Na^+	ナトリウムイオン	OH^-	水酸イオン(水酸化物イオン)
K^+	カリウムイオン	HCO_3^-	炭酸水素イオン(重炭酸イオン)
NH_4^+	アンモニウムイオン	CO_3^{2-}	炭酸イオン
Ca^{2+}	カルシウムイオン	HPO_4^{2-}	リン酸水素イオン
Mg^{2+}	マグネシウムイオン	SO_4^{2-}	硫酸イオン

●主な官能基●

有機化合物の特徴的な反応の原因となる原子団を官能基という。

−OH	ヒドロキシル基(水酸基)	$-COCH_3$	アセチル基
−CHO	アルデヒド基	$-NO_2$	ニトロ基
−COOH	カルボキシル基	$-NH_2$	アミノ基
−CO−O−	エステル基(結合)	$-CH_3$	メチル基
>C=O	ケトン基	−S−S−	ジスルフィド基(結合)

2 臨床検査値一覧

尿・便検査

項目		基準値と異常値を示す主な疾患	
尿検査	尿量	基準値	1,000〜2,000mL/日
		多　尿	〔2,500mL/日または3,000mL/日以上〕尿崩症、糖尿病、急性腎不全の利尿期、慢性腎不全の多尿期
		乏　尿	〔400mL/日以下〕急性腎炎、急性腎不全、慢性腎不全の末期、抗利尿ホルモン不適合分泌症候群、高熱・脱水・嘔吐・発汗
		無　尿	〔100mL/日以下〕前立腺肥大症、膀胱・尿路腫瘍による尿路閉塞
	尿比重	基準値	1.005〜1.030
		高　値	〔濃縮尿〕糖尿病、脱水
		低　値	〔希釈尿〕尿崩症、腎不全、慢性腎盂腎炎
	尿 pH	基準値	5.0〜7.5(平均は6.0)
	尿たんぱく	基準値	陰性(−)
		陽　性	① 腎前性たんぱく尿(発熱、心不全、悪性腫瘍、内分泌疾患) ② 腎性たんぱく尿(糸球体腎炎、ネフローゼ症候群、糖尿病性腎症、ループス腎炎、急性尿細管壊死) ③ 腎後性たんぱく尿(尿路感染症、尿路結石、尿路腫瘍、前立腺疾患)
	尿糖	基準値	陰性(−)
		陽　性	糖尿病、膵炎、肝疾患、胃切除後
	尿ケトン体	基準値	陰性(−)
		陽　性	糖尿病(ケトアシドーシス)、飢餓、感染症、発熱、肥満、アルコール多飲
	尿ビリルビン 尿ウロビリノーゲン	基準値	総ビリルビン：0.2〜1.2mg/dL ウロビリノーゲン：(±)

ビリルビン	ウロビリノーゲン	黄疸	原　因
異常↑	異常↑	肝性黄疸	肝炎などの肝細胞障害
異常↑	異常↓	閉塞性黄疸	腫瘍・結石などによる胆道の閉塞
正常	異常↑	溶血性黄疸	溶血性貧血、悪性貧血などによる赤血球破壊の亢進

項目		基準値と異常値を示す主な疾患	
尿検査	潜血	基準値	陰性(−)
		陽　性	腎炎、腎がん、尿路結石症、膀胱炎、膀胱がん、白血病、血小板減少症
	3-メチルヒスチジン	基準値	男：150〜500μmoL/日、女：100〜300μmoL/日
		高　値	甲状腺機能亢進症、進行性筋ジストロフィー、肝硬変、悪性腫瘍、重症感染症、外科手術後
		低　値	低栄養、甲状腺機能低下症
便検査	潜血反応	基準値	陰性(−)
		陽　性	消化管出血(潰瘍、がん、炎症)

血球検査

	項目		基準値と異常値を示す主な疾患
血球検査	赤血球(RBC) ヘマトクリット値(Ht) ヘモグロビン量(Hb)	基準値	〔RBC〕男：430～530万/μL、 女：380～480万/μL 〔Ht〕 男：40～52%、 女：34～45% 〔Hb〕 男：13～17g/dL、 女：12～15g/dL
		高 値	真性多血症、二次性多血症、脱水症
		低 値	貧血(鉄欠乏性、再生不良性、悪性、溶血性)、白血病、悪性腫瘍、膠原病 ■貧血の診断基準 〔Hb〕男：13g/dL 未満、女：12g/dL 未満、妊婦：11g/dL 未満
	平均赤血球容積(MCV) 平均赤血球ヘモグロビン量(MCH) 平均赤血球ヘモグロビン濃度(MCHC)	基準値	〔MCV〕 80～98fL 〔MCH〕 28～32pg 〔MCHC〕30～36%

■貧血の分類

貧血の型	MCV〔fL〕	MCHC〔%〕	主な貧血症
小球性低色素性貧血	79以下	29以下	鉄欠乏性貧血
正球性正色素性貧血	80～98	30～36	溶血性貧血、再生不良性貧血、急性出血、腎性貧血
大球性正色素性貧血	99以上	30～36	ビタミンB_{12}欠乏性貧血(悪性貧血など)、葉酸欠乏性貧血

血球検査	血小板(Plt)	基準値	15万～35万/μL
		増 加	慢性骨髄性白血病、本態性血小板血症、真性多血症、出血、手術
		減 少	① 血小板生成の低下(急性白血病、再生不良性貧血) ② 血小板消費の増加(特発性血小板減少性紫斑病、DIC、全身性エリテマトーデス〔SLE〕、悪性貧血)
	白血球(WBC)	基準値	4,000～8,000/μL
		増 加	急性感染症、急性出血、白血病、急性心筋梗塞
		減 少	無顆粒球症、薬剤アレルギー、放射線治療、再生不良性貧血、悪性貧血、白血病、AIDS
白血球分画	好中球	基準値	桿状核球：2～13%　分葉核球：38.0～58.9%
		増 加	急性細菌感染症、熱傷・梗塞性疾患、慢性骨髄性白血病、中毒、ストレス、ステロイド剤投与
		減 少	ウイルス感染症、チフス、マラリア、顆粒球減少症、急性白血病、再生不良性貧血、放射線障害
	好酸球	基準値	0～5%
		増 加	アレルギー性疾患(花粉症、気管支喘息)、寄生虫症、皮膚疾患
	好塩基球	基準値	0～1%
		増 加	慢性骨髄性白血病、アレルギー疾患
	単球	基準値	2.3～7.7%
		増 加	感染症、骨髄単球性白血病、原虫、リケッチア
	リンパ球	基準値	26.0～46.6%
		増 加	ウイルス感染症(伝染性単核症、風疹)、急性・慢性リンパ性白血病、甲状腺機能亢進症、薬物過敏症
		減 少	悪性リンパ腫、再生不良性貧血

血液生化学検査

項　　目			基準値と異常値を示す主な疾患
血清たんぱく検査	総たんぱく(TP) アルブミン(Alb)	基準値	〔TP〕6.3〜7.8g/dL 〔Alb〕3.7〜4.9g/dL
		高　値	①　グロブリンの増加(急性・慢性感染症)、多発性骨髄腫、原発性マクログロブリン血症) ②　アルブミン・グロブリンの増加(脱水、消化管閉塞、ショック、アジソン病)
		低　値	①　アルブミンの減少(たんぱく尿、胸水、腹水) ②　アルブミン合成障害(肝障害、低栄養、貧血、免疫不全症) ③　たんぱく異化亢進(悪性腫瘍、甲状腺機能亢進症、重症感染症)
	アルブミン/グロブリン比 (A/G 比)	基準値	1.2〜2.0
		低　値	アルブミンの低下(多発性骨髄腫、膠原病、肝疾患〔肝硬変、慢性肝炎〕、自己免疫性疾患、慢性感染症、ネフローゼ症候群、たんぱく漏出性胃腸症、吸収不良症候群、栄養障害、先天性無アルブミン血症)
	補体価(CH_{50})	基準値	30〜45U/mL
		高　値	炎症性疾患(感染症、関節リウマチなど)、悪性腫瘍
		低　値	全身性エリテマトーデス、悪性関節リウマチ、急性糸球体腎炎、肝炎、肝硬変
血清酵素検査	ALT(GPT) アラニンアミノトランスフェラーゼ	基準値	6〜43U/L
		高　値	急性肝炎、慢性肝炎、肝硬変、肝がん、脂肪肝
	AST(GOT) アスパラギン酸アミノトランスフェラーゼ	基準値	11〜40U/L
		高　値	急性肝炎、肝硬変、心筋梗塞
	AST/ALT 比		〔AST<ALT〕慢性肝炎、中毒性肝炎 〔AST>ALT〕急性肝炎、肝硬変、肝がん、アルコール性肝炎
	ALP アルカリフォスファターゼ	基準値	38〜113U/L(IFCC 法：国際臨床化学連合の測定法)
		高　値	①　骨疾患(くる病、悪性骨腫瘍、副甲状腺機能亢進症) ②　肝胆道疾患(閉塞性黄疸、肝がん、肝疾患、胆管がん、胆道炎) ③　妊娠後期 ※骨形成の盛んな小児期には ALP 値は成人の 3 倍
	γ-GT(γGTP) γグルタミルトランスペプチダーゼ	基準値	男：10〜50U/L、女：9〜32U/L
		高　値	アルコール性肝炎、脂肪肝、閉塞性黄疸、薬剤性肝炎
	AMY アミラーゼ	基準値	60〜200U/L
		高　値	急性膵炎、膵がん、腸閉塞(イレウス)、腎不全、子宮外妊娠
	LIP リパーゼ	基準値	36〜161U/L
		高　値	急性・慢性膵炎、腎不全
	ChE コリンエステラーゼ	基準値	男：322〜762U/L、女：248〜663U/L
		高　値	ネフローゼ症候群、糖尿病性腎症、脂肪肝、甲状腺機能亢進症
		低　値	肝硬変、肝がん、低栄養

血清酵素検査	CK(CPK) クレアチンキナーゼ (クレアチンホスホキナーゼ)	基準値	男：57～197U/L、女：32～180U/L
		高値	① 総CK上昇(心筋梗塞、心筋炎、進行性筋ジストロフィー、多発性筋炎、甲状腺機能低下症、末端肥大症) ② CK-MB型上昇(心筋梗塞、心嚢炎、心臓手術) ③ CK-BB型上昇(脳梗塞、悪性腫瘍、腎不全)
	LD(LDH) 乳酸脱水素酵素	基準値	124～222U/L(IFCC法)
		高値	肝炎、心筋梗塞、悪性腫瘍、悪性リンパ腫、悪性貧血、皮膚筋炎
アミノ酸・窒素化合物	クレアチニン(Cr)	基準値	〔血清中〕男：0.6～1.2mg/dL、女：0.4～0.9mg/dL 〔尿　中〕男：1.1～1.9g/日、　女：0.5～1.6g/日
		高値	① 糸球体濾過値(GFR)低下(尿毒症、慢性腎炎、腎不全、心不全) ② 筋肉量増加(末端肥大症、巨人症) ③ 甲状腺機能亢進(甲状腺機能亢進症、サイロキシン投与)
	クレアチニン-クリアランス(Ccr)	基準値	90～130mL/分 ※クレアチニンは尿細管で再吸収されないため、Ccrは糸球体の濾過能力を表す。
		低値	急性・慢性糸球体腎炎、本態性高血圧、脱水、腎硬化症、糖尿病性腎症、膠原病、尿路閉塞
	尿酸(UA)	基準値	男：3.0～7.2mg/dL、女：2.1～6.0mg/dL
		高値	痛風、悪性腫瘍、白血病
	血中尿素窒素(BUN)	基準値	9～21mg/dL
		高値	① 腎性(急性腎炎、慢性腎炎など腎機能低下) ② 腎前性(消化管出血、うっ血性心不全) ③ 腎後性(尿路結石、膀胱腫瘍)
	アンモニア(NH_3)	基準値	40～80μg/dL
		高値	劇症肝炎、非代償期肝硬変、ショック
		低値	低たんぱく質食、貧血
	フィッシャー比	基準値	2.5～4.5
		低値	肝硬変、肝炎、特発性門脈圧亢進症、心不全、呼吸不全
脂質	総コレステロール(TC) トリグリセリド(TG) HDL-コレステロール LDL-コレステロール	基準値	〔TC〕　130～220mg/dL 〔TG〕　50～149mg/dL 〔HDL-C〕40～65mg/dL 〔LDL-C〕60～139mg/dL
			■脂質異常症診断基準 高LDLコレステロール血症　LDL-C　≧140mg/dL 境界域高LDLコレステロール血症　120≦LDL-C≦139mg/dL 低HDLコレステロール血症　HDL-C　＜40mg/dL 高トリグリセリド血症　TG(空腹時)　≧150mg/dL (随時)　≧175mg/dL
電解質・金属	ナトリウム(Na)	基準値	135～145mEq/L
		高値	① 水分欠乏(脱水、水分摂取不足) ② ナトリウム過剰症(クッシング症候群、原発性アルドステロン症)
		低値	① ナトリウム欠乏症(下痢、嘔吐、ネフローゼ症候群、アジソン病) ② 水分過剰(多飲、ADH分泌異常) ③ 重篤疾患(心不全、腎不全、悪性腫瘍)

電解質・金属	**塩素**(Cl)	基準値	96～108mEq/L
		高　値	①　呼吸性アルカローシス(過換気症候群、脳炎) ②　代謝性アシドーシス(下痢、尿細管性アシドーシス)
		低　値	①　代謝性アルカローシス(嘔吐、ADH 分泌異常、原発性アルドステロン症) ②　呼吸性アシドーシス(呼吸器疾患による呼吸抑制)
	カリウム(K)	基準値	3.5～5.0mEq/L
		高　値	①　カリウム排出障害(腎不全、アジソン病) ②　細胞内カリウム移行(代謝性アシドーシス、溶血性疾患)
		低　値	①　カリウム摂取不足(低栄養) ②　カリウム喪失(嘔吐、下痢、原発性アルドステロン症、クッシング症候群) ③　カリウム細胞質内移動(無筋力症、周期性四肢麻痺)
	カルシウム(Ca) **リン**(P)	基準値	〔Ca〕8.5～10.4mg/dL 〔P〕 2.5～4.5mg/dL
		高　値	**■高カルシウム血症** ①　血清リン増加または正常(ビタミン D 過剰症、多発性骨髄腫) ②　血清リン正常(骨結核、サルコイドーシス、がん骨転移、変形性関節炎) ③　血清リン減少(副甲状腺機能亢進症)
		低　値	**■低カルシウム血症** ①　血清リン増加(副甲状腺機能低下症、腎性くる病、尿毒症、腎盂腎炎、重症浮腫) ②　血清リン正常(低たんぱく血症、ネフローゼ症候群、急性膵炎、閉塞性黄疸) ③　血清リン減少(くる病、骨軟化症、肺炎、百日咳)
鉄代謝	**鉄**(Fe) **総鉄結合能**(TIBC) **不飽和鉄結合能**(UIBC)	基準値	〔Fe〕　男：60～200μg/dL、女：50～160μg/dL 〔TIBC〕トランスフェリン(Tf)と結合できる鉄の総量 〔UIBC〕未結合の Tf と結合できる鉄の量 ※TIBC=Fe+UIBC

	Fe	UIBC	TIBC
鉄欠乏性貧血	↓↓	↑↑	↑↑
再生不良性貧血	↑↑	↓↓	→↘
悪性貧血	↑	↘	→↘
溶血性貧血	↑→↓	→↘	→
真性多血症	↓↓	↑	↑
慢性感染症	↓↓	↓	↓
悪性腫瘍	↓↓	↓	↓↓
急性肝炎	↑	→↘	→↘
肝硬変	↑→↓	↘	→↘

↑↑：著増　↑：増　→：正常
↘：やや減　↓：減　↓↓：著減

鉄代謝	**トランスフェリン**(Tf)	基準値	男：190～300mg/dL、女：200～340mg/dL
		高　値	鉄欠乏性貧血、妊娠
		低　値	肝硬変、急性肝炎、栄養障害、感染症、ネフローゼ症候群

鉄代謝	フェリチン	基準値	男：15～160ng/mL、女：10～80ng/mL
		高値	ヘモクロマトーシス、ヘモジデローシス、炎症性疾患、悪性腫瘍、肝炎、心筋梗塞、糖尿病
		低値	鉄欠乏性貧血、消化器腫瘍、消化器潰瘍、真性多血症、ビタミンC欠乏症、妊娠
ビリルビン	**総ビリルビン**(T-Bil) **直接型ビリルビン**(D-Bil) **間接型ビリルビン**(I-Bil)	基準値	〔T-Bil〕0.2～1.0mg/dL 〔D-Bil〕0～0.3mg/dL 〔I-Bil〕0.1～0.8mg/dL
		高値	黄疸となる。 ① 直接型ビリルビンが高値→肝炎、胆道閉塞が原因 肝炎、肝硬変、肝がん、胆石症、胆道がん ② 間接型ビリルビンが高値→赤血球破壊が原因 溶血性貧血、悪性貧血、新生児黄疸
糖代謝	**血糖値** **グリコヘモグロビン**(HbA1c) **グリコアルブミン**(GA)	基準値	〔血糖値〕空腹時：110mg/dL未満 75gOGTT 2時間値：140mg/dL未満 〔HbA1c〕4.6～6.2% ※過去1～2か月の平均的な血糖状態がわかる 〔GA〕11～16% ※過去2週間の平均的な血糖状態がわかる
		高値	糖尿病
		低値	低血糖
	1,5-アンヒドログルシトール (1,5-AG)	基準値	14.0μg/mL以上
		低値	糖尿病
血液ガス	**炭酸水素イオン濃度** **重炭酸イオン濃度** **(HCO_3^-濃度)**	基準値	24±2mEq/L
		高値	代謝性アルカローシス(嘔吐、低K血症、高度の脱水、利尿薬使用、大量輸血、原発性アルドステロン症、ミルクアルカリ症候群)
		低値	代謝性アシドーシス(下痢、尿細管アシドーシス、有機酸蓄積、高K血症)

3 日本人の食事摂取基準（2020年版）

エネルギー

目標とするBMIの範囲（18歳以上）[注1、2]

年齢（歳）	目標とするBMI（kg/m^2）
18～49	18.5～24.9
50～64	20.0～24.9
65～74[注3]	21.5～24.9
75以上[注3]	21.5～24.9

注1　男女共通。あくまでも参考として使用すべきである。
注2　観察疫学研究において報告された総死亡率が最も低かったBMIを基に、疾患別の発症率とBMIとの関連、死因とBMIとの関連、喫煙や疾患の合併によるBMIや死亡リスクへの影響、日本人のBMIの実態に配慮し、総合的に判断し目標とする範囲を設定。
注3　高齢者では、フレイルの予防及び生活習慣病の発症予防の両者に配慮する必要があることも踏まえ、当面目標とするBMIの範囲を21.5～24.9kg/m^2とした。

参考表　推定エネルギー必要量

（kcal/日）

性別	男性			女性		
身体活動レベル[注1]	Ⅰ	Ⅱ	Ⅲ	Ⅰ	Ⅱ	Ⅲ
0～5（月）	－	550	－	－	500	－
6～8（月）	－	650	－	－	600	－
9～11（月）	－	700	－	－	650	－
1～2（歳）	－	950	－	－	900	－
3～5（歳）	－	1,300	－	－	1,250	－
6～7（歳）	1,350	1,550	1,750	1,250	1,450	1,650
8～9（歳）	1,600	1,850	2,100	1,500	1,700	1,900
10～11（歳）	1,950	2,250	2,500	1,850	2,100	2,350
12～14（歳）	2,300	2,600	2,900	2,150	2,400	2,700
15～17（歳）	2,500	2,800	3,150	2,050	2,300	2,550
18～29（歳）	2,300	2,650	3,050	1,700	2,000	2,300
30～49（歳）	2,300	2,700	3,050	1,750	2,050	2,350
50～64（歳）	2,200	2,600	2,950	1,650	1,950	2,250
65～74（歳）	2,050	2,400	2,750	1,550	1,850	2,100
75以上（歳）[注2]	1,800	2,100	－	1,400	1,650	－
妊婦（付加量）[注3]　初期				+50	+50	+50
中期				+250	+250	+250
後期				+450	+450	+450
授乳婦（付加量）				+350	+350	+350

注1　身体活動レベルは、低い、ふつう、高いの3つのレベルとして、それぞれⅠ、Ⅱ、Ⅲで示した。
注2　レベルⅡは自立している者、レベルⅠは自宅にいてほとんど外出しない者に相当する。レベルⅠは高齢者施設で自立に近い状態で過ごしている者にも適用できる値である。
注3　妊婦個々の体格や妊娠中の体重増加量及び胎児の発育状況の評価を行うことが必要である。
※活用に当たっては、食事摂取状況のアセスメント、体重及びBMIの把握を行い、エネルギーの過不足は、体重の変化またはBMIを用いて評価すること。
※身体活動レベルⅠの場合、少ないエネルギー消費量に見合った少ないエネルギー摂取量を維持することになるため、健康の保持・増進の観点からは、身体活動量を増加させる必要がある。

たんぱく質

（推定平均必要量、推奨量、目安量：g/日、目標量：%エネルギー）

性別	男性				女性			
年齢等	推定平均必要量	推奨量	目安量	目標量[注1]	推定平均必要量	推奨量	目安量	目標量[注1]
0～5（月）	–	–	10	–	–	–	10	–
6～8（月）	–	–	15	–	–	–	15	–
9～11（月）	–	–	25	–	–	–	25	–
1～2（歳）	15	20	–	13～20	15	20	–	13～20
3～5（歳）	20	25	–	13～20	20	25	–	13～20
6～7（歳）	25	30	–	13～20	25	30	–	13～20
8～9（歳）	30	40	–	13～20	30	40	–	13～20
10～11（歳）	40	45	–	13～20	40	50	–	13～20
12～14（歳）	50	60	–	13～20	45	55	–	13～20
15～17（歳）	50	65	–	13～20	45	55	–	13～20
18～29（歳）	50	65	–	13～20	40	50	–	13～20
30～49（歳）	50	65	–	13～20	40	50	–	13～20
50～64（歳）	50	65	–	14～20	40	50	–	14～20
65～74（歳）[注2]	50	60	–	15～20	40	50	–	15～20
75以上（歳）[注2]	50	60	–	15～20	40	50	–	15～20
妊婦（付加量）初期					+0	+0	–	–[注3]
中期					+5	+5	–	–[注3]
後期					+20	+25	–	–[注4]
授乳婦（付加量）					+15	+20	–	–[注4]

注1　範囲に関しては、おおむねの値を示したものであり、弾力的に運用すること。

注2　65歳以上の高齢者について、フレイル予防を目的とした量を定めることは難しいが、身長・体重が参照体位に比べて小さい者や、特に75歳以上であって加齢に伴い身体活動量が大きく低下した者など、必要エネルギー摂取量が低い者では、下限が推奨量を下回る場合があり得る。この場合でも、下限は推奨量以上とすることが望ましい。

注3　妊婦（初期・中期）の目標量は、13～20%エネルギーとした。

注4　妊婦（後期）及び授乳婦の目標量は、15～20%エネルギーとした。

脂質

年齢等	脂質の総エネルギーに占める割合：脂肪エネルギー比率（%エネルギー）			
	男性		女性	
	目安量	目標量[注1]	目安量	目標量[注1]
0～5（月）	50	－	50	－
6～11（月）	40	－	40	－
1～2（歳）	－	20～30	－	20～30
3～5（歳）	－	20～30	－	20～30
6～7（歳）	－	20～30	－	20～30
8～9（歳）	－	20～30	－	20～30
10～11（歳）	－	20～30	－	20～30
12～14（歳）	－	20～30	－	20～30
15～17（歳）	－	20～30	－	20～30
18～29（歳）	－	20～30	－	20～30
30～49（歳）	－	20～30	－	20～30
50～64（歳）	－	20～30	－	20～30
65～74（歳）	－	20～30	－	20～30
75以上（歳）	－	20～30	－	20～30
妊　婦			－	20～30
授乳婦			－	20～30

注１　範囲に関しては、おおむねの値を示したものである。

年齢等	飽和脂肪酸[注1,2]（%エネルギー）		n－６系脂肪酸（g/日）		n－３系脂肪酸（g/日）	
	男性	女性	男性	女性	男性	女性
	目標量	目標量	目安量	目安量	目安量	目安量
0～5（月）	－	－	4	4	0.9	0.9
6～11（月）	－	－	4	4	0.8	0.8
1～2（歳）	－	－	4	4	0.7	0.8
3～5（歳）	10以下	10以下	6	6	1.1	1.0
6～7（歳）	10以下	10以下	8	7	1.5	1.3
8～9（歳）	10以下	10以下	8	7	1.5	1.3
10～11（歳）	10以下	10以下	10	8	1.6	1.6
12～14（歳）	10以下	10以下	11	9	1.9	1.6
15～17（歳）	8以下	8以下	13	9	2.1	1.6
18～29（歳）	7以下	7以下	11	8	2.0	1.6
30～49（歳）	7以下	7以下	10	8	2.0	1.6
50～64（歳）	7以下	7以下	10	8	2.2	1.9
65～74（歳）	7以下	7以下	9	8	2.2	2.0
75以上（歳）	7以下	7以下	8	7	2.1	1.8
妊　婦		7以下		9		1.6
授乳婦		7以下		10		1.8

注１　飽和脂肪酸と同じく、脂質異常症及び循環器疾患に関与する栄養素としてコレステロールがある。コレステロールに目標量は設定しないが、これは許容される摂取量に上限が存在しないことを保証するものではない。また、脂質異常症の重症化予防の目的からは、200mg/日未満に留めることが望ましい。

注２　飽和脂肪酸と同じく、冠動脈疾患に関与する栄養素としてトランス脂肪酸がある。日本人の大多数は、トランス脂肪酸に関する世界保健機関(WHO)の目標(１%エネルギー未満)を下回っており、トランス脂肪酸の摂取による健康への影響は、飽和脂肪酸の摂取によるものと比べて小さいと考えられる。ただし、脂質に偏った食事をしている者では、留意する必要がある。トランス脂肪酸は人体にとって不可欠な栄養素ではなく、健康の保持・増進を図る上で積極的な摂取は勧められないことから、その摂取量は１%エネルギー未満に留めることが望ましく、１%エネルギー未満でもできるだけ低く留めることが望ましい。

炭水化物・食物繊維

年齢等	炭水化物（%エネルギー）		食物繊維（g/日）	
	男性	女性	男性	女性
	目標量[注1・2]	目標量[注1・2]	目標量	目標量
0～5（月）	－	－	－	－
6～11（月）	－	－	－	－
1～2（歳）	50～65	50～65	－	－
3～5（歳）	50～65	50～65	8以上	8以上
6～7（歳）	50～65	50～65	10以上	10以上
8～9（歳）	50～65	50～65	11以上	11以上
10～11（歳）	50～65	50～65	13以上	13以上
12～14（歳）	50～65	50～65	17以上	17以上
15～17（歳）	50～65	50～65	19以上	18以上
18～29（歳）	50～65	50～65	21以上	18以上
30～49（歳）	50～65	50～65	21以上	18以上
50～64（歳）	50～65	50～65	21以上	18以上
65～74（歳）	50～65	50～65	20以上	17以上
75以上（歳）	50～65	50～65	20以上	17以上
妊　婦		50～65		18以上
授乳婦		50～65		18以上

注1　範囲に関しては、おおむねの値を示したものである。
注2　アルコールを含む。ただし、アルコールの摂取を勧めるものではない。

エネルギー産生栄養素バランス

年齢等	目標量[注1,2]（%エネルギー）							
	男　性				女　性			
	たんぱく質[注3]	脂質[注4]		炭水化物[注5、6]	たんぱく質[注3]	脂質[注4]		炭水化物[注5、6]
		脂質	飽和脂肪酸			脂質	飽和脂肪酸	
0～11（月）	－	－	－	－	－	－	－	－
1～2（歳）	13～20	20～30	－	50～65	13～20	20～30	－	50～65
3～5（歳）	13～20	20～30	10以下	50～65	13～20	20～30	10以下	50～65
6～7（歳）	13～20	20～30	10以下	50～65	13～20	20～30	10以下	50～65
8～9（歳）	13～20	20～30	10以下	50～65	13～20	20～30	10以下	50～65
10～11（歳）	13～20	20～30	10以下	50～65	13～20	20～30	10以下	50～65
12～14（歳）	13～20	20～30	10以下	50～65	13～20	20～30	10以下	50～65
15～17（歳）	13～20	20～30	8以下	50～65	13～20	20～30	8以下	50～65
18～29（歳）	13～20	20～30	7以下	50～65	13～20	20～30	7以下	50～65
30～49（歳）	13～20	20～30	7以下	50～65	13～20	20～30	7以下	50～65
50～64（歳）	14～20	20～30	7以下	50～65	14～20	20～30	7以下	50～65
65～74（歳）	15～20	20～30	7以下	50～65	15～20	20～30	7以下	50～65
75以上（歳）	15～20	20～30	7以下	50～65	15～20	20～30	7以下	50～65
妊婦　初期					13～20	20～30	7以下	50～65
中期					13～20			
後期					15～20			
授乳婦					15～20			

注1　必要なエネルギー量を確保した上でのバランスとすること。
注2　範囲に関しては、おおむねの値を示したものであり、弾力的に運用すること。
注3　65歳以上の高齢者について、フレイル予防を目的とした量を定めることは難しいが、身長・体重が参照体位に比べて小さい者や、特に75歳以上であって加齢に伴い身体活動量が大きく低下した者など、必要エネルギー摂取量が低い者では、下限が推奨量を下回る場合があり得る。この場合でも、下限は推奨量以上とすることが望ましい。
注4　脂質については、その構成成分である飽和脂肪酸など、質への配慮を十分に行う必要がある。
注5　アルコールを含む。ただし、アルコールの摂取を勧めるものではない。
注6　食物繊維の目標量を十分に注意すること。

脂溶性ビタミン

年齢等	ビタミンA (μgRAE/日)[注1]							
	男性				女性			
	推定平均必要量[注2]	推奨量[注2]	目安量[注3]	耐容上限量[注3]	推定平均必要量[注2]	推奨量[注2]	目安量[注3]	耐容上限量[注3]
0～5 (月)	−	−	300	600	−	−	300	600
6～11 (月)	−	−	400	600	−	−	400	600
1～2 (歳)	300	400	−	600	250	350	−	600
3～5 (歳)	350	450	−	700	350	500	−	850
6～7 (歳)	300	400	−	950	300	400	−	1,200
8～9 (歳)	350	500	−	1,200	350	500	−	1,500
10～11 (歳)	450	600	−	1,500	400	600	−	1,900
12～14 (歳)	550	800	−	2,100	500	700	−	2,500
15～17 (歳)	650	900	−	2,500	500	650	−	2,800
18～29 (歳)	600	850	−	2,700	450	650	−	2,700
30～49 (歳)	650	900	−	2,700	500	700	−	2,700
50～64 (歳)	650	900	−	2,700	500	700	−	2,700
65～74 (歳)	600	850	−	2,700	500	700	−	2,700
75以上 (歳)	550	800	−	2,700	450	650	−	2,700
妊婦(付加量)初期					+0	+0	−	−
中期					+0	+0	−	−
後期					+60	+80	−	−
授乳婦 (付加量)					+300	+450	−	−

注1　レチノール活性当量(μgRAE)
　　＝レチノール(μg) ＋β-カロテン(μg) ×1/12＋α-カロテン(μg) ×1/24
　　　＋β-クリプトキサンチン(μg) ×1/24＋その他のプロビタミンAカロテノイド(μg) ×1/24
注2　プロビタミンAカロテノイドを含む。
注3　プロビタミンAカロテノイドを含まない。

年齢等	ビタミンD (μg/日)[注1]				ビタミンE (mg/日)[注2]				ビタミンK(μg/日)	
	男性		女性		男性		女性		男性	女性
	目安量	耐容上限量	目安量	耐容上限量	目安量	耐容上限量	目安量	耐容上限量	目安量	目安量
0～5 (月)	5.0	25	5.0	25	3.0	−	3.0	−	4	4
6～11 (月)	5.0	25	5.0	25	4.0	−	4.0	−	7	7
1～2 (歳)	3.0	20	3.5	20	3.0	150	3.0	150	50	60
3～5 (歳)	3.5	30	4.0	30	4.0	200	4.0	200	60	70
6～7 (歳)	4.5	30	5.0	30	5.0	300	5.0	300	80	90
8～9 (歳)	5.0	40	6.0	40	5.0	350	5.0	350	90	110
10～11 (歳)	6.5	60	8.0	60	5.5	450	5.5	450	110	140
12～14 (歳)	8.0	80	9.5	80	6.5	650	6.0	600	140	170
15～17 (歳)	9.0	90	8.5	90	7.0	750	5.5	650	160	150
18～29 (歳)	8.5	100	8.5	100	6.0	850	5.0	650	150	150
30～49 (歳)	8.5	100	8.5	100	6.0	900	5.5	700	150	150
50～64 (歳)	8.5	100	8.5	100	7.0	850	6.0	700	150	150
65～74 (歳)	8.5	100	8.5	100	7.0	850	6.5	650	150	150
75以上 (歳)	8.5	100	8.5	100	6.5	750	6.5	650	150	150
妊　婦			8.5	−			6.5	−		150
授乳婦			8.5	−			7.0	−		150

注1　日照により皮膚でビタミンDが産生されることを踏まえ、フレイル予防を図る者はもとより、全年齢区分を通じて、日常生活において可能な範囲内での適度な日光浴を心掛けるとともに、ビタミンDの摂取については、日照時間を考慮に入れることが重要である。
注2　α-トコフェロールについて算定した。α-トコフェロール以外のビタミンEは含んでいない。

水溶性ビタミン

年齢等	ビタミンB_1(mg/日)[注1,2]						ビタミンB_2(mg/日)[注1]					
	男性			女性			男性			女性		
	推定平均必要量	推奨量	目安量	推定平均必要量	推奨量	目安量	推定平均必要量	推奨量	目安量	推定平均必要量	推奨量	目安量
0～5(月)	−	−	0.1	−	−	0.1	−	−	0.3	−	−	0.3
6～11(月)	−	−	0.2	−	−	0.2	−	−	0.4	−	−	0.4
1～2(歳)	0.4	0.5	−	0.4	0.5	−	0.5	0.6	−	0.5	0.5	−
3～5(歳)	0.6	0.7	−	0.6	0.7	−	0.7	0.8	−	0.6	0.8	−
6～7(歳)	0.7	0.8	−	0.7	0.8	−	0.8	0.9	−	0.7	0.9	−
8～9(歳)	0.8	1.0	−	0.8	0.9	−	0.9	1.1	−	0.9	1.0	−
10～11(歳)	1.0	1.2	−	0.9	1.1	−	1.1	1.4	−	1.0	1.3	−
12～14(歳)	1.2	1.4	−	1.1	1.3	−	1.3	1.6	−	1.2	1.4	−
15～17(歳)	1.3	1.5	−	1.0	1.2	−	1.4	1.7	−	1.2	1.4	−
18～29(歳)	1.2	1.4	−	0.9	1.1	−	1.3	1.6	−	1.0	1.2	−
30～49(歳)	1.2	1.4	−	0.9	1.1	−	1.3	1.6	−	1.0	1.2	−
50～64(歳)	1.1	1.3	−	0.9	1.1	−	1.2	1.5	−	1.0	1.2	−
65～74(歳)	1.1	1.3	−	0.9	1.1	−	1.2	1.5	−	1.0	1.2	−
75以上(歳)	1.0	1.2	−	0.8	0.9	−	1.1	1.3	−	0.9	1.0	−
妊　婦(付加量)				+0.2	+0.2	−				+0.2	+0.3	−
授乳婦(付加量)				+0.2	+0.2	−				+0.5	+0.6	−

注1　身体活動レベルⅡの推定エネルギー必要量を用いて算定した。
注2　チアミン塩化物塩酸塩(分子量＝337.3)の重量として示した。
※ビタミンB_1の推定平均必要量は、ビタミンB_1の欠乏症である脚気を予防するに足る最小必要量からではなく、尿中にビタミンB_1の排泄量が増大し始める摂取量(体内飽和量)から算定。
※ビタミンB_2の推定平均必要量は、ビタミンB_2の欠乏症である口唇炎、口角炎、舌炎などの皮膚炎を予防するに足る最小量からではなく、尿中にビタミンB_2の排泄量が増大し始める摂取量(体内飽和量)から算定。

年齢等	ナイアシン (mgNE/日)[注1,2]								ビタミン B_6 (mg/日)[注5]							
	男性				女性				男性				女性			
	推定平均必要量	推奨量	目安量	耐容上限量[注3]	推定平均必要量	推奨量	目安量	耐容上限量[注3]	推定平均必要量	推奨量	目安量	耐容上限量[注6]	推定平均必要量	推奨量	目安量	耐容上限量[注6]
0～5（月）	−	−	2[注4]	−	−	−	2[注4]	−	−	−	0.2	−	−	−	0.2	−
6～11（月）	−	−	3	−	−	−	3	−	−	−	0.3	−	−	−	0.3	−
1～2（歳）	5	6	−	60 (15)	4	5	−	60 (15)	0.4	0.5	−	10	0.4	0.5	−	10
3～5（歳）	6	8	−	80 (20)	6	7	−	80 (20)	0.5	0.6	−	15	0.5	0.6	−	15
6～7（歳）	7	9	−	100 (30)	7	8	−	100 (30)	0.7	0.8	−	20	0.6	0.7	−	20
8～9（歳）	9	11	−	150 (35)	8	10	−	150 (35)	0.8	0.9	−	25	0.8	0.9	−	25
10～11（歳）	11	13	−	200 (45)	10	10	−	150 (45)	1.0	1.1	−	30	1.0	1.1	−	30
12～14（歳）	12	15	−	250 (60)	12	14	−	250 (60)	1.2	1.4	−	40	1.0	1.3	−	40
15～17（歳）	14	17	−	300 (70)	11	13	−	250 (65)	1.2	1.5	−	50	1.0	1.3	−	45
18～29（歳）	13	15	−	300 (80)	9	11	−	250 (65)	1.1	1.4	−	55	1.0	1.1	−	45
30～49（歳）	13	15	−	350 (85)	10	12	−	250 (65)	1.1	1.4	−	60	1.0	1.1	−	45
50～64（歳）	12	14	−	350 (85)	9	11	−	250 (65)	1.1	1.4	−	55	1.0	1.1	−	45
65～74（歳）	12	14	−	300 (80)	9	11	−	250 (65)	1.1	1.4	−	50	1.0	1.1	−	40
75以上（歳）	11	13	−	300 (75)	9	10	−	250 (60)	1.1	1.4	−	50	1.0	1.1	−	40
妊　婦(付加量)					+0	+0	−	−					+0.2	+0.2	−	−
授乳婦(付加量)					+3	+3	−	−					+0.3	+0.3	−	−

注1　ナイアシン当量(NE)＝ナイアシン＋1/60トリプトファンで示した。
注2　身体活動レベルⅡの推定エネルギー必要量を用いて算定した。
注3　ニコチンアミドの重量(mg/日)、(　)内はニコチン酸の重量(mg/日)。
注4　単位はmg/日。
注5　たんぱく質の推奨量を用いて算定した(妊婦・授乳婦の付加量は除く)。
注6　ピリドキシン(分子量＝169.2)の重量として示した。

年齢等	ビタミンB₁₂（μg/日）[注1]						葉酸（μg/日）[注2]							
	男性			女性			男性				女性			
	推定平均必要量	推奨量	目安量	推定平均必要量	推奨量	目安量	推定平均必要量	推奨量	目安量	耐容上限量[注3]	推定平均必要量	推奨量	目安量	耐容上限量[注3]
0～5（月）	–	–	0.4	–	–	0.4	–	–	40	–	–	–	40	–
6～11（月）	–	–	0.5	–	–	0.5	–	–	60	–	–	–	60	–
1～2（歳）	0.8	0.9	–	0.8	0.9	–	80	90	–	200	90	90	–	200
3～5（歳）	0.9	1.1	–	0.9	1.1	–	90	110	–	300	90	110	–	300
6～7（歳）	1.1	1.3	–	1.1	1.3	–	110	140	–	400	110	140	–	400
8～9（歳）	1.3	1.6	–	1.3	1.6	–	130	160	–	500	130	160	–	500
10～11（歳）	1.6	1.9	–	1.6	1.9	–	160	190	–	700	160	190	–	700
12～14（歳）	2.0	2.4	–	2.0	2.4	–	200	240	–	900	200	240	–	900
15～17（歳）	2.0	2.4	–	2.0	2.4	–	220	240	–	900	200	240	–	900
18～29（歳）	2.0	2.4	–	2.0	2.4	–	200	240	–	900	200	240	–	900
30～49（歳）	2.0	2.4	–	2.0	2.4	–	200	240	–	1,000	200	240	–	1,000
50～64（歳）	2.0	2.4	–	2.0	2.4	–	200	240	–	1,000	200	240	–	1,000
65～74（歳）	2.0	2.4	–	2.0	2.4	–	200	240	–	900	200	240	–	900
75以上（歳）	2.0	2.4	–	2.0	2.4	–	200	240	–	900	200	240	–	900
妊　婦（付加量）				+0.3	+0.4	–					[注4,5] +200	[注4,5] +240	–	–
授乳婦（付加量）				+0.7	+0.8	–					+80	+100	–	–

注1　シアノコバラミン(分子量=1,355.37)の重量として示した。
注2　プテロイルモノグルタミン酸(分子量=441.40)の重量として示した。
注3　通常の食品以外の食品に含まれる葉酸(狭義の葉酸)に適用する。
注4　妊娠を計画している女性、妊娠の可能性がある女性及び妊娠初期の妊婦は、胎児の神経管閉鎖障害のリスク低減のために、通常の食品以外の食品に含まれる葉酸(狭義の葉酸)を400μg/日摂取することが望まれる。
注5　付加量は、中期及び後期にのみ設定した。

年齢等	パントテン酸（mg/日）		ビオチン（μg/日）		ビタミンC（mg/日）[注1]					
	男性	女性	男性	女性	男性			女性		
	目安量	目安量	目安量	目安量	推定平均必要量	推奨量	目安量	推定平均必要量	推奨量	目安量
0～5（月）	4	4	4	4	–	–	40	–	–	40
6～11（月）	5	5	5	5	–	–	40	–	–	40
1～2（歳）	3	4	20	20	35	40	–	35	40	–
3～5（歳）	4	4	20	20	40	50	–	40	50	–
6～7（歳）	5	5	30	30	50	60	–	50	60	–
8～9（歳）	6	5	30	30	60	70	–	60	70	–
10～11（歳）	6	6	40	40	70	85	–	70	85	–
12～14（歳）	7	6	50	50	85	100	–	85	100	–
15～17（歳）	7	6	50	50	85	100	–	85	100	–
18～29（歳）	5	5	50	50	85	100	–	85	100	–
30～49（歳）	5	5	50	50	85	100	–	85	100	–
50～64（歳）	6	5	50	50	85	100	–	85	100	–
65～74（歳）	6	5	50	50	80	100	–	80	100	–
75以上（歳）	6	5	50	50	80	100	–	80	100	–
妊　婦		5		50				+10[注2]	+10[注2]	–
授乳婦		6		50				+40[注2]	+45[注2]	–

注1　L-アスコルビン酸(分子量=176.12)の重量で示した。
注2　妊婦(付加量)、授乳婦(付加量)である。
※ビタミンCの推定平均必要量は、ビタミンCの欠乏症である壊血病を予防するに足る最小量からではなく、心臓血管系の疾病予防効果及び抗酸化作用の観点から算定。

多量ミネラル

年齢等	ナトリウム（mg/日）〔（　）は食塩相当量（g/日）〕[注1]						カリウム（mg/日）			
	男性			女性			男性		女性	
	推定平均必要量	目安量	目標量	推定平均必要量	目安量	目標量	目安量	目標量	目安量	目標量
0～5（月）	－	100(0.3)	－	－	100(0.3)	－	400	－	400	－
6～11（月）	－	600(1.5)	－	－	600(1.5)	－	700	－	700	－
1～2（歳）	－	－	(3.0未満)	－	－	(3.0未満)	900	－	900	－
3～5（歳）	－	－	(3.5未満)	－	－	(3.5未満)	1,000	1,400以上	1,000	1,400以上
6～7（歳）	－	－	(4.5未満)	－	－	(4.5未満)	1,300	1,800以上	1,200	1,800以上
8～9（歳）	－	－	(5.0未満)	－	－	(5.0未満)	1,500	2,000以上	1,500	2,000以上
10～11（歳）	－	－	(6.0未満)	－	－	(6.0未満)	1,800	2,200以上	1,800	2,000以上
12～14（歳）	－	－	(7.0未満)	－	－	(6.5未満)	2,300	2,400以上	1,900	2,400以上
15～17（歳）	－	－	(7.5未満)	－	－	(6.5未満)	2,700	3,000以上	2,000	2,600以上
18～29（歳）	600(1.5)	－	(7.5未満)	600(1.5)	－	(6.5未満)	2,500	3,000以上	2,000	2,600以上
30～49（歳）	600(1.5)	－	(7.5未満)	600(1.5)	－	(6.5未満)	2,500	3,000以上	2,000	2,600以上
50～64（歳）	600(1.5)	－	(7.5未満)	600(1.5)	－	(6.5未満)	2,500	3,000以上	2,000	2,600以上
65～74（歳）	600(1.5)	－	(7.5未満)	600(1.5)	－	(6.5未満)	2,500	3,000以上	2,000	2,600以上
75以上（歳）	600(1.5)	－	(7.5未満)	600(1.5)	－	(6.5未満)	2,500	3,000以上	2,000	2,600以上
妊　婦				600(1.5)	－	(6.5未満)			2,000	2,600以上
授乳婦				600(1.5)	－	(6.5未満)			2,200	2,600以上

注1　高血圧及び慢性腎臓病（CKD）の重症化予防のための食塩相当量の量は、男女とも6.0g/日未満とした。

年齢等	カルシウム（mg/日）								マグネシウム（mg/日）							
	男性				女性				男性				女性			
	推定平均必要量	推奨量	目安量	耐容上限量	推定平均必要量	推奨量	目安量	耐容上限量	推定平均必要量	推奨量	目安量	耐容上限量[注1]	推定平均必要量	推奨量	目安量	耐容上限量[注1]
0～5（月）	－	－	200	－	－	－	200	－	－	－	20	－	－	－	20	－
6～11（月）	－	－	250	－	－	－	250	－	－	－	60	－	－	－	60	－
1～2（歳）	350	450	－	－	350	400	－	－	60	70	－	－	60	70	－	－
3～5（歳）	500	600	－	－	450	550	－	－	80	100	－	－	80	100	－	－
6～7（歳）	500	600	－	－	450	550	－	－	110	130	－	－	110	130	－	－
8～9（歳）	550	650	－	－	600	750	－	－	140	170	－	－	140	160	－	－
10～11（歳）	600	700	－	－	600	750	－	－	180	210	－	－	180	220	－	－
12～14（歳）	850	1,000	－	－	700	800	－	－	250	290	－	－	240	290	－	－
15～17（歳）	650	800	－	－	550	650	－	－	300	360	－	－	260	310	－	－
18～29（歳）	650	800	－	2,500	550	650	－	2,500	280	340	－	－	230	270	－	－
30～49（歳）	600	750	－	2,500	550	650	－	2,500	310	370	－	－	240	290	－	－
50～64（歳）	600	750	－	2,500	550	650	－	2,500	310	370	－	－	240	290	－	－
65～74（歳）	600	750	－	2,500	550	650	－	2,500	290	350	－	－	230	280	－	－
75以上（歳）	600	700	－	2,500	500	600	－	2,500	270	320	－	－	220	260	－	－
妊　婦（付加量）					＋0	＋0	－	－					＋30	＋40	－	－
授乳婦（付加量）					＋0	＋0	－	－					＋0	＋0	－	－

注1　通常の食品以外からの摂取量の耐容上限量は、成人の場合350mg/日、小児では5mg/kg体重/日とした。それ以外の通常の食品からの摂取の場合、耐容上限量は設定しない。

年齢等	リン（mg/日）			
	男性		女性	
	目安量	耐容上限量	目安量	耐容上限量
0～5（月）	120	–	120	–
6～11（月）	260	–	260	–
1～2（歳）	500	–	500	–
3～5（歳）	700	–	700	–
6～7（歳）	900	–	800	–
8～9（歳）	1,000	–	1,000	–
10～11（歳）	1,100	–	1,000	–
12～14（歳）	1,200	–	1,000	–
15～17（歳）	1,200	–	900	–
18～29（歳）	1,000	3,000	800	3,000
30～49（歳）	1,000	3,000	800	3,000
50～64（歳）	1,000	3,000	800	3,000
65～74（歳）	1,000	3,000	800	3,000
75以上（歳）	1,000	3,000	800	3,000
妊　婦			800	–
授乳婦			800	–

微量ミネラル

年齢等	鉄（mg/日）									
	男性				女性					
					月経なし		月経あり			
	推定平均必要量	推奨量	目安量	耐容上限量	推定平均必要量	推奨量	推定平均必要量	推奨量	目安量	耐容上限量
0～5（月）	–	–	0.5	–	–	–	–	–	0.5	–
6～11（月）	3.5	5.0	–	–	3.5	4.5	–	–	–	–
1～2（歳）	3.0	4.5	–	25	3.0	4.5	–	–	–	20
3～5（歳）	4.0	5.5	–	25	4.0	5.5	–	–	–	25
6～7（歳）	5.0	5.5	–	30	4.5	5.5	–	–	–	30
8～9（歳）	6.0	7.0	–	35	6.0	7.5	–	–	–	35
10～11（歳）	7.0	8.5	–	35	7.0	8.5	10.0	12.0	–	35
12～14（歳）	8.0	10.0	–	40	7.0	8.5	10.0	12.0	–	40
15～17（歳）	8.0	10.0	–	50	5.5	7.0	8.5	10.5	–	40
18～29（歳）	6.5	7.5	–	50	5.5	6.5	8.5	10.5	–	40
30～49（歳）	6.5	7.5	–	50	5.5	6.5	9.0	10.5	–	40
50～64（歳）	6.5	7.5	–	50	5.5	6.5	9.0	11.0	–	40
65～74（歳）	6.0	7.5	–	50	5.0	6.0	–	–	–	40
75以上（歳）	6.0	7.0	–	50	5.0	6.0	–	–	–	40
妊婦（付加量）初期					+2.0	+2.5	–	–	–	–
中期・後期					+8.0	+9.5	–	–	–	–
授乳婦（付加量）					+2.0	+2.5	–	–	–	–

年齢等	亜鉛（mg/日）								銅（mg/日）							
	男性				女性				男性				女性			
	推定平均必要量	推奨量	目安量	耐容上限量	推定平均必要量	推奨量	目安量	耐容上限量	推定平均必要量	推奨量	目安量	耐容上限量	推定平均必要量	推奨量	目安量	耐容上限量
0～5（月）	−	−	2	−	−	−	2	−	−	−	0.3	−	−	−	0.3	−
6～11（月）	−	−	3	−	−	−	3	−	−	−	0.3	−	−	−	0.3	−
1～2（歳）	3	3	−	−	2	3	−	−	0.3	0.3	−	−	0.2	0.3	−	−
3～5（歳）	3	4	−	−	3	3	−	−	0.3	0.4	−	−	0.3	0.3	−	−
6～7（歳）	4	5	−	−	3	4	−	−	0.4	0.4	−	−	0.4	0.4	−	−
8～9（歳）	5	6	−	−	4	5	−	−	0.4	0.5	−	−	0.4	0.5	−	−
10～11（歳）	6	7	−	−	5	6	−	−	0.5	0.6	−	−	0.5	0.6	−	−
12～14（歳）	9	10	−	−	7	8	−	−	0.7	0.8	−	−	0.6	0.8	−	−
15～17（歳）	10	12	−	−	7	8	−	−	0.8	0.9	−	−	0.6	0.7	−	−
18～29（歳）	9	11	−	40	7	8	−	35	0.7	0.9	−	7	0.6	0.7	−	7
30～49（歳）	9	11	−	45	7	8	−	35	0.7	0.9	−	7	0.6	0.7	−	7
50～64（歳）	9	11	−	45	7	8	−	35	0.7	0.9	−	7	0.6	0.7	−	7
65～74（歳）	9	11	−	40	7	8	−	35	0.7	0.9	−	7	0.6	0.7	−	7
75以上（歳）	9	10	−	40	6	8	−	30	0.7	0.8	−	7	0.6	0.7	−	7
妊　婦（付加量）					＋1	＋2	−	−					＋0.1	＋0.1	−	−
授乳婦（付加量）					＋3	＋4	−	−					＋0.5	＋0.6	−	−

年齢等	マンガン（mg/日）				ヨウ素（μg/日）							
	男性		女性		男性				女性			
	目安量	耐容上限量	目安量	耐容上限量	推定平均必要量	推奨量	目安量	耐容上限量	推定平均必要量	推奨量	目安量	耐容上限量
0～5（月）	0.01	−	0.01	−	−	−	100	250	−	−	100	250
6～11（月）	0.5	−	0.5	−	−	−	130	250	−	−	130	250
1～2（歳）	1.5	−	1.5	−	35	50	−	300	35	50	−	300
3～5（歳）	1.5	−	1.5	−	45	60	−	400	45	60	−	400
6～7（歳）	2.0	−	2.0	−	55	75	−	550	55	75	−	550
8～9（歳）	2.5	−	2.5	−	65	90	−	700	65	90	−	700
10～11（歳）	3.0	−	3.0	−	80	110	−	900	80	110	−	900
12～14（歳）	4.0	−	4.0	−	95	140	−	2,000	95	140	−	2,000
15～17（歳）	4.5	−	3.5	−	100	140	−	3,000	100	140	−	3,000
18～29（歳）	4.0	11	3.5	11	95	130	−	3,000	95	130	−	3,000
30～49（歳）	4.0	11	3.5	11	95	130	−	3,000	95	130	−	3,000
50～64（歳）	4.0	11	3.5	11	95	130	−	3,000	95	130	−	3,000
65～74（歳）	4.0	11	3.5	11	95	130	−	3,000	95	130	−	3,000
75以上（歳）	4.0	11	3.5	11	95	130	−	3,000	95	130	−	3,000
妊　婦			3.5	−					＋75[注1]	＋110[注1]	−	2,000
授乳婦			3.5	−					＋100[注1]	＋140[注1]	−	2,000

注1　妊婦(付加量)、授乳婦(付加量)である。

年齢等	セレン（μg/日）							
	男性				女性			
	推定平均必要量	推奨量	目安量	耐容上限量	推定平均必要量	推奨量	目安量	耐容上限量
0～5（月）	−	−	15	−	−	−	15	−
6～11（月）	−	−	15	−	−	−	15	−
1～2（歳）	10	10	−	100	10	10	−	100
3～5（歳）	10	15	−	100	10	10	−	100
6～7（歳）	15	15	−	150	15	15	−	150
8～9（歳）	15	20	−	200	15	20	−	200
10～11（歳）	20	25	−	250	20	25	−	250
12～14（歳）	25	30	−	350	25	30	−	300
15～17（歳）	30	35	−	400	20	25	−	350
18～29（歳）	25	30	−	450	20	25	−	350
30～49（歳）	25	30	−	450	20	25	−	350
50～64（歳）	25	30	−	450	20	25	−	350
65～74（歳）	25	30	−	450	20	25	−	350
75以上（歳）	25	30	−	400	20	25	−	350
妊　婦（付加量）					＋5	＋5	−	−
授乳婦（付加量）					＋15	＋20	−	−

年齢等	クロム（μg/日）			
	男性		女性	
	目安量	耐容上限量	目安量	耐容上限量
0～5（月）	0.8	−	0.8	−
6～11（月）	1.0	−	1.0	−
1～2（歳）	−	−	−	−
3～5（歳）	−	−	−	−
6～7（歳）	−	−	−	−
8～9（歳）	−	−	−	−
10～11（歳）	−	−	−	−
12～14（歳）	−	−	−	−
15～17（歳）	−	−	−	−
18～29（歳）	10	500	10	500
30～49（歳）	10	500	10	500
50～64（歳）	10	500	10	500
65～74（歳）	10	500	10	500
75以上（歳）	10	500	10	500
妊　婦			10	−
授乳婦			10	−

年齢等	モリブデン（μg/日）							
	男性				女性			
	推定平均必要量	推奨量	目安量	耐容上限量	推定平均必要量	推奨量	目安量	耐容上限量
0～5（月）	−	−	2	−	−	−	2	−
6～11（月）	−	−	5	−	−	−	5	−
1～2（歳）	10	10	−	−	10	10	−	−
3～5（歳）	10	10	−	−	10	10	−	−
6～7（歳）	10	15	−	−	10	15	−	−
8～9（歳）	15	20	−	−	15	15	−	−
10～11（歳）	15	20	−	−	15	20	−	−
12～14（歳）	20	25	−	−	20	25	−	−
15～17（歳）	25	30	−	−	20	25	−	−
18～29（歳）	20	30	−	600	20	25	−	500
30～49（歳）	25	30	−	600	20	25	−	500
50～64（歳）	25	30	−	600	20	25	−	500
65～74（歳）	20	30	−	600	20	25	−	500
75以上（歳）	20	25	−	600	20	25	−	500
妊　婦（付加量）					＋0	＋0	−	−
授乳婦（付加量）					＋3	＋3	−	−

索 引

欧文

い

う

こ

さ

し

す

せ

そ

た

ち

つ

て

に

ぬ

ね

の

ふ

へ

ほ

ま

み

む

オープンセサミシリーズ
2025年版　管理栄養士国家試験対策　完全合格教本　上巻

発　行　2024年6月15日　第1版第1刷

編　著　東京アカデミー
発行人　佐川　泰宏
発行所　株式会社ティーエーネットワーク
〒450-6306 名古屋市中村区名駅1-1-1　ＪＰタワー名古屋６Ｆ
電話：052-586-7805(代)
FAX：052-563-2109
発売元　東京アカデミー七賢出版株式会社
〒171-0021 東京都豊島区西池袋1-11-1
メトロポリタンプラザビル13F
電話：03-6852-0803
FAX：03-6852-0180
https://www.shichiken.co.jp

ISBN978-4-86455-663-7　C7047

●出版案内，テキストの追補等の情報については東京アカデミー七賢出版のホームページをご覧ください。